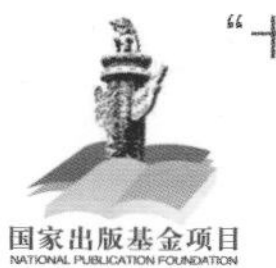

“十四五”时期国家重点出版物出版专项规划项目

能量整合医学

——线粒体 ATP 中西医基础与临床

（上册）

ENERGY INTEGRATED MEDICINE

Mitochondrial ATP

范理宏 等 编著

同济大学出版社
TONGJI UNIVERSITY PRESS
·上海·

图书在版编目(CIP)数据

能量整合医学:线粒体ATP中西医基础与临床 / 范理宏等编著. —上海:同济大学出版社,2023.12

ISBN 978-7-5765-1027-0

Ⅰ. ①能… Ⅱ. ①范… Ⅲ. ①基础医学 Ⅳ. ①R3

中国国家版本馆CIP数据核字(2023)第242638号

能量整合医学

——线粒体ATP中西医基础与临床

范理宏 等 编著

策划编辑 华春荣 责任编辑 朱涧超 责任校对 徐逢乔 封面设计 唐思雯

出版发行 同济大学出版社 www.tongjipress.com.cn

(地址:上海市四平路1239号 邮编:200092 电话:021-65985622)

经 销 全国各地新华书店、建筑书店、网络书店

排版制作 南京展望文化发展有限公司

印 刷 上海安枫印务有限公司

开 本 710mm × 1000mm 1/16

印 张 65

字 数 1 044 000

版 次 2023年12月第1版

印 次 2023年12月第1次印刷

书 号 ISBN 978-7-5765-1027-0

定 价 460.00元(全两册)

作者简介
Author's Profile

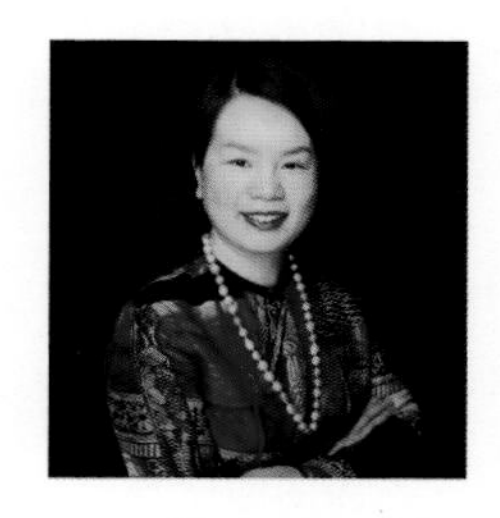

范理宏 教授

上海市第六人民医院党委副书记、主任医师、教授、博士生导师。任中国抗癌协会肺癌整合防筛专业委员会主任，上海市医师协会整合医学分会会长，上海 CDC 肿瘤防治专业委员会主任，“一带一路”国际联合实验室主任，同济大学能量代谢与健康研究所所长，上合组织健康生活方式理事会副主席、示范研究中心主任，世界针灸学会联合会中医针灸传承上海基地名誉主任，国家自然基金评审专家，上海市卫生高级专业资格评审委员会专家，教育部研究生学位论文评审专家，并担任 *Respiratory Research* 杂志副主编，《肿瘤》杂志常务编委，以及多个国际高分杂志的审稿人。

本科毕业于上海第二医科大学医疗系英文班，硕士毕业于上海医科大学呼吸内科，博士毕业于第二军医大学肿瘤内科，曾作为高级访问学者在哈佛大学、剑桥大学进修交流。从医三十余年，主要致力于早期肺癌线粒体靶向中西医整合的创新研究与个体化诊治，主要贡献在于创建系统修复线粒体抑制肺癌发生发展的新理论，创立无创治疗早期肺癌、防止合并高危结节癌变的新策略，研发 AMTC（中医药修复线粒体联合消融）的新技术；

2021 年上海医保在全国率先将该方法作为根治早期肺癌的新技术纳入报销目录，推动了行业治疗策略的进步；同时研发了“益气散结”方，并成功申报院内制剂，中医药修复受损线粒体防治结节炎癌转变，填补了国内在肺癌二级预防领域的空白。近年来在国际上发表高影响力的原创性论文十余篇，最高影响因子 202 分，发表于 *Lancet*（《柳叶刀》）杂志；先后主持或主要参与国自然重点和面上项目、科技部国家重点研发计划、中央高校课题及上海市科委及中医药管理局课题二十余项，获得 上海市首批“中西医结合旗舰医院”建设项目。

曾先后在上海市第六人民医院、上海市肺科医院、上海市第十人民医院工作并担任领导，早在 2008 年即在国内率先创建 116 个病种的临床路径知识库并研发临床路径智能化系统，填补了当时国内的空白，为卫生部 2009 年出台“临床路径管理指导原则”提供了理论与实践的创新性经验。

范理宏教授是重建线粒体功能整合防治肺癌领域的开拓者与引领者，并持续在多个领域实现自我突破与跨学科转化。已出版专著 6 部，获著作权 12 项，申请及获授权的国家发明专利 21 项；以第一作者或通信作者发表论文百余篇。曾获上海市科学技术普及奖一等奖、“中华医学科技奖”、中国“五洲女子科技奖”、华夏医学科技奖、医院科技创新奖、上海“医学科技奖”，获上海三八红旗标兵及全国巾帼建功标兵等荣誉称号。

编写委员会
Writing committee

顾　问　樊代明

编　著　范理宏　主任医师、博导、教授，上海市第六人民医院党委副书记，上海市医师协会整合医学分会会长

陈英群　主任医师、硕导、副教授，同济大学附属上海市第十人民医院中医科主任

陈海冰　主任医师、博导、教授，同济大学附属上海市第十人民医院内分泌代谢科副主任

李　明　副主任医师、硕导，同济大学附属第十人民医院中西医整合医学科

张　毅　主任医师、博导、副教授，同济大学附属第十人民医院科研处副处长，泛血管中心主任

编　委

Wolfgang Mastnak　德国慕尼黑音乐与戏剧大学音乐教育系主任（Chair of Music Education, University of Music and Performing Arts Munich）

王　平　博导、教授、杰青，同济大学医学院副院长

王　钊　博导、教授，清华大学生命科学学院，清华大学医学院

王红艳　博导、教授、杰青，中国科学院大学上海生命科学学

院生物化学与细胞生物学研究所组长

王显花　博导、副教授，北京大学分子医学研究所

申　远　主任医师、博导、教授，上海交通大学医学院附属精神卫生中心副书记

申长兴　医师，同济大学附属第十人民医院中西医整合医学科副主任

白益东　教授，得克萨斯大学圣安东尼奥医学健康中心细胞系统与解剖学系（Department of Cell Systems and Anatomy, University of Texas Health Science Center at San Antonio）

曲　伸　主任医师、博导、教授，同济大学附属第十人民医院内分泌科主任

朱光亚　上海临港实验室首席研究员

刘　珺　副主任医师，同济大学附属第十人民医院中医科

刘海鹏　研究员、博导、教授、优青，同济大学附属上海市肺科医院中心试验室副主任兼临床转化中心副主任

许　纲　主任医师、博导、教授，同济大学附属第十人民医院康复医学科主任

孙奋勇　主任医师、博导、教授，同济大学附属第十人民医院副院长

李　丹　副主任医师、博导、副教授，中山大学孙逸仙纪念医院核医学科副主任

李　明　副主任医师、硕导，同济大学附属第十人民医院中西医整合医学科

李秋红　副主任医师、硕导、副教授，同济大学附属上海市肺科医院呼吸科

杨　蓉　副主任医师，同济大学附属第十人民医院儿科主任

杨　暄　副研究员，浙江大学生物系统工程与食品科学学院

杨巍维　博导、教授、杰青，中国科学院大学上海生命科学学院生物化学与细胞生物学研究所组长

何　平　同济大学附属第十人民医院社会工作部主任

宋　波　博导、教授，上海理工大学光电信息与计算机工程学

理院长、线粒体遗传与健康研究中心主任，复旦大学特聘教授

钱春花　副主任医师，同济大学附属第十人民医院内分泌代谢科

徐亚伟　主任医师、博导、教授，同济大学附属第十人民医院心内科主任、中华医学会内科学分会副主任委员，上海市医师协会心血管内科医师分会会长

徐金富　主任医师、博导、教授，同济大学附属上海市肺科医院党委副书记

高　宇　伊利诺伊大学芝加哥分校药物研发中心化学基因组学主任（University of Illinois at Chicago）

高蓓兰　主任医师、博导、教授，同济大学附属上海市肺科医院呼吸科

郭三维　副主任医师、硕导、副教授，同济大学附属第十人民医院泌尿外科

黄晓宇　研究员，博导、教授、杰青，中国科学院上海有机化学研究所

崔东红　博导、教授，上海市精神病重点试验室执行主任

彭文辉　主任医师、博导、教授，同济大学附属第十人民医院心内科副主任

韩天雄　副主任医师、硕导、副教授，同济大学附属第十人民医院中医科副主任

褚海清　主任医师、博导、副教授，同济大学附属上海市肺科医院呼吸科主任

颜乾麟　主任医师、博导，同济大学中医研究所所长，颜氏内科第三代传人

于　倩　主治医师，同济大学附属第十人民医院皮肤和性病科

王　菲　主治医师，同济大学附属第十人民医院中西医整合医学科

尹嘉晶　主治医师，同济大学附属第十人民医院内分泌代谢科

龚　骊　主治医师，同济大学附属第十人民医院神经内科

臧赢君　住院医师，同济大学附属第十人民医院中医科

颜琼枝　主治医师，同济大学附属第十人民医院中医科
陈艳杰　主治医师，同济大学附属第十人民医院儿科
岳庆喜　科研助理，同济大学附属第十人民医院中西医整合医学科
岳利多　科研助理，同济大学附属第十人民医院中西医整合医学科
秦　岭　主治医师，同济大学附属第十人民医院肾内科
夏　青　主治医师，同济大学附属第十人民医院中西医整合医学科
孙文善　主治医师，同济大学附属第十人民医院内分泌代谢科
贡玉娇　主治医师，同济大学附属第十人民医院儿科
吴　维　主治医师，同济大学附属第十人民医院消化内科
张　旭　主治医师，同济大学附属第十人民医院口腔科

序 Foreword 01

纵观三千年医学发展史，其走势和态势可用“N”来表示，以医学早期发展集大成著作为始，历经现代医学对专业不断细分，现在又到了必须整合的时候。我在2010年提出了整体整合医学的概念，并陆续出版了19卷《整合医学——理论与实践》专著，目的就是解决现代医学专科过度细化、专业过度细划和医学知识碎片化以及临床医生在疾病诊疗中存在诸多局限性的问题。

整合医学作为新医学体系，把医学各系统知识加以有机整合，提供了解决当前医疗困局的最佳思路。能量整合医学作为整合医学体系中的重要组成部分，是一门有专业高度、全科广度的新兴医学学科，集“中医整合观”及“西医精准观”于一体。精准观强调靶向线粒体、以线粒体为核心、以线粒体ATP为驱动源；整合观则立足于“线粒体ATP–神经–内分泌–免疫网络”的整体作用，并以跃升线粒体ATP浓度提升人体最高网络群效能为目标，从而逆转疾病、追求高层次健康水平。

为推进能量整合医学的发展，范理宏教授组织了一批国内外各领域著名专家，共同编写了《能量整合医学》大型专著。此专著通过“三大篇”和

"三大观"对能量整合医学的理论体系及其基础与临床研究进行了详细阐述。"三大篇"包括能量整合医学之基础篇、临床篇和研究篇;"三大观"包括治疗观、延老观及中西医辩证统一观。本书首先从人类演化视角阐述ATP效能的重要性及其与疾病的密切关系;并创立了理论体系和方法论动态调整线粒体ATP效能,通过ATP光子及ATP细胞量子态的积累逆转疾病;作者通过大量基础与临床研究验证了此理论体系及方法论;并运用此方法论对目前临床西医的治疗策略进行了优化,阐明了手术为何不是肿瘤治疗终极手段的原理;同时研发了中西医整合的创新防治肺癌合并多发结节的AMTC(中医药系统修复受损线粒体+局部消融)新技术和新策略,新技术替代传统的手术切除,大大减轻患者痛苦和社会的医疗支出,并有效实现了肺癌的二级预防。此创新方法推动了行业治疗策略的进步,为全球医学提供了独特的中国方案,同时为人类的肺癌防治提供了第二种选择。

《能量整合医学》一书在内容上打破各学科间的藩篱,建立一个新的医学理论体系和方法论,且条理清晰,便于临床掌握应用,是能量整合医学领域具有里程碑意义的首著。相信本著作的出版,将有助于能量整合医学在我国有序地、稳步地、可持续地发展,并创造与国际研究前沿同步发展的机遇。同时,将有助于培养具备整体观念和还原思维的复合式人才,为致力从事能量整合医学的医疗工作者提供一个了解学科进展,提升专业能力和学术水平的重要工具。

是为序。

中国抗癌协会理事长
中国工程院院士
美国医学科学院外籍院士
法国医学科学院外籍院士

2023年9月18日

序 Foreword 02

中医药学是世界三大传统医学（古巴比伦医学、印度医学、传统中医药学）之一，古往今来，中医学以其独特的理论体系和临床实践，为中华民族的繁荣昌盛和生生不息作出了不可磨灭的贡献。沧海横流，每个历史时期都有不同时代的社会背景和疾病特点，每一个年代都诞生了德艺双馨的济世大医。

中华人民共和国成立以后，毛主席特别重视中医药事业的发展。近年来尤其是十八大以后，习近平总书记提出“传承精华，守正创新”、“注重用现代科学解读中医药学原理，推动传统中医药和现代科学相结合”、倡导“中西医结合”与“防治结合”等宏观战略以来，中医药及中西医结合事业取得了更加辉煌的成就，涌现出一批著名的中医学家，培育着一批矢志于中医药现代化、中西医结合的卓越人才。

范理宏教授以开明睿智的胸怀格局、兼容并蓄的学术风格和独特敏锐的学术视角，把中西医结合事业列为使命和担当，率先创建了上海市中西医结合旗舰医院，在综合医院中举全院之力扶持中医药工作，其自身也转型发展中西医结合肺病的临床和基础科学研究，在上海市第十人民医院形成了多学科中西医协同攻关的新态势。

作为一名西学中的医者及管理领导者，范理宏教授尊师重道、谦虚好学，深入研习中医理论，跟随国医大师及名老中医门诊，大胆探索并将德国能量医学与中国中医药学相结合，逐步创新发展能量整合研究。经过十多年的临床和科研积累，范教授带领国内外一流团队编著《能量整合医学——线粒体ATP中西医基础与临床》大型著作，其不待扬鞭自奋蹄、创新无畏前行的精神，堪称中医后学的楷模。

《能量整合医学——线粒体ATP中西医基础与临床》一书通过线粒体网络找到了中医整体观的物质基础，通过线粒体ATP找到了中医“气”的物质基础。本著作从能量整合医学角度将中医的“阴阳”、“阳气”、“湿证”以及“异病同治”等重要概念进行了中西医的辩证统一；本书翻译了范理宏教授在国际上首次阐明中医药防治早期肺癌关键靶点的高水平论文，其运用现代前沿生物物理学技术阐明了中医药在保护线粒体、抑制炎癌转化方面的关键机制。全书中西相容，古今贯通，以中医整体观驾驭西医精准技术，由此提出新的疾病防治理论策略及临床效用，对人类的健康具有深远意义。

通观全书，既有中西医能量医学的系统概述，又有肺专病中西医整合一体化的临床和研究精髓，中西汇通，论述精辟，行文朴实且独具创见。一经梓行，必能嘉惠医林、造福人类，故乐而为之序！

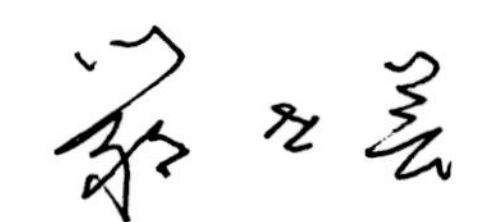

国医大师
中国中医科学院学部委员
中华中医药学会副会长
上海市中医药学会会长
上海中医药大学前校长
上海中医药大学终身教授

2023年9月16日

序 Foreword 03

Since mitochondria were first described by Richard Altmann in 1890, they have been recognized as the powerhouses of the cell. Mitochondria are, however, more than merely sites of energy production. These vital subcellular organelles are an integral part of virtually every cellular function and perturbations in their physiology profoundly alter the survivability of the cell. During pathophysiologic situations, dysfunctional mitochondria become the site of the increased toxic reactive oxygen species (ROS) generation which negatively impact mtDNA, mitochondrial membrane function, etc., which leads to mitochondrial breakdown contributing to what is referred to as "mitochondrial diseases". With my colleague, Professor Yidong Bai and numerous students and postdoctoral fellows, I have had a long-term commitment to experimental mitochondrial research and have dedicated extensive effort to investigating the role of melatonin in reducing mitochondrial irregularities resulting from excessive oxidative stress, as well as the functions of mitochondria-synthesized melatonin.

We have known Prof. Lihong Fan for a number of years; she has a close collaboration with both myself and Prof. Yidong Bai, a colleague in the Department of Cellular and Structural Biology, UT Health San Antonio, Long School of Medicine. In 2021, together we published two original articles with highly novel findings in the field of human mitochondrial physiology. For the first time, we found that melatonin regulates mitochondrial function through the SIRT3/PDH axis, and it was confirmed that melatonin converts aerobic glycolysis to mitochondrial oxidative phosphorylation in damaged mitochondria in pathological cells. And we further provided the first evidence to prove that melatonin enhances mitochondrial oxidative phosphorylation and concurrently inhibits the progression of human lung cancer. In another paper, we introduced a novel technique called "Ablation and Mitochondia Therapy" (AMT) with Melatonin. For the first time, we discovered the mechanism of AMT in eradicating early-stage lung cancer and preventing the transformation of the combined nodules into cancer. The innovative technology AMT can not only cure for early-stage lung cancer, but also can inhibit the carcinogenesis of nodules by enhancing anti-tumor immunity and reversing acidification and hypoxia in the tumor microenvironment. The application of this innovative technology holds the potential to change the status in which the incidence of cancer has not declined substantially in the past two decades, and it is crucial to human health.

I am delighted to learn that Professor Fan with her colleagues and other experts from various disciplines, have jointly written this book entitled *Energy Integrative Medicine*, which stands as the pioneering work in this field. This monumental endeavor provides the following theoretical breakthroughs. For the first time, the theoretical framework of energy integrative medicine from foundational principles to clinical applications is systematically expounded, and a series of new technologies and strategies are innovated. This book breaks the barriers among various disciplines in modern medicine. It offers us an opportunity to use mitochondrial ATP as the core power to repair damaged mitochondria and transform the aerobic glycolysis metabolism of damaged mitochondria within the "neuro-endocrine-immune" network into the oxidative phosphorylation metabolism of healthy mitochondria, thereby restore the body's various systems to homeostasis. This book integrates the knowledge of various medical disciplines, and establishes a series of new medical technologies and strategies. It is a milestone accomplishment in the field of integrative medicine, and has important significance and profound impact in altering the global landscape of cancer treatment.

The book *Energy Integrative Medicine* will enlighten readers about the crucial role of mitochondrial ATP in the field of integrative medicine. We believe that the publication of this book will contribute to the development of energy integrative medicine, and enable students and readers in this field to benefit from its content. All those with a fascination for mitochondria should consult this book as a repository for the most up-to-date information.

Russel J. Reiter, Ph.D.
Professor of Cell Biology
Clarivate Analytics List of Highly Cited Scientists
Department of Cell Systems and Anatomy
Joe R. and Teresa Lozano Long School of Medicine
Health Science Center , The University of Texas

September 10th, 2023

序 Foreword 03

自1890年Richard Altmann首次发现线粒体以来，线粒体一直被公认为细胞的动力工厂。然而，线粒体不仅仅是能量产生的场所，这些重要的亚细胞器实际上决定着人类每一种细胞的生理功能是正常还是紊乱，并且决定着细胞的生存状态。在病理状况下，功能失调的线粒体会成为活性氧（ROS）增加的中心，这些毒性ROS会对线粒体DNA和线粒体膜等的功能产生负性影响，进而导致线粒体分解而造成所谓的“线粒体病”。我和我在得克萨斯大学圣安东尼奥医学健康中心细胞与结构生物系的同事白益东教授以及许多学生和博士后一起，长期致力于线粒体的研究，主要研究褪黑激素在减少过度氧化应激引起的线粒体功能失调方面的作用，以及探索线粒体合成褪黑激素的功能。

我和白益东教授认识范理宏教授已经很多年，她长期和我们有着紧密的合作。2021年，我们共同在人类线粒体功能领域发表了两篇重要的原创性论文。我们首次发现褪黑激素可以通过SIRT3/PDH轴调节线粒体功能；首次确定了褪黑激素可将在病理细胞受损线粒体中的有氧糖酵解转化为线粒体氧化磷酸化；首次在临床上证明了褪黑激素能够提升线粒体氧化磷酸化功能，抑制人类肺癌的进展。在我们合作的另一篇论文中，我们首次发现了运用褪黑激素修复受损线粒体联合消融技术（abolation and mitochondia therapy，AMT），在根治早期肺癌以及预防合并结节癌变领域的机制，AMT 创新技术不但可以根治早期肺癌，而且可以提升抗肿瘤免疫以及逆转肿瘤内环境中的酸化和乏氧，抑制合并结节的癌变。该创新技术的应用有可能改变二十年来癌症发病率没有实质性下降的现状，对人类健康至关重要，并影响深远。

我很高兴地注意到范理宏教授与她的同事们和各学科的专家共同编写了《能量整合医学》一书，这是该领域的第一本著作，创立了以下重要的建树：首次系统阐述了能量整合医学从基础到临床的理论体系，并创新了一系列新技术和新策略。本书打破了现代医学各学科之间的横向壁垒，使我们有望以线粒体 ATP 为核心动力源，通过修复受损线粒体，将"神经–内分泌–免疫"网络中受损线粒体的有氧糖酵解代谢方式转化为健康线粒体的氧化磷酸化代谢方式，从源头纵向整合推动机体各系统重回健康稳态。此著作整合了众多交叉学科的知识，建立了一套完整而全新的医学理论体系和方法论。这是能量整合领域里程碑式的工作，对改变全球的癌症现状有着重要的意义。

《能量整合医学》让大家了解到线粒体 ATP 能量在整合医学中的重要作用，相信本著作的出版将推动整合医学的发展，并让那些对该领域感兴趣的学生与读者有丰盛的收获，所有对线粒体着迷的人都应该将本书作为最新信息的宝库。

Russel J. Reiter 博士

细胞生物学教授

高被引科学家

得克萨斯大学医学健康中心

2023 年 9 月 10 日

前言
Preface

《能量整合医学—线粒体ATP中西医基础与临床》的主要理念起源于德国的“能量医学”(energy medicine)。能量医学已发展了80余年，该学科以线粒体病理学作为疾病的基础与焦点，用植物萃取药调变线粒体功能防治疾病，并发明了能提前10年预测疾病的诊疗软件与设备，目前最先进的心磁图也有与此类似的功能。我很有幸结识了德国能量医学理论及软件的发明人，并学习了他们的理论体系。德国医学人为什么要提倡能量医学？可能是他们看到了以美国为代表的西医弊端。近30年来全球的慢性病与癌症的发病率持续上升，表明了西医在防治方面的弱点。美国的大多数临床指南是治标的。例如哮喘，西医用激素来控制病情，但长期应用激素会产生免疫紊乱和继发性感染等不良反应；自身免疫性疾病或过敏性疾病的治疗情况亦是如此。这个治疗结果与民众所期盼的健康存在着较大的差距，这促使很多有志之士反思西医的问题，希望通过变革实现治标又治本，给民众带来健康福音。德国的能量医学就是其中之一！近年来在我国掀起的整合医学也是中国医学人的觉醒与反思！

近20年来，我国的癌症、心脑血管疾病和抑郁症患病率持续上升，根据全球癌症年报，2020年全球新发癌症人数1 930万，同比上升4.1%，全球癌症死亡人数990万，其中肺癌死亡率位居第一。中国肺癌的发病率和死亡率均居于所有癌症之首。2020年中国癌症新发病例数和死亡人数均居全球第一，分别占全球的24%和30%。1990年肺癌的5年生存率为15%，近30年来临床运用了靶向治疗、免疫治疗等诸多新型治疗方法，但这些价格高昂的新方法仍不能大幅度提升肺癌的5年生存率（2011年为16%，2021年为19%）。这些数据反映了西医在癌症防治方面存在诸多不足。在世界范围内，肺部多发磨玻璃结节（ground glass nodule，GGN）发病率呈明显上升趋势，肺GGN患者是肺癌预防的重点人群，手术切除后病理诊断为原位癌的患者，经过随访两年发现其中有21%的患者会出现第二原发性肺癌。为什么肿瘤1 cm左右的如此小的肺原位癌，手术不能根本性治愈呢？这促使我们进行反思。

线粒体是人体的“能量工厂”、ATP能量的原力场，是推动人类从单细胞演化为复杂巨系统的能量动力。线粒体既是个体又是群体；既定位在细胞中，又连接各大系统形成网络。近年来线粒体越来越受到学界的重视。2019年11月，在中国苏州召开了冷泉港线粒体与代谢亚洲学术会议（The Cold Spring Harbor Asia Conference on “Mitochondria and Metabolism in Health and Disease”），会议旨在共同推动中国乃至亚太地区生命科学领域的技术创新。

樊代明院士致力于医学发展的宏观战略研究，2012年他在国际上率先倡导整合医学理论并付诸实践。从世界格局看，近年来生物学界、医学界、物理学界等都在不断探索创新，试图找到人类健康的新出路和新路径。

本团队经过近10年的不断探索，凝结出此部约100万字的大型专著——《能量整合医学——线粒体ATP中西医基础与临床》。本书将德国“能量医学”思想与中国的中西医临床实践相结合并予以发展，将立足线粒体水平的“能量医学”发展为以线粒体ATP网络效能为核心的“能量整合医学”。本书聚焦线粒体ATP能量网络效能，从演化论的角度剖析人类患病的要因，解读现在慢性病发病率持续上升的原因，分析慢性病低龄化的根源，揭示人类现代病的共性特征；从多个维度揭示线粒体ATP网络能级在疾病、衰老过程中的重要作用，提出线粒体ATP能量是人类健康/疾病背后的真正要因。本书结合了近年来在线粒体ATP领域国内外的最前沿物理学发现和

ATP的新作用，提出了线粒体ATP能量是统领和整合人体神经—内分泌—免疫网络效能的新观点，同时阐述了针对目前防治瓶颈的新方法和新策略。

民众需要一个既整体又精准、既绿色又高效、既治病又防病的一体化健康解决方案。以线粒体ATP网络能量为核心的能量整合医学探索出了一条可以逆转欲病、防治大病、重获健康的新路径！此创新医学首先给我自己带来了福音。回想我在上海市肺科医院工作的时候，体检发现一个高危肺结节，内外科医生都建议手术切除。但是在我发展能量整合医学的过程中，将逐步形成的创新理论和创新方法首先用在了自己身上，“重激活线粒体ATP网络效能”的绿色疗法不但无创治好了我的高危肺结节，而且给广大的肺结节患者，特别是肺多发磨玻璃结节的患者带来了福音。

本书以更广阔的医学视野，整合中西医学科，基于回归本源的医学理念，从激活线粒体ATP网络的崭新视角，认识治疗疾病的新方法，达到治欲病、防大病的目的。

读了本书后，希望读者能够了解目前西医需要解决的瓶颈问题：

（1）目前慢性病、癌症发病率持续攀升，是否有更好的防治一体化解决方案，从而迎来下降拐点的出现？

（2）哮喘患者吸入β受体阻滞剂或经皮质醇类药物治疗，虽然短期内控制了症状，但不能改变或阻止其气道重塑；糖尿病患者，即使用胰岛素控制了血糖，但不能在本质上阻止其并发症的进展。有何更好的标本兼治方法？

（3）为何肠息肉、膀胱息肉。摘除后还会再发？如何才能一劳永逸？

（4）为何有的结节会发展成癌症，而有的却不会？哪些因素在触发炎癌转化？阻截癌变的关键方法是什么？

（5）为何肺原位癌手术后仍有20%～30%的患者会出现第二原发性肺癌？如果手术只能解决局部问题，系统性危险仍继续存在，那么有何更好的方法？

（6）为何人体老化常常发生在眼、内耳（听力下降）、传导束（房颤）、大脑（老年痴呆）、心脑血管（心肌梗死、脑梗死）、骨骼（骨质疏松）？有何共同的机制？有效延缓衰老的方法何时能够出现？

（7）为何国人的第一死亡病种是心脑血管疾病？为何装支架患者和抑郁症患者更容易患癌？何时可以出现有效的阻截方法？

(8)肺原位癌发病率不断升高，手术切除会给患者带来恐惧和肺功能下降的不良反应，是否有更好的无创、绿色、防治一体化的解决方案?

希望读者在阅读了本书后能够运用全新的视角，找到解决上述临床瓶颈问题的答案。

本书是能量整合医学领域的首部著作，编委会聚集了线粒体领域基础与临床的重量级专家，内容也凝聚了本团队近10年来的原创性探索成果。研究团队在科学探索的道路上经历了很多的艰难，也收获了许多的惊喜，在此感恩所有的支持者、参与者和协同奋进的同道们!

目 录
Contents

第一篇 绪 论

第一章 整合医学与能量医学

一、整合医学提出的背景

千百年来，现代医学在人类与疾病的斗争中作出了重要的贡献。青霉素等的发现，使得抗生素一度带领人们战胜了感染类疾病，使人类的寿命得以显著延长。然而进入20世纪后半叶，人类的疾病谱悄然发生变化，细菌感染已不是人类的头号杀手，取而代之的是心脑血管疾病、肿瘤、糖尿病、抑郁症等慢性病及各类退行性疾病。对于外来的病菌，以抗生素为代表的对抗治疗卓有成效，但面对慢性病的预防，目前的西医显得束手无策。现代西医学发展至今遇到的瓶颈之一在于专业过度细分、专科过度细化，缺乏整体观。作为一级学科的临床医学逐渐细分到二级学科（如外科）、三级学科（如骨科），三级学科又继续分为四级学科（如脊柱、关节等）。从学科到专科、亚专科的不断细化，使得各科医生越来越缺乏整体观和系统观，医生在各自亚专科的层面诊断疾病，更多的是给予对症治疗，“头痛医头、脚痛医脚”，缺乏在整体宏观层面上寻找病因进行防治的观念及能力，如高血压、糖尿病，临床常用降压药、降糖药来控制血压和血糖，但治标不治本，血压或血糖的数值虽然得到了控制，但并不能阻止并发症和组织重塑的进展，而且用药也会越来越多。更加严峻的是，在这样以细分为主流的医疗背景下，中西医间互相抵触，重治疗而轻整体病因的防治；医学知识呈碎片化形式，缺乏整体观。这种现状不是“以健康为主导”，而是“以疾病为主导”，偏离了以人为本的价值观。民众希望获得全生命周期主动健康的方法，患者期待获得中西医整合、标本兼治的治疗，更期盼获得创伤小、住院短、费用低、防治结合的绿色高效治疗方法。民众亟需一种创新的整合医学体系，这些都促使医学人不断反思。

如何通过自身的修复能力来修复生病的器官？修复线粒体功能正是破解这一命题的最佳办法。20世纪40年代，德国出现了能量医学（energy medicine），它基于系统生物学理论发展而来，至今已有80多年的历史。能量医学立足于研究人体的能量工厂——线粒体，既有专业的高度，又有全科的广度。在中国，2010年樊代明院士首次提出了整合医学，樊院士的《整合医学——理论与实践》已连续出版了35册，内容包括整合医学与系统论、整合医学与精准医学、医学与心理、医学与伦理、医学与药学、基础与临床、中医与西医、整合消化道学、整合心身医学、整合心血管病学、整合中医药学等，樊院士倡导的整合医学理念已经深入到了医学各个学科，国内外有志于此的医学人都在不断地反思与实践。

二、德国“能量医学”的发展历史及启示

“能量医学”在德国兴起，研究受损线粒体的病理学以及线粒体的影响因素和线粒体营养。人体95%的能量由线粒体产生，它是能量转换器，它将摄入的动植物能量转换成人体的通用能量ATP。线粒体大约在20亿年前进入人类祖细胞——原核细胞（单细胞），在原核细胞内共生，至此原核细胞的能量代谢由糖酵解模式演化为线粒体的氧化磷酸化模式，产能从2个ATP增加到38个ATP。在线粒体能量的推动下，单细胞演化成了多细胞，最终在200万年前演化成了人类复杂巨系统。人类的每一步演化都离不开线粒体ATP高效能的推动，线粒体推动着整个人类的演化史！随着进化界、遗传界的科学家对线粒体产能关键结构的探索与发现，如ATP酶结构的发现等，每一个关于线粒体的新学说都经历了漫长的学术争议，经过多年的争论才逐渐达成共识。1923年德国科学家瓦尔堡（Warburg）发现了肿瘤细胞在有氧条件下以糖酵解为主的代谢共性，因此获得了1931年的诺贝尔奖，这就是著名的Warburg效应；随着电子呼吸链神秘面纱的不断揭开，1978年线粒体限制性核酸内切酶的发现者获得了诺贝尔奖，1997年ATP合成酶的发现者获得了诺贝尔奖。自2007年开始美国每年召开一次线粒体医学会议，来自世界各地的学者就线粒体基础研究及线粒体与人类疾病的关系展开深刻而广泛的讨论。线粒体与能量代谢的研究在国内也日趋兴盛，2019年11月在中国苏州召开了冷泉港“线粒体与代谢”亚洲学术会议（The Cold Spring Harbor Asia Conference on “Mitochondria and Metabolism in Health and Disease”），以期推动中国

乃至亚太地区生命科学领域的技术创新。

线粒体ATP能量不仅维持着人体的日常活动、保证机体物质代谢的完整性，还积极帮助细胞和DNA修复损伤。线粒体不单是细胞的能量工厂，还是决定细胞命运、维持生物稳态的关键细胞器，它参与了多个疾病的发生发展，大多数的疑难杂症都与线粒体有关。德国能量医学研究人员据此理念发明并迭代了一系列的系统检测和治疗疾病的软件及仪器，并获得了德国药监部门的许可证书。Cornelissen博士是最新软件的发明人，此软件可以检测出影响线粒体功能的10万多种物质及疾病的成因。

我从Cornelissen博士处得到了很多的指导，他让我了解了德国能量医学的原理，他用西医语境让我理解了用系统方法去分析疾病与环境致病因素间的内在关联，让我认识到疾病与线粒体功能间的内在逻辑。这种西医语境与可量化的仪器操作让我理解了中医的整体生命观，以及扶正祛邪方法论的科学性和可量化操作性。Cornelissen博士以及他发明的仪器不但帮助我建立了能量观，更重要的是帮助我建立了中西医整合观。基于此，我结合线粒体ATP研究的最新进展以及中国三甲医院的临床实践，发展出了有中国特色的新理论与新方法，形成中国原创的《能量整合医学——线粒体ATP中西医基础与临床》一书。能量整合医学可以理解为站在巨人肩膀上的创新。感恩一切过往的序章，纪念德国Cornelissen博士。

参考文献

[1] Ramaswami R, Bayer R, Galea S. Precision medicine from a public health perspective[J]. Annual Review of Public Health, 2018, 39: 153-168.

[2] Gulmen F M. Energy medicine[J]. American Journal of Chinese Medicine, 2004, 32(5): 651-658.

[3] Picard M, Wallace D C, Burelle Y. The rise of mitochondria in medicine[J]. Mitochondrion, 2016, 30: 105-116.

[4] 杨志平，刘运芳，樊代明. 整合医学的理论与实践[J]. 中华内科杂志，2016（6）: 3.

[5] Acuña-Castroviejo D, Martín M, Macías M, et al. Melatonin, mitochondria and cellular bioenergetics[J]. Journal of Pineal Research, 2001, 30(2): 65-74.

[6] Sugiura A, Mattie S, Prudent J, et al. Newly born peroxisomes are a hybrid of mitochondrial and ER-derived pre-peroxisomes[J]. Nature, 2017, 542(7640): 251-254.

[7] Stock, D, Leslie A G, Walker J E. Molecular architecture of the rotary motor in ATP

synthase[J]. Science, 1999, 286: 1700–1705.
[8] Koppenol W H, Bounds P L, Dang C V. Otto Warburg's contributions to current concepts of cancer metabolism[J]. Nature Reviews Cancer, 2011, 11(5): 325–337.
[9] Sharma P, Sampath H. Mitochondrial DNA integrity: role in health and disease[J]. Cells, 2019, 8(2):100.
[10] Zheng T S, Liu H P, Hong Y F, et al. Promotion of liquid-to-solid phase transition of c-Gas by baicalein suppresses lung tumorigenesis[J]. Signal Transduction and Targeted Therapy, 2023, 8(1): 133.
[11] Roger A J, Muñoz-Gómez S A, Kamikawa R. The origin and diversification of mitochondria[J]. Current Biology, 2017, 27(21): R1177–R1192.
[12] Suliman H B, Piantadosi C A. Mitochondrial quality control as a therapeutic target[J]. Pharmacological Reviews, 2016, 68(1): 20–48.

第二章
能量整合医学

一、能量整合医学概述

能量整合医学创新性地提出“线粒体ATP–神经–内分泌–免疫”网络的效能级别决定了人体健康级别的观点。本书内容主要包括三大篇和三大观，三大篇包括基础篇、临床篇和研究篇，研究篇涵盖了基础研究和临床研究；三大观主要包括治疗观、延老观及中西医辩证统一观。

基础篇在细胞层面详述了线粒体对人体细胞的基因、蛋白、代谢的重要性，提出线粒体功能的失衡失能是人体“神经–内分泌–免疫”网络效能下降的源头。临床篇阐述了线粒体功能衰变与临床心脑血管疾病、抑郁症及肺部疾病发生发展的密切关系，从能量整合医学的角度揭示了线粒体失衡失能、ATP浓度下降与疾病发生与进展的因果关系，揭示产生各种重大疾病背后的真因。研究篇重点介绍了临床评估线粒体功能的系列方法及逆转受损线粒体前后的临床评估策略，通过大量的基础及临床研究，原创性地提出了重激活线粒体的新理论与新方法以及通过提升线粒体效能从而提高机体“神经–内分泌–免疫”网络效能级别，使机体重获健康的疾病防治新路径。

治疗观主要对肺部疾病的治疗展开讨论，包含治疗原则的整体观和精准观的整合运用以及对目前临床一线治疗方案的优化，并以目前新兴的叙事医学方式生动形象地描述所治疗的系列病例。本书引用了作者团队发表的系列原创性高影响力论文，开创了在逆转肺部疾病领域的治疗新策略，此方法填补了国际空白。书中最后部分引入能量整合医学的延老观和中西医辩证统一观，原创性地提出了线粒体重激活技术与防控重大疾病及延缓衰老的新策略与新观点；并从能量整合医学视角揭示中西医概念的辩证统一性，揭示宏观中医“气血”理论的物质基础是细胞线粒体及其产生的ATP能量，阐明了中医宏观理论的微观物质基础——细胞器线粒体在中医治疗中的关键作用，从而奠定了能量整合医学的基础。

能量整合医学是整体观与精准观的统一，它建立在线粒体网络ATP能量根基上，用中西医整合方法去除损伤线粒体ATP网络的致病因素，重建受损线粒体功能、跃升线粒体ATP能级，逆转人体疾病内环境和代谢重编程，是诊治、预防一体化的集大成体系。此学科的新观点和新概念较多，现提炼要点阐述如下。

1. 线粒体与人类的演化

20亿～40亿年前，人类祖细胞还是个没有细胞核的原核细胞（单细胞）。随着大气中氧气的出现和增多，原核细胞通过吞噬，使线粒体进入其中，并与线粒体形成了共生关系。这是一个伟大的历史性交汇，之后线粒体把自己大部分的DNA贡献给了原核细胞，人类祖细胞-原核细胞慢慢出现了细胞核，演化成了拥有细胞核的真核细胞（图1-2-1），线粒体自己还留有一小部分DNA来应对随时变化的外界环境。在细胞内，线粒体作为细胞器，“燃烧”宿主通过血液提供的氧气和营养物质，产生ATP供人体使用。人体从单细胞演化成一个开放的复杂巨系统，线粒体ATP是背后推动的关键因素，也可以说，200万年前人类的出现是线粒体推动演化的伟大成果。更多线粒体的知识可参考《能量、性、死亡——线粒体与我们的生命》一书。

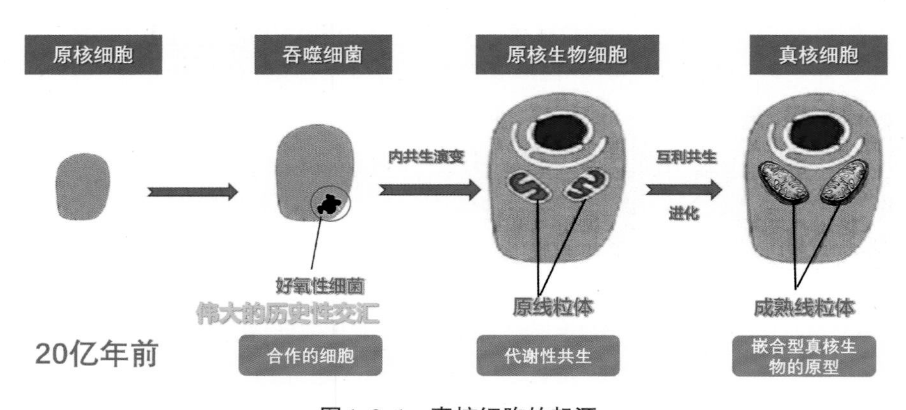

图1-2-1　真核细胞的起源

2. 线粒体功能与ATP光子

线粒体内膜上有一长条盘曲的电子呼吸链，电子呼吸链进行有氧呼吸即氧化磷酸化。有氧呼吸可以使一分子葡萄糖通过氧化磷酸化产生36～38个ATP，而没有线粒体的原核细胞只能进行糖酵解，糖酵解只能产生2个ATP。也就是说人类祖细胞自从有了线粒体后，其ATP能量可用度变为原核细胞的18～19倍。人类进化成复杂巨系统的一个重要前提是线粒体提供了高效的ATP能量，此高效能量推动着所有生理功能和生化反应的演化。以酵母菌为例，20亿年来，酵母菌仍是个单细胞生物，可见人类的演化不仅是时间的积累，更是高浓度ATP能量推进的过程与结果。线粒体负责人体的能量代谢，它有5个复合物，复合物Ⅰ～Ⅳ负责电子传递和外泵质子，使之在线粒体内膜两侧形成电势差，到了Ⅴ复合物，内膜外质子穿过复合物Ⅴ中的ATP酶，ATP就制造出来了。线粒体除了掌管能量代谢外，它另外的五大功能包括维持氧化还原平衡、维持离子稳态、细胞信号转导、生物发生和调控细胞凋亡，也就是说，线粒体掌控着细胞的生死及健康大权，它是人体生死与健康背后的隐形“控制者”！

研究显示，线粒体ATP的能量传递不是以热能形式，而是以光子形式。热能形式只能传递30%的能量，而光子态的效能可以超过90%。ATP的水解可释放特定频率的生物光子，并共振驱动生化反应和生物过程。ATP光子数目越多，带来的共振累积效应越强（详见第二篇第一章第五节）。由此可见，保障线粒体网络高效产出ATP能量至关重要，这也是能量整合医学的核心所在。

3. 线粒体失衡失能与著名的Warburg效应

生物的进化和生存规律是向着能量高效利用的方向进行。1923年，诺贝尔奖获得者Warburg发现肿瘤细胞的能量代谢与正常细胞不同，在有氧情况下肿瘤细胞的能量代谢不是有氧呼吸，而是有氧糖酵解，这就是著名的Warburg效应。也就是说，随着肿瘤细胞线粒体的失能，其产出ATP浓度急剧下降、活性氧（reactive oxygen species，ROS）明显增加、炎症因子激增，肿瘤细胞的能量代谢沦为以糖酵解为主，糖酵解会使癌变器官内乳酸堆积，丙氨酸、谷氨酰胺代谢升高，并使肉碱、缬氨酸、甘氨酸代谢明显降低，最终在该器官内形成酸化、乏氧和免疫紊乱的内环境，癌症内环境会影响癌组织周围细胞发生代谢重编程，进而导致癌症的进展。线粒体膜较薄，故可以迅速应对机体内环境的变化；而细胞核需保护遗传物质DNA，故其膜较厚。线粒体应对外界挑战有其特有的方式，当外界氧化应激可控时，它以融合方式来应对；当外界氧化压力超过可控范围、失控时，线粒体就会分裂成碎片。线粒体时刻在进行着融合与分裂，动态调整以适应环境的变化。以肺上皮细胞的线粒体为例，其在正常状态下形态完整、排列整齐（图 1-2-2）；肿瘤细胞中的失能线粒体则呈碎片化，排列凌乱（图 1-2-3）。当线粒体的基因、功能、结构发生异常时，失衡/失能线粒体即将信号“逆向转导”给细胞核，通知细胞核环境已不适合生存，进而导致细胞核发生基因突变，细胞进入糖酵解模式——低效的能量代谢模式。糖酵解细胞逃逸了线粒体的细胞凋亡程序，可无限制增殖，即成为肿瘤细胞。线粒体功能异常应是在核基因突变之前，核基因突变

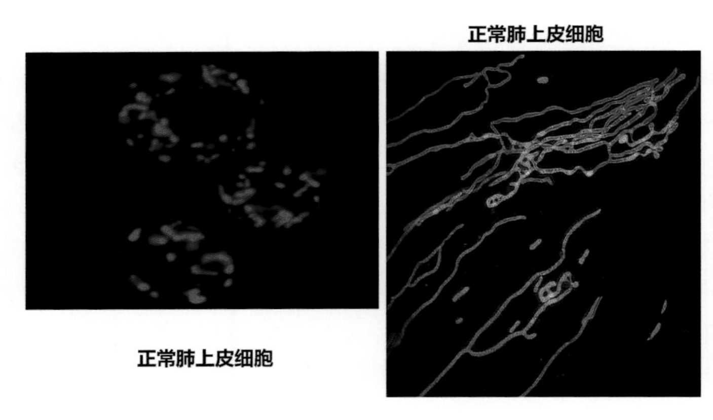

图 1-2-2　正常细胞内线粒体形态

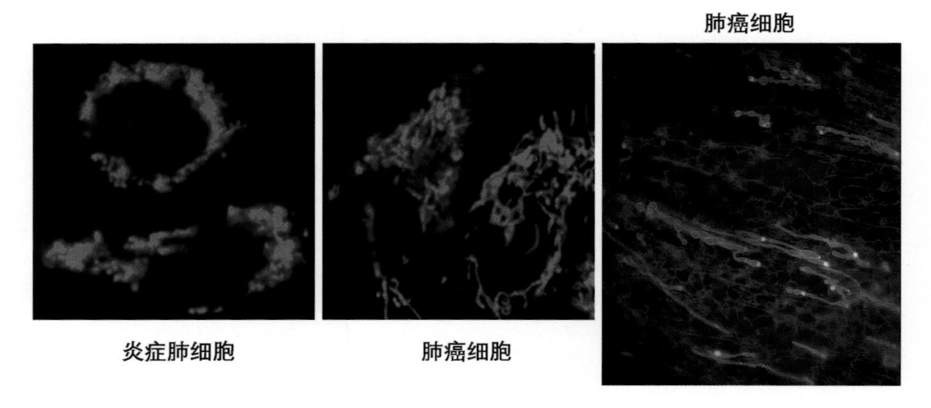

图 1-2-3　受损细胞内线粒体形态

开启了细胞的癌变。健康的生命是有序的，随着线粒体功能的下降，熵增出现，生命即进入无序的病态。由此可见，线粒体功能正常、高效产出高浓度的ATP是机体远离癌症的关键！

4. 线粒体ATP效能与"神经-内分泌-免疫"网络能级

人体"神经-内分泌-免疫"网络是协调人体各器官发挥各自生理功能，以适应环境变化和保持机体自稳态的重要网络，这个网络可称为整合人体各系统资源协同作战的最高指挥中心，但这个最高指挥网络的动力源在哪里呢？每个神经元细胞、每个免疫细胞及每个内分泌细胞内都有一个标配的细胞器——线粒体，这个标配的细胞器产生高浓度ATP，ATP作为通用能量"货币"支持神经递质、激素和细胞因子的分泌、主动运输及与受体的应答，线粒体ATP推动网络中的各系统细胞完成各自的生理功能，所以这个最高指挥中心背后的动能是线粒体ATP，人体"神经-内分泌-免疫"网络是一部高度依赖ATP的机器。

至此，本书提出一个原创性学术观点：人体的最高指挥网络应该是"线粒体ATP-神经-内分泌-免疫"网络。线粒体ATP推动着最高网络及其下游各系统细胞的生命活动，同时每个细胞中（除红细胞外）的线粒体通过外膜上的受体来感受神经递质、激素和免疫因子的信息，从而反馈调节线粒体ATP的产出，使整个网络协同工作。最高网络细胞线粒体受损可以表现为神经递质分泌不足和激素低产出以及免疫功能的减退，这些都会使整个网络功能紊乱；当人体的神经递质、激素分泌都处在低水平时，线粒体通过膜上受体应答反馈下调至低产能状态，使最高网络效能下滑到低层级的稳态，人体开始从健康模式切换到亚健康模式或是从亚健康模式跌入癌症模式。

5. 线粒体ATP网络效能级别与人体健康级别

线粒体高效能产出ATP可以带来高级别的健康，即无病、无需用药的状态；线粒体中效能产出ATP给机体带来的是中级别的健康，即出现慢性病等；线粒体低效能产出ATP对应的是机体低级别的健康或不健康，即出现癌症、脑梗死、心肌梗死、抑郁症以及终末性疾病。

6. 线粒体ATP网络与机体免疫能力

人体的健康是免疫力与各种微生物博弈的结果。人体的免疫有三道屏障，第一道是黏膜免疫，第二道是固有免疫，第三道是特异性免疫即细胞免疫和体液免疫。这三道防线完成免疫系统的三大功能：免疫防御、免疫监视和免疫自稳。在免疫防御中线粒体ATP能量推动各免疫细胞的孵化、成熟，构成免疫屏障清除病原体；在免疫监视中，线粒体ATP支持免疫系统的最佳敏锐性，及时识别外来致病因素；在免疫自稳中，线粒体ATP维持免疫内环境稳态。当病毒进入人体，在随即发生的免疫战争中，免疫系统在与病毒博弈的过程中能否胜出，关键在于免疫系统细胞中的线粒体功能。其中天然的黏膜屏障和固有免疫守护着第一道防线，十分重要；固有免疫包括中性粒细胞、巨噬细胞、自然杀伤细胞（natural killer cell，NK细胞）等；当抗原刺激后固有免疫转化成特异性免疫如T细胞和B细胞等。免疫力的强弱程度依赖于线粒体网络的健康程度，有多强大的供能系统就有多强大的免疫防御能力。强大的免疫力能够帮助宿主将入侵的病毒全部消灭；如果免疫功能处于中等级别，宿主只能部分清除入侵病毒，未被清除的病毒会以低浓度潜伏在宿主体内，待机而动，这就是感染病毒转阴后又复阳的原因；如果机体免疫系统功能低下，宿主就会被病毒消灭。如在应用抗肿瘤药治疗时，如果患者的免疫力极其低下，抗肿瘤药的作用也是微乎其微，甚至治疗后的情况更差。中医所说的扶正祛邪，化疗药只是“祛邪”。“扶正”是重建受损线粒体功能、提升其产出ATP的效能，提升“神经-内分泌-免疫”网络的能级，从而促进机体免疫力的提升。当然健康的内环境是孕育健康免疫力的必要条件，如果临床上的免疫治疗在没有改善患者线粒体功能和内环境的前提下进行，这些人工培养后输入患者体内的免疫细胞就不能起到增强患者自身免疫力的作用，是不能达到标本兼治目的的。患者自身免疫系统的实力提升必须建立在赋能受损线粒体、跃升其产出ATP效能的基础上。重建线粒体高效产能功能是机体抵御各种感染和癌症，重返健康的关键所在。

7. 线粒体ATP网络与高需能器官

人体的器官可分为高需能器官、中需能器官和低需能器官。为什么器官老化都先发生在脑神经系统、精神系统、情绪系统以及心脏、血管、内耳、传导束、骨髓、内分泌器官、小肠等器官？因为这些都是高度依赖高浓度ATP的器官。一个皮肤细胞只含有几个线粒体，而一个心肌细胞含有几千个线粒体，占细胞重量的68%。再如骨髓，人体的血细胞和免疫细胞均在骨髓中产生，其中免疫细胞的孵化、增殖、活化、募集、转化、应答等一系列活动需要高浓度ATP能量的持续支持。高需能器官对线粒体ATP浓度的下降十分敏感，在线粒体发生进行性的失衡失能时，这些高需能器官会在很短的时间内发生严重事件，如心脑血管事件等。

机体高需能器官的功能维护关键在于维持线粒体的高效产能。2020年5月德国某医院将23具因感染新冠病毒死亡的患者尸体进行解剖，结果发现最严重的病变均是肺栓塞，也就是说，肺血管病变明显比肺泡的病变程度严重。新冠病毒入侵人体，其刺突蛋白（S蛋白）通过结合血管紧张素转化酶（angiotensin converting enzyme，ACE）2蛋白，破坏ACE2与线粒体的分子信号转导，从而导致线粒体碎片化，机体进入线粒体低效产能模式，血管较肺上皮细胞更依赖于高浓度的ATP支持，所以高需能血管在线粒体受损后会首先出现问题，而且问题会更严重。机体线粒体的低产能，诱导细胞炎症因子过度表达，加速高度需要ATP支持的免疫系统功能下降，这样更导致了新冠病毒的感染与复制。

8. 线粒体ATP网络的影响因素及人体内环境

线粒体功能有五大影响因素，第一类是线粒体生存的物理环境，如海拔、湿度、温度、电磁场、压力、作息等。20亿年前，细胞生活在无Wi-Fi的环境中，如今当线粒体遇见Wi-Fi电磁场，其效能会受到明显影响。如睡觉时手机放在枕边，脑细胞线粒体会受影响、脑电波会受到干扰，导致多梦和易醒。此外，氧含量、湿度、温度、作息对线粒体的影响也会在第二篇第二章第一节中详细阐述。

第二大类是所有对线粒体膜和电子呼吸链有影响的因素，包括环境致病因素（各种污染物特别是化学品污染物，如甲醛、苯、农药、重金属等），代谢致病因素（如转基因食品、过量的白酒），微生物致病因素（细菌、病毒），内环境微生态紊乱（益生菌不足）等。上述各个影响因素特别是化学品，都会氧化细胞膜、线粒体膜、DNA和关键蛋白，消耗人体的抗氧化防御体系、造成电子呼吸链的电子流动障碍。现在有很多化学品添加进入了食品，如色素、味素、防腐剂、塑化剂和农药残留等。奶茶中常常添加了塑化剂，塑化剂通过提高饮料的浓稠度以提高口感，它无色无味所以不易被察觉；美国国家职业安全健康研究院分析了2 983种个人卫生和清洁用品，发现800种是有毒的，其中有314种导致DNA突变，148种在试验动物中产生肿瘤，218种导致生育问题。工业化时代使线粒体遇到了致命的新问题——化学品，线粒体接触到化学品即会快速受损。患有双相情感障碍、胆碱能性荨麻疹等疾病的人群，大多接触过被化学品污染的食品。部分人群一喝茶就腹泻，因为农药污染了茶叶（具体参见第二篇第二章第二节）。人体健康的内环境微生态对线粒体亦十分重要，在20亿年的演化过程中，线粒体一直与益生菌为伴，二者互为底物，益生菌也是线粒体质量控制的底物。过度使用抗生素会造成医源性的体内微生态紊乱，因此抗生素的合理使用很重要。使用抗生素后需加用益生菌，以保持线粒体生存的友好微生态。

第三大类影响因素是线粒体的原料供应（营养物质和氧气）。线粒体是能量转换器，ATP的产生是一个氧化摄入食物产生能量的过程。当血液提供的营养物质不足时，常常会影响线粒体的产能，导致肥胖和慢性病等。所以帮助患者去除影响线粒体的致病因素，建立有利于线粒体健康的生活方式，补充线粒体的营养很重要。线粒体产能同时需要氧气。高原是线粒体的试金石，高原回来后笔者曾在上海市第十人民医院开设"增能呼吸法"训练课程，帮助COPD患者掌握增加氧饱和度的方法，恢复其线粒体功能，效果很好（详见第二篇第二章第三节）。

第四大类影响因素是饮食，暴饮暴食特别是晚上的暴食会影响线粒体功能。*Nature*杂志曾报道晚上节食能增加受试动物细胞自噬，可提高19%受试动物的健康水平，延长寿命。线粒体上有褪黑素受体，深睡眠是线粒体融合修复的最佳时间，晚上节食可以让线粒体休息、最大限度地修复（详见第二篇第二章第四节）。

第五大类影响因素是运动，运动会产生生理性的ROS，这些可控的ROS会提高机体抗氧化防御体系的水平，让机体氧化-抗氧化水平达到高位的平衡。同时运动能让线粒体充分融合，提高线粒体的抗击打能力。但过量运动起不到上述良好的效果，是不适当的运动。

这五大类影响因素对线粒体健康很重要，线粒体健康即可高效产出ATP，这是人体健康的关键，是能量整合医学的要点，也是患者在重建健康生活方式上必须遵从的要点。

这些影响因素能够直接影响人体内环境。在人体细胞间充质-细胞-线粒体轴的关系中，细胞间充质是人体重要的"内环境"，人体动脉负责向细胞输送营养物质和氧气、静脉负责带走细胞的代谢产物和二氧化碳，细胞间充质正常是细胞和线粒体代谢正常的前提。当发生化学品暴露时，机体会产生大量炎症因子充斥在内环境中，影响线粒体的健康稳态；线粒体失稳态后，产生的ROS作为炎症因子的最大来源会作用于内环境，所以细胞间充质–细胞–线粒体轴是双向作用和影响的。重建内环境的健康稳态在能量整合医学治疗方法中显得尤为重要。

9. 线粒体ATP网络效能与器官的炎癌转变

在中国，肺癌的发病率持续上升，高于全球平均水平。病灶从不典型增生发展到原位癌再到早期肺癌的病理过程，是机体炎癌转变的过程，也是细胞线粒体逐渐从失衡发展到失能，功能进行性下降的过程。在机体实际发生的生理活动中，线粒体首先发生了从失衡到失能的衰变，ATP产出进行性下降、炎症因子激增，促使细胞逐步发生炎癌转化和组织重塑。

为验证这一过程，我们在实验室检测了正常细胞、炎症细胞和肿瘤细胞的线粒体ATP浓度并进行分析比较，发现正常肺上皮细胞线粒体ATP浓度高于炎症肺细胞、炎症肺细胞线粒体ATP浓度高于肺肿瘤细胞；随后继续检测了正常人群、肺结节人群、原位癌人群、浸润性腺癌人群的外周血中单核细胞线粒体ATP浓度，分析后发现人体外周血单核细胞线粒体ATP浓度随着病程的进展呈进行性下降，即正常人群外周血单核细胞线粒体ATP浓度明显高于肺结节人群，肺结节人群的外周血单核细胞线粒体ATP浓度高于原位癌人群，原位癌人群的外周血单核细胞线粒体ATP浓度高于浸润性腺癌人群（图1–2–4）。此试验从体内体外均证实了线粒体ATP浓度的下降过程伴随着机体细胞炎癌转变的病程，线粒体功能的衰变程度决定着疾病的严重程度。

从图1–2–4可以看出，宏观的临床现象与微观世界的细胞器一一对应。临床上肺结节从低危发展到高危再发展到肺癌是一个漫长的过程，可能是十几年甚至是几十年，有的结节可能会在几年中缓慢发展为原位癌，此现象的背后是线粒体功能及ATP浓度逐渐下降、衰变，机体发生炎癌转化、组织结构重塑的渐变过程。炎症期，氧化应激在可控状态，线粒体通过融合来应激；当氧化应激超过可控范围时，线粒体就会分裂、破碎，最后线粒体失能，细胞癌变。以此类推，线粒体功能衰变、ATP浓度下降同样决定着从肝炎到肝癌、胃炎到胃癌、宫颈炎到宫颈癌的炎癌变化进程。能量整合医学对这一病变过程的进一步认知，可能会改变目前临床上只能密切观察肺结节增大情况没有干预措施的局面。

全身线粒体能量供应链是一个超级大网络，单个器官的线粒体网络

细胞ATP含量：正常肺上皮细胞 > 炎症肺细胞 > 肺癌细胞

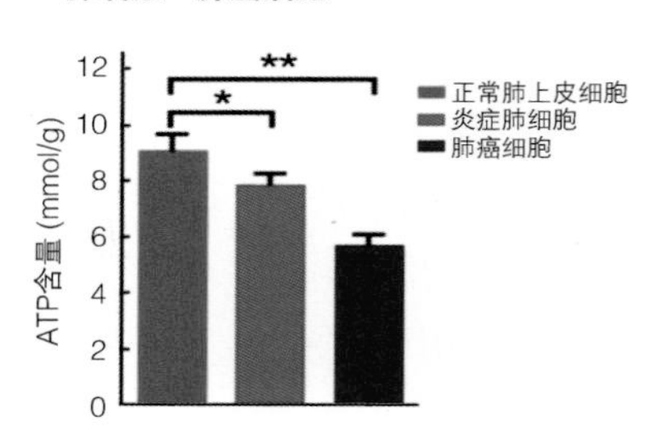

血ATP含量：正常人群 > 肺结节患者 > 原位癌患者 > 浸润性腺癌患者

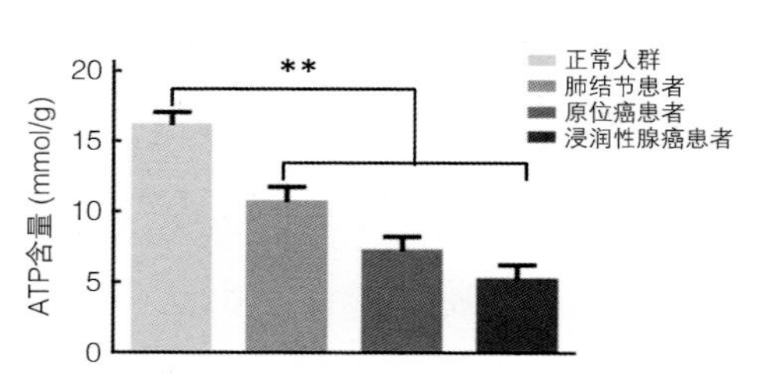

图 1-2-4　ATP 变化与疾病严重程度（*，$p < 0.05$；，$p < 0.01$）**

属于线粒体一级子网络（器官线粒体子网络）；单系统多器官的线粒体网络属于线粒体二级子网络（系统线粒体子网络）；多系统多器官的线粒体网络属于线粒体三级网络（多系统线粒体网络）。例如肺炎属于线粒体一级子网络受损；上下呼吸道感染属于线粒体二级子网络受损；肺心病或糖尿病的多脏器并发症属于线粒体三级网络受损。人体四大开放系统（呼吸、消化、泌尿、生殖）的线粒体子网络是最容易受损的。

10. 线粒体 ATP 高浓度与维持大分子蛋白的溶解度

2017 年，德国马克斯-普朗克研究所和芝加哥大学发现了 ATP 神奇的新功能：研究发现，细胞质中的 ATP 通常以微摩尔浓度存在即可完成细胞的生理功能；然而人体细胞质中的 ATP 浓度常常在毫摩尔级，ATP 为什么以如此高的浓度存在一直是个不解之谜。近年来的研究证明，当 ATP 增加至毫摩尔浓度时，能够防止大分子聚集或将凝集的大分子溶解，以维持蛋白的溶解度，这是此前未知的功能。细胞生理功能的执行需要蛋白质保持在可溶性的液态，而不聚集成致病的沉积物，随着年龄的增长或线粒体损伤，ATP 的浓度下降，细胞逐渐失去其总解聚酶活性，使其更容易发生无膜细胞器的异常相分离，引起蛋白质病理性组装，如应激颗粒不能清除等，这些凝聚物称为生物分子凝聚体。改变 ATP 浓度可以得到预期的表型，浓度增加有利于凝聚体分解，ATP 浓度下降则促进固态结构的凝集。在肿瘤细胞中 ATP 浓度明显下降，限制了细胞质中蛋白分子的迁移，这些代谢不活跃的细胞变成固体样，被称为 ATP 依赖机器活性的丧失。高浓度的 ATP 可以调控细胞内的“暗物质”形成无膜细胞器，高浓度的 ATP 可以防止生物大分子凝聚，使细胞保持在有效的动态状态，详见第二篇第三章第一节。

综上所述，能量整合医学立足于人体最高网络的动力源，所以具有标本兼治观；能量整合医学需统筹兼顾人体内环境和外部自然环境，具有自然一体观；能量整合医学运用线粒体重激活技术可以达到线粒体ATP网络的高效能稳态，能逆转欲病、防治大病，具有防治结合观。能量整合医学建立了新理论和新方法，通过重建受损线粒体效能、跃升人体最高网络群ATP能级，从而逆转生命的无序状态、达到“上医治未病，中医治欲病、防大病”的高境界。

二、能量整合医学创新

能量整合医学聚焦线粒体ATP网络效能，通过大量的基础研究与临床研究发展成为中国原创的新理论与新实践体系。它从能量医学关注的线粒体发展为线粒体ATP网络效能，是一门融合中医整体观和西医精准观的新医学学科；它研究线粒体如何产生高浓度的ATP，以维持人体最高指挥系统“神经-内分泌-免疫”网络的健康运行；它研究线粒体ATP能级与人体健康级别的关系；它以重建人体受损线粒体功能、跃升线粒体ATP效能为方法学，以重建人体“线粒体ATP-神经-内分泌-免疫”网络能级为核心目标，从而获得逆转疾病代谢重编程和疾病内环境的新理论和新方法。它整合“线粒体ATP-神经-内分泌-免疫”网络中多个医学专业领域，是探讨如何通过跃升线粒体ATP网络效能，纠正神经递质和正性激素的过度消耗及免疫紊乱，最终达到防病治病目的的一门新医学学科。因此，能量整合医学正是填补当前医疗界弱点的有效方法，其发展已超越了临床医学的范畴，形成了包括基础生物学、生物能量学、临床医学、预防医学和康复医学等的新学科体系。

能量整合医学是聚焦重激活失衡线粒体、跃升线粒体ATP浓度，从而逆转和治疗疾病的一门学科。它致力于找出影响线粒体产能的一切因素，并运用中西医方法去除致病因素，重新赋能受损线粒体以提升线粒体ATP能级。其重建线粒体的要素包括线粒体正分子营养、健康生活方式、运动、心理、精神等，从而达到身、心疾病的全面预防和治疗，同时可以通过监测线粒体的产能变化，达到治欲病、防大病的效果。它贯穿人类整个生命周期。能量整合医学注重早发现，注重在大病发生之初的治疗，注重疾病的逆转。它通过跃升线粒体ATP能级从而逆转“炎癌变”细胞的代谢重编程，通过改造“炎癌变”内环境，重建机体健康的生态系统。

能量整合医学集中医整体观与西医精准观于一体，如中医的肺与大肠相表里、扶正祛邪的观点，西医的靶向治疗方法，用重建线粒体ATP网络效能的方法整合中医和西医的各自所长，弥补彼此的短板，既是多学科结合，又回归本源的医学模式；它有更广的诊疗视野，运用中西医方法重建受损线粒体功能，提升人体巨系统的健康层次。能量整合医学对早期癌症的处理采取“局部+整体”“杀伤+重建”的新理论与新方法，在整体跃升线粒体ATP效能的情况下，对于原位癌尽量用创伤小的微/无创介入治疗来替代手术切除。用“局部杀伤+整体重建”的新方法既可以去除肿瘤细胞内的无能线粒体，又可以赋能癌周围细胞的失衡线粒体并进行逆转，全面提升机体线粒体的网络效能。此新医学能够最大程度维持早期肺癌患者的器官完整性，尽量减少器官损伤和功能下降，系统性逆转了癌症代谢重编程及癌症内环境，防止再发。目前西医对肿瘤主要的治疗方法，如手术切除和化疗等，存在着严重的不良反应：手术切除带来的不良反应是器官功能下降，如肺癌患者手术切除肿瘤后肺功能明显下降等；化疗带来的是对机体线粒体的不同程度的损伤，这种治疗造成了机体线粒体ATP网络能级的下降，化疗不能解决癌症代谢重编程与癌症内环境的根本问题，所以化疗不能解决癌症的再发、复发、耐药及转移等难题。但能量整合医学的新理论与新方法可以帮助优化治疗效果，使去除肿瘤的创伤变得更小，使化疗效果变得更好，使肿瘤再发、耐药和转移减少。

ATP能量在人体内不是以热能，而是以光子的形式传递，ATP是细胞内存在的量子能量源，ATP的水解可释放特定频率的生物光子，共振驱动生化反应、生物过程。高效能的ATP光子通过共振将“神经–内分泌–免疫”网络维持在高位稳态。与此相关的全球首篇文章已于2021年发表（具体内容详见第二篇第一章第五节）。ATP与细胞结合形成细胞量子态，细胞量子态的形成可能是通过ATP与细胞膜结构共振域的共振，膜的双层多不饱和脂肪酸结构可能是光子量子化学合成的合适限域空间，能有效延长光量子激发态的寿命；ATP光子数目越多，带来的共振累积效应越强，经过重建赋能一段时间后机体产生的ATP光子越来越多，形成的量子态细胞也越来越多，多量子态细胞能带来高效率多光子驱动效能，促使整个网络群达到更高级别的稳态，以此逆转熵增、逆转疾病启动子，达到标本兼治、治愈疾病的功效，并能预防疾病，达到防治结合的效果，这是提升生命能量维度的新型防治方法。

2009年德国马克斯-普朗克研究所生物学家Hyman首次报道“液相聚集体”，这一发现一反传统关注的“锁钥”学说。近年来的研究表明，细胞中结构松散的蛋白区域之间可产生“液-液相分离”的相变，从而形成无膜细胞器，以执行“特殊”任务如转录等，大分子物质在秒尺度内形成无膜细胞器，“液-液相分离”在细胞活动中起着重要的作用。2019年美国科学家发表的研究发现，无膜细胞器“液-液相分离”可以调控基因转录，而且细胞内的这些相分离过程是按需供应的，细胞可以在需要时融合或分离这些液滴。当在基因的相关位点产生需求任务“信号”时，细胞就会浓缩所有转录因子，形成凝聚物液滴，转录发生直到细胞任务完成后，细胞就会“清除”这些液滴。高浓度ATP可以调集细胞内的“暗物质”并产生相分离，从而高效地执行生理功能，并且适时得到“清除”。

相分离技术提供了一种重要的新方法，在秒尺度动态观察和破译无膜细胞器如何在基因调控中高效发挥作用。随着相分离技术的深入，研究发现相分离在无膜细胞器的形成、信号转导、细胞骨架、超分子组装、基因激活等方面起着重要的作用。异常的相分离可以导致肿瘤、衰老和退行性疾病等，尤其重要的是，一些导致疾病的蛋白或核酸在体内发生异常的“液-液相分离”，这些液态相的固化会形成毒性沉积。Hyman发现酵母菌在应激压力环境下，一些重要蛋白会聚集成液滴启动保护机制，当压力去除，这些液滴会分开，细胞恢复正常功能。这为相关疾病的干预和治疗提供了全新的思路。2017年，Hyman发现，当细胞质中ATP浓度高达毫摩尔级时，可溶解蛋白凝集体或阻止蛋白凝集，即毫摩尔级浓度ATP有稳定大分子蛋白的作用。他做了一个试验：将鸡蛋清升温至60℃，一组放入高浓度ATP，另一组不放入ATP，观察两组的变化，发现放入高浓度ATP组的蛋白不凝集，而后者凝集。诺贝尔奖获得者Phillip A. Sharp教授评价此试验：“这是生物学领域令人兴奋的发现！”

这一发现证实了能量整合医学聚焦重建受损线粒体功能、跃升ATP效能，从而推动“神经-内分泌-免疫”网络至更高级别稳态、逆转亚健康的关键性和正确性！如以此为突破口，即能使绝大多数的疑难杂症获得明显的改善。

经过近十年的努力，我们创新性提出了以下的理论体系及学术观点：①建立“线粒体ATP-神经-内分泌-免疫”网络理论；②提出线粒体稳态不是一个固定的概念，线粒体ATP网络效能可以有多个维次，揭示了每个ATP效能维次与人体不同健康级别的对应关系及原理；③阐明线粒体ATP网络能量下降是开启人体代谢重编程与转变为疾病内环境的标志；④创建赋能线粒体、跃升线粒体ATP网络效能即能逆转代谢重编程和疾病内环境、重回健康的新理论和新方法；⑤揭示古人用中医药治病的本质是提升线粒体功能、跃升线粒体ATP效能，以达到“线粒体ATP-神经-内分泌-免疫”网络能级的提升，这是中药方剂能治疗多系统、多脏器疾病，能“精、气、神”同治的奥秘。

随着年龄的增长，线粒体ATP能量丰度会逐渐下行，人体会出现衰老和疾病。能量整合医学通过重建线粒体功能、跃升ATP效能，延缓机体的衰老和逆转疾病！

下面以肺结节/肺癌治疗策略为例，阐述能量整合医学防治结合的方案。

1. 晚期肺癌

化疗联合双歧杆菌，通过“肠-肺轴”下调肿瘤细胞线粒体质量控制酶CLPP活性，逆转顺铂耐药（详见第三篇第一章第五节）。

2. 肺多发磨玻璃结节（原位癌合并多发结节）

目前早期肺癌合并多发结节的临床挑战是，21%的患者在手术切除后两年内会再发第二原发性肺癌。本团队提出癌症治疗的“杀伤与重建”：目前西医手术切除癌灶但没有重建的手段，化疗、放疗方法都不合适；能量整合医学在杀伤肿瘤细胞的同时重建机体线粒体功能，通过“线粒体ATP-神经-内分泌-免疫”网络，提高机体自身免疫细胞的生理功能，以逆转癌周组织及合并结节的癌变。团队创建绿色微无创的系列“局部+系统”/“杀伤+重建”新技术，用消融替代传统的手术切除，让治疗疾病向防治结合转型，理论及方法均填补了相关领域的空白。具体新技术如下。

（1）建立基于线粒体理论的亚厘米级肺磨玻璃结节良恶性评估体系及超早期预警体系。填补了在亚厘米级评估指标和评估模型的空白。

（2）发明靶向线粒体、跃升线粒体ATP能级，防止肺癌发生发展的药物组合。靶向线粒体防治肺癌发生发展的药物组合已获国家发明专利，填补了目前对结节发展没有预防方案的临床干预空白，提出了跃升线粒体ATP能级、从源头消除致癌启动因子，逆转炎癌转变的新理论和新方法。

（3）原创靶向线粒体联合微无创消融的AMT新技术，系统性解决第二原发性肺癌的难题。手术切除肺原位癌仅仅解决了局部问题，无法去除引起癌症的系统性问题，化疗、放疗方法都不合适这一类患者。作者团队创立了靶向线粒体联合微无创消融（ablation and mitochondria therapy，AMT）技术，此新技术治疗肺多发磨玻璃结节既可系统性逆转癌症代谢重编程和癌症内环境，又可局部微无创消灭原位癌主病灶，此局部微无创+系统性线粒体重激活AMT技术，在系统性重建线粒体方法的保护下，用消融替代手术切除，避免了手术切除的并发症和肺功能丧失给患者带来的痛苦，同时提升机体NK细胞抗肿瘤免疫，抑制合并结节恶变，实现了微创和防治结合的高质量发展，填补了目前此领域防治结合的空白。

（4）探索中医药赋能线粒体方案，开创AMTC新技术。作者团队在国医大师颜德馨教授团队指导下，创新中医药重激活线粒体联合消融的AMTC（ablation and mitochondria therapy with TCM）新技术治疗早期肺癌合并多发结节，达到清除原位癌主病灶、提高疾病控制率和延长患者无病生存期的目标。此中西医整合防治一体化的绿色高效解决方案，填补了这一临床领域的空白，提出了肺原位癌不开刀、再发低的临床治疗新策略。对此已发表了专家共识，申报了临床新技术及院内制剂“益气散结方”。

3. 肺高危结节（5 ～ 8 mm）

线粒体重激活技术（靶向3药联合）或中医药院内制剂“益气散结方”，抗炎症、抗氧化、提高免疫，促使结节缩小。开创了防治肺磨玻璃结节进展的新策略，一改目前西医随访等待的治疗模式，实现治欲病、防大病的防治一体化能量整合医学模式，填补了这一领域的空白（详见第四篇第三章第三节）。

4. 肺小结节（5 mm以下）

线粒体重激活技术（靶向线粒体1药）或中医药“益气预防方”，降低白细胞介素-6（IL-6）表达，促使结节缩小。以肺小结节治疗预防一体化新策略，填补了这一领域的空白（详见第四篇第三章第二节）。

三、本书的出版价值

与国内外已出版的同类书籍比较，《能量整合医学》是新兴学科的首部专著。本书的主要特点体现在：首次系统性地阐述了能量整合医学的新理论体系和新学术观点；首次阐明了能量整合医学对疾病防治的新方法和新策略；首次阐述了线粒体失衡失能与各系统疾病的内在逻辑，及其对目前治疗方法的优化；首次阐明在早期肺癌防治中，采用“局部消融+系统重建”的新技术；首次将能量整合医学以叙事医学的方式平行展示；开创性地从能量整合医学的主角——线粒体ATP角度揭示了宏观中医与微观西医之间的辩证统一观，例如阴阳平衡与线粒体的氧化还原等，这些创新理论的提出是目前国内外相关著作中均未涉及的。本书编写团队力量雄厚，集结了国内外线粒体研究领域有影响力的学者，同时体现了团队的整合力度，涵盖了基础研究和临床研究，将基础理论结合临床实践。同时，本书从整合医学的高度来揭示线粒体ATP在人体中的重要角色，系统性地论证了人体内环境对线粒体功能的影响，因此，《能量整合医学——线粒体ATP中西医基础与临床》是一部全新的介绍一门新兴学科的专著，不同于以往任何的线粒体的基础著作，具有里程碑式的意义和价值。

本书通过基础篇、临床篇、研究篇和治疗观、延老观、中西医辩证统一观来系统性地阐述癌症、慢性病是一种线粒体ATP能量代谢病。在基础篇、临床篇、研究篇中主要从不同视角探讨线粒体ATP网络能量与“神经-内分泌-免疫”网络及其与疾病发生发展的关系，阐述慢性病的发生发展实质上是线粒体从失衡到失能、ATP浓度持续下降的过程，其产生的炎症因子经级联式放大逐渐形成癌变内环境，在此三篇中揭示了机体炎癌转化的全景式过程。在治疗观、延老观中阐明：① 如何去除那些使线粒体失衡、ATP浓度下降的致病因素。② 如何立体赋能线粒体、跃升ATP网络能级，从而逆转癌症代谢重编程和逆转癌症内环境。③ 如何用中西医整合方法来去除疾病内环境和重建受损线粒体功能、跃升ATP效能，同时面对目前西医治疗中的瓶颈问题运用新体系进行完善优化。本书的中西医辩证统一观将中医重要的临床术语与微观线粒体联系起来，以近年来的新科技、新发现来阐释古老中医的宏观理论，架起中西医连接的桥梁。

此进步是基于近年来物理学对ATP光子态的发现与认识的转折，亦是基于物理相分离技术可以在秒尺度上观察到毫摩尔浓度的ATP能够驱动细胞内"暗物质"形成无膜细胞器发生相变的重大认识进步。此新医学以重建失衡线粒体功能为支撑手段、以高效ATP为驱动源，通过累积效应，形成多个细胞量子态，达到多光子驱动的高效能，从而使机体"神经–内分泌–免疫"网络跃升到更高级别的稳态，能级跃升实现了机体从无序到有序的逆转，以达到逆转疾病、恢复健康的效果。能量整合医学是提升生命能量维次、恢复健康的高维度生命意识的医学体系。

能量整合医学的立体赋能线粒体技术包括：① 调整和维持线粒体所需的最佳环境（改善缺氧、贫血，保温，减少电磁场暴露，正常作息）。② 去除影响线粒体膜和电子呼吸链的致病因素（环境致病因素、代谢致病因素、药物、病原体、微生态、压力等）。③ 供应线粒体产能所需的高效物质（纯净的氧气、水、线粒体必需物质、氨基酸、优质脂肪、益生菌等），维护抗氧化防御系统。④ 确保摄入物质的纯净性，为人体高效供能。⑤ 调整饮食习惯（晚上节食），以促进线粒体的修复。⑥ 适宜的运动，以推动线粒体氧化–抗氧化的高位平衡。⑦ 线粒体靶向复合特殊医学用途食物机理包括线粒体膜上受体的结合物前体的补充、电子呼吸链和线粒体膜的超级抗氧化防御体系的建设、线粒体的环境底物、电子呼吸链超级复合体建设等。

中医说："上医治未病，中医治已病，下医治大病。"按此说法现在医院的医生应该都是下医。然而，健康中国要求三甲医院的医生转型做上医，方法在哪里？能量整合医学提供了一个强有力的方法，它可以令人体的最高网络能级跃升至更高级别的高位稳态。线粒体的高能量储备不但可以让机体恢复健康，回归到不用药的健康自由度，更重要的是在遇到外界应激挑战时机体也能安然无恙；线粒体的高能量储备能够带来内心喜悦与包容，使人拥有良好的情绪，并与美好事物共鸣；线粒体的高能量储备能产生智慧和感恩。在疾病治疗过程中，随着患者线粒体能量的不断提升，医患关系越趋和谐。

我长期关注全球医疗行业发展趋势，发现了大健康医疗产业未来的发展前景及能量整合医学在健康医学领域的发展优势，在该领域不断深耕，并与基础科学的领军人物及临床一线专家们通力合作。本书基础部分的主要内容来源于基础科学的领军人物，他们致力于最前沿的线粒体分子机制研究以及在推动揭开线粒体ATP光子/细胞量子态等前所未知的真相，带来相分离技术的最前沿进展，他们在各自的领域里推动着揭示线粒体ATP的关键作用，并达成了理论共识；本书临床部分的主要内容来源于作者团队的大量临床研究工作，并与各专业专家学者达成共识。因此，可以说能量整合医学是基于扎实的基础研究和临床研究而总结出来的新理论体系，在线粒体ATP整合人体最高网络的新观点下解决了疾病局限性分治所带来的临床瓶颈问题。

现将《能量整合医学——线粒体ATP中西医基础与临床》主要内容概括如下。

（1）人体的最高网络："神经-内分泌-免疫"网络，其完整的生理功能依赖于线粒体网络所产生的ATP能量支持，所以对人体最高网络的深刻理解应该是"线粒体ATP-神经-内分泌-免疫"网络。

（2）高效能的线粒体ATP是整个网络的推动者，线粒体通过膜上受体同时接受着系统神经递质、激素和免疫因子的反馈调节。

（3）"线粒体ATP-神经-内分泌-免疫"网络能级与人体健康级别息息相关，线粒体ATP高能级对应高级别的健康——无病，中能级带来中级别健康——亚健康，低能级带来大病。

（4）通过重建失衡线粒体、跃升线粒体ATP能级，使线粒体ATP网络能级跃升至更高级别稳态，可以逆转亚健康，从而达到治欲病、防大病的效果。

（5）重建线粒体ATP的高效能以驱动整个"线粒体ATP-神经-内分泌-免疫"网络跃升到高位稳态，颠覆以往对很多慢性病只会逐渐加重发展的认知，为根治慢性病和早期癌症提供了更多的可能性。

（6）ATP以光子形式进行能量传递，其传递有量子高效性。与ATP光子结合的细胞呈量子态，ATP光子越多，所形成的多量子态细胞越能带来多光子驱动的高效能，让整个网络群跃升到更高级别的高位稳态。

（7）毫摩尔浓度的ATP可以溶解大分子蛋白病理性凝集体，使生物大分子不聚集成病理性沉积物。跃升线粒体ATP网络能级可以将代谢不活跃的固体样细胞重新激活，从而恢复其生理功能、逆转病态。

（8）毫摩尔浓度ATP可以驱动细胞内"暗物质"，在结构松散的蛋白区域之间形成"液-液相分离"的无膜细胞器——凝聚物液滴，直到细胞任务被高效完成后，细胞就会"清除"这些液滴，高浓度的ATP亦可以将作为应激颗粒的“液-液相分离”颗粒溶解。正常相分离的形成和消散都依赖于高浓度ATP的驱动。

（9）低浓度ATP情况下会发生异常相分离，如应激颗粒不能溶解，产生病理性凝集从而导致疾病和肿瘤。

（10）线粒体的熵增最先表现在高需能器官出现症状，有形的高需能器官包括心脏、大脑、骨髓、小肠、内分泌器官等，无形的包括情绪和精神等。在受损线粒体赋能重建的过程中低需能器官症状恢复较快，高需能器官完全恢复需要较长的累积效应时间。

（11）失衡线粒体重建工程越早开始越好，整个网络群的能量跃升动力来源于内源性ATP光子能量源，生命的丰富多彩只是每个器官细胞在ATP支持下按照各自的程序、完成各自不同的生理功能而已。整个网络群的有形物质是线粒体网络，核心是线粒体ATP光子。

（12）能量整合医学集中医整体观和西医精准观，是整体观与精准观的集大成体系。中医整体观是系统性的治疗观，是对一群疾病的治疗、是对“精、气、神”的同治；西医精准观是具象的治疗如重建线粒体功能、逆转代谢重编程等。能量整合医学能够揭示中医“精、气、神”同治的物质基础及其机制。线粒体网络是其核心的物质基础，调变“线粒体ATP-神经-内分泌-免疫”网络效能是其关键的机制。

（13）能量整合医学不是对中西医方法的简单叠加，而是对中西医方法的大破大立。

（14）能量整合医学对早期肺癌的治疗主张“局部杀伤+整体赋能”，以介入替代手术，减少创伤、降低再发率。

（范理宏）

参考文献

[1] Zhang X, Lei B, Yuan Y, et al. Brain control of humoral immune responses amenable to behavioural modulation[J]. Nature, 2020, 581(7807): 204-208.

[2] Zhang L, Zhang W, Li Z, et al. Mitochondria dysfunction in CD8^{+} T cells as an important contributing factor for cancer development and a potential target for cancer treatment: a review[J]. Journal of Experimental & Clinical Cancer Research, 2022, 41(1): 227.

[3] Yue L, Ren Y, Yue Q, et al. α-Lipoic acid targeting PDK1/NRF2 axis contributes to the apoptosis effect of lung cancer cells[J]. Oxidative Medicine and Cellular

Longevity, 2021(2):1–16.

[4] Chen X, Hao B, Li D, et al. Melatonin inhibits lung cancer development by reversing the Warburg effect *via* stimulating the SIRT3/PDH axis[J]. Journal of Pineal Research, 2021, 71(2)：e12755.

[5] Weinberg S E, Sena L A, Chandel N S. Mitochondria in the regulation of innate and adaptive immunity[J]. Immunity, 2015, 42(3): 406–417.

[6] West A P, Shadel G S, Ghosh S. Mitochondria in innate immune responses[J]. Nature Reviews Immunology, 2011, 11(6): 389–402.

[7] Li M, Hao B, Zhang M, et al. Melatonin enhances radiofrequency induced NK anti-tumor immunity, causing cancer metabolism reprogramming and inhibition of multiple pulmonary tumor development[J]. Signal Transduction and Targeted Therapy, 2021, 6(1): 330.

[8] Chrétien D, Bénit P, Ha H H, et al. Mitochondria are physiologically maintained at close to 50℃ [J]. PLoS Biololgy, 2018, 16(1):e2003992.

[9] Vercellino I, Sazanov L A. The assembly, regulation and function of the mitochondrial respiratory chain[J]. Nature Reviews Molecular Cell Biology, 2022, 23(2): 141–161.

[10] Waldhart A N, Muhire B, Johnson B, et al. Excess dietary carbohydrate affects mitochondrial integrity as observed in brown adipose tissue[J]. Cell Reports, 2021, 36(5):109488.

[11] Kłos P, Dabravolski S A. The role of mitochondria dysfunction in inflammatory bowel diseases and colorectal cancer[J]. International Journal of Molecular Sciences, 2021, 22(21): 11673.

[12] Quiles J M, Gustafsson Å B. The role of mitochondrial fission in cardiovascular health and disease[J]. Nature Reviews Cardiology, 2022, 19(11): 723–736.

[13] Yue Q, Zhang W, Abay B, et al. Ejiao ameliorates lipopolysaccharide-induced pulmonary inflammation via inhibition of NF-κB regulating NLRP3 inflammasome and mitochondrial ROS[J]. Biomedicine & Pharmacotherapy, 2022, 152:113275.

[14] Ageno M. Deoxyribonucleic acid code[J]. Nature, 1962, 195: 998–999.

[15] Emani P S, Warrell J, Anticevic A, et al. Quantum computing at the frontiers of biological sciences[J]. Nature Methods, 2021, 18(7): 701–709.

[16] Brangwynne C P, Eckmann C R, Courson D S, et al. Germline P granules are liquid droplets that localize by controlled dissolution/condensation[J]. Science, 2009, 324(5935): 1729–1732.

[17] Chong S, Graham T G W, Dugast-Darzacq C, et al. Tuning levels of low-complexity domain interactions to modulate endogenous oncogenic transcription[J]. Molecular Cell, 2022, 82(11): 2084–2097.

[18] Guilhas B, Walter J C, Rech J, et al. ATP-Driven separation of liquid phase condensates in bacteria[J]. Molecular Cell, 2020, 79(2): 293–303.

[19] Jain S, Wheeler J R, Walters R W, et.al. ATPase-modulated stress granules contain a diverse proteome and substructure[J]. Cell, 2016, 164(3): 487–498.

［20］ Wang B, Zhang L, Dai T, et al. Liquid-liquid phase separation in human health and diseases[J]. Signal Transduction and Targeted Therapy, 2021, 6(1): 290.

［21］ Wegmann S, Eftekharzadeh B, Tepper K, et al. Tau protein liquid-liquid phase separation can initiate tau aggregation[J]. EMBO Journal, 2018, 37(7):e98049.

［22］ Zhou J, Duan M, Wang X, et al. A feedback loop engaging propionate catabolism intermediates controls mitochondrial morphology[J]. Nature Cell Biology, 2022, 24(4): 526–537.

［23］ Dong T, Chen X, Xu H, et al. Mitochondrial metabolism mediated macrophage polarization in chronic lung diseases[J]. Pharmacology and Therapeutics, 2022, 239: 108208.

［24］ Jie D, Andreas W. Programmable ATP-fueled DNA coacervates by transient liquid-liquid phase separation[J]. Chem, 2020, 6(12): 3329–3343.

［25］ Zalar M, Bye J, Curtis R. Nonspecific binding of adenosine tripolyphosphate and tripolyphosphate modulates the phase behavior of lysozyme[J]. Journal of the American Chemical Society, 2023, 145(2): 929–943.

［26］ Hoshino A, Wang W J, Wada S, et al. The ADP/ATP translocase drives mitophagy independent of nucleotide exchange[J]. Nature, 2019, 575(7782): 375–379.

［27］ Patel A, Malinovska L, Saha S, et al. ATP as a biological hydrotrope[J]. Science, 2017, 356(6339): 753–756.

［28］ Benjamin R. S, Alessandra D A, Ann B, et al. Coactivator condensation at super-enhancers links phase separation and gene control[J]. Science, 2018, 361(6400): 3958.

［29］ Plys A J, Kingston R E. Dynamic condensates activate transcription[J]. Science, 2018, 361(6400): 329–330.

［30］ Elinav E, Nowarski R, Thaiss C A, et al. Inflammation-induced cancer: crosstalk between tumours, immune cells and microorganisms[J]. Nature Reviews Cancer, 2013, 13(11): 759–771.

［31］ 上海市医师协会整合医学分会，史景云，孙奋勇，等．肺部多发磨玻璃结节中西医结合防治一体化专家共识［J］．肿瘤，2022，42（7）：15.

［32］ 费鸿翔，王菲，申长兴，等．扶正运化方联合消融治疗肺部多发磨玻璃结节的前瞻性随机对照研究［J］．肿瘤，2022，42（7）：8.

［33］ Chen Q, Hou Y, Li D, et al. Berberine induces non-small cell lung cancer apoptosis via the activation of the ROS/ASK1/JNK pathway[J]. Annals of Translational Medicine, 2022, 10(8): 485.

［34］ Lin S, Wen J, Xu X, et al. Amygdalin induced mitochondria-mediated apoptosis of lung cancer cells via regulating NF-κB-1/NF-κB signaling cascade *in vitro* and *in vivo*[J]. The American journal of Chinese medicine, 2022, 50(5): 1361–1386.

［35］ Zheng T, Liu H, Hong Y, et al. Promotion of liquid-to-solid phase transition of C-Gas by baicalein suppresses lung tumorigenesis[J]. Signal Transduction and Targeted Therapy, 2023, 8(1): 133.

［36］ 侯亚琴，李明，岳利多，等．黄精对白细胞介素-4诱导M2巨噬细胞能量代谢和

极化的作用与机制［J］. 中华中医药杂志，2022，37（8）：5.
［37］Roger A J, Muñoz-Gómez S A, Kamikawa R. The origin and diversification of mitochondria[J]. Current Biology, 2017, 27(21): R1177–R1192.
［38］查锡良 . 生物化学与分子生物学［M］. 9 版 . 北京：人民卫生出版社，2018.
［39］Alan L, Scorrano L. Shaping fuel utilization by mitochondria[J]. Current Biology, 2022, 32(12): R618–R623.
［40］Pfanner N, Warscheid B, Wiedemann N. Mitochondrial proteins: from biogenesis to functional networks[J]. Nature Reviews Molecular Cell Biology, 2019, 20(5): 267–284.
［41］Liu X, Qiao Z, Chai Y, et al. Nonthermal and reversible control of neuronal signaling and behavior by midinfrared stimulation[J]. Proceedings of the National Academy of Sciences of the United States of America, 2021, 118(10):e2015685118.
［42］Koppenol W H, Bounds P L, Dang C V. Otto Warburg's contributions to current concepts of cancer metabolism[J]. Nature Reviews Cancer, 2011, 11(5): 325–337.
［43］Burke P J. Mitochondria, bioenergetics and apoptosis in cancer[J]. Trends in Cancer, 2017, 3(12): 857–870.
［44］Giacomello M, Pyakurel A, Glytsou C, et al. The cell biology of mitochondrial membrane dynamics[J]. Nature Reviews Molecular Cell Biology, 2020, 21(4): 204–224.
［45］Kleine T, Maier U G, Leister D. DNA transfer from organelles to the nucleus: the idiosyncratic genetics of endosymbiosis[J]. Annual Review of Plant Biology, 2009, 60: 115–138.
［46］Kopinski P K, Singh L N, Zhang S, et al. Mitochondrial DNA variation and cancer[J]. Nature Reviews Cancer, 2021, 21(7): 431–445.
［47］Martínez-Jiménez F, Muiños F, Sentís I, et al. A compendium of mutational cancer driver genes[J]. Nature Reviews Cancer, 2020, 20(10): 555–572.
［48］Nunnari J, Suomalainen A. Mitochondria: in sickness and in health[J]. Cell, 2012, 148(6): 1145–1159.
［49］Reichlin S. Neuroendocrine-immune interactions[J]. New England Journal of Medicine, 1993, 329(17): 1246–1253.
［50］Deng J, Walther A. ATP-responsive and ATP-fueled self-assembling systems and materials[J]. Advanced Materials, 2020, 32(42):194–213.
［51］Breda C N S, Davanzo G G, Basso P J, et al. Mitochondria as central hub of the immune system[J]. Redox Biology, 2019, 26:101255.
［52］Banoth B, Cassel S L. Mitochondria in innate immune signaling[J]. Translational Research, 2018, 202: 52–68.
［53］Acin-Perez R, Gatti D L, Bai Y, et al. Protein phosphorylation and prevention of cytochrome oxidase inhibition by ATP: coupled mechanisms of energy metabolism regulation[J]. Cell Metabolism, 2011, 13(6): 712–719.
［54］Duchen M R. Mitochondria in health and disease: perspectives on a new

mitochondrial biology[J]. Molecular Aspects of Medicine, 2004, 25(4): 365–451.

[55] Schapira A H. Mitochondrial disease[J]. Lancet, 2006, 368(9529): 70–82.

[56] Parkin J, Cohen B. An overview of the immune system[J]. Lancet, 2001, 357(9270): 1777–1789.

[57] Burtscher J, Millet G P, Burtscher M. Low cardiorespiratory and mitochondrial fitness as risk factors in viral infections: implications for COVID–19[J]. British Journal of Sports Medicine, 2021, 55(8): 413–415.

[58] Li Q, Zhou L Y, Gao G F, et al. Mitochondrial network in the heart[J]. Protein Cell, 2012, 3(6): 410–418.

[59] Wichmann D, Sperhake J P, Lütgehetmann M, et al. Autopsy findings and venous thromboembolism in patients with COVID-19: A prospective cohort study[J]. Annals of Internal Medicine, 2020, 173(4): 268–277.

[60] Jackson C B, Farzan M, Chen B, et al. Mechanisms of SARS-CoV-2 entry into cells[J]. Nature Reviews Molecular Cell Biology, 2022, 23(1): 3–20.

[61] Gurung P, Lukens J R, Kanneganti T D. Mitochondria: diversity in the regulation of the NLRP3 inflammasome[J]. Trends in Molecular Medicine, 2015, 21(3): 193–201.

[62] Lowden A, Nagai R, Åkerstedt T, et al. Effects of evening exposure to electromagnetic fields emitted by 3G mobile phones on health and night sleep EEG architecture[J]. Journal of Sleep Research, 2019, 28(4):e12813.

[63] Meyer J N, Hartman J H, Mello D F. Mitochondrial toxicity[J]. Toxicological Sciences, 2018, 162(1): 15–23.

[64] Hoek J B, Cahill A, Pastorino J G. Alcohol and mitochondria: a dysfunctional relationship[J]. Gastroenterology, 2002, 122(7): 2049–2063.

[65] Sorouri M, Chang T, Hancks D C. Mitochondria and viral infection: advances and emerging battlefronts[J]. mBio, 2022, 13(1):e0209621.

[66] Srikantha P, Mohajeri M H. The possible role of the microbiota-gut-brain-axis in autism spectrum disorder[J]. International Journal of Molecular Sciences, 2019, 20(9): 2115.

[67] Barry R. Melaleuca Wellness Guide [M]. 15th Edition. US: RM Barry Publications, 2018.

[68] Xia Q, Chen G, Ren Y, et al. Investigating efficacy of "microbiota modulation of the gut-lung Axis" combined with chemotherapy in patients with advanced NSCLC: study protocol for a multicenter, prospective, double blind, placebo controlled, randomized trial[J]. BMC Cancer, 2021, 21(1): 721.

[69] Cioffi F, Senese R, Lasala P, et al. Fructose-rich diet affects mitochondrial DNA damage and repair in rats[J]. Nutrients, 2017, 9(4): 323.

[70] Lin S J, Kaeberlein M, Andalis A A, et al. Calorie restriction extends Saccharomyces cerevisiae lifespan by increasing respiration[J]. Nature, 2002, 418(6895): 344–348.

[71] Acuña-Castroviejo D, Martín M, Macías M, et al. Melatonin, mitochondria, and

cellular bioenergetics[J]. Journal of Pineal Research, 2001, 30(2): 65–74.
[72] Kojda G, Hambrecht R. Molecular mechanisms of vascular adaptations to exercise. Physical activity as an effective antioxidant therapy?[J]. Cardiovascular Research, 2005, 67(2): 187–197.
[73] Vollaard N B, Shearman J P, Cooper C E. Exercise-induced oxidative stress: myths, realities and physiological relevance[J]. Sports Medicine, 2005, 35(12): 1045–1062.
[74] Kellermeyer R W, Warren K S. The role of chemical mediators in the inflammatory response induced by foreign bodies: comparison with the schistosome egg granuloma[J]. Journal of Experimental Medicine, 1970, 131(1): 21–39.
[75] Trinchieri G. Cancer and inflammation: an old intuition with rapidly evolving new concepts[J]. Annual Review of Immunology, 2012, 30: 677–706.
[76] Sorrentino V, Menzies K J, Auwerx J. Repairing mitochondrial dysfunction in disease[J]. Annual Review of Pharmacology and Toxicology, 2018, 58: 353–389.
[77] Tsoli M, Robertson G. Cancer cachexia: malignant inflammation, tumorkines, and metabolic mayhem[J]. Trends in Endocrinology & Metabolism, 2013, 24(4): 174–183.
[78] Orrenius S, Gogvadze V, Zhivotovsky B. Mitochondrial oxidative stress: implications for cell death[J]. Annual Review of Pharmacology and Toxicology, 2007, 47: 143–183.
[79] Banani S F, Lee H O, Hyman A A, et al. Biomolecular condensates: organizers of cellular biochemistry[J]. Nature Reviews Molecular Cell Biology, 2017, 18(5): 285–298.
[80] Saurabh S, Chong T N, Bayas C, et al. ATP-responsive biomolecular condensates tune bacterial kinase signaling[J]. Science Advances, 2022, 8(7):eabm6570.
[81] 邱林. 基于“线粒体能量代谢”探讨肾气丸“少火生气”配伍机理[D]. 长沙：湖南中医药大学,2018.
[82] 刘丽玮. 基于代谢组学的金匮肾气丸对16月龄小鼠增龄性改变的影响研究[D]. 哈尔滨：黑龙江中医药大学,2018.
[83] 张雨璇,胡金鸿,陈谦峰. 补中益气汤对荷MFC胃癌小鼠骨骼肌ATP生成,线粒体氧耗量及ATP合成酶表达的影响[J]. 江西中医药,2021,52(8): 4.
[84] 张云舒,周琪,孟凡跃,等. 补中益气汤对于肝再生线粒体能量代谢的研究概况[J]. 世界科学技术：中医药现代化,2022,24(6): 7.
[85] Shen C, Wu Q, Xia Q, et al. Establishment of a malignancy and benignancy prediction model of sub-centimeter pulmonary ground-glass nodules based on the inflammation-cancer transformation theory[J]. Frontiers in Medicine, 2022, 9:1007589.

第二篇

基础篇

第一章 从系统生物学认识人体线粒体 ATP 网络功能

线粒体作为人体细胞的“能源基地”和“动力工厂”，与人类生命的能量需求息息相关。本章从线粒体在生命中的起源与进化开始介绍，阐述线粒体在能量代谢和炎症中的作用以及对内环境稳态的影响，探讨线粒体稳态的维持机制，并进一步引入线粒体和ATP光子等新的研究领域，带读者更深入地了解线粒体的功能。

第一节 人类进化的关键推手——线粒体网络

在慢性病防控的理论研究与临床实践中，能量无疑是最关键的因素之一，这是因为就机体的存在及生命活动过程而言，能量的需求与消耗是最基础的表现。薛定谔在《生命是什么》一书中指出，生命需要每天摄入“负熵”来抵消日常生活中的熵增情况，才能保证机体代谢的有序性。人们每天必须通过摄入足量的营养物质，确保机体拥有足够的能量进行代谢。相反，如果人体每天摄入的营养物质不足或者摄入过度，就会引发各种慢性病，前者与营养不良有关，后者则与营养过剩（例如肥胖等）有关。营养物质的摄入平衡和利用程度与机体能量代谢密切相关，而人体对于营养物质的高效利用主要在细胞内的线粒体中进行，通过氧化磷酸化生成可供人体利用的能量物质三磷酸腺苷（adenosine triphosphate，ATP）。因此，线粒体显然是线粒体ATP网络中的关键环节。线粒体ATP网络是人类进化的关键（图2-1-1）。以下将分别从进化角度及能量代谢的角度进行阐释。

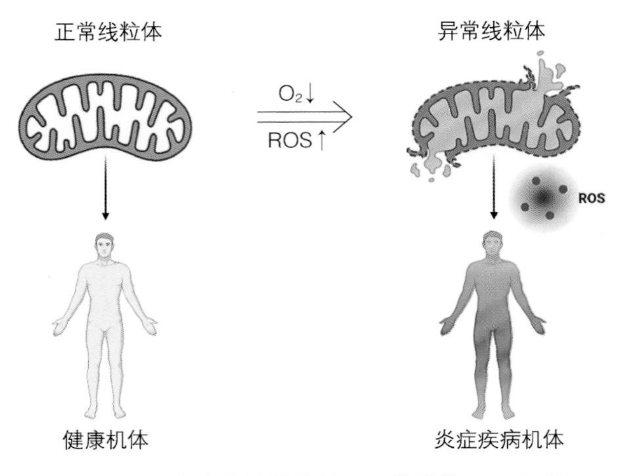

图 2-1-1　人类进化的关键——线粒体 ATP 网络

一、线粒体的起源和进化与地球大气氧浓度增加密切相关

生命起源与进化的研究已发现，地球生命大约起源于36亿年前，最初诞生的是以古细菌和真细菌等为代表的微生物。也有研究认为，地球生命是其他星球生命带来的。不过，近年来基于海底热泉（也称“海底黑烟囱”）的研究发现，最初的生命可能起源于这些海底热泉。古老的微生物以铁、硫、氢等为电子供体，逐渐开启了地球生命过程的循环。细菌和藻类等从水中分解出氢作为电子供体逐渐使用，作为代谢产物的氧气持续增多，从而导致地球大气中氧气浓度不断升高。大约在24亿年前，地球大气最初为无氧环境，后来逐渐增加到现在的氧浓度21%左右。为了生存，厌氧菌不得不在外界环境的压力下（氧气浓度不断升高）发生进化，逐渐促成了线粒体的出现。

关于线粒体的起源过程，有多种假说，其中拥有较多证据的“内共生假说”容易令人信服，该假说认为有的细菌迫于环境的压力，进化出了能够利用氧气的功能，被其他细胞吞噬后形成共生体。共生体协助该细胞使用氧气进行代谢，从而显著提高了细胞的能量代谢效率。换言之，线粒体的进化是随着地球大气中氧气浓度的增加而出现的。虽然原始线粒体最初拥有其起源细菌的基因组 DNA，但是，当其通过“内共生”的方式被宿主细胞捕获后，不需要的基因组 DNA 逐渐被淘汰，因为这些基因所对应的功能直接由宿主细胞的基因组 DNA 表达并完成。以人体细胞中的线粒体为例，其DNA长度为16 569 bp，编码37个基因，进行基于氧化磷酸化的产能。同时，线粒体属于半独立复制的细胞器，其复制受线粒体基因组和细胞核基因组的双重控制，线粒体的数量也会根据细胞功能活动的能量需求进行动态调控。

二、作为细胞动力工厂的线粒体在机体能量代谢方面的重要性

作为人体细胞中的“能源基地”和“动力工厂”，线粒体在人体细胞中的重要性不言而喻。在干细胞中，线粒体的数量可达上万个，而在卵细胞中，线粒体的数量可多达5万～10万个。在精子形成与运动过程中，线粒体为精子提供能量而被消耗。当精卵结合时，精子中的线粒体已基本被消耗殆尽，因此，受精卵中的线粒体主要是由卵细胞提供的，从而形成了线粒体母系遗传的特点。一旦卵细胞中的线粒体存在异常和遗传缺陷，就会导致严重的线粒体遗传病，对于患儿的健康以及成年后的生活影响甚为严重，例如线粒体肌病、线粒体脑肌病等，往往治疗难度较大，目前防治手段以产前筛查诊断等预防措施为主。

显然，不论从生命起源和进化的角度来说，还是就卵细胞发育分化而言，线粒体对于细胞、组织、器官及整体的功能活动都是极其重要的，具有不可替代的作用。可以设想一下，假如没有线粒体，那么，人体将无法高效利用葡萄糖及脂肪等营养物质，也无法将其中蕴藏的能量充分释放出来供细胞使用。在没有氧气存在的情况下，无氧糖酵解的产能效率是非常低的，难以满足细胞需求。因此，线粒体是细胞内氧化磷酸化和能量代谢的基本单元以及不可或缺的细胞器，线粒体在“线粒体ATP–神经–内分泌–免疫”网络中的重要地位可见一斑。

三、线粒体异常与机体多种炎症反应密切相关

营养物质吸收利用和有氧代谢也是一把“双刃剑”。正常的细胞需要充足的营养物质，用来满足日常的能量代谢需求。然而，在慢性病的情况下，经常可以看到细胞和机体出现典型甚至严重的代谢异常等问题（往往涉及炎症性病理表现）。在线粒体能量代谢过程中，既需要可提供能量的底物，例如葡萄糖、脂肪和氨基酸，还需要氧气将这些碳源中所蕴藏的能量通过“燃烧”释放。因此，正常生理范围内的糖类、脂肪、蛋白质及氧气浓度需求，是线粒体进行代谢产能活动的保障。在营养缺乏的

情况下，即便有充足的氧气提供给细胞，也容易导致作为碳源底物的“燃料”快速消耗，而造成相对不足，增加了线粒体呼吸链电子漏的风险。事实上，即便是在线粒体正常工作过程中，往往也会出现1%～2%的呼吸链电子漏，这是内源性ROS生成的重要机制之一。这种导致自由基产生的风险在细胞内碳源供应和氧气供应失衡的情况下，会表现得更加明显，尤其是在低氧和缺氧的情况下，更会加剧源于线粒体代谢失衡的炎症性病理表现。

由于线粒体在体内除成熟红细胞之外的所有细胞中都存在，因此，线粒体的异常贯穿人体多种慢性病和急性病的病理生理过程。不论是传染性非典型肺炎（severe acute respiratory syndrome，SARS），还是新型冠状病毒肺炎（corona virus disease 2019，COVID-19），虽然以肺炎为最典型的病理表现，但是，如果考虑到人体氧利用的靶点是线粒体，那么可以认为此类疾病是和线粒体密切相关的。在气道受阻、呼吸窘迫的情况下，人体难以从空气中获得足够氧气，导致体内组织处于低氧甚至缺氧状态，最终表现为窒息乃至死亡，同时引发一系列严重的病理过程。除此类明显与肺部相关的疾病之外，在其他疾病过程中，例如肥胖、糖尿病、心脑血管疾病及恶性肿瘤等，也有大量文献报道线粒体结构和功能及其稳态调控的重要性。尤其是在肿瘤组织中，还存在线粒体基因突变，在生长旺盛的肿瘤组织的中心部位，经常出现相对低氧和缺氧状态，更容易导致局部组织的炎症性损伤和代谢失衡。通常意义上所说的“久炎必癌”，在一定程度上体现了这个过程，即在组织发生癌变的过程中，往往存在一个炎症发生发展的过程。一旦机体仍然存在导致炎症的因素且难以消除的话，那么，在线粒体所处局部细胞环境持续异常的情况下，炎症很难得到纠正，反过来会加剧线粒体损伤，导致炎症性疾病甚至癌变的发展。

四、抗氧化对改善机体炎症反应的重要性

在日常生活及传统医学的发展过程中，“吃五谷，生百病”的说法在一定程度上体现了营养、代谢在慢性病起源与发展过程中的重要性。除不良的生活方式（如过度劳累、睡眠不足等）以及环境污染（如农药残留、重金属污染等）之外，其他不健康的饮食习惯（如饮食不规律），对于当前高发的慢性病也都有不小的“贡献”，表现在营养相关性疾病和内

分泌代谢异常相关性疾病。在这些慢性病过程中，炎症反应无疑为其“共性”，从体表的皮肤炎症反应到体内的炎症性疾病例如肺炎、肝炎、肾炎等。尤其是生活中常见的胃肠道炎症（即肠胃炎）等，从“共性”角度而言，不妨认为均与细胞中负责能量代谢的线粒体稳态失衡有关。对于这些疾病的防治，在利用特定药物进行精准治疗的同时，增加抗氧化剂的使用，也能够发挥积极的促进作用。以常用的维生素C及大量具有良好抗氧化作用的药物和保健食品为例，在合理使用的情况下，能够降低体内炎症反应水平，可在一定程度上起到“非特异、更广泛、较有效”改善炎症相关性疾病的作用，能够改善机体整体能量代谢状态，从而使患者临床受益。

在改善炎症反应方面，近年来氢分子医学的研究发展十分迅速，取得了令人瞩目的进步。前已述及，ROS是机体和细胞发生炎症反应的重要因素，而氢气对于ROS具有抗氧化作用，从而可减少炎症反应。日本学者太田成男于2007年在*Nature Medicine*的报道称，吸入2%的氢气可显著改善缺血性脑损伤（脑卒中），引起了学术界的密切关注。以海军军医大学孙学军教授为代表的国内学者，在氢分子医学方面开展了系列研究，在国内外发表了大量学术论文，基本上证实了氢气能够通过将ROS还原成水而显著减少炎症反应的作用。在临床应用方面，徐克成教授结合自己开展氢分子医学应用的临床实践，出版了《氢气控癌》一书，对于该领域的发展与应用，起到了积极的促进作用。我们实验室对秀丽线虫进行氢气干预，也观察到了明显的抗氧化、抗衰老的效果。

五、肠道微生态与机体炎症反应密切相关

前已述及，在机体发生慢性病的过程中，炎症反应的失控是一个共性问题。在包括病毒、致病菌在内的外源性病原微生物的持续作用下，机体面临感染的压力，免疫系统因而活化并过度活跃，甚至出现“炎症因子风暴”等情况，导致机体出现严重感染。以胃肠道炎症为例，经常有报道，患者自诉胃肠道不适，但是进行胃镜和肠镜检查之后，除非是比较明显可见的肠息肉和肠癌等情况，否则难以看出胃肠道有明显的结构性改变。此类被称为“炎症性肠病”的慢性病，不仅为患者带来了持续的痛苦，也给消化科医生带来了难题，通常只能采取药物辅助治疗，难以从根本上解决问题。然而，鉴于肠道中存在的大量菌群（肠道菌群）以及肠道

中的"厌氧"环境，而人体（细胞）中则由于含有线粒体并被富含氧气的血液充盈灌注而"富氧"，加之从进化角度而言，线粒体本身也是从微生物起源而来，提示胃肠道及胃肠道黏膜屏障可能是肠内厌氧、肠壁常氧的分界线。由于消化道是肠道菌群厌氧发酵食物的场所，而且大肠含有的大量肠道菌群具有破坏肠黏膜而导致免疫应答并激发炎症反应的作用；因此，在此类疾病的治疗方面，应综合考虑肠道菌群微生态及人体细胞中线粒体的氧代谢与抗氧化等多种因素。近年来，有文献报道采用粪菌移植（fecal microbiota transplantation，FMT）的方法，能够获得较好的临床受益，体现出随着肠道菌群微生态的改善，机体的肠道内环境及氧代谢的改善对患者有益。

六、关注人体"富氧燃烧"与肠内"厌氧发酵"之间的平衡

人体是一个整体，是由受精卵细胞发育而来，其所需要的能量是通过摄食活动，经过胃肠道的消化吸收而被利用。虽然胃肠道是一个厌氧环境，但是人体是一个由富含线粒体的细胞群体构成的整体。葡萄糖和脂肪酸等营养物质在线粒体中以生物化学反应的方式与氧气反应，为人体提供能量，这是确保人体生命活动正常进行的关键。从单纯的生物化学反应角度而言，可以这样认为，食物在消化道中被人体利用的方式是"厌氧发酵"，不需要氧气的参与；而在人体细胞内的线粒体之中，以葡萄糖、脂肪酸为主的碳源产能反应则是高效产能的"富氧燃烧"，即氧化磷酸化过程。在氧气浓度下降、血氧饱和度不足及代谢障碍等的情况下，细胞内的线粒体只能被迫进行低水平的发酵产能，在短时间内为细胞和人体低效供能，难以持续较长时间。鉴于慢性病多与能量代谢异常有关，因此，以人体细胞能量代谢枢纽的线粒体为中心，深入开展能量整合医学的研究和应用，必将为慢性病防控与健康管理提供重要的理论依据与关键的技术支撑。

七、总结

综上所述，本节从以下几方面强调了线粒体在能量整合医学中的重要作用：① 线粒体是随着有氧胁迫压力而出现和进化的。② 线粒体在细胞内碳源和氧气失衡与失控的状态下会导致ROS生成增加，导致代谢性疾病、炎症性疾病的出现。③ 通过使用抗氧化剂来减少源于线粒体的

代谢失衡与失控的炎症性疾病，对于改善慢性病和提高线粒体ATP网络整合医学研究与应用具有重要意义。

（张成岗）

第二节 人体的健康基石——人体内环境稳态

人体的内环境稳态包含间充质-细胞-线粒体-细胞核-基因等一系列细胞成分相互调节、相互作用的稳态。

一、内环境稳态

内环境（internal environment）是指人体内（高等的多细胞动物体内）的细胞外液，是人体细胞赖以生存的液体环境，相对人体生活的外界环境，细胞外液是细胞直接生活的环境，包括体液、血浆、细胞外组织液。人为多细胞生物，体内的绝大多数细胞没有直接与外界环境接触，不能直接与外界环境进行物质交换，而维持这些细胞生命活动的就是细胞外液，即细胞间充质。在正常生理情况下，机体内环境的各种物理、化学性质是保持相对稳定的，称为内环境的稳态（恒定）（homeostasis）。

从整体水平的宏观概念上理解，稳态指机体具有维持内环境恒定的能力（包括调节激素、体温、水盐平衡等）。保持内环境稳态需要机体不断地对自身情况进行监控，将体温、血压甚至某种营养物质等生理指标控制在各自的生理范围内，以保证机体处于最佳的稳定的状态。例如，人体体温调定点在37℃，虽然外界温度及血压变化会影响体温，但还是在这个调定点上下一定范围内波动。大脑内的控制中枢调节这些生理参数在正常范围内波动，一旦各项生理指标偏离正常范围，机体会为了维持稳态而启动反馈调节机制，以避免内环境失衡。这个反馈调节机制至少包括3个相互依存的组成部分：感受器、中枢和反应器。感受器接收外界环境刺激，将信息传输至中枢（一般在大脑某个区域，如下丘脑），中枢发出信号传出至反应器（如肌肉或腺体），对外界环境刺激做出回应。如果反馈的结果对过程产生促进作用称为正反馈。其意义在于使生理过程不断加强，直到最终完成生理功能。如果反馈结果对过程起抑制作用称为负反馈。人体维持内环境稳态通过正反馈和负反馈调节机制从神经-体液

(内分泌)-免疫三个水平共同调节。目前,随着控制论和其他生命科学学说的发展,稳态的概念扩大到泛指从体内细胞和分子水平、器官和系统水平到整体水平的各种生理活动在神经和体液等因素调节下保持相对稳定的状态。

器官和系统宏观层面,内环境稳态的维持首先依赖各器官,尤其是内脏器官功能状态的稳定、机体各种调节机制的正常及血液的纽带作用。与机体稳态调节最直接相关的系统包括循环、呼吸、消化、泌尿、淋巴系统等,起调节作用的主要系统为神经、内分泌、免疫系统。例如机体内的水平衡主要通过心血管、泌尿系统、淋巴系统共同参与维持,心血管和淋巴系统将体液输送到全身各个组织,感受机体内电解质和水的变化从而调节血压;若机体含水量过多,泌尿系统就会加强利尿,排出体内多余水分,反之,机体内含水量少的时候泌尿系统就浓缩尿液,减少水分排出。消化系统也可以通过调节消化道吸收的水量参与机体的水平衡调节。除此之外,机体也可以通过体表和呼吸系统流失水分间接参与水平衡的调节机制。正常机体通过各种调节作用,使各个器官、系统协调活动,这个稳态处于动态平衡中,而非完全静止状态。如果某种器官的功能出现障碍,就会引起稳态失调。

从细胞和分子的微观层面来看,内环境首先指细胞赖以生存的微环境,细胞通过细胞膜将细胞内物质和细胞外环境(细胞间充质)区分开来,细胞外微环境主要成分包括营养物质(水、无机盐、葡萄糖、氨基酸、甘油、脂肪酸、维生素等),调节物质(淋巴因子、神经递质、激素、抗体等)以及代谢产物和废物(血浆蛋白、乳酸、尿素、二氧化碳等)。细胞维持内环境稳态表现在细胞通过细胞膜及各种分子机制维持细胞内环境中各种营养物质、调节物质以及代谢产物和废物的平衡来保持细胞的健康,细胞与细胞之间也可以通过不同化学物质或物理方式完成不同细胞间的密切协作。因此内环境稳态又指细胞间充质稳态,细胞间充质平衡有赖于各个细胞的稳态,而细胞要维持稳态又有赖于细胞内部细胞核和各种细胞器的协调一致。每一个细胞内都具有特殊的处理合成和分解代谢的细胞器以及用于维持细胞内稳态的细胞成分。当细胞内稳态发生改变,所有的反应机制都会通过上调或下调细胞核中 rRNA 及核糖体的合成来实现,因此细胞核是指导细胞稳态的中枢,而线粒体则是支持细胞维持稳态进行各项生命活动的能量工厂及信息调节中心。例如细胞核是制造核糖体的工厂，同时细胞核重要的作用之一就是参与监测细胞应激信号并将其传递给RNA聚合酶Ⅰ（Pol Ⅰ）的转录机制，调控下游信号。而Pol Ⅰ转录机制是收集和整合大量来自细胞信号级联的信息来调节核糖体产生的关键聚合点。然而，rRNA合成是特别耗能的过程，这个能量供应需要线粒体的接应，因为线粒体是具有生物能和生物合成能力的细胞器，是整个细胞的能量供给核心，因而参与维持细胞内环境稳态最重要的细胞器就是线粒体。除此之外，线粒体还和调节细胞稳态的其他重要细胞器包括内质网（endoplasmic reticulum）、过氧化物酶体（peroxisome）、溶酶体（lysosome）等存在交互作用，在细胞内形成协调统一的整体网络共同调节细胞稳态。介导这些跨细胞及细胞内通信的各种蛋白分子和机制被认为是维持细胞稳态的重要因素。能量整合医学创新性地提出了细胞内环境稳态即是细胞间充质-细胞-线粒体-细胞核-基因-蛋白的稳态。

当组织或细胞受到环境刺激需要增加能量供应时，维持细胞内稳态的最重要方式就是线粒体的生物发生功能（mitochondrial biogenesis），它是细胞借由一系列的分子指令通过原有细胞器的增殖来取代或增加线粒体的过程。在细胞有丝分裂过程中，需要细胞核基因组和线粒体基因组密切协作，倍增的线粒体才能均等地分配到不同的子细胞中。这个过程由特定的信号调节，不仅是机体成长的基础，同时也在组织受到某种刺激需要增加能量供给，或者由于一系列病理事件导致细胞器损伤，或线粒体储备功能损失出现能量供应限制的情况下发挥重要作用。为了维持线粒体供能和有氧储备能力，细胞必须同时识别整合三个过程：鉴别失能的无法修复的线粒体，通过线粒体自噬作用（mitophagy）进行靶向清除，通过线粒体生物发生功能进行有效替代。如果这一周期被破坏，细胞不仅容易受到能量失调的影响，还容易受到钙调节失调、血红素生物合成破坏及过量ROS产生的氧化损伤和细胞凋亡的影响。

二、维持细胞内环境稳态最重要的细胞器——线粒体

线粒体是一种存在于大多数细胞中的由两层膜包被的细胞器，是细胞中制造能量的结构，是细胞进行有氧呼吸的主要场所，被称为能量工厂。它拥有自身的遗传物质和遗传体系，但其基因组大小有限，是一种半自主细胞器。除了为细胞供能外，线粒体还广泛参与细胞分化、细胞信息

传递和细胞凋亡等过程，并拥有调控细胞生长和细胞周期的能力。线粒体由外至内可分为线粒体外膜、线粒体膜间隙、线粒体内膜和线粒体基质四个功能区。其中，线粒体外膜较光滑，起细胞器界膜的作用，主要参与脂肪酸链延伸、肾上腺素氧化及色氨酸生物降解等生化反应，同时对那些将在线粒体基质中进行彻底氧化的物质进行初步分解，外膜还参与细胞凋亡与内质网间的钙离子信号转导。线粒体内膜向内皱褶形成线粒体嵴，含有大量的心磷脂和超过151种蛋白，主要负责特异性载体运输磷酸、谷氨酸、鸟氨酸、各种离子及核苷酸等代谢产物和中间产物，内膜转运酶（translocase of the inner membrane，TIM）运输蛋白质，这些蛋白质被用来参与氧化磷酸化中的氧化还原反应，ATP的合成以及控制线粒体的分裂与融合等复杂的生化反应。线粒体嵴上有许多有柄小球体，即线粒体基粒，基粒中含有ATP合酶，能利用呼吸链产生的能量合成ATP。线粒体膜上磷脂和蛋白质之间的相互作用是重要的，特别是在线粒体内膜上，因为内膜相关蛋白的很大一部分由参与氧化磷酸化的蛋白组成，它们的活性取决于膜的磷脂组成，并依赖于磷脂的代谢、运输到线粒体和饮食中的脂质供应。因此，维持线粒体膜成分的稳态对线粒体的功能、结构和生物发生是至关重要的。这两层膜将线粒体分成两个区室，位于两层线粒体膜之间的是线粒体膜间隙，被线粒体内膜包裹的是线粒体基质。线粒体膜间隙中含有众多生化反应底物、可溶性酶和辅助因子等，而线粒体基质中含有参与三羧酸循环、脂肪酸氧化、氨基酸降解等生化反应的酶等众多蛋白质以及线粒体自身的DNA（即线粒体DNA）、RNA和核糖体。

线粒体最重要的功能就是产生ATP和合成代谢中间产物。线粒体通过三羧酸循环产生各种代谢产物及降低还原当量（NADH和$FADH_2$），同时产生的质子通过电子传递链（electron transport chain，ETC）进行一系列氧化还原反应，促使质子透过线粒体内膜并且在线粒体内膜和基质之间形成膜电位，以供ATP产生及维持线粒体内外膜上蛋白的转移。线粒体必须维持ATP和膜电位的稳态，才能保证细胞的各项生理活动正常进行。ATP生成不足导致能量供需不匹配，细胞内会出现酸中毒，同时消耗细胞内pH缓冲液。酸中毒将导致细胞内蛋白酶、核酸酶和脂肪酶的不必要激活，过度降解细胞成分。同时ADP、AMP的水平增加，而后者可以激活腺苷酸激酶进而启动下游细胞防护信号级联反应。有研究表明，每种细胞中都有某种ATP传感器，对ATP水平短暂但显著的下降做出反应，这可能导致细胞死亡。线粒体产生的ATP使细胞维持较高的ATP/ADP比例，对细胞中的许多热动力学相关生化反应至关重要。ETC主要由4个复合物（Ⅰ—Ⅳ）组成，通过一系列的氧化还原反应，促进O_2的还原和质子从线粒体基质转移到膜间隙。线粒体内膜是不可渗透的，这些质子转移必须建立一个梯度，或膜电位（$\Delta\psi_m$），才能被ATP合成酶利用。ETC和ATP合成与$\Delta\psi_m$相互关联，称为“偶联”。这一质子梯度对ATP的合成是必不可少的，并直接与ETC的氧耗率（oxygen consumption rate，OCR）相关，提供了ATP合成的驱动力，热生成，生产ROS，还使得线粒体成为细胞Ca^{2+}缓冲储备区。细胞膜电位（内部为负）允许金属阳离子在线粒体中积累，由线粒体膜上的电转运体依赖膜电位发挥作用，例如最经典的Ca^{2+}和Fe^{2+}的运输。Ca^{2+}是公认的线粒体呼吸和中间代谢的调节因子。而Fe^{2+}在线粒体富集，并与线粒体内的铁硫簇加工程序共同形成铁硫簇蛋白，后者是许多细胞内重要蛋白质发挥生理作用的关键辅助因子，广泛参与了细胞电子传递、酶催化、辅助因子生物合成、核糖体生物合成，DNA复制、修复、转录和翻译过程。

线粒体不仅是生物合成和生物能源生成的场所，还是信号转导的调节器。线粒体功能的维持很大程度上依赖于核基因组的贡献，因为核基因编码了绝大多数线粒体内蛋白质，而线粒体基因组只编码小部分，这些蛋白大部分都参与到线粒体氧化磷酸化过程中。正因为数量上核基因组的主导作用，因而在研究细胞器的生物形成过程时，在过去的几十年里都遵循了顺行性分析原则，也就是控制流动的物质和信息从细胞核到细胞质再到线粒体。而最近的研究表明，线粒体也参与了逆行调控的细胞器通过感受变化而逆行转导信号至细胞核影响核基因表达的过程。逆行转导途径广泛参与了细胞的各种生命活动，包括营养传感、生长控制、老化、维持新陈代谢和细胞器内稳态。这个逆行信号转导涉及感知、传递线粒体信号以影响核基因表达变化的多种因素，这些变化将导致细胞新陈代谢的重新配置，以适应细胞的线粒体缺陷。在过去的10年中，发现了多种线粒体信号转导的新模式，包括代谢产物的释放、线粒体运动和动力学、与其他细胞器如内质网的相互作用。这些研究共同证实了线粒体依赖信号通路具有不同的生理和病理生理作用。

所以，线粒体不仅是细胞的能量工厂，还广泛参与了细胞Ca^{2+}储备、Fe-S的装配、大量细胞成分的合成，在细胞分裂和分化，自噬和细胞凋亡等各种生理过程中都起着关键作用。

三、维持细胞内环境稳态的其他重要细胞器

经典的线粒体氧化应激途径认为，线粒体通过逆行信号级联放大效应最终影响核基因的表达，但是实际上这个信号转导网络远比想象的复杂，线粒体还与细胞内的其他细胞器通过信号转导甚至物理接触点相互作用（图 2-1-2）。线粒体和内质网的相互接触能维持细胞内 Ca^{2+} 稳态，诱发自噬，提供线粒体分裂的场所等。细胞中的过氧化物酶体能从内质网中接受脂肪和蛋白的某些成分，进而释放参与线粒体融合的重要调节因子，如动力学相关蛋白 1（dynamin-related protein 1，DRP1）、线粒体裂变蛋白 1（mitochondrial fission 1 protein，Fis1）等。还有一些信号途径如过氧化物酶体增殖物激活受体 γ（peroxisome proliferator activated receptor，PPAR γ）、共激活子 α（peroxisome proliferator activated receptor gamma coactivator 1 alpha，PGC-1 α）等还能同时调控线粒体和过氧化物

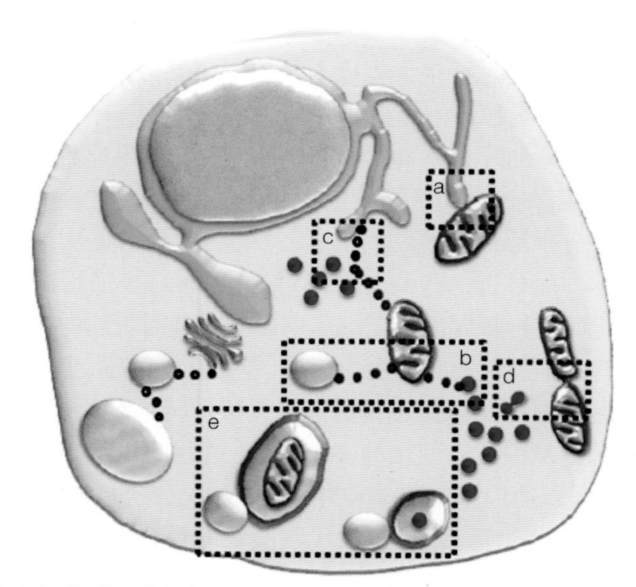

注：a. 线粒体和内质网物理接触点；b. 线粒体释放线粒体来源小泡到溶酶体和过氧化物酶体；c. 过氧化物酶体利用线粒体来源小泡靶向作用于内质网衍生的前过氧化物酶体，共同生成新的过氧化物酶体；d. 线粒体和过氧化物酶体共享分裂介质和生物合成信号途径并联系成网；e. 溶酶体。

图 2-1-2　线粒体和其他细胞器相互作用示意

酶体的生物合成。最近的研究发现，线粒体和内质网中很多物质都参与过氧化物酶体的生物合成过程。受损的线粒体或过多过氧化物酶体需要在溶酶体的帮助下进行选择性自噬，溶酶体膜失稳会和线粒体交互作用，导致细胞凋亡。目前研究发现，许多线粒体基因缺陷造成的疾病能影响过氧化物酶体和溶酶体的结构和功能，例如在某些线粒体疾病中能观察到蓄积过多的失衡溶酶体和自噬体，线粒体 β-氧化功能紊乱能刺激过氧化物酶体的生物合成。反之，很多过氧化物酶体和溶酶体相关疾病都能间接扰乱线粒体的功能，例如过氧化物酶体相关疾病（Zellweger综合征）中可以看到线粒体结构、氧化还原作用和代谢异常。

多年来，有关线粒体和其他细胞器之间相互影响的信号转导网络已经引起了广泛关注，目前已知的线粒体与其他细胞器之间相互作用的机制包括：转录调节、细胞器功能调节、细胞信号转导调节、代谢分子或物理接触等。细胞内线粒体和其他细胞器的相互作用事关细胞存亡，线粒体在生理和病理状态下如何与其他细胞器相互作用是了解其他细胞器在线粒体相关疾病中如何发挥作用的关键。

四、线粒体内激素受体维持人体内环境稳态

激素是人体内分泌腺体（endocrine gland）或内分泌细胞等所产生的生物活性物质，是以体液为媒介在细胞间递送信息的化学信使（chemical messenger）。激素通过直接释放到血液中发挥作用，这是人体维持内环境稳态最重要的方式。激素参与水电解质平衡、酸碱平衡、体温、血压等的调节，参与应激反应等，进而全面整合机体功能，维持内环境稳态。激素与其相应受体的结合是发挥调节功能的基础，激素与靶细胞受体结合，通过启动细胞内多层次信号转导程序，形成效能极高的生物放大系统。传统的激素受体主要有两大类：一类为膜结合蛋白受体（如G蛋白偶联受体、鸟苷酸环化酶受体及酪氨酸激酶受体等）；另一类为具有亲脂性的小分子受体，它们能透过细胞膜在细胞核、细胞质中发挥转录或调节作用。当前的研究发现，这些激素受体也可以以不同的变异形式在线粒体内广泛存在，作为信号转导中间站可以和线粒体外膜连接，也可以整合在线粒体内膜上，从微观层面对整个机体内环境稳态起调节作用。已知某些类固醇激素受体可以影响线粒体内染色体合成，而一些膜结合受体能在影响整个线粒体能量代谢或者ETC的同时对线粒体的结构和形

态、线粒体凋亡起调控作用。目前在线粒体中发现的激素受体包括糖皮质激素受体(glucocorticoid receptor, GR)、雌激素受体(estrogen receptor, ER)、孕激素受体(progesterone receptor, PR)、甲状腺激素相关受体(triiodothyronine receptor, T_3R)、维生素D_3受体(vitamin D_3 receptor, VDR)、表皮生长因子受体(epidermal growth factor receptor, EGFR)以及一些多聚的膜结合受体等，这些线粒体相关激素受体的存在扩展了传统激素受体的功能，同时也是细胞维持内环境稳态，保持细胞核、细胞间充质、线粒体功能相互影响、相互联系的重要枢纽，因此线粒体相关激素受体研究目前已经成为人类疾病研究的新靶点。

五、线粒体质量控制

线粒体是动态的细胞器，根据不同组织的生理需要，不同细胞内线粒体的数量和形态特性都有所不同。单就一类细胞而言，随着生理环境的改变，线粒体通过自身完成特定的分布、遗传、改造、合成和释放等生理过程，保持数量、形态及内酶总量的平衡，以维持其结构和功能，使其更好适应环境的过程称为“线粒体的稳态”(mitochondrial homeostasis)。生理状态下，线粒体通过细胞器内相关的蛋白和酶、融合和分裂以及自噬作用等过程限制，保证线粒体各项生理功能正常进行，称为“线粒体质量控制(mitochondrial quality control, MQC)”。MQC主要包括线粒体蛋白控制和线粒体数量控制两个方面，通过不同的信号途径从分子水平、细胞器水平及细胞水平进行控制，形成一个协调统一的等级监控网络。

在分子水平，线粒体中含有能清除ROS的各种还原酶如超氧化物歧化酶、谷胱甘肽过氧化物酶及过氧化物还原酶等，这些小分子酶形成线粒体内的ROS清除网络，将细胞内的ROS维持在低水平，该ROS清除途径被视为线粒体质量控制网络的第一道防线。线粒体质量控制的第二条分子途径是通过特异的分子修饰进行损伤修复，例如，线粒体要维持线粒体DNA稳态可以通过碱基切除、反转和错配甚至重组的方式修复损伤的线粒体DNA，很多与核基因损伤相关的酶如胸腺嘧啶乙二醇DNA糖基化酶(Ntg1)也在线粒体DNA损伤中发挥作用。线粒体质量控制还要维持线粒体内蛋白的稳态。一部分氧化的蛋白能通过去除特定的氧化产物而得到修复，例如硫醚还原系统、硫氧还原蛋白/硫氧还原蛋白还原酶系统。除此之外，线粒体内还有一些分子伴侣(chaperon)，如热激蛋白HSP22、

HSP60、HSP70等，它们可以介导错误折叠的蛋白质返回原有的三级结构并进行重新折叠，当未折叠和损伤的蛋白超过一定范围时，线粒体会启动更有力的退化蛋白机制来清除这些蛋白，例如启动线粒体未折叠蛋白反应（unfolded protein reaction，UPR^{mt}）反射性引起核基因增加蛋白HSP60和HSP70表达等。大部分受损的线粒体蛋白若无法修复则被各种蛋白水解酶降解后去除。线粒体通过各种蛋白酶、分子伴侣及修复酶等共同作用，同时和细胞核及其他细胞器相互传递各种化学信号进而对线粒体内蛋白稳态进行质量控制。

当线粒体质量控制在分子水平出现失衡时，线粒体可以通过自身的分裂和融合途径在细胞器水平进行调控。线粒体主要通过互相融合或者分裂的形式维持线粒体数量；与此同时线粒体还能改变自身的形态来适应相应的功能，例如长丝状线粒体相对于小球形线粒体更容易产生ATP，而小球形线粒体在细胞有丝分裂时更易被转移至子代细胞中。线粒体的分裂融合机制受机体接受的不同应激状态而调节，例如线粒体在强应激中易分裂，在弱应激中易融合。但是所有这些细胞器水平的调控都有赖于线粒体质量控制网络中各种蛋白质的相互作用调控。不同物种细胞的线粒体融合分裂主要机制相近，Mitofusins、OPA1和DRP1是共通的调控基因。就哺乳动物而言，Mitofusins包括MFN1和MFN2两种，分布于线粒体外膜，OPA1在线粒体内膜，共同调控线粒体的融合过程；线粒体分裂则主要由DRP1调控。两组蛋白的相对活性决定线粒体的整体表现和最终结局。

最终失能的线粒体还可以被自噬膜包被与溶酶体结合，或者在真菌、植物中形成空泡，通过线粒体的自噬作用被细胞清除。线粒体的自噬作用具有高度选择性，受到各种蛋白和信号通路的精细调控，当线粒体受损时，丝氨酸/苏氨酸激酶PTEN诱导激酶1会从线粒体内膜移位至线粒体外膜，促进E3泛素化连接酶Parkin的聚集，泛素化各种线粒体外膜上蛋白，包括各种阴离子通道及线粒体融合相关蛋白Mfn1、Mfn2等，导致蛋白降解，进而介导线粒体的自噬。E3泛素化连接酶Parkin的聚集还能介导线粒体外膜断裂，释放如细胞色素c（cytochrome c，cyt c）或凋亡诱导因子等促凋亡信号，进而启动程序性细胞死亡程序（programmed cell death，PCD）。这是机体在细胞水平清除异常细胞，阻止损伤进一步扩散的最高指令，也是线粒体质量控制网络在细胞水平调控内环境稳态的重要方式。

总之，人体内环境稳态不仅是一个宏观概念，还有赖于微观细胞间及细胞内的稳态平衡。在维持细胞内环境稳态的所有细胞器中，线粒体是唯一的产能细胞器，不仅是细胞的"发电站"，同时也是信号细胞器和细胞稳态的守门人。其作为信号细胞器在与细胞核和其他亚细胞室的恒定通信中起重要作用。它除了能产生机体细胞所需能量ATP和代谢产物以适应细胞的特定需要外，还广泛地参与调节细胞钙离子储备、调节细胞能源利用、调节细胞内各种信号转导通路和细胞凋亡的过程。线粒体质量控制出现问题会导致细胞累积不健康的线粒体，释放大量的ROS，导致ATP合成受阻，进而降低细胞内cyt c释放的感应阈值从而促进细胞凋亡，同时打开线粒体膜通透性转换孔（mitochondrial permeability transition pore，mPTP）导致细胞坏死，或释放线粒体成分（如氧化线粒体DNA等）进入细胞质，被细胞质中损伤相关分子模式（damage-associated molecular pattern，DAMP）受体识别，激活机体炎症。因此，保持恒定数量的健康线粒体对细胞的存亡至关重要。人体通过线粒体形成了一个整体的能量和质量监控网络。线粒体通过选择性自噬及自身的生物发生功能保证健康线粒体更新，一旦线粒体能量及质量监控失衡，所有细胞器都将失能，细胞间充质、细胞核及整个细胞稳态将被打破，从而导致各种疾病包括癌症的产生。

（白益东　邹　欣）

第三节　人体的"发电厂"——维持线粒体ATP网络的健康稳态

线粒体（mitochondria）在真核细胞能量代谢中起关键作用。碳水化合物和脂肪酸分解产生的大部分能量通过氧化磷酸化（oxidative phosphorylation）过程转化为ATP。线粒体是一种具有半自主性的独特细胞器，它含有DNA。线粒体DNA（mitochondrial DNA，mtDNA）编码tRNA、rRNA和部分线粒体蛋白。大多数线粒体蛋白由核基因编码，在游离的胞质核糖体上翻译，并通过特定的靶向信号转运进入线粒体。因此，线粒体的生物发生和功能发挥需要核基因组和线粒体基因组的协同作用。线粒体稳态（mitochondrial homeostasis，mitostasis）这一概念包含了与维持正常线粒体功能有关的所有机制。本节将从线粒体的膜稳定机制、基因组维持机制、蛋白质组维持机制、线粒体生物发生、线粒体动力学、线粒体自噬与质量控制、氧化还原调节、细胞生存与死亡调节等方面探讨线粒体稳态维持的分子机制。

一、线粒体膜稳定机制

20亿年来的自然选择已将线粒体的能效“磨练”到了现在令人瞩目的水平。线粒体膜就是一个非常典型的代表。线粒体高水平的能效依赖于宿主细胞和生物体的稳态,包括温度、pH值、氧气含量、离子组成、渗透压及能量底物等,它们可能赋予了线粒体内膜更强大、更有效的通透性屏障,防止质子无效循环。

线粒体膜分为内膜和外膜。内、外膜均由磷脂双分子层组成,其中镶嵌有蛋白质。外膜包含很多称作“孔道蛋白”的整合蛋白,具有相对大的内部通道(2 ～ 3 nm,可允许离子和小分子通过,大分子不能通过)。内膜不含孔道蛋白,通透性很弱,几乎所有离子和分子都需要特殊的跨膜转运蛋白来进出基质,电子呼吸链的五个复合物都锚定在线粒体内膜上。线粒体的嵴膜(内膜)富含多不饱和脂肪酸,是电子传递复合物的载体,呼吸链的复合物Ⅰ、Ⅲ、Ⅳ、Ⅴ都要求一定类型的磷脂,特别是心磷脂与之结合,才表现其活性。40% ～ 50%的嵴膜表面被膜蛋白所覆盖。嵴膜脂质(特别是心磷脂)具有很高的流动性,心磷脂中90%的脂肪酸是不饱和脂肪酸,是膜过氧化作用的主要靶点。

线粒体作为转换氧气、产生并消化ROS的重要场所,经过了10亿多年的进化,依旧是以多不饱和脂肪酸为重要组成成分,物理学家和化学家们经过不断探索,发现:① 线粒体膜中多不饱和脂肪酸独特的构象动力学可使ETC成分的运动最大化,从而提高能量产生速率。线粒体膜的运动可通过膜脂质、蛋白质和亲脂性电子载体泛醌的流动性来定义。② 人体内高度多不饱和的心磷脂[如(18∶2)4-CL]的演变是增强线粒体膜运动的另一种机制。CL的4个CL(18∶2)产生高度动态结构,使泛醌与其氧化还原伴侣之间的碰撞速率最大化,从而克服电子传递链的瓶颈,换言之,人类心磷脂的(18∶2)4-CL的构象动力学可以提高能量的产生速率(图2-1-3)。

然而,线粒体呼吸的有毒副产物自由基或ROS会持续损伤组成线粒

```
     O⁻              OH             O⁻
     |               |              |
O＝P—O—CH2—C—CH2—O—P＝O
     |               |              |
     O               H              O
     |                              |
    CH2                            CH2
     |                              |
H—C—O—C—R2              H—C—O—C—R4
     |      ‖                       |      ‖
     |      O                       |      O
    CH2——O—C—R1                 CH2——O—C—R3
              ‖                               ‖
              O                               O
```

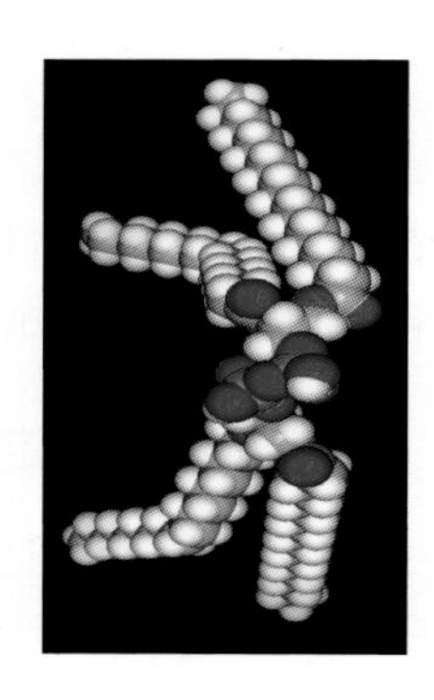

图 2-1-3　心磷脂结构示意图

体膜的多不饱和脂肪酸。膜磷脂中的心磷脂等多不饱和脂肪酸是过氧化作用的主要靶标，而保护其不受氧化损伤所付出的能量成本远远高于预期。

细胞中的ROS有三种来源：巨噬细胞、线粒体呼吸链和线粒体多不饱和脂肪酸膜的脂质过氧化。很难判断是ETC还是线粒体膜来源的ROS对细胞的威胁最大，其中线粒体的多不饱和脂肪酸膜作为ROS的来源，消除ROS非常重要，膜过氧化损伤了膜及其内含的蛋白质，会降低能量产生水平，并形成恶性循环。

过量的氧化压力，不但导致线粒体产能下降，还需要细胞花费大量的能量对抗氧化压力对多不饱和脂肪酸膜的脂质过氧化作用，即氧化应激下细胞面临双重能量压力：线粒体能量产生减少和维持线粒体膜完整性的能量需求增加。能量产生减少是由于随着时间的推移，线粒体DNA（mtDNA）有害突变的积累（见第二篇第三章第四节）。能量需求增加是因为保护线粒体膜免受氧化损伤会消耗大量能量。将多不饱和脂肪酸嵌入生物膜中的风险与收益并存，在获得最强流动性和能效的同时，也增加了氧化损伤的风险。有趣的是，包括人类在内的许多生物都发展出了不同的保护机制来维持健康与疾病之间的微妙平衡。

（1）抗氧化维持线粒体膜稳定

呼吸酶复合物的形成被认为是抗氧化机制。另一个抗氧化机制与嵴膜中电子传递组件的位置和拥挤状态有关。血液中红细胞携带的氧气依次经过细胞膜、细胞质、线粒体外膜、膜间隙、内膜的光滑部分，最后到达嵴膜。嵴开口只有17 ～ 20 nm，增加了氧气直接从膜间隙进入嵴的难度。呼吸链的复合物Ⅳ作为末端氧化酶，将ETC中的电子转移给氧气生成水。复合物Ⅳ对氧气有很强的亲和力，能够在远低于复合物Ⅰ产生ROS的氧气水平下发挥其支持呼吸的重要作用。复合物Ⅳ可在膜表面横向移动，所有复合物Ⅳ的随机路径基本上覆盖了膜表面，且经常与复合物Ⅰ交叉。复合物Ⅳ的氧清除能力创造了复合物Ⅰ周围的低氧环境，减少了ROS生成，降低了膜过氧化速率，从而保护了膜蛋白。

（2）UCPs介导的抗氧化

线粒体已进化出一种复杂的能量依赖性反馈机制，该机制由解偶联蛋白系统（uncoupling proteins，UCPs）介导，用来防止膜过氧化。UCPs旨在保护线粒体，通常只耗费呼吸过程中产生的一小部分能量。然而随着年龄的增长，能量成本会不断增加，而且由于关键电子传递成分突变的积累，能量产生下降。“产生的能量/用于氧化保护的能量”比值随着衰老而下降，可用于预测何时会发生大量程序性细胞死亡。

（3）线粒体分裂维持膜稳定

据研究，百岁老人肝细胞中的线粒体分裂次数多达3 600次。分裂使线粒体中受损膜和DNA降低一半，并通过生物发生恢复活力，增加了能量输出及其效率。人类线粒体内膜多不饱和脂肪酸的比例极高，单个肝细胞线粒体的分裂间隔时间最短为10天。线粒体较快的分裂速度在一定程度上演变为一种机制，用以避免氧化损伤的心磷脂和其他磷脂的积累。尽管裂变的能量成本很高，但是收益巨大——新线粒体膜的产生避免了氧化链式反应。

（4）依赖内质网的膜稳定

为了适应长期的生物能量需求，线粒体膜需要不断更新。线粒体膜的合成依赖于内质网（endoplasmic reticulum，ER）膜和线粒体之间磷脂的转运。ER与线粒体之间的磷脂转移发生在ER的特定区域，称为线粒体相关的内质网膜（mitochondria-associated endoplasmic reticulum membrane，MAM）。内质网和线粒体之间的密切接触可能是一种磷脂转移的新机制，可能不需要脂质转运囊泡。目前对于新导入的磷脂或脂质前体如何在线粒体内运输还知之甚少。新的线粒体膜的建立以及对缺陷的校正和修复，是一个复杂且重要的过程，可影响细胞和生物体的长期健康。这也是线粒体膜保持稳定的重要机制之一。

（5）线粒体融合保护线粒体膜

将两种植物杂交，杂种子代往往表现出比双亲优良的性状，这种现象被称为杂种优势。线粒体融合也具有类似的杂种优势。单个线粒体含有多个mtDNA拷贝，在融合过程中，mtDNA发生交换，促进遗传互补。线粒体的融合不仅涉及线粒体DNA的双向交换，还涉及位于外膜和内膜之间空间其他成分的交换以及线粒体基质中成分的交换。大量成分被交换，如修复受损膜所需的磷脂或前体物质、抗氧化剂、脂肪酶、ROS解毒酶、心磷脂合成酶，都与保护线粒体膜的稳定性密切相关。

（6）线粒体膜组成提高了能量生产效能

线粒体膜负责能量的产生和质子保真度（proton fidelity，PF）。PF用于描述线粒体和其他膜对质子穿过膜脂质部分自发逃逸或泄漏的限制能力。分子结构紧密的膜称为高PF膜。质子倾向于从细胞质中的高浓度区域自发迁移至线粒体基质中的低浓度区域。线粒体内膜起着通透性屏障的作用。因此，内膜脂质的分子结构决定了膜的PF。能调节膜PF的有膜厚度、膜不饱和程度、温度、压力等。膜的多不饱和脂肪酸中每个双键能使膜变薄大约1个C-C键长度。当脂肪酸链上有不能代谢的甲基团时膜的压力变大，不利于保持PF。

越来越多的证据表明，膜是氧化损伤的主要靶标，人类线粒体膜对过氧化损伤极为敏感。线粒体内膜的高度不饱和性质有助于解释为什么线粒体分裂如此频繁。富含多不饱和脂肪酸的人线粒体膜对过氧化反应的敏感性至少比富含单不饱和脂肪酸的酵母线粒体膜高一个数量级。人线粒体膜磷脂的一种主要分子——心磷脂［（18：2）4-CL］的结构保障了线粒体产能的高效性，但其对过氧化反应的敏感性是富含单不饱和脂肪酸膜的40～50倍。因此，保护好线粒体膜是一个并未引起足够重视而又影响深远的重要方向。

二、线粒体基因组维持机制

哺乳动物的mtDNA是一个富含腺嘌呤和胸腺嘧啶的环状DNA分子，由16 569个碱基对组成。mtDNA包含37个基因，编码2个rRNA、22个tRNA和13个氧化磷酸化系统必需的蛋白亚基（图2-1-4）。每个线粒体包含2～5个mtDNA拷贝，因此每个细胞都具有1 000～10 000个复制的mtDNA。尽管其体积小，但由于具有多倍体性质，mtDNA在某些细胞中占总DNA的1%。

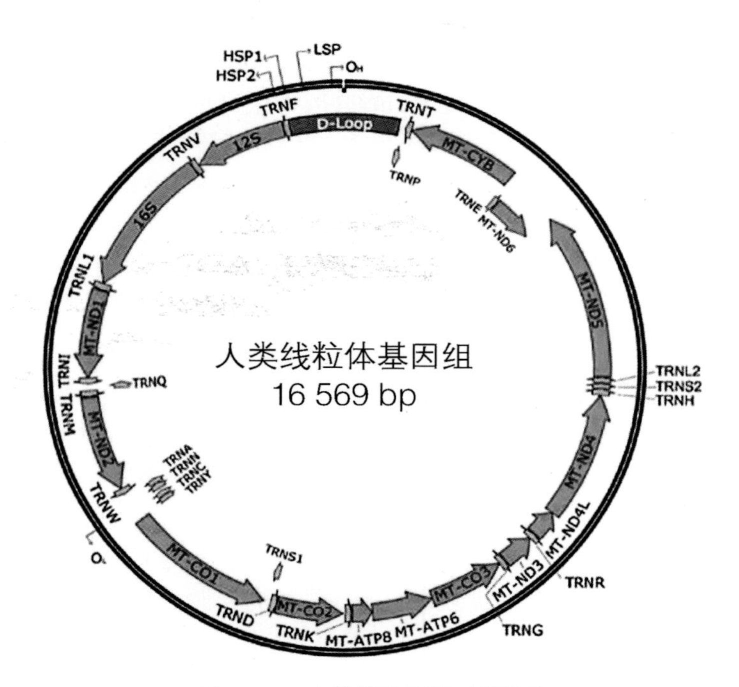

图2-1-4 人类线粒体基因组结构

mtDNA的特点包括密集的基因组装、低甲基化水平、宽松的密码子使用及变异的遗传密码等。在哺乳动物的mtDNA中，添加了第三条称为“7S DNA”的DNA链（约0.5 kb），形成了mtDNA的置换环（D环），这是一个短的三链非编码调控区，负责线粒体特异性聚合酶Pol γ的启动转录和复制起始。在整个细胞周期中，D环与蛋白质募集、mtDNA的组织和代谢以及dNTP库的维持有关。然而，并非所有的mtDNA分子都带有第三条DNA链，其在物种和细胞类型之间丰度差异很大，存在于1% ～ 65%的mtDNA分子中。也有其他分子以RNA作为第三链，形成R环，在长度和位置上与d环相似，并且与7S DNA互补。在线粒体疾病相关的核糖核酸酶H1病理变异的细胞中，R环数量低且线粒体DNA聚集，强烈暗示了R环在mtDNA的组织和分离中发挥作用。

共同参与线粒体组装的是由其自身基因组编码并在细胞器内翻译的蛋白质以及由核基因组编码并从细胞质中转运的蛋白质。mtDNA被组装成蛋白质-DNA复合物，称为拟核。拟核的主要DNA包装蛋白是线粒体转录因子A（mitochondrial transcription factor A，TFAM），它是蛋白质的高迁移率组（high mobility group，HMG）成员之一。在维持线粒体基因组完整性中发挥重要作用的因子包括：核呼吸因子（nuclear respiratory factor，NRF）1和2，与mtDNA的转录控制有关；过氧化物酶体增殖物激活受体γ共激活子α（PGC-1α），它在细胞能量代谢调节的基础上刺激线粒体的生物发生；以及sirtuin（SIRT），线粒体sirtuin蛋白SIRT3、SIRT4和SIRT5分别是NAD^+依赖性脱乙酰基酶、脱酰基酶和ADP-核糖基转移酶，它们的活性通过NAD^+间接与细胞的代谢状态有关。此外，上述因子还调节线粒体生物学的非代谢途径，从而确保在压力条件下达到线粒体内稳态。

mtDNA的复制不限于S期，而是在整个细胞周期中发生。两种mtDNA复制模式在哺乳动物中起作用，分别是：经典的链不对称机制，前导链和后滞链的单向同步复制机制。mtDNA的小体积有利于提高复制的速度和准确性。

线粒体内发挥作用的主要聚合酶是聚合酶γ（Pol γ），它是由1个Pol γ催化亚基（p140）和2个辅助亚基（p55）组成的异源三聚体，催化亚基具有DNA聚合酶活性、3′-5′核酸外切酶活性和5′-脱氧核糖裂解酶活性。与Pol γ催化亚基的高核苷酸选择性和核酸外切校对活性相反，p55二聚体通过促进错配DNA末端的延伸降低了DNA复制的保真度。而Pol γ为唯一负责线粒体DNA复制和修复的聚合酶这一观念已经受到了挑战，有人提出在线粒体中存在几种聚合酶。已经证明Pol β参与mtDNA的维持。至少在某些组织中，Pol β与核酸蛋白相互作用，例如TWINKLE解旋酶、线粒体单链DNA结合蛋白1（SSBP1或mtSSB）和TFAM，从而有助于mtDNA修复。另外，PrimPol是一种可以充当引物酶的聚合酶，在细胞核和线粒体DNA的维持中都发挥作用。在人类线粒体中鉴定出的PrimPol具有从头合成DNA的能力和氧化损伤的耐受性。然而，线粒体内鉴定出的所有聚合酶的确切作用尚不清楚。

mtDNA的完整性对于线粒体稳态至关重要，这一过程通过多种DNA修复途径和选择性降解不可修复或严重受损的DNA得以维持。线粒体基因组的稳定性是通过三级防御系统来实现的，包括：① mtDNA的结构组织。② mtDNA发生损伤时在线粒体内被激活的DNA修复机制。③ 通过线粒体动态过程切割已经损坏的mtDNA。在过去的几十年中，研究人员对mtDNA修复途径的认知一直在扩展。除了某些突变的直接逆转修复（direct reversion，DR）和短修补碱基切除修复途径（base excision repair，BER）外，线粒体还发挥长修补BER活性和跨损伤合成（translesion synthesis，TLS）的能力来修复单链断裂，同时进行同源重组修复（homologous recombination，HR）、非同源修复（non-homologous end-joining，NHEJ）和微同源介导的末端连接修复（microhomology mediated end-joining，MMEJ）活动，以修复双链损伤。此外，线粒体中也存在一种不同于细胞核的新颖的错配修复（mismatch repair，MMR）途径。然而，关于它们的线粒体内功能，每种修复机制的修复能力尚未得到充分阐明，有待进一步研究以鉴定体内和体外涉及的关键参与者和调节因子。总的来说，除了线粒体中尚未发现的核苷酸切除修复（nucleotide excision repair，NER）途径和范科尼贫血（Fanconi anemia，FA）修复途径外，似乎广泛存在于细胞核中的DNA修复机制也有助于保持线粒体基因组的完整性。迄今为止，关于线粒体中NER途径的唯一提示是氧化应激时，转录偶联NER蛋白CSA和CSB（科凯恩综合征[Cockayne syndrome，CS]）定位于线粒体。最近的证据支持FA途径中的多种蛋白质通过减少线粒体ROS的产生来抑制炎性小体的活化，并且是通过FANCC（范科尼贫血补体C组）蛋白质与Parkin相互作用来进行线粒体自噬，从而维持线粒体和细胞稳态。

三、线粒体蛋白质组维持机制

大量蛋白质参与线粒体基因组的组织、调控和复制以及线粒体的组装。蛋白质组学研究揭示了人类线粒体包含大约1 500种蛋白质。从功能角度来看，线粒体和线粒体相关蛋白主要参与能量代谢（约15%），蛋白质合成、转运、折叠和更新（约23%）以及基因组维持和转录（约12%）。其他线粒体功能包括参与氧化还原过程、代谢物的转运以及铁、氨基酸和脂质代谢，占据了线粒体蛋白质的30%左右。此外，还有超过19%的线粒体蛋白功能尚不明确。

大多数线粒体蛋白是在胞质核糖体上合成的，必须跨过一层或两层线粒体膜转运进入线粒体。构成线粒体蛋白质组的肽总数中只有13种（约1%）由mtDNA编码并在线粒体基质中合成，而其余99%的线粒体蛋白质由核基因编码。因此，线粒体蛋白的大部分需要以非折叠状态从胞质进入线粒体。线粒体蛋白前体的转运和输入主要由两个线粒体转位酶介导，即外膜转位酶（translocase of the outer membrane，TOM）和内膜转位酶（translocase of the inner membrane，TIM）复合物。同时，也存在绕过蛋白前体转位酶途径的异常途径。到目前为止，研究人员已经认识到将蛋白质引导至线粒体内目的地的四个主要途径：到达基质和内膜的导肽运输通路（presequence pathway）、到达内膜的载体蛋白通路（carrier protein pathway）、进入膜间隙的由氧化还原调节的转运通路以及进入外膜的β-桶通路（β-barrel pathway）（图 2-1-5）。

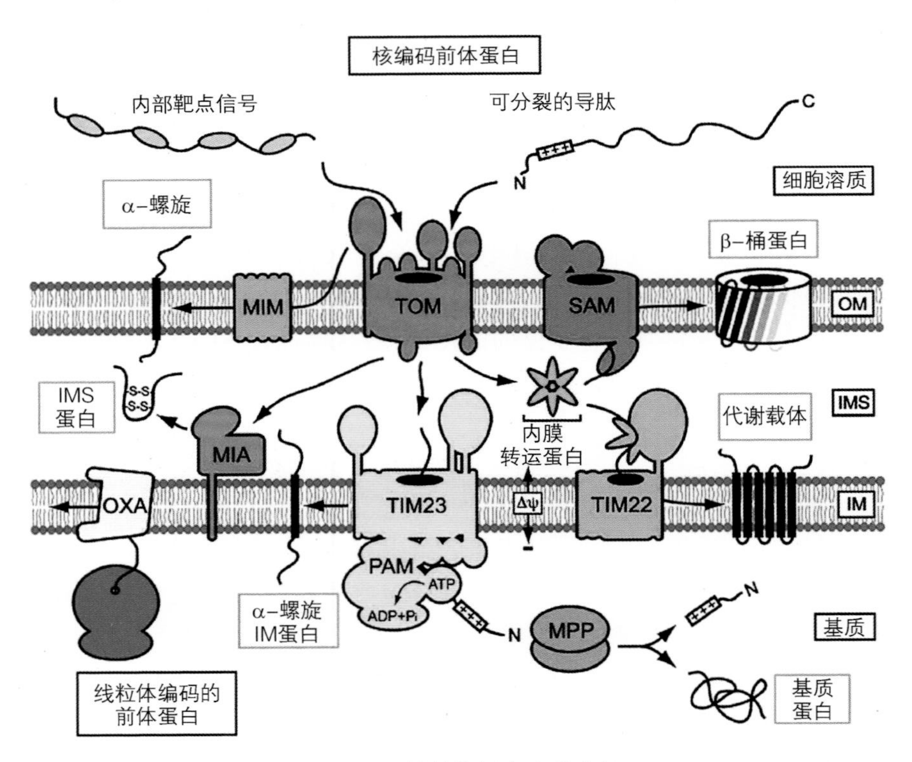

图 2-1-5 线粒体蛋白生成途径

线粒体蛋白的正确组装和质量控制由一组分子伴侣（也称为“热激蛋白”）进一步监测和执行，这些分子伴侣与一组蛋白酶协同作用。实际上，线粒体在细胞器的四个部位（外膜、膜间隙、内膜和基质）拥有各自的伴侣蛋白和蛋白酶群。这些部位特有的分子伴侣执行线粒体生物发生和维持多种重要的功能。第一,它们是线粒体蛋白质导入机制的重要组成部分,使这些大分子能够跨膜运输。第二,分子伴侣负责新生多肽的正确折叠,并在线粒体内蛋白质合成中起作用。第三,它们保护线粒体蛋白质免受变性,并积极参与在压力条件下形成的蛋白质聚集体的分解和重折叠或重塑。值得注意的是,线粒体分子伴侣的另一项具体任务是参与线粒体DNA的维持和复制。线粒体分子伴侣最具活力的两个网络是mt-Hsp70(Hsp70家族成员)和多聚Hsp60-Hsp10复合物。前者通过ATP依赖性过程协助蛋白前体跨过线粒体外膜和内膜,而后者是折叠新蛋白前体所必需的。分子伴侣蛋白Hsp78(ClpB/Hsp104家族的成员)也参与线粒体稳态,在严重压力下对呼吸链反应和线粒体基因组完整性起着至关重要的作用。特别是在热刺激下,Hsp78与其他分子伴侣蛋白(如Hsp70)协同作用可驱动原始线粒体网络/形态的恢复或线粒体DNA的翻译和合成。另一种被鉴定为位于线粒体基质中的分子伴侣是肿瘤坏死因子受体相关蛋白1(TNF receptor associated protein 1, TRAP1),一种类似于Hsp90的分子伴侣,它是细胞增殖、分化和存活等多种生理功能的关键调节因子。在其他任务中,TRAP1调节氧化磷酸化与有氧糖酵解之间的代谢转变。TRAP1表达在各种肿瘤细胞的线粒体中上调,但在相应正常组织的线粒体中下调。此外,TRAP1可以防止由ROS积累或线粒体膜通透性转换孔(mitochondrial permeability transition pore, mPTP)开放引起的细胞死亡。

线粒体蛋白酶的复杂网络进一步支持线粒体蛋白质量控制监控机制,该网络监控线粒体四个部位,以防止错误折叠、错误组装或未折叠的蛋白质的有害积累。这组局部蛋白酶包括:① 位于基质中的ATP依赖性蛋白酶(LON蛋白酶)、Clp蛋白酶蛋白水解亚基(CLPP)和前序蛋白酶(presequence protease, PITRM1)。② 位于线粒体内膜的与多种细胞活性相关的ATP酶(线粒体AAA)和早老素相关的菱形样蛋白(presenilin-associated rhomboid like protein, PARL)水解酶。③ 位于膜间隙的两种不依赖ATP的蛋白酶ATP23和HTRA2以及线粒体寡肽酶M(mitochondrial oligopeptidase M)。总的来说,人类线粒体降解组至少由25种线粒体成分组成,可以分为三种不同的催化类别:① 2个Cys蛋白酶。② 15个金属蛋白酶。③ 8个Ser蛋白酶。根据其功能、位置、结构和蛋白水解特性,线粒体蛋白酶可以分为两组:第一组由20种“固有线粒体蛋白酶”组成,其功能活性主要在线粒体中进行;第二组包括

5种催化功能有缺陷但其他功能丰富的线粒体蛋白，称为“伪线粒体蛋白酶”。即使这些“伪线粒体蛋白酶”缺少一些关键的催化残基，它们也对同源蛋白酶起调节作用。在某些情况下（即响应过度应激），至少包含20种蛋白酶的离散基团会转移到线粒体中，以执行其他蛋白水解活性功能，主要与细胞凋亡或自噬有关。线粒体蛋白酶在线粒体稳态中的作用远远超出了其作为蛋白水解酶和降解酶的基本功能。通过确保适当的蛋白质输入、成熟和加工，影响关键调节蛋白的半衰期，以高度特异性和受调节的方式激活或抑制线粒体核心蛋白活性，线粒体蛋白酶已被认为是线粒体基因表达、线粒体的生物发生和动力学、线粒体和细胞凋亡的关键调节剂。此外，新证据显示了线粒体蛋白酶功能受损或失调在控制衰老中的作用。

近些年来，作为细胞蛋白稳定网络（protein-stability network，PN）关键组成部分的胞质定位泛素-蛋白酶体系统（ubiquitin-proteasome system，UPS），其涉及线粒体稳态的其他作用已经开始显现。特别是UPS与线粒体外膜的蛋白质质量控制或蛋白质转运有关。尽管迄今为止尚未在线粒体外膜上鉴定出特异的线粒体蛋白酶，但已发现许多泛素连接酶位于外膜的胞质侧，包括线粒体泛素连接酶MITOL（MARCH-V）、线粒体E3泛素蛋白连接酶1和线粒体分布和形态蛋白30。值得注意的是，UPS还参与线粒体融合和裂变。由于线粒体外膜可容纳多种线粒体形态和动力学相关蛋白质，后者对于细胞周期进程和（或）细胞命运起着关键作用，因此线粒体外膜特异性蛋白质的质量控制很重要。UPS在控制其他线粒体结构蛋白质组中的作用与其在控制外膜蛋白质质量中的作用相一致，例如基质中的寡霉素敏感性蛋白（oligomycin sensitivity-conferring protein，OSCP）、膜间隙中的核酸内切酶G、内膜上的解偶联蛋白2（uncoupling protein 2，UCP2）和解偶联蛋白3（uncoupling protein 3，UCP3）。

在线粒体功能受损和（或）线粒体蛋白质组不稳定的情况下，细胞可以采用线粒体未折叠蛋白反应（UPR^{mt}）。这种线粒体应激反应机制的特征是诱导线粒体蛋白稳态机制（例如线粒体分子伴侣和蛋白酶）以及抗氧化基因，以限制ROS产生增加造成的损害。UPR^{mt}提供了线粒体生存途径与多任务UPS之间的联系。当线粒体稳态出现不可逆转的受损，UPR^{mt}即诱导线粒体外膜相关降解和（或）线粒体自噬甚至凋亡。

四、线粒体生物发生

线粒体生物发生（mitochondrial biogenesis）是一个复杂的过程，线粒体生物发生需要钙离子的参与，激活一系列钙依赖蛋白激酶，逆向激活转录因子和共激活因子如PGC-1α，可调节线粒体成分的编码基因的表达。此外，生物发生涉及线粒体裂变融合的平衡。线粒体功能异常或线粒体生物发生的许多途径中的任何途径的缺陷都可能导致退行性疾病，并可能在衰老中起重要作用。

转录因子和转录共激活因子调节并参与氧化磷酸化、血红素生物合成、线粒体蛋白转运以及mtDNA复制和转录的线粒体蛋白的表达。激活线粒体基因启动子的最普遍的转录因子是NRF-1和NRF-2，以及雌激素相关受体（estrogen-related receptor-α，ERRα），上述转录因子与PGC-1家族（PGC-1α，PGC-1β和PRC）的转录共激活因子协同作用（图2-1-6）。PGC-1家族调节细胞呼吸、产热和肝糖代谢等代谢途径。尽管这些共激活因子刺激线粒体的生物发生，但PGC-1α主要参与糖异生的调控，PGC-1β参与脂肪酸β-氧化的调控。Srivastava和Moraes报道，PGC-1α和PGC-1β的过度表达与具有有害mtDNA突变的细胞的呼吸功能改善有关。

关于PGC-1α调节的生理机制研究较为广泛。过表达PGC-1α的转基因小鼠骨骼肌细胞中显示线粒体增殖，并且纤维类型组成从更突出的Ⅱ型（糖酵解型）转变为Ⅰ型（氧化型）。在骨骼肌中，耐力运动会引起线粒体质量的增加，这是由纤维收缩过程中细胞内钙水平的增加所介导的。该过程受核基因和线粒体基因的表达调控，涉及的主要途径包括PGC-1α的激活和作用。

细胞内钙水平的升高会激活细胞质蛋白激酶，例如钙/钙调蛋白依赖性蛋白激酶（CaMK）或蛋白激酶C（protein kinase C，PKC），进而刺激几种核基因和线粒体基因的表达。在离体大鼠上棘肌的体外研究中，通过用低浓度咖啡因孵育并使用特定的激酶抑制剂实现了细胞内钙的增加，显示CaMK的激活发生在p38促分裂原活化蛋白激酶（p38 MAPK）激活的上游。p38 MAPK负责磷酸化激活和诱导PGC-1α表达。此外，Jager等发现AMP激活的蛋白激酶（adenosine 5′-monophosphate activated protein kinase，AMPK）直接结合并磷酸化PGC-1α。PGC-1α的表达通过激活转录因子-2（ATF-2）诱导，后者通过cAMP反应结合蛋白（cAMP response

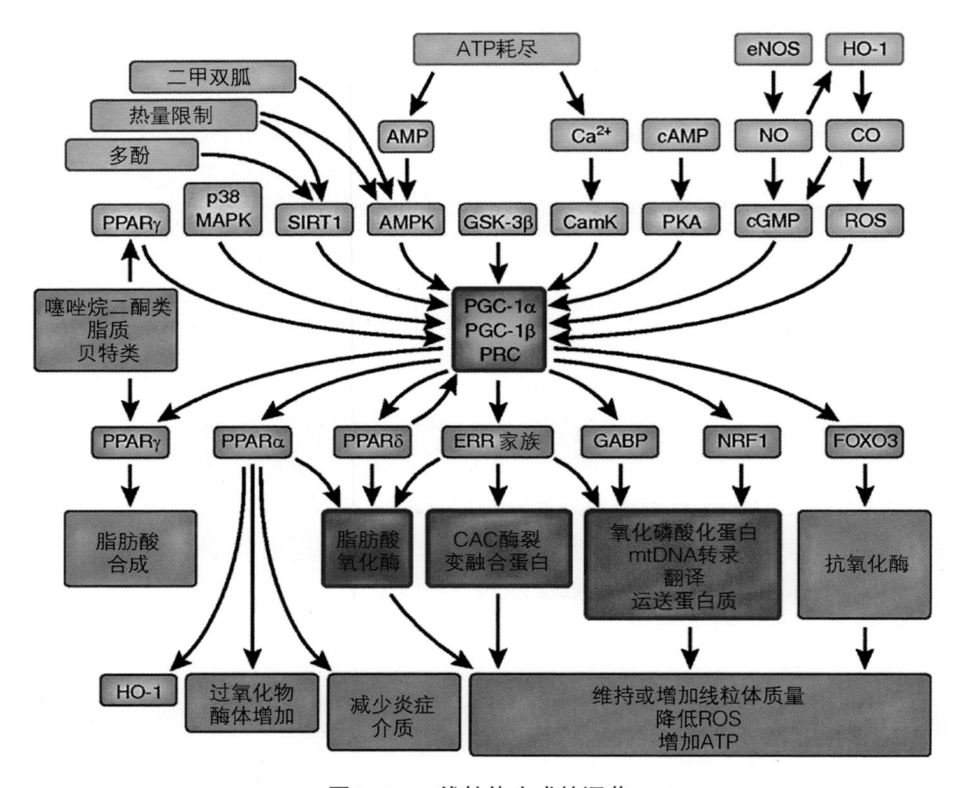

图2-1-6 线粒体生成的调节

element binding protein，CREB）元件结合位点绑定PGC-1α启动子。

钙对线粒体蛋白表达的影响不仅限于肌肉。Yeh等发现用钙离子载体A23187处理的人颗粒细胞中，COX1、ATPase6、SDH、TFAM的转录和翻译水平均增加，这种作用可被EGTA抑制。同样，Mercy等对mtDNA缺乏（rho0）细胞系L929（小鼠成纤维细胞）和143B（人骨肉瘤）的研究发现，线粒体生物发生是通过CREB的钙信号转导介导的。除磷酸化外，还发现了另一种调控PGC-1α活性的翻译后修饰方式。小鼠禁食期间SIRT1介导的脱乙酰基作用促进了参与脂质氧化的线粒体基因的表达。

在哺乳动物的细胞周期中，线粒体生物发生的控制仍是未知且有争议的。研究者通过观察HeLa细胞在细胞周期中不同时间点同步培养的线粒体，发现线粒体形态在细胞周期中变化。在细胞分裂间期，研究者观察到典型的线粒体管状网络而线粒体大小和形态上具有异质性，但是进入有丝分裂期，该网络被破坏而线粒体群体变得更加均匀。先前已经报道了细胞周期中线粒体的形态变化。在细胞分裂间期观察到的管状网络与微管有关，而在有丝分裂期，破碎的线粒体不再与微管相互作用，而是与肌动蛋白相互作用。在G1进入有丝分裂过程中，线粒体质量和膜电位增加，在细胞分裂后，这些参数再次降低。虽然TFAM和PRC的水平没有改变，但从G1/S向G2过渡的过程中，mtDNA的水平也随着Nrf-1水平的提升而提升。

线粒体的生物发生也可以通过其他途径来刺激，例如ROS、一氧化氮和缺氧，这可能是由线粒体疾病或缺血性损伤引起的。在热休克期间或由于其中一种呼吸链复合物的一个亚基减少而导致呼吸缺陷时，未组装亚基积累，导致线粒体发出应激信号，并启动UPR^{mt}，使细胞通过增加质量控制所需的蛋白质（伴侣蛋白或蛋白酶）的数量来响应。线粒体疾病通常会刺激线粒体的生物发生。线粒体疾病是一组具有多种临床表现的疾病。这些疾病与mtDNA或核DNA的突变有关，并经常影响具有高能量需求的组织，例如脑、心脏和骨骼肌。在衰老过程中已观察到mtDNA的改变（缺失和点突变），尽管这些功能的重要性尚不清楚。作为氧化磷酸化功能缺陷的补偿机制，异常的线粒体增殖是氧化磷酸化功能障碍的标志之一。在肌肉中，这种异常的线粒体增殖通常被描述为“参差不齐的红色纤维”。在其他组织中也观察到了异常线粒体增殖。

五、线粒体动力学

线粒体是动态细胞器，融合（fusion）和裂变（fission）是其正常功能的一部分。这两个事件的协调对于维持适当的线粒体形态和功能是必要的，并且在细胞发育、分裂和凋亡过程中起关键作用。融合和裂变与细胞内mtDNA的分布及它们向子细胞的传递相关。在酵母中，融合缺陷会导致mtDNA和呼吸功能丧失。我们在该领域的大多数知识来自对啤酒酵母、果蝇和秀丽隐杆线虫的研究。

既往发现的第一个融合蛋白是果蝇中的Fzo蛋白。Fzo1是线粒体外膜GTP酶，与Mgm1和Ugo1一起参与线粒体融合。在酵母中，Mgm1的缺陷会导致mtDNA的缺失和呼吸衰竭。在哺乳动物中，已鉴定出与Fzo1和Mgm1同源的蛋白质，分别对应于线粒体融合蛋白（mitofusin 1和

mitofusin 2，Mfn1 和 Mfn2）和视神经萎缩蛋白 1（optic atrophy 1，OPA1）。在人类中，Charcot-Marie-Tooth 病 2A 型和常染色体显性视神经萎缩是涉及周围神经和视网膜神经节神经元缺陷的两种神经退行性疾病，分别由参与线粒体融合的这两个基因 Mfn2 和 OPA1 突变引起。尽管线粒体融合的生理学作用尚不完全清楚，但在 Mfn2 基因敲除小鼠的小脑表现出神经元变性，其中浦肯野细胞缺乏适当的树突延伸，小鼠出现呼吸功能缺陷和线粒体分布异常。

在酵母中，具有 GTPase 活性的与动力相关的蛋白 Dmn1 以及 Fis1 和 Mdv1 参与线粒体裂变。Fis1 是一种线粒体外膜蛋白，与 Mdv1 结合，将 Dmn1 募集到分裂部位的线粒体膜上。Dmn1 能够通过 GTP 依赖的构象变化自组装为螺旋结构，该结构环绕线粒体，压缩膜，导致裂变。Dmn1 和 Fis1 的人类同源物分别是 Drp1 和 hFis1，但到目前为止，尚未鉴定出 Mdv1 的同源物。尽管确切的机制尚不清楚，但线粒体裂变似乎受内啡肽 B 调节。内啡肽 B 属于自组装蛋白家族，可在胞吞作用中重塑膜，并通过 Drop1 的磺酰化作用来保护蛋白免于降解。此外，线粒体融合和裂变具有调节细胞中钙信号的作用，Drp1 的过度表达导致线粒体网络的碎裂，从而抑制了正常的线粒体内钙波。

根据细胞环境和情况，裂变和融合之间的平衡可以被打破，并且向这两个过程之一倾斜。当细胞受到轻微压力时，线粒体形成一个拉长且相互连接的网络，抵抗线粒体自噬并增加 ATP 的产生，以适应营养缺乏导致的压力增加。相反，在严重压力的情况下，线粒体裂变。这些途径均不能维持体内平衡时，将通过线粒体自噬清除整个线粒体；如果压力持续存在，则会启动细胞凋亡（图 2-1-7）。

六、线粒体自噬与质量控制

线粒体是 ATP 的主要来源，机体通过它可以执行各种功能。细胞必须经历线粒体生物发生和降解，以维持线粒体的“健康”，响应细胞不断变化的能量需求。一方面，线粒体的生物发生受 PGC-1α、Nrf1、Nrf2、Tfam 等核基因编码的各种转录调控因子的严格调控；另一方面，线粒体降解是通过自噬（autophagy）进行的，自噬是一种细胞内降解的过程，可以分解不需要的或受损的细胞成分（图 2-1-8）。

线粒体自噬（mitophagy），即通过自噬选择性清除线粒体（图 2-1-

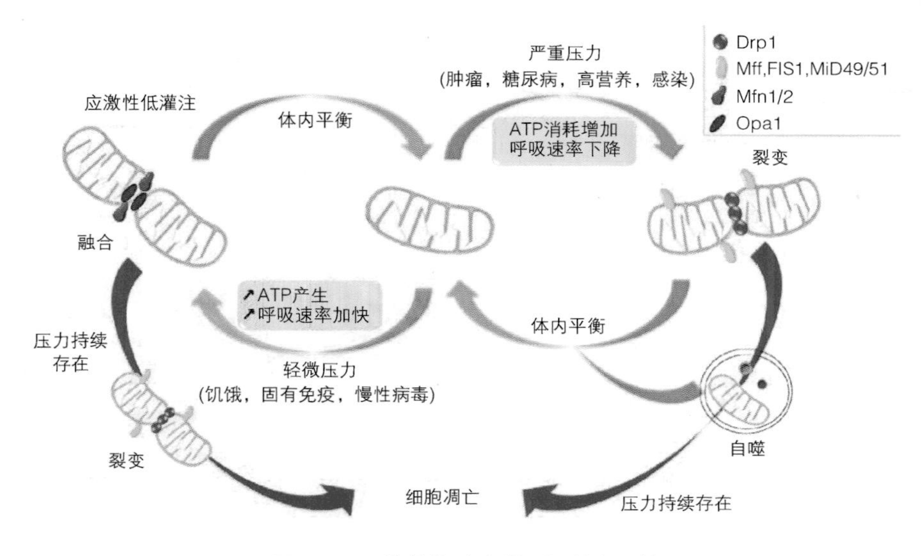

图2-1-7 线粒体动力学：机制和环境

8)。其选择性是由特定蛋白驱动，将预期的靶标(例如线粒体)与自噬体蛋白LC3连接。线粒体损伤是选择性线粒体自噬的主要生理触发因素。损伤诱导的线粒体自噬机制分为两种：① 衔接子蛋白介导的泛素依赖性线粒体自噬。② 直接的泛素非依赖性线粒体自噬。衔接子蛋白介导的自噬是由PINK1和E3泛素连接酶Parkin介导的，需要靶标的泛素化。线粒体损伤导致线粒体膜电位降低，PINK1稳定存在于线粒体外膜，随后Parkin募集，后者泛素化了线粒体外膜蛋白。p62、optineurin、NDP52和NBR1等自噬衔接蛋白识别泛素化的产物，将泛素化的靶标连接到LC3。衔接子蛋白包含两个结构域：用于产物识别的泛素结合结构域和与LC3相互作用以促进自噬体组装的LIR结构域。衔接子蛋白是否具有组织或细胞类型特异性功能尚待揭示。损伤诱导线粒体自噬也能够通过线粒体定位蛋白与LC3的直接相互作用发生，而这与泛素化无关。例如，BNIP3和FUNDC1直接与LC3相互作用，以响应缺氧触发的线粒体损伤而促进线粒体自噬。自噬受体BCL2L13是Atg32的哺乳动物同源物，它通过LIR结构域与LC3直接相互作用，但是激活BCL2L13的机制仍待确定。

尽管建立此过程的模型较少，但是线粒体自噬可以在发育过程中独

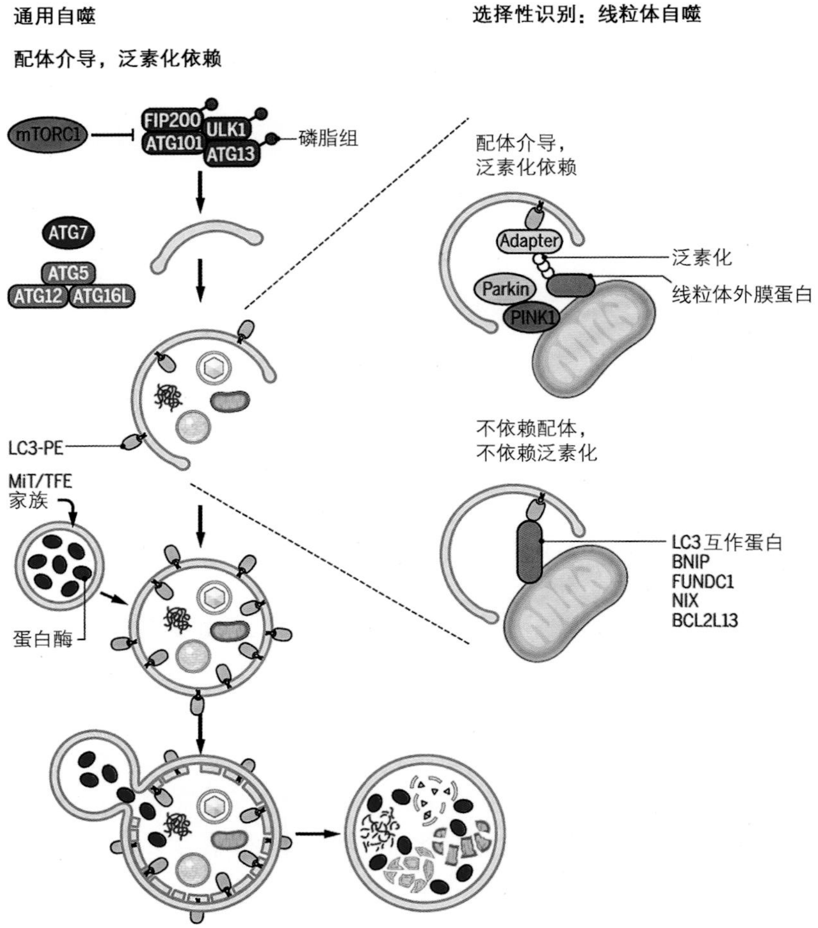

图2-1-8　自噬与线粒体自噬途径概览

立于线粒体损伤而发生。例如，在红细胞成熟期间线粒体清除需要NIX（也称为BNIP3L）参与。NIX以不依赖泛素的方式介导线粒体自噬，阻断NIX与LC3直接相互作用会导致线粒体在成熟的红细胞中积聚。另外，在受精过程中，精子线粒体发生降解。父本线粒体降解的机制在物种之间并不保守。在秀丽隐杆线虫中，该过程需要自噬体的形成，并且与泛素化无关。在果蝇中，父本线粒体自噬也需要自噬体形成，其依赖泛素和p62，但不需要Parkin。秀丽隐杆线虫和果蝇的例子表明，存在针对线粒体降解的未表征蛋白质。在哺乳动物（包括小鼠、猪和恒河猴）中，线粒体降解可能是通过泛素蛋白体系统发生的，而与LC3介导的自噬无关。

七、氧化还原调节：氧化应激和抗氧化活性

正常的细胞新陈代谢及环境因素（例如空气污染物、香烟烟雾等）均会导致生物体内产生ROS。ROS是高反应性分子，低浓度ROS在细胞生理过程中起作用，但在高浓度下，ROS对脂质、蛋白质和DNA等细胞成分产生不利的修饰，将破坏细胞结构并改变其功能。这种表现出双相剂量反应的适应性反应，称为线粒体低毒兴奋效应（mitohormesis）。氧化剂和抗氧化剂之间的平衡向氧化剂转移的趋势被称为氧化应激（oxidative stress）。还原和氧化（redox）状态的调节对于细胞活力、激活、增殖和器官功能至关重要。有氧生物具有集成的抗氧化剂系统，其中包括可有效阻止ROS有害作用的酶抗氧化剂和非酶抗氧化剂。但是，在病理条件下，抗氧化剂系统会不堪重负。氧化应激会导致许多病理状况和疾病，包括癌症、神经系统疾病、动脉粥样硬化、高血压、局部缺血/灌注、糖尿病、急性呼吸窘迫综合征、特发性肺纤维化、慢性阻塞性肺疾病和哮喘等。

（一）氧化剂

内源性ROS来源于正常细胞新陈代谢的分子氧。ROS可分为两组：自由基和非自由基。含有一个或多个不成对电子并因此赋予该分子反应性的分子称为自由基。当两个自由基共享其不成对的电子时，就会形成非自由基形式。具有生理学意义的三种主要ROS是超氧阴离子（O_2^-）、羟基自由基（·OH）和过氧化氢（H_2O_2）。

（二）抗氧化剂

人体具有多种抗氧化剂，可消除氧化剂的作用，可分为两类：酶促抗氧化剂和非酶促抗氧化剂（图2-1-9）。

1. 酶促抗氧化剂

肺部主要的酶促抗氧化剂是SOD、过氧化氢酶和GSH-Px。除这些主要酶外，其他抗氧化剂包括血红素加氧酶-1和氧化还原蛋白，例如硫氧还蛋白（thioredoxin，TRX）、过氧还蛋白（peroxiredoxin，PRX）和戊二醛，也被发现在肺抗氧化剂防御中起关键作用。

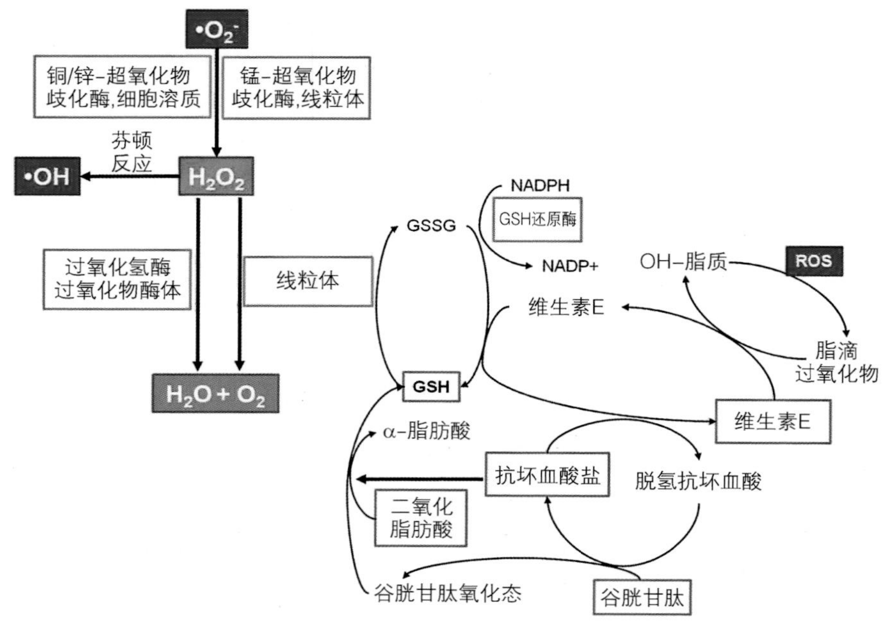

图 2-1-9　体内的抗氧化防御体系

2. 非酶促抗氧化剂

非酶促抗氧化剂包括低分子量化合物，例如维生素（维生素C和维生素E）、β-胡萝卜素、尿酸和GSH、三肽（1-γ-谷氨酰基-1-半胱氨酸-1-甘氨酸）、巯基。

八、细胞生存和死亡调节

线粒体除了在能量产生中起主要作用外，还在调节多种形式的细胞死亡（包括凋亡和坏死）中发挥核心作用。细胞凋亡（apoptosis）是程序性细胞死亡的一种，对人体发育和维持生理作用至关重要。它可以通过多种信号转导途径发生，分子途径、形态学表现和生化特征各不相同。凋亡的中心是一组半胱氨酸蛋白酶（caspase），它们响应于促凋亡信号而被蛋白水解加工级联激活。凋亡的两种主要类型是外在途径和内在途径。线粒体虽然具有独特的功能，但在两种模式下均参与。在外在途径中，细胞外配体与包括CD95和TNFR1在内的跨膜死亡受体结合，形成死亡诱导信号复合物（death-inducing signaling complex，

DISC)，从而活化caspase-8。一旦caspase-8被激活，可以裂解并激活下游caspase级联反应，包括靶向数百种底物的caspase-3，最终导致细胞凋亡。线粒体刺激外部细胞凋亡中的扩增环，但在固有细胞凋亡中起着更为关键的作用。DNA损伤、细胞内Ca^{2+}超载、氧化或内质网应激等信号作用于线粒体，刺激线粒体外膜的开放，导致通常位于线粒体中的促凋亡因子的释放。促凋亡因子，如cyt c一旦释放到细胞质中，便可以与Apaf-1，procaspase-9和dATP组装在一起，通过激活caspase-9来活化caspase-3/7。诱导凋亡因子（Apoptosis inducing factor，AIF）和核酸内切酶G都有助于DNA片段化和随后的染色体浓缩，这是凋亡的标志性特征。线粒体外膜透化后释放的其他蛋白质包括SMAC/DIABLO和HTRA2/OMI，它们拮抗XIAP，从而促进caspase活化（图2-1-10）。cyt c有助于细胞凋亡的发现，为线粒体参与细胞死亡提供了第一个证据。后来的突变研究发现，cyt c对Apaf-1的寡聚作用而不是它的电子传递功能对细胞死亡产生重要作用，从而将cyt c的凋亡和代谢功能分开。

线粒体参与维持细胞内Ca^{2+}稳态，并且Ca^{2+}离子水平的变化可以促

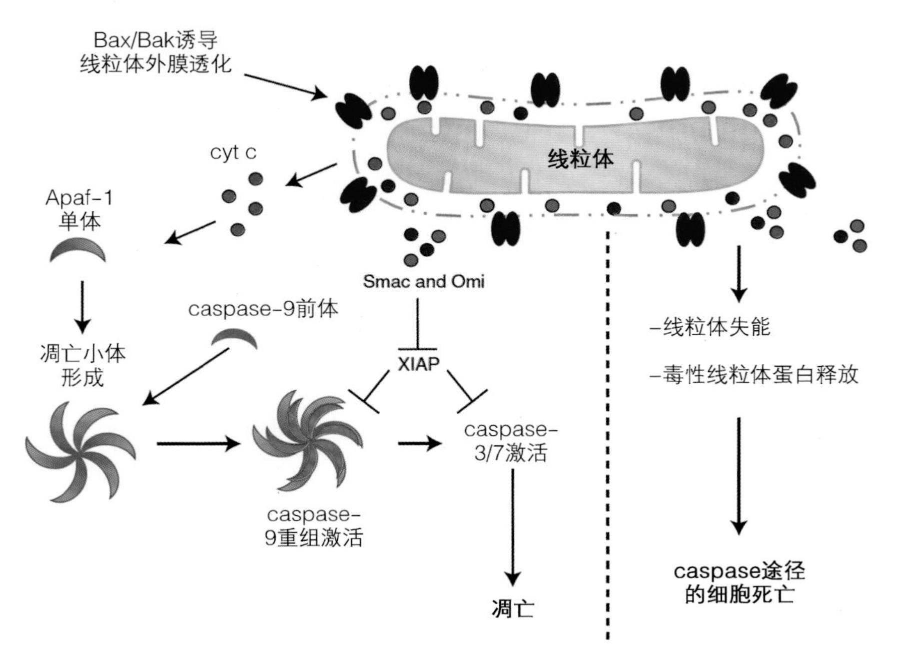

图2-1-10 线粒体参与的细胞死亡调控

进线粒体中促凋亡因子的释放，从而促进细胞凋亡。尽管早期的研究描述了细胞内Ca^{2+}超载参与坏死，但后来的研究发现，细胞内Ca^{2+}稳态的紊乱调节了多个关键的细胞凋亡过程。线粒体对Ca^{2+}的吸收和氧化应激可触发线粒体mPTP打开，线粒体通透性转变，并且与线粒体形态的变化有关，也与细胞器功能活性的改变有关。mPTP的开放受Ca^{2+}的控制，但可被ATP耗竭和氧化应激增强。

如前所述，线粒体是ROS产生的主要来源，ROS高度整合在细胞凋亡中。过量的ROS产生会导致心磷脂等大分子氧化，促进cyt c的释放并触发caspase级联反应。多种抗氧化剂已显示出对细胞凋亡的保护作用。而且相关研究已经证明由抗癌药物在细胞系和皮层神经元中触发的细胞内Ca^{2+}持续增加，不仅可以激活线粒体钙蛋白酶，还可以促进线粒体ROS的形成，从而氧化（羰基化）AIF。羰基化的AIF对钙蛋白酶介导的截断的敏感性大约高出5倍。抗癌药物通过质膜中的超极化激活的环核苷酸门控离子通道2（hyperpolarization activated and cyclic nucleotide - gated channel 2，HCN2）导入离子，刺激细胞内Ca^{2+}升高。在肿瘤细胞和神经元中，HCN2通道的缺陷阻止了Ca^{2+}的流入、AIF加工和凋亡。

线粒体参与的代谢途径不是凋亡过程中唯一改变的代谢途径，代谢变化不仅限于细胞凋亡。其他形式的细胞死亡模式，也与细胞代谢之间相互响应。凋亡的一种更具体的形式——失巢凋亡伴随着新陈代谢功能的突然丧失。在细胞脱离细胞外基质诱导的失巢凋亡过程中，细胞会经历急剧的代谢变化，其特征是葡萄糖摄取、糖酵解通量、线粒体呼吸作用和磷酸戊糖途径减少。当ATP和NADPH浓度降低时，ROS的产生显著增加，这表明线粒体中ROS产生在失巢凋亡过程中的重要性。

与细胞凋亡相反，细胞坏死是一种形态学上独特的细胞死亡形式，其特征是线粒体肿胀、丢失以及氧化磷酸化（oxidative phosphorylation，OXPHOS）和ATP生成受损，且伴随着线粒体凋亡蛋白的释放。这些事件阻止了由能量衰竭导致的细胞死亡。此外，由受体相互作用蛋白激酶3（receptor-interacting protein kinase 3，RIPK3）介导的程序性坏死是最典型的调节性坏死形式，提示它需要线粒体ROS生成，依赖于线粒体通透性转变并涉及独立于Bax或Bak的亲环蛋白D。虽然经人为处理后缺失线粒体的细胞对凋亡具有抵抗力，但其仍然对细胞坏死敏感，这表明线粒体或线粒体代谢对细胞坏死的执行可能并不是最关键的。

（白益东　龚莎莎）

第四节　线粒体炫的重要意义——细胞活动的始动者

线粒体是细胞的能量代谢中枢，不仅能提供细胞生命活动所需的绝大部分能量物质ATP，而且其代谢过程中所产生的中间产物能够通过影响DNA的表观遗传修饰来调控核基因的转录表达。线粒体广泛参与细胞信号转导，作为细胞内产生ROS的主要位点，在调控细胞的氧化还原稳态平衡中发挥着重要作用；通过调控线粒体膜通透性及释放cyt c来控制细胞的坏死与凋亡。同时，线粒体也是调控细胞钙信号转导的关键位点。因此，线粒体参与几乎所有的细胞生命过程，是细胞生命活动的信号中枢。线粒体功能障碍会导致多种疾病，如糖尿病、心肌病、神经退行性疾病、癌症等。

一、线粒体炫

我们在对线粒体的研究中发现了一种全新形式的线粒体动态信号，将其命名为线粒体炫（mitochondrial flash，mitoflash）。线粒体炫是发生于单个线粒体中的瞬时信号，其时程为10～20 s，是一种量子化的线粒体功能信号（图2-1-11）。利用多种荧光探针对线粒体炫信号实质进行解析，发现线粒体炫是包含多方面相互关联信号的复合信号，它包含超氧阴离子和其他ROS的暴发式生成、线粒体基质pH的瞬时碱化、氧化还原态的氧化态转化、NADH和$FADH_2$的氧化、膜电位的瞬时去极化（图2-1-12）。根据研究发现推测线粒体炫发生时伴随着线粒体内膜某个离子通道的开放，引起膜电位瞬时下降，并可能导致内膜肿胀，同时使得电子传递链加快运转来跨膜泵出质子，引起线粒体基质pH瞬时碱化，并产生暴发式超氧阴离子，进而转化成其他ROS（如H_2O_2），引起线粒体氧化还原状态向氧化态转化。因此线粒体炫是单个线粒体水平的电化学兴奋信号。同时，因为线粒体炫发生过程中伴随着膜电位的瞬时下降和超氧阴离子的瞬时暴发，线粒体炫的发生也是一个耗能过程。

线粒体炫信号广泛存在于大多数的细胞类型，包括多种肿瘤细胞系

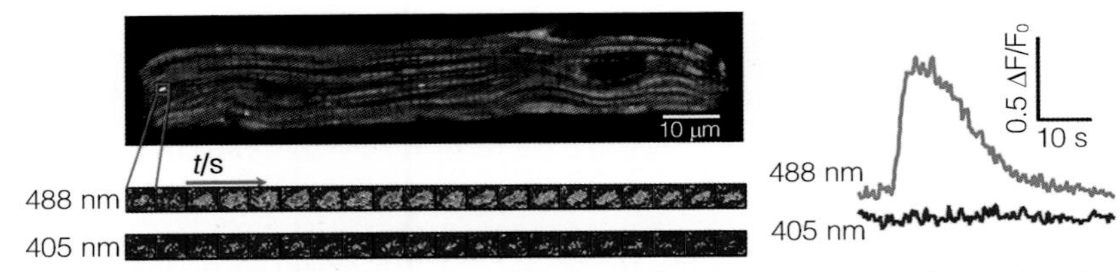

注：典型的线粒体炫平均幅度（以cpYFP的荧光强度 $\Delta F/F_0$表示）约为0.5，信号强度大约3.5 s达到峰值，约10 s后降低到峰值的一半。

图2-1-11　大鼠心肌细胞的线粒体炫

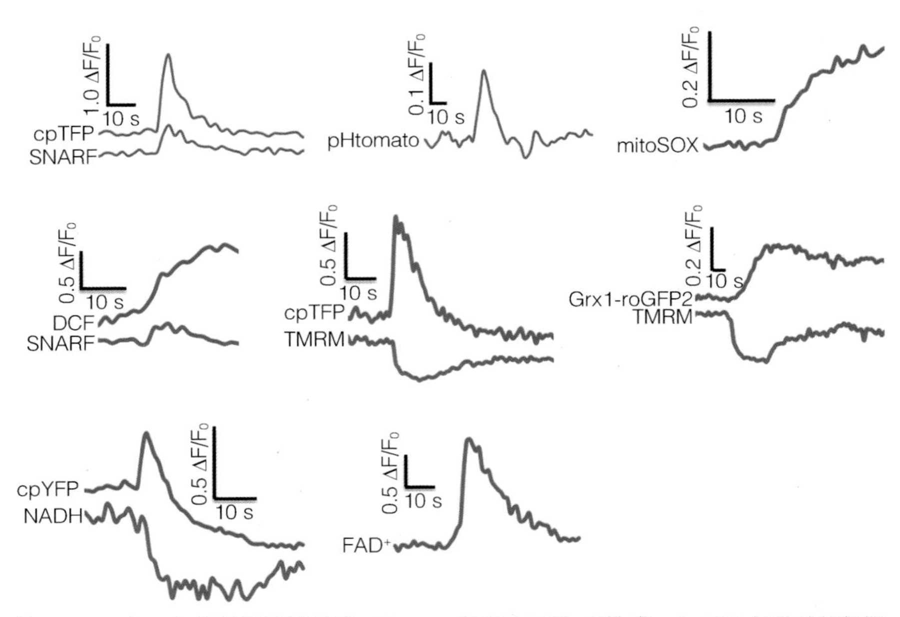

注：cpYFP对pH和超氧阴离子敏感，pHtomato和SNARF对pH敏感，mitoSOX主要对超氧阴离子敏感，DCF检测ROS总量，TMRM检测线粒体膜电势，Grx1-roGFP2检测氧化还原状态，NADH和FAD^+具有自发荧光。

图2-1-12　线粒体炫的多重信号

和原代培养的细胞，如哺乳动物心肌细胞、骨骼肌纤维、神经元、神经胶质细胞、成纤维细胞、软骨细胞、上皮细胞。线粒体炫信号具有高度保守性，从哺乳动物到斑马鱼、秀丽隐杆线虫，都具有类似的线粒体炫信号。线粒体炫在多种试验系统中被检测到，从分离的单个线粒体，到培养的细胞，再到离体跳动的心脏，甚至到活体动物（图2-1-13），表明线粒体炫是一

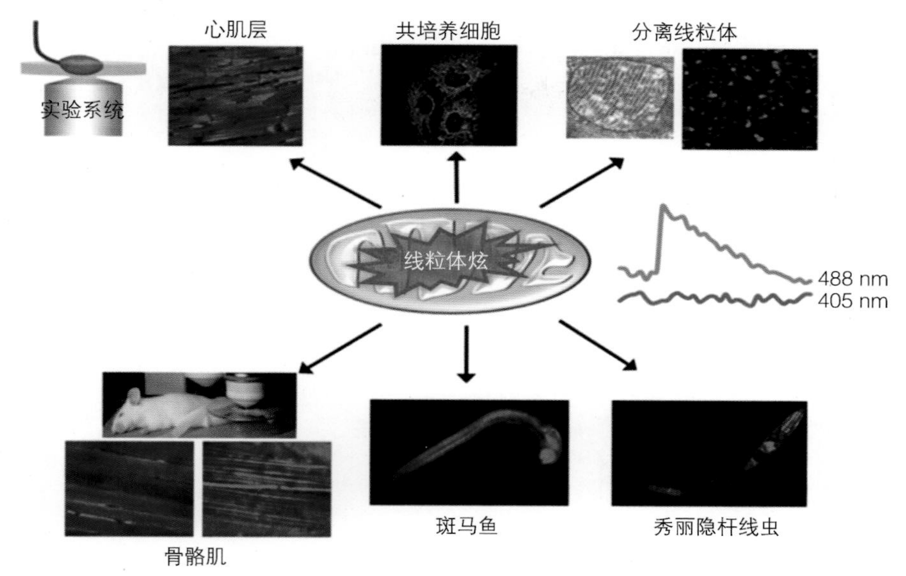

注：线粒体炫广泛存在于多种组织和细胞，甚至存在于分离的线粒体中；从秀丽隐杆线虫、斑马鱼到哺乳动物都存在线粒体炫。

图 2-1-13 线粒体炫的广泛性和保守性

种生理信号。因此线粒体炫是一种基本的线粒体内在功能信号。

线粒体炫为线粒体功能、机制研究补充了新的视角和方法。关于线粒体炫的研究催生了“线粒体炫学”这一全新的研究领域，引领了线粒体研究的新方向。

二、线粒体炫与线粒体呼吸链的关系

通过呼吸链的氧化磷酸化产生ATP是线粒体的基本功能。研究发现，线粒体炫作为一种新发现的线粒体内在功能信号，它的产生与线粒体的呼吸功能密切相关。在培养的细胞中，缺氧、线粒体呼吸链抑制剂、线粒体呼吸解偶联剂均能抑制线粒体炫的发生。在秀丽隐杆线虫中，呼吸链复合物亚基缺陷的多个突变体中的线粒体炫活性也被明显抑制。程和平院士团队利用分离的线粒体系统，通过给予不同的呼吸底物，并结合线粒体呼吸链的多种抑制剂，分析了线粒体炫产生与呼吸链的关系（图2-1-14）。发现无论是给予复合物Ⅰ、Ⅱ，还是复合物Ⅳ的底物，线粒体炫信号都能有效产生，而各复合物抑制剂对线粒体炫活性的影响则依赖于它

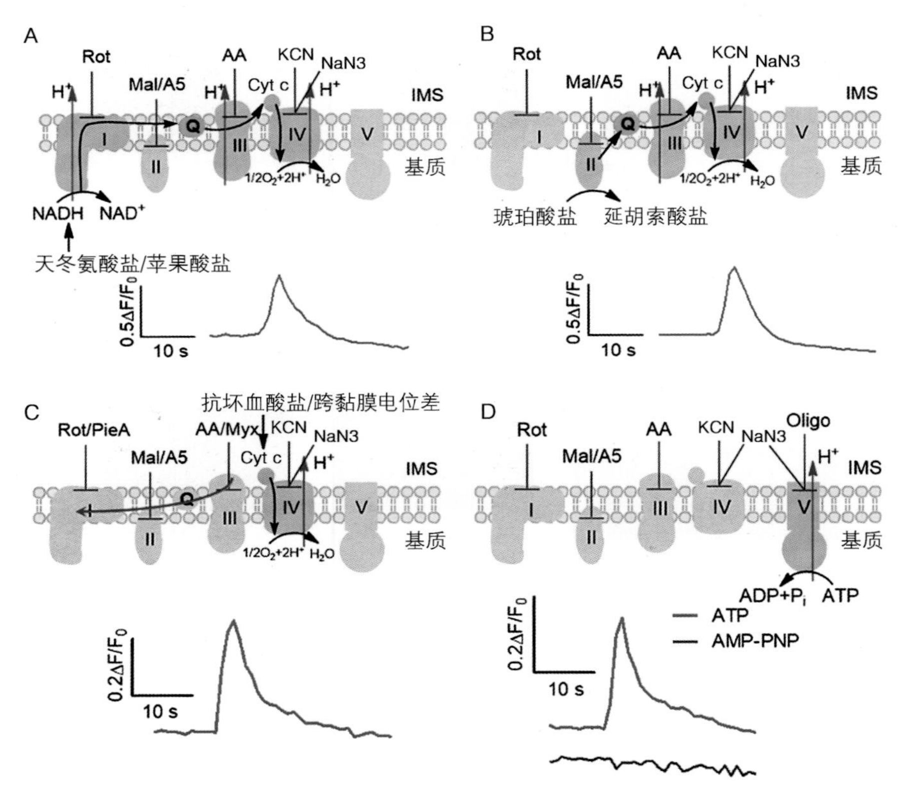

注：分离的线粒体在复合物Ⅰ底物（A）、复合物Ⅱ底物（B）、复合物Ⅳ底物（C）或复合物Ⅴ底物（D）支持建立质子化学势的条件下，线粒体炫信号都能产生。

图 2-1-14　线粒体炫的产生依赖于线粒体跨膜质子化学势的建立

对电子正向传递和反向传递的抑制作用。具体而言，在复合物Ⅰ底物所支持的线粒体呼吸条件下，复合物Ⅰ、Ⅲ、Ⅳ的抑制剂因为抑制了电子的正向传递和质子化学势的建立而抑制了线粒体炫的产生，而复合物Ⅱ的抑制剂因不影响电子传递而不改变线粒体炫活性；在复合物Ⅱ底物所支持的线粒体呼吸条件下，复合物Ⅱ、Ⅲ、Ⅳ的抑制剂因抑制了电子的正向传递和质子化学势的建立而抑制了线粒体炫的产生，而复合物Ⅰ的抑制剂因对电子传递作用不大而对线粒体炫活性没有影响；在复合物Ⅳ底物所支持的线粒体呼吸条件下，复合物Ⅳ的抑制剂因为抑制了电子的正向传递和质子化学势的建立而抑制了线粒体炫的产生，而复合物Ⅰ、Ⅱ、Ⅲ的抑制剂因为抑制了电子的反向传递从而增加了质子化学势，加强了线粒体炫的产生。这些试验结果表明，线粒体炫的产生依赖于线粒体质子化学势的建立，并且它的活性参与质子化学势的平衡调控。更为有力的证据是，即使在只有ATP存在的条件下，ATPase能够通过水解ATP将质子泵到内外膜间隙，从而建立线粒体质子化学势，此时，线粒体炫信号也能够产生。此时复合物Ⅴ的抑制剂因为能够抑制质子化学势的建立而抑制了线粒体炫，而复合物Ⅰ～Ⅳ的抑制剂因子对质子化学势没有影响而不改变线粒体炫活性。值得注意的是，在ATPase水解ATP条件下所产生的线粒体炫不含有ROS成分，这和此种条件下没有电子传递因而没有电子漏相一致；而在复合物Ⅰ～Ⅳ底物条件下，因为存在电子传递，所产生的线粒体炫则含有ROS成分。因此，线粒体炫发生的基本条件是线粒体跨膜质子化学势梯度的建立，而且在不同条件下所产生的线粒体炫信号成分会不同。

三、线粒体炫解码骨骼肌能量代谢

线粒体炫是一种量子化的线粒体生理信号，它的发生伴随着线粒体膜电位的瞬时下降和ROS的暴发式产生，是一个耗能过程，它的产生与线粒体呼吸密切相关，这些特征都暗示线粒体炫可能参与调控细胞的能量代谢。

骨骼肌是哺乳动物体内最大的代谢器官，负责全身70%～90%的葡萄糖摄取。这一过程受到胰岛素信号转导通路的调控，胰岛素信号通路不仅能够促进细胞葡萄糖摄取，而且直接参与调控线粒体代谢酶类的活性，影响线粒体的代谢。而胰岛素信号转导紊乱将导致胰岛素抵抗，最终引发2型糖尿病。为了探讨线粒体炫信号在细胞能量代谢中的可能作用，程和平院士团队通过活体动物激光共聚焦显微成像技术（图2-1-15A），实现了在小鼠体骨骼肌中线粒体炫信号的实时、长时程检测。在骨骼肌中，观察到了空间上三种形态的线粒体炫信号：局限于单个线粒体水平的线粒体炫事件，位于同一条Z线两侧线粒体的线状线粒体炫事件，横跨多个肌小节的网状线粒体炫事件（图2-1-15B）。这种大范围内同步发放的线状或网状线粒体炫表明这些发生线粒体炫的线粒体是功能上同步化的网状结构。与此相一致，电子显微镜成像结果提示，骨骼肌系统中看似独立的肌原纤维间的线粒体之间实际存在着物理连接。因此，线粒体炫作为一种新形式的线粒体功能信号，能够从功能角度指示线粒体的结构网络。

利用所建立的骨骼肌线粒体炫信号的在体成像技术，程和平院士团队检测了线粒体炫信号在骨骼肌代谢刺激前后的活性变化。给小鼠腹腔注射葡萄糖或者胰岛素来刺激骨骼肌的葡萄糖摄取，发现无论是注射葡萄糖还是胰岛素，伴随着骨骼肌葡萄糖代谢的增强，线粒体炫频率都显著升高（图 2-1-15C），而线粒体炫的动力学参数没有明显变化，表明线粒体炫以调频方式解码细胞代谢。

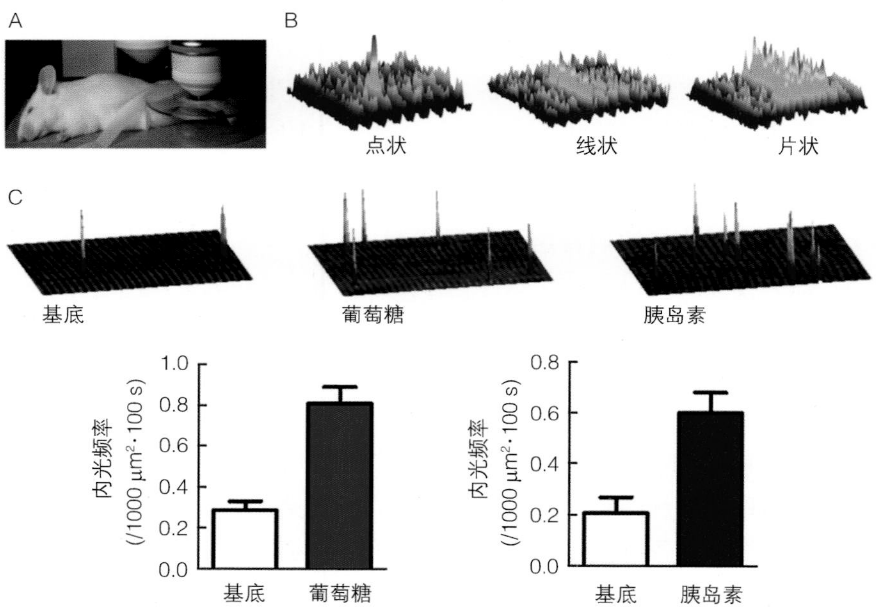

注：A. 骨骼肌在体成像系统；B. 骨骼肌中线粒体炫所指示的线粒体功能网络；C. 刺激骨骼肌代谢，线粒体炫频率增加。

图 2-1-15　线粒体炫解码骨骼肌能量代谢

四、线粒体炫调控心脏 ATP 稳态平衡

线粒体是维持心脏功能必不可少的“能量工厂”。每个心肌细胞大约含有 6 000 个线粒体，约占整个细胞体积的 40%。成年人的心肌细胞线粒体每天产生大约 6 kg ATP，用于维持心脏的全身泵血功能，ATP 稳态是维持正常机体生理功能的重要保障。需要注意的是，在不同的工作负荷条件下，心脏对 ATP 的消耗可有高达 10 倍的变化，但心脏中的 ATP 稳态

水平却保持不变。遗憾的是，心脏如何维持ATP稳态这一基本的生物学问题虽然已经被提出近50年，但还没有明确的答案。线粒体炫作为含有多层面信号的线粒体基本信号事件，其活性与细胞代谢密切相关，因此本节作者研究了线粒体炫在心肌细胞能量代谢，特别是心肌细胞ATP稳态调控中的功能及作用机制。

通过对分离的心脏线粒体进行研究发现，线粒体炫频率与线粒体的ATP合成速率呈负相关，表明线粒体炫作为一种耗能信号能够直接负向调控ATP的合成。接下来，进一步利用培养的心肌细胞系，给予细胞不同浓度的多种代谢底物刺激（葡萄糖、脂肪酸、丙酮酸），发现这些代谢底物都能够呈浓度依赖性地增加线粒体炫频率。特别是高浓度丙酮酸（10 mmol/L）刺激后，与5.6 mmol/L葡萄糖组比较，线粒体炫的频率增加12倍。与培养的心肌细胞相一致，在心脏中我们同样发现10 mmol/L丙酮酸能够大幅度刺激线粒体炫频率的增加。此时，检测心肌细胞在丙酮酸刺激后线粒体代谢的变化，发现虽然NADH和$FADH_2$水平上升，线粒体的耗氧速率增加，但细胞的ATP水平却保持不变，提示线粒体炫作为ATP合成负向调控的耗能信号能够感受心肌细胞中ATP供给的变化，通过改变其频率来调控ATP的稳态。另一方面，利用电场刺激来改变心肌细胞的跳动频率，进而改变细胞的ATP消耗，发现线粒体炫的频率随着ATP消耗的增加而降低，而细胞中的ATP水平则保持不变，表明线粒体炫能够感受心肌细胞ATP需求的变化，并通过改变其发生频率来维持细胞ATP的稳态。这些研究结果表明，线粒体炫能够感受心脏中ATP合成与消耗的不平衡，并通过改变其频率来维持ATP的稳态水平（图2-1-16A）。重要的是，研究中进一步人为改变线粒体炫的频率，发现当线粒体炫的频率降低后，细胞中ATP的调定点水平（set-point）升高，反之亦然。两者呈现很好的线性负相关，进一步表明线粒体炫在心肌细胞ATP稳态调控中的作用（图2-1-16B）。研究结果揭示了一种全新的心肌细胞ATP稳态调控机制。

五、质子信号对线粒体炫的触发作用

线粒体炫能够敏感地感应细胞能量代谢的变化，尤其是快速感受心肌细胞ATP供给和消耗的不平衡，提示细胞中存在一种局部信号能够快速触发线粒体炫的产生。质子在线粒体ATP合成中发挥不可或缺的关键作用，因此，我们探讨了质子能否触发线粒体炫的产生。首先，利用运

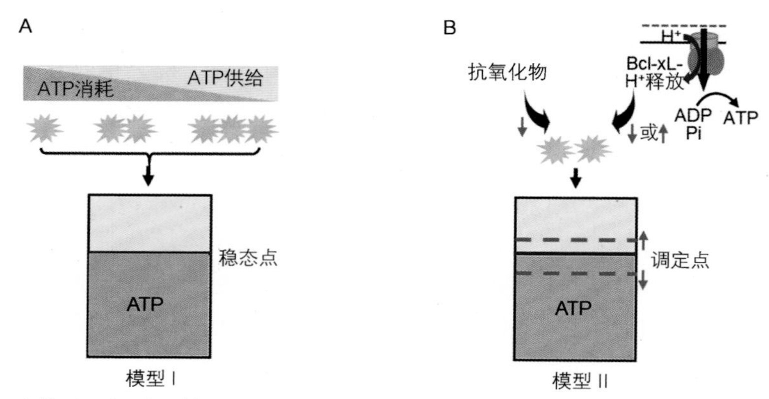

注：A. 在模型Ⅰ中，线粒体炫能够感受ATP供给和消耗的不平衡，并通过改变频率来维持ATP稳态水平；B. 模型Ⅱ中，在不影响ATP产生和消耗的条件下，升高或降低线粒体炫频率能够降低或升高ATP调定点。

图2-1-16　线粒体炫调控心肌细胞的ATP稳态

送质子的离子载体来增加线粒体的质子漏，而且不改变线粒体膜电位，研究发现在不影响ATP合成条件下，低浓度的离子载体能够呈浓度依赖性地增加线粒体炫频率，表明质子能够刺激线粒体炫的产生。进一步利用质子解笼锁技术，瞬时、局部增加线粒体基质内的质子浓度，发现基质内的瞬态质子能够在质子释放区域有效触发线粒体炫，确定了质子对线粒体炫的触发作用。数学模型模拟得出质子在线粒体基质内的平均寿命为1.42 ns，扩散距离是2.06 nm，因此触发线粒体炫的质子信号是基质内纳米空间的瞬态质子。而基质本底pH在一定范围（pH6.5 ～ pH8.0）内变化时，心肌细胞的线粒体炫频率几乎不变，甚至极端pH条件下（pH6.0），线粒体炫频率反而降低。那么生理条件下，来源于哪条途径的质子漏触发了线粒体炫？程和平院士团队进一步研究发现心肌细胞在ATP供给与消耗不平衡时，与ATP合成不偶联的质子漏随之发生变化，而且这种质子漏非UCP2所介导，而是受BCl-xL调控通过ATP合酶进入基质，这种ATP合酶所介导的质子漏参与触发了线粒体炫。因此，质子不仅是ATP合成的关键信号，而且与ATP合成不偶联的质子漏通过调控线粒体炫信号活性来维持心肌细胞的ATP稳态平衡。

六、小结

线粒体炫是量子化的线粒体内在信号，它高度保守并且广泛存在，是线粒体的基本功能信号。它是含有多重信号的复合事件，从能量代谢角度看也是瞬时的耗能事件。线粒体炫活性与细胞的能量代谢紧密关联，它不仅以调频形式解码骨骼肌的能量代谢，还调控心肌细胞中ATP的稳态平衡。更为有趣的是，线粒体炫的产生依赖于线粒体内膜跨膜质子化学势的建立，而且与ATP合成不偶联的局部质子漏触发了线粒体炫。在效应机制方面，线粒体炫作为一种瞬时的耗能事件，能直接负向调控ATP的合成；线粒体炫还可能通过调控蛋白质的翻译后修饰来激活下游的效应分子，引起更显著的长时程抑制效应。作为含有多重信号的复合信号，线粒体炫的ROS信号既能引发线粒体内蛋白质的氧化还原等翻译后修饰，又可以扩散到线粒体外引发胞质内蛋白质的翻译后修饰，还可能进入细胞核，通过改变转录因子的活性来调控细胞的基因转录。由于自由质子的寿命是纳秒量级的，其扩散距离是纳米量级的，线粒体炫发生时基质的pH瞬时变化不可能直接引发长时程的效应，但不排除它通过改变线粒体蛋白质的翻译后修饰来发挥下游的长时程效应。因此，鉴定线粒体炫信号所介导的蛋白质翻译后修饰不仅有助于解析线粒体炫的功能机制，而且能够从新的视角探究线粒体的生物学功能。此外，由于线粒体在多种人类疾病（糖尿病、心脏病、阿尔茨海默病等）发生中发挥重要作用，研究线粒体炫这一新形式的线粒体功能信号在这些疾病中的变化与机制将为这类疾病的预防和治疗提供新思路和新策略。

（王显花）

第五节 ATP光子——细胞超高效利用能量的认知转折

生命体需要不断从外界获取能量、合成物质以维持生命活动。生命体内存在两种重要的合成反应：一种是植物、微生物所特有的光合作用，另一种是生命中普遍存在的由ATP驱动的生物合成。光合作用通过光量子能量转移可实现高效的光子捕获，其能量利用效率高达95%。通常认为：生物合成反应与ATP的水解反应能发生耦合作用，属于一种热驱动的化学合成过程，所以即使ATP能量释放过程中产生了光子，也只是新陈代谢的副产品，不会直接参与生化反应。然而，如果考虑热力学定律的限制，这将导致一个令人难以接受的结论——ATP依赖的生物合成的能量利用率应该远低于光合作用的效率。假设该观点不成立，就意味着ATP驱动的生物合成可能存在着类似光合作用的量子高效机制。

如果能证实生命是以光子的形式利用能量，将不仅为揭开生命之谜提供新视角，也将为生物化学、生物物理学、脑科学研究提供新思路，为生物能源的高效利用开辟新方向。

一、ATP光子

一般认为，光的生物效应主要是通过热驱动实现的。例如，生物体吸收特定频率的光后，其受激的生物分子可将捕获的光能转变成自身的振动能、转动能，或者通过多次碰撞转变为邻近分子的动能，使被照射生物体的温度升高来驱动生物过程。然而，传统的热驱动理论无法解释以下问题：生命的能量利用效率为什么如此之高？生化反应为什么能够在体温下进行（而不是60℃以上）？为什么反应在细胞内比试管中更加精准而高效？因此，有必要重新考察生化反应中ATP能量释放和利用方式的问题——是以热能的形式，还是以光子的形式？

面对这样一个重大科学问题，机制研究的关键是揭示在生物反应中内源性光子（在没有任何外部刺激物的生物过程中产生的光子）的来源和作用。试验方面的关键是解决如何在超弱光强、超高生理溶液噪声条件下进行生物光子检测。以往研究虽然提出了特定频率的光子可以发挥重要生理功能的理论假说，但还缺乏试验依据，尤其是内源性生物光子方面的证据。这方面研究对试验条件和技术的苛刻要求也在一定程度上限制了该领域的进展。

ATP水解可以产生内源性生物光子，并通过共振直接驱动DNA的合成。这一过程不同于通过磷酸键断裂产生热能驱动的生化反应，是一个光量子共振过程。这个理论最近得到了初步试验验证：细胞内存在量子能量源——ATP的水解可释放特定频率的生物光子，并共振驱动生化反应、生物过程（图2-1-17），即不是热能驱动反应，而是多光子的量子过程。

脱氧三磷酸核苷酸（deoxynucleotide triphosphate，dNTP）采用与ATP相同的方式释放能量（细胞中线粒体生产ATP）。dNTP的水解可以释放特定频率的光子（$h\nu$）。在DNA复制过程中，该光子能够被脱氧单磷酸核苷酸（deoxynucleotide monophosphate，dNMP）的P–O键共振吸收，并形

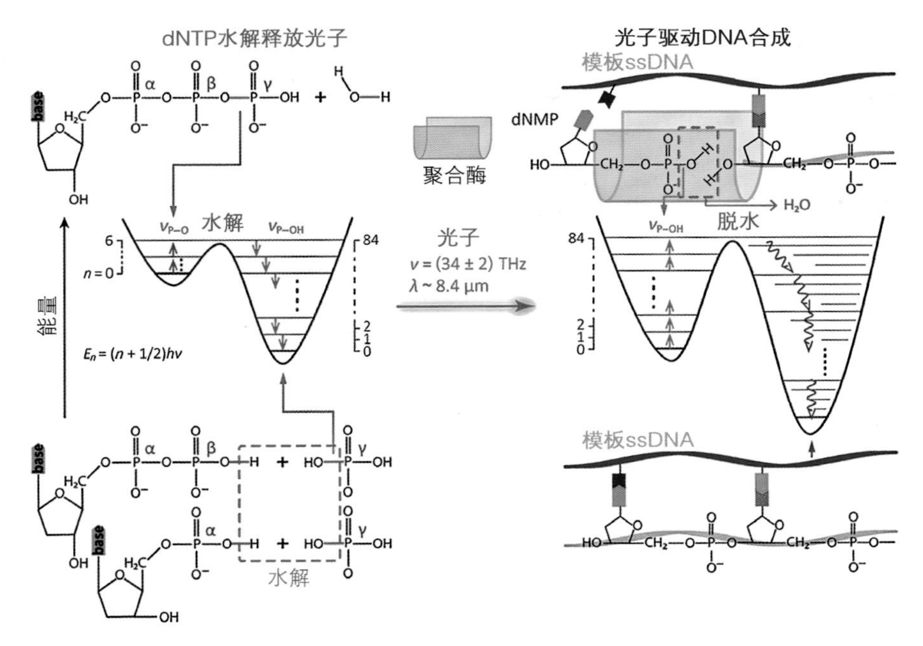

图 2-1-17 脱氧三磷酸核苷酸（dNTP）释放光子共振驱动DNA复制

成共振累积效应，从而高效率地驱动DNA的扩增反应。聚合酶的活性中心（U形结构）为量子光子化学合成提供了一个合适的限域空间，使反应分子活性基团的前沿轨道对称匹配、空间对齐，并有效延长化学键激发态的寿命，为高效率光子驱动提供必要条件；光子数目导致化学键的共振累积效应，实现了高效率多光子驱动反应。

众所周知，dNTP采用与ATP相同的方式存储、释放化学能量。同时，聚合酶链式反应（polymerase chain reaction，PCR）中的dNTP既是储能分子又是DNA复制的材料分子。因此，PCR为探索ATP的能量利用提供了一个成熟的体外试验模型。科研人员选择用金纳米粒子（gold nanoparticle，AuNP）增强的PCR试验（AuNP-enhanced PCR）作为研究体系，通过调控AuNP的浓度实现了试验理论和技术突破——提出AuNP可以形成光子共振微腔，调控AuNP浓度可以精确控制微腔的尺寸。当微腔尺寸等于光子半波长的数倍时，光子可以被束缚在共振腔内，从而有效降低光子的辐射耗散，提高光子在PCR过程中的利用率。更重要的是，PCR反应可以将模板DNA的分子数目放大约10^9倍，这就有望实现超弱光信号的高倍放大。因此，通过测定DNA产量，科研人员可以读出光子波长，实现超高溶液噪声条件下的超弱内源性生物光子信号的检测。试验结果显示：PCR效率、DNA产量都随AuNP浓度的增加而周期振荡，表明该过程不是简单的热化学反应，并且DNA复制过程与特定频率光子的波长密切相关。进一步分析试验现象，科研人员确定了该光子的频率为（34 ± 2）THz（即波长在8.4 μm附近）。

这些试验现象说明：ATP可以通过释放特定频率的光子来共振驱动生物合成。需要指出的是，除光子频率以外，此共振量子驱动过程还依赖于光子数目、DNA聚合酶等要素，这些条件不同于传统光化学。

二、细胞量子态和离子通道量子态

内源性生物光子和细胞的特定结构、特定边界条件可以有效抑制热扰动，维持细胞量子态。生物光子可与神经细胞进行共振相干量子耦合，可以形成神经元量子态（quantum neuron），从而进一步提高细胞内能量的利用率、选择性及特异性。基于量子物理学和神经生物学，科研人员进一步提出一种束缚在神经髓鞘中的细胞极化子（cell polariton）。神经髓鞘中的极化子，即神经元极化子（neuron polariton），可以在生理条件下束缚在神经髓鞘内（图2-1-18）。神经元极化子的形成受益于髓鞘的特殊

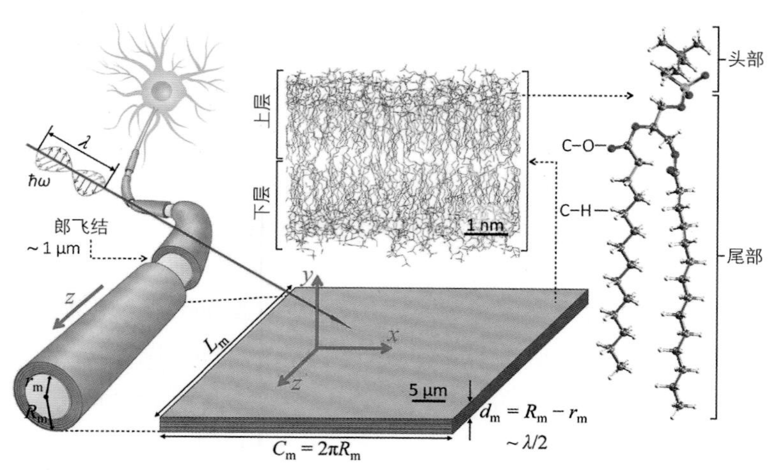

注：束缚在神经髓鞘中的神经元极化子：髓鞘（紫色的管）围绕神经轴突（橙色的圆柱体），由中红外光子（红色箭头）以特定的频率刺激。中间是圆柱结构的展开，右侧是磷脂分子的结构。

图2-1-18　细胞量子态

性质，包括其高致密性、有序性、极性薄膜结构等以及中红外光子与髓鞘磷脂分子的共振相干耦合。神经元极化子可进一步扩展到所有的细胞，即为细胞量子态。

细胞量子态的存在为生命的超低能耗、超高效、超高特异性的化学反应提供了一种实现方式。如受电鳗放电现象的启发，科研人员进一步建立了离子通道的量子态模型：当离子受限于距其两倍德拜长度以内的通道结构中时，通道内表面所带的负电荷使带有正电荷的金属离子产生等效库伦吸引，从而实现超低阻尼输运行为——量子限域离子超流（quantum-confined ion superfluidity）。通道内离子的一维集体振荡可发射和接收特定频率的电磁波，导致多离子通道的相干耦合，最后形成一种生物离子通道宏观量子态（macroscopic quantum state of ion channels，图2-1-19），ATP光子为维持该量子态提供了条件。离子通道量子态具有特定的本征频率。因此，特定频率的中远红外光可以共振调控通道离子流速，例如：53.7 THz的光刺激可以增强钾离子通道的离子电流。生物量子态（包括神经元量子态、生物离子通道量子态）的发现，进一步推动了在细胞水平、量子物理角度对神经系统信息处理的新理解，有望开启脑科学研究

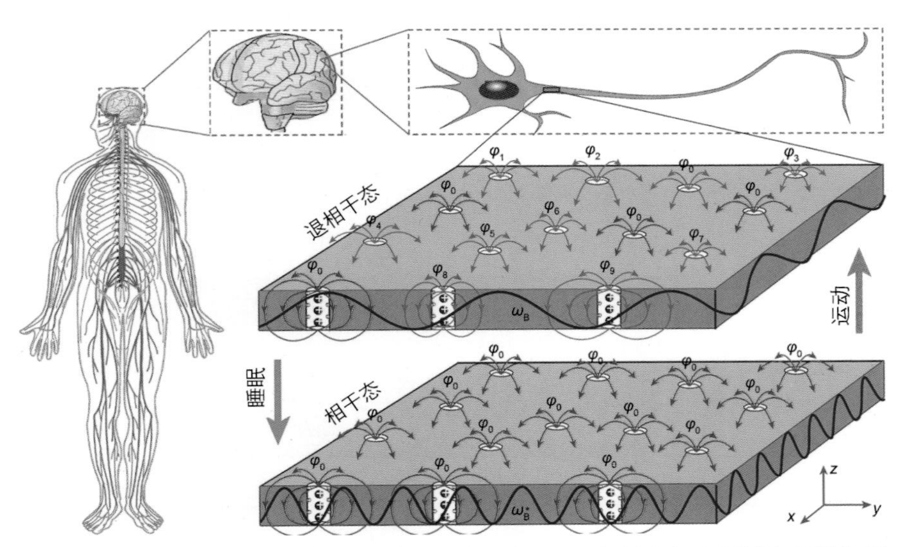

注：通道内离子的一维集体振荡可发射和接收特定频率的电磁波，导致离子通道的相干耦合，最后形成一种生物离子通道宏观量子态。ATP光子为维持该量子态提供了条件。

图2-1-19　离子通道宏观量子态

的新思路。

三、光量子合成

体内生物化学反应温度一般低于体外反应，其物理、化学机制仍然是一个挑战。ATP释放光子以量子方式共振驱动DNA复制，受该研究启发，科研人员提出了一种由多个中远红外太赫兹光子驱动的量子化化学反应（quantized chemical reaction）（图2-1-20）。生物酶对反应物分子的空间限制效应有效延长了特定化学键振动激发态的寿命，为该化学键共振吸收多个光子提供了基础。虽然每个中远红外光子的能量明显低于化学键的能量，但是共振吸收多个光子可以打断空间受限分子上的指定化学键。与传统的热化学和光化学不同，量子化化学反应具有很高的能量效率和极高的选择性。多光子共振驱动的量子化化学反应的发现，推动了对生命高效、低耗能量利用方式的理解，并且有望在未来化工产业中被广泛应用。

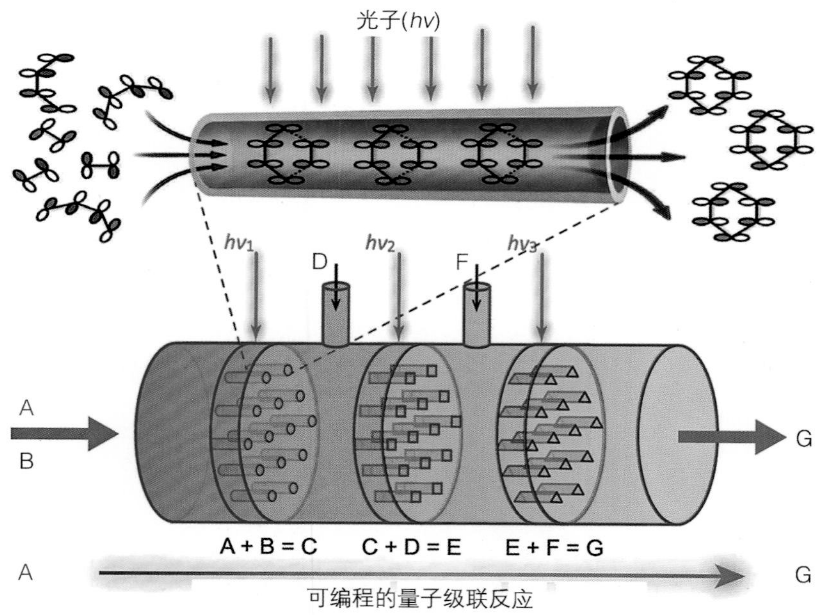

注：上图，由多个光子（红色箭头）共振驱动的空间受限反应；下图，由多个太赫兹光子按预定顺序驱动的量子化多步合成（级联反应）。

图2-1-20　多个中远红外光子共振驱动的量子化化学反应的示意图

2021年4月，上海交通大学携手*Science*杂志发布的“新125个科学问题”，提出系列未解难题——我们如何突破当前的能量转换效率极限？是什么驱动生命系统的复制？可以人工合成细胞吗？生命系统已经进化出高效、特异性的反应体系，当前的科学研究结果已经初步揭示了其物理化学机制。该发现将为未来生物化学、生物物理学、脑科学研究以及生物能源高效利用提供新视角并开辟新路径，将极大促进量子生物化学、量子高效化学反应学科的发展，并有望在生物量子物理科学、量子生命科学等领域产生深远影响。

（宋　波）

第六节　ATP与无膜细胞器的“液-液相分离”——破解ATP的浓度之谜

一、细胞内的相分离

相分离这个词是工程学、化学、物理学中的基本概念，只要两种液体间有使它们分离的力，就会发生相分离，而最近的研究显示细胞内也存在大量的相分离结构，又称为无膜细胞器（membraneless organelles）或者生物大分子相变（简称“相变”，phase transition/separation），是近来生物化学及细胞生物学一个新兴的研究领域。事实上，相分离描述的就是细胞里某些特定分子通过“相变”聚集在一起形成的尺寸在微米级别的一种结构，并且这些细胞结构呈现液态性质，所以也被称为液滴（liquid droplet）或者是液态凝聚体（liquid condensates）（图2-1-21）。

细胞是生命结构和功能的基本单位，细胞内部又被分隔成不同的小亚区，以促进各种组分在正确的时间及空间上聚集执行相应的功能。除了典型的有膜包裹的细胞器如线粒体、溶酶体和细胞核外，还有许多无膜包裹的细胞器，仍然保持一致的结构，分隔和集中特定的分子组分，例如细胞核里的核仁、卡哈尔体（Cajal body）和核小点（nuclear speckles）以及胞质里的应激颗粒（stress granule）和P颗粒（P granule）等。这些无膜细胞器就是典型的相分离结构，它们通常是圆的并呈现出液态的性质，当一滴与另一滴发生相互接触时会融合成一个更大的球状液滴，通常我们把这一行为叫做融合（fusion）。此外，当它们与核

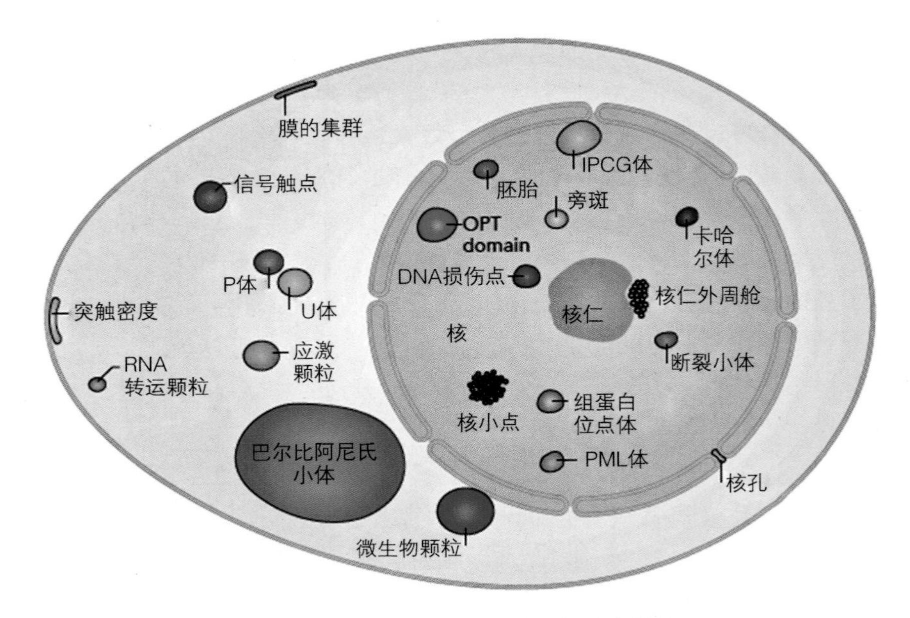

图 2-1-21　细胞内生物大分子相分离结构

膜或细胞膜表面接触时，会表现出明显的“润湿”（wetting）行为，就像雨水打落在车窗上。

相分离可以说为研究生物分子“高维”结构和细胞生物学提供了一个新的视野，它所在的微米级别尺度在蛋白质和核酸分子之上，选择性地富集特殊分子组分组成一定的结构，创造了一个相对独立的空间域。① 相分离可以在局部浓缩形成高浓度蛋白，加速生化反应，从而激活相关信号的转导及细胞骨架的形成。② 相分离形成的这一独立空间也可以充当一种物理屏障，将蛋白与底物隔离开，从而抑制胞内生化反应的发生。③ 相分离可以起到缓冲细胞内蛋白浓度的作用，蛋白浓度高时以液滴形式储存，在细胞需要时又释放出来。此外，相变发生的过程十分迅速，这为解释细胞中一些骤变的现象和微小变化的感知提供了新的角度。④ 相分离可以感知环境的变化，并对环境的变化做出快速响应。这种响应比通过细胞内的转录及翻译过程更加快速。目前的一些研究已经证明，相分离可以敏锐地感知各种信号，例如外源DNA的释放、细胞因子的刺激、蛋白修饰及RNA修饰的改变以及物理温度变化和pH变化等。

二、相分离与疾病

毋庸置疑，细胞内的相分离需要严格精确的调控，以确保相变在正确的时间及正确的地点发生。已有相关的研究提示，相分离失调是一些疾病发生的主要原因，相分离领域的科研人员也希望相变可以为相关疾病提供重要的理论支持及全新的治疗策略。

这方面研究目前主要集中在神经退行性疾病领域。相分离不仅能形成液滴状的结构，还能继续转变为胶状物的形式。凝胶状态的相分离经常不可逆转，这也为解释阿尔茨海默病等疾病在体内有淀粉样蛋白聚集的形成，提供了全新的思路。已有研究表明一些蛋白如FUS突变会加快这种相变向凝胶状态转化的过程。此外，在衰老的过程中，能量平衡被打破或者细胞自噬的失稳都会加速相分离向凝胶状态转变，最终成为病理性的斑块而导致神经退行性疾病的发生。

相较于神经退行性疾病，其他疾病和“生物大分子液液相分离”的研究相对较少，在可预见的将来，相分离相关的疾病研究工作将从神经退行性疾病领域扩展到癌症、免疫等诸多方面。例如，根据现阶段的研究进展来看，异常的相分离在癌症中广泛分布，以至于癌症的发生、转移及耐药过程中相分离都未曾缺席，这为进一步理解癌症的致病机制提供了新的视野和角度，也为全新的治疗策略提供了可能。

三、ATP与相分离

ATP是生命活动的直接能量来源，前文已经做过充分的描述。但在提供能量之外，ATP仍有其他非常重要的调控功能。最近有研究显示，ATP能调控细胞内异常的相分离聚集，从而充当正常生理功能的“润滑剂”，并确保生物体内各项生命活动的正常运转。

（一）ATP的双亲性

ATP的全称是腺嘌呤核苷三磷酸，简称三磷酸腺苷，如图2-1-22所示，它是由左边的腺嘌呤（棕色）及右边的核糖和三磷酸基团（蓝色）组成。腺嘌呤是典型的芳香环体系，具有疏水的理化性质，而核糖带有亲水的羟基，磷酸根离子也易溶于水，这些特征表明ATP是典型的双亲性分子。这类分子与经典的表面活性剂不同，其不含较长的疏水链，不会在水溶液中自我组装形成胶束，但可以在高浓度下破坏聚集体的形成，所以也

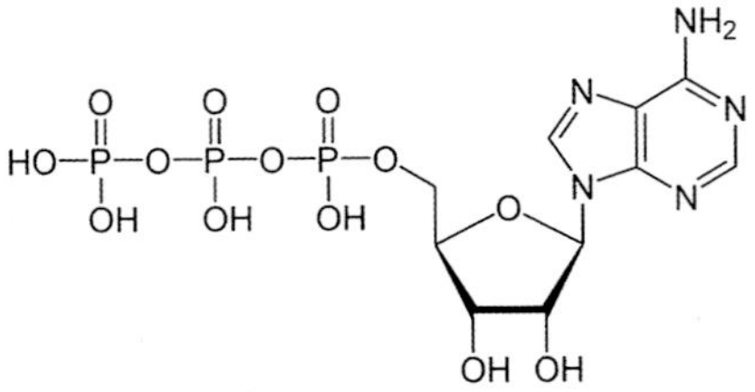

图 2-1-22　ATP 分子结构

被称为水溶助剂。

（二）ATP 浓度悖论

长期以来，细胞内高浓度的 ATP 一直是个未解之谜。因为 ATP 依赖酶在微摩尔浓度的 ATP 条件下便可驱动酶促反应，但细胞质内 ATP 浓度却高达 5 mmol/L。为什么细胞会投入如此多的能量来合成过剩的 ATP？一种解释是 ATP 和 ADP 之间的自由能差是驱动 ATP 依赖性反应所必需的，ATP 浓度比 ADP 高约 50 倍是细胞内同时发生多种代谢反应的必要条件。相分离概念的引入为提供了另一种可能的解释，细胞质是极其黏稠的生物大分子溶液，其蛋白浓度超过 100 mg/ml，如此高浓度的蛋白极易发生聚集。ATP 的双亲性特质可能有助于蛋白的溶解，抑制不正常相变的发生，从而阻止病理性聚集，要行使类似的水助溶剂功能，ATP 浓度必须提升至毫摩尔级别。

（三）毫摩尔浓度的 ATP 调控相分离

生物大分子通过液液相分离所形成的区室间隔呈液态性质，具有分子移动迅速、易发生物质交换的特征，从而保证相互聚集的生物大分子可以受外界条件影响而进出区室甚至导致区室的快速拆解，以便发生化学反应。许多生物隔室的液体性质的维持都依赖于 ATP。核仁是 RNA/ 蛋白质通过相分离形成的无膜细胞器。动态的、代谢活跃的核仁表现出球形液体样形式。而 ATP 的耗竭导致核仁表观黏度增加约 10 倍，严重干扰其分子周转和流动性。应激颗粒是翻译起始受限时形成的 mRNA 蛋白颗粒，与各种神经退行性疾病的病理颗粒有关。ATP 依赖性解旋酶是保守的应激颗粒组分，在应激恢复过程中，各种 ATP 酶将导致应激颗粒组分消散和持续解体，使翻译恢复。FUS、hnRNPA3 等内在无序蛋白可通过相分离形成液体隔室，参与转录、RNA 生物合成等正常生理过程。而其相分离的失调将导致液体隔室向凝胶状态转变，最终成为病理性蛋白聚集体而导致神经退行性疾病的发生。来自德国马克斯–普朗克研究所和美国芝加哥大学的科学家于2017年发现生理浓度的ATP（5 ～ 10 mmol/L）既能防止这些蛋白质聚集体的形成，又能溶解先前形成的蛋白质聚集体（图2–1–23）。因此，除了作为生物反应的能量来源（微摩尔浓度足够）外，毫摩尔浓度的ATP可能起到保持蛋白质可溶的作用。这可以部分解释为什么ATP在细胞中保持如此高的浓度。

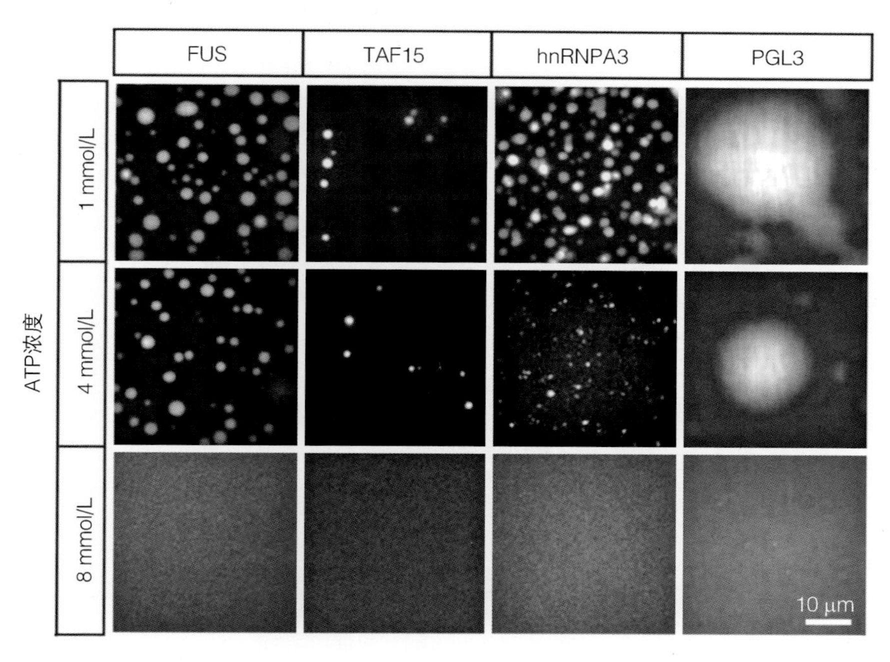

图2–1–23　ATP抑制FUS/TAF15/hnRNPA3/PGL3的相分离

（四）鸡蛋试验

除了有助溶作用，ATP还会让蛋白变得更加稳定（图2–1–24、图2–1–25）。德国马克斯–普朗克研究所的研究者设计了一个非常有意思的试验：取生鸡蛋白，在60℃的水浴中放置，向体系中分别加入两性（兼具亲水性和疏水性）小分子二甲苯磺酸钠（sodiumxylene sulfonate，NaXS）、NaCl、APPCP–Mg、ATP–Mg，发现前两组蛋白在30 min内就凝固了，而后两组没有一点凝固的迹象。

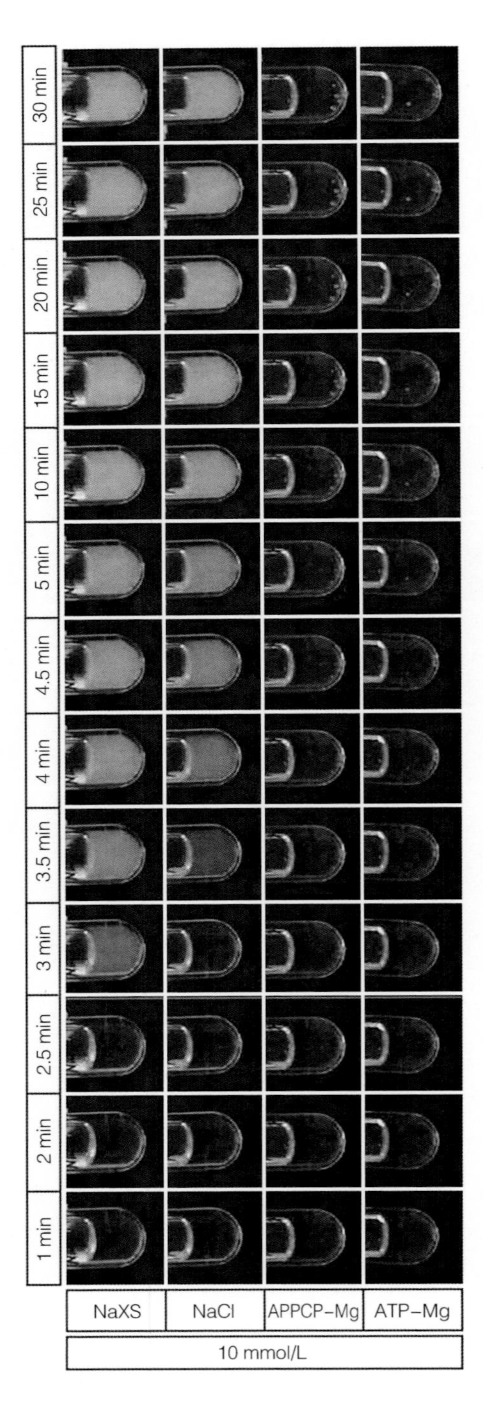

图 2-1-24　ATP 抑制生蛋白热变性

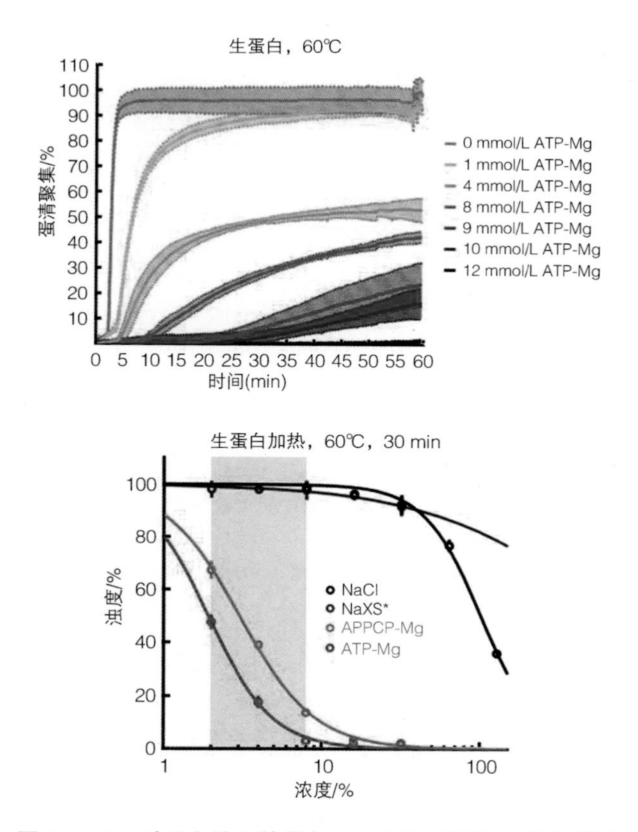

图 2-1-25 对以上结果的量化——ATP 可以阻止蛋白凝固

四、讨论

ATP作为生命体代谢活动的能量来源，在毫摩尔浓度下参与了细胞质中的生物大分子的相分离，调控凝聚物的动力学。一方面，ATP在不同蛋白质发挥正常的生理功能，在调控凝聚物的动力学过程中发挥重要作用。另一方面，ATP对于防止病理聚集体的形成也至关重要。随着年龄增长，衰老导致作为生命体“能量工厂”的线粒体损伤，ATP水平显著下降，细胞内一些病理性的蛋白凝聚物随之产生，尤其常见于多种神经退行性疾病，因此若将ATP作为突破口，恢复细胞内ATP水平可能是治疗该类疾病的全新策略。

（朱光亚）

参考文献

[1] Vafai S B, Mootha V K. Mitochondrial disorders as windows into an ancient organelle[J]. Nature, 2012, 491(7424): 374–383.

[2] Sugiura A, Mattie S, Prudent J, et al. Newly born peroxisomes are a hybrid of mitochondrial and ER-derived pre-peroxisomes[J]. Nature, 2017, 542(7640): 251–254.

[3] Gray M W. Mitochondrial evolution[J]. Cold Spring Harbor Perspectives in Biology, 2012, 4(9)：10.

[4] Lyons T W, Reinhard C T, Planavsky N J. The rise of oxygen in Earth's early ocean and atmosphere[J]. Nature, 2014, 506(7488): 307–315.

[5] Roger A J, Muñoz-Gómez S A, Kamikawa R. The origin and diversification of mitochondria[J]. Current Biology, 2017, 27(21): R1177–R1192.

[6] Lang B F, Gray M W, Burger G. Mitochondrial genome evolution and the origin of eukaryotes[J]. Annual Review of Genetics, 1999, 33: 351–397.

[7] Barranco C. A role for mitochondrial DNA in cellular proteostasis[J]. Nature Reviews Genetics, 2021, 22(11): 690.

[8] Wallace D C. Mitochondrial genetic medicine[J]. Nature Genetics, 2018, 50(12): 1642–1649.

[9] Heine K B, Hood W R. Mitochondrial behaviour, morphology, and animal performance[J]. Biological reviews of the Cambridge Philosophical Society, 2020, 95(3): 730–737.

[10] Alfarouk K O, Alhoufie S T S, Hifny A, et al. Of mitochondrion and COVID–19[J]. Journal of Enzyme Inhibition and Medicinal Chemistry, 2021, 36(1): 1258–1267.

[11] Nunnari J, Suomalainen A. Mitochondria: in sickness and in health[J]. Cell, 2012, 148(6): 1145–1159.

[12] Ohsawa I, Ishikawa M, Takahashi K, et al. Hydrogen acts as a therapeutic antioxidant by selectively reducing cytotoxic oxygen radicals[J]. Nature Medicine, 2007, 13(6): 688–694.

[13] Zhang M, Li Z, Gao D, et al. Hydrogen extends caenorhabditis elegans longevity by reducing reactive oxygen species[J]. PLoS One, 2020, 15(4)：540.

[14] Koch R E, Josefson C C, Hill G E. Mitochondrial function, ornamentation, and immunocompetence[J]. Biological Reviews of the Cambridge Philosophical Society, 2017, 92(3): 1459–1474.

[15] Chan D C. Mitochondrial dynamics and its involvement in disease[J]. Annual Review of Pathology, 2020, 15: 235–259.

[16] Jedynak-Slyvka M, Jabczynska A, Szczesny R J. Human mitochondrial RNA processing and modifications: Overview[J]. International Journal of Molecular Sciences, 2021, 22(15): 7999.

[17] Yan C, Duanmu X, Zeng L, et al. Mitochondrial DNA: distribution, mutations, and elimination[J]. Cells, 2019, 8(4): 379.

[18] Gustafsson C M, Falkenberg M, Larsson N G. Maintenance and expression of

mammalian mitochondrial DNA[J]. Annual Review of Biochemistry, 2016, 85: 133–160.
[19] Tigano M, Vargas D C, Tremblay-Belzile S, et al. Nuclear sensing of breaks in mitochondrial DNA enhances immune surveillance[J]. Nature, 2021, 591(7850): 477–481.
[20] Ashrafi G, Schwarz T L. The pathways of mitophagy for quality control and clearance of mitochondria[J]. Cell Death & Differentiation, 2013, 20(1): 31–42.
[21] Pickles S, Vigié P, Youle R J. Mitophagy and quality control mechanisms in mitochondrial maintenance[J]. Current Biology, 2018, 28(4): R170–R185.
[22] Wu X, Zheng Y, Liu M, et al. BNIP3L/NIX degradation leads to mitophagy deficiency in ischemic brains[J]. Autophagy, 2021, 17(8): 1934–1946.
[23] Panigrahi D P, Praharaj P P, Bhol C S, et al. The emerging, multifaceted role of mitophagy in cancer and cancer therapeutics[J]. Seminars in Cancer Biology, 2020, 66: 45–58.
[24] Zorov D B, Juhaszova M, Sollott S J. Mitochondrial reactive oxygen species (ROS) and ROS-induced ROS release[J]. Physiological Reviews, 2014, 94(3): 909–950.
[25] Yun J, Finkel T. Mitohormesis[J]. Cell Metabolism, 2014, 19(5): 757–766.
[26] Yang B, Chen Y, Shi J. Reactive oxygen species (ROS)-based nanomedicine[J]. Chemical Reviews, 2019, 119(8): 4881–4985.
[27] Fernández A, Ordóñez R, Reiter R J, et al. Melatonin and endoplasmic reticulum stress: relation to autophagy and apoptosis[J]. Journal Of Pineal Research, 2015, 59(3): 292–307.
[28] Lee H C, Wei Y H. Mitochondrial role in life and death of the cell[J]. Journal Of Biomedical Science, 2000, 7(1): 2–15.
[29] Matsuyama S, Reed J C. Mitochondria-dependent apoptosis and cellular pH regulation[J]. Cell Death And Differentiation, 2000, 7(12): 1155–1165.
[30] Kaelin W G, Jr., Mcknight S L. Influence of metabolism on epigenetics and disease[J]. Cell, 2013, 153(1): 56–69.
[31] Wang W, Gong G, Wang X, et al. Mitochondrial flash: integrative reactive oxygen species and pH signals in cell and organelle biology[J]. Antioxidants & Redox Signaling, 2016, 25(9): 534–549.
[32] Picca A, Mankowski R T, Burman J L, et al. Mitochondrial quality control mechanisms as molecular targets in cardiac ageing[J]. Nature Reviews Cardiology, 2018, 15(9): 543–554.
[33] Wang X, Zhang X, Wu D, et al. Mitochondrial flashes regulate ATP homeostasis in the heart[J]. Elife, 2017, 6:1–16.
[34] Zaffaroni R, Orth N, Ivanović-Burmazović I, et al. Hydrogenase mimics in M (12) L (24) nanospheres to control overpotential and activity in proton-reduction catalysis[J]. Angewandte Chemie-international Edition, 2020, 59(42): 18485–18489.
[35] Ageno M. Deoxyribonucleic acid code[J]. Nature, 1962, 195: 998–999.

[36] Gupta N, Malviya R. Understanding and advancement in gold nanoparticle targeted photothermal therapy of cancer[J]. Biochimica Et Biophysica Acta-reviews On Cancer, 2021, 1875(2):16–22.

[37] Mirek R, Opala A, Comaron P, et al. Neuromorphic Binarized Polariton Networks[J]. Nano Letters, 2021, 21(9): 3715–3720.

[38] Yang J, Du H, Chai Z, et al. Targeted nanoscale 3D thermal imaging of tumor cell surface with functionalized quantum dots[J]. Small, 2021, 17(39):512.

[39] Hao Y, Pang S, Zhang X, et al. Quantum-confined superfluid reactions[J]. Chemical Science, 2020, 11(37): 10035–10046.

[40] Emani P S, Warrell J, Anticevic A, et al. Quantum computing at the frontiers of biological sciences[J]. Nature Methods, 2021, 18(7): 701–709.

[41] Ahn J H, Davis E S, Daugird T A, et al. Phase separation drives aberrant chromatin looping and cancer development[J]. Nature, 2021, 595(7868): 591–595.

[42] Freedman M A. Liquid-liquid phase separation in supermicrometer and submicrometer aerosol particles[J]. Accounts of Chemical Research, 2020, 53(6): 1102–1110.

[43] Gall J G. The centennial of the cajal body[J]. Nature reviews molecular cell biology, 2003, 4(12): 975–980.

[44] Lester E, Ooi F K, Bakkar N, et al. Tau aggregates are RNA-protein assemblies that mislocalize multiple nuclear speckle components[J]. Neuron, 2021, 109(10): 1675–1691.

[45] Zhang J Z, Mehta S, Zhang J. Liquid-liquid phase separation: a principal organizer of the cell’s biochemical activity architecture[J]. Trends in Pharmacological Sciences, 2021, 42(10): 845–856.

[46] Alberti S, Dormann D. Liquid-liquid phase separation in disease[J]. Annual Review of Entomology, 2019, 53: 171–194.

[47] Guilhas B, Walter J C, Rech J, et al. ATP-driven separation of liquid phase condensates in bacteria[J]. Molecular Cell, 2020, 79(2): 293–303.

第二章
影响线粒体 ATP 网络功能的五大类因素

线粒体是人体细胞能量的枢纽，在人类多种疾病中起重要作用。影响线粒体功能的因素很多。本章节将从物理因素和作息、呼吸链、燃料、饮食及运动五大因素阐述其各自对线粒体功能的影响，深入探讨这些因素在疾病发生发展中的作用。

第一节　影响线粒体的物理因素

迄今为止，地球依然是人类已知的唯一存在生命的宜居星球。地球为人类生存提供了空间、环境和资源，其中环境的温度、湿度、氧分压和电磁场的适度平稳保证了生命体的生生不息。

一、温度

适宜的温度是生命存在的重要条件。温度作为影响人体体能与舒适度的关键因素，每时每刻影响着人类的工作与生活。地球上的极端温度地带鲜有人类活动迹象，比如寒冷的南北极不适宜大多数生命的存活，酷热的赤道显然也不适合人类大量群居。此外，温度波动会引起人体生理和心理状态的改变。一般情况下，高温或低温环境容易使人产生消极情绪，并造成认知能力下降和自控能力下降等心理问题；生理上也会出现脱水、中暑、感冒甚至休克等。一项人体健康最佳温度的研究显示，体感舒适的环境温度为26 ～ 28℃，最佳饮食的温度为35 ～ 50℃；最佳饮水温度为18 ～ 45℃；最佳泡脚温度为38 ～ 45℃；最佳洗脸温度为20 ～ 38℃；最佳洗头温度为36 ～ 40℃。在适宜温度下，人体血液流动顺畅、呼吸均匀有度，各个器官有条不紊地发挥各自功能，使机体状态健康，精神面貌饱满，精力充沛。

人体温度基本恒定在37℃左右，因此人体内的细胞及亚细胞结构的温度也被想当然地认为相对恒定在此。然而，研究人员在利用温度敏感化学探针作为“分子温度计”测量线粒体温度时意外地发现，线粒体在发挥作用时，温度会比细胞内其他结构高6～10℃。研究人员还发现，一些人类线粒体酶的最适工作温度是50℃，这也支持了“分子温度计”的检测结果——线粒体有特殊的适宜温度。细胞内线粒体呈现为一个整体复杂的线粒体网络，发生生物化学反应，释放能量，从而保证细胞各种信号转导与生理活动。作为维持生命活动的重要细胞器，保证线粒体处于适宜的工作温度是十分重要的。

此外，受寒冷环境影响，线粒体为维持生命体温，会增加产热而下调ATP产能。解偶联蛋白（uncoupling protein，UCP）又被称为增温素、产热蛋白，它作为一种哺乳动物特有的，存在于细胞线粒体内膜上的蛋白质，可以通过解偶联线粒体的氧化磷酸化，调节机体能量代谢与体温平衡（图2-2-1）。UCP可以使H+从线粒体膜间隙渗漏到线粒体基质中，使氧化磷酸化解偶联、将ATP能量转化为以热能的形式释放，ATP产出下降。人体中褐色脂肪组织的功能就是基于这一原理产生热量。人体内的褐色脂肪组织中富含线粒体，并通过一系列解偶联蛋白（以UCP-1为主）以消耗葡萄糖与氧化磷酸化解偶联的方式产生热量，以维持生命体温。这种产热机制帮助动物从容应对体温降低，并在寒冷的环境下生存。

温度也参与了线粒体调控退行性病变的相关过程。研究表明，保持

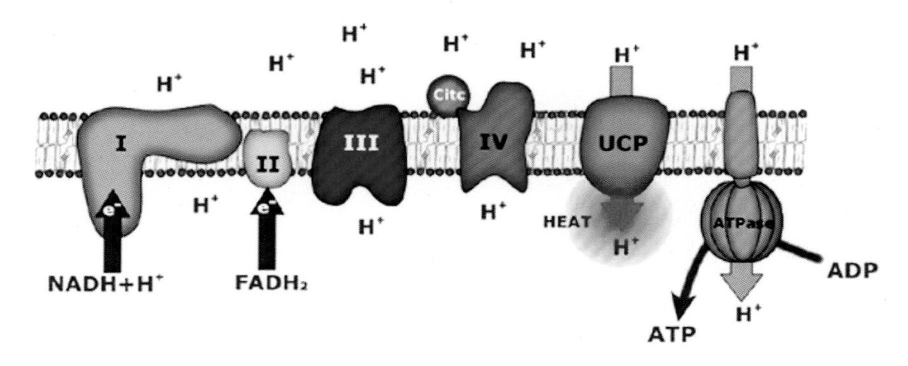

图2-2-1　解偶联蛋白

稳定的体温对大脑的正常运作至关重要，同时大脑温度与线粒体能量代谢也密切相关。在大脑处于休息状态时，帕金森病患者大脑的视皮层和半卵圆中心温度比健康人更高。对于大脑的这一现象，可能是由于氧化磷酸化/呼吸链上的能量损失，即由于线粒体受损，本该进入电子传递链用于合成ATP的葡萄糖被用来产生热量，造成大脑温度升高。也可能与大脑线粒体的解偶联蛋白功能增强，导致氧化磷酸化减少而热能增加有关。此外，外环境温度过高也会对线粒体的生物发生造成影响。一项比较炎热环境和室温环境下运动后人骨骼肌内线粒体生物发生相关基因的研究发现，炎热环境中的急性运动会削弱线粒体生物发生相关基因的表达水平，同时由于CREB、MEF2、FOXO1和PGC-1α等启动子的结合减少，使线粒体的融合分裂动态障碍。

另外，植物根细胞中感受外界环境温度的分子蛋白-小分子热激蛋白HSP24.7也位于线粒体中。当温度升高时，该分子蛋白被激活，完成种子萌发。当温度降低时，该蛋白被抑制，种子萌发随之受到抑制。植物萌发关键蛋白定位于线粒体，这也从侧面说明了温度调节种子生命萌发的关键节点在于线粒体。

综上，无论在人类还是在其他生命体中，适宜的温度对于线粒体功能及其结构完整性的维持都十分必要。

二、湿度

湿度同样是影响人类生命健康的重要因素。对人体有益的健康湿度范围为40%～60%。当湿度过高时，人们常会出现胸闷、气促等呼吸道症状，并且长期在潮湿环境工作的人群更容易罹患气管炎、风湿等疾病。人体在过高的湿度环境下，甲状腺激素及肾上腺素浓度相对较低，常会出现萎靡不振，无精打采等能量不足的表现；而在湿度过低时，皮肤表面和呼吸道黏膜容易丢失水分，出现皮肤干裂不适，咽干、干咳、声音嘶哑等呼吸道症状，同时线粒体的电子呼吸链功能也受到干扰。正因为空气湿度影响着人类的身体健康，所以应根据地理环境与季节变化，选择宜居环境，并使空气湿度保持在适宜范围，从而更好地维持线粒体功能，并有利于预防疾病的发生发展。

同时，人类与自然环境密切关联，面对无法避免的气温湿度变化，提高机体的适应能力是维系人体健康的关键举措。越来越多的证据表明，湿热应激会对人类健康造成相当大的损害。心血管系统是湿热应激的主要靶点，可导致严重的心血管疾病。然而，目前尚缺乏有效的防治湿热应激导致心血管疾病的方法。一项研究表明，香叶基香叶丙酮（geranylgeranyl acetone，GGA）具有细胞保护作用，GGA可通过诱导HSP70过表达来抑制湿热应激诱导的心肌细胞内源性线粒体凋亡途径，从而保护心肌。可见，调控线粒体功能有望成为提高机体对温湿度适应能力的有效途径。

三、氧分压

氧气与生命的存在息息相关。35亿年前，地球大气系统中出现了氧气，促进了地表环境改变与高级生命的诞生与演化。2019年，威廉·凯林（William G. Kaelin）、彼得·拉特克利夫（Peter J. Ratcliffe）和格雷格·塞门扎（Gregg L. Semenza）三位科学家因为阐明了细胞如何感知和适应氧气而获得2019年度诺贝尔生理学或医学奖。具体来讲，在正常的氧气水平下，HIF-1α 被蛋白酶体迅速降解；氧气参与调节降解过程；而当氧含量较低时，HIF-1α 被保护起来免于降解并积聚在细胞核中，进而引起细胞的低氧反应，造成细胞损伤。不论是宏观的人体还是微观的细胞，氧气都是至关重要的物质，而细胞快速响应并适应氧气变化的能力更是在人体生命活动中举足轻重。

人体的血氧饱和度要维持在95%以上才能保证机体正常运行。当各种原因导致血氧饱和度下降时，机体会出现缺氧等相关病理现象。例如，气道狭窄、阻塞性睡眠呼吸暂停低通气综合征以及慢性阻塞性肺疾病等通气不足疾病，均可导致缺氧而对机体产生损害。血红蛋白是人体红细胞内负责运输氧气的特殊蛋白质，当血红蛋白低于正常值时，人体会出现一系列贫血导致的缺氧症状，例如头痛、眩晕、失眠、耳鸣、记忆力减退等。此外，高海拔地区的空气中氧分压降低，人体吸入氧气不足，也会导致血液中氧分压、血氧含量和血氧饱和度下降，从而造成组织器官缺氧，甚至引发高原反应。

中枢神经系统、心脏是人体中对缺氧较为敏感的重要系统和器官。因为其活跃的功能活动需要线粒体提供充足的ATP，而人体90%以上的氧在线粒体消耗，所以大脑和心脏对氧气的供给十分依赖。缺氧不仅会导致学习、记忆、思维和情绪情感等高级脑功能受到损害，视力和听力等感知功能也会出现明显受损。缺氧可导致心肌细胞内Ca^{2+}超载，通过线粒体介导的凋亡通路引起心肌细胞凋亡，从而损害心功能。这些现象的发生与缺氧抑制线粒体功能和ATP生成减少有关，甚至和线粒体发生脊内腔扩张、脊肿胀崩解和外膜破裂等结构损坏密切相关。

此外，持续低氧也是促进肿瘤生长的重要因素。在低氧压力下，多种细胞核编码的线粒体基因的表达受抑制，导致线粒体的生物发生障碍；同时肿瘤快速生长的代谢需求使肿瘤微环境缺氧加剧，促进HIF-1α和HIF-2α活化并可通过代谢重编程来进一步促进肿瘤细胞的生存、增殖。肿瘤细胞与其微环境（包括乏氧环境、酸中毒环境和免疫抑制环境）之间的相互作用导致了肿瘤的异质性，从而导致了肿瘤的进展。相关研究发现，乳腺癌缺氧微环境中，Siah2-NRF1轴通过调节肿瘤细胞线粒体功能、肿瘤相关巨噬细胞（TAM）极化和细胞死亡，来构成利于肿瘤细胞增殖和免疫逃逸的肿瘤微环境，从而维持肿瘤的持续发展。这表明肿瘤组织中氧分布的不同可造成线粒体异质性，而线粒体代谢重编程所导致的肿瘤异质性可进一步使肿瘤的增殖能力和侵袭能力以及耐药性等增强。

另外，低氧也可导致高原常住人群的线粒体出现适应性变异。一项关于线粒体DNA变异与人体单倍群及高原人群的研究显示，线粒体DNA分类的人群M9单倍群和3394C变体在海拔高度上的富集，即M9单倍群和3394C变体的频率都随着所采样村庄的海拔升高而增加。这可能是由高原缺氧导致人类的适应性改变所致，因为3394C变体出现在M9单倍群中时具有较高的线粒体复合物Ⅰ活性，能够最大限度地保持线粒体功能以对抗缺氧。

这些都充分说明氧气是线粒体产能及维持整个生命活动正常运作的必需原料，维持体内正常的血氧饱和度十分关键。

四、电磁场

随着科技的发展，带电磁场的工业化产品迅速增长，人类空间中呈指数级增长的电磁场强度使电磁辐射成为新型污染源。电磁辐射污染无处不在，但因其隐蔽性强、影响范围广，损害后果具有长期性和潜伏性，这些都是人们忽视电磁辐射污染的原因。电磁场可分为长波、中波、短波、射频、微波、极低频电磁场。其中，极低频电磁场（ELF-EMF）指频率为0～300 Hz的交变电磁场，日常使用的交流电，高压输电线、配线、变压器及各种家用电器是ELF-EMF主要来源，相关研究也比较多。1979年，Wertheimer和Leeper首次报道在高压输电线附近居住的儿童患白血病的风险更高。此后，ELF-EMF与癌症的关系及其他可能的健康危害也逐渐为人们所知晓。近年来，基础研究表明，电磁场的危害主要基于对DNA合成、表达及损伤修复的影响，对机体免疫负调节作用，对肿瘤细胞株的影响以及对血管生长的影响等。但进一步的机制研究仍值得深入开展。

流行病学调查表明，ELF-EMF对人体健康存在威胁，尤其是增加了儿童白血病患病的风险。2002年，国际癌症研究机构通过分析大量静场和ELF-EMF对健康效应的资料后得出ELF-EMF是人类可疑致癌物的结论，与白血病、脑癌和乳腺癌等癌症的发病相关。手机等电子产品会产生ELF-EMF，使人体受辐射影响的区域产热，进一步造成细胞电子传递链受损，并影响能量代谢，从而造成类似肿瘤微环境中的炎症反应，导致癌变发生。这一危害在夜间更为显著。夜间是人体各个系统进行自我修复的时段，而受到手机等电子产品的ELF-EMF辐射后，细胞的呼吸作用受到干扰，机体修复受阻甚至引发病变。因此，应重视对手机等电子产品的电磁辐射的防护。

除了ELF-EMF与肿瘤的关联外，也有研究报道了ELF-EMF的暴露与神经退行性疾病、心血管疾病、发育异常、抑郁、慢性病和失眠等疾病之间的联系。松果体通过感知外界光线调节褪黑素等激素分泌，电磁场可对松果体及其分泌褪黑激素的过程造成干扰，从而扰乱机体生物节律，导致失眠、乏力、多梦等。与大脑其他组织相比，松果体的锌、钴金属元素含量较高（松果体铁含量与大脑其他组织的铁含量没有太大差异），由于金属易受电磁场影响，这可能是松果体更易受电磁场干扰的重要原因之一。

此外，紫外线作为电磁场发出的射线电磁波之一，是电磁波谱中波长为100 ～ 400nm辐射的总称，过量的紫外线照射会导致皮肤癌的发生。研究显示，紫外线辐射人真皮成纤维细胞后，可导致细胞质内ROS含量升高，SOD和GSH-px活性降低，线粒体膜电位降低，提示紫外线造成的皮肤损伤与线粒体功能受损有关。

电磁场对人体的影响与线粒体息息相关。一项ELF-EMF研究显示：ELF-EMF能导致脑海马体内的线粒体氧化应激损伤。该研究以雄性ICR小鼠为研究对象，建立动物体内ELF-EMF损伤模型，以50 Hz，

8 mT场强的电磁场连续辐射28天，每天4 h。与对照组相比，模型组小鼠脑线粒体SOD活性和抗O^{2-}能力下降，ROS和Ca^{2+}含量上升，线粒体功能受损，部分细胞死亡。另外一项研究表明，射频电磁场可能会导致神经元线粒体功能的损害，而这种损害只在最大呼吸和额外的应激因素（如葡萄糖剥夺）情况中表现出来。由于线粒体损伤与神经退行性疾病的发病机制密切相关，射频电磁场对线粒体功能的影响值得进一步研究。

在电磁场与生殖系统的研究中发现，在精子发生过程中暴露于电磁场会导致ROS产生增加，同时ROS清除活性降低。大量研究揭示了来自手机、笔记本电脑和其他电子设备的电磁场对精子质量的不利影响，并证实了线粒体电子传递链的广泛电子泄漏是电磁场损伤的主要途径。在女性生殖系统中，电磁场诱导损伤的方式及ROS过量产生的证据也已经被报道。综上所述，电磁场对线粒体的破坏会导致男性和女性生殖系统中ROS增多。

电磁场的生物效应及其机理非常复杂、参数众多，与磁场类型、场强大小、均匀性、方向性、作用时间等参数相关，也与细胞因素包括细胞的磁性、种类、敏感性、作用部位等有关。

环境的温度、湿度、氧分压和电磁场的宜居为人体提供了适宜的外部环境，并且正是这些外环境的平衡保证了人体内环境的稳态，维持人体的正常免疫与健康。外部环境异常会导致人体内环境的稳定性发生变化，导致人体出现一系列局部症状与全身反应，造成内环境紊乱。面对外环境的变化，人体会主动进行适应性调节，而这一调节过程就依赖于线粒体的功能完善。因此，保证线粒体功能强大是人体成功对抗外界恶劣环境的重要先决条件，而如何保持线粒体功能强大则是我们需要关注的重要课题。

（范理宏　韦梦铃）

五、人体微生态

众所周知，人体内含有大量的微生物，每个微生物的生存和增殖都表现出不同的种群模式，这些独特的微生物群落在人体内相互依存、相互作用，共同构成了复杂的人体微生态系统，并在人体的健康和疾病中发挥着至关重要的作用。

（一）人体微生态组成与线粒体

人类微生物体系由生活在人体内的数以百万计的细菌、古生菌、小型真核细胞和病毒组成。可以说，如果不了解相关的微生物群，就无法理解人类或任何其他多细胞生物。这些寄生在人体体表和体腔内的微生物数量可以达到人体自身细胞数量的10倍，即数百万亿之多，总重量可达2 kg左右，其编码的基因数量可达人体基因总数的100倍。人类与这些微生物共同进化，关系密切。因此，人类可以被看作是由相互作用的人类细胞和共生微生物细胞组成的“超级有机体”。

人体的不同部位存在迥异的环境条件，适合不同类型的微生物生长和繁殖。我们根据微生物群落分布的不同位置，将其划分出五大生态领域，包括消化道、口腔、皮肤、呼吸道和泌尿生殖道微生态系。肠道是人体菌群数量最多的部位，具有数量大、细菌为主、厌氧菌占据绝对优势的特点，在消化、降解和物质转化等多种功能中发挥着关键作用；口腔中有弱碱性唾液、食物残渣及适宜的温度，其中的微生物以革兰阳性链球菌为优势菌群，是人体中微生物群落多样性排名第二的地方；皮肤也是微生物的主要栖息地，油脂和汗液分泌物给微生物生长提供了水分和营养物质，并参与皮肤组织代谢和屏障功能；上呼吸道内存在多种细菌，包括厌氧菌和革兰氏阴性菌等，参与了呼吸道的免疫调节和防御功能；泌尿道酸性较高，含有乳酸菌等益生菌，可以防止病原体在泌尿道内定植，预防许多泌尿生殖系统疾病。

根据内共生起源理论，线粒体被人类祖细胞——原核细胞内吞。在共生模式下，线粒体从宿主细胞中获得碳有机物作为OXPHOS的底物，以产生大量ATP能量，大幅提升原核细胞的产能水平。细胞内线粒体仍然部分保留祖先的代谢特征，通过获取细胞内的不同底物（包括益生菌及其代谢产物），参与线粒体的蛋白质质量控制、生物发生、氧气与酸碱调控等各项功能。主编团队前期研究发现，双歧杆菌及其代谢物能够通过调节肿瘤细胞线粒体的水解蛋白（clpP）活性，降低肿瘤细胞线粒体质量控制，从而提升肿瘤细胞的化疗敏感性（详见研究篇）。

（二）人体微生态变化对线粒体的影响

在人体微生态领域，肠道微生态的研究已引起了广泛关注，越来越多研究将重点聚焦于肠道微生态失衡与线粒体之间的相互作用关系。

首先，肠道内存在大量短链脂肪酸（short chain fatty acid，SCFA）会影响线粒体的功能。其中，丁酸盐是结肠上皮细胞重要的能量来源之一，并以多种方式影响线粒体代谢。例如，通过上调PGC-1α（线粒体内一种与生物发生相关的蛋白）以增强电子传递链活性。除了OXPHOS活性，最近的研究还发现细菌也可以影响线粒体动力学。可拉酸（Colanic Acid）是大肠杆菌生物膜的主要成分，它能够通过动力蛋白相关蛋白1（DRP1）增加肠上皮细胞内线粒体的碎片化，并在未折叠蛋白质反应（unfolded protein response，UPR）的干预下，调节肠道细胞中的线粒体裂变-融合平衡。由此可见，微生物群的改变会影响线粒体代谢所需的底物，从而调变肠道上皮细胞的线粒体功能。

除了影响线粒体电子传递链活性和线粒体动力学，肠道微生物群的紊乱也会改变肠道上皮细胞内线粒体的代谢途径，并进一步破坏肠道微环境稳态。一方面，由抗生素引起的SCFA减少将导致肠道上皮细胞的代谢模式从氧化磷酸化转变为糖酵解，这会导致细胞内氧气扩散到肠腔内，扰乱厌氧环境。另一方面，肠道内丁酸盐的减少也会引起上皮细胞内一氧化氮（NO）的增加。氮氧化物可以分别将乳糖和葡萄糖转化为黏液酸和葡萄糖酸，促进伤寒沙门氏菌等有害细菌的生长，破坏脆弱的肠道微环境。

除了外部环境因素外，肠道中的机会性病原体和致病细菌也可以通过自身产生的毒素诱导肠上皮细胞线粒体功能障碍，并进一步增加肠腔的氧含量，形成有害菌繁殖的微环境。沙门氏菌通过其毒力因子募集肠道上皮中的粒细胞。炎症细胞的聚集导致上皮细胞内线粒体氧气利用率降低，将氧气扩散到肠腔中。这进一步抑制了原有厌氧益生菌的生长，并降低丁酸盐等SCFA代谢物的浓度，使上皮细胞内线粒体OXPHOS进一步恶化。幽门螺杆菌也可以分泌空泡毒素（如vacuolating cytotoxin A，VacA），并作用于线粒体内膜，破坏线粒体膜与电子传递链的完整性，摧毁肠道上皮细胞的功能，导致消化道疾病的发生。

综上所述，线粒体和肠道微生物群之间存在显著的相互作用。其中，肠道微生物群可以通过其代谢物或其生物膜结构影响上皮细胞线粒体的OXPHOS和细胞内的氧化应激。相反，线粒体可以依赖其代谢副产品，如氧气、乳酸和ROS，通过调节肠腔内氧气浓度或酸碱性来调节肠道微生物群落结构。

因此，维持机体微生态健康，保持菌群多样性与稳定性，是线粒体功能正常的基础；维持线粒体健康，高效能的ATP能量是巩固肠道微生态平衡的前提。

（范理宏　郑天盛）

第二节　影响线粒体膜和电子呼吸链的因素

一、环境因素

80% ～ 90%的人类肿瘤发生和环境因素有关，其中化学因素占90%以上。大气污染中的煤烟、焦油、粉尘、一氧化碳、硫氧化物、氮氧化物，浮游的纯碳及无机物等，会诱发肺癌、食管癌、胃癌、肠癌及肝癌等。

与生活有关的医药、化妆品、农药、杀虫剂、垃圾等都是不良环境因素的来源。设置此章节深入探讨的目的在于，让读者对于环境污染导致疾病有更加具体深刻的认识，从而避免一些致病因素。

（一）装修污染

室内装修越来越普及，装修的档次越来越高，使用的材料种类也越来越多，如石材、板材、橡胶、涂料、油漆等，甚至用沥青材料进行室内防水装修等。近十几年来，室内装修污染及健康危害的事件不断发生。装修造成的室内污染物主要包括有机污染物、无机污染物和放射性污染。有机污染物：目前已发现300多种室内挥发性有机物，如烷类、芳烃类、烯类、卤烃类、酯类、醛类、酮类等；无机污染物：包括氨、石棉和金属等；放射性污染：包括氡及其子体以及γ射线等。

以甲醛为例，它是室内挥发性有机污染物的代表。甲醛消耗最大的行业包括家具和铸造厂（铸铁、钢和有色金属）。它是一种普遍存在的挥发性有机化合物，无色、无味，具有强烈的刺激性，甲醛已被世界卫生组织确定为致癌和致畸形物质。

甲醛会以气态的形式直接进入呼吸系统的细胞中，激活细胞内的线粒体膜通透性转换孔，降低线粒体膜电位，抑制线粒体的呼吸作用，产生更多的ROS，使得细胞或机体内的氧化压力增加，破坏机体的氧平衡状态，进而对核苷酸进行攻击，引起肺巨噬细胞的DNA损伤、染色体断裂，进而诱发癌变。甲醛还会攻击线粒体动力相关蛋白（dynamin-related protein 1, DRP1），导致线粒体分裂-融合平衡障碍，线粒体形态异常，数量显著减少，失去正常功能，影响线粒体的生物发生、电子呼吸链，线粒体的产能严重受损，其中最敏感的是神经细胞和造血细胞，轴突、树突和神经突触功能紊乱，因此头晕头痛、记忆力减退等症状在甲醛中毒患者中常见；造血细胞线粒体分裂-融合障碍后，导致的常见疾病就是白血病等血液系统恶性肿瘤。

再以被广泛应用的木材防腐剂五氯苯酚为例，美国从1936年开始生产五氯苯酚，是迄今为止木材、织物和皮革上运用最多的杀菌剂。研究结果已证实，暴露于五氯苯酚及其降解物的人群，总体癌症死亡率明显升高，且气管、支气管肿瘤和肺癌等癌症死亡占大部分。五氯苯酚是一种线粒体解偶联剂，可降低质膜流动性，直接破坏线粒体双层膜结构，直接使得呼吸链断裂，切断产能，细胞功能紊乱。五氯苯酚通过呼吸道和皮肤进入人体后，迅速在肺泡上皮、肝脏等器官聚集，损伤肝脏、肺脏等部位细胞内线粒体形态和功能，表现为线粒体肿大、线粒体嵴减少、溶解，出现异形线粒体和异形细胞核，染色质成块边集于核膜层；滑面内质网池扩张、融合，使得机体内自由基水平升高，干扰机体的能量代谢平衡，其致癌作用明确。

（二）杀虫剂

杀虫剂之所以可怕，是因为它们可以把水作为一种重要的环境介质，在环境中不断迁移、不断转化，不受地理约束，在食物链中循环，在人体中逐渐积累无法分解，无止境地危害人类的健康。例如它会附着在颗粒物上，通过平流输送到达远离使用地点的偏远地区，不受地理的限制广泛传播；水生哺乳动物、水中鱼类贝类等是受杀虫剂污染危害较大的种群之一，是通过饮食进入人体的重要途径。

以多杀菌素（spinosad）为例，是世界上使用最广泛的生物农药之一。研究证实，多杀菌素的细胞毒性与线粒体凋亡途径及AMPK/mTOR介导的自噬有关。多杀菌素对肺部的危害还可以通过影响mtDNA遗传给下一代。

拟除虫菊酯类杀虫剂也是在控制农业和家庭害虫方面广泛应用的杀虫剂，容易随着食物链在环境中流转，并在人体内蓄积。该杀虫剂会导致细胞膜的功能和结构破坏，使线粒体的Ca^{2+}-ATP酶受到抑制，促进Ca^{2+}从线粒体向胞质释放，造成胞质Ca^{2+}水平升高，进而使细胞膜上的钙泵被激活，大量的Ca^{2+}被移到胞外，且这种损伤呈剂量-效应关系，最终导致Ca^{2+}转运障碍，直接影响细胞的正常功能，造成细胞损伤，甚至癌变。人体接触拟除虫菊酯的主要途径包括饮食摄入，呼吸道吸入和皮肤接触。近年来研究发现，拟除虫菊酯暴露与人类罹患癌症和免疫系统疾病的风险增加相关。拟除虫菊酯可以通过抑制促炎性M1巨噬细胞来促进肿瘤转移。

（三）环境污染

环境污染物中二噁英类物质TCDD是一种具有极强生物毒性的有机化合物，其毒性是氰化物的130倍、砒霜的900倍，其具有持久性、长距离迁移性和致癌、致畸、致突变等生物学毒性。二噁英主要来自城市垃圾焚烧、工业废料、纸浆漂白和汽车尾气。人可通过直接吸入汽车尾气和暴露于被二噁英污染的空气、土壤等接触到二噁英，有害元素能够通过生物富集和机体蓄积而使体内含量显著升高，二噁英在人体中不能降解、不能排出，并且TCDD在暴露结束后很长一段时间内，仍可在人体的血清中保持较高的毒性，具有较高的生物富集性。为此，国际癌症研究中心已将它列为人类一级致癌物。二噁英有强脂溶性，进入机体后可直接破坏线粒体膜，导致线粒体破裂并释放出cyt c，凋亡诱导因子等进入膜外，进而激活caspase蛋白，从而直接启动细胞凋亡级联反应，导致细胞凋亡。对于机体健康是摧毁性的伤害。

吸烟是目前世界面临的最大公共健康威胁之一。吸烟者肺癌死亡率为不吸烟者的10倍以上，戒烟后可以减少肺癌发生的危险性。全世界约22%的癌症死亡是由吸烟引起的。吸烟期间，将烟草加热到880℃或更高，在烟草和烟草烟雾中可鉴定出8 000多种化合物。世界卫生组织（World Health Organization，WHO）的癌症研究已鉴定出70多种致癌物和20多种肺致癌物。烟草烟雾中发现的致癌物包括多环芳烃、亚硝胺、香胺、杂环芳香胺、挥发性碳氢化合物（如苯），重金属和无机化合物（如砷、铍、镍、铬、镉）等。吸烟与肺癌的发生呈现一定的剂量-效应关系，吸烟量越多，吸烟年限越长，肺癌的风险越高。被动吸烟同样如此。研究提示，烟草烟雾凝集物会导致ROS和细胞抗氧化防御平衡的破坏。烟草烟雾凝集物能刺激支气管上皮细胞导致线粒体损伤，ROS水平升高，细胞抗氧化能力下降。线粒体膜在氧化损伤后，膜电位明显下降，引起细胞内氧化与抗氧化水平的失衡。线粒体在氧化应激状态下膜通透性增强，导致Bax表达上调、BCL-2表达下调，引起cyt c的释放和caspase-3激活，引起线粒体介导凋亡途径的恶性循环、细胞逐渐开始凋亡；同时，线粒体功能损伤后导致细胞内ATP含量下降，进而在能量缺乏的情况下激活AMPK-mTOR通路，引起细胞自噬。细胞内的防御机制开始崩溃，最终诱导细胞发生恶性转化，导致癌变。这些危害最先体现在肺、前列腺、膀胱、心血管等高耗能器官。

（四）总结

伴随着人类工业化和日常家居现代化装修的发展，大量污染物向环境中排放，人类的肿瘤发病率也逐年升高，并已成为目前危害人类健康的重大问题。目前的研究已明确人类的大部分肿瘤，尤其是肺癌的发生、发展和环境因素密切相关。装修材料污染物、杀虫剂以及来自大气、土壤、水中的环境污染物均含有许多致癌物质，这些物质会通过食物链在环境中循环、流转，最后在食物链末端的人体内蓄积，进而损伤机体的线粒体结构和功能，破坏人体的能量代谢平衡，抑制人体的DNA修复，导致机体的基因突变与蛋白突变，引起机体脏器的损伤和慢性病的发生，甚至诱发癌变。虽然线粒体作为“能量工厂”，自我修复功能比较强大，但是不断积累的毒素使得机体线粒体全面失衡失能，又没有及时有效的线粒体修复支持措施，各种慢性病和恶性肿瘤是必然发生的结果。

因此，在人类现代化生活的同时，我们还是要有意识地尽可能远离环境污染，远离损伤线粒体的因素，以保持机体内环境的稳态、线粒体能量的正常代谢，才能让健康长寿成为可能。

（钱春花　范理宏）

二、问题食品

“病从口入”反映了疾病的发生（包括癌症的发生）与食物的密切关系。食物是人类赖以生存和发展的基本物质条件，是人们身体健康的保证，但近年来，食品安全领域出现了很多令人忧虑的问题。如“苏丹红”、台湾“塑化剂事件”、“三聚氰胺”奶粉等食品安全事件被大量曝光。这些问题食品，就像细菌、病毒一样，严重危害人们的健康。

此章节以我们生活中每天都在接触的问题食品因素为例，深入探究问题食品对于健康的危害。

（一）化学品添加剂

现代食品中都含有大量的化学添加剂，例如火腿肠中就含有谷氨酸钠（增味剂）、山梨酸钠（防腐剂）、亚硝酸钠和硝酸钠（护色剂）、红曲红（染色剂）等多种食品添加剂，甚至包括糖精，这些添加剂会随着食物进入人体，在机体内大量蓄积，导致机体内线粒体受损、环境紊乱和炎症发生，导致糖类、脂质代谢出现异常，慢性病和肿瘤悄然而至。

我们以生活中最常见的某品牌薯片为例（图2–2–2），分析一下它的配料表。

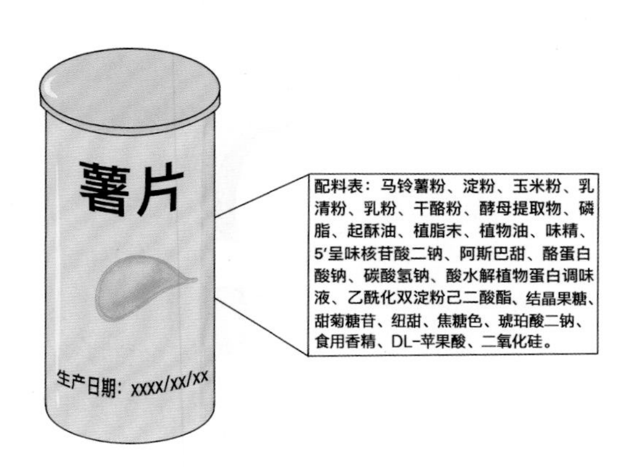

薯片
配料表：马铃薯粉、淀粉、玉米粉、乳清粉、乳粉、干酪粉、酵母提取物、磷脂、起酥油、植脂末、植物油、味精、5′呈味核苷酸二钠、阿斯巴甜、酪蛋白酸钠、碳酸氢钠、酸水解植物蛋白调味液、乙酰化双淀粉己二酸酯、结晶果糖、甜菊糖苷、纽甜、焦糖色、琥珀酸二钠、食用香精、DL–苹果酸、二氧化硅。
生产日期：xxxx/xx/xx

图2–2–2　某品牌薯片配料表

甜味剂：结晶果糖、阿斯巴甜、甜菊糖苷、纽甜。

色素：焦糖色。

增味剂（鲜味剂）、缓冲剂：琥珀酸二钠、5′–呈味核苷酸二钠、食用香精。

保鲜剂、防腐剂：DL–苹果酸。

塑化剂：二氧化硅。

再以孩子们很爱的某品牌火腿肠配料表为例（图2–2–3）进行配料表分析。

水分保持剂、金属螯合剂：三聚磷酸钠。

凝固剂：卡拉胶、瓜尔胶。

增稠剂：海藻酸钠。

增味剂：亚硝酸钠。

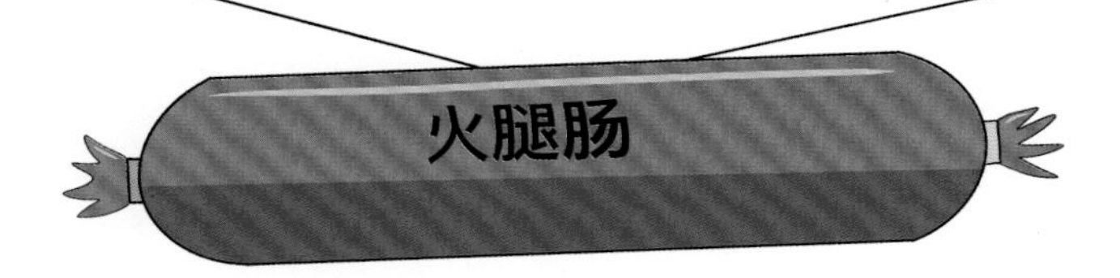
配料表：鸡肉、水、猪肉、淀粉、食品添加剂(醋酸酯淀粉、乳酸钠、食用香精、海藻酸钠、卡拉胶、焦磷酸钠、三聚磷酸钠、瓜尔胶、六偏磷酸钠、葡萄糖酸-δ-内酯、山梨酸钾、D-异抗坏血酸钠、乳酸链球菌素、胭脂虫红、亚硝酸钠、诱惑红)、麦芽糖、食用盐、白砂糖、大豆蛋白、葡萄糖、辣椒、味精、香辛料
火腿肠

图2-2-3　某品牌火腿肠配料表

防腐剂：山梨酸钾、D-异抗坏血酸钠。

色素：胭脂虫红。

最近火遍年轻人朋友圈的“泰式茶饮”(图2-2-4)等网红饮品被专项抽检，检测项目为人工合成类色素(柠檬黄、日落黄、亮蓝)，检测结果发现20批次样品中有15批次超范围添加食品添加剂日落黄。在常用的人工合成着色剂中，日落黄、苋菜红、胭脂红不能在茶饮料中使用，长期或一次性大量食用色素含量超标的食物，可能会引起过敏、腹泻等症状，当摄入量过大，超过肝脏负荷时，会在体内蓄积，对肾脏、肝脏产生一定的伤害。

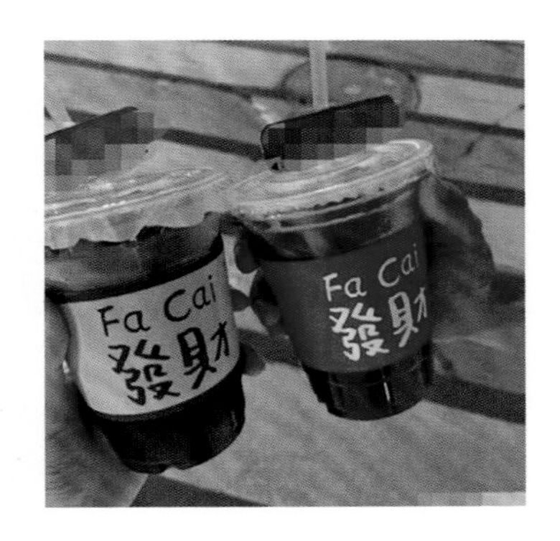
Fa Cai
發財
Fa Cai
發財

图2-2-4　泰式茶饮

1. 增味剂

购买回来的汤、香肠、鱼糕、辣酱油、罐头等食物的味道往往十分鲜美，这是因为商家们为了提高食物的鲜味，在食物中加入了大量的增味剂。常见的增味剂有谷氨酸钠(又称为味精)、鸟苷酸二钠、天门冬氨酸钠、琥珀酸二钠，它们被广泛用于家庭，饮食业、食品加工业。

目前使用最多的增味剂就是谷氨酸钠，它进入人体会分解出谷氨酸，后者在脑组织中经酶催化后可转变为抑制性神经递质，过量的抑制性神经递质会导致眩晕、头痛、嗜睡、肌肉痉挛等症状，还有可能会诱发焦躁、心慌意乱等症状。过多的抑制性神经递质会抑制人体下丘脑分泌的各种激素，抑制甲状腺激素、睾酮和黄体酮分泌，这些正性激素的下降会导致机体无法抵抗外界应激，线粒体上激素受体不能被充分刺激，导致线粒体合成激素功能进一步下降，线粒体功能瀑布式受损，机体代谢稳态被破坏，引起局部炎症的发生。长期的慢性炎症导致结节增生，若不加以控制将会持续恶化，最终导致甲状腺癌、卵巢癌等多种恶性疾病的发生。

2. 防腐剂

一般的新鲜食物如牛奶、肉类等食物正常放置2 ～ 3天就会腐败变质，而市面上的许多食物却可以保存1 ～ 2年而不会腐败变质，这是因为食物里添加了大量的防腐剂。常见防腐剂包括苯甲酸、苯甲酸钠、山梨酸和山梨酸钾。它们被广泛应用于酱油、醋和黄酒等调味品、酱制品、腌制品（咸鱼、腌菜、咸肉、香肠）、烘焙食品（饼干、面包）、饮料、乳制品、方便面、蜜饯、糖果和果蔬等食物保鲜中。

苯甲酸盐进入人体后会在胃肠道内的酸性环境下转变为苯甲酸。苯甲酸是一种脂溶性有机酸，进入人体后会累及所有的膜性细胞结构，直接破坏各细胞内线粒体双层膜，导致线粒体肿胀坏死，启动凋亡程序，切断细胞供能。其中大脑因为脂肪含量最高，常最先受累，使人体产生神经衰弱、记忆力减退等症状。同时细胞内染色体断裂，细胞基因突变，进而导致各种癌症的发生。山梨酸和山梨酸钾与其他防腐剂相比，对于人体的危害性较小，但是如果大量摄入，会增加肝肾负担，损伤肝肾细胞，引起炎症，长期的慢性炎症会导致肝肾功能损伤，严重的会导致肝癌和尿毒症的发生。

3. 护色剂

如果仔细观察市面上的一些香肠、火腿等肉制品，会发现其颜色与新鲜肉类的颜色几乎相近，但正常情况下的肉类在外界环境中长期放置会发灰发暗。为了保持食物不变色，商家添加了大量的护色剂。常见的护色剂是亚硝酸钠和亚硝酸钾，它们的主要作用是维持肉类食物的颜色。它们主要存在于酱腌菜、咸鱼、香肠（腊肠）、广式腊肉、烟熏火腿及罐头、西式火腿罐头等食品中。同时隔夜的饭菜中也会存在大量的亚硝酸盐。

亚硝酸盐本身也是剧毒物质，进入人体能使血液中正常携氧的亚铁血红蛋白氧化成高铁血红蛋白，因而失去携氧能力而引起组织缺氧中毒，严重影响线粒体电子呼吸链产能，轻者头昏、心悸、呕吐、口唇青紫，重者神志不清、抽搐、呼吸急促，抢救不及时可危及生命。同时亚硝酸盐还可在胃中被硝酸还原菌还原为亚硝胺，亚硝胺可以引发多种疾病，如胃炎、胃溃疡和胃肠道炎性息肉增生，长期的侵害将导致胃癌、肠癌等恶性肿瘤的发生。它在微粒体酶的作用下，经过羟化、脱醛和脱氮等一系列生物化学反应，最终形成亲电子的烷基自由基，后者在细胞内使正常的鸟嘌呤烷基化，引起DNA突变，改变DNA的正常作用和特性，DNA是细胞的遗传物质，一旦在结构和功能上发生变化，这种恶性信息就会在细胞中一代代传下去，最终导致机体器官病变，甚至变成具有遗传性的疾病。

4. 塑化剂

目前市面上常见的塑化剂是邻苯二甲酸酯（pathalic acid ester，PAE）。有些不法商家会将无色无味无臭的塑化剂加入饮品中，使饮品变厚稠，口感增加。它常常添加在运动饮料、果汁饮料、茶饮料、果酱、果浆奶茶、奶酪或果冻等食品中，同时食品塑料容器或包装袋中也含有大量塑化剂，当食品与塑料容器一起加热时这些塑化剂会进入食物中，随着食物进入人体，危害人体健康。

PAE可通过呼吸道、消化道和皮肤等途径直接进入人体，在体内发挥类似雌激素的作用，与线粒体内的激素受体牢牢结合，阻碍线粒体合成正常激素，干扰内分泌：使男子精液量和精子数量减少，精子运动能力低下，精子形态异常，导致男性不育，严重的会导致睾丸癌；在女性体内会导致女性不孕，并增加女性患多囊卵巢、小叶增生、子宫肌瘤的概率，长期的侵害会增加乳腺癌、卵巢癌的风险。PAEs还可作用于细胞的染色体，使染色体的数目或结构发生变化，从而使一些组织、细胞的生长失控，发生肿瘤。

5. 膨化剂

现在有许多的网红面包、饼干、薯片等食物，它们十分松软、酥脆可口。但是，这种松软、酥脆的代价就是，添加大量的膨化剂。常用的膨化剂包括硫酸铝钾、硫酸铝铵，当人体大量摄入这些食品后，会导致铝中毒。

长期摄入这些含有膨化剂的食物，会导致铝在体内大量蓄积，对机体产生重大危害。铝可以在肠道与磷酸盐形成磷酸铝，阻止肠道对于磷的吸收，进而导致钙的吸收异常（没有足够的磷酸钙形成），机体发生骨质疏松和缺钙性抽搐，严重者可以出现股骨头坏死；铝通过抑制神经细胞抗氧化能力产生脂质过氧化而导致细胞各种膜结构的损害，导致大脑神经细胞的分化异常及功能障碍，进而发生阿尔茨海默病；铝与肝细胞核的DNA有较强的亲和力，能使肝细胞受损，导致炎症的发生，长期慢性炎症会导致肝硬化，进而发生癌变。

6. 漂白剂

常见的漂白剂有亚硫酸盐，主要被添加于燕窝、饼干、食糖、粉丝、粉条、葡萄酒、蜜饯、果干、蘑菇、罐头、竹笋、银耳和木耳等食物中。

亚硫酸盐一般会以二氧化硫的形式随食物进入人体，在湿润的身体环境中发生化学反应生成具有强腐蚀性的硫酸、亚硫酸，对机体多个脏器产生损害。它可以破坏红细胞中血红蛋白，导致机体发生贫血；会直接刺激肺与支气管上皮进而发生炎症，导致食用者发生呼吸系统疾病，甚至会因长期的慢性炎症而导致肺癌发生；同时它会抑制肝脏抗氧化酶的活性，肝脏发生脂质过氧化导致肝细胞死亡，长期的刺激会导致肝脏结构破坏，出现假小叶，进而诱发肝癌的发生。同时机体内的硫代谢微生物可以将食物中的硫转化为基因毒性物质——硫化氢（H_2S），增加结直肠癌的患病风险。

7. 染色剂

2005年苏丹红亨氏辣椒酱事件爆出后肯德基、苏丹红鸭蛋等多家企业同时被查出违规使用同种染色剂。常见的染色剂包括辣椒红、红曲红、红米红和类胡萝卜素等。但是由于这些天然着色剂成本较高，很多黑心商家会使用成本更低廉的着色剂如苏丹红来代替天然染色剂，这种染色剂一般是添加在辣椒酱、辣椒油、辣椒粉、香肠、泡面、熟肉、馅饼、调味酱等产品中。

目前对人体危害最大的染色剂就是苏丹红。苏丹红是一种红色的染色剂，进入体内后会通过胃肠道微生物还原酶、肝和肝外组织微粒体酶和细胞质的还原酶进行代谢，在体内代谢成相应的胺类物质。胺类物质一方面可直接作用于肝细胞，引起中毒性肝病，还可能诱发肝细胞基因变异，增加人体细胞癌变概率；另一方面可在人体内进一步代谢生成硝基苯衍生物，硝基苯衍生物可将血红蛋白结合的Fe^{2+}氧化为Fe^{3+}，导致血红蛋白无法结合氧而引起高铁血红蛋白症。同时长期摄入胺类物质还可能会造成人体组织缺氧，呼吸不畅，引起中枢神经系统、心血管系统和其他脏器受损，甚至导致不孕症。

（二）农药残留

很多农药已经被WHO列为Ⅰ类致癌物，对人为确定致癌物（表2-2-1）。

表2-2-1 世界卫生组织国际癌症研究机构致癌物清单节选

序号	英文名称	中文名称	时间（年）
1	Acetaldehyde associated with consumption of alcoholic beverages	与酒精饮料摄入有关的乙醛	2012
2	Acheson process，occupational exposure associated with	与职业暴露有关的艾其逊法（用电弧炉制碳化矽）	2017
3	Acid mists，strong inorganic	强无机酸雾	2012
4	Aflatoxins	黄曲霉毒素	2012
5	Alcoholic beverages	含酒精饮料	2012
6	Aluminium production	铝生产	2012
7	4-Aminobiphenyl	4-氨基联苯	2012
8	Areca nut	槟榔果	2012
9	Aristolochie acid	马兜铃酸	2012
10	Aristolochic acid，plants containing	含马兜铃酸的植物	2012
11	Arsenic and inorganic arsenic	砷和无机砷	2012

研究发现，农药的利用率大约只有10%，而剩下的90%，其中一大部分会直接吸附在瓜果、蔬菜和谷物表面，而另外一部分则会进入土壤和水源中，通过农作物和食物链逐渐蓄积，最终全部进入人体。经调查发现，国内大部分的茶叶、水果、蔬菜、大米、肉、蛋等食品中的农药残留均超出国家标准，所以才会有人喝茶后出现腹泻或大便不成形。目前，常见的农药有DDT、硫丹、六氯苯酚、阿特拉津、敌敌畏、马拉硫磷、对硫磷、艾氏剂、狄氏剂等。因我国南北气候差异，农药的使用也存在明显的差异。我国北方城

市常使用敌敌畏、马拉硫磷等农药，而南方城市则使用阿特拉津等农药。

现我国使用最普遍的农药是草甘膦，它属于有机磷类，常用于茶树、玉米、甘蔗、柑橘树、苹果树等农作物。一般有机磷类农药进入人体后与胆碱酯酶结合，形成磷酰化胆碱酯酶，使胆碱酯酶失去催化乙酰胆碱水解作用的活性，积聚的乙酰胆碱会持续刺激胆碱能神经，急性期会出现一系列神经中毒症状，如出汗、震颤、精神错乱、语言失常，严重者会出现呼吸麻痹，甚至死亡；慢性期由于神经的持续性兴奋消耗大量能量，导致神经细胞的线粒体超负荷工作产生大量ROS，ROS进一步损伤神经细胞导致神经系统损伤，增加阿尔茨海默病的患病率。同时胆碱能神经兴奋会刺激胃黏膜中的壁细胞分泌大量胃酸，导致胃黏膜糜烂、溃疡、出血甚至癌变。

（三）不良的烹饪方式

人体所需要的各种营养素皆从食物中获得，而大多数食物需经烹调加工后才能食用，其中的营养素会被人体消化吸收和利用。合理的烹调可改善食品的感官性状，使其色香味俱全，并可杀菌去毒，消除危害人体的不良因素。但是，不良的烹饪方式不仅导致了营养物质的丢失，还产生了大量对人体有害的物质，如不饱脂肪酸和苯并吡等，这些物质进入人体后会严重危害健康（图2-2-5）。

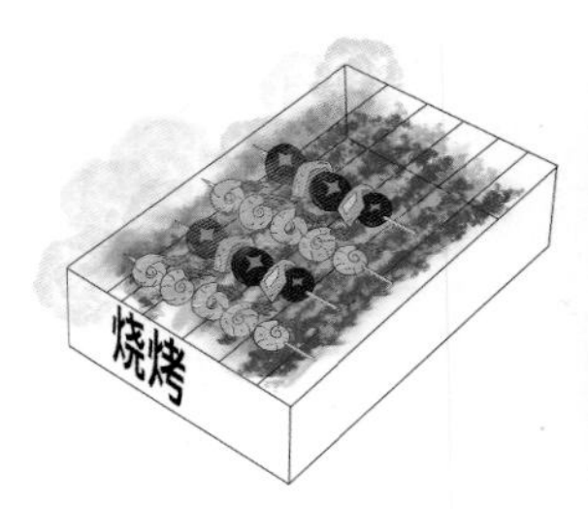

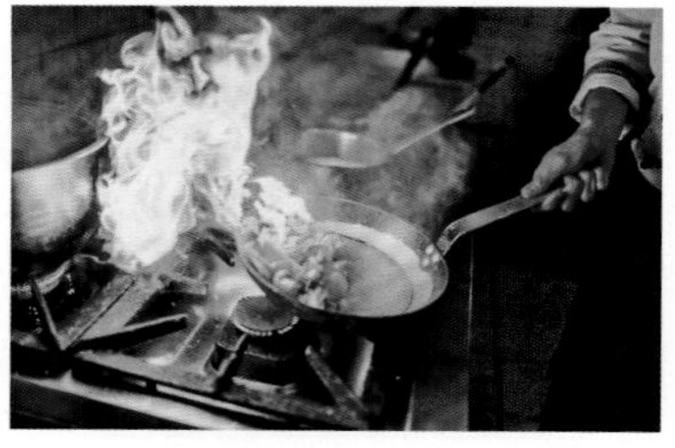

图2-2-5　不良烹饪方式

1. 反式脂肪酸

经研究发现，当油温加热至220℃或以上时，食用油中会产生大量的反式脂肪酸，从而危害人体健康。反式脂肪酸不仅存在于炸鸡、油条、薯片等油炸食品中，还存在于人造黄油、人造奶油、咖啡伴侣、西式糕点和珍珠奶茶中。

反式脂肪酸进入人体后，无法被肝脏代谢成有用的氨基酸，线粒体无法识别和利用，无法合成正性激素、神经递质。相反只会沉积在血液里，血液中胆固醇和脂肪大幅增加，人体血液的黏稠度和凝聚力增加，增加血栓形成和冠心病的患病风险，对于血管壁脆弱的老年人来说，极易发生脑出血和心肌梗死。它还可以降低脂肪细胞对胰岛素的敏感性，增加机体对胰岛素的需要量，增加胰腺负担，进而导致2型糖尿病的发生。流行病学调查发现反式脂肪酸可以增加结肠癌、乳腺癌和前列腺癌的患病风险，其机制就是线粒体上激素受体被占领、导致线粒体合成正性激素的能力紊乱。

2. 苯并芘

烧烤食品在烤制的过程中会产生大量的致癌物质苯并芘，它会随着食物进入人体，对人体健康产生极大的危害。

苯并芘对生物及人类的毒害主要是参与机体的代谢作用，具有致癌、致畸、致突变和生物难降解的特性。它是高活性致癌剂，但并非直接致癌物，必须经细胞微粒体中的混合功能氧化酶激活才具有致癌性。它进入机体后，除少部分以原形随粪便排出外，大部分在cyt P450混合功能氧化酶系（CYP450s）的作用下，生成数十种中间产物和终产物，这些产物与DNA共价结合形成PAH-DNA加合物，引起DNA损伤，诱导基因突变，最终诱发肺癌、肝癌、肠癌等多种癌症。

（四）食物不耐受

在生活中，有些人会对花生、牛奶、小麦、大豆、鸡蛋、果糖及乳糖、牛肉等食物中的蛋白质不耐受，甚至可同时对4 ～ 5种或更多食物不耐受，其症状一般是大量或长期食用后才会出现。

人体出现食物不耐受的主要原因是机体内缺乏相应的消化酶，导致食物无法被完全消化分解，使食物中的物质常以大分子的形式存在于肠道内。与此同时，由于机体的不耐受，消化道内的肥大细胞和嗜碱性粒细胞就会脱颗粒释放出组胺。组胺主要作用于黏膜和平滑肌表面的接受器，可以使胃肠的平滑肌痉挛、分泌腺分泌活动增强，破坏肠道屏障。组胺大量增加会使原来紧密连接的肠道细胞缝隙增大，肠道大分子物质进入血液中，机体对不应出现在血液中的大分子物质无法识别，产生相应的IgG抗体，从而发生自身免疫性疾病。抗体与抗原结合形成特异性食物抗原抗体复合物，这些复合物无法通过肾小球滤膜，堵塞了肾脏的滤过结构，导致了肾小球滤过压升高，继发血压升高、血管壁扩张和胆固醇沉积。人体废液无法及时从肾脏排出，大量潴留在组织中，导致机体水肿和肥胖。若不及时改变饮食结构，会导致复合物继续累积，原有症状加重，免疫系统超负荷，人体会出现高血压、肥胖、头痛或偏头痛、慢性腹泻、疲劳、类风湿性关节炎、红斑狼疮等一系列疾病。

“民以食为天”，食物中的各种营养物质，是我们赖以生存的必要条件，但因人们对食物色香味的过度追求导致问题食品大量出现。工业高速发展，的确带来许许多多的便利，但同时也带来了许多食品安全问题。在日常生活中，我们要避免这些问题食品的摄入，尽可能少摄入外卖食品，提倡以蒸为主、避免油炸的烹饪方式，这样才更有利于身心健康。

（范理宏　许　晓）

三、致病微生物侵袭

在人类生活的环境中，有一类难以用肉眼观察的微小生物——微生物，包括病毒、细菌、真菌等。这些微生物会通过呼吸道、胃肠道、泌尿道和生殖道，这些有开口与外部环境相通的器官侵入人体，破坏人体的内环境稳态，引发各类疾病。

接下来，我们将着重探讨几种微生物，深入剖析它们是如何在人体内对线粒体功能产生不良影响，进而危害人体健康的。

（一）呼吸道微生物

1. 冠状病毒

冠状病毒是自然界广泛存在的一大类病毒。其直径为80～120 nm，基因组全长27～32 kb，为线性单股正链的RNA病毒，也是目前已知RNA病毒中基因组最大的病毒。

2019-nCoV即为7种可以感染人的冠状病毒之一，由于其有高传染性、高致病性且潜伏期较长，对全球人类健康和经济产生了重大影响。当冠状病毒感染人体后，它会诱发细胞氧化应激反应，进而激发体内炎症因子的剧烈免疫反应，这种过激反应被称为“炎症因子风暴”。这种现象会导致肺部组织持续受到损害，使得肺组织中充斥着大量的泡沫状巨噬细胞和多核合胞体，引起肺泡内大量痰液积聚。这一系列连锁反应最终会导致感染者出现发热、咳嗽、呼吸急促以及呼吸困难等症状，甚至在严重情况下可能演变为急性呼吸窘迫综合征等严重呼吸道疾病。

冠状病毒入侵机体后，还会对线粒体供能系统产生重大影响。首先冠状病毒可以直接俘获大量线粒体为其所用，使线粒体持续低产能，仅仅能够供应病毒复制生存，而无法正常产能支持机体的免疫等其他重要功能。对于其他无法全部俘获的线粒体，则会过度激活线粒体外膜上的线粒体膜通透性转换孔（mPTP）改变线粒体膜的通透性，使原本在线粒体内的H^+泄露，膜电位降低，复合物V的产能下降。此外，mPTP的开放还会导致线粒体膜间隙中的可溶性蛋白cyt c释放入胞质，在胞质中激活起始caspase-9，随后激活效应caspase-3，最终引发凋亡。冠状病毒引发的远端肺间质组织中肺泡上皮细胞（alveolar epithelial cells，AEC）损伤、凋亡和成纤维细胞活化形成肌成纤维细胞，使大量细胞外基质（extracellular matrix，ECM）和胶原蛋白沉积，最终引起肺纤维化，直接影响肺的正常功能。

冠状病毒还会使宿主AEC中的ROS明显升高，过量的ROS会激活线粒体凋亡通路，还能够直接使编码线粒体呼吸链上的复合物Ⅰ和复合物Ⅳ的mtDNA受损，阻碍复合物Ⅰ和复合物Ⅳ合成，导致ATP产量下降，使肺纤维化进一步加重。

2. 流感病毒

流感病毒分甲、乙、丙、丁四型，能感染多种动物并引发疾病。尽管研究历史悠久，它仍是现今最具危害、感染人数最多的病毒。这是因为其外膜含有易发生变异的血凝素和神经氨酸酶，有助于病毒逃避宿主免疫系统的识别和清除。

流感病毒对线粒体膜和电子传递链的影响是通过瞬时受体电位阳离子通道亚家族M成员2（transient receptor potential cation channel subfamily M member 2，TRPM2）介导的。TRPM2广泛表达于可兴奋细胞和非兴奋性细胞，形成Ca^{2+}通透性阳离子通道。流感病毒可以直接激活细胞膜上的TRPM2通道，使Ca^{2+}内流，大量的Ca^{2+}囤积在胞质内，线粒体为维持胞质的稳态，会保护性地摄取游离的Ca^{2+}，最终导致自身钙超载。大量进入线粒体的游离的Ca^{2+}形成碳酸钙沉积，直接影响线粒体内的三羧酸循环，从而影响ATP产能。由于线粒体产能不足，细胞内的钙泵无法获取ATP，使Ca^{2+}进一步囤积，原本受损的线粒体“雪上加霜”。

当人体的免疫系统无法有效对抗入侵的流感病毒时，这些病毒会大肆破坏正常的肺宿主细胞线粒体，进而导致能量生成减少，呼吸功能发生紊乱，从而触发咳嗽、呼吸急促等一系列呼吸道症状。随着线粒体损伤的加剧和功能丧失，还会引发食欲减退，肌肉关节酸痛、极度乏力等全身症状。

3. 肺炎链球菌

肺炎链球菌（*Streptococcus pneumoniae*，S.pn）是一种革兰阳性球菌，有毒株菌体外有化学成分为多糖的荚膜。荚膜具有抗原性，因此肺炎链球菌极少对青霉素类抗生素产生耐药性。此菌可引起大叶性肺炎、脑膜炎、支气管炎等疾病。

肺炎链球菌溶血素（pneumolysin，PLY）是肺炎链球菌溶解释放的一个主要毒素。PLY除能够诱导中性粒细胞产生大量的白细胞介素-8（interleukin-8，IL-8），激活人体的免疫应答，诱发炎症反应外，还会引起中性粒细胞产生过量超氧化物直接损伤线粒体膜。此外，PLY还可以和线粒体结合，引起线粒体膜结构破坏，膜电位下降，引发线粒体功能下降，ATP产能不足。S.pn诱发的肺炎往往起病急骤，以高热、寒战、咳嗽、血痰及胸痛为特征。PLY还会对儿童患者的神经系统有较大损坏，能够破坏血—脑屏障的紧密连接、引起细胞溶解、刺激炎症因子释放，海马及大脑皮层神经元线粒体受损引起神经元凋亡使患者学习、记忆能力下降，导致患者智力低下。

（二）消化道微生物

1. 幽门螺杆菌

幽门螺杆菌（*Helicobacter pylori*，Hp）是一种革兰氏阴性菌，常附着在胃黏膜上皮细胞表面，呈典型的螺旋或弧形。100%的慢性胃炎、67%～80%的胃溃疡和95%的十二指肠溃疡都是由这种病菌引起的。Hp感染人体后，为使自身在胃内酸性环境中生存，会分解食物中的尿素，产生氨中和胃液。Hp为躲避胃酸的攻击形成氨气的外晕，然而，机体的胃黏膜为了消灭这些幽门螺杆菌，会不断分泌大量的胃酸，这个过程正是导致感染者出现“反酸”症状的根本原因。

胃黏膜细胞遇到氨与水结合后的碱性环境后会受到损伤，会发生氧化应激并产生大量ROS直接损伤线粒体DNA（mtDNA），编码线粒体呼吸链复合物亚基的mtDNA受损，会直接影响线粒体功能。此外，Hp还可以使胃黏膜细胞线粒体外膜通透性升高，使线粒体膜间隙中的cyt c释放入胞质，在胞质中激活起始caspase，最终引发胃黏膜细胞凋亡，引起消化道溃疡和萎缩性胃炎，胃黏膜细胞的长期反复损伤，且线粒体的ATP产能下降、不足以修复损伤的DNA，长此以往就会导致胃癌的发生。

2. 肠道病毒71型

肠道病毒71型（Enterovirus 71，EV71）是引起手足口病爆发的主要病原体，对公共健康安全具有巨大的威胁。

当EV71侵入人体细胞后，细胞内ROS的异常生成，以及线粒体跨膜电位的急剧下降，均对细胞呼吸链的电子传递造成干扰，进而引发细胞产能的严重障碍。更为严重的是，EV71感染不仅可以直接激活caspase依赖的细胞凋亡途径，还能通过改变线粒体外膜的通透性，导致线粒体外膜上的mPTP失活并开放。这一变化使得Ca^{2+}大量内流，对线粒体造成进一步伤害。

EV71的还能够侵袭神经系统，引发一系列严重疾病，包括无菌性脑膜炎、脑干脑炎、小脑脑炎以及急性弛缓性瘫痪等。这些疾病往往导致患者终身瘫痪，甚至不幸丧生。

3. 柯萨奇病毒

柯萨奇病毒（Coxsackie virus，CV）属小RNA病毒科肠道病毒属，基因组为单股正链RNA。能引起急性或慢性病毒性心肌炎、无菌性脑膜炎、手足口病、糖尿病等多种临床疾病。

近年来的研究揭示了柯萨奇病毒感染人体后的一个关键机制：该病毒能直接作用于线粒体膜上的mPTP。一旦mPTP通道被激活打开，线粒体膜电位便会逐渐耗散。当膜电位降低至某一临界点时，会触发一系列线粒体依赖的凋亡因子（如ROS、cyt c等）的释放，从而导致正常细胞走向凋亡。随着凋亡细胞数量的累积，特别是在高能量需求的器官如心脏传导束中，心律失常的症状会首先显现出来。若未能及时采取适当的治疗措施，心律失常可能会反复发作，对患者的健康构成严重威胁。

4. 艰难梭状芽孢杆菌

艰难梭状芽孢杆菌是一种革兰阳性粗大杆菌。这种细菌具有极强的生存能力，能够形成芽孢以抵抗热力、干燥和消毒剂等各种理化因素的侵害。因此广泛存在于我们的衣服、家具和周围环境中。实际上，它是人类肠道正常菌群的一员。但是，当抗生素使用不规范时，肠道内的菌群平衡可能会被打破。耐药的艰难梭状芽孢杆菌可能会趁机大量繁殖，导致抗生素相关性腹泻和伪膜性肠炎等健康问题。

艰难梭状芽孢杆菌对线粒体的影响是一个复杂且多方面的过程。首先，当这种细菌在肠道内与食物中的胆碱发生反应，生成三甲基胺时，肠道环境的碱化会随之发生，这种碱化环境使线粒体的微环境发生了改变，导致其正常的生理功能受到干扰。这种干扰可能包括线粒体膜的通透性改变、酶活性的降低以及线粒体DNA的损伤等。此外，线粒体的功能障碍还可能触发细胞内的氧化应激反应。在氧化应激状态下，细胞会产生大量的ROS，这些分子会对细胞内的蛋白质、脂质和DNA造成进一步的损害。当线粒体的功能受到损害时，其产能效率会显著下降。这意味着细胞无法获得足够的ATP来维持其正常的代谢活动，从而导致肠道细胞的功能障碍。引起肠道蠕动减弱、营养吸收不良以及肠道屏障功能受损等。

（三）泌尿生殖道微生物

1. 巨细胞病毒

巨细胞病毒（cytomegalovirus）是一种疱疹病毒组DNA病毒，由于感染的细胞肿大，并具有巨大的核内包涵体，亦称细胞包涵体病毒。

最近的研究发现巨细胞病毒感染会破坏线粒体结构，进而影响内质网-线粒体之间相关的膜状结构（mitochondria-associated membrane，MAM）和线粒体自身功能的发挥。这些改变会导致线粒体膜电位下降，细胞能量代谢降低，诱导使得细胞凋亡，有利于病毒释放并入侵周围细胞，最终引起单核细胞增多症、肝炎、间质性肺炎、视网膜炎、脑炎等一系列疾病。

2. 人乳头瘤病毒

人乳头瘤病毒（human papilloma virus，HPV）属于乳多空病毒科乳头瘤空泡病毒A属，是球形DNA病毒，能引起人体皮肤黏膜的鳞状上皮细胞增殖，表现为寻常疣、生殖器疣（尖锐湿疣）等症状。HPV还是宫颈癌的直接影响因素。

HPV感染可引起人体组织中广泛的氧化应激反应，损伤线粒体呼吸链上的复合物Ⅰ，使其产生大量的ROS。当局部组织的ROS水平持续升高，会进一步导致病毒的损伤作用及病毒基因组整合到宿主细胞，导致肿瘤的发生。在宫颈肿瘤细胞中，HPV阳性的细胞其胞内ROS水平显著高于HPV阴性的细胞。这一现象提供了直接证据，表明HPV感染与宫颈肿瘤细胞内ROS水平的升高之间存在直接关联。过量的ROS不仅可以直接诱发肿瘤的发生，它们还可以在肿瘤形成后作为信号分子，刺激已形成的肿瘤细胞进一步增殖。这种增殖可能通过ROS介导的信号通路来实现，这些通路在肿瘤细胞生长和扩散中起着至关重要的作用。

3. 支原体

支原体（mycoplasma）是一类没有细胞壁、高度多形性的原核细胞型微生物。由于能形成丝状与分枝形状，故称为支原体。支原体广泛存在于人和动物体内，大多不致病，对人致病的支原体主要有肺炎支原体、解脲脲原体、人型支原体、生殖器支原体等。

许多研究表明解脲脲原体感染能够从多方面导致男性不育，如降低精液质量、引起免疫性不育、改变精液中微量元素及影响细胞因子等。这在很大程度上是由解脲脲原体（*Ureaplasma urealyticum*，UU）导致的精子线粒体功能下降引发的。精子运动能力所需要的ATP来源于线粒体的呼吸功能，而琥珀酸脱氢酶（succinate dehydrogenase，SDH）作为线粒体呼吸功能的重要节点，是连接氧化磷酸化与电子传递的枢纽之一，可为真核细胞线粒体和多种原核细胞需氧和产能的呼吸链提供电子，在成熟的精子中起重要作用。被UU侵袭的精子SDH mRNA表达明显低于正常精子，电子传递效率和ATP产能下降，且直线速度、平均速度、SDH活性均明显低于正常精子。由此可见，UU感染后的精子线粒体功能明显下降，这与男性不育有重大关联。

（四）结语

在不断进化的微生物世界中，人类始终面临着各种健康挑战。从历史上造成巨大伤亡的流感病毒大流行、瘟疫肆虐，到现今普遍存在的普通感冒、轻度肺炎以及胃肠道感染，我们与致病微生物之间的博弈从未停歇。在这场永恒的斗争中，人体的免疫力构成了我们抵抗外来病原体侵袭的第一道也是最重要的一道防线。

然而，随着时间的推移，病原微生物也在不断演变和升级，展现出越来越强的抗药性和变异性，如多重耐药菌的出现以及病毒的持续变异，这些都使得治疗变得更加复杂和困难。因此，深入探讨病原微生物对线粒体能量器的影响机制，对于我们理解感染与能量的博弈过程，并制定能在此博弈中胜出的有效策略，这对疫情后时代具有重要的现实意义。

（范理宏　李超群）

四、药物影响

目前临床用于治疗慢性病的药物越来越多，在反复服药达到治疗目的的同时，这些药物也给我们的健康带来了很多潜在的隐患，下面就临床常见的几种药物，展开介绍一下它们对于人体线粒体的危害。

（一）质子泵抑制剂

从20世纪80年代至今，以奥美拉唑为代表的“拉唑”们早已深入人心。消化不良来一片，反酸烧心来一片，胃痛胃胀来一片……主流医学认为很多问题的原因在于胃酸分泌过多，因此质子泵抑制剂（proton pump inhibitor，PPI）成了临床最常用的药物之一（图2-2-6）。

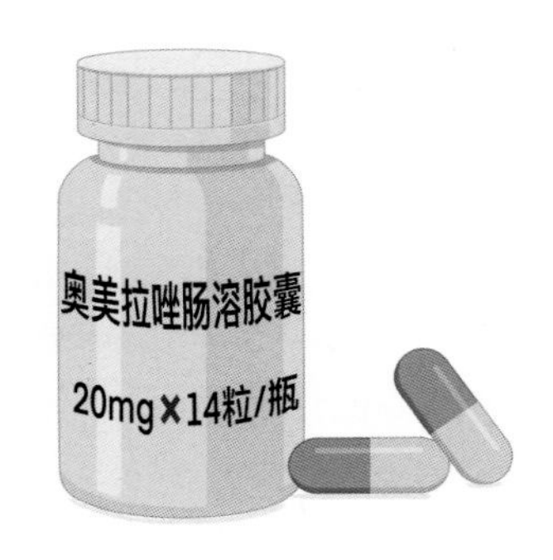

图2-2-6　临床常用药物——奥美拉唑

PPI与时俱进，解决了越来越多患者的不适。然而，作为一种安全、有效的抑酸剂，PPI在被广泛应用的同时出现了过度应用的趋势，据统计，在PPI的使用者中有25%～70%无明确用药指征。过度应用也暴露出了长期应用PPI的种种弊端，如艰难梭状芽孢杆菌感染、骨折、肺炎、心肌梗死、维生素缺乏，甚至胃癌。

质子泵抑制剂为苯并咪唑类衍生物，其实质是H^+-K^+-ATP酶抑制剂，它通过阻碍胃壁细胞H^+-K^+-ATP酶发挥抑制胃酸分泌的作用，具有起效快、抑酸作用强、作用时间长、服用方便等特点，并且能抑制基础胃酸的分泌以及组胺、乙酰胆碱、胃泌素和食物刺激引起的酸分泌，所以被临床广泛用于胃溃疡、十二指肠溃疡等酸相关性疾病的治疗。

质子泵主要有四类：P型、V型、F型和ABC转运蛋白。P型质子泵（图2-2-7）如H^+-K^+-ATP酶主要位于真核生物的细胞膜，主要参与K^+和H^+的转运，载体蛋白利用ATP使自身磷酸化，发生构象的改变来转移质子或其他离子，用于保持细胞内的pH值和细胞内外各种离子的稳态。而长期滥用质子泵抑制剂会导致细胞内外的离子稳态破坏，细胞基质中的pH值下降。线粒体作为人体内最重要的细胞器，同时也是对各种损伤最为敏感的细胞器之一，细胞pH值的改变和离子稳态的异常导致渗透压的改变，线粒体的形态发生肿胀，结构和功能受损，氧化磷酸化发生障碍。

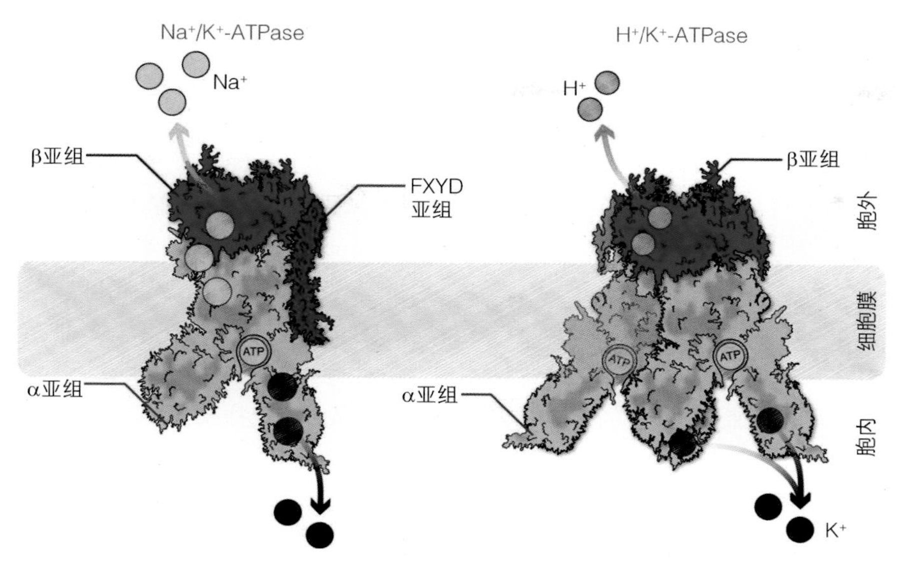

注：Na^+/K^+ATP酶是由α，β，FXYD三个亚基构成的三聚体，α亚基是催化和离子转运的场所，它可以将细胞内3个Na^+转出，细胞外两个K^+转入。H^+/K^+−ATP酶是由α，β两个亚基组成的二聚体，α亚基是催化亚基，它可以将细胞内两个H^+转出，细胞外两个K^+转入。

图2-2-7 P型质子泵的构象

pH值的改变还会直接破坏酶的活性，胃细胞内pH值的改变会导致细胞多种抗氧化酶如超氧化物歧化酶、过氧化氢酶的活性改变，使得大量ROS在细胞和线粒体内积聚，机体的氧化与抗氧化失衡，最终发生氧化应激，加重细胞和线粒体的持续损伤。长期缺乏胃酸还会导致菌群失调，胃幽门螺杆菌和肠道致病菌大量生长，如此会使幽门螺杆菌反复感染或促使慢性胃炎发展为萎缩性胃炎，进而导致胃癌、肠癌的发生。

（二）激素

激素对人体的各种生理功能都发挥着重要的调节作用，一旦激素分泌失衡，便会导致疾病。糖皮质激素（glucocorticoid，GC）属于肾上腺皮质激素，自问世以来备受医生青睐，是目前临床上应用最为广泛的激素。但糖皮质激素滥用现象屡见不鲜，例如用于普通发热，甚至还有医生将它作为抗生素和改善胃肠功能的药物使用。的确，糖皮质激素的作用常常立竿见影，但是它的过度使用所带来的远期影响常常是超过预期的（图2-2-8）。

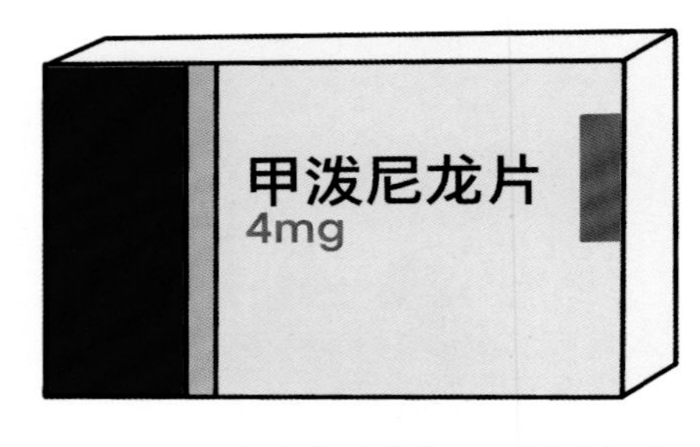

图2-2-8　临床常用药物——甲泼尼龙

GC是由肾上腺皮质分泌的，在体内主要受下丘脑-垂体前叶-肾上腺皮质轴的调节。它对机体的发育、生长、代谢及免疫功能等起着重要调节作用，是机体应激反应最重要的调节激素，具有强大的抗炎、免疫调节及维持内环境稳定的作用。它可用于多种难治性疾病如急进性肾炎、血管性水肿、急性荨麻疹、过敏性休克、严重输血反应、血小板减少性紫癜、再生障碍性贫血、重症支气管哮喘等的治疗。

糖皮质激素受体（glucocorticoid receptor，GR）广泛存在于机体各种组织细胞中，GC通过与相应的GR结合后，与信号转导因子（如AMPK）或转录因子（如AP-1和NF-κB）相互作用，发挥相应的生物学效应。线粒体作为对GC最为敏感的细胞器，其膜表面分布着大量的GR。GC通过与线粒体表面的GR结合，调节线粒体生物合成、基因的表达和转录。研究发现，过量的GC会增加蛋白质羰基化，抑制线粒体复合物Ⅰ、肉碱棕榈酰转移酶和异柠檬酸脱氢酶活性，导致脂质的异常积累和线粒体功能的障碍，同时还导致多种抗氧化酶如超氧化物歧化酶、过氧化酶和过氧化氢酶活性下降，导致大量氧化自由基无法及时清除，形成毒性ROS如羟自由基（·OH）和过氧化亚硝酸盐（·ONOO-），加重线粒体功能障碍。研究发现，GC通过GR对神经元发挥双相作用，低水平的GC增强线粒体的功能，而慢性高水平的GC减弱线粒体功能，导致神经元细胞受损，所以说长期滥用GC会导致线粒体遭到破坏，进而导致疾病的发生。还有研究发现，长期服用GC降低了线粒体NAD（P）H的产生，增加了ROS的产生，导致线粒体功能紊乱，进而诱发2型糖尿病。同时在乳腺癌的研究中发现，GC可能会促进肿瘤转移并激活远处转移灶中的GR，增加肿瘤定植，降低荷瘤小鼠存活率。所以说当在临床上使用GC时要严格控制用药指征，不能因为其强大的药效而忽略其诱导的氧化应激对于机体内环境和线粒体的损害。在应用其治病的同时，也需要关注其对线粒体的损伤，兼顾线粒体的功能可能会带来意想不到的获益。

（三）抗生素

抗生素是一类可以抑制或杀死细菌的化学物质，通常用于治疗细菌感染。抗生素可以通过不同的机制作用于细菌，例如干扰细菌的细胞壁合成、蛋白质合成、核酸合成等，从而抑制其生长和繁殖，或直接导致死亡。目前临床上常用的抗生素主要分为青霉素类、头孢菌素类、氨基糖苷类、四环素类、大环内酯类、糖肽类、磺胺类、喹诺酮类、硝咪唑类、林可胺类、林可霉素类、磷霉素类、氯霉素类、抗真菌类和其他，如利奈唑胺、多黏菌素B和夫西地酸钠等（图2-2-9）。

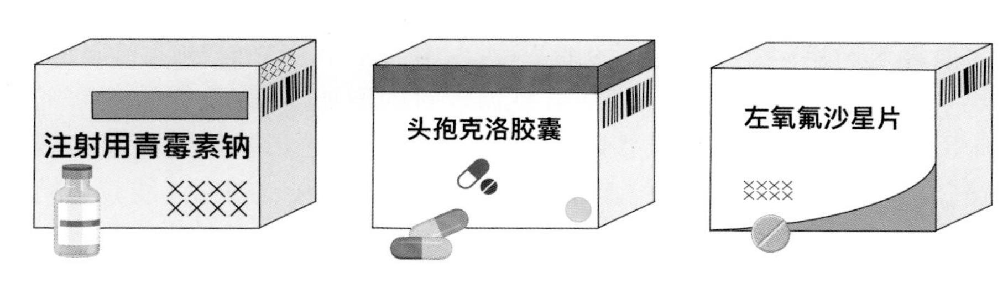

图2-2-9 临床常用药物——抗生素

1928年弗莱明发现了青霉素，1942年青霉素开始大规模生产，抗生素的出现帮助人类解决了很多问题，一度被誉为人类健康的卫士。而近年来抗生素使用日益泛滥，有一些医生和患者总是把“炎变”和抗生素连在一起，处方中常把抗生素当作首选的常规武器，狂轰滥炸。其实许多炎变和细菌并无关系，如扭伤引起局部肿胀是无菌性炎症，一般感冒是病毒性感染，慢性支气管炎和支气管哮喘也不都是细菌引起的，抗生素的使用在有细菌感染时才有意义。没有细菌感染时用抗生素，不仅无菌可抗，还会带来许多不良反应如儿童听力损伤、细菌耐药性、菌群失调导致的二重感染，更严重的还会增加癌症的患病风险。

首先，滥用抗生素对机体产生的不良影响体现在对于正常机体菌群的破坏。正常菌群对于机体健康和预防癌症的发生起着十分重要的作用，它可以通过微量元素如锰、铜、锌、铁的吸收，产生生物活性物质如肽聚糖、磷壁酸、多糖发挥抗肿瘤的作用，同时可以通过抗体依赖的细胞介导的细胞毒作用增强NK细胞的细胞毒作用和与T淋巴细胞表面的T细胞表面抗原受体（TCR）和B淋巴细胞表面的B细胞表面抗原受体（BCR）结合，从而使淋巴细胞激活、增殖和分化，并促使其分化更多的细胞因子，如IL-2、IFN、TFN等，进而增强人体的特异性免疫和非特异性免疫，发挥抗肿瘤作用。而抗生素会对机体内各种菌群微生态产生干扰，过度的使用必然会导致菌群失调，进而导致多种疾病的发生。

其次，抗生素对于机体线粒体功能有直接的破坏作用。研究发现，甲硝唑、替加环素、阿奇霉素和克林霉素可诱导人原代神经元细胞和细胞系的线粒体呼吸复合物活性下降，诱导线粒体功能障碍，ROS上升、线粒体膜电位破坏和能量缺乏，同时还会破坏线粒体内钙离子单向转运体复合物的功能，破坏Ca^{2+}稳态，最终导致细胞凋亡。滥用抗生素还可以干扰线粒体的翻译，进而干扰线粒体功能和改变细胞代谢。以多西环素为例，它可显著改变细胞代谢，使线粒体蛋白合成受到抑制，导致细胞有氧糖酵解增加。而有氧糖酵解的增加，不仅会导致正常细胞因能量危机发生凋亡或恶性转变，还会导致肿瘤细胞增殖、转移和侵袭。由以上可知，抗生素的滥用会导致机体内环境稳态失衡、线粒体稳态受损，进而导致多种不良反应的发生，故在临床用药时要严格按照指针，合理使用抗生素。

（四）降脂药

近些年来，随着社会的发展，人们生活水平的提高，出现了各种各样的“富贵病”，如高脂血症。我国将近有一半的老年人患有高脂血症，降脂药已经成为临床常用药之一。在临床上最常见的就是他汀类药物，以知名度最高的立普妥（阿托伐他汀）为例，它是世界上销售额最高的药物，截至2018年已累计创造了1 514亿美元的销售额，可见其应用之广，但其背后潜在的疾病风险真相未被大家重视。

他汀类药物即羟甲基戊二酰辅酶A（HMG-CoA）还原酶抑制剂，通过竞争性抑制内源性胆固醇合成HMG-CoA还原酶，阻断细胞内甲羟戊酸代谢途径，抑制甲羟戊酸转化为胆固醇的过程，使细胞内胆固醇合成减少，反馈性刺激细胞膜表面（主要为肝细胞）低密度脂蛋白受体，使其数量和活性增加，以增加血清胆固醇清除，降低胆固醇水平。

但在能量整合医学的视角下，这种降脂方法治标不治本，还有很多不容忽视的远期风险。

甲羟戊酸是辅酶Q_{10}（CoQ_{10}）合成的原料，因此使用他汀类药物可以导致人体内CoQ_{10}产量降低。CoQ_{10}具有抗氧化应激作用，同时也是将线粒体复合物Ⅰ和Ⅱ电子传递给复合物Ⅲ的重要中间物质，在线粒体内氧化磷酸化产生能量的过程中起到了传递电子的作用，它的缺乏会导致线粒体电子传递链的电子传递阻滞，电子外漏导致大量ROS的生成和ATP合成的减少，严重损害线粒体的功能，进而导致疾病的发生。有研究发现，长期使用他汀类药物会导致线粒体复合物Ⅱ、Ⅲ和Ⅳ活性下降，肌肉线粒体氧化能力下降，促进线粒体通透性升高，并产生凋亡蛋白，骨骼肌细胞凋亡，引起肌溶解症。

线粒体非折叠蛋白反应（UPRmt）是一种线粒体保护机制，用于维护线粒体的稳态，它会在线粒体受到外界压力时启动，任何线粒体功能蛋白、转运蛋白或酶合成受阻后都会激活UPRmt。机体内有两条通路可以激活UPRmt，其中一条就是甲羟戊酸信号通路，而他汀类药物恰好抑制的就是甲羟戊酸信号通路。所以说长期使用他汀类药物会导致线粒体自我保护机制被强行破坏，线粒体失衡失能，使其应对外界压力的保护能力下降，更易发生损伤，进而诱发疾病。此外，他汀类药物还可以通过激活AMPK和抑制蛋白激酶B（protein kinase B，Akt）的激活，导致mTOR信号（能量代谢的枢纽）通路异常。

除此之外，胆固醇是机体内多种激素如孕烯醇酮、皮质醇、雌二醇、孕酮和睾酮的合成原料，胆固醇减少影响线粒体制造这些激素的能力，引起机体内分泌紊乱，激素紊乱后线粒体膜上的激素受体无法被充分激活，进一步负反馈影响线粒体功能，其危害显而易见。因此，明了高脂血症背后的真正原因，帮助机体维持线粒体的长久健康，找到正确的降血脂方案才是出路。

（五）化疗药

2019年1月，国家癌症中心发布的全国癌症统计数据报告指出，2015年全国恶性肿瘤发病约392.9万人，死亡约233.8万人。即平均每天超过1万人、每分钟7.5个人被确诊为癌症。同时恶性肿瘤发病率每年保持约3.9%的增幅，死亡率每年保持2.5%的增幅。目前治疗癌症的主要手段依然是手术、放化疗。

化疗是化学药物治疗的简称，是指利用化学药物杀死肿瘤细胞、抑制肿瘤细胞的生长繁殖和促进肿瘤细胞的分化，以达到杀灭肿瘤细胞的治疗目的。根据化疗药物的作用机制可分为五类：① 影响核酸合成的药物，如甲氨蝶呤、阿糖胞苷、氟尿嘧啶、巯基嘌呤等；② 影响蛋白质合成的药物，如长春新碱、门冬酰胺酶等；③ 直接破坏DNA的药物，如环磷酰胺、氮芥、丝裂霉素等；④ 嵌入DNA中干扰模板作用的药物，如阿霉素、柔红霉素、普卡霉素等。⑤ 影响体内激素平衡的药物，如性激素、肾上腺皮质激素等。这种治疗方法虽然可以杀死肿瘤细胞，但同时也会杀死健康的细胞，导致机体消化系统（如恶心、呕吐和肝损伤）、循环系统（如心力衰竭）和血液系统（如白细胞和血小板的下降）等多种系统功能受损。

线粒体作为细胞内重要的信号中枢，是癌症发生和发展的重要决定因素，影响癌细胞代谢重编程、转移能力的获得和对化疗药物的反应等。随着对化疗药物不良反应的深入研究，人们发现化疗药物对于机体的损伤归根究底还是源于对线粒体的损伤。以最常见的铂类药物为例，包括顺铂和奥沙利铂、沙利度胺、硼替佐米、长春碱和紫杉烷，导致细胞发生氧化应激，ROS升高，线粒体DNA损伤、mPTP激活、线粒体增大或肿胀和空泡化以及相关的Ca^{2+}信号通路损伤，最终导致神经元细胞凋亡，引起周围神经病变。

在化疗的同时采取中西医结合，主动地用一些保护线粒体的药物，可以帮助放大化疗的功效，同时减少线粒体的损伤。如姜黄素，它可以阻止线粒体分裂1蛋白（FIS1）的增加、视神经萎缩1蛋白（OPA1）的减少和NAD^+依赖性去乙酰化酶sirtuin-3（SIRT3）的减少和促进线粒体动态调节因子以及有丝分裂相关蛋白parkin、磷酸酶PTEN和其诱导的激酶蛋白1（PINK1）的增加，使线粒体复合物Ⅰ的活性恢复，维持线粒体的正常形态，抑制细胞内过氧化物的形成，改变正常肾脏细胞的氧化应激状态，与铂类药物联用，可以实现预防顺铂所导致的肾损伤这一目标。

因此，目前的肿瘤治疗亟需整合理念，消灭肿瘤细胞的同时兼顾正常细胞的线粒体功能保护，帮助患者实现最大获益、最小不良反应。

（六）结语

线粒体是机体内对于外界环境变化最为敏感的细胞器，任何的外界刺激都会导致线粒体的能量代谢发生改变（图2-2-10）。上文以最常用的药物为例，旨在向读者解析某些西药长期使用后的不良后果。如何在现行医疗中融入中西医能量整合理念，守卫能量中心——线粒体，是本书的目的所在，也是每一位医学人士需要不断深入思考的命题。

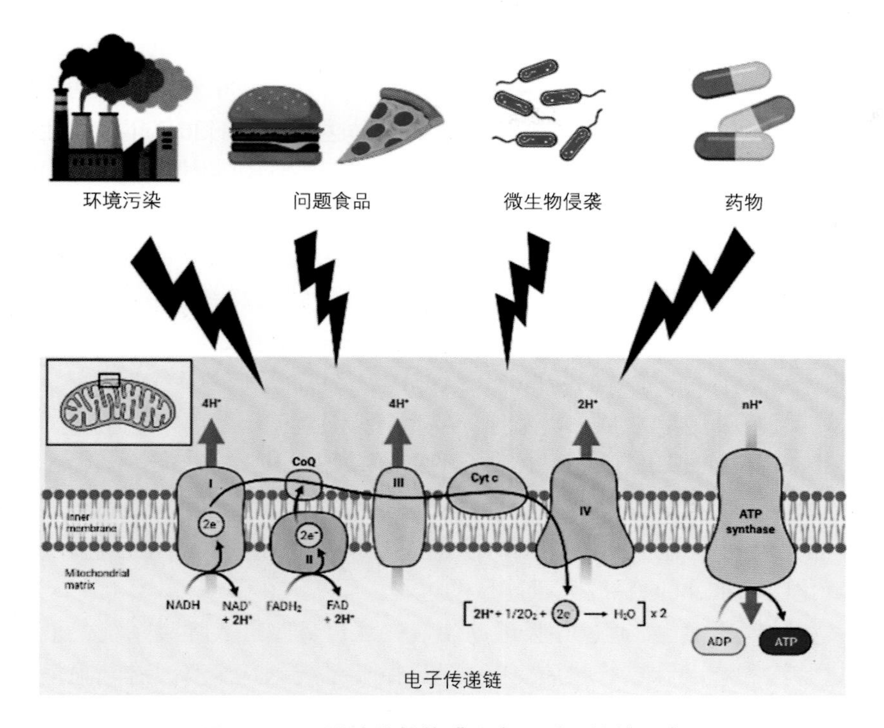

图 2-2-10 影响线粒体膜和电子呼吸链的因素

（范理宏 许 晓）

第三节 影响线粒体燃料的因素

一、氧气

（一）线粒体使人类祖先细胞进入新型代谢动能

距今32亿～36亿年前，动物和植物还没有在地球上出现，大气层的主要成分为二氧化碳，兼有甲烷、氮气，整个世界都被海洋笼罩，在这些海洋里生长着各类厌氧菌，以代谢水中的小分子为生，但有一个种类的细菌不同于其他厌氧菌——蓝细菌，又叫蓝藻，它漂浮在海洋的表面，以阳光为动力，以取之不尽的二氧化碳和水作为原料，进行光合作用，如此一来，蓝藻就可以固定糖分维持自己的生命，这种新的生存策略，让它在海面上迅速繁衍，很快海洋表面就快被蓝藻们挤满。这个代谢过程中，所产生的副产品就是氧气。大量浮在海洋表面的蓝藻们所产生的氧气很快就充斥在整个大气层之中，给厌氧菌带来了毁灭性的打击。厌氧菌的能量代谢以无氧发酵的方式进行，体内缺乏完整的代谢酶体系，而大气中越来越多的氧气使厌氧菌适应不了这种富氧环境大量灭绝。这是发生于26亿年前的大氧化事件——藻类光合作用使得大气中的游离氧含量迅速增加。于是，生命开始寻求出路，经过长达几亿年的进化，线粒体进入我们的祖先细胞，为祖先细胞带来新型代谢动力，可以高效利用氧气，用氧气化学键中充足的能量来驱动一种新型代谢引擎，使细胞呼吸的能量转化效率比无氧呼吸增加了19倍。线粒体的出现，不仅把氧气从毒气变成有用气体，还给这个星球的未来带来了一个重要的转折点。从此以后，生命开始以氧气为燃料。生命是一场呼吸之间的旅行，开始于第一口呼吸，终止于最后一口吐气。

（二）机体呼吸氧气与线粒体电子呼吸链的氧化反应

氧气是人类和动物维持生命活动的重要条件，有氧呼吸是指细胞在氧气的参与下，通过酶的催化作用，把糖类等有机物彻底氧化分解，产生二氧化碳和水，同时释放大量能量的过程。

机体呼吸氧气，通过呼吸运动使氧气从口鼻腔进入呼吸系统，到肺，经过肺泡和肺动脉进行物质交换，经过循环系统到达全身。肺与血液之间的气体交换是通过气体扩散实现的，氧气通过扩散作用经过各层细胞膜进入细胞，最终抵达线粒体。例如，外界的氧气进入人体肝细胞内线粒体，一共需要穿过9层膜、18层磷脂分子，当氧气到达肝细胞内线粒体后，便成为肝脏线粒体的动力燃料。

线粒体是细胞进行有氧呼吸的场所，是细胞内氧化磷酸化和合成ATP的主要场所，为细胞的活动提供了能量。线粒体靠电子呼吸链进行有氧呼吸，呼吸链由一系列电子载体构成，从NADH或$FADH_2$向氧传递电子的系统。电子呼吸链由线粒体内膜上的四种呼吸链蛋白复合物组成，这四种蛋白复合物分别为复合物Ⅰ（NADH脱氢酶）、复合物Ⅱ（琥珀酸-辅酶Q还原酶）、复合物Ⅲ（cyt c还原酶）和复合物Ⅳ（cyt c氧化酶）。这四个复合物中，复合物Ⅰ、Ⅲ、Ⅳ既是电子载体，又是递氢体；复合物Ⅱ只是电子载体，而不是递氢体。呼吸链就是由一系列的递氢反应和递电子反应组成的连续反应体系。还原型辅酶通过呼吸链再氧化的过程称为电子传递过程，其中的氢以质子形式脱下，电子沿呼吸链转移到分子氧，形成粒子型氧，再与质子结合生成水，释放出的能量则使ADP磷酸化生成ATP。也就是线粒体把氢离子“搬运”到线粒体膜间隙，形成质子梯度，当储存的氢离子穿过ATP合酶向线粒体基质回流时，内膜两侧的电位差所产生的动力会带动ATP合酶内的“水轮机”旋转，从而产生ATP。

地球上出现了氧之后，生物进化大大加快。然而当产能细胞器进化到经典的线粒体后，通过氧化反应为生命活动提供充足能量的同时，也伴随着氧自由基的毒害。氧气在机体内的代谢产物除了二氧化碳和水，还有1% ～ 3%可通过电子传输转变为氧自由基及其活性衍生物，即ROS。因此，线粒体是氧的主要消耗者，也是ROS的主要来源，ROS毒性的存在同时也决定了生物体的寿命。氧自由基在生理可控范围下对机体是一种信号转导，但过量的非可控的氧自由基与衰老、运动疲劳、老年退行性疾病等密切相关。因此，生命在对氧气的利用问题上面临着线粒体功能是否健全的挑战，生命是沿着不断加强对氧的利用效率和不断克服氧毒性的方向发展，也就是说人体如要想获得最佳结果，用氧工厂——线粒体的功能完整性就是保障前提。

（三）线粒体感受低氧和低氧对线粒体的影响

线粒体以氧气为原料，是细胞能量产生的动力来源，其本身也是细胞感应氧气、产生能量的关键场所。氧气充足的正常生理状态下，线粒体自由基的产生与清除处于适当的动态平衡以适应内外环境的变化，适当的生理性ROS可起到信号转导、调控细胞功能等生理作用。当氧气供应不足时，线粒体为了促使细胞存活，以维持低氧状态下组织生理正常，适应维持自由基稳态，它们可交换或修饰呼吸链上不同的亚基，调整它们的总量和代谢平衡。HIF-1是参与低氧补偿机制的关键转录因子，在适应性低氧情况下，机体通过HIF-1激活调控线粒体的总量和能量代谢水平，降低ROS产生，以保护线粒体功能，并增加线粒体生物合成，以保护机体的功能。但当氧气供应不足超出了线粒体的生理性代偿范围，ROS会过量产生，超过清除防御系统，自由基稳态失衡，积累的毒性ROS会损伤蛋白质、脂质、核酸等生物大分子，造成不同程度的应激损伤。

低氧的情况可分为三类：环境低氧、代谢低氧和病理低氧。

环境低氧：即外界环境中氧含量不足，例如高原地区、地下矿井、长期佩戴口罩等。为了适应环境低氧，高海拔地区的拉达克牛群，它们外周血单核细胞中HIF-1、葡萄糖转运蛋白-1（glucose transporter，GLUT-

1）、血管内皮生长因子和己糖激酶等表达增加；高原地区的牦牛，其垂体和输卵管中HIF-1α和HIF-2α mRNA表达水平均高于低海拔地区肉牛，这些调节机制可使高海拔地区牛群更能适应高海拔低氧环境并生存和繁衍。

代谢缺氧：一般指旺盛或激烈的代谢活动引起机体生命活动耗氧量显著增加，例如剧烈运动的骨骼肌、代谢紊乱的脂肪组织、高产泌乳的乳腺等，超过机体正常生理动员能力，使机体组织处于低氧状态。长期有氧运动过程中的运动员骨骼肌耗氧量增加，会激活HIF-1表达，从而诱导参与血管生成和糖酵解的基因表达，HIF-1也可能抑制细胞耗氧量和线粒体的氧化代谢，使骨骼肌适应长期的有氧运动；在泌乳盛期奶牛的乳腺细胞代谢旺盛，可通过增加GLUT-1表达和HIF-1α依赖性的葡萄糖摄取来响应可能出现的低氧状态，也可通过非HIF-1α依赖性的GLUT-8表达途径响应乳腺的低氧状态。

病理低氧：主要由疾病等引起某些生理障碍，使得到达动物体内部器官组织的氧气不足，造成机体应激与损伤，引起机体组织处于低氧状态。例如血栓可引起血管阻塞，组织静水压增加引起血管压缩，或组织细胞密度增加等原因引起低氧，动脉粥样硬化、肺动脉高压和心力衰竭等心血管疾病时，血液循环障碍会降低氧的输送，导致组织低氧。病理低氧时，线粒体生物合成可能通过上调ROS清除系统（线粒体偶联蛋白、超氧化物歧化酶2和谷胱甘肽过氧化物酶1），增强对缺血性损伤的心脏耐受性，通过血管新生、重构和增加线粒体DNA复制数增加线粒体生物合成，以适应低氧。

低氧是人体面临环境、疾病、代谢变化的重要应激源。现代都市人绝大多数生活在钢筋水泥的高楼大厦里，以车代步，几乎没有固定的锻炼时间。随着生活节奏的加快和压力的增加，现代人都普遍存在肺循环能力下降，氧气代谢率降低的问题。空气中的氧气含量固定在21%左右，一般正常人吐出的废气里含有16%的氧气，因此正常人身体对氧气的吸收能力在5%左右。经常运动和健身的专业人士对氧气的利用率会高一些，而慢性病患者，尤其是癌症患者，其氧气的代谢率一般只有2% ～ 3%。实际上，很多人的亚健康疾病都是从身体缺氧开始的。

在慢性低氧暴露条件下做适量的低氧运动能够促进骨骼肌线粒体自噬，有效清除受损线粒体，促进线粒体生物合成，产生健康线粒体，维持线粒体数量阈值和功能，提高机体适应力。但是当低氧超出线粒体代偿极限，机体长期处于严重低氧损伤时，其线粒体的有氧电子链产能明显下降，HIF信号转导将不再起代偿作用，反而会因额外的线粒体生物耗氧加剧细胞压力，此时HIF信号转导通常会降低线粒体总数量。

日常生活中长期佩戴口罩，对于正常呼吸影响不大，但健身运动时，新陈代谢和肺活量都会增强，对氧气的需求量增强。佩戴口罩增加了呼吸阻力，造成呼吸不畅，吸进的氧气不能满足机体的需求，长时间会引发胸闷、头晕的缺氧现象。

剧烈的急剧缺氧如机械性窒息时，线粒体电子无法与受体氧充分结合，呼吸链中的氧与电子流之间将失去平衡，导致电子积累并泄漏，同时细胞防御系统如抗氧化酶等活性下降，造成呼吸链复合物中ROS生成过量，无法被及时清除，大量毒性氧自由基诱发的脂质氧化反应、Ca^{2+}超载、氧化磷酸化受抑制等一系列变化，都可以造成线粒体的剧烈损伤，对缺氧敏感的细胞（心、脑组织等），其线粒体有可能出现特征性的变化，形态学上表现为线粒体肿胀、脊断裂溶解、外膜破裂和基质外溢等，线粒体损伤标志或可作为诊断机械性窒息的依据。

总结起来，失代偿的缺氧对线粒体造成的分子机制的影响有如下四点。

1. 缺氧引起线粒体膜电位降低

在缺氧环境下，线粒体解偶联蛋白（uncoupling protein，UCP）活性上调，可将线粒体内膜外的H^+转运至基质，降低线粒体的跨膜质子电动势，减少ATP的产生；缺氧使得细胞膜表面的Na^+–K^+–ATP酶难以正常工作，线粒体及内质网内Ca^{2+}外流以及谷氨酸受体启动增加等因素都可以导致细胞基质内Ca^{2+}数量上升，造成细胞基质内钙超载，导致线粒体膜通透性转换孔（mitochondrial permeability transition pore，mPTP）开放增强，引起线粒体膜电位的下降，终致ATP的耗竭。

2. 造成线粒体自噬

HIF–1α降解途径受阻，进入细胞核与HIF–1β合成HIF–1，HIF–1可以激活Bnip3（BCL–2/E1B 19000–inter-acting protein 3）通路以及Bnip3L（Bnip3–like）通路，线粒体内大量ROS生成也能激活HIF–2α和核因子E2相关因子2（nuclear factor–erythroid 2–related factor 2，Nrf2），前者增加Bnip3的表达，后者诱导p62蛋白的表达，p62可以与轻链3（light chain 3，LC3）相

互作用，上述机制均可促进线粒体的自噬。

3. 导致线粒体分裂

缺氧下胞质中超载的Ca^{2+}可激活钙调磷酸酶，大量ROS又可促使线粒体动力蛋白相关蛋白1（dynamin-related protein 1，DRP1）(S616）磷酸化水平升高，从而使DRP1（S637）去磷酸化，导致其从细胞质基质中聚集到线粒体外膜，促进线粒体分裂。

4. 诱导经线粒体途径的细胞凋亡发生

缺氧还可以激活BH3-only蛋白（BCL-2 homology-3 domain only protein），使其竞争性抑制促凋亡因子与抗凋亡因子的结合，游离的促凋亡因子在线粒体外膜上形成蛋白通道使cyt c和第二线粒体源性半胱天冬酶激活剂（second mitochondria-derived activator of caspase，SMAC）进入胞质，而后cyt c介导caspase-9的激活，SMAC则封闭X连锁凋亡抑制蛋白（X-linked inhibitor of apoptosis protein，XIAP）对caspase的抑制作用，最终导致细胞凋亡。

（四）高压氧对线粒体的影响

正常情况下氧气浓度在19.5%～23.5%，人能够正常生活。现代人生活节奏加快，脑力和体力消耗增大，尤其是脑力劳动者，由于大脑长期处于高度紧张状态，极易造成大脑缺氧，细胞缺乏内源氧，出现头昏胸闷、疲惫嗜睡、反应迟钝、精力不集中等症状，严重时会影响正常的学习、工作和生活。城市中也有大量的居民处于缺氧状态，例如生活于环境氧不足地方，消耗脑力太多，患缺氧性疾病。对于这类慢性缺氧人群，适当吸氧是一种补氧方式，可使症状得到明显改善，通常氧浓度在24%～33%，流量不超过5 L/min，一般主张每日吸氧1次，每次不超过1 h，每次吸氧时中途停5 min，连续吸氧10～20次，可以达到减轻脑力透支和缓解工作压力的效果。对于支气管哮喘、慢性阻塞性肺疾病等慢性病，吸氧浓度在35%左右，也就是持续低流量吸氧可以有效保护肺功能，改善患者的缺氧症状，还可改善患者的咳嗽、胸闷、气短、呼吸困难等症状。而吸入氧浓度在60%以上的氧疗方法，主要应用于重度低氧血症而无二氧化碳潴留的患者，但这可能会导致氧中毒，不宜长期应用。

高压氧治疗在现代医学中越来越受到重视。高压氧治疗是在超过一个大气压的环境中吸入100%的纯氧。高压氧疗法可使人体血浆中溶解氧含量增加14倍以上，增加氧的穿透力和组织中氧的储备，因此，高压氧治疗为脑外伤的治疗提供了新的科学有效的辅助治疗方法，脑外伤患者的供氧不足，外源的高压氧可帮助其脑供氧恢复正常，可改善脑外伤患者的预后，提高治愈率，降低致残率。潜水作业、沉箱作业、特殊的高空飞行等，如未遵守减压规定，出现氮气泡压迫或血管栓塞症状致减压病，通过呼吸高压氧使体内的气泡在压力升高时体积缩小，从而缩小梗塞的范围，利于气泡溶解在血液中。高压氧对于机体的治疗原理主要有以下三点：提高氧含量作用，压力作用，清除作用。另外，高压氧通过α-肾上腺素样的作用使血管收缩，减少局部的血容量，利于减轻脑水肿、烧伤或挤压伤后的水肿。高压氧同时还具有抗菌作用，厌氧菌缺乏细胞色素和细胞色素氧化酶，在富氧情况下，厌氧菌不能进行有氧代谢以获得能量，其生长受阻甚至死亡，同时高压氧还可增加血-脑屏障的通透性，可增强颅内感染的抗生素疗效。

现代的研究和试验证明，高压氧疗可以用于消疲解乏、助眠、抗氧化、美容养颜、提高脑力和体力等。2021年以色列特拉维夫大学的研究者采用高压氧疗，让35名65岁的健康者进入高压氧舱，接受2个绝对大气压下的100%氧气稳压吸入，每次120 min，其间每20 min吸氧后吸入正常空气5 min，每周进行5天，共计12周，该试验以期利用高氧缺氧悖论将氧中毒风险降至最低。结果发现在12周的疗程后，HIF-1α表达水平提升了近1倍，在接下来的两周后HIF-1水平恢复到正常，说明高压氧使HIF-1代偿调节启动，能够恢复线粒体功能，恢复线粒体产能。试验结果证明，这些受试老年人的衰老细胞中的端粒已经缩短了37%，然而微高压氧治疗使其端粒再次得到延长20%。端粒缩短和人体衰老有关，这相当于他们的身体在细胞水平上回到了25年前！说明微高压氧能够赋能线粒体，使人体细胞水平逆龄，使老年人机体年轻态。

阐明高压氧疗对线粒体电子呼吸链自由基代谢的影响机制，有利于制订预防氧毒性的措施和考虑延缓衰老、延缓运动疲劳发生、预防老年退行性疾病的原则和对策。高压氧通过高压力的氧疗来影响细胞内能量代谢，高压氧疗可增加氧弥散梯度，对抗缺氧所致的线粒体功能障碍，改善乏氧代谢过程而修复受损伤后的细胞线粒体功能。线粒体电子呼吸链作为细胞有氧呼吸的主要场所，高压氧刺激线粒体的氧化磷酸化，氧自由基也会增加，进而反应性刺激线粒体SOD活性增加；高压氧能明显延缓Na^{+}-K^{+}-ATP酶的活性下降，从而细胞继续保持胞内低钠低钙水平，减少细胞水肿，维持膜的稳定，延缓细胞凋亡的发生；高压氧抑制自由基诱发的脂质过氧化过程，使脂类过氧化水解物的形成趋向稳定，从而恢复线粒体膜的流动性，以便呼吸酶发挥正常功能。微高压氧可以引起机体的HIF总动员，HIF表达增加，其稳定性和活性也得到增强，由HIF诱导细胞的级联反应，包括血管内皮生长因子和血管生成诱导、线粒体生物发生、干细胞动员和SIRT1活性增加。由于端粒对DNA氧化损伤高度敏感，氧化应激产生的ROS可导致端粒缩短和功能障碍，而间歇性高压氧暴露诱导适应性反应，抗氧化剂/清除剂的增加，导致ROS/清除剂比值逐渐变得与正常健康年轻态相似，从而逆转了端粒长度的缩短率并延长了细胞寿命。

（五）总结

线粒体电子呼吸链是生物利用氧的靶器官，从呼吸链的进化历史可以看出，能量代谢细胞器的进化也经历了由厌氧到兼性厌氧，再到好氧的过程。在人体衰老的漫长过程中，有众多影响人体衰老的物质，其中一种物质自始至终扮演着十分重要的角色，它就是氧气。氧气会直接影响线粒体电子呼吸链，从而影响细胞的代谢和生理功能，而研究细胞如何随着细胞氧气变化的3位科学家也获得了2019年诺贝尔生理学或医学奖。目前学术界已经普遍达成共识："衰老的过程，就是慢性缺氧的过程。"日本医学博士野口英世曾说过："一切疾病的根源是缺氧。"美国著名分子生物学家莱文博士也说过："缺氧是造成许多疾病的主因之一。"慢性缺氧后加速衰老，形成缺氧-老化-再缺氧的恶性循环。目前已经证实，血氧含量可以增加线粒体的数量，提高线粒体质量，而今主要的抗衰疗法，想要奏效都离不开线粒体的参与，高效线粒体产生足量的ATP、少量自由基，而低效线粒体产生少量ATP、更多自由基。因此，如何让线粒体得到充足的氧气，高效运作，远离慢性缺氧带来的器官老化、疾病缠身，是亟待研究的一个重要命题。

（李　丹　范理宏）

二、线粒体分子营养

（一）三大营养物质的合理摄取为线粒体功能保驾护航

人体是一个能量库，自然界的每一个生命都因为能量而生存，也因为能量的减少而消亡。生命的整个过程就是三个阶段：获取能量、运用能量、能量消失。每个生命每一天都在做获取能量的工作，然后将获取的能量运用于制造新的生命。生命的质量，可以说是与能量的充足程度相对应的。

人体每时每刻都在消耗能量，能量与热量不同。食物提供的是热量，这些产热营养物质有蛋白质、脂肪和碳水化合物，它们经过氧化产生热量，以卡（calorie）为基础单位。1卡指1 g的水升高1℃所吸收的热量，营养学上常以千卡（也称大卡）作为食物热量单位，平均每人每天要消耗2 000大卡热量。而目前在许多科学研究中，通常以焦耳（joule）为食物热量的单位，1千卡=4.18千焦。一般来说，1 g脂肪产生9千卡的热量，1 g糖类与蛋白质都是产生4千卡的热量。脂肪、碳水化合物、蛋白质三大营养物质被摄入后，通过线粒体的加工产生供人体使用的能量ATP，ATP是能量的通用货币，线粒体储存并提供ATP供人体各器官、细胞使用。1 mol ATP水解成ADP释放出30.54千焦的能量。ATP除了维持各项生命活动外，其水解释放出的能量有一部分也被转化成热能，用于升高体温，从而维持体温的相对稳定。ATP在体内以光子的形式传递能量而不是以热能的形式，以热能传递的能量利用率只有30%，而以光子传递的利用率可以超过80%。

随着生活水平的提高，原则上现代人不会出现能量不足的情况，而实际上，恰恰因为新的生活饮食习惯，导致了众多相关疾病的产生。人们普遍将能量和热量混淆。摄入热量过高的食物，会导致机体线粒体过度工作而被消耗和提早老化，如果线粒体的功能进一步下降，线粒体产生ATP的能力下降，摄入的过多热量就不能被完整代谢，就会转换成脂肪堆积，使机体出现肥胖、高脂血症、高血压等疾病。另外，线粒体因热量的过多摄入而被迫过度工作，加速了消耗身体内的氧气。在缺氧的身体环境下，正常细胞会加快死亡；肿瘤细胞同样是厌氧的，在缺氧环境下，生长速度大大加快。所以吃多少不是以外界的食物是否丰富为标准，限量的瓶颈在于线粒体。

可以这么理解，虽然不合理的饮食习惯会造成摄入热量过剩，但线粒体却不一定能产生足够的ATP。这种关系就像“锅炉”发电需要燃烧“煤”和氧气一样，“锅炉”就像细胞线粒体，而“煤”则对应五谷精微。线粒体通过电子呼吸链将食物中的五谷精微和氧气，转化为能量——ATP，供人体使用。而线粒体在燃烧供能的同时，也产生有害的代谢产物——ROS，大约90%的ROS来自线粒体这个能量加工厂。当食物提供的热量恰当，线粒体功能正常时，其产生的ROS在可控范围内，生理性ROS也是分子传导的信号，行使生理功能；但当食物提供的热量过多，线粒体功能失衡或者失能时，过多的ROS会成为人类衰老和疾病的元凶。

因此，我们希望把自由基“污染”降到最低，并提高线粒体的功能水平，使人体产能充足，延缓衰老。

1. 调整糖脂摄入结构，保证线粒体高效、清洁产能

线粒体是很小的一个细胞器，存在于每个细胞中，它把摄入的热量（糖和脂肪），加上吸入的氧气，一起加工生成人体需要的能量——ATP，它生产人体所有能量的90%。碳水化合物在进入线粒体前，需要先分解成丙酮酸，丙酮酸必须先通过酶促反应转化为乙酰辅酶A，乙酰辅酶A进入三羧酸循环被氧化失去电子，产生二氧化碳，线粒体利用电子传递引起电子波动，产生化学梯度，为ATP的生产提供动力，这个过程叫氧化磷酸化，生产出来的ATP被运输到线粒体外，这样细胞就可以用它来完成各自的生理功能，如完成成千上万的生化反应。脂肪酸可以通过肉碱进入线粒体，肉碱主要存在于动物类食品中，可以起到快速传输的作用，脂肪酸进入线粒体后，通过β-氧化过程，分解为乙酰辅酶A参与三羧酸循环，生成ATP。乙酰辅酶A也可以转变成软脂酸，再和甘油生成脂肪储存在体内。

呼吸作用中，电子沿着电子链传递时，从高能级移向低能级，释放能量。电子传递链上有4种复合体，NADH处于能级较高的位置，可以将电子转移到复合体Ⅰ，而$FADH_2$能级较低，它只能将电子转移到复合体Ⅱ。4个复合体中，复合体Ⅰ是最大、最复杂的一个，也是自由基的主要产地，而复合体Ⅱ不产生过氧负离子。一个葡萄糖分子在有氧呼吸中产生30～32个ATP，包括10个NADH和2个$FADH_2$。一个脂肪酸分子分解（含16个碳原子的脂肪酸，这里是棕榈酸）会生成129个ATP，包括31个NADH和15个$FADH_2$。葡萄糖代谢中，NADH ：$FADH_2$约为5：1，棕榈酸代谢中NADH：$FADH_2$约为2：1。葡萄糖代谢产生的NADH占比高很多，也就意味着产生更多的ROS。所以，脂肪供能效率更高，更清洁、更健康，产生的ROS更少。

*Cell Reports*发表的一项研究成果阐明，糖过多会影响线粒体膜的脂质成分，导致线粒体功能缺陷。细胞内葡萄糖利用率增加通过降低线粒

体膜中多不饱和脂肪酸（PUFA）含量直接影响线粒体功能。PUFA不仅帮助线粒体发挥作用，还控制炎症、血压和细胞间通信等。当体内有过量的糖时，身体摄取PUFA的能力下降，合成为一种不同形式的脂肪酸如C22∶6，破坏膜的脂质成分，对线粒体施压，导致线粒体电子传递链功能和结构完整性的缺陷，产能效率也大幅降低。因此，我们可以调整摄入的糖脂比例，规划最佳的摄入食物结构。

2. 蛋白质摄入与线粒体功能

作为身体各器官组织的主要构造材料，蛋白质的缺乏，实际上是所有疾病都存在的共性。血红蛋白是身体用于携带氧气的关键。缺乏血红蛋白，身体储氧量大大减少，随着身体的衰老，将更加明显。这也就导致在紧张状况下，身体将很快消耗氧气，而导致氧气供应不足发生猝死。

线粒体功能依赖于大约1 000种不同的蛋白质。这些蛋白质的前体在细胞质中合成，然后通过特定的蛋白质机器，即蛋白质转运酶，将这些前体蛋白质转运穿过线粒体的内外膜，从而在线粒体内发挥功能，如果蛋白质转运到线粒体的过程发生缺陷，则与很多神经退行性疾病有关。

另外，一部分线粒体蛋白仅仅依靠线粒体自身的遗传物质和蛋白质翻译系统即可产生，也称为线粒体蛋白，占10%，这些线粒体蛋白的缺乏将导致机体发生各种严重的疾病。例如，巴塞罗那生物医学研究院的研究人员发现，从骨骼肌中选择性地移除线粒体融合蛋白——Opa1蛋白会诱发小鼠机体严重的炎症过程，随后炎症会通过肌肉纤维扩散到小鼠全身，炎症反应能够抑制小鼠的生长并且缩短其寿命。

（二）补充线粒体相关营养素，优化新陈代谢，延缓线粒体氧化失能

线粒体是人体能量代谢的枢纽，ROS是线粒体产能的必然副产品，线粒体DNA特别容易受到这种自由基的氧化损害。在衰老过程中，氧化会使线粒体中的许多蛋白质变形，从而通过降低它们对底物或辅酶的亲和力，直接或间接地降低它们的功能。对有损坏的线粒体，细胞通过溶酶体降解来保护自身，不过这种防御系统的效率随着年龄增长而显著下降。随着年龄的增长，线粒体DNA、RNA、蛋白质和脂质的氧化损伤，导致线粒体膜电位和细胞耗氧量下降，细胞的新陈代谢受损，氧化产物增加，这种氧化的线粒体衰退似乎是衰老和退行性疾病（包括癌症）的主要原因。

越来越多的证据表明，缺乏特别丰富营养的食物是导致衰老相关疾病的一个因素。“健康食品”是营养丰富的，含有高水平的维生素和基本矿物质/元素，例如，坚果/种子、鸡蛋、海鲜、蔬菜和水果。在复杂的新陈代谢网络中，大多数与线粒体相关的酶需要重要的维生素和基本矿物质/元素作为辅助因子。退化、老化的一个主要方面是损害是潜伏的，临床上并不明显，因为它是慢慢积累的，只有在晚年才显现。世界上大多数人存在微量营养素不足的问题，然而，由于这些缺乏症水平没有明显的病理变化，公众很少关注。

美国营养学家Bruce提出的分类理论指出：在进化过程中，由于长期的饮食摄入不平衡，导致各种蛋白质功能所需的微量营养素缺乏，会自然触发机体选择重新平衡不同类别蛋白质的新陈代谢。关键蛋白质也称为生存蛋白质，它是维持生存和繁殖所需的。还有一种蛋白质叫做长寿蛋白质，它具有防止衰老相关疾病的特定功能。营养素/辅助因子的适度缺乏，会触发一种内置的配给机制，机体会重新平衡两种蛋白质的供应，这种机制有利于优先保证对短期生存和繁殖所需的生存蛋白质的保护，而牺牲保护未来免受损害所需的长寿蛋白质，长寿蛋白功能的受损会潜移默化地加速与衰老相关疾病的风险。由此可见，自然选择更倾向于短期繁殖生存，而不是长期健康。

维生素的重新定义源于长寿蛋白的定义，长寿蛋白功能所需的营养素构成了一类维生素，被称为“长寿维生素”，它们对生存和长寿起着双重作用，“分类理论”认为，由于供给不足，这类“必需/长寿维生素”为了维持生存会优先供应短期所需生存蛋白质的合成，而牺牲长寿蛋白质的合成，微量营养素/辅助因子的长期缺乏，会导致累积的、隐匿的损害，而这些不足是不健康老龄化的主要原因。

优化重要的维生素和基本矿物质/元素的摄入可为人类提供一种延长寿命的方法。30 ～ 40种微量营养素是新陈代谢正常运作所必需的辅助因子，线粒体的最佳代谢功能取决于这些必需维生素、矿物质和代谢物的可用性，作为关键的辅助因子，它们支持线粒体的基本功能，包括血红素合成、抗氧化防御、ATP合成和长寿蛋白质合成。

以下将对各种线粒体相关营养素与线粒体的功能进行阐述。

1. 血红素合成相关线粒体营养素

血红素的生物合成主要发生在线粒体中。血红素生物合成在钙（Ca）和铁（Fe）稳态中发挥作用，并在程序性细胞死亡中发挥关键作用。干扰血红素的合成会导致血红素-a的优先丢失，这种情况只存在于复合物Ⅳ中。选择性失活复合物Ⅳ会导致氧化剂的释放和线粒体的衰变。血红素的4个吡咯环的生物合成需要几种维生素和矿物质以及三羧酸循环中的琥珀酰辅酶A。血红素生物合成途径的特定酶直接依赖于组织中充足的维生素B_6、铁、铜（Cu）、锌（Zn）和核黄素水平。此外，亚铁血红素生物合成依赖于微量营养素。这些微量元素对生成三羧酸的中间产物很重要，包括生物素、硫辛酸和泛酸。这些微量营养素的摄入不足或由于老化引起的缺乏可扰乱血红素的代谢，并在一定程度上导致年龄依赖性的代谢低下和随年龄增长而增加的氧化损伤。

（1）铁。缺铁是世界上最常见的微量营养素缺乏症。铁被铁螯合酶（FC）插入原卟啉Ⅸ形成亚铁血红素，缺铁是全球最常见的微量营养素缺乏症之一。铁在体内被铁螯合酶（Ferrochelataes）用于将原卟啉Ⅸ与铁结合形成亚铁血红素。由于铁在血红素的合成中起着关键作用，因此缺铁是血红素缺乏的主要原因。缺铁会降低线粒体活性。非红样组织中的血红素缺乏导致复合物Ⅳ的丢失和氧化应激水平的升高。无贫血时膳食缺铁会降低有氧能力和体力工作能力，而补铁可改善这些能力。但是，铁过量可导致锌或铜缺乏，也可导致线粒体氧化渗漏、线粒体DNA氧化损伤和线粒体功能障碍。

（2）锌。锌不足在成年人中很常见。缺锌所致血红素缺乏症的主要原因可能在于d-氨基乙酰丙酸脱水酶（d-ALAD）失活。d-ALAD含有8个锌原子作为辅因子，在血红素生物合成中可催化两个d-氨基乙酰丙酸（d-ALA）分子的不对称缩合。d-ALAD是一种受铅（Pb）、汞（Hg）和自由基靶向和抑制的酶。因此，重金属铅、汞等会与体内的锌发生竞争性结合。

（3）铜。合成血红蛋白需要铜。铜和铁代谢之间的联系已经为人所熟知，铜可刺激FC的活性，可逆转由铅或钴（Co）所致的FC失活，因此缺铜抑制了血红素的合成。一种铜运输紊乱的大鼠威尔逊病模型显示血红素代谢异常，支持铜与血红素生物合成之间的联系。

（4）维生素B_6。维生素B_6转化为磷酸吡哆醛（PLP），PLP作为d-氨基乙酰丙酸合成酶（d-ALAS）的辅助因子直接作用于血红素生物合成。维生素B_6缺乏可限制PLP的生产，并导致血红素供应短缺。血液PLP水平每升高100 pmol/ml，患结直肠癌概率下降49%。在EPIC研究（100 000人/年）中，无论吸烟者还是非吸烟者，血清PLP水平与肺癌呈负相关；PLP水平也与胃癌呈显著负相关。低PLP水平也与抑郁和脑卒中有关。上述疾病都与维生素B_6的摄入不足潜在相关。据研究，大约10%的人群摄入的维生素B_6不足每日推荐摄入量的一半。

（5）维生素B_{12}。60岁以上的人中，10%～15%缺乏维生素B_{12}，尽管这主要是由于肠道吸收维生素B_{12}异常，间接导致功能性维生素B_{12}缺乏。维生素B_{12}摄取、运输或合成缺陷的患者表现为巨幼细胞性贫血和高同型半胱氨酸血症，进展性神经系统疾病和精神运动迟缓通常是突出或主导症状。已知钴只在人体中作为维生素B_{12}的辅助因子使用，维生素B_{12}被线粒体吸收，是线粒体甲基丙二酰辅酶A突变酶和5-甲基四氢叶酸同型半胱氨酸s-甲基转移酶活性所必需的。中度缺乏维生素B_{12}会导致人类染色体断裂。

（6）生物素。生物素（biotin）也称为维生素H或合酶R，是一种水溶性的B族维生素（vitamin B_7），是4种生物素依赖的羧化酶（其中3种仅存在于线粒体中）的一个辅基，它们补充三羧酸循环中的中间体，丙酮酸羧化酶产生草酰乙酸，丙酰辅酶A羧化酶产生琥珀酰辅酶A，甲基巴豆酰辅酶A羧化酶产生乙酰辅酶A，缺乏生物素会降低这些酶的活性，使血红素2前体、线粒体琥珀酰辅酶A和甘氨酸减少，从而导致血红素缺乏。培养的正常人肺成纤维细胞由于生物素缺乏导致血红素含量降低40%～50%。特别是在怀孕期间，大约40%的人可能缺乏生物素。

（7）泛酸。泛酸是辅酶A（CoA）的前体，对乙酰辅酶A的生成具有重要作用。泛酸缺乏降低了复合物Ⅳ的含量，造成血红素和血红素-a水平的降低，从而导致贫血。据报道，泛酸可以增强运动能力，降低血浆胆固醇含量。肾上腺素合成需要泛酸。

2. 抗氧化防御体系相关线粒体营养素

线粒体有防御氧化剂的能力，如合成锰超氧化物歧化酶和含硒谷胱甘肽过氧化物。ROS是线粒体功能产生的必然副产品，因为线粒体本身是ROS泄漏的地点，并且含有自己的DNA，所以线粒体特别容易受到氧化损害；另外，氧化会使线粒体中的许多蛋白质变形，从而通过降低它们对底物或辅酶的亲和力，直接或间接地降低它们的功能。线粒体防御氧化的最佳活性需要从饮食中摄取足够的锰和硒，这些微量营养素含量不足会导致电子传递复合物的酶活性下降，从而增加活性氧化剂的产生和线粒体功能的衰退。

细胞也可以通过溶酶体降解有缺陷的线粒体来保护自身免受老化的线粒体所泄漏的自由基损伤，不过这种防御系统的效率也随着年龄的增长而显著下降。随着年龄的增长，衰老的线粒体产生更多的自由基，更多的致突变氧化副产物，同时细胞膜电位、呼吸控制比率、细胞耗氧量和心磷脂（双磷脂酰甘油，主要存在于线粒体内膜）水平降低。

（1）硫辛酸。硫辛酸（lipoic acid, LA）是一种线粒体辅酶，是产生乙酰辅酶A的线粒体丙酮酸脱氢酶（PDH）和α-酮戊二酸脱氢酶（α-KGDH）的辅助因子，在线粒体中优先被还原为一种有效的抗氧化剂。LA也是核呼吸转录因子Nrf2的有效诱导剂，Nrf2反过来又诱导谷胱甘肽合成酶，Nrf 2可以诱导超过200种2期抗氧化酶和巯基保护酶。小鼠饮食中添加LA可以增加完整线粒体的增殖、降低与液泡和脂褐素相关的线粒体密度，可以改善与年龄相关的线粒体超微结构衰退，使得大脑功能也得到改善。LA可以在体内合成，是正常代谢物，但随着年龄的增长而合成下降，适量补充可能对老年人有益，可通过预防线粒体氧化损伤和促进线粒体生物生成来改善线粒体衰退。我们研究发现，LA可以靶向PDK1/Nrf 2轴重编程线粒体代谢逆转Warburg效应，从而有效抑制肺癌发展。

（2）锰。锰是许多线粒体酶的必需成分，包括锰依赖的超氧化物歧化酶Ⅱ、丙酮酸羧化酶和谷氨酸合成酶。锰依赖的超氧化物歧化酶Ⅱ是线粒体抗氧化防御阵列的主要组成部分，因此锰水平不足会增加线粒体氧化剂，从而导致线粒体衰变。锰缺乏的症状包括生长发育迟缓，生殖功能迟钝，骨骼发育异常，糖耐量受损，碳水化合物和脂质代谢改变。

（3）硒。硒也是线粒体蛋白质谷胱甘肽过氧化物酶的必需元素和组成部分（详见第四篇第二章）。一些报道表明，硒缺乏会导致线粒体结构、完整性和电子传递链功能的缺陷，使还原型谷胱甘肽过氧化物酶活性降低，线粒体的抗氧化能力丧失。饮食缺硒发生在世界上土壤缺硒的地区，导致克山病和大骨节病的出现。此外，癌症风险增加和免疫系统功能下降也与缺硒有关。

（4）叶酸。现已明确叶酸中度缺乏可诱变危害。人体外淋巴细胞叶酸缺乏会导致非整倍体、DNA氧化增加和DNA修复减少。在美国补充叶酸面粉之前，缺乏叶酸导致10%的美国人口、一半的低收入青少年和老年人染色体断裂。在对澳大利亚健康成年人的研究中，叶酸水平较低的人群中有三分之一的人染色体断裂水平显著增加。叶酸缺乏症也与人类癌症有关。

（5）Ω-3脂肪酸，DHA和EPA。大多数人对这些化合物的摄入量是不足的。它们对线粒体膜的流动性十分重要。补充Ω-3脂肪酸可防止大脑皮层灰质厚度损失，有望成为治疗精神分裂症的一种方法。红细胞中低水平的EPA和DHA与全因死亡率增加有关，血浆DHA/EPA每增加1%，全因死亡率风险降低20%。血液中DHA/EPA水平较低与端粒缩短速度加快有关，端粒缩短是细胞衰老的标志。在老年人中，补充鱼油（2.5 g/d）可以减缓端粒缩短和降低生物标志物的氧化。每日补充DHA（2 g/d）可增加轻度认知障碍患者淀粉样斑块的清除率。DHA/EPA对维生素D类固醇激素的有效性很重要。它们在降低心脏病风险方面的作用已被证实。

3. 能量代谢相关线粒体营养素

产生ATP能力下降和氧化产物增加是衰老线粒体的两个特性。随着年龄的增长，线粒体复合物Ⅰ、Ⅲ、Ⅳ和Ⅴ亚基编码的mRNA水平显著降低，衰老组织中氧化/亚硝化应激生物标志物（4-Hydroxynonenal，4-HNE）和羰基化线粒体蛋白水平增加，NADH-cyt c还原酶（复合物Ⅰ～Ⅲ）的活性在肝脏和大脑中比年轻时下降了大约30%，复合物Ⅳ活性也有类似的下降。线粒体复合物与底物的结合力随着年龄增加也会有逐渐降低的趋势，有关复合物Ⅲ的动力学分析显示，老年大鼠泛素2的结合常数（Km）比幼龄大鼠显著增加29%，结合常数增加预示着结合能力的下降。从老年大鼠分离的肌纤维线粒体复合体Ⅲ中cyc b的泛素结合位点存在缺陷，由此导致的泛素结合亲和力的下降可能会增加该位点的超氧化物产生。复合物Ⅳ对cyt c的亲和力也表现出类似的年龄相关性下降，由于复合物Ⅳ对cyt c亲和力的降低而导致的电子通量降低，将导致复合物Ⅲ氧化产物的速率加快。上述改变均将导致线粒体产ATP能量下降（详见第四篇第二章第一节）。

（1）锌。锌缺乏非常常见，而且锌缺乏症最严重，缺锌会引起复合物Ⅳ缺乏症，氧化自由基大量释放，从而导致DNA的显著氧化损伤。人体细胞缺锌也会使其他含锌蛋白失活，如肿瘤抑制蛋白P53和DNA碱基切除修复酶、无嘧啶/无嘌呤核酸内切酶等，从而对遗传损伤产生协同作用。

（2）肉碱。肉碱将脂肪酸运输到线粒体，短链酰基肉碱主要为乙酰肉碱(acetyl carnitine, ALC), ALC大约占血浆、肌肉和肝脏组织中肉碱总量的四分之一, ALC增加线粒体DNA转录、翻译和线粒体转录因子A(Translation Factor A Mitochondrial, TFAM)。ALC能有效诱导PGC1-α,进而诱导核呼吸因子(Nrf1、Nrf 2)和线粒体生物发生。在小鼠阿尔茨海默病模型中,饲喂ALC可改善脑线粒体衰退和改善认知能力。

(3)镁。镁最常见的来源是全谷物和绿色蔬菜中的叶绿素。线粒体中的镁占总细胞镁的近三分之一,在线粒体功能中发挥重要作用。镁以ATP复合物的形式存在于线粒体和细胞中,是膜和核酸的组成部分。镁离子是线粒体电子传递链复合体亚基、亚甲基四氢叶酸脱氢酶2和丙酮酸脱氢酶磷酸酶中必需的辅助因子。在培养的原代人类细胞中,缺镁导致线粒体DNA损伤、端粒缩短加速、细胞周期阻滞蛋白激活和过早衰老。镁缺乏动物的肌肉线粒体肿胀和超微结构改变。中度镁缺乏会导致遗传不稳定,在人类中,镁缺乏与结直肠癌和其他癌症、过度紧张、脑卒中、骨质疏松、糖尿病和代谢综合征有关。严重镁缺乏的症状包括继发性钙和钾缺乏,神经逻辑紊乱,肌肉痉挛,胃肠不适。

(4)其他金属矿物质。钙被隔离在线粒体中,参与细胞钙信号传递,在一些线粒体蛋白中,钙也是一种必需的辅助因子,包括几种脱氢酶和钙隔离素1。钠和钾有助于渗透和生物能量平衡;线粒体中也发现了钼和钒等其他金属,但它们的功能和特定的结合蛋白尚未确定。

(5)胆碱。胆碱是条件维生素,是由人体合成的,但其合成水平不足以优化新陈代谢。只有11%的女性达到推荐摄入量,人群平均摄入量是推荐摄入量的1/2 ~ 2/3。胆碱是人体甲基化反应所需甲基的来源,补充胆碱可以增强记忆力。胆碱具有良好的乳化脂肪特性,能阻止胆固醇在血管内壁的沉积并清除部分沉积物。严重胆碱缺乏导致啮齿动物DNA链断裂、表观遗传标记和组蛋白改变,并影响大脑发育。

我们团队前期研究的"线粒体营养组合物",获得国家发明专利授权,其中包括线粒体膜上受体复合物、抗氧化剂复合物和双歧杆菌,此组合物提前干预可以全方位、多靶点赋能线粒体,从而预防和抑制肺癌的发生发展(详见第四篇第三章)。

4. 长寿维生素

(1)维生素K。目前有16种已知的依赖于维生素K(VKD)的蛋白质,其中5种凝血所需的VKD蛋白具有关键功能,一旦基因敲除后为胚胎致死蛋白，而敲除不那么关键的VKD蛋白，如骨钙素、基质玻璃蛋白、生长阻滞特异性蛋白6、转化生长因子b诱导蛋白，胚胎依旧能存活。因而Bruce的分类理论认为，在维生素K有限时，利用膳食维生素K优先分配合成关键VKD来保持凝血功能。而不那么关键的VKD蛋白则因膳食中维生素K不足而合成下降。由此可知获得足够的维生素K以实现VKD蛋白的最佳功能，对保持长期健康至关重要。

（2）维生素D。70%的美国人维生素D摄入量不足，大部分居住在北纬地区的深色皮肤人都特别缺乏维生素D。作为一种长寿维生素，维生素D发挥的不仅是维持骨骼健康的功能。现已证明它具有多种功能，如一种胆固醇衍生物（7-脱氢胆固醇），在紫外线下转化为维生素D类固醇激素的前体，与维生素D受体蛋白质结合。在人类基因组中，约有2 700个这样的结合位点与维生素D受体蛋白相互作用。线粒体膜表面上有维生素D受体，大量证据表明，维生素D缺乏会影响健康，导致癌症、心血管疾病、糖尿病、脑功能损伤甚至死亡等。

（3）牛磺酸。牛磺酸是条件维生素，主要来自鱼类和其他海鲜、海藻、鸡蛋和深色肉类家禽。牛磺酸位于细胞质和线粒体中，存在于大多数人体组织中，一个70 kg的人含有大约70 g牛磺酸。牛磺酸在线粒体中尤为重要，牛磺酸在5种tRNA中以5-牛磺酸甲基-2-硫尿苷的形式存在，功能是准确地读取线粒体基因组中的交替密码子，线粒体tRNA的牛磺酸修饰缺陷与线粒体疾病MELAS（线粒体脑病、脑病、乳酸中毒和脑卒中样发作）和MERRF（肌阵挛性癫痫、红色纤维不齐）相关。牛磺酸是线粒体中的主要缓冲物质，它可以调节线粒体氧化剂的产生。牛磺酸也是一种长寿维生素，在两项针对61个国家的流行病学调查中发现，日本冲绳居民牛磺酸摄入量最高，寿命最长。

（4）麦角硫氨酸（EGT）。EGT已被证明存在于人类大部分细胞和组织中，通常在大脑、骨髓、晶状体和角膜以及红细胞中，以毫微的水平存在，在红细胞中它似乎扮演着重要的抗氧化剂角色。随着年龄超过80岁，EGT水平显著下降，在轻度认知障碍的个体中EGT水平显著降低。哺乳动物中的EGT被一种特殊的转运蛋白OCTN1所吸收，缺乏这种转运蛋白会导致蛋白、脂质和DNA氧化损伤，从而使细胞死亡率升高。所有这些特征都表明它与健康老龄化有关。EGT可能参与心血管疾病的预防，其抗氧化和细胞保护活性，都表明EGT是一种长寿维生素。

（5）吡咯喹啉醌（methoxatin，PQQ）。PQQ具有强抗氧化活性，能够保护神经和降低C反应蛋白（即炎症）水平。补充PQQ可以提高尿液抗氧化潜能，降低线粒体相关中间体和代谢物水平。已证实至少一种哺乳动物酶——兔乳酸脱氢酶a的活性依赖于PQQ，在生理水平上PQQ催化乳酸转化为丙酮酸，这种活性使线粒体在受到还原应激限制（即NADH/NAD高比值）时能够合成更多的ATP，作为输出乳酸盐的替代选择。PQQ还被证明在低生理水平时通过过氧化物酶体中的增殖物激活受体-γ共激活因子-1α（PGC-1α）诱导线粒体生物发生。因此，PQQ有望成为人类长寿的维生素，这对线粒体健康是必要的。

（6）类胡萝卜素。由植物合成的类胡萝卜素约有600种，但没有由动物合成的。人血液和大脑中发现的类胡萝卜素的95%集中于以下六个种类：叶黄素、玉米黄质、番茄红素、α胡萝卜素、β胡萝卜素及β隐黄质。另外，第七种类胡萝卜素——强大的海洋类胡萝卜素——虾青素对健康也很重要。这些类胡萝卜素逐渐被认为是类维生素营养素，有助于优化健康的寿命，其低摄入量与全因死亡率、听力损失、黄斑变性和相关失明、认知能力下降、心血管疾病、各种癌症、代谢综合征有关。

（三）合理且健康的饮食为线粒体功能保驾护航

为了延缓衰老的退行性疾病产生的重大影响，需要更多地注意均衡饮食和线粒体相关微量营养素的摄入，通过优化新陈代谢获得更健康的生活。

日常生活中，我们要避免食用精加工的淀粉食品和油炸食品、带化学物质的食品等，减少碳水化合物的摄入量，降低自由基、炎症等对线粒体的损伤，降低癌症发生率。正确而巧妙的烹饪方式可以提高蛋白质食物的利用效率。粉碎机、榨汁机、搅拌机，可以很好地帮助减轻消化的负担，增加蛋白质食物的利用率。

抗氧化也很重要，保证氧化和抗氧化的平衡，这需要氧酶系（如SOD）和非酶系（谷胱甘肽、维生素E）的抗氧化剂，它们可以使自由基稳定。我们身体自身会合成抗氧化剂，也可以从食物中获取，同时还可以摄入补充剂。

通过在整个生命周期中优化线粒体相关营养素的摄入量，可以在很大程度上预防未成熟、隐匿性和增加的退行性疾病风险。如果营养适当，人在年老时应该能够更长久地保持健康。据报道，一些由营养元素短缺引起的潜在损害可能是可逆的，由酶缺陷引起的约50种人类遗传疾病可以通过高剂量服用相应辅酶的维生素成分加以补救或改善，例如，B族维生素是无毒的，通过高剂量的补充，可以将辅酶活性水平提高一个数量级或更高。除了可能影响某些蛋白质的丰度和稳定性外，线粒体营养素的补充还可以提高所需辅酶的浓度，使其达到能够克服酶结合位点缺陷的水平，老化的线粒体衰退的一部分原因可能是由于线粒体膜的变硬、变形，这些也是可以通过服用线粒体微量营养素来补救的。

微量营养素摄入量低于推荐水平的现象在社会各个阶层的人群中普遍存在。例如，大约三分之二的美国人镁摄入量不足，大多数的非裔美国人维生素D含量极低，很多人的其他各种微量营养素含量也很低（如Ω-3脂肪酸、钾、钙、维生素C、维生素E、维生素K）。缺乏这些微量营养素并没有明显的病理表现，但中度微量营养素不足，可能有两个潜在的后果，即DNA损伤增加（潜在的癌症）和线粒体衰退（潜在的认知功能障碍和加速的大脑老化）。

补充多种维生素对于降低医疗费用至关重要：据估计，欧盟仅通过使用维生素D和钙补充剂就可从骨质疏松症中节省40亿欧元。因此有必要对线粒体相关营养素做一个清晰全面的理解，从而防止由于线粒体氧化衰退导致衰老相关疾病的增加，包括已被检查的癌症、心血管疾病、认知功能障碍、免疫衰退和寿命的减少。

需要注意的是，过多的矿物质（如铁和铜）和一些维生素（如维生素A）是有害的，例如叶酸或维生素K，可能会刺激先前存在的肿瘤细胞。而真正“需要”的微量元素诸如铁或锌的最佳摄入量应是能最大限度地延长健康寿命的量。

因此，除了保持身体健康外，长寿的秘诀在于均衡饮食和优化微营养素，从而确保人体能量加工厂——线粒体产能充足。目前，已经可以采用一系列实验室手段来检测线粒体的功能，包括氧消耗速率、糖酵解压力、呼吸控制率（Resparitary control rate，RCR）和磷氧比（P：O）、线粒体复合物酶活性测定、ROS的检测、ATP含量测定、线粒体膜通透性转换孔的检测、线粒体膜电位的检测、线粒体Ca^{2+}的检测。另外，临床检验已经通过查血测定酶谱、细胞因子、免疫因子等对人体内环境和线粒体功能以及疾病趋势进行评估。目前，已经可以采用电磁场仪对人体器官功能、内环境致病因素及线粒体功能进行评估。通过上述一系列评估手段进行个体精细化管理，通过去除线粒体的致病因素和线粒体立体赋能，达到治小病、防大病的功效。对于亚健康人群和疾病患者，线粒体营养是个医学概念，不论是成分、含量还是组方都有别于普通的保健品，这是一个崭新的概念，只有待医学界和民众认识到了这一点，才能真正掌握健康的要领。

（李　丹　范理宏）

第四节　饮食习惯对线粒体的影响

饮食可能是对健康最重要的影响之一。吃什么对健康有益早就成为广大民众密切关注的话题。不仅是吃什么，连吃多少和什么时间吃都对健康有明显的影响。

从进化史的角度来看，人类狩猎、采集的年代，获取食物是不确定的，我们的祖先经常处于间歇性断食状态。而我们完善的能量储存系统（肝脏中的糖原和人体脂肪），也解释了人体适合这一生存模式。而间歇性断食也最大程度吻合了线粒体的节律性。越来越多的研究也证实了适当断食对于健康的益处，相反，摄入过量食物、暴饮暴食、经常吃夜宵等都对健康造成了极大的损害。

成年人空腹时胃容量是50 ml左右，正常进餐后胃容量女性是1 200 ml、男性1 400 ml。一般来说，极限是3 500 ml，如果全是水，约7 000 ml。一个成年人每日所需热量是1 800 ～ 2 400 kcal。我们摄入的食物，会在线粒体的作用下产生能量，然后会产生ROS，适量的生理性自由基是有益的，但是，过量的自由基会导致衰老。当我们摄入太多食物时，会产生大量的晚期糖基化终产物（advanced glycation and products，AGE），它会抑制身体里的抗氧化酶，使机体的氧化压力持续性升高。这也是皮肤老化的主因之一；进食后，分泌多巴胺，若短时间暴食，多巴胺会大量分泌。长期刺激后，线粒体上的多巴胺受体会失活，从而导致情绪低落，并且只能靠进食来维持快乐。

对于线粒体的健康而言，饮食是有最佳模式的。

（一）轻断食可以维持线粒体的解聚状态

线粒体存在两种状态，聚合和解聚。线粒体通常在聚合、解聚之间转换。解聚状态可以称为线粒体的“年轻”状态，轻断食可以让线粒体保持在解聚状态，并且通过氧化酶来调整脂肪代谢从而远离肥胖。

（二）轻断食可以增加线粒体的数量和质量

轻断食可导致AMPK的激活，当ATP减少时，AMPK就会增加，并且还能够诱导新的线粒体产生，这有助于线粒体网络的更新和最佳状态的调整；间歇性断食还可通过ANGPLT4蛋白上调线粒体的数量而改变整个能量平衡；间歇性禁食使NAD^+分子和三羧酸循环代谢通路更加活跃。

（三）轻断食可以促进线粒体融合

间歇性禁食可以通过Sirtuin3（Sirt3）促进蛋白去乙酰化，促进线粒体融合。线粒体的自主节律决定了其自我修复的最佳时机在夜晚，线粒体融合对于整个机体是重要的修复过程，若是此时吃夜宵，胃肠道耗费大量线粒体用于食物消化，无暇顾及融合修复，长此以往机体的线粒体网络会被持续拉低。

食物和健康之间的平衡是靠线粒体去掌控的。营养合适才能满足线粒体的需求，从而促进健康，过多的营养会导致线粒体表面膜受体的退化和线粒体膜面积的减小，葡萄糖转化的丙酮酸无法进入线粒体快速且高效地产生ATP；在符合线粒体节律的时间点进食，可以为线粒体提供燃料，而在非线粒体节律的时间点进食（如20点后），则会剥夺线粒体的融合修复时机，机体在消化夜宵时牺牲了其用来修复的最佳时机，长此以往线粒体稳态将跌落到下一层能级。

临床的许多研究都证实了间歇性进食对于延长寿命、增强肿瘤治疗效果、治疗肥胖、改善睡眠等的益处，但其背后的核心要义都是在夜晚给予了线粒体充足的融合修复。胃肠道产生人体80%的免疫细胞，白天可以让该胃肠道线粒体高效工作、吸收营养，夜晚让胃肠道线粒体融合修复、充分的休整，这样才能分泌充足的免疫因子和神经递质，不断跃升线粒体网络能级，从而保持快乐与健康。

简而言之，不吃撑、不吃夜宵就是对线粒体的有效保护方式！

（夏　青　范理宏）

第五节　运动对线粒体的影响

长期适度运动作为一种健康的生活方式，不仅可以强化肌肉、控制体重，而且在防治糖尿病、肿瘤、阿尔茨海默病等方面发挥着重要作用。已知运动可以引起机体多个系统产生有益的适应性变化，线粒体亦参与其中。1967年，Holloszy首次报道证实运动促进骨骼肌的线粒体生物发生，同时长期跑步能显著增强骨骼肌的线粒体蛋白表达及酶活性，这一开创性的研究奠定了线粒体运动适应的基础。随后大量的试验数据证实，急性运动与长期运动通过激活细胞自噬与线粒体自噬，进而改善骨骼肌线粒体质量。

人体运动与静息最大的生理区别在于机体耗氧的变化，而线粒体是负责细胞呼吸、提供能量的关键细胞器。因此，在运动过程中线粒体的结构、功能等的变化具有重要意义。在长期进化过程中，线粒体形成了一套完整的机制即以线粒体质量控制来维持线粒体数目及质量的相对平衡，其包括线粒体生物发生、动态变化（融合与分裂）及自噬。近年来，随着研究的不断深入，对于线粒体的运动适应有了更加全面的认识。高度动态稳定的线粒体不仅高效进行生物氧化和能量转换，为细胞生命活动提供90%的能量，而且确保线粒体具有氧化还原平衡、钙离子稳态调节、细胞信号转导、细胞增殖分化、细胞凋亡和细胞自噬等重要生命功能。

能量整合医学的理念中，我们提倡长期、适度运动，长期和适度都有着非常深刻的含义。一方面，运动不足是一种外源性应激性刺激，可导致线粒体动态平衡机制失衡（即线粒体稳态调控系统紊乱），致使线粒体健康及细胞健康严重受损，进而可能诱发胰岛素抵抗、代谢综合征、非酒精性脂肪肝、2型糖尿病、癌症、神经退行性疾病和心脑血管疾病等慢性代谢疾病；另一方面，选择不适合自己的运动方式、强度，而一味追求高强度运动，对线粒体网络能量的过度消耗，不利于健康。

因此，通过运动升高线粒体的能量稳态级别对健康具有积极意义。

（一）运动对于线粒体的保护作用

线粒体质量控制是保证线粒体稳态调控系统功能完整的重要调节机制，主要包括线粒体生物发生、线粒体融合分裂和线粒体自噬等动态协调机制。运动作为一种经典的生理性刺激方式，可诱导线粒体生物发生，增加线粒体数量和体积，产出更多新的健康线粒体。运动介导的线粒体质量控制受多种关键转录调节因子（如PGC-1α、P53、SIRT1、TFEB等）的精细调节，其协同调节线粒体具有高度动态可塑性。

运动可高效促进线粒体融合分裂循环的动态平衡，使线粒体形态、结构、长度、大小、数量和分布不断动态更新，进而重构线粒体网络结构；运动还可启动线粒体自噬，加速受损、衰老或非功能线粒体的特异性消化降解，维持线粒体数量、质量及功能完整性，并偶联线粒体生物发生、线粒体融合分裂循环等动态机制过程，协同稳定线粒体质量控制，保证线粒体稳态调控系统的功能完整性。

运动促进线粒体自噬，以往关于线粒体运动性适应的研究主要集中于线粒体生物发生等正向适应领域，对于线粒体自噬这一“逆向适应”领域的报道较少。研究证实，运动不仅促进线粒体生物发生（正向适应），也能激活细胞自噬（包含线粒体自噬），未来以“自噬”为标志的“逆向适应”研究将更全面地揭示线粒体质量调控的机制，这将进一步丰富线粒体相关疾病的病理机制。目前关于运动与线粒体自噬的报道较少，且多聚焦于线粒体自噬相关基因的表达方面。已有研究提示，Bnip3/Nix、PINKl/Parkin通路均参与机体运动适应过程，但不同类型的运动激活的线粒体自噬途径及不同组织中的线粒体自噬途径可能不同。此外，研究表明，骨骼肌的运动适应离不开线粒体自噬的参与。

因此，运动不仅促进线粒体的生物发生、融合分裂，也可通过激活线粒体自噬途径清除受损或衰老的线粒体，从而保障线粒体数目与质量的平衡，维持骨骼肌代谢稳态。

（二）线粒体运动性适应氧化-抗氧化的动态高位平衡

运动和静止状态相比，明显的变化之一是机体产生的ROS明显增多。运动过程中ROS的增多主要源于线粒体呼吸链，虽然呼吸链中本身存在着缓冲ROS的抗氧化系统，如辅酶Q（CoQ）、cyt c。它们和机体中其他抗氧化物如超氧化物歧化酶、过氧化氢酶等一起组成抗氧化体系，清除呼吸链传递过程中产生的ROS。所以，正常的生理条件下，机体的氧化体系和抗氧化体系是相互平衡的。机体运动后，产生的ROS会增多，线粒体网络会针对运动作出适应性调整，调整的过程大致分为三个阶段。

当这些ROS的增加在可控范围时，机体积极调动体内的抗氧化系统与之平衡，从而将线粒体网络的氧化-抗氧化稳态推向高位平衡，所以能将线粒体网络的氧化-抗氧化推向高位平衡的运动就是对机体有益的。

ROS进一步增加，相当于对机体进行一定的ROS压量试验，此阶段运动过程中生成的ROS能作为第二信使，激活线粒体自噬，进而使得受损线粒体的清除增加，在一定程度内可以帮助迅速恢复线粒体的稳态。

当ROS持续性增加超出机体的应对能力，或者机体处于亚健康、内源性抗氧化物如SOD、谷胱甘肽过氧化物酶（GSH-Px，GPx）、CAT以及内源性非酶抗氧化体系不足时，过多的ROS会氧化许多线粒体关键酶，使其活性降低甚至失活。研究还表明，剧烈运动后肝线粒体呼吸链复合物Ⅰ的浓度显著下降，说明复合物Ⅰ受到一定程度的损伤，同时发现肝脏中NAD^+含量显著下降，丙二醛含量升高，这样$NADH^+$进入线粒体呼吸链的电子传递过程受阻，线粒体氧利用率下降。所以超过线粒体修复能力的运动对健康不利，把握自身运动的极限十分重要，运动过度有害健康。

如果运动过度，能量医学能够相助，因为一些酶的失活在初期是可逆的，能量医学通过增加底物或辅酶的水平就可使酶重新恢复活性。因此，给线粒体功能失衡者补充线粒体酶以增加其底物和辅助因子，即能提高修复能力，推动亚健康失衡线粒体氧化-抗氧化的高位平衡；若是此时不加以线粒体的营养支持，继续高强度运动产生更多ROS，则会持续性破坏线粒体稳态，线粒体网络会跌入下一级别的能量状态。

由此可见，线粒体的运动性适应是依线粒体的健康条件决定的，运动不是目的，运动是一项帮助线粒体达到高一级别氧化-抗氧化稳态的手段，所以把握与线粒体功能相适应的运动强度至关重要。

（三）正确的运动方式

运动的形式多种多样，包括有氧运动、无氧运动、休闲运动等。

有氧运动又称耐力运动，在运动中能够保证充分的氧气供给，运动强度一般不太大，多为轻、中等强度运动，例如步行、骑车、游泳等。

无氧运动又称力量运动或阻力运动，其特点是强度较大。阻力运动是一种对抗阻力的运动，主要目的是训练人体肌肉，是一种已经被证明可以增加肌肉重量和肌肉强度的运动，传统的阻力运动有俯卧撑、哑铃、杠铃等项目。

休闲运动是一种缓慢、柔软、有节奏的运动，中国式身心运动例如太极拳、气功、易筋经等，可以增加肌肉柔韧性，预防肌肉和关节损伤。太极拳作为一种身心运动正逐渐被国内外所推崇。

有氧运动和无氧运动均能有效降脂、提高肺活量和改善骨密度。相对来说，力量练习对提高肌力和骨密度更有优势，有氧运动对改善心血管功能的作用更大，有氧结合力量锻炼的方式能弥补单纯进行其中一种锻炼对改善体能的不足。

然而，选择何种强度的运动取决于线粒体的功能。在能量整合医学的理念里，我们推崇量力而行、多样化、出汗不喘的运动方式。量力而行意味着每个人的心肺功能、机能状况都是不一样的，需要逐步摸索出适合自己的运动方式和运动强度；多样化意味着有氧、无氧、休闲等运动方式相结合，达到线粒体的高位平衡，表现在肌肉力量、骨骼强度、心肺功能等机体各种机能的全面提升；出汗不喘意味着给线粒体提供充足的氧气，帮助推高线粒体稳态，助力线粒体质量控制系统。

运动过程中的猝死时有发生，究其根源，都是运动加剧了线粒体失能程度。机体线粒体网络低位平衡的人群（如肿瘤患者、持续性慢性病、大病初愈患者等），是不适合强度较高的运动的，持续性高强度运动，产生的强氧化压力一旦突破线粒体的自噬极限，就会进行性消耗线粒体能量，形成“熵”增，拉低线粒体网络能量级别。高需能器官最先出现症状，如出现心脏骤停、恶性心律失常等猝死发生。

运动的有益性是相对的，依线粒体的获益性而定，当线粒体网络健康时，可以增加运动量，以不断增强线粒体网络的能级；当线粒体失衡时，建议做一些舒缓的身心运动，并且着重加强线粒体修复，运动是否对个体健康有益，就在于运动所带来的氧化压力是否超过了其线粒体所能承受的上限。

（夏　青　范理宏）

第六节　作息对线粒体的影响

作息是影响线粒体稳态的又一重要因素。几十亿年间，地球的环境沧桑巨变，但地球自转带来的昼夜交替未曾改变。要理解健康，必须理解昼夜节律；要获得健康，必须遵从昼夜节律。

线粒体的祖先——原线粒体是一种革兰阴性菌，在20亿年前被早期的真核生物吞噬到体内并保留，最终演化为真核细胞的一种细胞器。这一理论认为线粒体曾经是独立的自由生命体，拥有完整的生存和繁殖机制。同样线粒体本身也具备自发节律，并显著影响线粒体的各方面功能。在整个进化过程中，线粒体的一些功能已经转移到宿主细胞中，其中可能包括一些节律与代谢相互调控的功能。

熬夜已成为现代人的一种习惯，但对于熬夜这件事情也存在着很多争议，例如，有些人觉得23∶00不睡就算是熬夜；也有的人认为凌晨1∶00不睡才算是熬夜；甚至还有人说是通宵不睡才是熬夜。那么，到底什么才叫作熬夜？超过几点睡才算是真正的熬夜呢？

中国传统医学认为：应该在22∶00上床，23∶00前入睡；23∶00～1∶00胆经最旺，应该平躺在床，处于睡眠模式；1∶00～3∶00肝经最旺，需处于熟睡状态；3∶00～5∶00肺经最旺，处于熟睡状态才能补肺气养肺；5∶00～7∶00大肠经最旺，要起床排便。

早在2007年，国际癌症研究机构（Internationl Agency for Research on Cancer,IARC）已经把“熬夜倒班”定义为2A级致癌因素。而节律紊乱对于线粒体稳态的破坏作用也是相当明显的。

（一）线粒体形态学和节律

线粒体形态学通过研究线粒体由于分裂、融合及自噬而引起的形态和大小的改变，进而评估线粒体功能的改变。有研究发现，融合的线粒体比分裂的线粒体对底物的利用率更高，其呼吸作用的效率也更高。早在1981年，Uchiyama等就利用电子显微镜观察了大鼠肝脏中的线粒体，发现其形状和体积在光暗周期中有着节律性的变化。而昼夜颠倒后，观察到线粒体更容易发生氧化应激相关的损伤；在体外环境下，巨噬细胞中的线粒体形态同样受节律调控，并表现出节律性的形态改变。这些研究揭示了线粒体形态变化的节律性，并初步探究了其中的功能影响，为今后研究线粒体节律指明了重要的研究方向，对研究线粒体节律功能具有重要的意义。

（二）线粒体蛋白组和节律

线粒体蛋白质包括数百种，其中大部分是由核内基因编码的，通过蛋白通道运输到线粒体中，只有13种蛋白是在线粒体内转录和翻译的。通过观察整个肝脏的蛋白组学，研究者发现，线粒体中的总蛋白质丰度在一天中是随时间变化的。近年来，越来越多的研究者着眼于单线粒体蛋白组学研究，也发现了相同的现象。事实上，线粒体内超过三分之一的蛋白在一天中都有丰度变化，其中绝大多数达到峰值的时间都是在光照阶段。对线粒体蛋白质组的功能注释显示，线粒体主要的代谢和氧化功能相关蛋白表现出昼夜节律振荡。另外，调控线粒体碳水化合物代谢的丙酮酸脱氢酶复合物（pyruvate dehydrogenase complex，PDC）的几个组分也是在早期光照阶段开始积累的。而控制脂肪酸进入线粒体基质的限速酶——肉毒碱棕榈酰转移酶，其峰值出现在黑暗阶段和光照阶段之间。

众所周知，蛋白是由基因转录翻译而来，那么，这些线粒体蛋白的变化是在转录水平上就已经发生了，还是在翻译过程中产生的呢？进一步的研究通过检测节律基因敲除小鼠中的线粒体蛋白发现，几个核编码的线粒体蛋白在转录水平就已经发生了改变。通过ChIP试验也证明了BMAL1（重要的节律基因）结合在这些线粒体蛋白的启动子上，这说明BMAL1作为转录因子调控了多个线粒体蛋白的转录。但研究观察到的线粒体蛋白质具有日常变化也可能同时发生在转录后，例如蛋白翻译的节律性、蛋白的导入或降解的节律性。目前，这方面的研究还很欠缺，相信在未来的研究中会逐渐深入阐明其中不同的分子机制。

（三）线粒体蛋白翻译后修饰的节律性

目前关于线粒体蛋白乙酰化节律性的研究较为成熟。CLOCK基因是昼夜节律起步基因的核心成分之一，它具有组蛋白乙酰化转移酶（histone acetyltransferase，HAT）的活性。所以CLOCK自然也成为了研究线粒体蛋白乙酰化的最重要的切入点。一项研究发现小鼠肝脏中线粒体的蛋白乙酰化状态在一天中不同的时间都有所改变。此外，许多代谢途径中涉及的线粒体蛋白都受到了由CLOCK调控的乙酰化的重要影响，包括三羧酸循环及谷胱甘肽代谢中的蛋白，都依赖于CLOCK乙酰化位点。这提示线粒体蛋白乙酰化可能和节律代谢组学也有着重要关联。除了CLOCK调控的乙酰化作用，Peek等还发现，BMAL1基因也对乙酰化有调控作用。例如，脂肪酸代谢酶的乙酰化也依赖于BMAL1的调控。此外，随着线粒体呼吸作用的变化，呼吸复合物Ⅰ的乙酰化水平也呈现出节律性改变。这些证据都表明，许多线粒体蛋白的乙酰化都具有明显的节律性，并在调控线粒体功能中发挥了重要的作用。

（四）线粒体脂质的节律

脂质是生物膜的主要组成部分，同时也是线粒体膜的主要成分，决定了线粒体膜的物理性质以及它们的蛋白质含量。此外，脂质还是线粒体呼吸作用的主要能量来源，甚至有一些脂质是在线粒体中合成的。最近的一项研究对从小鼠肝脏分离出的线粒体应用高通量的脂质性分析，发现线粒体中大约三分之一的脂质表现出节律性变化。进一步的研究还发现，这些脂质节律变化的周期和相位都受到喂养方式（夜间喂食和自由进食比较）及节律基因（PER1/2）的影响。在自由进食的小鼠中，线粒体脂质含量高峰出现在光照周期向黑暗周期转变的过程中，而只在黑暗周期喂食的小鼠，检测到完全相反的结果。另一方面，在PER1和PER2缺陷型的小鼠中，线粒体中的脂质丰度出现多个峰值，不再表现出节律性，这说明钟蛋白PER1和PER2在调控线粒体脂质中扮演了重要的角色。除此之外，线粒体脂肪酸的构成及它们的代谢也都依赖BMAL1完成。这些都表明多个节律基因可能影响了线粒体脂质变化情况，但其具体机制及与线粒体蛋白质组的相关性还需要进一步的研究。

综上，不难发现夜间是线粒体融合修复的最佳时机，节律对线粒体形态、蛋白合成、蛋白翻译后修饰、脂质代谢、生物膜构成等都有重要影响。现代人频繁熬夜，昼夜颠倒，生活节律紊乱导致线粒体的稳态被打破，机体线粒体网络陷入混乱，这种影响是迅速而强大的，不仅失去了夜间这段最佳的融合修复时机，还面临重大压力应激。不良症状的出现或加重往往都是有缘由的，可能源于一次熬夜、一次难眠、一次晚宴豪饮。此外，慢性精神疾病、自身免疫病和胃肠道疾病，都会因为昼夜节律的失调而出现或恶化。

（夏　青　范理宏）

参考文献

[1] Chrétien D, Bénit P, Ha H H, et al. Mitochondria are physiologically maintained at close to 50℃ [J]. Plos Biology, 2018, 16(1):e2003992.

[2] Matthias A, Ohlson K B, Fredriksson J M, et al. Thermogenic responses in brown fat cells are fully UCP1-dependent. UCP2 or UCP3 do not substitute for UCP1 in adrenergically or fatty scid-induced thermogenesis[J]. Journal Of Biological Chemistry, 2000, 275(33): 25073-25081.

[3] Wang G, Meyer J G, Cai W, et al. Regulation of UCP1 and mitochondrial metabolism in brown adipose tissue by reversible succinylation[J]. Molecular Cell,

2019, 74(4): 844–857.

[4] Rango M, Arighi A, Bonifati C, et al. Increased brain temperature in Parkinson's disease[J]. Neuroreport,2012, 23(3): 129–133.

[5] Heesch M W, Shute R J, Kreiling J L, et al. Transcriptional control, but not subcellular location, of PGC–1α is altered following exercise in a hot environment[J]. Journal of Applied Physiology (1985), 2016, 121(3): 741–749.

[6] Ma W, Guan X, Li J, et al. Mitochondrial small heat shock protein mediates seed germination via thermal sensing[J]. Proceedings of the national academy of sciences of The United States of America, 2019, 116(10): 4716–4721.

[7] Wang X, Yuan B, Dong W, et al. Induction of heat-shock protein 70 expression by geranylgeranylacetone shows cytoprotective effects in cardiomyocytes of mice under humid heat stress[J]. PLoS One, 2014, 9(4):e93536.

[8] Syyong H T, Pascoe C D, Zhang J, et al. Ultrastructure of human tracheal smooth muscle from subjects with asthma and nonasthmatic subjects. Standardized methods for comparison[J]. American Journal of Respiratory Cell and Molecular Biology, 2015, 52(3): 304–314.

[9] Kaelin W G, Jr., Ratcliffe P J. Oxygen sensing by metazoans: the central role of the HIF hydroxylase pathway[J]. Molecular Cell, 2008, 30(4): 393–402.

[10] Ji F, Sharpley M S, Derbeneva O, et al. Mitochondrial DNA variant associated with Leber hereditary optic neuropathy and high-altitude tibetans[J]. Proceedings of The National Academy of Sciences of The United States of America, 2012, 109(19): 7391–7396.

[11] Brahimi-Horn M C, Chiche J, Pouysségur J. Hypoxia and cancer[J]. Journal of Molecular Medicine (Berl), 2007, 85(12): 1301–1307.

[12] Nagao A, Kobayashi M, Koyasu S, et al. HIF–1–Dependent reprogramming of glucose metabolic pathway of cancer cells and its therapeutic significance[J]. International Journal of Molecular Sciences, 2019, 20(2): 238.

[13] Ma B, Cheng H, Mu C, et al. The SIAH2–NRF1 axis spatially regulates tumor microenvironment remodeling for tumor progression[J]. Nature Communication, 2019, 10(1): 1034.

[14] 高迎春，周珺，马慧萍，等. 基于线粒体调节的高原缺氧损伤防治药物靶点［J］. 生理学进展，2020，51（1）: 6.

[15] 王焱，曹兆进. 极低频电磁场与肿瘤关系研究进展［J］. 环境与健康杂志，2006，23（6）: 3.

[16] Lourencini Da Silva R, Albano F, Lopes Dos Santos L R, et al. The effect of electromagnetic field exposure on the formation of DNA lesions[J]. Redox Report, 2000, 5(5): 299–301.

[17] Mahaki H, Tanzadehpanah H, Jabarivasal N, et al. A review on the effects of extremely low frequency electromagnetic field (ELF–EMF) on cytokines of innate and adaptive immunity[J]. Electromagnetic Biology and Medicine, 2019, 38(1): 84–95.

[18] Peng L, Fu C, Wang L, et al. The effect of pulsed electromagnetic fields on angiogenesis[J]. Bioelectromagnetics, 2021, 42(3): 250–258.

[19] Ahlbom I C, Cardis E, Green A, et al. Review of the epidemiologic literature on EMF and health[J]. Environmental Health Perspectives, 2001(Suppl 6): 911–933.

[20] Moulder J E, Foster K R, Erdreich L S, et al. Mobile phones, mobile phone base stations and cancer: a review[J]. International Journal of Radiation Biology, 2005, 81(3): 189–203.

[21] Klostergaard J, Barta M, Tomasovic S P. Hyperthermic modulation of respiratory inhibition factor- and iron releasing factor-dependent macrophage murine tumor cytotoxicity[J]. Cancer Research, 1989, 49(22): 6252–6257.

[22] 訾军. 极低频磁场暴露水平与健康关系的研究[D]. 上海：复旦大学，2011.

[23] Demmel U, Höck A, Kasperek K, et al. Trace element concentration in the human pineal body. Activation analysis of cobalt, iron, rubidium, selenium, zinc, antimony and cesium[J]. Science of The total Environment, 1982, 24(2): 135–146.

[24] Yue Y, Zhou H, Liu G, et al. The advantages of a novel CoQ_{10} delivery system in skin photo-protection[J]. International Journal of Pharmaceutics, 2010, 392(1–2): 57–63.

[25] 武妍. 莲房原花青素对极低频电磁场致脑海马和线粒体氧化应激损伤的预防作用[D]. 镇江：江苏大学，2013.

[26] Von Niederhäusern N, Ducray A, Zielinski J, et al. Effects of radiofrequency electromagnetic field exposure on neuronal differentiation and mitochondrial function in SH–SY5Y cells[J]. Toxicology In Vitro, 2019, 61: 104609.

[27] Santini S J, Cordone V, Falone S, et al. Role of mitochondria in the oxidative stress induced by electromagnetic fields: focus on reproductive systems[J]. Oxidative Medicine and Cellular Longevity, 2018: 5076271.

[28] 朱杰，张寅净. 不同类型磁场对肿瘤细胞的生物学作用研究[J]. 磁性材料及器件，2005, 36(4): 4.

[29] Gilbert J A, Lynch S V. Community ecology as a framework for human microbiome research[J]. Nature Medicine, 2019, 25(6): 884–889.

[30] Bokulich N A, Chung J, Battaglia T, et al. Antibiotics, birth mode, and diet shape microbiome maturation during early life[J]. Science Translational Medicine, 2016, 8(343): 343–382.

[31] Kelly D, Campbell J I, King T P, et al. Commensal anaerobic gut bacteria attenuate inflammation by regulating nuclear-cytoplasmic shuttling of PPAR-gamma and RelA[J]. Nature Immunology, 2004, 5(1): 104–112.

[32] Grönlund M M, Lehtonen O P, Eerola E, et al. Fecal microflora in healthy infants born by different methods of delivery: permanent changes in intestinal flora after cesarean delivery[J]. Journal of Pediatric Gastroenterology and Nutrition, 1999, 28(1): 19–25.

[33] Ciprandi G, Tosca M A. Probiotics in children with asthma[J]. Children (Basel), 2022, 9(7): 978.

［34］Dethlefsen L, Huse S, Sogin M L, et al. The pervasive effects of an antibiotic on the human gut microbiota, as revealed by deep 16S rRNA sequencing[J]. PLoS Biology, 2008, 6(11):e280.
［35］Jernberg C, Löfmark S, Edlund C, et al. Long-term ecological impacts of antibiotic administration on the human intestinal microbiota[J]. Isme Journal, 2007, 1(1): 56–66.
［36］陈晓慧，李巍，鱼芳，等．肺癌患者铂类药物化疗后肠道菌群变化的临床研究［J］．中国微生态学杂志，2016，28（7）：5.
［37］Routy B, Le Chatelier E, Derosa L, et al. Gut microbiome influences efficacy of PD–1–based immunotherapy against epithelial tumors[J]. Science, 2018, 359(6371): 91–97.
［38］Uchiyama Y. Circadian alterations in tubular structures on the outer mitochondrial membrane of rat hepatocytes[J]. Cell and Tissue Research, 1981, 214(3): 519–527.
［39］Masri S, Patel V R, Eckel-Mahan K L, et al. Circadian acetylome reveals regulation of mitochondrial metabolic pathways[J]. Proceedings of the National Academy of Sciences of the United States of America, 2013, 110(9): 3339–3344.
［40］刘明奇，赵跃，慕天，等．邻苯二甲酸酯与乳腺癌关系的病例对照研究［J］．环境与职业医学，2018，35（3）：218–223.
［41］Huang S, Liu Y, Zhang Y, et al. Baicalein inhibits SARS–CoV–2/VSV replication with interfering mitochondrial oxidative phosphorylation in a mPTP dependent manner[J]. Signal Transduction and Targeted Therapy, 2020, 5(1): 266.
［42］Seyed Hosseini E, Riahi Kashani N, Nikzad H, et al. The novel coronavirus disease–2019(COVID–19): mechanism of action, detection and recent therapeutic strategies[J]. Virology, 2020, 551: 1–9.
［43］Van Der Vliet A, Janssen-Heininger Y M W, Anathy V. Oxidative stress in chronic lung disease: from mitochondrial dysfunction to dysregulated redox signaling[J]. Molecular Aspects of Medicine, 2018, 63: 59–69.
［44］Minke B. TRP channels and Ca^{2+} signaling[J]. Cell Calcium, 2006, 40(3): 261–275.
［45］Capparelli R, Iannelli D. Genetics of host protection against helicobacter pylori infections[J]. International Journal of Molecular Sciences, 2021, 22(6): 3192.
［46］Luo Z, Su R, Wang W, et al. EV71 infection induces neurodegeneration via activating TLR7 signaling and IL–6 production[J]. Plos Pathogens, 2019, 15(11):e1008142.
［47］Lu J R, Lu W W, Lai J Z, et al. Calcium flux and calpain-mediated activation of the apoptosis-inducing factor contribute to enterovirus 71–induced apoptosis[J]. Journal Of General Virology, 2013, 94(Pt 7): 1477–1485.
［48］Yu J, Yu B, He J, et al. Chronic glucocorticoid exposure-induced epididymal adiposity is associated with mitochondrial dysfunction in white adipose tissue of male C57BL/6J mice[J]. PLoS One, 2014, 9(11):e112628.
［49］Crowe S A, Døssing L N, Beukes N J, et al. Atmospheric oxygenation three billion years ago[J]. Nature, 2013, 501(7468): 535–538.
［50］Vercellino I, Sazanov L A. The assembly, regulation and function of the

mitochondrial respiratory chain[J]. Nature Reviews Molecular Cell Biology, 2022, 23(2): 141–161.

[51] Adam-Vizi V, Chinopoulos C. Bioenergetics and the formation of mitochondrial reactive oxygen species[J]. Trends in Pharmacological Sciences, 2006, 27(12): 639–645.

[52] 周娟，万瑞东，李凤，等. 不同海拔牦牛胎儿组织中HIF–1α基因表达特点研究[J]. 家畜生态学报，2022，43（4）: 5.

[53] Fu Z J, Wang Z Y, Xu L, et al. HIF–1α–BNIP3–mediated mitophagy in tubular cells protects against renal ischemia/reperfusion injury[J]. Redox Biology, 2020, 36: 101671.

[54] Hu J, Zhang Y, Jiang X, et al. ROS-mediated activation and mitochondrial translocation of CaMKII contributes to Drp1–dependent mitochondrial fission and apoptosis in triple-negative breast cancer cells by isorhamnetin and chloroquine[J]. Journal Of Experimental & Clinical Cancer Research , 2019, 38(1): 225.

[55] Grespi F, Soratroi C, Krumschnabel G, et al. BH3–only protein Bmf mediates apoptosis upon inhibition of CAP-dependent protein synthesis[J]. Cell Death And Differentiation, 2010, 17(11): 1672–1683.

[56] Hachmo Y, Hadanny A, Abu Hamed R, et al. Hyperbaric oxygen therapy increases telomere length and decreases immunosenescence in isolated blood cells: a prospective trial[J]. Aging: Clinical And Experimental Research (Albany NY), 2020, 12(22): 22445–22456.

[57] Waldhart A N, Muhire B, Johnson B, et al. Excess dietary carbohydrate affects mitochondrial integrity as observed in brown adipose tissue[J]. Cell Reports, 2021, 36(5): 109488.

[58] Rodríguez-Nuevo A, Díaz-Ramos A, Noguera E, et al. Mitochondrial DNA and TLR9 drive muscle inflammation upon Opa1 deficiency[J]. Embo Journal, 2018, 37(10):e96553.

[59] Ames B N. Prolonging healthy aging: Longevity vitamins and proteins[J]. Proceedings Of The National Academy Of Sciences Of The United States Of America, 2018, 115(43): 10836–10844.

[60] Galaris D, Barbouti A, Pantopoulos K. Iron homeostasis and oxidative stress: an intimate relationship[J]. Biochimica Et Biophysica Acta-molecular Cell Research, 2019, 1866(12): 118535.

[61] Hait-Darshan R, Babushkin T, Malik Z. Regulation of heme synthesis and proteasomal activity by copper: possible implications for Wilson’s disease[J]. Journal Of Environmental Pathology Toxicology and Oncology, 2009, 28(3): 209–221.

[62] Zuo H, Ueland P M, Midttun Ø, et al. Results from the european prospective investigation into cancer and nutrition link vitamin B6 catabolism and lung cancer risk[J]. Cancer Research, 2018, 78(1): 302–308.

[63] Ren J, Murphy G, Fan J, et al. Prospective study of serum B vitamins levels and

oesophageal and gastric cancers in China[J]. Scientific Reports, 2016, 6: 35281.
[64] Solmonson A, Deberardinis R J. Lipoic acid metabolism and mitochondrial redox regulation[J]. Journal of Biological Chemistry, 2018, 293(20): 7522–7530.
[65] Yue L, Ren Y, Yue Q, et al. α–Lipoic acid targeting PDK1/NRF2 axis contributes to the apoptosis effect of lung cancer cells[J]. Oxidative Medicine and Cellular Longevity, 2021: 6633419.
[66] Blount B C, Mack M M, Wehr C M, et al. Folate deficiency causes uracil misincorporation into human DNA and chromosome breakage: implications for cancer and neuronal damage[J]. Proceedings Of The National Academy Of Sciences Of The United States Of America, 1997, 94(7): 3290–3295.
[67] Sala-Vila A, Satizabal C L, Tintle N, et al. Red Blood Cell DHA is inversely associated with risk of incident alzheimer's disease and all-cause dementia: framingham offspring study[J]. Nutrients, 2022,14(12): 2408.
[68] Zeisel S H. Dietary choline deficiency causes DNA strand breaks and alters epigenetic marks on DNA and histones[J]. Mutation Research, 2012,733(1–2): 34–38.
[69] Ohsawa Y, Hagiwara H, Nishimatsu S I, et al. Taurine supplementation for prevention of stroke-like episodes in MELAS: a multicentre, open-label, 52–week phase Ⅲ trial[J]. Journal of Neurology Neurosurgery & Psychiatry, 2019, 90(5): 529–536.
[70] Tsutomu S, Asuteka N, Takeo S. Human mitochondrial diseases caused by lack of taurine modification in mitochondrial tRNAs[J]. Wiley Interdisciplinary Reviews-RNA, 2011,2(3): 376–386.
[71] Hwang P S, Machek S B, Cardaci T D, et al. Effects of pyrroloquinoline quinone (pqq) supplementation on aerobic exercise performance and indices of mitochondrial biogenesis in untrained men[J]. Journal of the American College of Nutrition, 2020, 39(6): 547–556.
[72] Yuan W, He X, Morin D, et al. Autophagy induction contributes to the neuroprotective impact of intermittent fasting on the acutely injured spinal cord[J]. Journal of Neurotrauma, 2021, 38(3): 373–384.
[73] Hirschey M D, Shimazu T, Goetzman E, et al. SIRT3 regulates mitochondrial fatty-acid oxidation by reversible enzyme deacetylation[J]. Nature, 2010, 464(7285): 121–125.
[74] Holloszy J O. Biochemical adaptations in muscle. Effects of exercise on mitochondrial oxygen uptake and respiratory enzyme activity in skeletal muscle[J]. Journal of Biological Chemistry, 1967, 242(9): 2278–2282.
[75] Vainshtein A, Tryon L D, Pauly M, et al. Role of PGC–1α during acute exercise-induced autophagy and mitophagy in skeletal muscle[J]. American Journal of Physiology Cell Physiology, 2015, 308(9): C710–C719.
[76] Memme J M, Erlich A T, Phukan G, et al. Exercise and mitochondrial health[J]. The Journal of Physiology, 2021, 599(3): 803–817.
[77] Schoepe M, Schrepper A, Schwarzer M, et al. Exercise can induce temporary mitochondrial and contractile dysfunction linked to impaired respiratory chain complex activity[J]. Metabolism-clinical & Experimental, 2012, 61(1): 117–126.

第三章
人体内环境紊乱与线粒体 ATP 网络失衡失能

如前所述，相关影响因素可造成人体内环境紊乱，而人体内环境紊乱如何导致细胞癌变，这是需要深入探究的问题。这些探索性研究正在逐渐颠覆始于20世纪中期，并延续到21世纪初的一些科学认知。在此之前，一方面，我们将癌症起源均归因于遗传基因水平；另一方面，尽管都承认外界环境具备致癌的可能性，我们也依旧简单化地认为环境因素导致了致癌基因和抑癌基因的突变失衡，而忽略了这中间存在一个细胞转化的过程。当我们将关注点转移到了细胞的能量代谢过程时，线粒体在整个细胞癌变中所起到的关键作用才得到了重视，有关线粒体的各类代谢酶在癌症发生发展中的变化被陆续报道。这些代谢酶的失活，使线粒体的完整性遭到破坏，线粒体的完整性已被认为是肿瘤细胞的主要检查点。那么究竟是线粒体能量代谢的改变导致了基因的突变，还是基因的突变导致了线粒体能量代谢的变化，这个“鸡生蛋”还是“蛋生鸡”的问题，已然没有办法回避。肿瘤细胞的源头是线粒体还是基因？接下来，让我们先认识一下癌症发生中的线粒体代谢酶的改变情况。

第一节　人体内环境紊乱与重要大分子失活

随着新的分子工具、肿瘤建模系统和精密仪器的发展以及遗传学、细胞生物学和光谱学的发展，人类在研究抗肿瘤方面取得了一系列突破，但是癌症是一种多面性疾病，其发病机制仍不清楚。最初的观点认为，特定致癌基因和抑癌基因中的一组突变引起了肿瘤发生，但是这种突变在原本健康组织中的自发积累，表明细胞转化是一个超出最初简单化观点的过程。的确，肿瘤的发生是通过获得细胞和非细胞自主性状来支持的，近来，细胞癌变时能量代谢改变引起了人们的关注，相关研究表明，在转化过程中，肿瘤细胞会发生明显的代谢变化，包括糖酵解活化、氨基酸利用改变和线粒体功能失调等。癌症基因组学大数据集的使用使这些代谢变化的遗传因素得以鉴定，表明它们是由典型的致癌基因和抑癌基因调控的。此外研究还发现，肿瘤组织会共享与其起源组织无关的代谢基因组，并且上调编码糖酵解和核苷酸合成酶的基因。动物试验表明，癌症同时保留了其起源组织的代谢特征。

线粒体参与调控生物体大部分新陈代谢、能量产生和生理过程，其完整性是肿瘤细胞中的重要改变。线粒体代谢酶的遗传改变，例如富马酸水合酶（fumarate hydratase，FH）、琥珀酸脱氢酶（succinate dehydrogenase，SDH）和异柠檬酸脱氢酶（isocitrate dehydrogenase，IDH）等，可能导致人群易患癌症或加速癌症的进程。相关研究表明，这些肿瘤中积累的线粒体代谢产物可以激活致癌信号级联反应。除了加剧或抑制代谢产物的产生外，肿瘤细胞还利用了许多代谢反应的可逆性。细胞癌变过程中除了糖酵解的异常激活之外还将谷氨酰胺用于线粒体功能异常的细胞中的生物合成。所以，肿瘤细胞中线粒体代谢的改变可能对肿瘤进程的发生有着某种特殊意义。

尽管已经针对多种肿瘤类型描述了肿瘤的基础代谢，但目前我们对于肿瘤进展后期可能发生的代谢适应却知之甚少。本文旨在通过收集近年来有关线粒体代谢在癌症发展中发挥重要作用的初步证据，了解线粒体代谢在肿瘤进展过程中的调节，为开发抗癌新策略和确定预后价值的侵袭性标志提供帮助。

一、线粒体与线粒体代谢

线粒体是具有生物能和生物合成能力的细胞器，线粒体摄取细胞质中的底物，并利用底物来驱动脂肪酸氧化（FAO）、三羧酸循环（TCA 循环）、ETC 和呼吸作用，并合成氨基酸、脂质、核苷酸、血红素和铁硫簇以及 NADPH 自身的抗氧化防御能力。通过 TCA 循环产生的 NADH 和 $FADH_2$ 为 ETC 提供电子，后者通过 H^+-ATP 合酶的作用在线粒体内膜上产生质子梯度，从而产生 ATP（图 2-3-1）。二氢乳清酸脱氢酶（Dihydrolactate dehydrogenase，DHODH）是合成嘧啶所必需的酶，它需要一个功能性的呼吸链来维持活性。线粒体中呼吸链的副产物——ROS可以激活信号转导途径，例如MAPK和HIF等信号通路。过量的ROS可以导致细胞死亡。线粒体螯合剂Ca^{2+}的选择性释放能够控制信号转导和广泛的细胞功能。不仅如此，线粒体还可以充当固有免疫的信号平台（例如MAVS和mtDNA的释放）。线粒体外膜上的BCL-2蛋白家族控制细胞凋亡。BCL-2为抗凋亡蛋白，而Bax和Bak则促进线粒体中cyt c的释放，从而触发细胞质中的凋亡小体和caspase活化，最终导致细胞死亡（图2-3-1）。因此，线粒体与细胞之间的相互作用协调了细胞代谢、生长和存活过程中至关重要的各种功能。

线粒体不仅是生物能的产地和信号传递枢纽，还可以作为产生生物

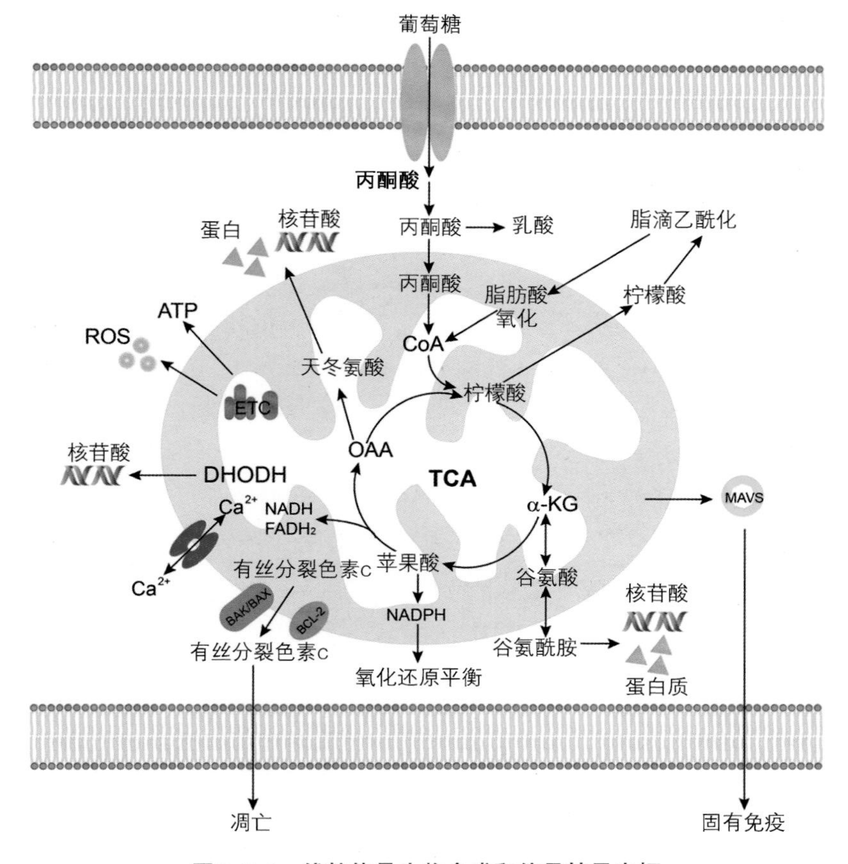

图2-3-1　线粒体是生物合成和信号转导中枢

合成大分子物质的平台，这需要连续输入4个碳（4C）单元，以维持氨基酸和其他生物合成产物的输出（图2-3-1）。TCA循环4C单元的补充可以通过丙酮酸的羧化或谷氨酰胺和其他氨基酸的分解代谢而发生，还可以由脂肪酸、丙酮酸、乙酸盐和许多氨基酸形成。4C和2C单元的缩合通过柠檬酸合酶产生柠檬酸，柠檬酸合酶仅存在于线粒体。柠檬酸盐除了是能够生成所有经典TCA循环中间体的上游前体外，还可以输出到细胞质中，然后分解为草酰乙酸盐和乙酰辅酶A，这是脂质合成和蛋白质修饰所必需的成分（图2-3-1）。除了4C和2C单元外，线粒体在嘌呤、胸苷和蛋氨酸合成所需的1C单元的代谢中也起着核心作用。因此，线粒体介导的生物合成途径对于细胞和机体的生存是至关重要的。

二、线粒体代谢模式改变促进肿瘤的进展

肿瘤可以基于新陈代谢的特征富集事实说明了癌症中新陈代谢的重要性，这对癌症诊断和患者分层具有重要意义。但是，肿瘤远不是一个静态实体。环境因素（例如营养物质和氧气的供给）以及抗肿瘤药物的使用不可避免地抑制了肿瘤细胞在体内的生存，迫使其在肿瘤内进化和/或选择。实际上，最近的研究表明，癌症的代谢表型在不同阶段也不尽相同，并且是肿瘤进展的一个促成因素。例如，目前已经在前列腺癌进展的不同阶段观察到代谢的改变，糖酵解酶的增加和线粒体转录程序的减少。同样，在乳腺癌、肾癌和肺癌中也发现了特定阶段的代谢特征。在这种情况下，线粒体代谢似乎起着关键作用，并暗示在肿瘤进展过程中，线粒体代谢功能障碍可能是有利的，将使肿瘤细胞更具迁移性和侵袭性，从而易于转移。近年来越来越多的研究显示，肿瘤细胞对代谢改变具有依赖性，并且肿瘤细胞中呈现代谢从线粒体氧化磷酸化向需氧糖酵解转换的显著现象。因为抑制线粒体代谢转向糖酵解有利于肿瘤细胞的生存与增殖。首先，葡萄糖快速进入糖酵解途径增加了糖酵解中间体的浓度，使它们能够流入戊糖磷酸途径（pentose phosphate pathway，PPP），为核苷酸合成提供核酮糖，并为氧化还原维持和从头脂肪酸合成提供所必需的NADPH。抑制丙酮酸进入线粒体有利于TCA循环中间体进行生物合成。而这种转化可能通过代谢酶的异常活性和/或表达来实现。例如，乙酰辅酶A乙酰转移酶（cholesterol acyltrasferase，ACAT1），由两个同源二聚体组成的四聚体具有酶活性，通过使PDHA1和PDP1发生乙酰化而抑制PDC

的活性，从而抑制丙酮酸进入TCA循环，以利于肿瘤细胞的生存。

三、线粒体代谢酶对肿瘤进程的调控作用

为了满足细胞的快速增殖，大多数肿瘤细胞会改变其自身细胞代谢途径，以满足对细胞结构成分的需求。相关研究显示，肿瘤细胞通过减慢线粒体中的氧化磷酸化来满足自身要求。与非肿瘤组织相比，肿瘤细胞中线粒体代谢酶的表达、翻译后修饰及酶活性均发生了变化。

（一）代谢酶的表达对肿瘤进程的调控作用

线粒体代谢紊乱有助于肿瘤的发生发展，代谢酶表达量改变是其特征之一（图2-3-2）。丙酮酸脱氢酶复合物（pyruvate dehydrogenase complex，PDC）是联结糖酵解通路和线粒体氧化磷酸化通路的关键节点。PDC主要由丙酮酸脱氢酶（pyruvate dehydrogenase alpha，PDHA）、丙酮酸脱氢酶激酶1（pyruvate dehydrogenase kinase 1，PDK1）、丙酮酸脱氢酶磷酸酶1（PDH phosphatase 1，PDP1）三个主要部分组成。PDK1被认为是一种参与改变肿瘤葡萄糖代谢的"守门人"，其在多个肿瘤中均存在过表达现象，并且常与化疗相关的耐药、肿瘤细胞侵袭和转移有关。例如，原发性鼻咽癌组织中PDK1蛋白水平明显高于鼻咽炎组织。在这些鼻咽癌患者中，过表达的PDK1与晚期肿瘤和转移有关，PDK1高表达患者的生存期明显降低。同样，在胃癌和结肠肿瘤细胞中，PDK1被高度诱导，并成为一个独立的不良预后标志物。最近研究表明，PDK1在发生肝转移的乳腺癌患者中高表达，并促进糖酵解。

异柠檬酸脱氢酶（Isocitrate dehydrogenase，IDH）家族由位于细胞质的IDH1和线粒体中的IDH2与IDH3组成，是TCA循环中催化异柠檬酸转化为α-酮戊二酸（α-KG）的代谢酶。既往研究报道集中于IDH1与IDH2基因突变对肿瘤发生发展的作用，通过基因突变导致大量的肿瘤代谢物D-2HG的积累和分泌，干扰细胞代谢和表观遗传调控，从而导致肿瘤发生。而IDH3在TCA循环中催化一个不可逆的限速步骤，为了避免不必要的异柠檬酸氧化脱羧的损耗和α-KG积累。IDH3异四聚物的催化亚基IDH3α下调可诱导氧化磷酸化向糖酵解的转变，促进成纤维细胞转变为与癌症相关的成纤维细胞。在宫颈上皮细胞腺癌和外植瘤动物模型中，下调IDH3α增加α-KG水平，导致HIF-1α失活并抑制肿瘤的发展。同时，IDH3α表达水平与肺癌和乳腺癌患者的术后总体存活率相关，

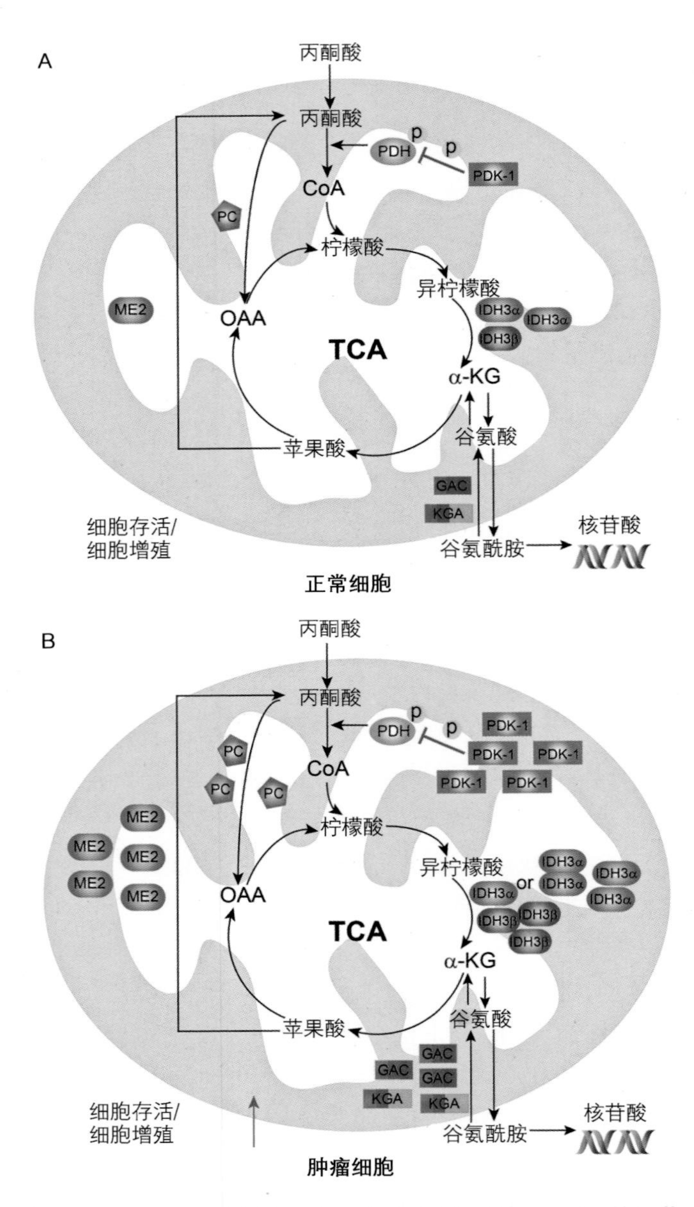

图 2-3-2　线粒体代谢酶表达变化对肿瘤细胞存活 / 增殖的调节

表明IDH3α可作为公认的癌症治疗靶点。但近期有研究发现，与正常脑组织相比，IDH3α在继发性胶质母细胞瘤（Secondary glioblastoma，GBM）中高表达，并促进原位异种移植瘤的发展。这与以往研究结果相反，可能由于定位于细胞质和细胞核的IDH3α与胞质中丝氨酸羟甲基转移酶（Serine hydroxymet hyltransferase，cSHMT）共定位并相互作用影响甲基供体S-腺苷甲硫氨酸（SAM）和DNA甲基化，进一步影响DNA复制和细胞生长过程中核苷酸的利用率，最终影响肿瘤细胞的增殖。因此，IDH3α在不同的肿瘤细胞中可能具有不同的作用，并在癌症治疗中具有多效性。另外，IDH3β的过表达加速了G1-S的过渡，促进肿瘤细胞在体内外的增殖，并与食管癌（Carcinoma of esophagus，ESCC）患者预后不良相关。

丙酮酸羧化酶（PC）是TCA循环中间产物回补过程中不可缺少的酶，其在各种细胞代谢途径中起着至关重要的作用，包括糖异生、从头脂肪酸合成、氨基酸合成和葡萄糖诱导的胰岛素分泌过程等。与健康人相比，非小细胞肺癌（non-small cell lung cancinoma，NSCLC）和浸润性乳腺癌（breast carcinoma，BCA）患者的PC表达量显著上升。PC蛋白的表达在代谢和转录水平受到调节，例如，谷氨酸盐和α-酮戊二酸盐等生理性物质能够抑制其表达以及一些转录因子（如Snail）能够调节PC的表达。在NSCLC早期，PC基因敲除抑制肿瘤生长的同时，TCA循环活性和生物合成也受到干扰。在肺起源时，NSCLC依赖于丙酮酸羧化来支持其生长，而在体外生长时则依赖于谷氨酰胺分解。PC表达的抑制可阻断小鼠NSCLC肿瘤形成。与NSCLC相似，PC在乳腺癌中的作用也得到了很好的研究。以往研究发现，PC有利于BCA细胞的增殖和侵袭。值得注意的是，与原发肿瘤相比，BCA肺转移灶中PC催化的草酰乙酸的生成明显增加，同时细胞内丙酮酸水平也升高。shRNA干扰技术降低PC的表达，抑制体外肿瘤细胞的迁移，并抑制裸鼠中乳腺肿瘤细胞的肺转移，提高了转移灶裸鼠的生存期。当肿瘤细胞长期处于一元羧酸转运体（Monocarboxylic acid transporter，MCT）抑制状态时，会引发乳酸盐再氧化为丙酮酸盐，而通过增加PC和PDH的表达量，分别允许丙酮酸通过丙酮酸羧化和丙酮酸脱氢进入线粒体，以克服MCT抑制糖酵解所造成的能量剥夺。这一证据表明，PC至少在一定程度上是维持肿瘤细胞耐药所必需的。

然而，谷氨酰胺（glutamine，Gln）途径也为细胞提供多种维持细胞增殖的必需产物，如生物合成所需的ATP和大分子物质，在癌症的发生和发展过程中具有重要意义。GLS是谷氨酰胺水解途径的起始酶，催化谷氨酰胺水解脱氨生成谷氨酸和氨。GLS在人体细胞中可表达为两种亚型：肾脏谷氨酰胺酶（Kidney glutaminase，KGA）和肝脏谷氨酰胺酶（Liver glutaminase，LGA）。相关研究显示，KGA的剪接变体谷氨酰胺酶C（GAC）在肿瘤细胞中高表达，是肿瘤细胞生长的关键酶。在肿瘤细胞中，致癌基因c-Myc能够正向调控GAC的表达，且肿瘤中c-Myc过表达后，GAC表达升高，从而满足肿瘤细胞对谷氨酰胺代谢的依赖性。当GAC敲低后，肿瘤细胞的生长、增殖受限。

也有研究报道，线粒体苹果酸脱氢酶2（malic enzyme 2，ME2）在多种癌症细胞中高表达，并且肿瘤细胞线粒体中ME2水平与细胞分裂能力成正比。ME2是一种氧化脱羧酶，当氨基酸浓度升高，其会做出反应，当葡萄糖供应有限时，其最终增加丙酮酸的供应，以促进TCA循环通量。许多研究发现，ME2在肿瘤的发生发展中起重要作用。例如，ME2过表达能够明显增强肿瘤细胞中谷氨酰胺代谢，从而满足肿瘤细胞的高代谢需求。而ME2表达缺失会导致A549肺肿瘤细胞中乳酸的积累和丙酮酸水平的降低，最终抑制肿瘤细胞的增殖。ME2的敲低明显减弱U2OS和HCT-116肿瘤细胞的生长以及内源性ME2表达的沉默能抑制K562细胞的增殖，最终导致K562细胞凋亡，并在体内抑制肿瘤的发展。

另外，在MDA-MB-231乳腺肿瘤细胞中过表达ACAT1，能够促进肿瘤生长和转移，说明参与酮体再利用的关键酶参与了肿瘤生长和转移。

以上研究均说明，线粒体中代谢酶的表达量与肿瘤的发生发展密切相关，且在肿瘤细胞普遍存在高表达现象，从而满足肿瘤细胞的高代谢需求。

（二）代谢酶的翻译后修饰及酶活性变化对肿瘤进程的调控作用

蛋白质翻译后修饰是指蛋白质在翻译中或翻译后经历的一个共价加工过程（图2-3-3），即通过1个或多个氨基酸残基加上修饰基团或通过蛋白质水解剪去基团而改变蛋白质的性质，包括磷酸化、乙酰化、泛素化等。不同类型的修饰都会影响蛋白质的电荷状态、疏水性、构象或稳定性，最终影响代谢酶活性及功能。而保持酶活性或功能对于代谢过程的正常进行是必不可少的。因此，代谢酶的翻译后修饰和活性的改变与肿瘤细胞发生发展可能也是密不可分的。PDC是一个复合体酶蛋白，其活性取决于PDHA、PDK1及PDP1三者之间的相互作用与调节。相关研究发现，存在于线粒体内，它们能够磷酸化并激活PDK1，增强抑制PDHA的活性，从而调控肿瘤细胞的代谢过程。FGFR1等酪氨酸激酶可使PDP1的Tyr-94发生磷酸化，使PDHA的Tyr-301发生磷酸化，进而阻断PDHA与其底物丙酮酸的结合，阻断代谢进程。研究者也发现，致癌性酪氨酸激酶（如FGFR1、EGFR、FLT3和JAK2）同样能够使乙酰辅酶A乙酰转移酶（ACAT1）的酪氨酸407（Y407）位点磷酸化，稳定其四聚体并增强其活性。我们研究发现ACAT1具有赖氨酸乙酰转移酶活性，活化的ACAT1四聚体，通过使PDHA和PDP1发生乙酰化而抑制PDC的活性，从而抑制丙酮酸进入TCA，有利于肿瘤细胞的生存。值得注意的是，我们发现肿瘤细胞中的这种乙酰化作用依赖于PDP1的Y381位点的磷酸化。在正常细胞中，PDP1与去乙酰化酶SIRT3结合并形成PDP1、SIRT3及PDHA聚合体，使PDK1处于游离状态，提高PDC活性，促进丙酮酸进入TCA循环，维持正常细胞的生存状态。然而，在肿瘤细胞中，由于酪氨酸激酶信号的活化（如FGFR1、EGFR），使PDP1的Y381位点发生磷酸化，导致PDP1与SIRT3处于非结合状态及SIRT3保持游离状态，而有利于PDP1募集活化的ACAT1并形成PDP1、PDHA和ACAT1的聚合体，随后活化的ACAT1进一步使PDHA和PDP1发生乙酰化，有助于活化的PDK1使PDHA磷酸化而抑制PDC活性，增强糖酵解途径，促进肿瘤的发展；相反，干扰PDHA1和PDP1的乙酰化或ACAT1敲除使肿瘤细胞更依赖于OXPHOS来产生ATP，然而，在缺氧条件下，当氧气不足以满足OXPHOS的需求时，肿瘤细胞表现出ATP水平下降，从而导致肿瘤细胞增殖率下降。另有研究报道，PGK1由PIN1介导进入线粒体，而线粒体PGK1具有蛋白激酶活性使PDK1的Try-338位点磷酸化，激活PDK1磷酸化并抑制PDH的活性，从而抑制了丙酮酸进入线粒体及ROS的产生，并增加乳酸的生成，最终导致肿瘤的形成。

IDH3是TCA循环中催化异柠檬酸转化为α-酮戊二酸（α-KG）的代谢酶。最新研究报道，异柠檬酸脱氢酶3β（IDH3β）可作为APCIC-CDH1复合物的底物，在食管鳞状细胞癌中，APCIC-CDH1复合物与IDH3β结合，并将后者泛素化，促进其降解，从而抑制细胞周期并停留于G1期，进而抑制肿瘤细胞的增殖。

KGA对肿瘤的代谢也很重要，其具有两种剪接变体谷氨酰胺酶C（GAC）和谷氨酰胺酶M（GAM）。然而，GAM明显短于KGA或GAC，由

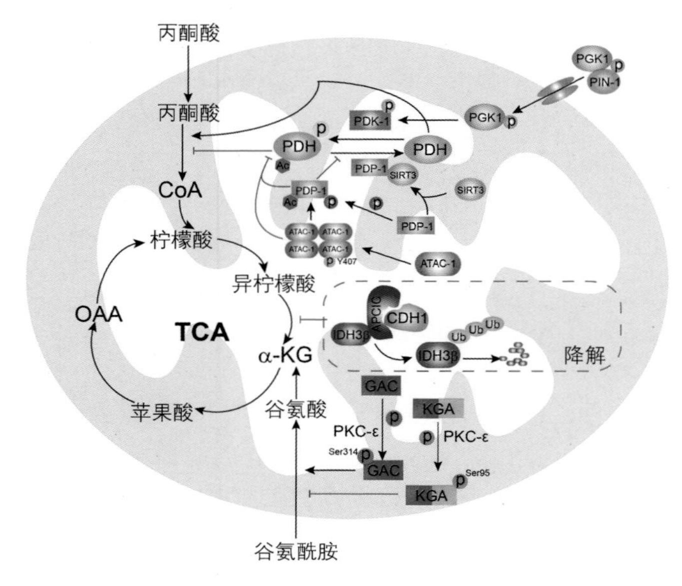

图2-3-3　肿瘤细胞中代谢酶翻译后修饰对酶活性及代谢进程的调节

于其缺乏独特的羧基端，不具有催化活性，而GAC带有一个可选的羧基端并在定位到线粒体后具有高的催化活性。通过不同的信号转导途径，GAC在酶的特定区域翻译后磷酸化能改变其活性。例如，致癌蛋白Rho-C调节的PKC-ε激酶使GAC的Ser314位点磷酸化而导致GAC活性升高；相反，KGA N末端区域的Ser95位点磷酸化可导致KGA活性降低，从而对肿瘤的发生发展进行调控。

以上证据表明，PC、ACAT1、ME2等线粒体代谢酶可能是一种可靠的治疗靶点和新型的生物标志物，在肿瘤发生过程中起着重要作用。

（三）线粒体代谢酶作为潜在的抗肿瘤靶点

线粒体代谢酶在肿瘤进展中发挥ATP供能及生物合成大分子物质等作用（图2-3-4）。Martinez-Outschoorn等也认为肿瘤细胞和正常细胞之间的代谢差异，可成为一种新的抗癌策略方向。所以代谢酶可能成为一种新的治疗药物靶点。因此，一些代谢酶的小分子抑制剂或天然物质抑制剂逐渐作为一种抗癌治疗手段被开发或发现。近年来，有一些抑制剂被陆续报道，通过抑制线粒体中相应的酶活性，而发挥抗肿瘤作用。例如，一种小分子物质ZY-444通过与线粒体中丙酮酸羧化酶（pyruvate carboxylase，PC）结合，使其具有催化活性亚基失活，选择性地降低了肿瘤细胞呼吸和ATP的产生，从而特异性地抑制乳腺肿瘤细胞的增殖，并对肿瘤的生长、转移和复发具有明显的抑制作用。我们发现一种来自槟榔果的天然物质——氢溴酸槟榔碱（AH），作为一种共价的ACAT1抑制剂，其通过与ACAT1单体结合阻碍其四聚物的形成，导致ACAT1活性降低，从而使PDC通量增加，促进氧化磷酸化，最终导致肿瘤细胞增殖和肿瘤生长减弱。Wen等发现，天然化合物NPD387的衍生物NPD389作为NAD^+的非竞争抑制剂快速的地结合ME2，从而抑制ME2的作用。另一项研究发现，一种天然物质——烟酸（embonic acid），能够抑制$NADP^+$依赖性线粒体ME2的活性。烟酸对ME2表现出非竞争性的抑制活性，揭示了烟酸可能是ME2的变构抑制剂。烟酸处理后能够抑制H1299肿瘤细胞。然而，ME2的两种抑制剂是否在其他肿瘤细胞中或对ME2过表达或无表达的肿瘤细胞具有类似抑制作用及是否具有细胞毒性也值得进一步研究。化合物968作为GLS的变构抑制剂，可抑制KGA和GAC的活性，从而抑制致癌转化。在体外和小鼠异植体动物模型研究中都表明，化合物968在淋巴瘤、乳腺癌、卵巢和胶质母细胞瘤细胞中具有抗肿瘤活性。相关研究表明，抑制谷氨酰胺酶是治疗癌症的一种方法，这个发现使BPTES及其衍生物的研究得到了发展。PDK1作为一种参与改变肿瘤细胞中葡萄糖代谢的“守门员”酶，一直倍受科学研究者的关注，也促进了

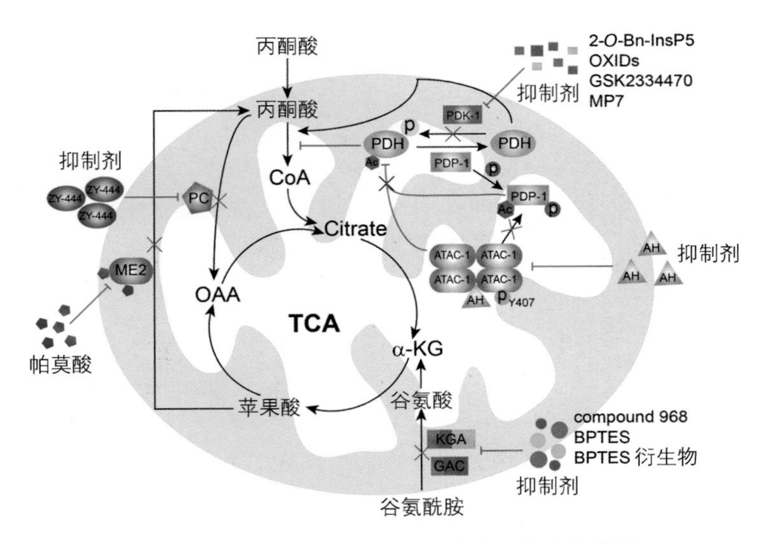

图2-3-4 代谢酶抑制剂抑制肿瘤细胞发生发展

一大批小分子抑制剂的开发，包括2-*O*-Bn-InsP5、OXIDs、GSK2334470以及MP7等常用抑制剂。InsP5的抗肿瘤作用已在体内得到证实，在卵巢癌外植瘤动物模型内使用该药物可导致类似顺铂的生长抑制作用。

（四）结论

线粒体代谢在肿瘤进展过程中起重要作用，包括PC、ME2、GAC以及ACAT1等几种参与线粒体代谢的酶在癌症发生发展过程中的过表达。而且代谢酶的活性（如PDC）在肿瘤中也发生改变，这些变化在肿瘤的发生发展及治疗等方面都起着重要作用。因此，线粒体代谢酶可能是一种潜在的治疗靶点和新型的生物标志物。同时，也有多种代谢酶的不同小分子抑制剂被开发，用于抑制肿瘤的生长。进一步了解线粒体代谢对肿瘤细胞和在肿瘤进展过程中的调节作用及相关机制，可能对开发新的抗癌药物和确定侵袭性生物标志物都有帮助。

（范　俊　颜　亮）

第二节　线粒体病理学——线粒体失衡与失能

基础科学和医学科学技术的不断发展，带领我们不断去发现生命的本质，帮助我们了解疾病发生发展的核心机制。线粒体稳态的重要性在上一节中已经详细说明，这节我们进一步往下看。当发生线粒体形态结构异常、线粒体DNA（mtDNA）突变、信号转导障碍、离子稳态和氧化还原失衡、生物发生及质量控制缺陷等一系列问题时，线粒体处于失衡失能状态，三大物质代谢、氧化磷酸化产能代谢等也会进一步受到影响。当失能失衡的线粒体持续受到损伤且无法完成自我更新修复从而陷入恶性循环后，慢性病、免疫系统疾病、衰老、癌症等便会发生。深刻理解线粒体的失衡与失能，会为我们重新认识疾病，探索生命及疾病的本质提供多维视角。本书聚焦发生于体细胞的mtDNA突变及其所导致与衰老、慢性病、癌症相关的各类疾病，有别于mtDNA突变发生于卵母细胞所导致的先天性线粒体病。

一、线粒体膜异常

线粒体膜包括线粒体外膜（OMM）、膜间隙、线粒体内膜（IMM）和基质(图2-3-5)。线粒体外膜允许大量的营养物质、离子和能量分子通过,而线粒体内膜向基质延伸折叠形成嵴,内膜对于大多数的核苷、糖类及较小的离子(包括H^+)等都是不通透的,需经由特殊载体转运。线粒体内外膜通透性的差异为线粒体内膜两侧形成质子梯度、为ATP的合成创造了条件,这是维持线粒体膜电势($\Delta\Psi m$)的关键因素。因此当线粒体的通透性及完整性受到内外环境应激改变时,线粒体的形态结构随之发生变化(图2-3-6),导致氧化磷酸化和电子传递等重要的生命代谢活动调控失常,进而导致多种疾病的发生。

在线粒体膜中,内膜更易受影响,不良后果也更加明显。每一种生物膜都有特殊的蛋白质和磷脂成分谱。心磷脂是构成线粒体内膜的重要磷脂之一,它和内膜功能有十分密切的关系,心磷脂被认为是线粒体内膜的特征性磷脂。线粒体膜的受损主要体现在以下方面。

(1)以心磷脂含量降低为标志的一系列生物效能降低。如果线粒体暴露于高水平的自由基和过氧化脂质的环境中,多不饱和脂肪酸就会被氧化,内膜就会增厚,内膜的流动性和动能就会降低,线粒体离子、电子等的碰撞运动效能会随之减低,其结果是ATP的低产。

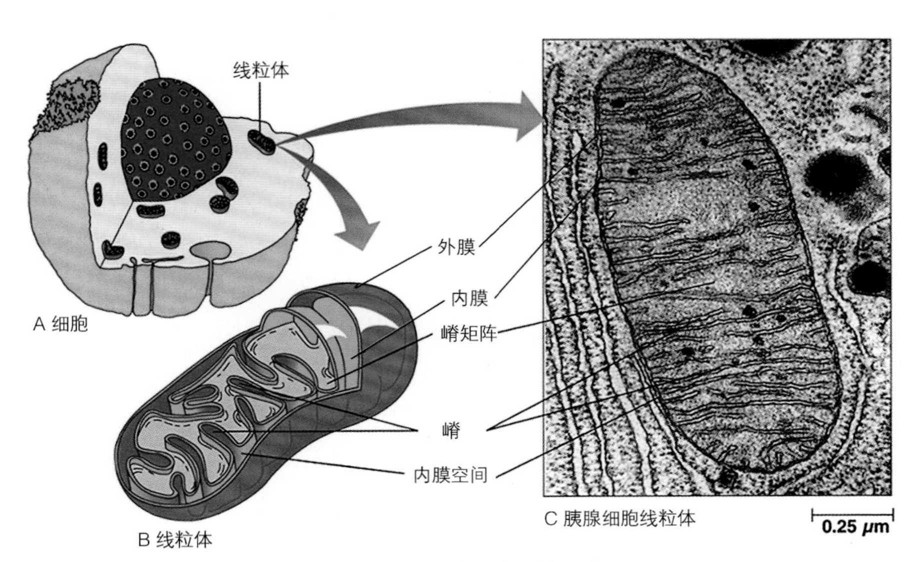

注:A、B. 线粒体结构模式图;C. 胰腺细胞线粒体透射电镜照片。

图2-3-5 正常的线粒体结构

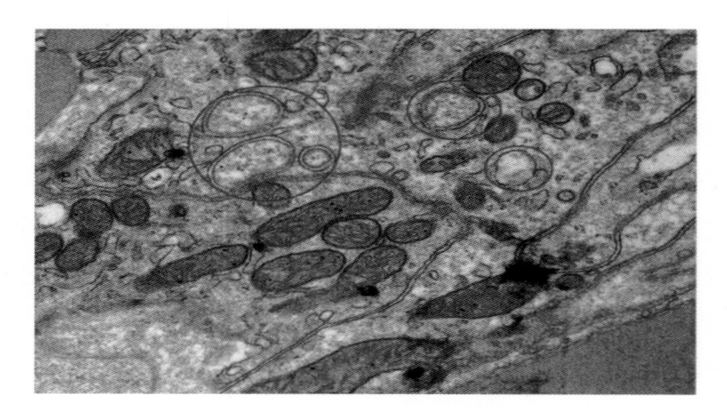

图2-3-6 异常的线粒体结构

（2）心磷脂减少所引发的呼吸链相关酶的失活。膜流动性降低改变了复合体功能活性的微环境，这是复合物Ⅰ活性降低的重要原因。同时，线粒体内膜具有合适的流动性是为呼吸链复合物的侧向扩散运动提供合适的环境。呼吸链的复合物要求一定类型的磷脂，特别是心磷脂与之结合，才表现其活性。心磷脂对酶的亲和性最高，是发挥酶活性必不可少的。一般认为，一个细胞色素氧化酶分子结合2～3个心磷脂分子，心磷脂中有4个疏水脂肪酸链为酶活性的恢复所必需。对复合物Ⅰ和Ⅲ，也要求与心磷脂结合以维持活性。因此，一旦内膜的心磷脂受损，呼吸链的酶和复合物活性都会大受影响。

（3）Ca^{2+}的转运障碍。线粒体是细胞内的"钙库"之一，Ca^{2+}的转运与线粒体膜密切相关，现在认为，Ca^{2+}诱导的心磷脂六角形Ⅱ相是Ca^{2+}的载体之一。一般来说，具有离子载体特性的化合物与被转运的离子形成脂溶性复合物，促进离子由水相转运到有机相，发生适应转运的构型变化。对于Ca^{2+}-心磷脂体系来说，借助静电作用和心磷脂结合，一旦心磷脂系统受损，钙离子的转运也会发生异常。

（4）线粒体内膜通透性的异常。线粒体上存在着一种非特异孔道——线粒体膜通透性转换孔（mitochondrial permeability transition pore，mPTP），mPTP作为线粒体膜上的非特异性开关孔，在正常生理条件下，mPTP的开放可通过氧化磷酸化驱动ATP合酶，维持线粒体膜电位（mitochondrial membrane potential，MMP）和胞内、胞外离子平衡。然而当mPTP被刺激异常开放时，线粒体的内膜通透性非特异性地增大，内膜两侧的质子梯度消失，线粒体膜电位降低，呼吸链上的氧化磷酸化脱偶联，ATP合成受到抑制。同时，离子的自由通透造成线粒体内膜两侧离子浓度差的消失，破坏了线粒体和胞质之间的Na^+、K^+、Ca^{2+}代谢。由于线粒体基质的蛋白浓度高于线粒体内外膜间隙及胞质内的蛋白浓度，胶体渗透压导致线粒体肿胀胀破，内外膜间隙里的内容物也都释放到胞质中，引发多种级联反应，导致多种病理紊乱或疾病，如炎症、心血管疾病、神经退行性疾病、肿瘤和慢性阻塞性肺疾病。

二、线粒体信号转导异常

线粒体不仅在物质代谢、能量代谢、氧自由基生成等过程中发挥着重要作用，在信号转导中也扮演着不可或缺的角色。近年来越来越多的研究显示，细胞钙离子浓度以及低氧诱导因子（HIF）等信号分子的表达与线粒体的结构功能障碍，代谢异常，甚至是肿瘤细胞所表现出的无限增殖、凋亡抵抗、侵袭等恶性表型是密不可分的。下文重点讲述钙离子信号转导，HIF的异常调节所引起的线粒体紊乱及对人类健康的潜在威胁。

（一）钙离子信号异常

线粒体是维持细胞钙离子稳态的重要细胞器。当细胞钙浓度升高时，线粒体内外膜间的电化学梯度驱动内膜上的协同转运体开放来实现钙的摄取；当线粒体内累积的钙浓度增多时，则可通过Ca^{2+}外排途径实现钙的释放，从而保持细胞钙的稳态。当这种缓存机制即Ca^{2+}摄入不足或Ca^{2+}外排异常导致细胞钙稳态失衡时，会加速线粒体损伤，导致ATP生成减少，从而诱发人类多种疾病，包括糖尿病、心力衰竭、病理性炎症、神经元变性及肿瘤等。

线粒体Ca^{2+}的摄取主要通过线粒体钙单向转运体（mitochondrial calcium uniporter，MCU）。与此同时，两种主要的外流途径［即Na^+/Ca^{2+}交换系统（NCLX）和H^+/Ca^{2+}交换系统（mHCX）］以及争议性的条件诱导瞬态开放mPTP处于活跃状态，确保Ca^{2+}不会持续积累，直到实现电化学平衡（图2-3-7）。

过度的钙吸收或钙外流障碍会导致线粒体钙超载，当结合其他压力时，如氧化损伤等，会导致mPTP的形成和开放，然而，mPTP的开放时间延长，会使线粒体对细胞质溶质和水的渗透流入增加，从而导致基质膨胀和破裂。cyt c也因mPTP开放时间延长而从线粒体中释放，导致细胞凋

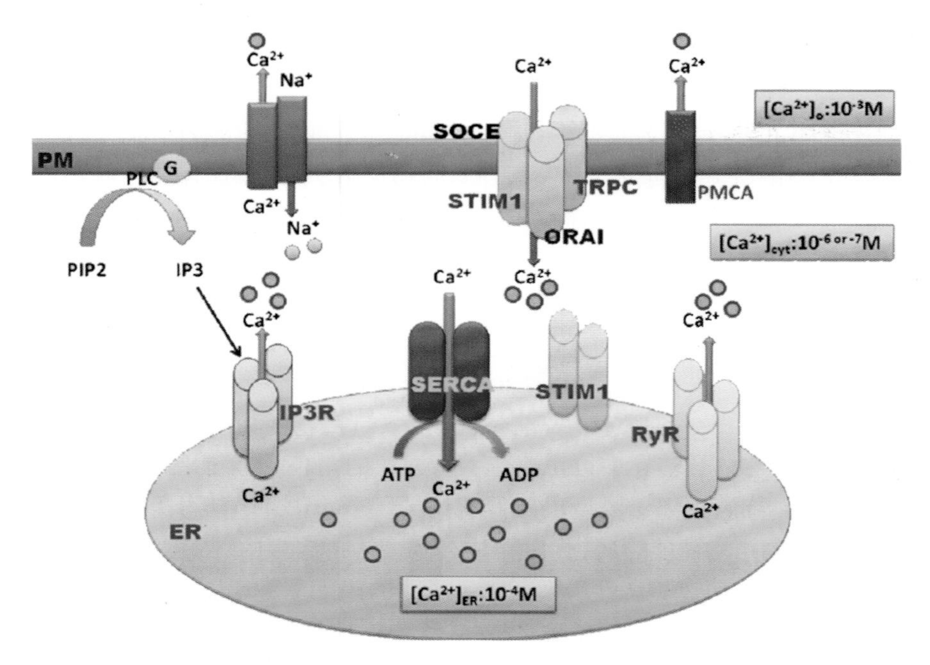

图2-3-7　线粒体 Ca^{2+} 信号转导途径

亡的启动。线粒体内钙离子的超载可以诱导氧化磷酸化向糖酵解代谢转变（Warburg效应），这种转变能够促进肿瘤细胞的增殖。此外，线粒体摄取钙离子能力的提高和ROS的产生都被证实是肿瘤细胞转移的重要特征，并且能够增加肿瘤细胞的侵袭性，促进迁移。

综上所述，维持钙离子稳态是治疗疾病的有效途径之一，很多化疗药物及光动力疗法都是通过调控线粒体钙离子来发挥其细胞毒性作用的，因此这些药物对肿瘤细胞的作用也能够被靶向线粒体钙离子的药物所增强。

（二）HIF异常

HIF是一种被低氧激活的转录因子蛋白复合物，在感知氧气和协调细胞对低氧的反应中发挥核心作用。HIF激活参与红细胞生成、血管生成、能量代谢、细胞存活和细胞凋亡的多个基因表达，从而协调细胞对 O_2 缺乏的适应性反应。

最近的研究表明，低氧状态下HIF在调节线粒体功能和动力学方面发挥了关键作用。HIF通过激活缺氧特异性COX4-2亚基的转录和正常氧合特异性COX4-1亚基的降解来调控缺氧期间的线粒体COX活性。类似地，HIF调节线粒体复合物Ⅰ和Ⅲ的表达和亚基的组成，并影响其活性和ROS的产生以及控制TCA循环酶，调节细胞的葡萄糖代谢由氧化磷酸化向糖酵解方式转变，促进乳酸形成，导致代谢重编程，加速了疾病的发生发展，尤其为肿瘤细胞的生长提供了适宜的环境。此外HIF还调节包括生物发生、线粒体分裂和融合以及线粒体自噬在内的线粒体动力学等过程。

但总的来说，HIF在细胞和线粒体适应缺氧中的作用仍是一个有待进一步研究的开放领域。通过进一步探索HIF在代谢领域前沿性的关键科学问题，将为探索基于代谢的疾病预防、早期诊断、分子分型和个体化治疗，奠定坚实的理论基础。

（三）线粒体调节免疫系统异常

线粒体除了具有满足细胞能量需求的常规作用外，还可以主动调节针对感染性和无菌性损伤的先天免疫应答。线粒体的成分在因功能障碍或损伤而释放或暴露时，可以被先天免疫系统的受体直接识别并触发免疫反应。另外，尽管起始可能独立于线粒体，但许多先天免疫应答仍受线粒体调控，因为其信号级联的离散步骤发生在线粒体上或需要线粒体成分的参与。最后，天然免疫细胞内的线粒体代谢产物和线粒体的代谢状态能够调节精确的免疫反应，并塑造该细胞对刺激反应的方向和特征。这些途径共同导致线粒体对先天免疫反应的细微差别和非常特殊的调节。

三、线粒体生物发生异常

线粒体的生物发生，简单来说是指从现有线粒体产生新线粒体的复杂过程，该过程受核基因及线粒体基因等多因素影响，从而保证线粒体相关的钙稳态、代谢、凋亡、信号转导等细胞基本生命环节保持稳定。

（一）氧化应激下调控异常

在哺乳动物细胞中，线粒体生物发生与ROS的产生是密切相关的。研究表明，氧化应激通过减少线粒体生物发生而导致细胞线粒体含量的降低。Spiegelman等发现，在神经细胞中，氧化应激时，过氧化物酶体增殖物激活的受体γ共激活因子1α（PGC-1α）表达及线粒体ROS防御系统的成分［如SOD1、SOD2、过氧化氢酶或谷胱甘肽过氧化物酶（GPX）］的表达均增强。研究表明，低PGC-1α表达引起的线粒体动力学失衡有助于肝细胞的上皮间充质转变（EMT）和肝纤维化的形成，而氧化应激导致的PGC-1α过表达则导致线粒体生物发生下调，进而ATP消耗后发生肌肉萎缩。

（二）细胞cAMP、SIRT1-PGC信号转导异常

环境应激源（如耐力运动、热量限制、冷暴露及氧化应激等）可以通过触发线粒体的生长与分裂进行线粒体的生物发生，从而使机体与环境之间达到能量摄入、储存和消耗之间的平衡。其中，AMPK和SIRT1充当细胞的能量传感器，并充当线粒体生物发生的关键调节剂，主要通过调控PGC-1α，从而使细胞内能量代谢以应对急性"能量危机"。这一改变充分验证了我们团队的研究发现，经常且持续锻炼的肌肉里面含有更多的线粒体。也可以非常科学地解释饮食控制促进线粒体生物发生可以对抗2型糖尿病与代谢相关疾病引起的代谢紊乱及能量失衡等问题，从而为患者带来实质性益处。然而在线粒体失能状态下，无法进行线粒体生物发生，人体则将无法根据外界刺激做出相应产能改变，不仅原本异常的细胞及组织器官等无法通过增加线粒体提高产能及平衡异常代谢，正常的细胞也会受到损伤。

除了以上提到的AMPK、SIRT1通过PGC-1α级联反应触发线粒体生物发生外，还有其他独立因素或者分子可以直接作用于PGC-1α，如寒冷刺激、高强度运动诱发、β-肾上腺素、钙调蛋白依赖性激酶（calnoodulin-dependent protein kinases，CaMK）、钙调神经磷酸酶（Calcineurin，CN）等。

（三）线粒体受损所导致的疾病

与细胞核基因相比，线粒体DNA（mtDNA）分子直接暴露在氧化磷酸化产生的氧自由基环境中，这使得mtDNA突变出现的频率显著地高于核基因组。

对于高发的慢性病——糖尿病，在20世纪90年代就被报道与线粒体mtDNA大段缺失及tRNALeu（mitochondrial tRNALeu（UUR））基因A3243G突变密切相关，导致线粒体蛋白质合成和功能受阻，进而影响了呼吸链的组分与功能，引发胰岛β细胞葡萄糖氧化磷酸化障碍、胰岛素分泌不足，最终引发糖尿病。

线粒体是人类细胞核外唯一具有独立进行复制、转录和翻译能力的细胞器，且时刻监控着生物发生的各个阶段——复制、转录和翻译。无论是与线粒体相关的核基因，还是线粒体直接/间接编码的基因发生异常改变，随之而来的生物发生过程及其功能也会受到不可避免的影响，造成机体的异常运转，最终发展成各种疾病症。

四、线粒体动力学和质量控制异常

细胞的程序性死亡使健康机体细胞的生与死处于一种良性动态平衡中。线粒体的质量控制在保证这种良性动态平衡中起到至关重要的作用。

线粒体的质量控制表现在多个水平，包括分子、蛋白质、细胞器及细胞水平。其质量控制的方式主要有线粒体自噬、线粒体裂变和融合、诱导细胞凋亡。

（一）线粒体自噬异常

自噬是一种进化保守的溶酶体依赖降解途径，其目的是清除功能紊乱或多余的线粒体，从而保持一个健康的线粒体池，维持最适能量代谢。正常细胞中，低水平的自噬（有限的自噬）为新陈代谢服务，它可以阻止或清除机体内长时间积累的受损蛋白和受破坏细胞器。癌症细胞也离不开自噬，它们甚至比正常细胞和组织更依赖自噬。一种可能的机制是肿瘤细胞利用自噬的增强来无限生长，以适应肿瘤微环境的营养缺乏和缺氧以及细胞毒性药物的治疗。例如，低氧肿瘤区域中的自噬被上调，这对肿瘤细胞的存活至关重要。目前，介导线粒体自噬的经典通路包括：① PINK1-Parkin通路。在氧化应激条件下，PINK1稳定在OMM上，促进了Parkin的招募。Parkin泛素化几种外膜成分。多聚泛素链随后被PINK1磷酸化，作为自噬机制的“吃我”信号。适配器蛋白（p62，OPTN，NDP52）识别线粒体蛋白上的磷酸化的多聚泛素链，并通过与LC3结合，启动自噬体形成。PINK1-Parkin通路通过靶向MFN和Miro进行蛋白酶体降解来调节线粒体动力学和运动。② 受体介导。BNIP3、NIX和FUNDC1核分裂吞噬受体定位于OMM，与LC3直接相互作用，介导线粒体清除。不同的受体保证了不同组织和不同刺激的特异性。NIX和BNIP3磷酸化增强了它们与LC3的联系。宾夕法尼亚大学佩雷尔曼医学院心血管医学教授Zoltan Arany发现，一个编码腺嘌呤核苷酸转运蛋白（adenine nucleotide translocator，ANT）的基因突变会导致线粒体自噬受抑制，非典型线粒体累积，导致线粒体网络完整性受损，引起心肌病和眼肌无力等。另外线粒体的自噬与中性粒细胞的成熟有关，在葡萄糖水平正常的情况下，未成熟的中性粒细胞通过与OXPHOS相关的FAO进行自噬至适当成熟。线粒体自噬功能的缺陷会直接影响免疫防疫系统。这也能非常好地解释为什么能量不足的人，更容易系统感染并生病。

（二）线粒体的裂变和融合异常

线粒体是高度动态的细胞器，在细胞中不断发生着裂变和融合，从而改变线粒体的形态、结构及数量，来满足细胞整体的生命活动。其中裂变（以及融合抑制）对于产生新的线粒体或分离受损的线粒体节段至关重要。线粒体的裂变和融合处于一种动态平衡之中。融合通过将部分受损的线粒体内容物作为一种补充形式进行混合来帮助缓解压力。裂变是产生新的线粒体所必需的，但它也可以通过去除受损的线粒体来促进质量控制，并在高水平的细胞应激期间促进细胞凋亡。当外界压力导致细胞内氧化应激升高，打破二者的平衡时，会影响正常发育，导致神经系统损伤，研究表明神经退行性疾病（如帕金森病）与此有关。

（三）线粒体诱导的细胞凋亡异常

如果细胞丧失了凋亡能力，就会转变成像肿瘤细胞一样无限生长。也就是说，凋亡是致癌机制中不容忽略的途径之一。其中BCL-2家族蛋白是控制线粒体相关的凋亡因子释放的主要调节因子，当接收到凋亡信号或线粒体的膜电位下降（MMP）时，促凋亡蛋白会快速定位于线粒体表面，在其表面上通过增加mPTP的数量降低线粒体膜电位，促进膜通透性的增加，从而将线粒体内的促凋亡因子（cyt c、AIF、SMAC/DIABLO、HTRA2/OMI、ENDOG等）释放到胞质中。mPTP导致线粒体cyt c释放到胞质中，与pro-caspase -9和Apaf-1相互作用，在ATP和dATP的协助下形成凋亡小体，激活caspase-9，进一步激活效应caspase-3和caspase-7，从而触发caspase级联反应，最终导致细胞凋亡（图2-3-8）。

凋亡由线粒体外膜通透性（MOMP）触发。研究表明，完全的MOMP导致细胞凋亡和细胞死亡，但有限的MOMP则可诱导细胞生存。有限的MOMP是线粒体膜表面上抗凋亡BCL-2蛋白家族表达不平衡的结果——线粒体通过抑制caspase活性，从而扩张和重新填充细胞促进细胞存活。此外，MOMP的增加不仅改变了线粒体的膜电位水平及随后的线粒体功能紊乱，也开启了线粒体自噬模式（图2-3-9）。

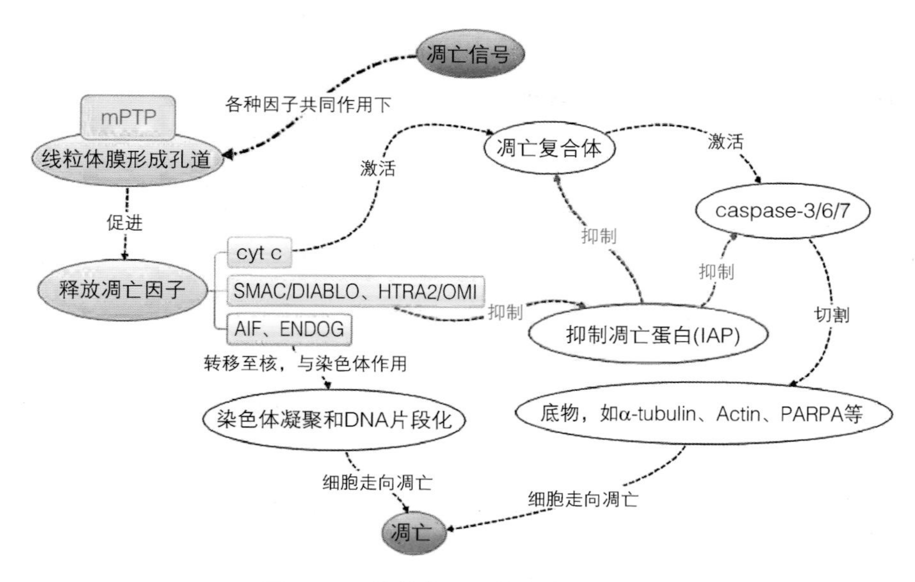

图 2-3-8 线粒体诱导的细胞凋亡途径

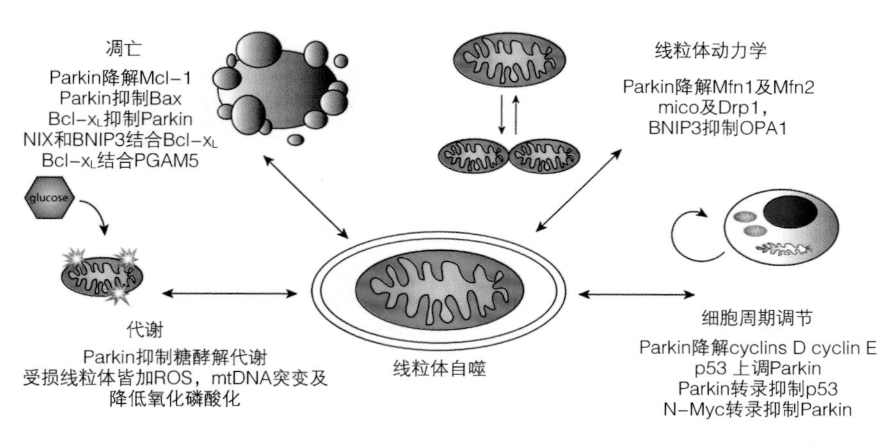

图 2-3-9 线粒体自噬机制和关键细胞过程之间的相互联系

综上所述,线粒体网络结构动态平衡是维持健康线粒体种群的关键。在正常和病理条件下,多种因素影响线粒体形态和数量,从而触发一系列信号转导和参与多种形式细胞死亡调控的分子。充分了解线粒体失衡与失能及其调控机制,有助于对相关疾病的诊断和治疗提供理论指导和新的策略。

五、线粒体物质代谢异常

为什么越老越容易患癌症？线粒体是其中的关键原因之一。线粒体失能与失衡导致细胞内三大营养物质代谢重塑（图2-3-10），从而加速了肿瘤的发生发展。下文将以众多疾病中的肿瘤为主，分别从糖代谢、脂代谢和氨基酸代谢三大层次阐述维持正常物质代谢的必要性及代谢异常可能出现的不良症状。

（一）糖代谢异常

细胞糖代谢的第一步是糖酵解，此过程是在细胞质中进行的，将葡萄糖转化成丙酮酸和ATP。在有氧条件下，一个分子葡萄糖经线粒体氧化磷酸化可产生36 ～ 38个分子ATP，而无氧糖酵解仅产生2个分子ATP。可见氧化磷酸化是一个非常有效的能量产生过程。然而，即使在氧含量正常的情况下，相比于正常细胞，肿瘤细胞仍表现出更高水平的糖酵解及细胞质发酵（乳酸的积累）和更低水平的氧化磷酸（即Warburg效应）。

最初人们认为肿瘤细胞中的有氧糖酵解是由于线粒体OXPHOS的永久性损伤导致的，然而越来越多的证据表明，在各种复杂因素如致癌基因的激活、抑癌基因的丢失、微环境的缺氧、线粒体DNA（mtDNA）突变和组织起源等驱动下，细胞发生了代谢重编程，也就是说肿瘤细胞中的有氧糖酵解并非线粒体OXPHOS的损伤，相反线粒体OXPHOS功能在大多数癌症中是完整的，并可能在某些癌症的能量产生中发挥重要作用。

线粒体失衡失能后，糖代谢异常主要表现为：糖酵解代谢增加、丙酮酸代谢与糖酵解代谢解偶联、三羧酸循环与OXPHOS解偶联、线粒体复合体呼吸与ATP产生解偶联。

（1）糖酵解代谢增加：正如Warburg观察到的，肿瘤细胞通常在细胞质中吸收更多的葡萄糖，使周围正常细胞的葡萄糖需求受到抑制，以类似进化的方法淘汰周围正常细胞，为自身争取到更大的生存空间、获取更多的营养物，以支持其恶性进展。继而通过上调糖酵解途径的关键酶如磷酸果糖激酶-1（PFK1）等调控整个代谢途径的速度和方向以满足肿瘤细胞的各种代谢需求。除此之外，糖酵解产生大量的乳酸分泌至细胞周围，营造有利于肿瘤细胞侵袭转移的酸性微环境；同时乳酸作为能量供体，以旁分泌的方式维系营养缺乏的肿瘤细胞的生长。

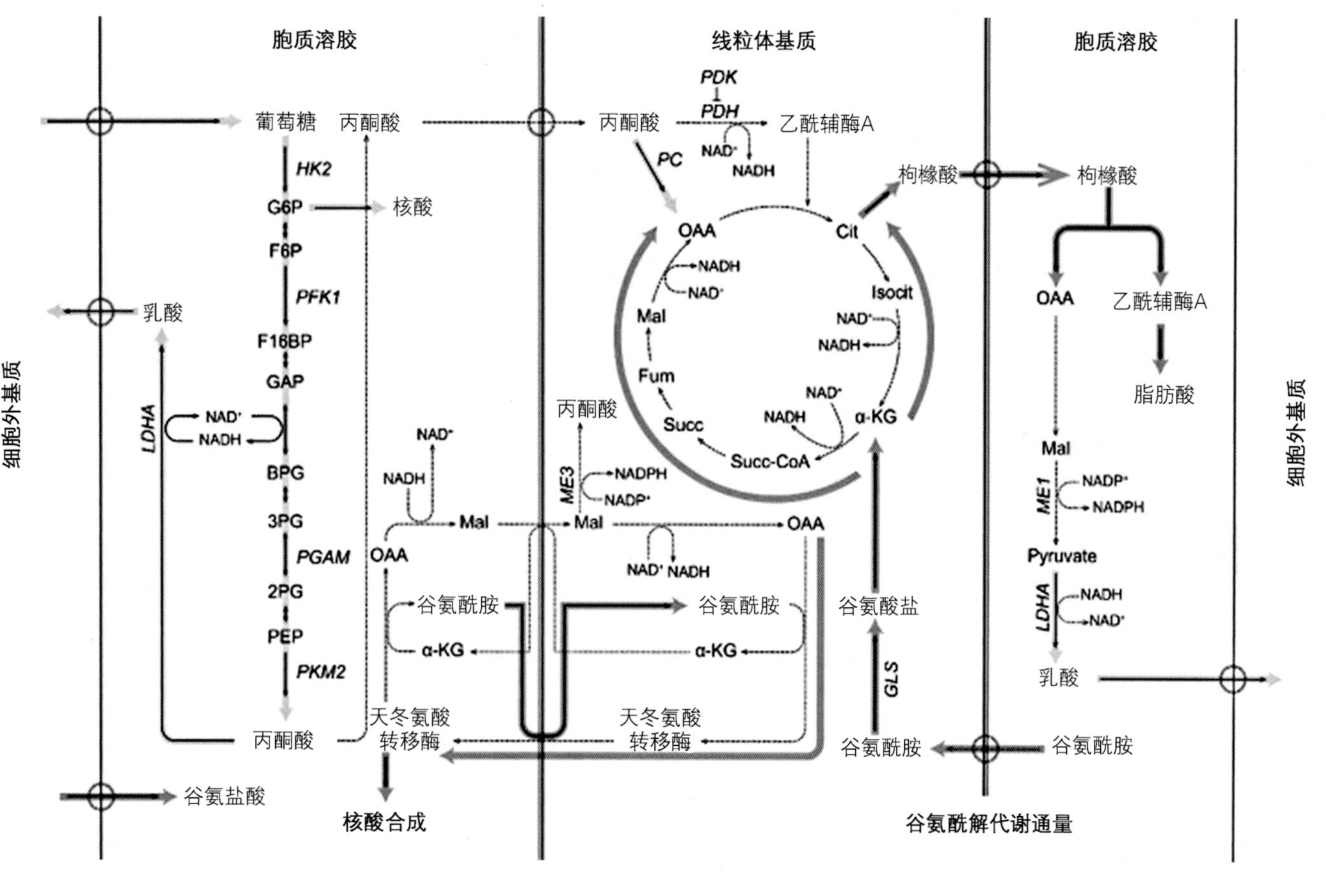

图2-3-10　三大营养物质代谢图

（2）丙酮酸代谢与糖酵解代谢解偶联：正常细胞中，丙酮酸通过线粒体丙酮酸载体（MPC）进入线粒体基质。

丙酮酸脱氢酶（PDH）是催化丙酮酸氧化脱羧为乙酰辅酶A的关键酶，其活性受丙酮酸脱氢酶激酶（PDK）的负性调节。研究发现，肿瘤患者的预后不良与PDH的下调和PDK的上调有关。除氧化脱羧途径之外，丙酮酸也可通过回补反应（anaplerotic reaction），在丙酮酸羧化酶（PC）的催化下转化为草酰乙酸，再次进入TCA循环（图2-3-10）。最新研究表明，PC的表达和活性的增加被证明是肿瘤细胞中回补反应的主要手段。

（3）TCA循环与OXPHOS解偶联：把控糖酵解整个代谢途径速度和方向最为关键的酶是磷酸果糖激酶-1（PFK1），而ATP是PFK1的变构抑制剂。如果ATP对PFK1的变构抑制造成严重的限制，那么ATP对TCA循环的变构抑制在维持肿瘤细胞合成代谢增强方面一定是一个挑战。因此，为了维持较低的局部ATP浓度，通过减少线粒体呼吸产生的ATP似乎是有效的。我们可以描述这样一种现象，即TCA循环与线粒体OXPHOS解偶联。

（4）线粒体复合体呼吸与ATP的产生解偶联：最近的研究发现，肿瘤细胞不仅将TCA循环与线粒体OXPHOS分离，而且将线粒体呼吸与ATP的分离。一般来说，线粒体呼吸意味着将氧分子还原为水，而ATP的产生是指在ADP中形成磷酸基键生成ATP。因此，前者涉及电子传递链上的复合物，后者受到ATP合酶的限制。线粒体失衡失能后，线粒体电子链复合物和ATP合酶完全由肿瘤操控，无法协调运作。

（二）脂代谢异常

肿瘤脂类异常代谢是改变肿瘤代谢[也称肿瘤代谢重编程（metabolism reprogramming）]的重要组成部分。线粒体脂肪酸β-氧化途径增强是肿瘤发生早期重要的代谢改变。脂肪酸β-氧化途径增强同时提供了ATP和乙酰辅酶A，后者又可以加速柠檬酸的氧化代谢。对于肿瘤细胞来说，最大化的脂肪生成是一个重要代谢特征。很多脂肪生成相关基因，如ATP柠檬酸裂解酶（ATP citrate lyase，ACL）、乙酰辅酶A羧化酶（Acetyl CoA Carboxylase，ACC）、脂肪酸合成酶（Fatty acid synthetase，FAS），都在肿瘤细胞中具有较高的表达和活性。肿瘤细胞通过大量合成脂类，一是促进细胞膜的形成，支持快速分裂；二是利用脂代谢中间产物或翻译后修饰，对增殖和生长信号通路进行正向调控。因此，通过减少脂肪积累或减弱机体的脂质代谢可能会减缓癌变进程，为患者争取更多的治疗时间。

线粒体脂质代谢异常还与酒精、高脂饮食、免疫因素、基因突变等多种因素有关。这些因素都是我们保持线粒体脂质代谢稳定的着手点。

（三）氨基酸代谢异常

细胞代谢异常是肿瘤的十大特征之一，近年来研究证明，某些特定的氨基酸在肿瘤的发生发展中发挥着重要的作用。如血浆中最丰富的非必需氨基酸——谷氨酰胺，肿瘤细胞对谷氨酰胺的吸收量是其他氨基酸的10倍左右，相关研究也已经证实谷氨酰胺是肿瘤生长的必需营养素以及主要碳源和氮源提供者。尤其是在缺氧环境下，谷氨酰胺能够替代葡萄糖进入线粒体TCA循环成为主要能量来源，因此谷氨酰胺代谢是肿瘤细胞生长获取营养的重要途径。

六、线粒体能量代谢异常

线粒体能量代谢既是其各种生命活动的基础又被各个环节所影响，是线粒体活动的中心又是结局。真正实现能量代谢功能的结构，是嵌入线粒体内膜的氧化磷酸化系统（OXPHOS）。线粒体OXPHOS系统由5个复合体组成，其中任何一个环节的紊乱都将直接影响体内能量代谢，导致多种疾病的发生。

（一）复合物Ⅰ缺陷——氧化磷酸化紊乱最常见的原因

线粒体复合物Ⅰ是哺乳动物细胞氧化磷酸化的核心，也是氧化磷酸化系统中最大最复杂的酶。复合物Ⅰ的缺陷主要由两种原因导致：① 线粒体DNA（mtDNA）突变/核DNA（nDNA）突变导致；② 复合物Ⅰ装配因子/蛋白缺陷导致。

但此类缺陷常常是先天性的线粒体病。本书不做详细展开。

（二）复合物Ⅱ缺陷

作为OXPHOS系统里最小的复合物，复合物Ⅱ的辅助装配对于整个完整的系统也是必不可少的一个环节。

因复合物Ⅱ的能量变化较小，不能推动质子易位，所以1分子$FADH_2$产生的ATP比NADH少1个。虽然在电子传递产能方面不及于复合物Ⅰ、Ⅲ和Ⅳ的效率高，但在多种疾病中均发现了SDH相关的突变，如胃肠道间质瘤、肾母细胞瘤、甲状腺瘤、神经母细胞瘤和睾丸精原细胞瘤细胞等，这也暗示了它在多种癌症中的重要性。

（三）复合物Ⅲ缺陷

到目前为止，对复合物Ⅲ装配的第一步和最后一步都得到了相对清晰的研究，而对于组装的中间步骤尚不清楚。但是由cyt b基因突变导致的多种癌症常有报道，如胰腺癌和膀胱癌。

（四）复合物Ⅳ缺陷

复合物Ⅳ（COX）的缺陷机制主要有：① 线粒体DNA（mtDNA）突变导致；② 核DNA（nDNA）突变及装配因子突变导致。

1. 线粒体DNA（mtDNA）突变导致的复合物Ⅳ缺陷

选择性复合物Ⅳ的缺陷很少，研究发现，A8344G突变引起的严重复合物Ⅳ缺乏与cyt c的V_{max}降低有关（V_{max}是酶完全被底物饱和时的反应速度，与酶浓度成正比），而Km值没有变化（表示酶与底物的亲和力，而与酶的浓度无关），从而导致线粒体膜电位形成减少，进而合成的ATP减少。

2. 核DNA（nDNA）突变及装配因子突变导致的复合物Ⅳ缺陷

大部分COX缺陷源于核基因突变。绝大多数导致先天性的线粒体病，此节不做详细展开。

（五）复合物Ⅴ缺陷

复合物Ⅴ缺陷的发生机制主要有：① mtDNA编码的亚基突变导致；② 核DNA（nDNA）突变导致。

ATP合酶（complex Ⅴ）由16个亚基组成，两个亚基（MT-ATP6，MT-ATP8）由线粒体DNA编码；其余14个亚基由核DNA编码。

1. mtDNA编码的亚基突变导致的复合物Ⅴ缺陷

两个线粒体DNA编码的基因是：ATP6和ATP8，其突变在多种癌症中均有发现。

2. 核DNA（nDNA）突变导致的复合物Ⅴ缺陷

复合物Ⅴ其余14个亚基由核DNA编码，而导致复合物Ⅴ缺陷的常见核基因突变有3个，分别是TMEM70、ATPAF2和ATP5E。这个基因突变常常和线粒体病密切相关，在此书中不做详细展开。

（六）OXPHOS系统组装的最后阶段异常

为了促使各大复合物的生物发生，细胞进化出复杂的特定组装因子，参与到OXPHOS复合体的早期和晚期装配中。早期组装因子在单个亚基和亚复合体的结构组装中起着关键作用。然而，晚期辅助因子也被称为亮氨酸酪氨酸精氨酸基（LYRM）蛋白，调节最终亚基和/或辅助因子（如Fe–S簇）的结合和/或激活，为复合物Ⅰ、Ⅱ、Ⅲ和Ⅴ提供最佳装配，从而形成一个稳定的核心呼吸体。因此，任何一个环节出现问题，无论是亚基的突变或辅助基团的失活，都将导致呼吸链出现异常，ATP供应不足，而由此引发的级联反应将严重影响人类的健康生命活动。

（七）OXPHOS系统异常的现实应用

在我们的日常生活中随处可见破坏线粒体呼吸链的物质。

如杀虫剂中的有效成分鱼藤酮（rotenone，复合物Ⅰ的抑制剂）、抗霉素A（antimycin A，复合物Ⅲ的抑制剂）、寡霉素（oligomycin，复合物Ⅴ的抑制剂），敌敌畏（Dichlorvos，DDVP）等，当这些杀虫剂经过食物链进入人体，或经呼吸道作用于人体时，会抑制人体细胞的电子传递链，进而影响细胞的各种生命活动，威胁人类健康。

此外，还包括油漆剥离剂，烧木柴的炉子废气、汽车尾气以及在火灾事故中产生的CO、$(CN)_2$等有毒气体，使得线粒体能量代谢受阻，细胞呼吸作用减慢甚至停止，威胁生命安全（图2–3–11）。

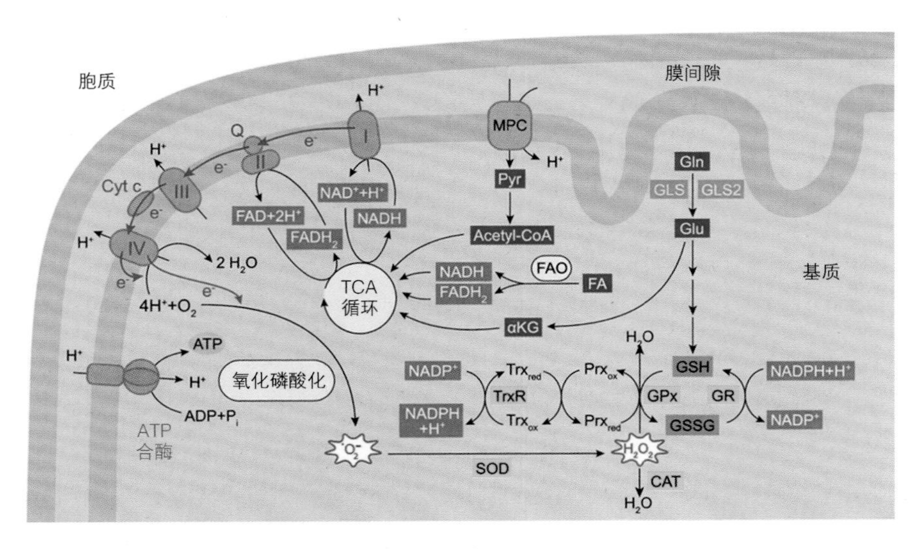

图2–3–11　营养物质氧化分解产能的基本过程

七、线粒体氧化应激，氧化–还原异常

线粒体是细胞能量产生的中心，也是ROS的主要来源。在能量转导

过程中，少量电子在呼吸链复合物Ⅰ和Ⅲ处提前泄漏到氧中，形成氧自由基和过氧化物，统称为线粒体ROS（mtROS）。在正常的生理条件下，适量的ROS参与调控细胞的增殖、分化、凋亡等相关的信号通路，最终在一系列细胞抗氧化防御系统的作用下得到及时的清除，从而维持细胞的正常运转，保护细胞器免受氧化损伤。

虽然氧化应激与线粒体功能障碍之间的顺序关系尚不清楚，但有研究认为，氧化应激的增加导致线粒体功能障碍，从而增加mtROS的水平。Zorov等人提出了“ROS诱导ROS释放”目前被认为是引起疾病的重要机制之一。

氧化损伤引起的线粒体损伤表现为：线粒体肿胀和碎片化、线粒体膜电位（MMP）的破坏等。MMP的缺失导致线粒体电子传递链的缺陷，代谢耗氧量的减少，ATP的消耗和低能量代谢。除此之外，线粒体氧化应激可诱导mPTP开放，导致cyt c从线粒体释放到细胞质中，进而激活触发线粒体凋亡途径。线粒体DNA损伤引起的超氧自由基浓度增加会导致代谢氧化应激、细胞损伤和基因组不稳定。而线粒体DNA一旦受损，就会成为氧化损伤的靶点，并通过降低电子传递中关键蛋白的表达来放大氧化应激，进而造成ROS产生的恶性循环，并对细胞器造成损害，最终导致细胞凋亡（图2-3-12）。

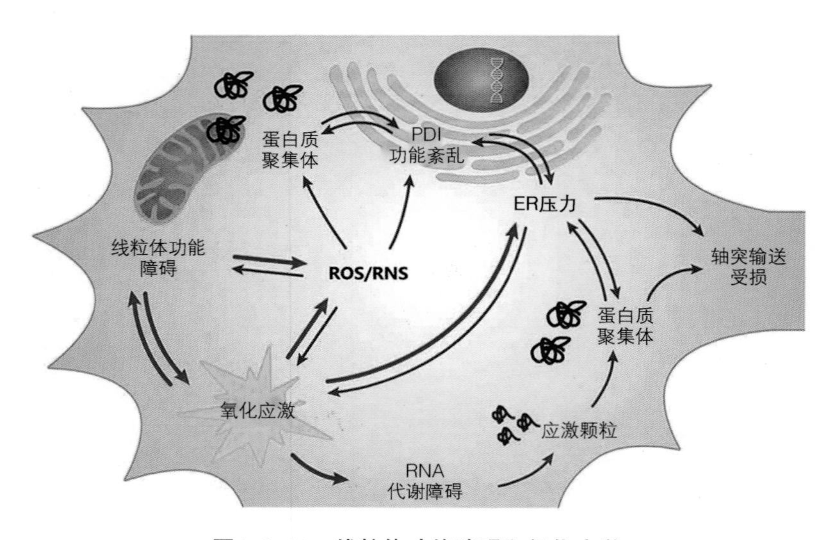

图2-3-12　线粒体功能障碍和氧化应激

氧化应激诱导的线粒体功能障碍与多种疾病相关的炎症反应密切相关。线粒体功能障碍是氧化应激和炎症的无休止/连续循环的基础，炎症条件下氧化应激的增加导致线粒体功能障碍，功能障碍的线粒体触发并强化氧化应激，传播炎症。线粒体功能障碍可引起mtROS产生增加和线粒体泄漏，诱导促炎细胞因子表达，增加细胞对炎症信号的应答，诱导损伤相关分子模式，激活炎性小体，引起组织的炎症反应。新冠病毒可引起“细胞因子风暴”，病毒感染致使氧化应激水平急剧升高，使细胞膜磷脂过氧化，造成氧化应激损伤，使包括肺脏、心脏、肾脏、肝脏等多器官损伤和衰竭，严重者致死。除此之外，广泛的研究揭示了持续的氧化应激可导致慢性炎症的机制，而慢性炎症又可介导大多数慢性病，包括癌症、糖尿病、心血管疾病、神经疾病和肺部疾病（图2-3-13）。

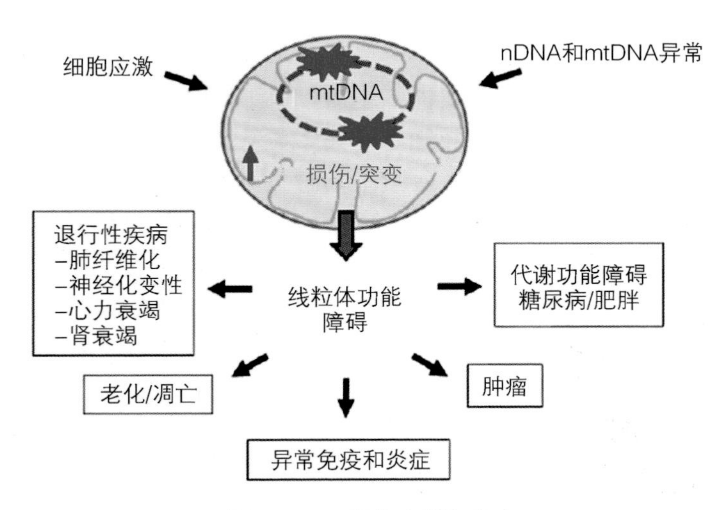

图2-3-13 氧化应激和疾病

相比于先天性线粒体病，体细胞线粒体的失衡与失能在衰老、癌症、抑郁症、慢性病等疾病中的作用显然很少被关注和讨论，然而其对全生命周期健康的影响力可谓巨大，相关疾病可防可控的关键是预防和逆转线粒体的失衡失能，这将是一个重要的研究方向。

（夏 青 白益东 梁 婷）

第三节　线粒体失能与细胞癌变的多米诺骨牌效应

一、线粒体DNA突变与细胞核内遗传物质突变

线粒体功能障碍与癌症、神经退行性疾病、代谢性疾病等疾病的发生关系密切。最新研究结果应用基因编辑及新一代测序技术揭示线粒体DNA(mtDNA)对细胞功能及代谢通路的调节作用。鉴于人类线粒体DNA突变的高频发生率及其对线粒体功能产生的重要影响,线粒体DNA突变的发生机制及其在诱导疾病过程中起到的作用显得尤为重要。本节内容中,涵盖了线粒体DNA的研究意义、线粒体遗传的物质基础、线粒体DNA的遗传特性、线粒体DNA突变在疾病中的意义、线粒体DNA突变与衰老的关系、线粒体自噬在消除线粒体DNA突变中的作用以及环境因素在消除线粒体DNA突变中的作用等。

(一)线粒体DNA的研究意义

线粒体是真核细胞中重要的细胞器,在调节机体能量供应和能量需求间起到平衡作用。它与真核细胞的共生关系可追溯到20亿～40亿年前,这一关键时间节点被认为是细胞进化过程中的关键步骤。正是由于这种共生性起源关系,线粒体拥有独立的基因组,即线粒体DNA,是不同于真核细胞中其他细胞器的重要结构特征。

真核细胞中,线粒体的基本功能是产生ATP,为细胞提供了超过90%的能量供应。线粒体还负责包括钙信号转导、铁稳态、类固醇合成、血红素生物合成、ROS生成、程序性细胞死亡等众多代谢途径及信号转导的调控过程。近期研究指出,线粒体也广泛参与对表观遗传学修饰的调控和炎性小体组装的调控。

尽管线粒体的双层膜结构使得它在与外界物质交换中具有一定的保守性,但线粒体DNA(其中大多数编码线粒体功能的关键成分)的突变率仍比核基因组高10～70倍。因此,线粒体DNA突变在许多遗传及代谢性疾病中具有重要意义。公认的线粒体遗传性疾病包括Leber遗传性视神经病变(leber hereditary optic neuropathy, LHON)、线粒体脑肌病、乳酸中毒和卒中样发作(lactic acidosis and stroke-like episodes, MELAS)等。这些疾病在新生儿中的发生率约为千分之一,主要由遗传性线粒体DNA突变引起。

高能量需求的组织最容易出现由遗传性线粒体DNA突变导致的能量短缺，包括大脑、肌肉、心脏和内分泌系统。最近研究表明，其他更多见的儿童疾病也与线粒体DNA突变有关，如自闭症等。同时，越来越多的人类代谢性疾病，包括糖尿病、肥胖症、心血管疾病和癌症，也被发现与线粒体功能下降有关。线粒体功能的重要性，加之线粒体DNA在体细胞中的高突变率，使得线粒体很可能是导致这些疾病发生的重要媒介与疾病治疗的突破口。

线粒体自噬（mitophagy）是一种从酵母到人类的进化保守的细胞过程，在去除有缺陷的线粒体和维持线粒体内稳态方面起着重要作用。线粒体自噬能力的降低与衰老和多种疾病发生相关，如神经退行性疾病、肌病、代谢紊乱、炎症和癌症。药物、膳食模式及营养素可广泛参与改善线粒体功能和调节多个系统的中间代谢进程，并可能通过对线粒体自噬的调节，成为针对线粒体相关疾病治疗的干预策略。

（二）线粒体遗传的物质基础

线粒体起源于原始的细菌细胞，通过内共生被宿主获得。在内共生过程中，细菌演变成双层膜结构细胞器，并将部分基因转移到共生宿主细胞核基因组中，只保留了少量线粒体DNA作为线粒体的遗传物质基础。

人类的线粒体DNA为环状双链分子结构，包含16 569个碱基对。线粒体DNA两条链的分子量是不同的，外环为富含鸟嘌呤的重链（H链），内环为富含胞嘧啶的轻链（L链）。线粒体DNA编码13种蛋白质（多肽），包括氧化磷酸化（OXPHOS）系统中五种酶复合物（Ⅰ、Ⅲ、Ⅳ和Ⅴ）中的4个核心亚基以及2种rRNA和22种tRNA。13个蛋白质编码基因由tRNA或1～2个非编码碱基分离（图2-3-14）。

（三）线粒体DNA的遗传特性

线粒体DNA与人类细胞核DNA结构有所不同，其特点在于：线粒体DNA具有更致密的基因密度，排列紧凑，93%的基因为编码基因，无内含子序列。线粒体DNA非编码区主要位于置换环（D-loop）中，它通过承载线粒体DNA复制起始位点和两个H链转录启动子发挥调控作用。由于这种致密的排列特征，线粒体DNA中的核苷酸发生突变或被替换比核DNA突变更有可能导致编码蛋白质功能的改变，影响氧化磷酸化效率。

与单个细胞中只有两个复制的核DNA不同，在不同组织中，单个细

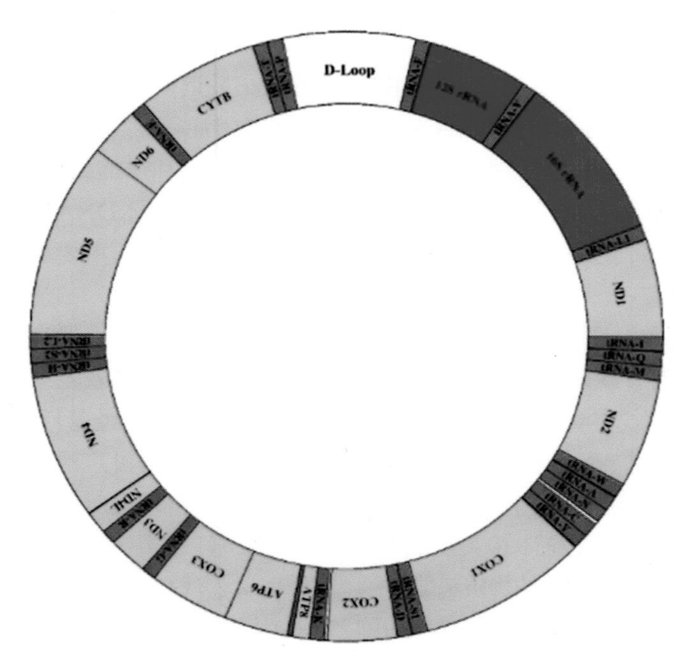

注：人类线粒体DNA是一种16 569 bp的双链环状DNA分子。13个蛋白质编码基因显示在黄色区块中，22个转运RNA基因显示在蓝色区块中，2个核糖体RNA基因显示在红色区块中。

图2-3-14　人类线粒体基因组示意图

胞中的线粒体DNA复制数可以达到几百到数千个复制。如果突变存在于线粒体DNA的所有复制中，称为同质性（homoplasmy），如果仅有部分线粒体DNA发生突变，细胞内同时存在野生型和突变型两种线粒体DNA分子时，称为异质性（heteroplasmy），如图2-3-15所示。突变复制发生的比例称为异质性频率（heteroplasmy frequency）。漂变（drift）是指由于偶然发生的变动而造成下一代的基因频率不同于这一代的现象。异质型细胞的线粒体DNA会在子细胞中发生漂变。其特征为突变型的线粒体DNA分子通常会在分裂不旺盛的细胞中发生漂变，逐渐积累。而对于血细胞等分裂能力旺盛的细胞，突变线粒体DNA往往不容易累积，从而控制异质性频率，降低线粒体疾病发生风险。

异质性频率可以决定特定突变的表型效应，这种现象称为“表型阈值效应（phenotypic threshold effect）”。在低异质性频率下，突变线粒体DNA的有害影响主要被共存的野生型复制掩盖，一旦超过阈值（通常为

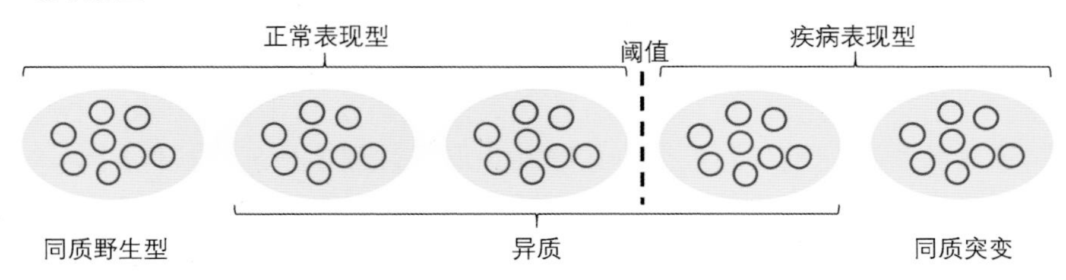

注：同一细胞内的线粒体DNA可以完全相同（同质），也可以是野生型和突变型的混合物（异质）。细胞可以包含不同比例的突变和野生型线粒体DNA（称为异质性频率）。异质性频率对突变的致病性至关重要。如果异质性频率低于某一阈值，细胞可以维持正常表型。一旦频率超过阈值，细胞将显示线粒体功能障碍的迹象。

图2-3-15　线粒体DNA异质性和阈值效应

60%～80%），突变线粒体DNA将导致表型改变（图3-3-15），且该频率阈值因突变位点和组织细胞种类差异而有所不同。

线粒体DNA突变可以只存在于体细胞中，也可以是遗传的。DNA测序证据表明，个体线粒体基因组存在广泛的异质性。异质突变可能是来自母体线粒体DNA的遗传突变，也可能是胚胎发育过程中产生的突变。与有性生殖条件下传播的核基因组不同，目前人类线粒体基因组仍被认为是严格的母系传播。虽然遗传自单亲，但母亲和子女间以及兄弟姐妹之间的线粒体DNA异质性频率却存在广泛差异。

目前研究证据显示，线粒体DNA在整个生命周期中均不断复制，且与细胞周期无关。此外，由于线粒体DNA复制处于氧自由基的包围中，缺乏组蛋白保护，且线粒体DNA编码的蛋白中没有任何DNA修复蛋白，与核DNA相比，线粒体DNA更易发生单链断裂、双链断裂、碱基修饰、片段缺失，其修复系统不如核DNA准确。因此，减数分裂和有丝分裂后细胞都会积累体细胞线粒体DNA异质性突变。单个线粒体DNA分子中新引入的突变可能在细胞亚群中继续复制并扩展到更高的频率，甚至达到表型阈值。计算模型结果表明，生命早期产生的线粒体DNA突变有足够的时长达到表型阈值，并在单个细胞水平上引起线粒体功能障碍。

（四）线粒体DNA突变在疾病中的意义

线粒体功能障碍与广泛的人类疾病有关。在进化背景下对线粒体

DNA突变过程的概念性认识，对于理解疾病起源和治疗均至关重要。健康的线粒体对维持正常细胞存活非常重要，因此每一次复制中的线粒体DNA突变均是至关重要的。对DNA复制过程的干扰可能导致致病性突变，危及下一代存活，甚至对于一些毁灭性的情况，可能会在进化过程中迅速导致种群灭绝。如果个体在卵细胞形成过程中出现线粒体DNA突变，则可能导致某些线粒体遗传疾病的发生，这可能是一些儿童疾病（包括经典线粒体疾病）病因的基础。由于线粒体DNA的多复制性和它们之间的功能冗余性，极低水平的遗传致病性突变和生命早期的体细胞突变可能无法影响生殖，因此避免了进化过程中的自然选择。然而，由于细胞分裂和/或线粒体DNA复制过程中的漂变，这些突变可能在生命后期的某个细胞亚群中积累到较高频率，这可能在细胞线粒体功能衰退和生命后期的相关疾病中扮演重要角色（图2-3-16）。

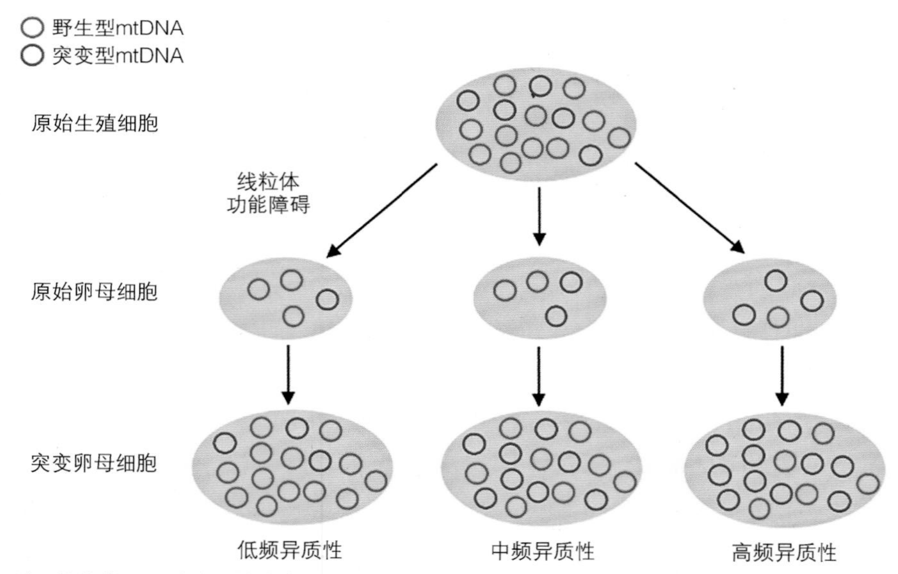

注：线粒体DNA在卵细胞发育过程中的传递受线粒体功能障碍效应的影响。从生殖细胞到初级卵母细胞中的线粒体DNA复制数显著减少，这意味着只有一小部分线粒体DNA被选取并传递到初级卵母细胞，导致成熟卵母细胞中异质性频率的变化。

图2-3-16　线粒体功能障碍引起的线粒体DNA异质性变异

“经典”或“原发性”线粒体疾病是指由氧化磷酸化缺陷引起的一组疾病，这些缺陷是核DNA或线粒体DNA编码的线粒体基因突变的结果。

一些线粒体DNA突变可导致几种不同的线粒体DNA疾病：例如最常见的致病突变3243A > G，与慢性进行性眼外肌瘫痪（chronic progressive external ophthalmoplegia，CPEO）、线粒体脑肌病伴高乳酸血症及卒中样发作（mitochondrial encephalomyopathy with lactic acidosis and stroke-like episode，MELAS）和母系遗传糖尿病伴耳聋综合征（maternally inherited diabetes and deafness syndrome，MIDD）有关。另一方面，特定的线粒体疾病也可以由一组突变引起：迄今为止，超过75个基因（线粒体和细胞核）的突变已被确定与Leigh氏综合征的发生有关。在Leber遗传性视神经病（Leber's hereditary optic neuropathy，LHON）家族中，线粒体DNA突变位点3460G > A、11778G > A和14484T > C在同质和异质状态下均被发现。对于更多疾病病因及治疗方法的探索，虽然二代测序技术的进步有助于阐明线粒体疾病的遗传基础及其诊断，但上述这些疾病的治疗现今仍然存在挑战。

高频的病理性线粒体DNA突变可导致原发性线粒体疾病，但这可能仅代表连续表型谱的一个极端。目前尚不清楚致病性较低的线粒体DNA突变或低频高病理性突变（理论上比原发性线粒体疾病更普遍）对传统上不被视为经典线粒体疾病的儿童疾病的影响。例如，通常影响青春期前儿童的自闭症谱系障碍（autism spectrum disorder，ASD）与线粒体功能障碍有关。研究结果表明，线粒体DNA异质性突变可能是某些ASD的病因。因此，系统性调查新生儿线粒体DNA突变频率及其与各种疾病发生关系的研究，可能有助于人类识别并确定线粒体DNA突变对儿童疾病的影响。

（五）线粒体DNA突变与衰老

衰老是机体退化过程，生理功能逐渐受损，最终导致细胞功能降低、细胞死亡和疾病发生。过去几十年中，多种证据均表明线粒体功能受损与衰老和年龄相关疾病的发生间具有直接关联。随着年龄增长或时间推移，线粒体DNA突变的积累可导致细胞能量产生的严重受损和线粒体功能障碍的发生。在人类个体中，随着年龄增长，无论在分裂细胞还是在非分裂（有丝分裂后）细胞（大脑、肌肉和结肠）中都可检测到线粒体DNA突变的积累效应。

证实线粒体DNA突变累积与衰老之间因果关系的第一个试验证据来自突变的线粒体DNA聚合酶小鼠模型。这些突变小鼠在线粒体DNA

聚合酶的校对功能方面存在缺陷，进而导致大量线粒体DNA突变的积累。该小鼠的表型表现为寿命缩短，过早出现衰老表型，如体重减轻、脱发、生育能力下降等。

几十年来，人们一直认为代谢过程中产生的ROS会损伤线粒体DNA，而由此产生的线粒体DNA突变将进一步导致ETC的破坏，从而产生更多ROS，形成恶性循环。近期研究表明，大多数与年龄相关的线粒体DNA突变积累并不是来自ROS损伤，而是来自线粒体DNA复制过程中产生的错配。这些复制错配作为低频异质性出现，并且这些异质性突变在后续复制中积聚，干扰线粒体功能，尤其是在单个细胞水平上。因此，如何管控线粒体DNA突变的扩散可能是预防衰老的关键。

（六）线粒体自噬在消除线粒体DNA突变中的作用

目前，线粒体自噬（mitophagy）被认为是消除线粒体DNA突变最有效的方法，尤其是在线粒体DNA突变可能已具有广泛异质型的衰老细胞/组织中。在哺乳动物细胞中，线粒体自噬过程首次被电子显微镜观察到，表现为胰高血糖素刺激后，肝细胞中溶酶体内的线粒体数量增加。与典型的细胞自噬类似，线粒体自噬在细胞营养缺乏期间重新利用线粒体组分来满足细胞自身的营养补给。但线粒体自噬的另一个重要作用在于维持线粒体质量控制体系，避免线粒体DNA突变的积累，在一定程度上控制异质性频率，并减少因线粒体损伤而诱导疾病发生的可能性。尽管线粒体自噬被认为是线粒体质量控制的关键环节，但致病性线粒体DNA突变与线粒体自噬之间的关系尚未得到足够多的研究证实。目前，可以确定的是，有害的线粒体DNA突变可以与野生型基因组一起在异质性状态下的细胞中复制，因此受损线粒体比例的增加被认为与进行性呼吸链功能障碍、癌症、神经退行性疾病、肌萎缩、糖尿病、过早衰老表型的发生有关，并缩短寿命。

反之，线粒体DNA突变对线粒体自噬功能的影响已经在一些研究中得到了验证。在Pol γ缺陷型小鼠模型中，线粒体DNA的突变导致小鼠肝细胞内线粒体自噬水平增加。在mTOR诱导的线粒体自噬中，雷帕霉素通过抑制mTOR介导的增殖激酶级联反应激活线粒体自噬，BCL-2家族成员和PINK1-Parkin通路广泛参与了这一途径的介导。同时，Parkin的过度表达已被证实可以减少具有致病性COXI突变的线粒体数量。

此外，线粒体DNA突变还可诱导线粒体内膜特征性脂质心磷脂含量的变化，从而改变了线粒体内膜的结构和线粒体动力学。线粒体DNA突变的发生也可通过改变线粒体-细胞核间的信号转导，影响相关生物学进程。同时，由于体内免疫系统的广泛参与，线粒体自噬与线粒体DNA突变之间的关系可能变得更加复杂，包括cGAS-STING信号通路等都可能涉及这一关系的调控进程。

（七）环境因素在消除线粒体DNA突变中的作用

前文已提及，线粒体自噬是潜在的消除线粒体DNA突变的方法，因而，环境因素对线粒体自噬过程及相关蛋白表达的调控可能对诱导或降低线粒体DNA异质性频率产生影响。

饥饿环境是诱导线粒体自噬发生的一个非选择性的过程。在饥饿期间，线粒体膜电位下降，多数位于线粒体外膜结构中BCL-2家族的抗凋亡蛋白被表达以防止细胞过早死亡。在线粒体基质内，饥饿信号被营养传感器AMPK和ULK1捕捉，介导了线粒体自噬的发生。同时，线粒体-细胞核间的信号传递也被认为与细胞自身的突变线粒体DNA清除能力有关。

细胞中的低氧环境可由营养素摄入过多或不足（如亚硝酸盐摄入过量、铁缺乏、维生素C缺乏等条件）诱发，并促进线粒体自噬的发生。氧对线粒体中氧化磷酸化途径的正常进行至关重要。不同于线粒体DNA突变诱导的线粒体功能改变，缺氧会导致葡萄糖代谢、脂质代谢、氨基酸代谢和抗氧化活性等代谢过程系统性的改变，但最终可能降低线粒体DNA突变频率。短暂缺氧可通过调节AMPK途径和过氧化物酶体增殖物激活受体γ-辅激活因子1-α（PGC-1α）介导能量代谢为线粒体生物合成提供补充。短暂缺氧还可以调节如低氧诱导因子-1（hypoxia inducible factor-1，HIF-1）和FoxO3（forkhead box O3）等转录因子，抑制氧消耗，从而保障细胞存活。在线粒体中，HIF-1可通过包括BNIP3、BNIP3L受体、PINK1-Parkin通路诱导线粒体自噬的发生。需要强调的是，在不同的组织中，由于不同的能量需求、线粒体分裂能力和代谢强度（肝脏、肌肉和心脏），缺氧对线粒体自噬的影响程度是不同的。因此，虽然缺氧条件可诱导线粒体自噬的发生，但其程度与消除线粒体DNA突变间的效果尚不明确。

此外，在细胞营养素中，包括维生素、矿物质、天然产物活性分子等均有调控线粒体自噬的能力，是调控线粒体DNA异质性频率的潜在策略。

（杨　暄　顾正龙）

二、炎癌变及肿瘤微环境中的细胞信号转导异常

细胞信号转导过程是细胞对外界信号分子刺激产生反应并最终引发特异性生物学效应的过程。作为最重要的通信系统，细胞信号转导能够使单个细胞通过生理上适当的行为变化来响应胞外或胞内信号。胞外或胞内信号使正常细胞能够感应与细胞外基质或其他细胞的附着状态，还可以感应激素或生长因子来选择进行增殖或分化等一系列生理过程。

肿瘤细胞信号转导异常是导致肿瘤发生发展的重要原因，也介导了诸多肿瘤细胞的生理进程，包括代谢重编程的发生等。此外，信号转导异常也为肿瘤细胞在复杂的肿瘤微环境中的生存提供了保障。几十年的基础研究逐渐阐明了癌症发生、生长和转移过程中的关键信号通路，同时，这些关键信号通路的相关节点也为临床治疗肿瘤提供了靶标。

总而言之，肿瘤细胞信号转导异常和肿瘤微环境的相互作用与肿瘤密切相关。近年来的研究也表明，关键信号通路的转导异常在肿瘤中较为普遍，例如mTOR信号通路、AMPK信号通路、缺氧信号通路及Hippo信号通路等。本文将以上述信号通路为例，简述肿瘤细胞信号转导异常与微环境（信号分子）之间的关系。

（一）mTOR信号通路

细胞代谢异常是肿瘤的重要特征之一，肿瘤细胞通过重编程其新陈代谢过程，以适应复杂多变的肿瘤微环境。代谢重编程通常由肿瘤代谢信号通路所介导，而mTOR信号通路作为代谢信号通路的中枢，其在肿瘤中常处于过度活化状态，促进了肿瘤的发生发展。

mTOR信号通路能够感应并整合微环境中的各种营养物质信息，并将其信号转导至下游，调节了诸多细胞的生理进程。大量研究表明，mTOR信号通路转导异常与肿瘤发生发展密切相关。

1. mTOR信号通路简介

mTOR是细胞内广泛存在的一类蛋白激酶，通过感应微环境中营养物质和生长因子协调细胞的生长和代谢。mTOR主要存在于两个复合物（mTORC1/mTORC2）中。其中，mTORC1是一个由mTOR、Raptor、

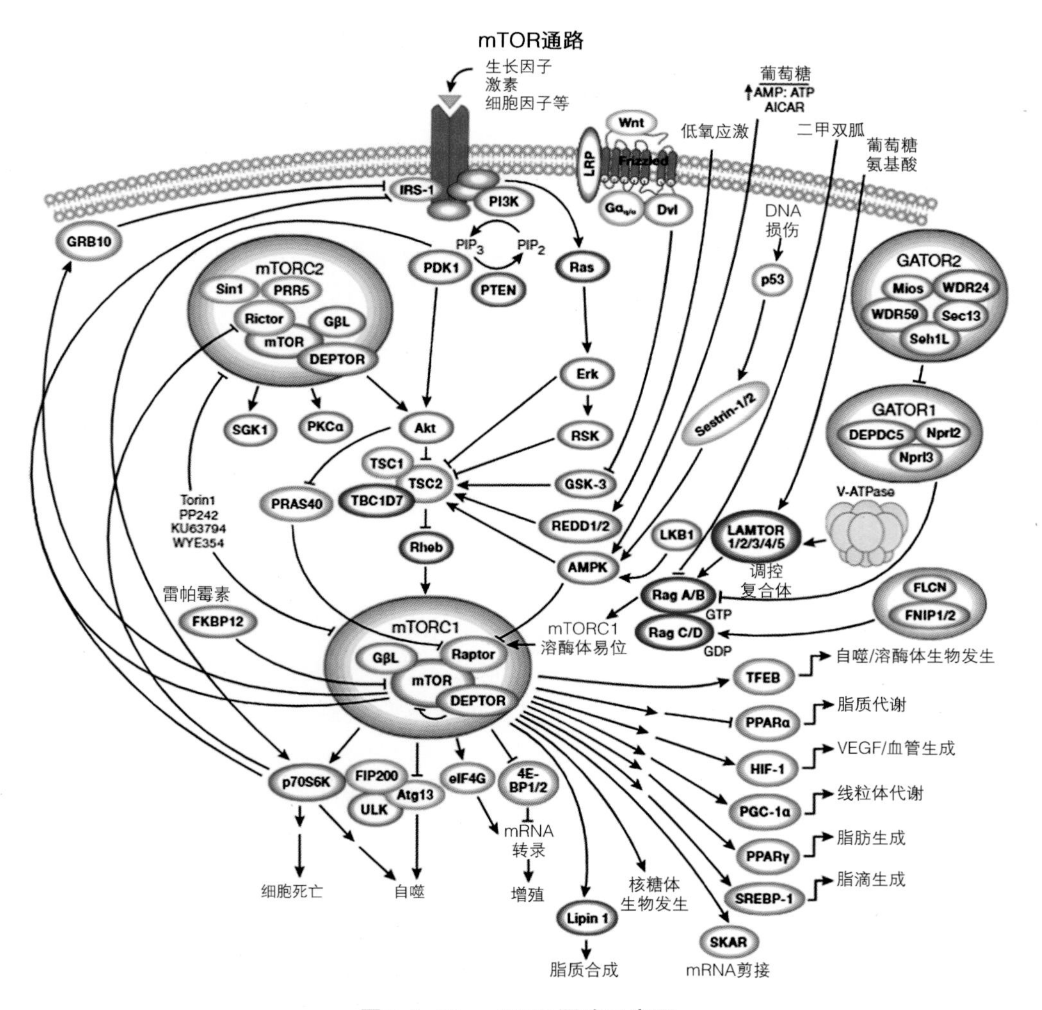

图2-3-17　mTOR通路示意图

PRAS40、DEPTOR及MLST8等蛋白构成的复合物。mTORC2除含有mTOR和mLST8之外，还包括mSIN1和Rictor，研究发现mTORC2对雷帕霉素（rapamycin）治疗不敏感（图2-3-17）。

微环境中的营养物质和生长因子可以激活mTORC1，其激活过程分为两部分：① 当细胞感应到微环境中的氨基酸等营养物质信号后，mTORC1通过RagGTPase从细胞质转移到溶酶体表面；② 在生长因子信号的刺激下，溶酶体表面的小G蛋白Rheb变为活性形式进而直接激活

mTORC1。具体而言，在氨基酸信号转导过程中，RagGTPase在氨基酸刺激的条件下既能够与mTORC1复合体中的Raptor结合，又能够与溶酶体上的Ragulator结合，在这三者的共同作用下将mTORC1定位到溶酶体上。在生长因子信号转导过程中，其通过PI3K/AKT/TSC通路激活Rheb的活性进而直接激活mTORC1。

在营养和能量充足的条件下，mTOR信号通路被激活以促进合成代谢过程，将营养物质和能量转化为大分子物质，包括蛋白质、脂质和核酸等。由此可见，mTOR信号通路是整合肿瘤微环境中各种信号，进而参与肿瘤细胞生长和代谢等多种生理功能调控的关键信号通路。

2. mTOR信号通路与肿瘤微环境

mTOR信号通路在肿瘤中的持续激活为肿瘤抵御肿瘤微环境中的营养限制起到了重要作用。总的来说，mTOR信号通路中营养感应关键蛋白的突变或失活使肿瘤细胞能够抵御营养匮乏的信号，相关生长因子通路的异常也导致其持续激活，此外，肿瘤微环境中的特定营养物质也通过mTOR信号转导对肿瘤的生长起到了促进作用。

首先，由于肿瘤微环境中的血管形成不良，肿瘤细胞常处于营养缺乏的环境。而mTOR信号通路中营养物质感应机制方面的关键蛋白发生突变或失活，将有助于肿瘤细胞适应代谢环境的变化从而促进肿瘤细胞增殖。例如，mTOR信号通路中的关键抑制因子GATOR1复合物的3个亚基在胶质母细胞瘤中以低频率突变，而RagC也在滤泡性淋巴瘤中呈现高频率（约18%）突变，FLCN的突变会导致Birt-Hogg-Dube遗传性癌症综合征。

其次，生长因子信号通路的异常转导促进了肿瘤细胞的生长。研究显示，在多达80%的癌症中mTOR处于激活状态。尽管mTOR激酶本身在癌症中发生突变的概率较低，但在诸多癌症类型中，mTOR的上游因子突变都会导致mTOR的过度活化，这些上游信号通路包括PI3K/AKT通路及RAS/RAF/MEK/ERK（MAPK）通路等，导致肿瘤微环境中的生长因子信号转导异常，引起肿瘤细胞中mTORC1的持续激活。

最后，肿瘤微环境中的特定营养物质信号也会介导mTOR信号的转导，例如氨基酸、葡萄糖等。以谷氨酰胺为例，许多肿瘤细胞的生存依赖肿瘤微环境中的谷氨酰胺。在许多肿瘤细胞中，谷氨酰胺不仅能够维持线粒体膜电位和线粒体膜完整性，同时还能够促进NADPH的产生。

谷氨酰胺还可以作为氮、碳的供体用于氨基酸、脂质和核苷酸的合成，可以通过代谢产生α-酮戊二酸来补充三羧酸循环。谷氨酰胺的相关转运蛋白（例如SLC1A5、SLC38A1、SLC38A2及SLC38A5）在许多癌症中的表达都上调，而谷氨酰胺又可以激活mTOR信号通路，这提示抑制谷氨酰胺的转运可能会抑制肿瘤中的mTOR活性。研究表明，抑制SLC1A5能够降低多种肿瘤细胞中的mTORC1活性，进而抑制肿瘤细胞生长。同时，单个转运蛋白的阻断有时不足以抑制肿瘤细胞的生长，例如在骨肉瘤和宫颈肿瘤细胞中敲除SLC1A5时，SLC38A1的表达会代偿性上调。

3. 靶向mTOR信号通路治疗肿瘤

基于mTOR信号通路在肿瘤中的重要性，目前已经批准了mTOR的相关抑制剂在临床上的使用。其中一类称为Rapamycin的衍生物——Rapalog-temsirolimus，它于2007年首次被批准用于治疗晚期肾细胞癌，2009年依维莫司也投入了临床应用。为了解决雷帕霉素抑制物带来的一些不良反应，针对mTORC1复合物的激酶活性开发的“第二代”抑制物现在正在临床试验中。与雷帕霉素不同，这些化合物能够直接抑制mTOR的催化活性，因此能够完全抑制mTORC1和mTORC2，使其在各种临床前癌症模型中比rapalog更有效。

研究表明，mTOR抑制剂和谷氨酰胺分解抑制剂在抑制肿瘤细胞生长方面具有协同作用。同时，谷氨酰胺代谢抑制剂CB-839联合mTORC1抑制剂依维莫司作为肾细胞癌（RCC）的治疗方法正在进行临床试验评估。

（二）AMPK信号通路

正常的能量供应对于维持细胞内各项生理生化反应至关重要，腺苷酸活化蛋白激酶（AMPK）作为细胞内的能量感受器，其活性受到细胞内AMP/ATP比值的调节，控制胞内能量的产生和代谢过程，在细胞能量稳态调节中有着重要作用。

研究表明，AMPK具有促进或抑制肿瘤的双重作用。在多种肿瘤中均观察到AMPK活性的异常并介导了肿瘤细胞的代谢重编程，导致了肿瘤细胞的生长和增殖。

1. AMPK信号通路简介

AMPK是一类保守的丝氨酸/苏氨酸激酶，多以异源三聚体形式发挥作用，包括一个α催化亚基和β、γ调节亚基。哺乳动物中分别存在两种α和β亚基以及3种γ亚基，不同亚基的表达存在组织特异性。当细胞处于能量匮乏的状态下时，AMP/ATP比值升高，AMP结合到γ亚基上，促进AMPK的构象发生变化，α亚基172位苏氨酸发生磷酸化，激活AMPK。目前已发现3个可以磷酸化AMPK的激酶：LKB1、CamKKβ、TAK1。

激活的AMPK可以调控糖代谢、脂代谢及细胞自噬等生理过程，维持细胞内部的稳态，而肿瘤细胞的快速增殖需要消耗大量的营养物质和能量，因此AMPK信号通路在肿瘤的发生发展过程中有着重要作用（图2-3-18）。

2. AMPK信号通路与肿瘤微环境

已有研究表明，AMPK具有促进或抑制肿瘤的双重作用，这一现象可能与肿瘤本身的突变及肿瘤细胞所处的微环境有关。在MYC突变的骨肉瘤中，AMPK的失活分别起到促进和抑制肿瘤生长的作用；在PTEN突变的甲状腺癌中，敲除AMPK可以促进肿瘤的生长；AMPK还可以通过稳定P53抑制细胞增殖。此外，在星形胶质细胞瘤中，AMPK参与调控细胞周期，从而影响肿瘤进程。这些结果提示AMPK在肿瘤发展的不同阶段可能具有不同作用。

AMPK在肿瘤代谢过程中也有着重要作用。肿瘤细胞主要通过糖酵解产生能量，因此对葡萄糖的需求提高，在MYC突变的B细胞淋巴瘤中敲除AMPK可以通过激活HIF-1α，促进葡萄糖转运相关蛋白的表达，帮助肿瘤细胞摄取葡萄糖，促进生长。AMPK还通过影响脂肪酸代谢过程调控肿瘤生长，AMPK通过磷酸化ACC抑制其功能，调节脂肪酸代谢。AMPK通过磷酸化ACCα抑制脂肪酸的合成代谢，抑制肿瘤生长；但AMPK磷酸化ACCβ则是促进了脂肪酸合成代谢，从而促进肿瘤生长。此外，AMPK还会直接影响mTORC1的活性，AMPK可以通过磷酸化Raptor直接抑制mTORC1的活性，也可以通过磷酸化TSC2抑制Rheb，间接抑制mTORC1，因此AMPK的异常表达可以通过影响mTOR信号通路影响细胞合成代谢和增殖。

部分研究表明，AMPK通过影响自噬及肿瘤免疫过程参与调控肿瘤生长，并参与DNA损伤修复影响肿瘤进程，但具体机制仍有待探究。总的来说，AMPK信号通路的突变直接或间接参与肿瘤发生发展，但其作用与肿瘤微环境本身息息相关。

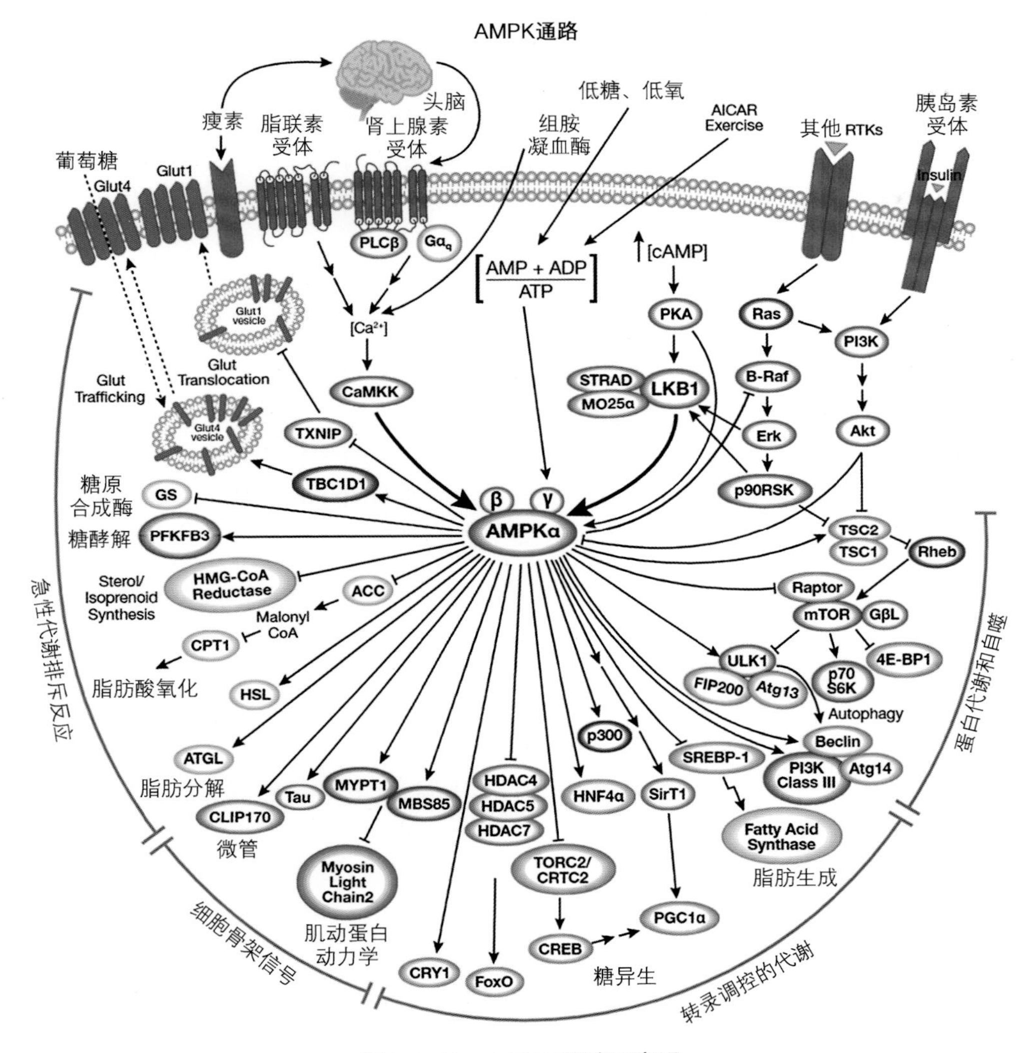

图 2-3-18 **AMPK通路示意图**

3. 靶向AMPK信号通路治疗肿瘤

由于AMPK信号通路在肿瘤发生发展中的重要作用，目前已开发出数种相关靶向药物。常用的两种AMPK激动剂二甲双胍和苯乙双胍在肿瘤治疗方面有着良好作用。研究表明，服用二甲双胍的2型糖尿病患者癌症病发率明显降低，二甲双胍对降低肿瘤干细胞标志物也有良好效果。由于二甲双胍具有良好的耐受性，常与其他信号通路相关靶向药联用治疗肿瘤，如与5-氟尿嘧啶联用治疗结直肠癌。

此外，其他AMPK激动剂如OSU-53，在三阴性乳腺癌动物模型中具有良好的抑癌效果；A-769662在PTEN突变的肿瘤模型中起到抑制肿瘤的作用；体外试验表明，AMPK激动剂2-脱氧葡萄糖等也有抑制肿瘤细胞生长的作用。

（三）缺氧信号通路

在实体瘤内部，由于肿瘤细胞的过度增殖及瘤内供血不足，导致肿瘤微环境中普遍存在缺氧（hypoxia）的现象。而氧作为细胞生存所必需的元素之一，参与了细胞内各种生理生化过程，同时作为氧化磷酸化过程中的重要组分，与细胞内能量代谢过程密切相关。

为了应对缺氧的微环境，肿瘤细胞通过复杂的代谢重编程适应了缺氧的环境，这一过程主要是由低氧诱导因子（hypoxia-inducible factor，HIF）信号通路所介导，通过调控肿瘤干细胞、血管新生、肿瘤免疫及肿瘤转移等多个方面，影响肿瘤的发生发展。

1. 缺氧信号通路简介

缺氧信号通路由HIF介导，由一个氧敏感的α亚基和一个保守的β亚基形成异二聚体发挥作用。哺乳动物中存在三种α亚基，在低氧的条件下，HIF-1α和HIF-2α都有促进转录的作用，而HIF3α起着抑制转录的作用，HIF-1α普遍存在于各类细胞组织中，在缺氧信号通路中起主要作用，因此又常称为HIF-1α信号通路。

在氧气充足的情况下，HIF-1α的402位、564位脯氨酸及804位的天冬酰胺会发生依赖于氧的羟基化，一方面可以促进HIF-1α和VHL蛋白的结合，促进HIF-1α的泛素化降解；另一方面可以抑制HIF-1α与P300结合。在缺氧环境中，HIF-1α中羟基化被抑制，导致HIF-1α的累积，与HIF-1β发生二聚化，进而结合核内的转录调节因子，激活下游基因的转录（图2-3-19）。

2. 缺氧信号通路与肿瘤微环境

肿瘤微环境是由肿瘤细胞、免疫细胞、基质细胞及细胞外因子共同作用形成的复杂体系，缺氧与肿瘤微环境有着复杂的相互作用。总的来说，缺氧可以通过HIF直接或间接促进肿瘤的侵袭和转移，促进肿瘤干细胞的形成，抑制免疫细胞的功能，从而导致肿瘤的发生发展。

首先，缺氧可以通过HIF-1α促进肿瘤的侵袭和转移。缺氧或过表达HIF-1α均可促进上皮细胞间质转化（EMT）的形成，HIF-1α还可以

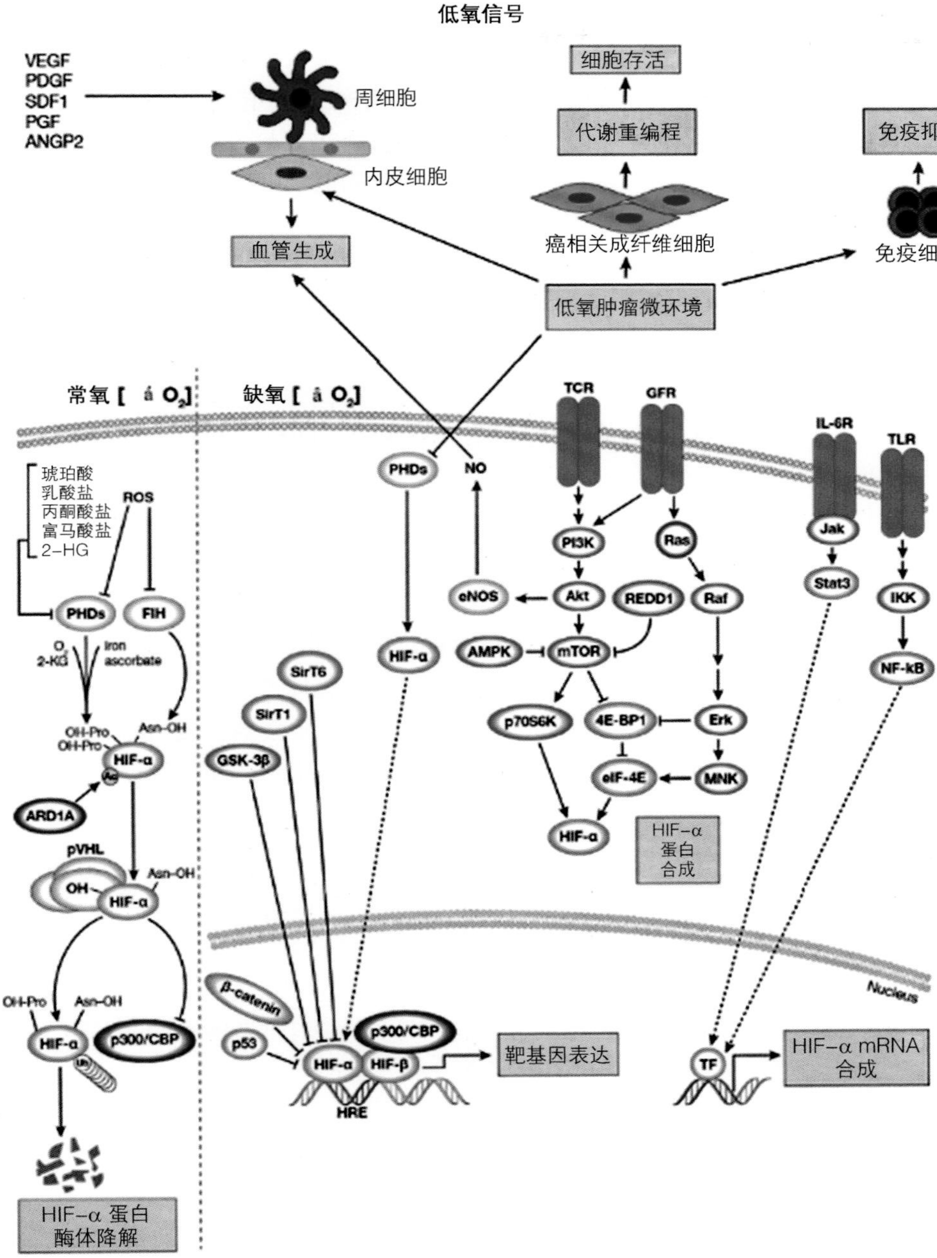

低氧信号

VEGF
PDGF
SDF1
PGF
ANGP2
周细胞
内皮细胞
血管生成
细胞存活
代谢重编程
癌相关成纤维细胞
免疫抑制
免疫细胞
低氧肿瘤微环境

常氧 [↑ O_2]
缺氧 [↓ O_2]

琥珀酸
乳酸盐
丙酮酸盐
富马酸盐
2-HG
ROS
PHDs
FIH
O_2
2-KG
Iron
ascorbate
OH-Pro
OH-Pro
Asn-OH
HIF-α
Ac
ARD1A
pVHL
OH
HIF-α
Asn-OH
OH-Pro
Asn-OH
HIF-α
Ub
p300/CBP
HIF-α 蛋白
酶体降解

PHDs
NO
HIF-α
eNOS
SirT6
SirT1
GSK-3β
β-catenin
p53
HIF-α
HIF-β
p300/CBP
HRE
靶基因表达

TCR
GFR
PI3K
Ras
Akt
REDD1
Raf
AMPK
mTOR
p70S6K
4E-BP1
Erk
eIF-4E
MNK
HIF-α
HIF-α
蛋白
合成

IL-6R
TLR
Jak
Stat3
IKK
NF-kB
Nucleus
TF
HIF-α mRNA
合成

图2-3-19 缺氧信号通路示意图

促进SNAIL1、SNAIL2、TCF等转录因子的表达，从而促进间质细胞相关基因表达上调。HIF-1α也可以影响肿瘤细胞进入血管和淋巴管的过程。此外，肿瘤的转移还需要发生EMT的细胞恢复到上皮细胞的表型，而在肿瘤细胞脱离原始环境后，由于周围氧气浓度恢复正常，HIF-1α重新发生依赖于氧的降解，不再诱导EMT的过程，从而促进了肿瘤的转移。

其次，缺氧可以通过HIF-1α促进肿瘤干细胞（CSC）的形成。研究表明，在多种肿瘤类型中，HIF-1α对于肿瘤干细胞的维持有着不可或缺的作用。在缺氧的环境中，多种肿瘤细胞系都会在HIF-1α的调控下上调KLF4、MYC、OCT4、NANOG等干性基因，维持细胞的干性并抑制分化。

再次，缺氧可以通过HIF-1α影响肿瘤免疫。HIF-1α可以抑制获得性免疫，影响肿瘤免疫过程，肿瘤细胞中HIF-1α的上调会促进CD47的表达，使肿瘤细胞免于巨噬细胞的吞噬作用。HIF-1α还可以诱导CD39和CD73的表达，从而增加胞外腺苷的含量，导致T细胞介导的抗肿瘤免疫功能受到抑制。此外，HIF-1α还可诱导肿瘤细胞表面PD-L1表达上调，从而帮助免疫逃逸。同时，HIF-1α还会促进肿瘤细胞分泌趋化因子和细胞因子，募集免疫抑制调节性T细胞（Treg），帮助免疫逃逸。

最后，缺氧可以通过HIF-1α促进血管新生。血管新生是肿瘤细胞对缺氧的适应性现象，通过促进氧的传递促进肿瘤生长。HIF-1α通过调节相关基因的表达在血管新生过程中起重要作用，也可以直接激活血管内皮生长因子（vascular endothelial growth factor，VEGF）及血管生成素2（ANGPT2）等血管新生相关蛋白的表达，促进血管新生。

3. 靶向缺氧信号通路治疗肿瘤

目前已经提出了一系列靶向缺氧的治疗策略，研究最广泛的是干扰HIF-1α介导的信号转导，还包括缺氧激活的前药（hypoxia-activated prodrug，HAP）、代谢干预及预防酸中毒等。

肿瘤对缺氧的应答主要由HIF-1α介导，目前已开发了许多针对HIF-1α及其他HIF的靶向药物，例如抑制HIF-1α的累积，阻断α亚基和β亚基的二聚化，阻断HIF-1α与DNA的结合等。部分药物目前已在临床试验阶段，例如靶向HIF中PAS结构域从而抑制HIF二聚化发挥功能的PT2385。与此同时，mTOR作为调节能量和代谢的重要通路，在缺氧细胞中也有着重要作用。使用mTOR抑制剂WYE125132在多个肿瘤模型中均能抑制HIF的累积，抑制肿瘤生长。

（四）Hippo信号通路

Hippo信号通路是调控器官大小和组织动态平衡的中枢，该信号通路主要能够感应微环境中的相关信号，并最终转导至YAP/TAZ转录因子，从而调控细胞的生长、增殖。

肿瘤的发生发展与Hippo密切相关。YAP和TAZ转录激活因子作为Hippo信号通路的关键效应分子，在多种实体瘤中普遍处于活化状态。研究表明，YAP和TAZ的转录活性增强导致了恶性肿瘤的发生，同时也参与了肿瘤细胞的耐药性、肿瘤转移及肿瘤干细胞的维持等过程。

1. Hippo信号通路简介

哺乳动物的Hippo信号通路核心组分由MST1/2、SAV1、LATS1/2、MOB1组成，其中SAV1和MOB1为支架蛋白，可分别与MST1/2和LATS1/2结合并增强其磷酸化作用。YAP为该信号通路下游的主要效应分子，可被LATS1/2直接磷酸化。当Hippo信号通路关闭时，YAP/TAZ处于非磷酸化状态进入细胞核与转录因子TEAD结合，从而促进细胞生长、存活、增殖；而当Hippo信号通路被激活时，磷酸化YAP/TAZ滞留在胞质并被泛素化降解，从而阻碍下游靶基因表达，抑制细胞增殖。

Hippo信号通路上游调控因素主要可以分为五类：① 细胞极性和细胞间连接因子；② Hippo途径上游的正调控因子，例如KIBRA、NF2和TAO等；③ 机械力信号，例如细胞外基质的硬度及细胞几何结构，附着状态和密度的变化；④ 通过GPCR和Rho GTPases起作用的一些可溶性因子，例如激素或生长因子；⑤ 相关代谢信号，例如能量传感器AMPK激活LATS1/2抑制YAP/TAZ（图2–3–20）。

2. Hippo信号通路与肿瘤微环境

首先，Hippo信号通路下游的两个关键效应因子YAP/TAZ在多种肿瘤中的表达水平升高，如肺癌、乳腺癌、大肠癌、口腔癌等。研究表明，Hippo信号通路在人类多种癌症中失调，且YAP/TAZ的高活性可以诱导EMT，抑制细胞凋亡，在体外模型中增加肿瘤干细胞的数量。

一旦YAP和TAZ在肿瘤细胞中具有活性，它们便能够修饰其基质的细胞组成并重新编程基质细胞的行为，从而促进癌变。也就是说，YAP和TAZ不仅在肿瘤细胞中起作用，而且在很大程度上协调了基质细胞的生理生化状态，而基质细胞中的YAP和TAZ激活也会触发积极反馈肿瘤细

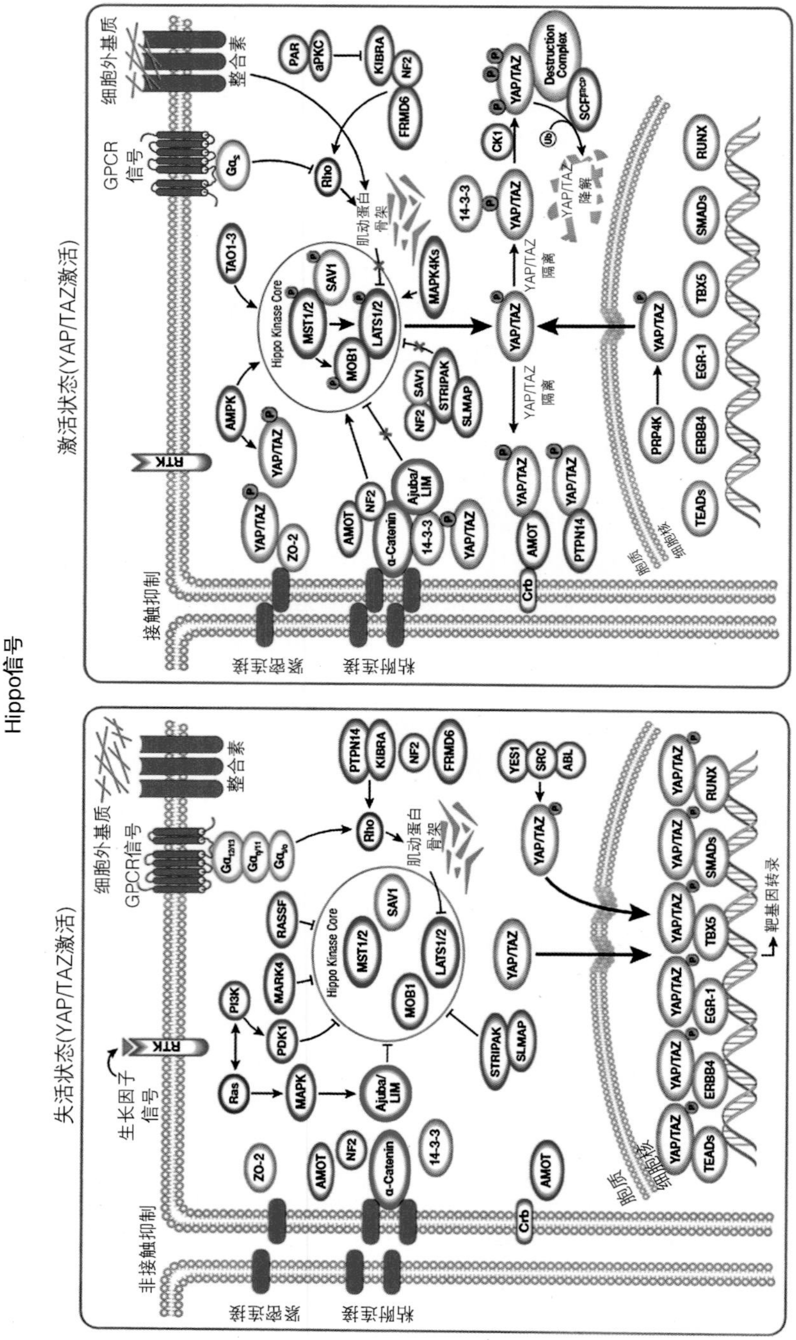

Hippo信号

失活状态(YAP/TAZ激活)

非接触抑制
生长因子信号
RTK
GPCR信号
细胞外基质
整合素
紧密连接
粘附连接
ZO-2
AMOT
NF2
α-Catenin
14-3-3
Crb
AMOT
Ras
PI3K
MAPK
PDK1
MARK4
RASSF
$G\alpha_{12/13}$
$G\alpha_{q/11}$
$G\alpha_{i/o}$
Ajuba/LIM
Hippo Kinase Core
MST1/2
SAV1
MOB1
LATS1/2
Rho
PTPN14
KIBRA
NF2
FRMD6
肌动蛋白骨架
STRIPAK
SLMAP
YAP/TAZ
YES1
SRC
ABL
YAP/TAZ
胞质
细胞核
YAP/TAZ YAP/TAZ YAP/TAZ YAP/TAZ YAP/TAZ YAP/TAZ
TEADs ERBB4 EGR-1 TBX5 SMADs RUNX
靶基因转录

激活状态(YAP/TAZ激活)

接触抑制
RTK
GPCR信号
细胞外基质
整合素
紧密连接
粘附连接
YAP/TAZ
ZO-2
AMPK
YAP/TAZ
TAO1-3
$G\alpha_s$
Hippo Kinase Core
MST1/2
SAV1
MOB1
LATS1/2
PAR
aPKC
Rho
肌动蛋白骨架
KIBRA
FRMD6
NF2
AMOT
NF2
α-Catenin
Ajuba/LIM
14-3-3
YAP/TAZ
NF2
SAV1
STRIPAK
SLMAP
MAPK4Ks
14-3-3
YAP/TAZ
CK1
YAP/TAZ
Destruction Complex
$SCF^{\beta TrCP}$
Ub
Crb
AMOT
YAP/TAZ
PTPN14
YAP/TAZ
YAP/TAZ 隔离
YAP/TAZ
YAP/TAZ 隔离
YAP/TAZ 降解
胞质
细胞核
PRP4K
YAP/TAZ
TEADs ERBB4 EGR-1 TBX5 SMADs RUNX
rev. 02/20/20

图2-3-20　Hippo信号通路示意图

胞生长的效应，从而形成相互促进的恶性循环并逐渐积累受损的肿瘤微环境。

此外，免疫系统是肿瘤微环境中不可或缺的组成部分，而免疫细胞内的YAP和TAZ信号转导也是相关免疫反应的关键效应器。例如，Treg细胞在控制抗肿瘤免疫反应中起着关键作用，而Treg细胞内的YAP活性对于它们在肿瘤微环境中的积累和免疫抑制功能很重要。具体而言，将Treg细胞中的YAP基因敲除后，能够在黑色素瘤小鼠模型中削弱其抗肿瘤免疫的能力。此外，肿瘤细胞中的Hippo信号通路也能够作用于免疫细胞。例如，肿瘤细胞中敲除LATS1/2时，能够刺激核酸富集的胞外囊泡的分泌，然后诱导Toll样受体MYD88/TRIF介导的Ⅰ型干扰素应答，从而刺激宿主免疫反应中的多种成分，最终激活T细胞。

3. 靶向Hippo信号通路治疗肿瘤

Hippo信号通路与肿瘤的发生发展密切相关，由此为肿瘤的预防和治疗提供了多样化的潜在靶点和新思路。小分子治疗多以激酶为靶点，而Hippo信号通路中大多数激酶都是肿瘤抑制因子，因此考虑以YAP/TAZ为靶点治疗肿瘤。维替泊芬是近年来研发出的一种能够抑制YAP与TEAD结合的药物，其能够消除YAP和TEAD之间的相互作用，从而抑制YAP在细胞核内诱导的转录进而抑制细胞增殖。此外，上游激酶的小分子抑制剂也是潜在的靶点，例如Mst1的激酶抑制剂9E1可以抑制Mst1依赖性的Hippo的上游信号转导。

YAP和TAZ在胞质中时可以调节肿瘤相关信号通路，如GPCRs、EGFR-PI3K和Wnt等信号通路。

（王　平　李亚旭）

三、线粒体失能与蛋白质调控网络失稳态

（一）蛋白质稳态及其调控网络

蛋白质稳态（protein homeostasis or proteostasis）是指特定时间点细胞内单个蛋白质、蛋白质网络或整个蛋白质组中的特定蛋白质合成、折叠与去折叠、修饰与降解等过程达到的一种平衡状态。蛋白质合成是蛋白质稳态的初始阶段，折叠与去折叠则是蛋白质功能成熟和恢复的必需阶段；蛋白质修饰是蛋白质在一级结构变化不大的前提下获得多样功能的

结构基础，其能够调节蛋白质的功能、定位与转运、稳定性及蛋白之间的相互作用；蛋白质降解是细胞内蛋白质翻译后实现调节功能及丰度变化的终端调控，在维持蛋白质的稳态调节中发挥关键作用（图 2-3-21）。

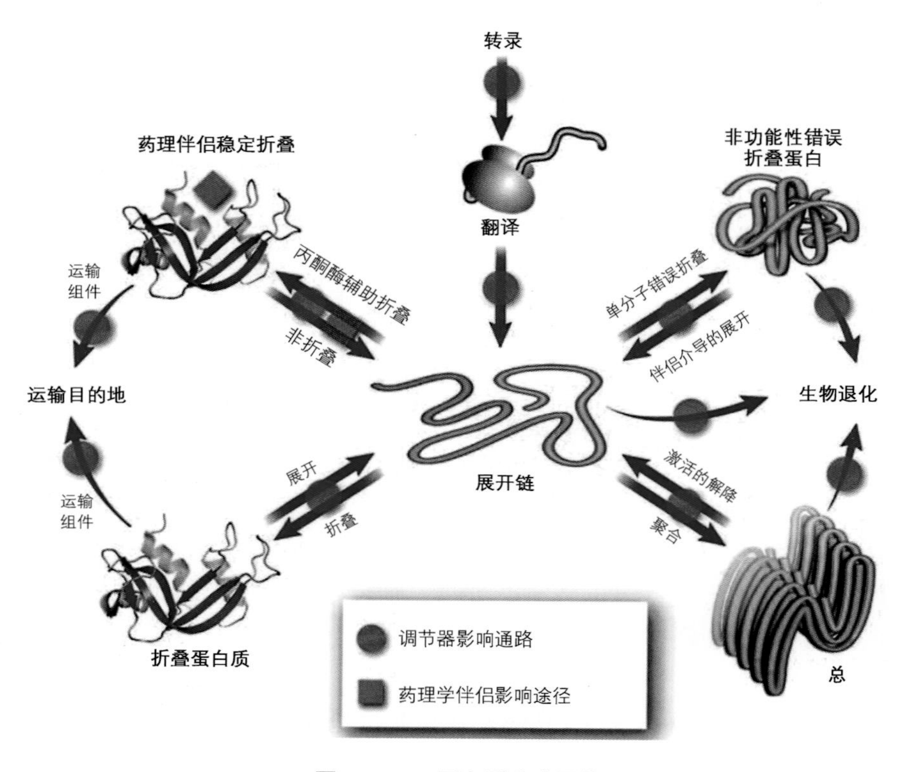

图 2-3-21　蛋白质稳态网络

越来越多的证据表明，细胞内蛋白质稳态变化是细胞对内在或外在刺激作出反应的关键，如激素、细胞因子、药物处理、病原体感染等刺激，为细胞适应环境变化、生存及完成正常生理功能所必需，而该稳态失衡密切参与疾病的发病过程，包括大部分癌症、囊性纤维化、亨廷顿舞蹈症、阿尔茨海默病等疾病。例如蛋白质的错误折叠、聚集与积累是各种神经退行性疾病的典型特征；细胞内两个主要的蛋白降解途径——自噬溶酶体途径和泛素蛋白酶体途径，对应激情况下的细胞生存、胞内病原体的清除、胞内稳态的维持及抗癌治疗中肿瘤细胞的存活尤为关键。

研究表明，各种蛋白质稳态机制会在衰老、癌症和神经退行性疾病中受到破坏。蛋白质稳态受各种蛋白质质量控制机制调控，包括自噬、蛋白酶体和内吞-溶酶体途径，这三个主要的蛋白稳态调控途径，当蛋白质组的完整性受到破坏时，应激途径进行调控，充分利用多种多样的分子伴侣、折叠酶及翻译后修饰、合成、运输和降解机制协调一致发挥作用。

1. 蛋白质折叠-去折叠与蛋白质稳态网络

为了维持蛋白质稳态，阻止或减少衰老、异常折叠或聚集导致的蛋白毒性，细胞需要依赖于各种质量调控机制。细胞质的蛋白稳态主要由热休克反应（heat shock response，HSR）调节，这种调节基本依赖于应激诱导的热休克转录因子1（heat shock factor 1，HSF1）的激活。在细胞应激时，激活HSF1，诱导热激蛋白、分子伴侣的表达，进而通过促进折叠、转运、降解来保护蛋白质组免受错误折叠和聚集。

当HSR调节细胞质的蛋白质稳态时，未折叠蛋白质反应（unfolded protein response，UPR）会由于内质网折叠能力的改变而激活，从而调节内质网蛋白质稳态。当内质网腔中未折叠或者错误折叠的蛋白质增多时，UPR将被优先激活以重建内质网蛋白质的折叠和合成。UPR暂时地关闭蛋白合成，减少内质网腔中蛋白折叠的负担，同时增加各种分子伴侣和折叠酶的表达。最近的研究表明，UPR不仅回应内质网应激，还可以调控线粒体应激，也就是线粒体未折叠蛋白应激反应（UPRmt），这也是维持蛋白稳态的关键。UPRmt通过促进蛋白折叠，减少线粒体蛋白质的翻译，增加各种特异性分子伴侣的表达，如线粒体HSP60。

HSR和UPR信号通路与主要的蛋白水解系统协同发挥作用，例如蛋白酶体、自噬、内吞-溶酶体，最终维持蛋白质组的完整性并减弱蛋白毒性，进而建立一个复杂并紧密联系的蛋白稳态网络。如果内质网蛋白稳态失常，折叠的蛋白就会被重新转运到细胞质中，被泛素-蛋白酶体系统通过内质网相关降解作用（endoplasmic reticulum associated degradation，ERAD）进行降解。另外人体也可通过分泌途径来减轻内质网蛋白稳态失常，即靠未折叠的糖基磷脂酰肌醇锚定的蛋白质通过高尔基体输出到质膜上，为接下来的内吞-溶酶体降解做准备。

在细胞质中，一旦受损或者错误折叠的蛋白质不能重新折叠成目的蛋白，就会通过泛素-溶酶体途径进行降解。同时，蛋白质稳态也受内吞-溶酶体途径调控，当蛋白聚集成聚集体，就只能通过内吞-溶酶体途径进行降解。

2. 细胞内主要蛋白质降解途径与蛋白质稳态网络

如图2-3-22所示，真核细胞降解通路包含泛素-蛋白酶体和细胞自噬(autophagy)。这两大主要降解途径对于细胞及机体正常功能和发育至关重要，其异常也与肿瘤的发生发展密切相关。

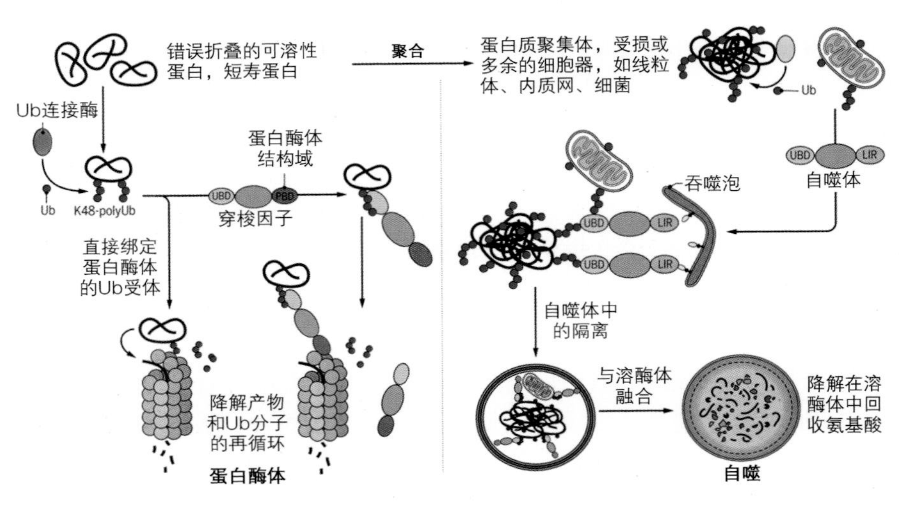

图2-3-22 真核细胞中的泛素-蛋白酶体途径(UPS)和细胞自噬途径

(1)泛素-蛋白酶体途径(ubiquitin-proteasome system, UPS)与肿瘤

肿瘤细胞异于正常细胞的快速生长是以细胞内蛋白质合成和降解的高速进行为基础的。一方面，肿瘤细胞由于染色体加倍等现象，持续表达多余基因，原有的蛋白质合成平衡被打破，影响了正常蛋白质的合成，导致许多蛋白质不能稳定存在，泛素-蛋白酶体发挥调控作用将其降解。在肿瘤细胞中，细胞内表达了多个突变的蛋白质，其表达水平不稳定，常被泛素-蛋白酶体降解。由于大量突变蛋白存在，致使细胞内正常的泛素-蛋白酶体调控蛋白降解过程变得异常活跃。此外，由于肿瘤细胞中正常的泛素-蛋白酶体途径调节蛋白质的机制被打破，致使肿瘤蛋白与肿瘤抑制因子失去平衡，这可能引起肿瘤蛋白的稳定性增加，或肿瘤抑制因子的降解速度加快，从而诱发肿瘤。

(2)细胞自噬

由于蛋白酶体自身的结构特点，其降解的底物往往都是单一的蛋白质。胞内蛋白聚集物、病变损伤的细胞器及外部入侵的病原等“底物”体积较大，细胞无法通过蛋白酶体降解，需要另外的降解途径（自噬）来清除。

自噬是通过溶酶体对自身结构的吞噬降解，实现细胞结构的再循环，是细胞适应内外环境所需的基本调节方式。当受到饥饿、高温及低氧等外界刺激时，细胞更易发生自噬。如图2-3-23所示，细胞自噬发生时，待降解的自噬体由双层膜包裹，形成泡状结构，成熟的自噬体外膜将与溶酶体融合，将内部的自噬小体释放到溶酶体内，最终经水解酶降解。

自噬-溶酶体途径包括非选择性（non-selective）和选择性（selective）两类。选择性自噬途径最重要的特征是有自噬受体（autophagy Receptor）的参与，并伴随泛素化修饰，从而靶向自噬底物的降解，精密调控依赖自噬降解的底物（图2-3-24）。这些自噬受体都包含有稳定的LIR（LC3-interaction region）或者GIM（GABARAP interaction motif）结构域，这一重要结构域可以与自噬小体上的Atg8家族的分子结合，发挥介导自噬降解的功能。

线粒体自噬是选择性自噬中研究得比较透彻的。在不同的生理条件下，线粒体自噬的发生依赖不同的自噬受体。当红细胞成熟时，线粒体自噬可不依赖泛素信号，而是由NIX/BNIP3家族线粒体自噬受体来促进线粒体自噬。当线粒体受损或膜电位去极化时，其主要依赖PINK1-Parikin信号通路对线粒体外膜表面蛋白的泛素化诱发线粒体自噬。包含UBD结构域的自噬受体，如OPTN、NDP52、p62、NBR1和TAXBP1，则可以将泛素化的线粒体和自噬小体膜结构相连。

自噬调控的异常可诱发心血管疾病、神经退行性疾病等多种病理学改变。2016年的诺贝尔生理学或医学奖被授予日本科学家大隅良典（Yoshinori Ohsumi），以奖励他在“细胞自噬”机制方面的发现。

（3）“细胞自噬”对肿瘤的双重作用

最近研究表明，自噬在致癌过程中的作用高度依赖环境。一方面，它可能通过去除受损和产生ROS的细胞器（主要是线粒体）起到抑癌作用，从而有利于代谢内稳态并抑制恶性细胞的代谢重组。此外，自噬通过维持基因组稳定，促进癌基因诱导的衰老，降解癌基因蛋白，确保正常干细胞群体的维持，减少炎症，调节免疫反应来预防恶性肿瘤。另一方面，在已发生的肿瘤中，自噬可能通过向肿瘤细胞提供必需的氨基酸或替代能量来促进其在营养缺乏和缺氧条件下的代谢需要。此外，在肿瘤微环境

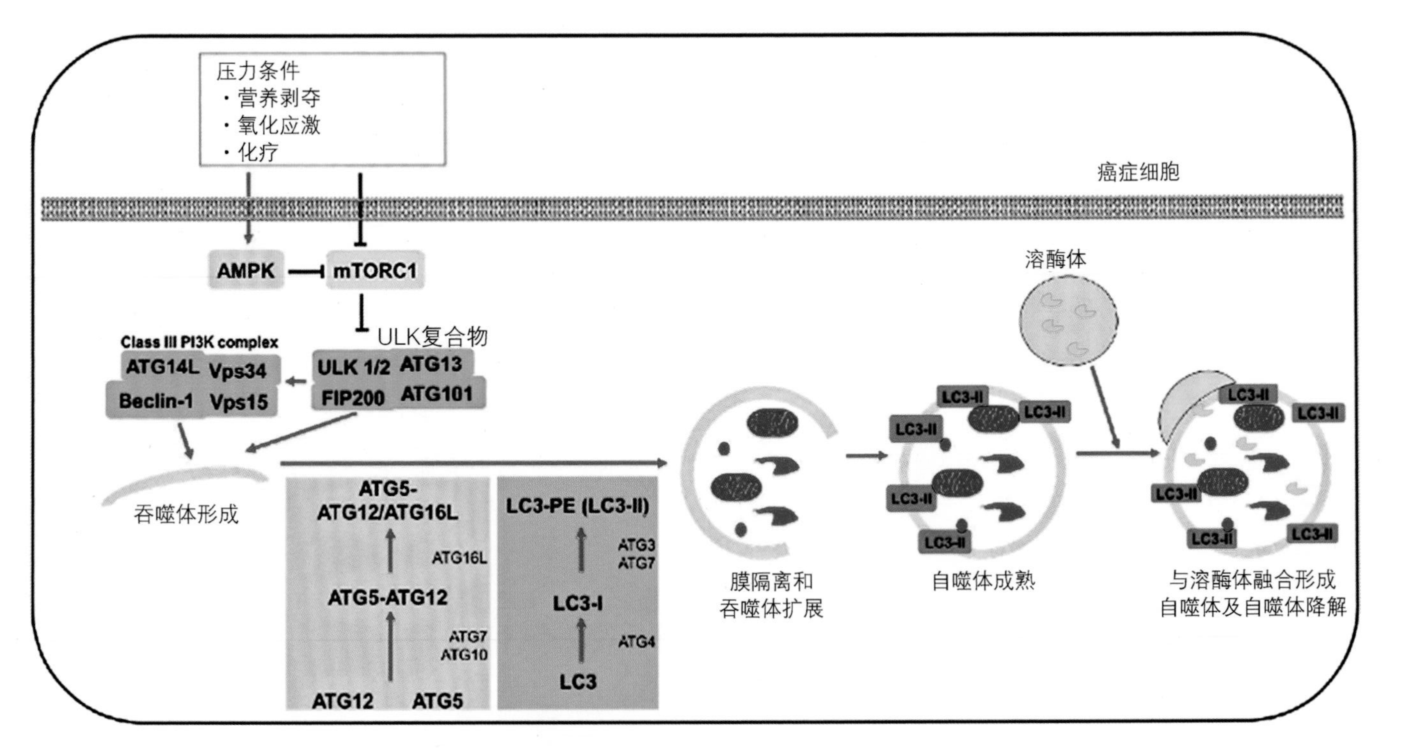

图 2-3-23　肿瘤细胞在不同应激条件下调节自噬通路示意图

	泛素依赖	非泛素依赖	蛋白酶体的作用
线粒体自噬 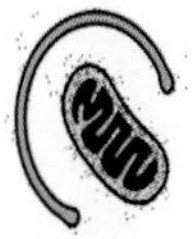	PINK1/Parkin通路与 线粒体自噬/去极化 包括Ub连接的自噬受体： OPTN, TAX_1BP_1, NBR_1, NDP52, P62	NIX/BNIP3: 红细胞成熟 FUNDC1: 低氧诱导线粒体自噬	线粒体控制PINK1水平 降解多个Parkin底物
内质网途径 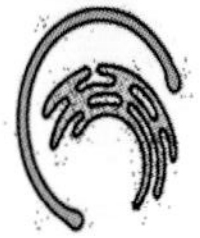	未知	内质网驻留的内质网–噬菌体 受体：FAM134B, CCPG1, RTN3, ATL3, TEX264	未知
原生自噬 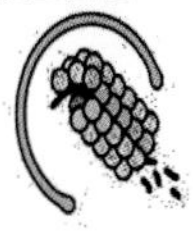	饥饿诱导的多泛素化 激活的P62	未知	未知

图2-3-24 选择性自噬的信号通路

中,肿瘤细胞相关自噬和间质细胞相关自噬发生紧密的相互作用,有利于肿瘤细胞通过血液传播,抑制抗肿瘤免疫,并利于肿瘤细胞代谢。自噬在肿瘤中的调节具有两面性。在肿瘤形成早期,自噬流减少,这种情况可能有利于癌前突变累积和细胞损伤,最终促进肿瘤恶性转化。在肿瘤进展的后期,自噬被重新激活,有利于满足肿瘤高代谢需求,加速肿瘤适应应激性肿瘤微环境条件,有利于肿瘤生存。

尽管异常囊泡转运途径本身可能不是肿瘤发生的驱动因素,但它们可被肿瘤细胞"按需"利用,促进癌基因驱动增殖及对其他器官的侵袭和播种。异常囊泡转运可能改变蛋白质的精确循环、传递和降解,从而导致蛋白质和脂质重新进行表面定位,改变信号通路、黏附/迁移特性和侵袭机制,促进癌症进展。有鉴于此,越来越多的证据表明囊泡转运和溶酶体降解途径利于肿瘤扩散。

(二)蛋白质泛素-类泛素信号网络异常与肿瘤

蛋白质稳态在维持机体正常生理功能中起重要作用,蛋白质稳态异常与肿瘤等多种疾病的发生发展密切相关。泛素化作为一种蛋白质翻译后修饰,介导蛋白质降解,维持蛋白质稳态。

1. 泛素化

(1)泛素化修饰

泛素(ubiquitin)是由76个氨基酸组成的小分子蛋白,广泛存在于真核生物体内。泛素分子在泛素活化酶E1、泛素结合酶E2和泛素连接酶E3的作用下连接于底物,形成单泛素化修饰。泛素分子还可依次连接于前泛素分子的赖氨酸或甲硫氨酸残基形成泛素链,即多聚泛素化修饰。泛素化可改变蛋白活性、定位及与其他蛋白质分子的相互作用。人们最早发现,蛋白质通过泛素-蛋白酶体途径(ubiquitin proteasome pathway,UPP)降解是由蛋白泛素化修饰直接介导的。

(2)泛素化修饰异常在肿瘤发生、发展中的作用

泛素化参与细胞生存、分化、先天免疫反应和获得性免疫反应等多项生理过程。泛素化修饰异常会改变细胞内正常生命活动,与肿瘤等疾病密切相关。在肿瘤发生、发展的过程中,泛素化对抑癌和促癌信号通路均有调节作用。

1)泛素连接酶E3与肿瘤的关系

生理状态或疾病状态下,泛素化修饰均可通过蛋白酶体系统调节蛋

白的稳定性。被泛素修饰的蛋白转运至蛋白酶体或溶酶体后被降解。

泛素连接酶E3可依据结构被分为三类：RING、HECT和U-box类，数目超过600种。泛素连接酶E3对底物蛋白的识别具有高度特异性。目前已被鉴定的E3底物有5 700多个。不同E3通过作用于不同的底物，参与调控多种生物学过程。在多种肿瘤中，若存在泛素连接酶E3的突变或表达异常，则往往伴随不良预后和低生存率。E3影响肿瘤发生、发展的具体机制主要有如下几类：

① 泛素连接酶E3可介导抑癌蛋白P53的降解来参与细胞周期调控、DNA损伤修复、凋亡等多项生命活动。在肿瘤细胞中，P53的降解通常由泛素连接酶MDM2介导，MDM2可与P53 N端的反式激活域（N-terminus transactivation domain，TAC）结合，对P53进行泛素化修饰，进而通过蛋白酶体系统将其降解。在泌尿系统、生殖系统、乳腺、大脑等多个部位的多种恶性肿瘤中可见MDM2的突变或异常增殖，致P53被过度降解。而在高危型人乳头瘤病毒感染的宫颈癌中，MDM2功能受到抑制，P53的降解则由致癌蛋白E6相关蛋白（E6-associated protein，E6AP）的泛素连接酶介导。在多数宫颈肿瘤细胞系中，野生型P53虽具有生物学功能，但因E6AP介导过度降解，使其半衰期变短，表达量变低，抑癌功能受到抑制，从而导致肿瘤进一步发生发展。

在宫颈癌、子宫内膜癌、肾上腺皮质癌、卵巢癌、乳腺癌、非小细胞肺癌等多种肿瘤中，RING类泛素连接酶SKP2呈高表达，表现为原癌蛋白特性。SKP2可泛素化降解P27KIP1、P21CIP1等细胞周期依赖激酶（critical cyclin-dependent kinase，CDK）抑制剂及抑癌蛋白P57、P130、FOXO1等。凋亡相关蛋白抑制剂（inhibitors of apoptosis-related protein，IAP）可泛素化降解caspase-3、caspase-7等促凋亡蛋白，与多发性骨髓瘤细胞的凋亡逃避机制相关。

② 泛素连接酶E3可调节原癌基因活性。泛素化修饰不仅可通过蛋白酶体途径介导蛋白降解，还可调节蛋白的定位和活性。多种原癌基因或抑癌基因的活性都与泛素化修饰相关。例如，Rabex-5不仅可泛素化修饰原癌蛋白K-Ras，还通过SkpI-Cdc53-F-box泛素连接酶中β TrCP，调节其在细胞内定位，从而促进其降解。此外，Rabex-5对K-Ras的泛素化修饰可破坏其对GTP酶活化蛋白（GTPase-activating protein，GAPs）的响应，这使得即使在无刺激的情况下，也可促进活化的K-Ras与下游效

应分子结合。此外，在肠癌、肺癌和胰腺癌等多种肿瘤中，可见K-Ras的G12V突变，这种突变会伴随K-Ras的泛素化，从而增强其与磷脂酰肌醇3激酶（phosphatidylinositol 3-kinase，PI3K）的结合，进而激活PI3K-蛋白激酶B（PI3K-protein kinase B，AKT）信号通路，此信号通路可促进肿瘤细胞的存活与生长。因此，调节K-Ras泛素化水平是抑制肿瘤AKT信号通路的策略之一。

③ 泛素连接酶E3与肿瘤细胞侵袭、转移之间的关系。破坏细胞间黏附及促进上皮间质转化（EMT）是肿瘤细胞发生侵袭、转移的条件。TIAM1的表达受泛素连接酶HUWE1调控。TIAM1位于细胞间连接处，是一种维持细胞之间黏附的关键因子，在肺鳞状上皮细胞肿瘤组织样本中，二者呈负相关。因此，HUWE1基因敲低或敲除可稳定TIAM1介导的细胞间紧密连接，抑制肿瘤细胞发生转移。泛素连接酶GP78可调节转移性肉瘤中的KAI1，GP78抑制剂可引起KAI1的积累，增加肉瘤细胞凋亡，削弱其侵袭、转移能力。

2）泛素结合酶E2与肿瘤的关系

在一些肿瘤细胞的生长过程中，泛素结合酶E2也具有重要功能。例如，在非小细胞肺癌（NSCLC）组织中，泛素结合酶UBE2L3呈过表达，与SKP2相互作用，共同介导p27KIP1的泛素化降解，进而促进NSCLC的发生发展。敲除UBE2L3可抑制NSCLC进程，而增加异源表达的UBE2L3会促进NSCLC的生长。因此，UBE2L3也是NSCLC生物标志物和潜在治疗靶点。

3）泛素-蛋白酶体系统与肿瘤的关系

铁过量与多种肿瘤密切相关。当铁过量时，铁卟啉血红素增多，其与P53蛋白结合增加，进而干扰P53与DNA的相互作用，导致P53转运出核，并在胞质内降解，而此过程可被蛋白酶体抑制剂MG132阻断，这说明血红素是通过泛素-蛋白酶体系统来破坏P53蛋白的稳定性。铁剥夺可抑制肿瘤的发生，故而铁/血红素内稳态对P53信号通路具有调节作用，是肿瘤化疗的重要策略之一。

2. 类泛素化

许多和泛素分子相似的蛋白（SUMO、NEDD8、UFM1、ATG8、ISG15、URM1等）可以共价连接到其他蛋白分子上，这种修饰统称为类泛素化修饰。类泛素化修饰也需要激活酶E1、结合酶E2及连接酶E3。

（1）SUMO

SUMO家族包含SUMO1、SUMO2、SUMO3和SUMO4。其常用的激活酶E1是UBA2和SAE1，结合酶E2是UBC9。SUMO化修饰主要介导靶分子的定位和功能调节，参与调控线粒体分裂、DNA损伤修复、基因组稳定性等。SUMO可作为早幼粒细胞白血病蛋白（PML）/P53通路中的一种调节蛋白。PML和P53结合，能够抑制肿瘤细胞生长，并激活P53的促凋亡活性。PML和PML-维甲酸受体α蛋白是SUMO化的底物。PLM的SUMO化修饰可维持PML-维甲酸受体α蛋白的完整性，引发早幼粒细胞白血病。

（2）NEDD8

NEDD8化修饰常用的激活酶E1是UBA3和NAE1，结合酶E2是UBC12和UBE2F（图2-3-25）。其可参与细胞增殖、DNA损伤修复、蛋白质稳定性、染色体形成、细胞凋亡与自噬等生物学过程。NEDD8可介导Neddylation修饰过度活化，与肿瘤的发生发展及不良预后有关。

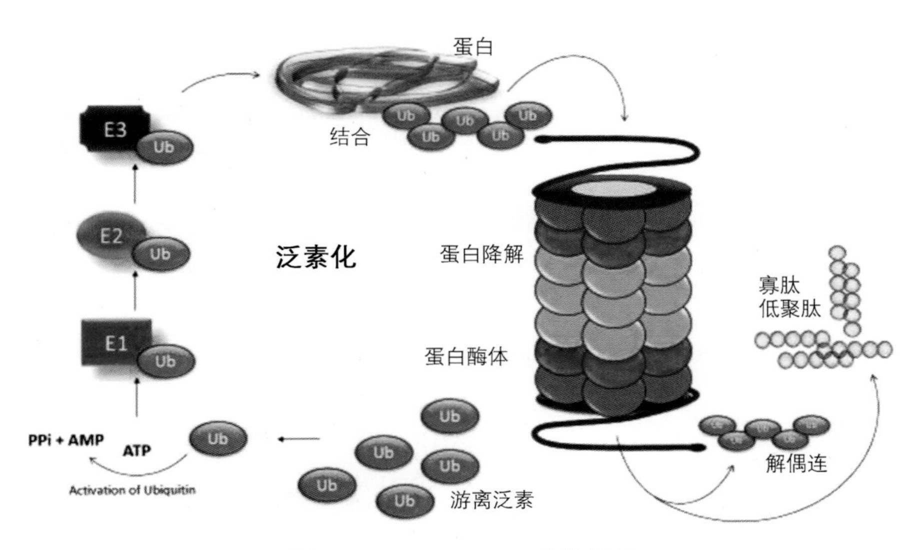

图2-3-25　Neddylation修饰过程

（3）UFM1

UFM1修饰主要由激活酶E1（UBA5）、结合酶E2（UFC1）及连接酶E3（UFL1）共同催化完成。ASC1是UFM1的底物之一，ASC1能激活

P53、诱导细胞凋亡并能够阻碍NF-κB信号转导通路。多UFM化后的ASC1可促进p300、SRC1等蛋白转移至ERα靶基因的启动子处，从而促进雌激素受体信号转导通路，导致肿瘤的形成。连接酶E3（UFL1）磷酸化抑制了ASC1的UFM化修饰，抑制NF-κB信号转导通路。

（4）ISG15

ISG15修饰常用的激活酶E1是UBA7，结合酶E2是UBCH8。UBA7促进ISG15与细胞周期素D1结合，抑制细胞周期素D1的作用，从而抑制肺肿瘤细胞的增殖；UBP43则可阻止ISG15与细胞周期素D1结合，促进肺肿瘤细胞的增殖（图2-3-26）。在肺肿瘤细胞中，高表达的ISG15能通过阻碍泛素化途径从而提高肿瘤细胞对抗肿瘤药物羟喜树碱的敏感性。UBA7能促使急性早幼粒细胞中的原癌蛋白的ISG15修饰，促进其降解，促进白血病细胞的凋亡。ISG15蛋白水平与胰腺癌化疗药物吉西他滨的抗药性有关，这表明抑制耐吉西他滨肿瘤细胞株中ISG15的表达可能逆转其耐药性。

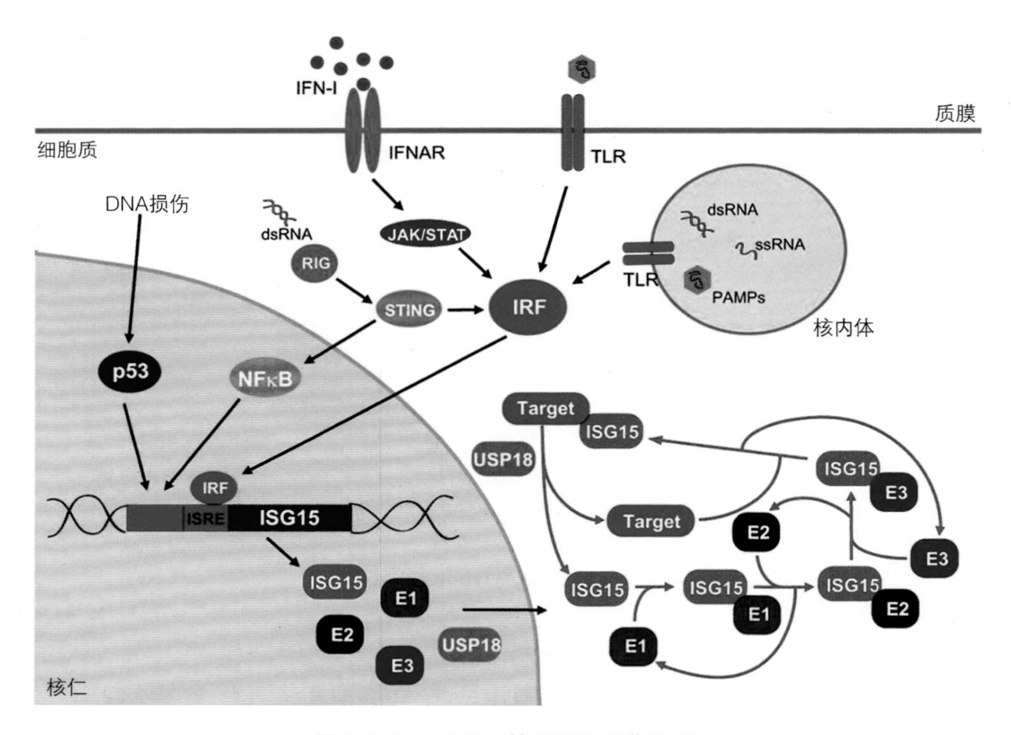

图2-3-26　ISG15的诱导和结合途径

蛋白质稳态研究，被认为是阐明疾病机制、研发诊疗新手段的重要领域，是当前生物学与医学研究新热点。通过药物干预来恢复蛋白质的稳态平衡或使蛋白质稳态达到新的稳态平衡点，也逐渐成为药物研究发展的新思路和策略。基于药物在体内不可能单一靶点的事实，通过研究药物对多个蛋白质甚至整个蛋白质组稳态的影响来阐明药物作用机制，已经成为生物医药研究领域的共识和有效方法。因此，蛋白质稳态变化的关键机制及其异常对于研究基本生物学过程、阐明肿瘤发生发展的分子机制、开发新的疾病诊断治疗手段至关重要。

（邵　露　郝子健　胡荣贵）

四、线粒体失能与代谢重编程

20世纪，人们就认识到代谢紊乱普遍存在于肿瘤细胞中。伴随着生化和分子生物学技术的发展，越来越多的研究表明，异常的肿瘤细胞代谢在肿瘤发生发展中发挥着至关重要的作用，如摄取营养物质能力增强；重塑物质代谢通路以支持肿瘤细胞的存活及快速生长；改变微环境组成，进而影响基质细胞（免疫细胞、成纤维细胞等）功能，加速肿瘤的恶性进展。细胞内和细胞外代谢产物的改变可以伴随肿瘤相关的代谢重编程，对基因表达、细胞分化和肿瘤微环境有深远的影响。已知的与肿瘤相关的代谢变化可以分为以下3个阶段6个标志（图2-3-27）。

阶段一：摄取营养的能力增强

标志1：葡萄糖和氨基酸的摄取失调。

阶段二：物质代谢途径的重塑以适应肿瘤的发生发展

标志2：糖酵解/三羧酸（TCA）循环中间体用于生物合成和NADPH产生。

标志3：对氮的需求增加。

阶段三：长远影响细胞“命运”，其中包括肿瘤细胞本身以及肿瘤微环境组成的分化改变

标志4：代谢物驱动的基因表达调控改变。

标志5：代谢酶直接参与表观遗传调控。

标志6：代谢与肿瘤微环境的相互作用。

尽管同时显示所有6个特征的肿瘤占少数，但大多数肿瘤都可以表

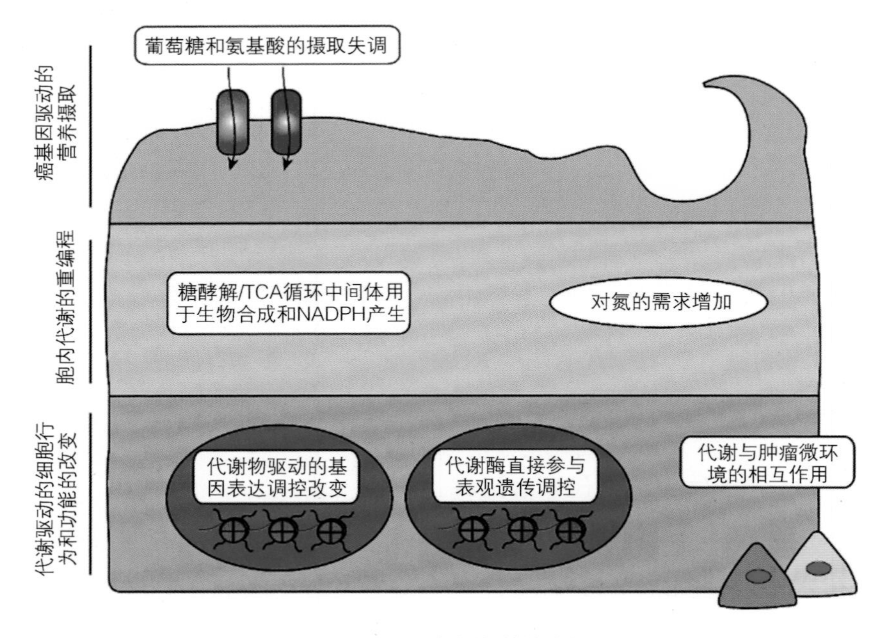

图2-3-27　肿瘤代谢的特征

现出几个上述特征。特定肿瘤表现出的特定标志，可能最终有助于更好地进行肿瘤分类并指导治疗。

（一）葡萄糖和氨基酸的摄取失调

为了满足与增殖相关的生物合成需求，细胞必须从环境中摄取更多的营养。支持哺乳动物细胞存活和生物合成的两种主要营养物质是葡萄糖和谷氨酰胺。通过葡萄糖和谷氨酰胺的分解代谢，细胞可以维持多种碳中间产物的浓度，这些碳中间体被用作组装各种大分子的基础。

谷氨酰胺是第二种主要的支持生长底物，不仅为细胞提供了碳源，还为许多不同的含氮化合物的从头生物合成提供了氮源。例如，谷氨酰胺提供了嘌呤和嘧啶核苷酸、葡萄糖胺-6-磷酸和非必需氨基酸的生物合成所需的氮。谷氨酰胺也在摄取必需氨基酸中起作用。细胞膜定位的中性氨基酸反转运蛋白LAT1转运必需氨基酸亮氨酸的同时释放谷氨酰胺。

正常细胞的营养摄取受到生长因子信号和细胞与细胞外基质相互作用的严格调控。由于肿瘤细胞比正常细胞具有更强的分裂能力，因此肿瘤细胞需要更多的葡萄糖和谷氨酰胺。与正常细胞不同，肿瘤细胞积累的致癌性突变使其具有独特的能力。靶向磷脂酰肌醇3激酶（PI3K）

的负调节物人第10号染色体缺失的磷酸酶和Ⅱ型多磷酸肌醇4-磷酸酶的遗传改变及上游受体酪氨酸激酶的活化突变和基因扩增，导致各种肿瘤类型的持续性葡萄糖摄取和代谢。葡萄糖摄取主要受PI3K/AKT信号调控。PI3K/AKT信号既促进葡萄糖转运蛋白1（GLUT 1）mRNA的表达，又促进GLUT1蛋白从内膜向细胞表面的转运，还增强了己糖激酶（Hexokinase，HK）和磷酸果糖激酶（Phosphofructokinase，PFK）的活性。其他致癌信号蛋白，特别是Ras基因突变，也可以上调GLUT1 mRNA的表达并增加细胞葡萄糖的消耗。

调节谷氨酰胺摄取信号通路的机制仍在阐明中。癌基因c-Myc在增殖细胞中被上调，它是增殖细胞利用谷氨酰胺的主要驱动力。c-Myc诱导谷氨酰胺转运蛋白2（alanine-serine-cysteine transporter 2，ASCT2）和SN2的转录，并促进利用谷氨酰胺的谷氨酰胺酶（glutaminase，GLS）、磷酸核糖焦磷酸合成酶和氨甲酰磷酸合成酶的表达，进而将谷氨酰胺转化为谷氨酸，促进转运蛋白对谷氨酰胺的摄取。此外，Rb肿瘤抑制蛋白家族负调控谷氨酰胺的摄取。Rb家族蛋白的缺失导致E2F依赖性的ASCT2和GLS1上调，从而增强了谷氨酰胺的摄取和利用（图2-3-28）。

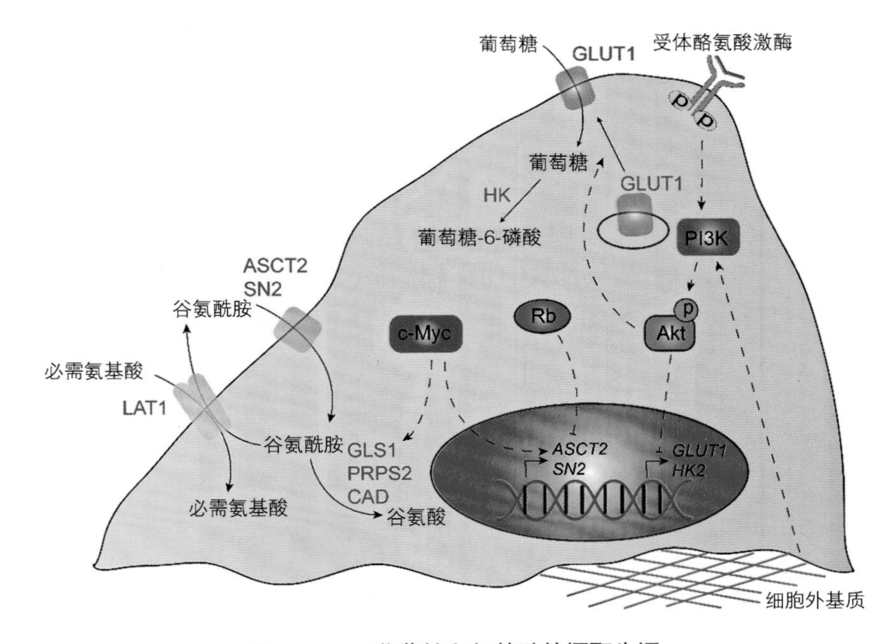

图2-3-28　葡萄糖和氨基酸的摄取失调

（二）糖酵解/TCA循环中间体用于生物合成和NADPH产生

肿瘤细胞的快速增殖不仅要增加营养物质的摄取，还要改变营养物质的利用方式。当处于静息状态时，细胞优先利用葡萄糖生成线粒体乙酰辅酶A，进行TCA循环产生ATP。细胞通过分裂增殖产生子细胞的过程依赖细胞内各种物质（包括蛋白质、脂质和核酸）的新生和积累。因此在快速增殖时，细胞碳源主要被用于合成各种生物分子，其中包括脂肪酸、胆固醇、戊糖和己糖衍生物、甘油、核苷酸和非必需氨基酸。为此，增殖细胞必须先将获得的营养物转化为不同的中间产物，例如乙酰CoA、一碳携带叶酸循环单元、S-腺苷甲硫氨酸（S-adenosylmethionine，SAM）以及糖酵解和TCA循环中间体。另外，许多生物合成反应本质上具有还原性，因此还需要提供还原力。用于细胞生物合成反应的还原当量的指定供体是NADPH。因此，增殖细胞必须分配一部分碳底物用于NADPH产生。

增殖细胞对碳代谢的重编程，部分解释了Warburg关于肿瘤代谢的早期发现。Warburg对有葡萄糖离体培养肿瘤切片的研究结果表明，尽管提供大量的葡萄糖并提供有氧环境，肿瘤细胞仍未利用糖酵解与TCA循环耦合所提供的生物能优势。相反，当生长在富含葡萄糖的培养基时，细胞将多余的丙酮酸转化为乳酸，然后将其分泌到细胞外环境中。这是因为相对于对前体分子的需要，增殖细胞的ATP消耗仅轻度增加，此外，细胞还需要以NADPH的形式提供还原当量。葡萄糖分解代谢是以上前体和还原当量的有力提供者；而产生NADH和ATP的TCA循环是葡萄糖代谢的主要负调节剂。增殖细胞通过将多余的丙酮酸转化为乳酸，阻止胞质NADH的积累并减少ATP的产生，促进持续的胞质葡萄糖代谢，从而避免了因线粒体ATP的过量生成而产生的反馈抑制。

这种认知促进了对糖酵解与氧化磷酸化的解偶联可能提供给增殖细胞优势的进一步探索。许多糖酵解中间体可以转移到分支途径中，从而生成各种生物合成前体：① 通过磷酸戊糖途径，葡萄糖-6-磷酸被转化生成NADPH和核糖-5-磷酸；② 果糖-6-磷酸被用作氨基己糖生物合成的底物；③ 磷酸二羟丙酮（DHAP）通过甘油醛-3-磷酸脱氢酶1催化生成甘油-3-磷酸（用于合成不同的磷脂）；④ 3-磷酸-甘油酸作为丝氨酸、甘氨酸生物合成的前体，用于产生甲基供体基团和NADPH。除了糖酵解中间产物外，TCA循环中间产物也可以作为柠檬酸盐和非必需氨基酸生物合成的代谢前体（图2-3-29）。

总之，糖酵解中间体使糖酵解参与各种生物合成反应。因此在肿瘤中，细胞经常上调糖酵解分支途径中的限速酶。为了平衡糖酵解的生物合成产物及其在提供支持TCA循环活性的丙酮酸中的作用，增殖细胞发展了一种新的机制来调节糖酵解的最后一步。此步骤由丙酮酸激酶（pyruvate kinase，PK）调节。M2型丙酮酸激酶（pyruvate kinase M2，PKM2）将磷酸烯醇式丙酮酸转化为糖酵解的最终产物丙酮酸。PKM2被酪氨酸磷酸化抑制并被丝氨酸激活，因此依赖于生长因子的信号转导抑制了PKM2，导致糖酵解中间产物的积累，直到增殖细胞对游离丝氨酸的需求饱和。除丝氨酸外，PKM2还可以被葡萄糖代谢的其他副产物过量积累而变构激活，其中包括琥珀酸氨基磷酸生物合成的中间产物琥珀酰氨基咪唑甲酰胺。另外，PKM2的表达和亚细胞定位也受到精密的调控。有研究发现，表皮生长因子受体（EGFR）的活化促进泛素连接酶RINCK1介导的蛋白激酶PKC ε 的单泛素化，单泛素化的PKC ε 磷酸化IKKβ（I-Kappa-B激酶b）可激活NF-κB信号通路。活化的NF-κB与HIF-1α相互作用并结合至PKM2的启动子，从而促进PKM2的表达。胞外信号调节激酶2（extracellular regulated protein kinases 2，ERK2）进而磷酸化糖酵解关键酶PKM2的第37位丝氨酸（S37），磷酸化的PKM2转运至细胞核后被细胞周期相关磷脂酶Cdc25A去磷酸化，随后PKM2通过表观遗传的方式调控一系列原癌基因的表达，进而调控肿瘤细胞的糖酵解。

除了对PKM2的调控外，肿瘤细胞也通过调控其他的代谢酶来调控肿瘤细胞的糖酵解及其支路。最近研究表明，激活的EGFR可以通过酪氨酸蛋白激酶Fyn磷酸化磷酸-6-葡萄糖-6-磷酸脱氢酶（Glucose-6-phosphate dehydrogenase，G-6-PDH，磷酸戊糖途径限速酶之一）的第481位酪氨酸（Y481）。G-6-PDHY481磷酸化后改变了G-6-PDH和底物——氧化型辅酶Ⅱ（$NADP^+$）的亲和力，增加了G-6-PDH的酶活性，促进了磷酸戊糖途径的代谢流、DNA合成、细胞增殖及DNA损伤修复。我们还发现在肝癌中，转录因子FOXJ2基因复制数较低，造成FOXJ2低表达，释放细胞核酸结合蛋白（CNBP），使其结合在磷酸葡萄糖变位酶1（phosphoglucomutase 1，PGM1）启动子区域并促进PGM1启动子区DNA

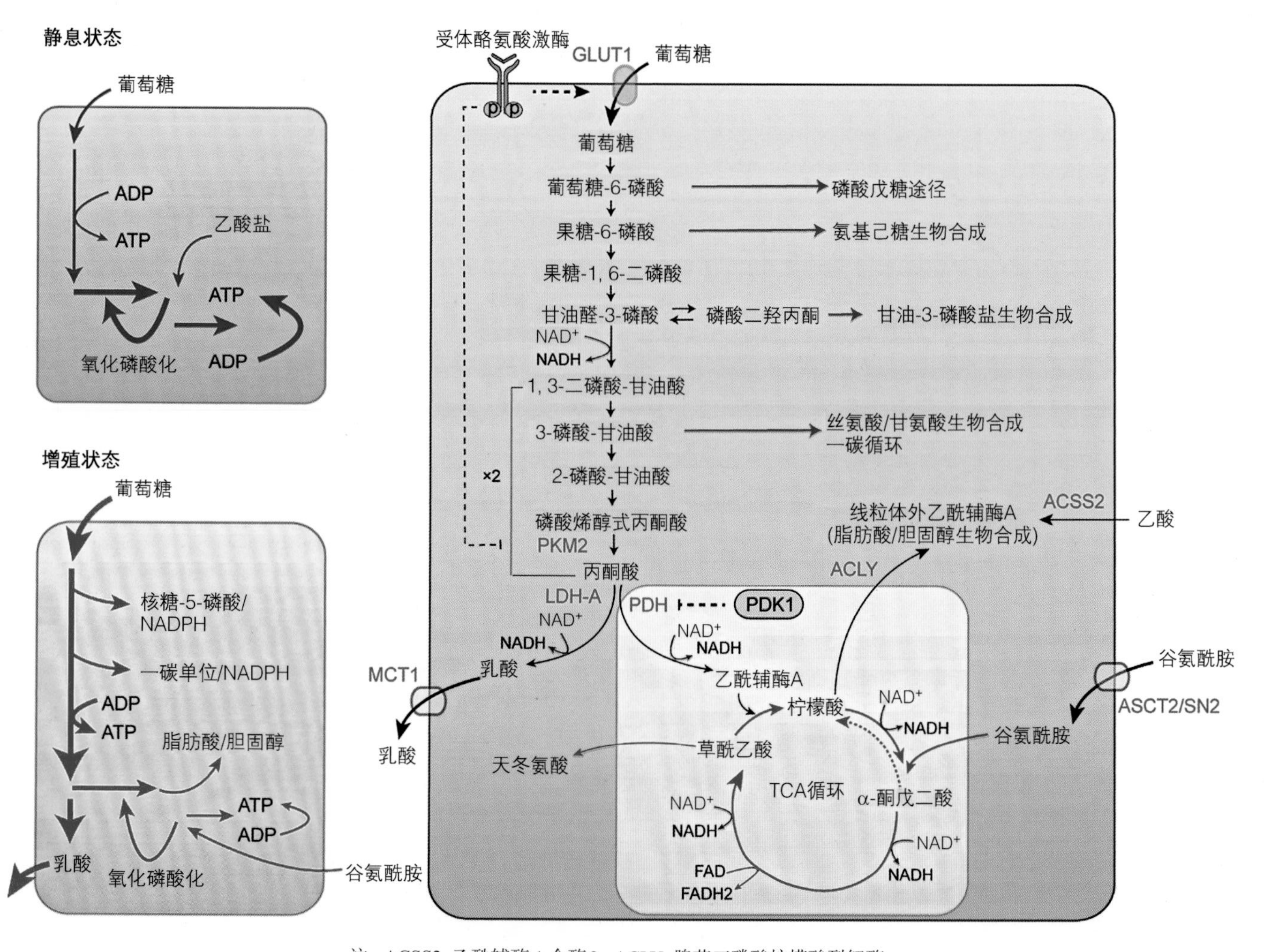

注：ACSS2–乙酰辅酶 A 合酶 2；ACLY–腺苷三磷酸柠檬酸裂解酶。

图 2–3–29　使用糖酵解/TCA 循环中间体用于生物合成和 NADPH 产生

形成G-四联体结构，从而抑制了PGM1的表达。PGM1的低表达阻碍了肿瘤细胞的糖原合成途径，使葡萄糖更多地用于糖酵解过程，从而促进肿瘤细胞增殖和肝癌的恶性进展。此外，c-Myc协同提高丙酮酸脱氢酶激酶、乳酸脱氢酶A和单羧酸盐转运蛋白的表达并促进肿瘤细胞的有氧糖酵解。

（三）增加氮需求

肿瘤细胞除了生物合成途径中碳需求增加外，还伴随氮需求的增加。肿瘤细胞必须从头合成许多含氮分子，包括核苷酸、非必需氨基酸和多胺。

谷氨酰胺是一种含有两个还原氮原子的非必需氨基酸，是后生动物体内还原氮在细胞间运输的主要途径。谷氨酰胺的酰胺基是用于嘌呤和嘧啶碱基的生物合成硝基必不可少的氮源。c-Myc基因不仅能促进谷氨酰胺的吸收，还有促进磷酸核糖焦磷酸合成酶2和氨基甲酰磷酸合成酶Ⅱ的作用，进而促进谷氨酰胺在嘌呤和嘧啶碱基的生物合成中的利用。除了来自c-Myc的调控外，P53突变也促进核苷酸生物合成基因的表达，其中包括肌苷磷酸脱氢酶1和肌苷磷酸脱氢酶2、GMP合成酶、核苷挽救酶脱氧胞苷激酶和胸苷激酶。此外，氨基甲酰磷酸合成酶Ⅱ的活性受MAPK和依赖mTORC1的S6K的磷酸化调节（图2-3-30）。除了用于核苷酸生物合成外，谷氨酰胺还可以通过谷氨酰胺酶直接脱酰胺成谷氨酸作为氮的供体，并通过转氨作用产生非必需氨基酸。

精氨酸虽然是一种非必需氨基酸，但在某些致瘤环境中也是必需的。精氨酸是4个氮原子的载体，是多种含氮化合物的前体，其中包括多胺、肌酸、胍丁胺和吡咯-5-羧酸盐等。精氨酸的从头合成是尿素循环的重要组成部分，它是由精氨酸琥珀酸裂解酶（argininosuccinate lyase，ASL）催化的精氨酸琥珀酸酯裂解反应生成的。精氨酸琥珀酸是由瓜氨酸和天冬氨酸作为前体，通过精氨酸琥珀酸合成酶1（argininosuccinate synthetase 1，ASS1）产生的。而ASS1和ASL酶在黑色素瘤、肾细胞癌和肝细胞癌中常发生表观基因沉默，使肿瘤细胞积累鸟氨酸，进而生产多胺。多胺已被证明能抑制细胞凋亡并促进肿瘤生长和侵袭。此外，抑制ASS1驱动的精氨酸琥珀酸的产生将导致其底物天冬氨酸积累，用于核苷酸生物合成。

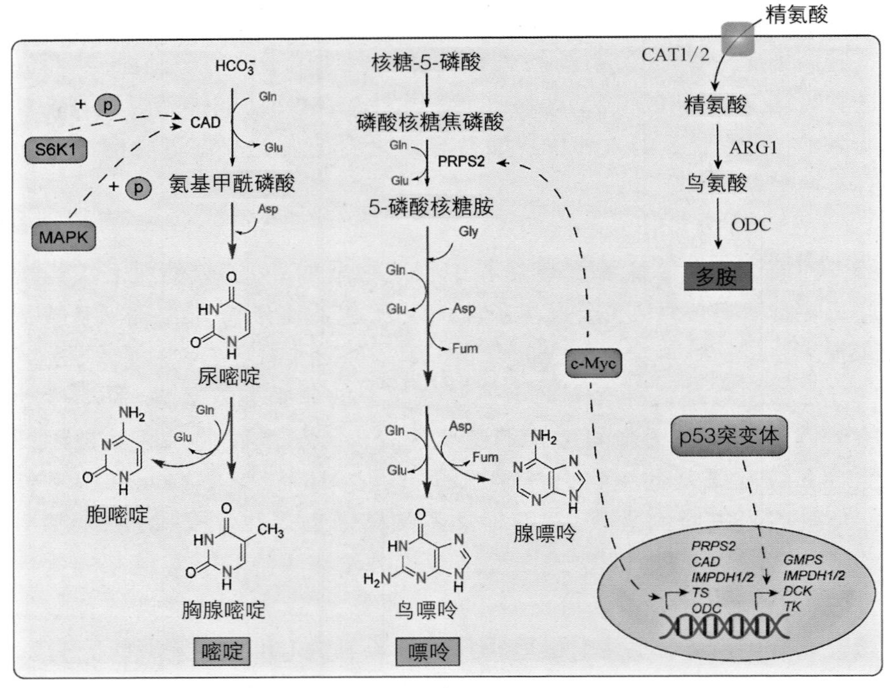

注：Gln–谷氨酰胺；Glu–谷氨酸；Asp–天冬氨酸；Gly–甘氨酸；Fum–延胡索酸；TS–胸苷酸合酶；ODC–鸟氨酸脱羧酶；CAT1/2–阳离子氨基酸转运体；ARG1–精氨酸酶1。

图2–3–30　对氮的需求增加

（四）代谢物驱动的基因表达调控改变

代谢网络本身不仅是生长信号的被动接受者，还直接将有关细胞代谢状态的信息传递给各种调控酶，其中包括那些介导表观遗传修饰的酶（图2–3–31）。

当细胞代谢比维持其基本生存所需更多的葡萄糖时，累积的关键代谢物是胞质乙酰辅酶A。胞质乙酰辅酶A是乙酰化组蛋白和其他蛋白的专用乙酰基供体。葡萄糖的重新分配及肿瘤细胞中KRAS突变体或AKT的组成型活性形式的表达可激活致癌信号，使得乙酰辅酶A参与表观遗传修饰，增加了细胞内整体的组蛋白乙酰化，启动生长相关基因的广泛表达，促进了细胞增殖。

细胞单碳代谢途径的产物S–腺苷甲硫氨酸（SAM），是组蛋白、DNA上的胞嘧啶及mRNA上的腺苷甲基化的甲基供体。很多研究表明，组蛋

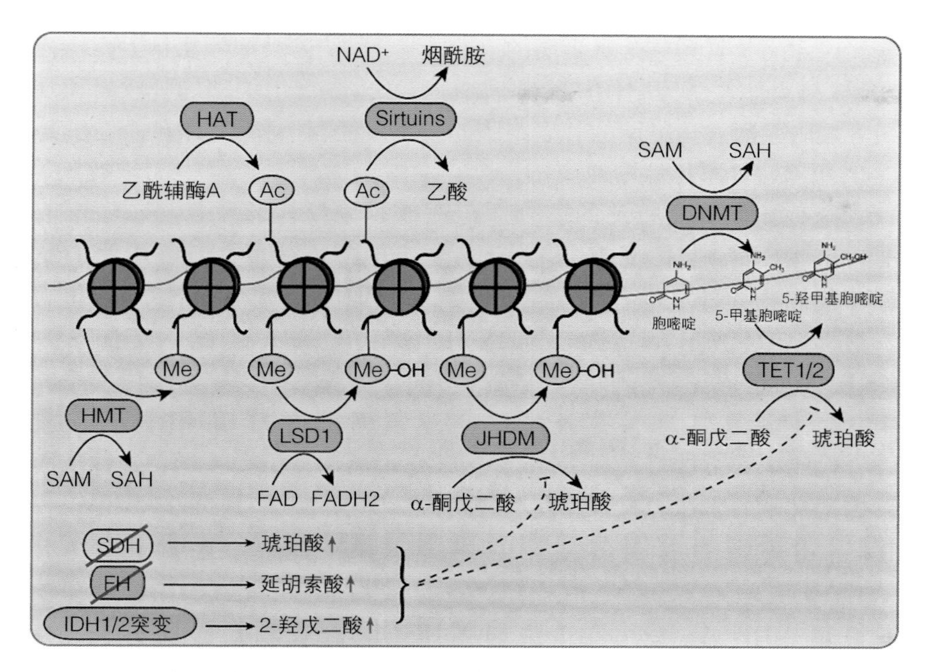

注：HAT–组蛋白乙酰转移酶；DNMT–DNA甲基转移酶；HMT–组蛋白甲基转移酶；JHDM–含有Jumonji结构域的组蛋白去甲基化酶；SAH–s–腺苷高半胱氨酸。

图2–3–31 代谢物驱动的基因表达调控改变

白和DNA甲基化对SAM水平的变化敏感。

乙酰基和甲基修饰的去除也受细胞代谢状态的调控。例如，sirtuins是一类组蛋白和非组蛋白的去乙酰化酶，其利用NAD^+作为辅因子；而FAD为赖氨酸特异性脱甲基酶LSD1的辅因子。

细胞中的多种翻译后修饰是由一大类α–酮戊二酸（α–ketoglutarate，α–KG）依赖的双加氧酶的成员进行的。依赖α–KG的双加氧酶包括DNA去甲基化酶TET家族、组蛋白去甲基化酶Jumonji C家族、mRNA去甲基化酶FTO、ALKBH5及脯氨酰羟化酶（prolyl hydroxylase domain，PHD）家族。α–KG依赖的双加氧酶的反应机制包括琥珀酸盐中α–酮戊二酸酯的氧化。因此，细胞内α–KG水平可以直接影响双加氧酶的活性。此外，α–KG依赖的双加氧酶易被其反应产物琥珀酸盐及TCA循环中琥珀酸降解的下游产物富马酸盐抑制。在家族性癌症综合征（再发性平滑肌瘤和肾细胞癌）以及副神经节瘤和嗜铬细胞瘤的亚群中也发现了富马酸酯代谢酶及富马酸酯水合酶的表达下调，致使富马酸酯累积。有研究发现，与双加氧酶抑制作用的肿瘤细胞相比，表现出琥珀酸脱氢酶和延胡索酸脱氢酶表达下调的肿瘤细胞的表型特征相一致，其中一个特征是DNA甲基化的整体性增加。

另一类与肿瘤相关的重要遗传改变是异柠檬酸脱氢酶（isocitrate dehydrogenase，IDH）的获得性功能改变。野生型的IDH负责将TCA循环代谢物异柠檬酸盐转化为α-KG，而IDH突变体则将α-KG催化为2-羟戊二酸（2-hydroxyglutarate，2-HG）。由于2-HG的结构类似于α-KG，2-HG可以竞争性抑制α-KG依赖的双加氧酶并调控细胞内整体的甲基化，暗示了突变IDH可能是表观遗传重塑的真正驱动因素。

代谢物除了参与表观遗传调控外，也可以调控mRNA的稳定性从而调控靶基因的表达。有研究发现，尿苷二磷酸葡萄糖（UDP-Glc）可以直接结合RNA结合蛋白HuR，从而抑制HuR和转录因子SNAI1 mRNA的结合，造成SNAI1 mRNA的不稳定进而发生降解。尿苷二磷酸葡萄糖脱氢酶（UDP-glucose dehydrogenase，UGDH）是糖醛酸途径的限速酶，可以催化UDP-Glc反应生成尿苷二磷酸葡萄糖醛酸（UDP-GlcUA）。而在EGFR激活的条件下，UGDH第473位酪氨酸（Y473）发生磷酸化。磷酸化的UGDH可与RNA结合蛋白HuR结合，并将UDP-Glc转化为UDP-GlcUA，从而削弱了UDP-Glc对HuR与SNAI1 mRNA结合的抑制，增强了SNAI1 mRNA稳定性及蛋白表达；SNAI1表达的升高增强了肿瘤细胞迁移能力。

（五）代谢酶直接参与表观遗传调控

除了代谢物可以参与基因表达调控外，代谢酶也可以直接参与基因的表观遗传调控。前面提到的PKM2除了作为糖酵解关键酶催化糖酵解过程外，还具有直接参与表观遗传调控的功能。研究表明，在EGFR激活的条件下，PKM2入核，核内PKM2的第433位赖氨酸（K433）与c-Src磷酸化的β-catenin结合，增强了β-catenin的转录活性，随后两者被招募至细胞周期蛋白D1（CCND1，编码cyclin D1）启动子和MYC启动子区域，促进下游基因CCND1和MYC的表达。但无催化活性的PKM2突变体转移到细胞核并与β-catenin结合未能诱导cyclin D1表达。PKM2可以直接与组蛋白H3结合，并在EGFR激活时作为蛋白激酶磷酸化H3第11位苏氨酸（T11），从而抑制HDAC3与启动子结合，促进组蛋白H3第9位赖氨酸（K9）的乙酰化，从而上调CCND1和MYC的表达。MYC的表达进一步促进了GLUT1、LDH和PKM2等代谢酶的表达，最终促进了细胞的糖酵解，加速了细胞增殖和肿瘤进展。这种利用磷酸烯醇式丙酮酸作为磷酸盐供体的磷酸化作用是抑制HDAC3与CCND1启动子和MYC启动子结合以及随后H3-K9乙酰化所必需的。PKM2依赖的组蛋白H3的修饰对于EGFR促进的基因表达、细胞增殖及肿瘤发生都至关重要（图2-3-32）。除了组蛋白H3，转录因子信号转导与转录激活因子3（STAT3）也是PKM2作为蛋白激酶的底物。核PKM2磷酸化STAT3的第705位酪氨酸（Y705）并激活MEK5的转录。这些结果表明代谢酶可以作为蛋白激酶直接调控基因表达和肿瘤进展。

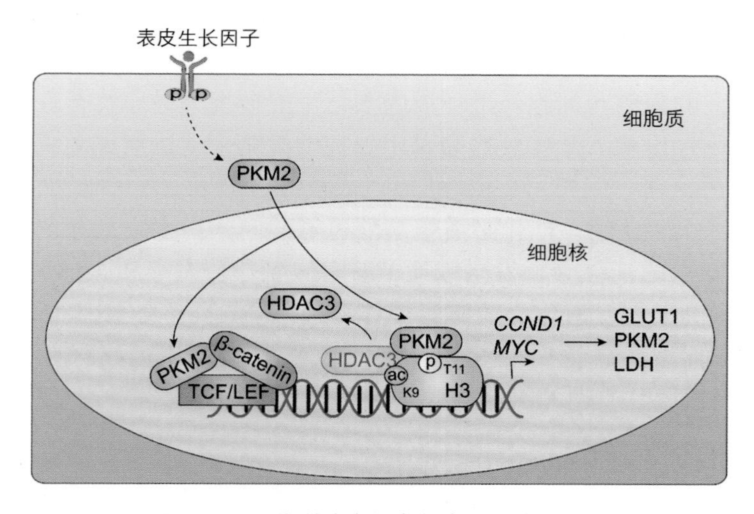

图2-3-32 代谢酶直接参与表观遗传学调控

（六）代谢与肿瘤微环境的相互作用

细胞代谢状态的改变不仅影响肿瘤细胞自身，还可能影响其周围基质中其他细胞的“命运”。肿瘤周围基质中的成纤维细胞、内皮细胞以及先天性和适应性免疫系统组件都会发生表型变化。肿瘤细胞如何重塑其微环境以帮助肿瘤生长和转移是一个备受关注的研究领域。肿瘤的这种微环境重塑包括生长因子的分泌、细胞外基质的改变和细胞与细胞之间的相互作用等多种机制。

除了生长因子的分泌外，快速增殖的细胞也会改变其周围微环境的代谢成分。肿瘤细胞对细胞外葡萄糖和谷氨酰胺的高利用率导致细胞外乳酸的积累，乳酸水平的升高可发挥以下作用：① 抑制树突状细胞和T细胞的活化以及单核细胞的迁移，来促进免疫逃逸的微环境的形成；② 可以刺激巨噬细胞极化为M2型，在免疫抑制和伤口愈合中发挥作用；③ 促进血管生成；④ 促进HIF-1α的稳定，激活内皮细胞中的NF-κB和PI3K信号，并诱导肿瘤相关基质细胞分泌促血管生成因子VEGF；⑤ 刺激成纤维细胞产生透明质酸，促进肿瘤的侵袭。

单羧酸转运蛋白将乳酸转运至胞外时伴随着H^+的排出，造成酸化的肿瘤微环境。此外，线粒体脱羧反应生成的过量二氧化碳扩散至胞外，在碳酸脱氢酶的作用下生成H^+和HCO_3^-，也造成了胞外的酸化。细胞外酸化增加，刺激基质金属蛋白酶和组织蛋白酶的蛋白水解活性，促进细胞外基质成分的降解，增强肿瘤的侵袭能力。

乳酸的积累和细胞外微环境的酸化可能被视为肿瘤特异性代谢重编程的附加影响。某些肿瘤则采用独特的策略来促进周围免疫豁免性微环境的出现。例如，许多实体瘤过表达吲哚胺-2，3-双加氧酶、色氨酸-2和3-双加氧酶，催化必需氨基酸色氨酸向其衍生物犬尿氨酸的转化。色氨酸的消耗会触发与效应T细胞的氨基酸剥夺相关的凋亡；此外，积累的犬尿氨酸作为芳基烃受体（aryl hydrocarbon receptor，AhR）的配体，促进调节性T细胞表型，有助于进一步抑制抗肿瘤免疫应答；最后，犬尿氨酸通过AhR增强肿瘤细胞自身的自分泌信号，促进细胞外基质的降解。

肿瘤微环境也会对肿瘤细胞的代谢产生深远影响。肿瘤细胞面对营养匮乏、免疫压力、氧化应激的肿瘤微环境，已发展出多种机制适应此环境，进而促进自身的发生发展。最近研究表明，在葡萄糖匮乏条件下，谷氨酸脱氢酶（glutamate dehydrogenase1，GDH1）第384位丝氨酸（S384）发生磷酸化。GDH1是谷氨酰胺降解途径中的关键酶，催化谷氨酸反应生成α-KG。磷酸化的GDH1与IKK复合体相互作用，并在局部产生高浓度α-KG。α-KG可直接结合并激活IKKβ及其下游NF-κB信号通路，激活的NF-κB上调了GLUT1的表达，并代偿性增强肿瘤细胞葡萄糖摄入，从而维持了肿瘤细胞在糖匮乏条件下的存活。此外，我们发现肿瘤微环境中的M2型巨噬细胞分泌白细胞介素-6（IL-6）作用于胶质瘤细胞，促进胶质瘤细胞中3-磷酸肌醇依赖的蛋白激酶1（3-phosphoinositide-dependent protein kinase 1，PDPK1）介导的磷酸甘油酸激酶1（phosphoglycerate kinase 1，PGK1，糖酵解过程中第一个产生ATP的酶）第243位苏氨酸（T243）的磷酸化。PGK1 T243磷酸化后增加了PGK1和底物的亲和力，从而促进了PGK1糖酵解的活性，促进了胶质瘤细胞的有氧糖酵解、细胞增殖和肿瘤生长。另外，有研究表明，在氧化应激的条件下，胞质中的PKM2可与伴侣蛋白HSP90相互作用，并发生构象变化；结构改变的PKM2转移至线粒体上，与抗凋亡蛋白BCL-2相互作用并磷酸化BCL-2第69位苏氨酸。该磷酸化可阻止BCL-2与泛素连接酶Cul3的结合，并稳定BCL-2蛋白水平，进而抑制氧化应激导致的细胞凋亡。

总之，肿瘤细胞与其微环境之间的相互作用施加了一种"选择性压力"，进一步影响肿瘤细胞的新陈代谢，使得肿瘤更具侵略性（图2-3-33）。

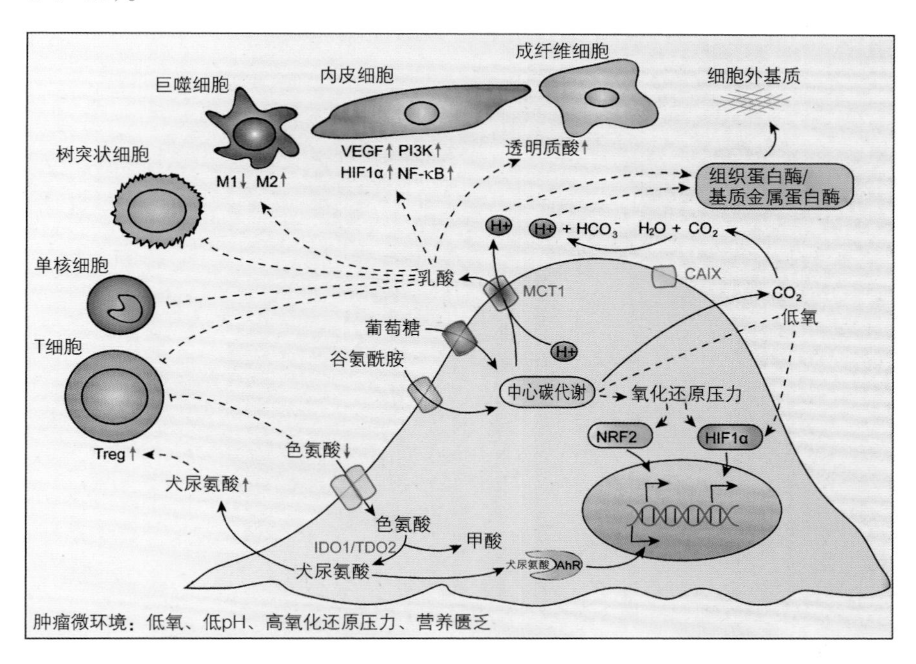

图2-3-33　代谢与肿瘤微环境的相互作用

（张亚娟　杨巍维）

第四节　线粒体失能启动人体神经-内分泌-免疫网络塌陷

一、线粒体失能与神经递质异常

(一) 正常脑功能与情绪

1. 情绪加工的神经系统

大量研究显示，下丘脑、前额叶皮质、边缘系统及脑干网状结构是情绪调节的主要脑区。这些脑区之间互相联系构成各种神经回路参与情绪的表达（图2-3-34），刺激这些部位时会产生快乐、紧张、恐惧、愤怒等情绪。

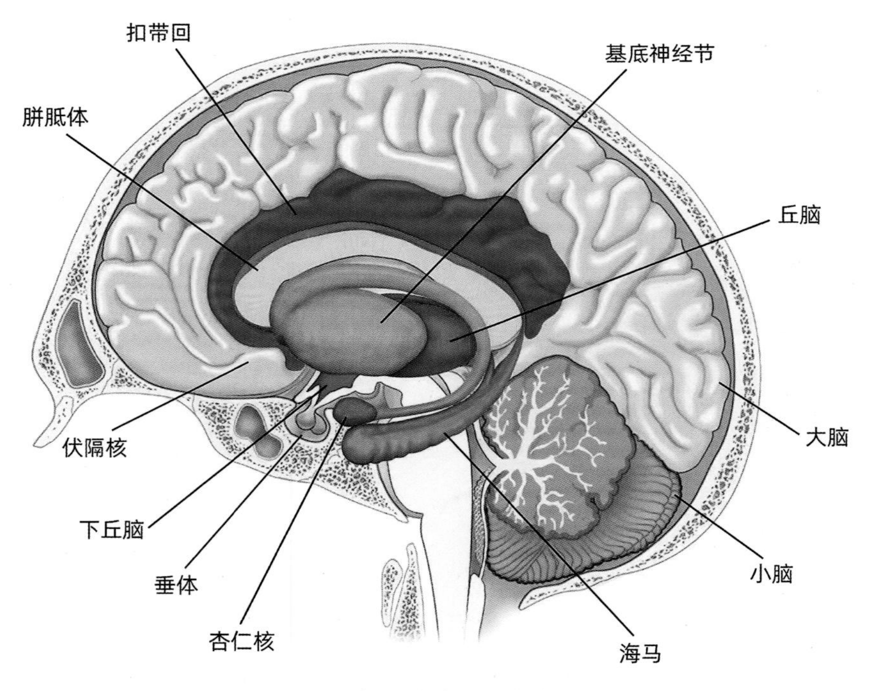

图2-3-34　与特定脑区相关的行为

杏仁核是大脑情绪加工的重要场所（主要是负面情绪，如恐惧等），包括12个亚核团，位于颞叶内侧，与海马前部相连，主要接受来自两方面的信息：一方面为来自感觉皮层的信息，一方面为来自皮层下核团的信息。早在1939年，就有学者发现，猴子在杏仁核损伤后出现了异常的情绪反应，其显著特征是失去了恐惧情绪，表现为对引发恐惧反应的物体不再产生回避行为。杏仁核的外侧核负责整合来自大脑多个区域的信息，使恐惧反射中的联结得以形成。外侧核则将信息投射到杏仁核的中心核。如果一个刺激被分析加工且置于适当情景，当它被确认代表的是某种威胁或潜在的危险时，到达中心核的这些投射就会引发情绪反应（图2–3–35）。

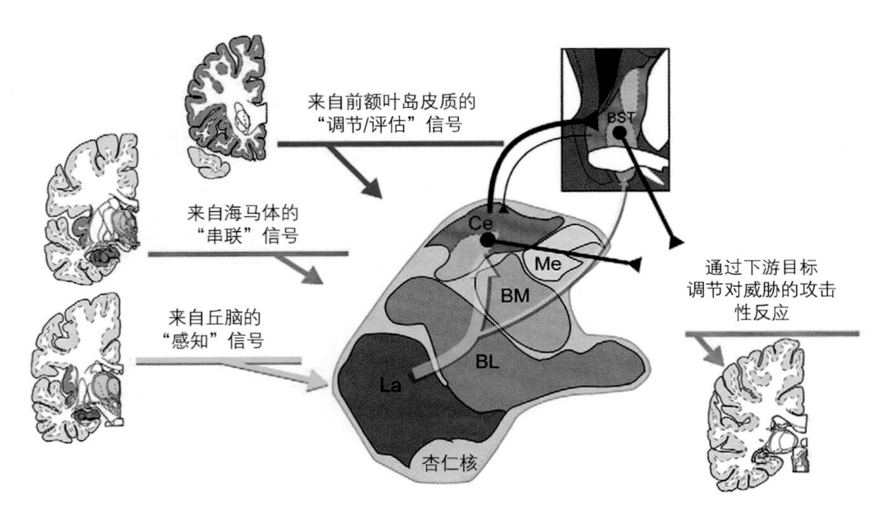

图2–3–35　情绪反应的杏仁核通路

2. 情绪与神经网络

（1）积极情绪

积极情绪涉及一种叫“奖赏回路”的大脑网络，包括皮质腹侧基底神经节系统，腹侧纹状体（ventral striatum，VS）和中脑（腹侧被盖区）位于其中。在奖赏回路中，奖赏相关信息通过其中一个回路进行处理，该回路涉及来自眶额皮质（orbitofrontal cortex，OFC）和前扣带回皮质（anterior cingulate cortex，ACC）的谷氨酸能投射以及从中脑到VS的多巴胺能投射。通过对动物的神经影像学研究，在奖赏刺激过程中，VS（包括伏隔核）起到中心作用，在预期和刺激奖励期间，VS持续激活。此外，VS在个体有愉快经历时也会被激活，包括药物滥用者的药物使用、愉快的性接触等。OFC被描述为大脑皮层处理的第一阶段，在此阶段中，奖励的价值和快乐情绪被明确地表示出来。OFC与ACC、岛叶皮质、体感区、杏仁核和纹状体有紧密的联系。OFC内的区域根据刺激的奖励性质或愉悦性调节其活动，并随着习惯化或状态变化而改变这种奖励反应。因此，饥饿的动物可能对食物气味表现出很强的OFC反应，但随着进食量的增加，这种气味的愉悦度/回报值降低，这与OFC的反应一致（图2-3-36）。

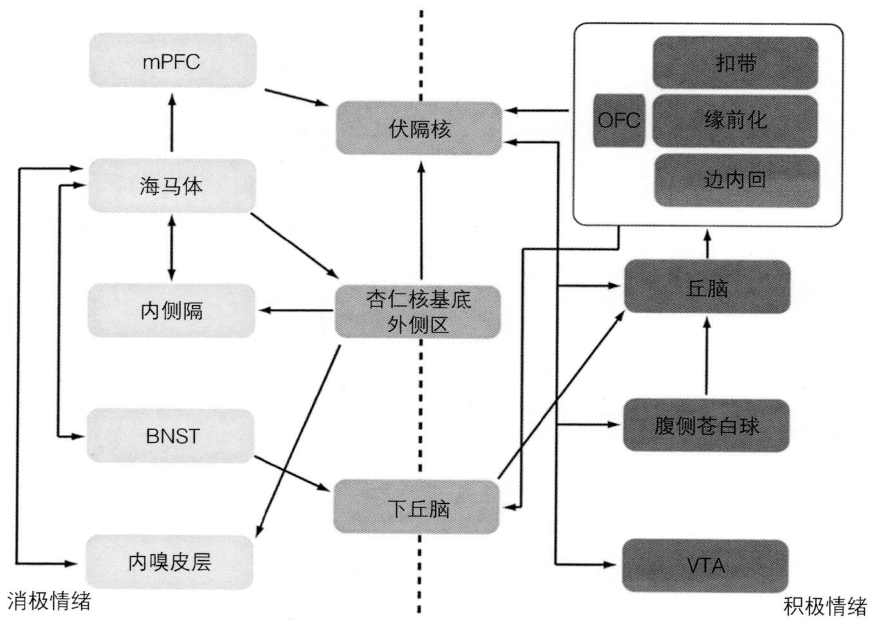

注：最常与消极情绪（如厌恶、焦虑、恐惧学习等）相关的区域于左侧显示为浅阴影，与积极情绪（如吸引、奖励）相关的区域于右侧显示为深阴影。
BLA–杏仁核基底外侧核；BNST–终纹床核；mPFC–前额叶内侧皮质；NAc–伏隔核；OFC–眶额皮质；VTA–腹被盖区。

图2-3-36　情绪与神经网络

除了VS和OFC外，也有其他多个脑区参与奖赏处理，包括尾状体、壳核、丘脑、杏仁核、前岛叶、ACC、后扣带回皮质、下顶叶和除OFC以外的前额叶皮层（PFC）亚区。除了高层次的皮层表征，愉悦感似乎也在外周感觉加工这种低层次里有编码。人类嗅上皮对愉快气味和不愉快气味的反应存在生物电活性差异。

（2）消极情绪

在与急性疼痛相关的人类研究中，描述了一个分散式疼痛处理的大脑网络，其中情感体验和感觉处理是分离开来的。这个网络包括丘脑、ACC、岛叶、初级体感皮质（SⅠ）、次级体感皮质（SⅡ）及PFC。其中外侧系统代表了疼痛的感觉辨别方面，SⅠ和SⅡ是其主要结构，内侧系统代表疼痛情绪动机方面，主要结构包括ACC和岛叶。内侧PFC（包括部分OFC）和VS（包括NA）之间功能连接的改变已经被证明是从亚急性疼痛向慢性疼痛转变的预兆，处理负面情绪脑区与参与愉悦和奖赏处理的大脑区域有重叠。

除疼痛外，另一种可以导致强烈不快情绪的感觉是呼吸困难。呼吸困难的不同感觉包括空气饥饿感（即呼吸的冲动）、过度呼吸的感觉（即吸气阻抗增加）及与支气管收缩相关的胸闷感。岛叶皮层及边缘结构（包括ACC和杏仁核）会在空气饥饿和过度呼吸时被激活。与呼吸困难没有强烈关联的不愉快感会在前岛叶和杏仁核被处理。

此外，对外侧OFC在不快情绪中的研究表明，给予OFC外侧一个厌恶性刺激可以改变人类正在进行的行为。外侧OFC编码的信号可能并不是导致不愉快感的核心过程，而是会引发逃逸行为。

总之，特殊处理不快情绪的脑回路尚未被描述。同样，外侧OFC处理不快情绪/逃逸行为的作用也有待阐明。

（二）线粒体功能与神经递质的密切关系

神经生化失调节假说认为，抑郁症患者的神经递质功能和内稳态功能失衡，抗抑郁药则可通过恢复上述系统的正常调节发挥药理学作用。人脑内主要有三大神经递质系统，分别是去甲肾上腺素（noradrenaline，NE）能、多巴胺（dopamine，DA）能和5-羟色胺（5-hydroxytryptamine，5-HT）能神经递质系统，它们在抑郁症的发病中均扮演了重要角色。此外，其他神经递质如肾上腺素、乙酰胆碱、组胺、γ-氨基丁酸等也与抑郁症的发病密切相关。抑郁症不仅与体内神经递质的水平异常有关，也与其相应受体的改变有关，即长期神经递质的异常，引发其受体产生适应性改变，这种改变不仅有受体本身数量和密度的改变，还会影响受体后信号转导功能，甚至影响基因转录过程。

1. 神经回路中线粒体的重要性

线粒体运输的协调调节在活跃神经回路的形成和维持是必要的，对于神经系统的形成和功能来讲，轴突中的线粒体运输至关重要。线粒体产生所有细胞中能量需求所必需的ATP，神经元依赖线粒体维持其电极化状态。去极化后，依赖ATP的离子泵使细胞重新极化并为另一动作电位做准备。据估计，仅在静止状态下，神经元每秒就使用47亿个ATP分子。由于需要大量的ATP，需要线粒体适当地聚集在高离子流入区域，如突触。除了在细胞代谢中起关键作用外，线粒体还调节局部Ca^{2+}水平，Ca^{2+}从细胞内存储器流出介导突触活动。

人脑对能量的需求很高，大脑以ATP形式消耗的大部分能量是由线粒体氧化磷酸化产生的。ATP参与了中枢神经系统各细胞与外周神经系统之间的兴奋传递。此外，ATP在内源性物质的神经保护作用和血液循环调节中起着特殊的作用。ATP可以促进大脑不同区域神经元的活动，有助于生理功能的中枢调节。大脑线粒体产生的ROS可以作为信号分子，缓冲神经元细胞内的Ca^{2+}，并调节神经发生和凋亡。线粒体疾病是由生物化学级联功能障碍引起的，线粒体电子传递链的损伤被认为是一系列神经精神障碍发病的重要因素，如双相障碍（bipolar disorder，BD）、抑郁症和精神分裂症。

神经退行性改变中，线粒体氧化磷酸化主要有三个方面的功能：① 以ATP形式产生细胞能量；② 产生ROS；③ 调节细胞凋亡。线粒体功能不足可以表现在产能减少和氧化应激等方面。

患有线粒体疾病的人，由于基因改变影响了代谢活动，经常出现重度抑郁症（major depressive disorder，MDD）、双相障碍、精神病和人格改变等症状。双相障碍患者体内ATP合成增多时，神经传导增加，表现为躁狂，而ATP合成减少时则表现为抑郁。此外，神经退行性疾病（如阿尔茨海默病、帕金森病和亨廷顿舞蹈症）患者表现出认知和运动症状。几年前，神经元线粒体功能障碍就已经作为主要病理特征出现。

在过去的10年里，全基因组关联研究（GWAS）已经确定CACNA1C，一个编码Ⅰ型Ca^{2+}通道的α-亚基基因，是引发情绪障碍最大的遗传风险因素之一。Michels等2018年的一项研究表明，在siRNA介导的CACNA1C基因敲除后，经谷氨酸治疗后神经元细胞的线粒体形态、线粒体膜电位和ATP水平得到保留。这些研究有力地支持了线粒体功能障碍和情绪疾病之间存在联系，精神分裂症破坏蛋白1（disrupted in schizophrenia 1，DISC1）的功能加强了这种联系。

DISC1是一种支架蛋白，参与细胞内细胞器的功能，并与认知和情感缺陷有关。DISC1变异（单倍型、单核苷酸多态性和复制数变异）与BD和MMD相关。DISC1在线粒体相关膜中富集，并与Ⅰ型1，4，5-三磷酸肌醇受体（IP3R1）相互作用，调节内质网-线粒体Ca^{2+}转移。在小鼠皮质神经元中，DISC1功能障碍已被证明会破坏Ca^{2+}转移，导致氧化应激后线粒体中异常Ca^{2+}积累，影响线粒体功能。此外，DISC1在轴突和树突中作为线粒体动力学的重要调节器，介导内质网和线粒体之间的运输、融合和交叉，而作为情绪障碍的重要遗传危险因素的病理性DISC1亚型破坏了这一关键功能。有试验证明，将SH-SY5Y细胞的DISC1基因沉默可降低NADH脱氢酶活性，降低ATP产生和分解氧化磷酸化复合物。因此，DISC1在调节线粒体分布、ATP合成和钙缓冲方面的主要功能可能在精神疾病中被破坏。

氧化应激会促进血管和促炎分子的分泌，这些分子导致神经炎症。线粒体是胞内ROS产生的主要来源，而胞内ROS被认为是一种第二信使，参与了细胞凋亡等生理过程。在凋亡过程中，线粒体、细胞膜和胞质产生的多种细胞信号被激活。此外，线粒体可感受到这些细胞信号，通过释放凋亡前因子进入胞质进而导致细胞凋亡，如Smac-DIABLO和cyt c。

NDUFS8（复合物Ⅰ）是线粒体基因之一，是ROS产生的主要来源，可引起蛋白质的氧化损伤。此外，蛋白质氧化（羰基含量）和酪氨酸硝化（3-硝基酪氨酸水平）可作为线粒体蛋白氧化损伤的标志，以提高对BD发病机制的理解。Andreazza等采用免疫印迹法、分光光度法、竞争性酶免疫分析法对双相障碍组和对照组的前额叶皮层进行评估，以确定复合物Ⅰ的表达和活性以及线粒体氧化损伤的组间差异。评估结果为NDUFS7和复合物Ⅰ活性水平在双相情感障碍患者中显著降低，但在抑郁症和精神分裂症患者中与对照组相比没有变化。通过蛋白质羰基化测量蛋白质氧化水平在双相情感障碍组显著增加，在抑郁症或精神分裂症组与对照组相比没有增加。在双相情感障碍和精神分裂症组中3-硝基酪氨酸水平升高。由此可以得出结论，复合物Ⅰ的损伤可能与双相情感障碍患者前额皮质中蛋白质氧化和硝化作用的增加有关。因此，复合物Ⅰ活性和线粒体功能障碍可能是双相障碍潜在的治疗靶点。

当线粒体结构的完整性受到破坏、线粒体膜的通透性增加时，线粒体

Ca^{2+}内流增加。Ca^{2+}急剧升高一方面加速了黄嘌呤脱氢酶和黄嘌呤氧化酶的转化，增加了氧自由基的生成；另一方面激活了磷脂酶A2和磷脂酶C，使线粒体膜磷脂大量降解，造成线粒体膜内花生四烯酸含量成倍增加，电子传递链的活性降低。呼吸链的损伤使线粒体合成ATP的功能发生障碍，氧化磷酸化功能受损，导致Ca^{2+}内流、氧自由基生成，加剧氧化应激反应，结果造成线粒体呼吸功能障碍、能量代谢衰竭；同时Ca^{2+}升高可加重脂质过氧化对线粒体的损害。膜电位和膜流动性下降还使线粒体基质体积变化和ATP产生减少，离子转运功能障碍，细胞内钙离子超载，线粒体肿胀、空泡化、嵴断裂，最终线粒体功能无法维持而导致细胞死亡。

线粒体解偶联蛋白2（uncoupling protein 2，UCP2）是位于线粒体内膜上的载体蛋白家族成员，发挥“质子漏”功能，消耗线粒体质子驱动力，减少ROS生成，调节炎症反应。利用UCP2敲除小鼠建立CMS抑郁模型，发现UCP2敲除能够加重小鼠的抑郁症状，提示线粒体氧化应激及炎症反应对于抑郁等情绪有一定影响。

2. 线粒体与神经细胞凋亡

如图2-3-37所示，线粒体毒素解偶线粒体呼吸链，导致线粒体直接损伤，线粒体功能障碍会导致细胞凋亡。线粒体损伤导致细胞内ROS的增加和细胞内ATP的减少。此外，线粒体损伤促进兴奋性毒性，增加细胞内Ca^{2+}水平，从而导致Ca^{2+}依赖性酶如钙蛋白酶Ⅰ、磷脂酶α2和一氧化氮合酶（nitric oxide symthase，NOS）的激活。所有这些事件都促进了细胞的不同死亡途径。

当线粒体去极化或者胞质中的Ca^{2+}浓度升高时，与Dnm1p蛋白（Drp1）相互作用的钙调神经磷酸酶会被激活，使得Drp1发生钙调磷酸酶依赖去磷酸化，Drp1会定位到线粒体，调控线粒体的裂变，线粒体裂变活跃会产生过多的ROS，氧化细胞内的蛋白、磷脂和DNA，破坏线粒体膜的结构，引起线粒体膜去极化和线粒体通透性转换孔的开放，通过线粒体介导的凋亡通路导致海马体损伤。海马体神经元缺氧复氧损伤过程中发生细胞凋亡亦可导致海马体的损伤，进而影响情绪。

3. 线粒体与情绪障碍

（1）MDD

在MDD中，氧化磷酸化的紊乱和线粒体ATP产生的减少会显著促

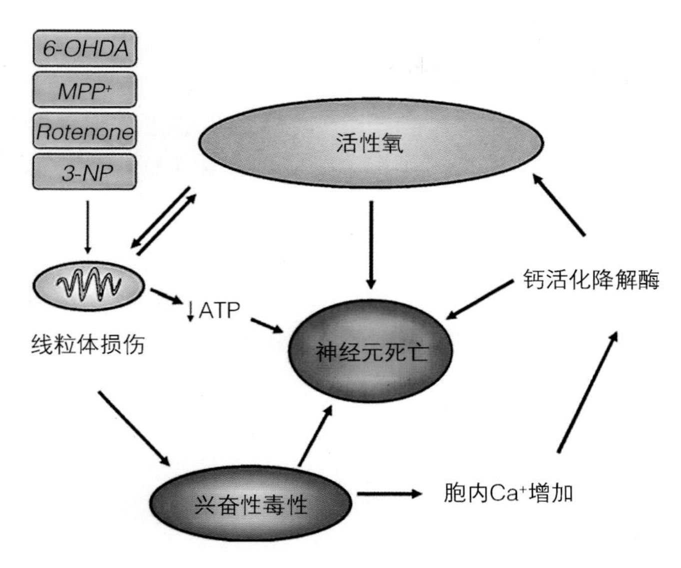

图 2-3-37　线粒体毒素引发的细胞内恶性循环

进神经可塑性和神经发生的受损，这被认为是抑郁症的神经生物学特征。研究表明，与年龄匹配的对照组相比，MDD 患者脑组织中 ATP 水平降低，抑郁症患者外周血管中呼吸作用减弱。

线粒体是ROS的主要来源，ROS的过度生成和（或）抗氧化防御的缺失会导致氧化应激。有研究支持氧化应激和抑郁之间存在密切联系。如MDD患者小脑内ETC复合物Ⅰ亚基氧化损伤增加，mRNA和蛋白质水平降低。同时，非酶促抗氧化剂和酶促抗氧化剂的水平降低。

线粒体是高度动态的细胞器，它会经历永久的裂变和融合过程。结构动力学的损伤会导致能量供应减少、线粒体功能障碍和ROS生成增加，这与包括MDD在内的精神疾病的患病风险增加密切相关。

（2）肝郁症

有文献表明，中医肝郁症的生物学机制与线粒体生物合成密切相关。肝郁症状态下，人体受到长期压力和应激刺激，线粒体生物合成系统的神经保护作用被减弱，生物合成效率降低，膜电位流动性下降。此外，肝郁症的动物模型中线粒体出现明显的肿胀，基质减少，部分线粒体溶解，内外膜不清晰等线粒体结构损伤，导致中枢神经细胞线粒体功能障碍，ATP供应不足，导致单胺传递能力减弱，引起下丘脑–垂体–肾上腺轴（the hypothalamic-pituitary-adrenal axis，HPA轴）递质释放失衡并伴有交感神经紊乱，血浆促肾上腺皮质激素（adrenocor ticotropic hormone，ACTH）含量降低，促肾上腺皮质素释放激素（corticotropin releasing hormone，CRH）和皮质醇（corticosterone，CORT）含量升高，大鼠垂体相关受体蛋白的基因表达均明显异常，最终体现为情绪躁怒或抑郁。

4. 应激与HPA轴

慢性应激会部分地通过过量的谷氨酸和皮质酮（CORT）分泌物来影响整个大脑的神经元可塑性，这些分泌物以改变树突区域的功能特性的方式对其进行重塑。过量的CORT会损害神经元对5-HT和神经营养素的敏感性，导致突触数量和神经递质的减少。在海马体和皮层，慢性应激和CORT抑制长时程增强，产生树突状萎缩，并最终导致细胞死亡。

有研究在啮齿类动物应激模型中发现，应激产生的激素CORT能够通过调控线粒体融合蛋白2（mitofusin2，Mfn2）表达而影响脑组织的线粒体结构及功能。以上试验都表明，应激很可能会导致神经递质胞体中线粒体损伤，ATP减少，从而导致突触数量和神经传递的减少，同时还能介导细胞凋亡，进而影响相关神经环路，引起抑郁等情绪甚至退行性神经病变。

HPA轴的急性激活在急性应激反应中起着重要作用。然而，HPA轴的持续活化和糖皮质激素的持续增加被证实与MDD有关。抑郁个体血浆皮质醇浓度升高，HPA轴对地塞米松的敏感性降低。糖皮质激素受体（glucocorticoid receptor，GR）介导HPA轴的负反馈，即皮质醇抑制其分泌的能力。在抑郁和慢性应激的情况下，下丘脑和垂体中GR的表达减少导致负反馈脱敏，从而导致HPA轴亢进，糖皮质激素的合成和分泌持续增加。

约在85%的MDD研究中发现了糖皮质激素抵抗和促炎信号增强。促炎细胞因子通过降低GR的表达和功能参与糖皮质激素抵抗，导致炎症反应的显著增加。糖皮质激素抵抗增加了皮质醇的产生和炎症信号，这是共存的生物反应，影响了抑郁症的治疗反应。

综上所述，线粒体失衡失能与脑功能障碍、情绪相关问题密切相关，而拯救线粒体功能不但是从根源防治情绪相关问题的办法，也是改善治疗效果的关键途径。

（申　远　魏小怡）

二、线粒体失能与正性激素缺乏

在机体内，经血流运送并被位于靶细胞上或内部的受体识别而传递信息的任何分子，理论上均被称为激素。有机体中的激素分子多种多样，数量庞大。激素按化学结构可大致分为四类：第一类为类固醇，如肾上腺皮质激素（皮质醇、醛固酮等）、性激素（雌激素、孕激素及雄激素等）。第二类为氨基酸衍生物，有甲状腺激素、肾上腺髓质激素、松果体激素等。第三类为肽与蛋白质，如下丘脑激素、垂体激素、胃肠激素、胰岛素、降钙素等。第四类为脂肪酸衍生物，如前列腺素。

激素的生理作用非常复杂，大概可归纳为6个方面：① 通过调节蛋白质、糖和脂肪等三大营养物质和水、盐等代谢，为生命活动提供能量，维持代谢的动态平衡。② 促进细胞的增殖与分化，影响细胞的衰老，确保各组织、各器官的正常生长、发育以及细胞的更新与衰老。例如生长激素、甲状腺激素、性激素等都是促进生长发育的激素。③ 促进生殖器官的发育成熟、生殖功能以及性激素的分泌和调节，包括生卵、排卵、生精、受精、着床、妊娠及泌乳等一系列生殖过程。④ 影响中枢神经系统和自主神经系统的发育及其活动，与学习、记忆及行为的关系。⑤ 与神经系统密切配合调节机体对环境的适应。⑥ 在治疗肿瘤时，单一激素有促进肿瘤生长的作用，而多激素联合应用时有抑制肿瘤生长的作用。

（一）甲状腺激素

甲状腺激素（thyroid hormore，TH）包括T_4和T_3。甲状腺激素在甲状腺滤泡细胞内合成，受下丘脑–垂体–甲状腺轴的调节。TH作用于机体的所有器官和组织，对生长、发育、代谢、生殖和组织分化等各种功能均有影响。TH的作用主要是通过调控靶基因的转录和蛋白质的表达实现的。TH提高大多数组织的耗氧量，使产热增加。解偶联蛋白（UCP）是一种质子转运蛋白，存在于线粒体膜中，主要在棕色脂肪组织中表达。UCP被激活后，线粒体膜内外的质子电化学梯度减小（或消失），ATP生成“短路”，化学能不能用于ATP生成而以热能释放。T_3会加速线粒体呼吸过程，促进Na^+/K^+–ATP酶活性，并直接促进UCP基因的编码和翻译过程。TH作用于物质代谢的不同环节，对糖、脂肪、蛋白质、矿物质、水与电解质、维生素等的代谢均有影响。TH主要通过调节核内基因转录来调节线粒体功能。近年发现线粒体内也存在甲状腺激素受体（mt-TR），说明TH可直接调节线粒体功能。Mt-TR与核甲状腺激素受体（thyroid hormone receptor，TR）同源，也为配体依赖性受体，和线粒体的有氧呼吸、线粒体的基因转录和生成有关。肿瘤细胞较正常细胞摄取了更多的能量，大量消耗的TH，导致细胞线粒体受损，细胞正常供能下降，机体热能下降，容易累及心脏、肌肉、骨骼等器官正常代谢。补充TH可以通过参与调节呼吸链功能逆转线粒体损害。TH与线粒体的受体P43结合，激活cyt c氧化酶活性，增加线粒体膜电位，使呼吸链功能加强，P43还可通过增加线粒体相应蛋白的合成增强呼吸链功能。

（二）生长激素

生长激素（growth hormone，GH）是腺垂体合成量最多的一种蛋白质激素，正常成人垂体含5 ～ 10 mg。GH的主要功能是促进生长，它的基本代谢效应是为了达到促进生长的目的，其大部分促生长效应是由胰岛素样生长因子-1（insulin-like growth foctor-1，IGF-1）介导的。GH通过IGF-1增加蛋白的合成，即通过增加氨基酸的摄入和直接加速mRNA的转录与翻译实现。GH降低蛋白分解，动员脂肪作为更高效的能量来源。GH直接引起脂肪组织释放脂肪酸，增强脂肪酸转化为乙酰辅酶A而产能。GH也影响糖类的代谢。GH过量时降低糖类的利用，抑制细胞摄取葡萄糖，导致胰岛素抵抗。

垂体和循环中的GH是包括多种形式的单体、同源或异源单体的聚合体、分子的片段和单体与其结合蛋白的复合体等。GH与细胞膜上的受体结合，刺激受体及多种细胞内蛋白的酪氨酸磷酸化。奇怪的是，GH/泌乳素（PRL）细胞因子受体家族成员的胞内部分均不存在同源序列，但却分享共同的信号途径。配体结合胞膜受体，诱导二聚化、激活胞内JAK-2，并进一步将信号向下游转导。JAK激酶的激活出现胞内多种蛋白的磷酸化，主要有JAK-STAT途径、ERK1和ERK2（MAP激酶途径）、S6激酶途径等。DAG/PKC还参与了GH的胰岛素样效应途径，G-蛋白、磷脂酶C参与了GH的胰岛素抵抗效应及降脂效应。因此，GH可能依赖于靶细胞自身的特异性，选择和利用其中一种或多种信号途径来转导GH的信号。当肿瘤发生时，细胞线粒体功能下降，GH不能与细胞膜上的受体有效结合，无法分解蛋白及动员脂肪作为能量来源，就无法维持细胞的正常功能。

（三）皮质醇

1. 皮质醇

肾上腺激素可分为肾上腺皮质激素和肾上腺髓质激素。肾上腺皮质分泌的是类固醇类激素，其中最重要的是皮质醇（glucocaticoid，GC）、血浆醛固酮（aldosterone，ALD）和雄性类固醇激素。肾上腺皮质激素为甾体类激素。在酶的催化下，肾上腺皮质以胆固醇为原料，合成肾上腺皮质激素，因此被统称为类固醇类激素。已知从肾上腺提取的类固醇物质超过50种，其中大部分不向腺外分泌。在肾上腺静脉血中可检测到18种类固醇物质，即皮质醇、皮质酮、11–去氧皮质醇、11–去氧皮质酮、皮质素、ALD、18–羟–11–去氧皮质酮、孕酮、17羟–孕酮、11β–羟–孕酮、11酮–孕酮、孕烯醇酮、17羟–孕烯醇酮、20α–羟孕烯–3–酮、Δ^4–雄烯二酮、11β–羟–Δ^4–雄烯二酮、脱氢异雄酮（DHEA）、硫酸脱氢异雄酮（DHEAS）。

肾上腺富含胆固醇（主要为酯化胆固醇）。用于类固醇激素合成的胆固醇（80%）主要来源于血浆中的低密度脂蛋白（LDL）或高密度脂蛋白（HDL）。小部分在肾上腺皮质由乙酸或乙酸盐经甲基戊酸、鲨烯途径合成胆固醇。胆固醇酯在被用作合成类固醇激素的原料时，在细胞内再度被水解为游离胆固醇，然后进行转化。经一系列酶促反应，产生多种中间产物，最后形成皮质醇、ALD和少量性激素。反应在线粒体和滑面内质网中进行。循环血液中的类固醇激素大部分与血浆蛋白结合。主要的结合蛋白有：① 皮质类固醇结合球蛋白（corticosteroid-binding globulin，CBG）或称皮质激素转运蛋白（transcortin）。② 睾酮结合球蛋白（testosterone-binding globulin，TeBG）或称性激素结合球蛋白（sex hormone-binding globulin，SHBG）。③ 白蛋白。结合球蛋白具高亲和力和低结合容量特性，而白蛋白则相反。在生理状态下，89%以上的血液循环中的皮质醇与CBG和白蛋白相结合，其中大部分与CBG结合，在能与CBG结合的类固醇激素中，皮质醇与CBG的结合亲和力最高。结合达到动态平衡时，血浆游离皮质醇含量低于血浆皮质醇总量的8%（37℃）。若血皮质醇超出CBG的结合容量，就转而与白蛋白结合。白蛋白结合和游离皮质醇相平衡后，游离皮质醇量相当于总皮质醇量的35%，即血浆总皮质醇浓度越高，游离皮质醇上升越多。

在到达靶组织和靶细胞后，肾上腺皮质激素发挥生理效应的方式遵循类固醇激素的作用机制。进入胞质、与胞质内相应的受体蛋白结合形成类固醇-受体复合物，继而进入细胞核内与染色质DNA结合，启动mRNA的转录，新产生的mRNA由核转移至胞质，在核糖核蛋白体上进行翻译，合成新的蛋白质（酶等），在细胞内发挥生理效应。

2. 皮质醇的作用

（1）糖原代谢：GC激活糖原合成酶，抑制糖原磷酸化酶。

（2）糖异生：GC增加肝中葡萄糖生成，GC也能直接激活肝糖异生酶，例如葡萄糖-6-磷酸酶和磷酸烯醇式丙酮酸羧激酶（phosphoenolpyruvate carboxykimase，PEPCK）。GC诱导PEPCK基因转录，增加PEPCK活性。GC增加靶组织对CA的敏感性，脂肪分解增加，所释放的甘油为葡萄糖生成提供底物，而释放的脂肪酸则为糖异生提供能量。

（3）脂代谢：GC快速激活脂肪分解。在去肾上腺动物模型中，脂肪分解活性下降，继而血浆游离脂肪酸水平下降。

（4）对免疫和炎症的影响：GC能影响免疫细胞的迁移，促使免疫细胞进入或离开血液循环。GC能抑制中性粒细胞向炎症部位聚集，从而抑制局部的炎症反应。GC能促进淋巴细胞凋亡，GC诱导的细胞凋亡由GR所介导，但显然无需转录激活过程。因为已经发生变异的GR虽然丧失了转录激活功能，但仍能启动凋亡过程。目前认为GC对于细胞因子生成的广泛抑制是GC抑制免疫的重要特性。GC通过诱导胞质核因子-κB（NF-κB）的抑制因子（IκB）与NF-κB结合，使NF-κB与胞质隔绝，阻止核的易位而发挥其对NF-κB激活的抑制作用。GC可直接或通过作用于单核细胞和T细胞亚群而间接调节B细胞功能。在T细胞产生的细胞因子（例如IL-4）的刺激下，休眠的B细胞被激活、增殖，分化成熟，产生免疫球蛋白。GC抑制单核细胞分化成巨噬细胞，也抑制巨噬细胞的吞噬功能和细胞毒性作用。

（5）应激作用：在受到伤害性刺激后，血中的ACTH和GC迅速升高，这种非特异性的全身反应被Seyle称为应激反应（stress）。应激时，在肾上腺分泌GC的同时，交感肾上腺髓质也兴奋，血中CA的量增加。当肿瘤发生时，肿瘤细胞对GC的大量摄取和消耗，影响了GC对正常细胞的作用，降低了GC对免疫的监视和防御。

（四）褪黑素

松果体（pineal body）主要合成和分泌褪黑素（melatonin，MLT），是一个重要的神经内分泌器官，其作用十分广泛，对机体的生殖系统、内分泌系统、生物节律、免疫系统、中枢神经系统和许多代谢过程等都有调节作用。褪黑素的分泌具有较明显的昼夜节律性，而视上核（suprachiasmatic nudeus，SCN）则为这一节律的调节来源，光照通过视网膜-下丘脑束将神经冲动传递给视上核后，能使SCN的活动及褪黑素的昼夜节律分泌与24 h明暗周期同步化。支配松果体的交感神经节后纤维末梢释放的NE是光照影响褪黑素合成分泌的中介物。光照可通过特定途径抑制NE的释放，而在外环境黑暗时，松果体内的交感神经元活动明显增强，释放较多的NE。NE与松果体细胞膜上的受体结合，促进色氨酸进入细胞内。与此同时，NE与受体结合后cAMP促进色氨酸羟化酶将色氨酸合成为5-羟色胺，然后进一步合成为褪黑素。

褪黑素对机体的代谢和免疫等有重要作用，主要包括以下7个方面。

（1）中枢神经系统：褪黑素有镇静、催眠、镇痛、抗惊厥、抗氧化、影响下丘脑神经内分泌激素的释放、调节昼夜节律等多种作用。

（2）免疫系统：褪黑素有免疫调节作用，如刺激免疫细胞的分裂、增殖，或直接作用于人的淋巴细胞，提高其免疫功能，并可升高化疗患者的血小板数和白细胞数。褪黑素还可辅助肿瘤坏死因子（TNF）或IL-2等治疗癌症患者，增加T淋巴细胞、自然杀伤细胞和嗜酸性粒细胞的数目，并可防止巨噬细胞介导的血小板破坏。

（3）生殖系统：女性体内夜间PRL过高可能与夜间褪黑素分泌增多有关。夜间使用褪黑素可提高正常月经周期女性PRL的脉冲释放量。尽管更年期男性体内褪黑素浓度下降不伴有明显的生殖功能变化，但褪黑素对男性生殖系统亦有调节作用，褪黑素对HPA轴可能也有作用，并进而影响青春早期的神经-内分泌-生殖功能。

（4）心血管系统：褪黑素可使心脏血流动力学节律恢复正常，降低血压，减少心肌能量消耗。

（5）呼吸系统：研究发现肺组织上存在褪黑素结合位点，褪黑素对气道平滑肌有直接作用。人体气道张力的昼夜节律性改变可能与褪黑素的节律有一定关系。

（6）泌尿系统：在人肾脏皮质组织中均发现了褪黑素受体，其受体作用由G蛋白介导，通过抑制腺苷环化酶发挥作用。肾脏近曲小管可能是褪黑素作用于肾脏的主要部位。褪黑素对尿液的形成、浓缩与稀释、电解质排泄和重吸收及肾素分泌均有调节作用。

(7)消化系统:结肠黏膜组织存在褪黑素结合位点,褪黑素可能通过其在结肠黏膜上的受体来影响人体结肠功能。褪黑素对胃肠道有免疫保护作用,可阻止结直肠癌的发展,使局部免受自由基的损伤。褪黑素也可能参与脂肪酸的摄取与代谢。

(五)类固醇激素(孕烯醇酮、DHEA、雄激素、雌激素)

线粒体内膜还能将胆固醇转化成孕烯醇酮,这是其他类固醇激素(包括雄激素和雌激素)的前体。所以线粒体功能正常时,体内的性激素水平也正常;而雄激素和雌激素也会反过来调节细胞内的线粒体数量,线粒体功能与激素水平之间会形成或良性或恶性的循环。

孕烯醇酮是合成黄体酮、非那甾胺等的重要中间体,是合成主要类固醇激素的前体物质。类固醇激素主要在肾上腺、性腺和胎盘合成,也可以在神经分区合成,其他组织合成类固醇激素的量小得多。所有类固醇激素的合成途径相似。胆固醇在线粒体中代谢为孕烯醇酮,所有的类固醇源于孕烯醇酮。孕烯醇酮自然生成黄体酮、糖皮质激素、盐皮质激素和DHEA,DHEA再代谢成雄激素和雌激素。所有类固醇激素均由前体胆固醇合成。用于合成类固醇激素的胆固醇80%来自食物,在血浆中以LDL颗粒形式运输。ACTH促进胆固醇摄取,提高LDL受体活性且提高胆固醇摄取。类固醇合成过程的第一步(胆固醇转变成孕烯醇酮)发生在线粒体内。然而,胆固醇不能自由进入线粒体,必须通过胞质携带到内层线粒体膜。游离胆固醇在水性胞质内呈不溶性游离状态,它与固醇载体蛋白-2(SCP-2)结合,后者在向线粒体运输中发挥重要的作用。一旦运输到线粒体附近,胆固醇必须跨越外层线粒体膜和膜间隙而到达内层线粒体膜,第一个类固醇羟基化酶P450scc位于内层膜上。因为类固醇不能储存,所以类固醇合成及其停止必须得到精确和灵敏的控制。激素以游离和与血浆蛋白结合两种形式在血液中循环。不同激素的血浆结合程度明显不同。

目前认为,在性成熟后一段时间内睾丸间质细胞的数量保持相对稳定,在垂体分泌的黄体生成素(luteinizing homeone,LH)的刺激下,间质细胞的数量显著增加。LH通过线粒体途径合成睾酮,其信号通路如下:LH作用于睾丸间隙细胞(leyding cell,LC),与LC细胞膜上的受体结合,再与G蛋白偶联,激活腺苷酸环化酶。腺苷酸环化酶促使ATP转变成环磷酸腺苷（cyclic adenosine monophosplate，cAMP），由此激活了cAMP依赖的蛋白激酶A（PKA）。PKA进一步磷酸化，促进类固醇激素生成酶，如快速调节蛋白（StAR）的表达。位于线粒体外膜上的StAR能促进胆固醇向线粒体的内膜转运，并在胆固醇侧链裂解酶（P450scc）的作用下，使胆固醇转化为孕烯醇酮。孕烯醇酮再通过内质网上的3-羟类固醇脱氢酶（3β-Hydroxysteriod dehydrogenase，3β-HSD）作用转化为孕酮。孕酮在17β-羟化酶（17β-hydroxylase CYP17）的作用下转变成雄烯二酮，最终通过内质网上的17β-HSD的作用转变成雄激素——睾酮。线粒体外膜上分布着多种呼吸链酶及酶复合体，如酶促反应中睾酮合成的关键酶类固醇激素合成快速调节蛋白（StAR）和P450scc，这些睾酮合成关键酶在LC内催化复杂的生物学过程以合成睾酮。Hales等研究表明，线粒体只有正常并保持稳定活力才能使细胞合成睾酮，因此线粒体的完整性或损伤程度与睾酮合成水平有着密切联系。

当肿瘤细胞无限增殖时，线粒体内氧化应激增多，ROS生成增多，mtDNA突变，导致细胞的线粒体功能发生障碍，胆固醇在线粒体内不能正常合成类固醇激素或激素合成明显下降，不能支持正常细胞的有氧代谢（三羧酸循环），合成ATP水平下降，ROS生成增多和累积，又进一步损伤了线粒体，导致恶性循环。最终导致机体内激素水平显著下降。

胆固醇是一种重要的脂类物质，在体内有重要的生理功能，其大部分在肝脏转变成胆汁酸盐，随胆汁排入消化道参与脂类的消化吸收。胆固醇也是构成细胞膜的重要成分，与生物膜系统的稳定有密切关系。胆固醇在肾上腺皮质中转变成肾上腺皮质激素，在性腺中转变成性激素。所以，胆固醇是体内不可缺少的一种物质。近年来国内外报道生殖肿瘤、乳腺癌、肝癌、肺癌等患者体内LDL代谢明显增多，可能是由于肿瘤细胞复制的加速和失控，肿瘤细胞的生长需要高浓度胆固醇，对胆固醇的需求量大幅度增加，以满足肿瘤细胞合成细胞膜的需求；肿瘤细胞也需要大量的胆固醇来满足其有丝分裂。肿瘤细胞旺盛的分裂能力导致其对胆固醇的需求量激增，导致LDL代谢增加，使细胞大量从血液中LDL颗粒内摄取胆固醇，导致体内胆固醇水平下降。有研究报道，死于肿瘤的人基线血胆固醇水平显著低于存活者，并且研究发现肿瘤患者血胆固醇水平以每3年0.13 mmol/L的速度递减。研究也证实，大部分肺癌患者体内胆固醇水平低。当胆固醇被肿瘤细胞大量消耗降低后，体内可以被用来合成激素的胆固醇原料也大大减少，最终使得激素合成明显减少。

肿瘤尤其是恶性肿瘤严重危害着人类的健康，其发生机制非常复杂。线粒体是细胞中提供能量的细胞器，被称为细胞的“能量工厂”。科学家发现，线粒体在肿瘤发展过程中扮演了一种全新的角色，肿瘤细胞需要线粒体才能存活并增殖。肿瘤细胞在线粒体受损后，会从周围健康细胞中夺取线粒体，以恢复功能。但肿瘤细胞“觊觎”的不仅是线粒体提供能量的能力。线粒体除了提供能量外，更重要的是在生成遗传物质DNA的基本组成单元核酸前体过程中发挥关键作用。许多肿瘤细胞不需要线粒体提供的能量就能存活，但肿瘤细胞没有线粒体就不能生成新的DNA链（增殖形成肿瘤），所以线粒体在肿瘤形成过程中发挥关键作用。正常细胞的增殖受整体调控，而肿瘤细胞具有不受调控的增殖能力，因此认为肿瘤是一个失去整体调控的细胞群体。激素作为机体重要的调节物质，在这样的调节失控中发挥着重要作用。激素发挥其调节作用时，必须通过特异性受体的介导。研究发现，内分泌腺以外的某些肿瘤在癌变过程中，部分或全部保留了激素受体，其生长和分裂受激素环境的影响，这类肿瘤称为激素依赖性肿瘤；而另一些肿瘤则缺乏激素受体，其生长和分裂不受激素环境的影响，被称为非激素依赖性肿瘤。研究发现，部分肺肿瘤细胞含有雌激素受体和孕激素受体，这些肿瘤有雌激素依赖性，其发生、发展可能受雌激素调控。研究认为，雌激素对肺肿瘤的作用可能是以受体为中介的，雌激素进入靶组织，在胞质里与水溶性受体蛋白ER结合成激素-受体复合物，经过转化和移位进入细胞核成为核受体，核受体对DNA有高度亲和作用，经转录、翻译作用可产生具有生物调节活性的蛋白质，从而影响细胞的代谢、生长、分裂等生物学行为。对于激素依赖性肿瘤，激素是其生长的良好基质，因此肿瘤细胞在增殖时也消耗了激素。最终体内的激素水平因消耗过度而下降。

（曲　伸　钱春花）

三、线粒体失能与免疫系统异常

免疫系统（immune system）是脊椎动物和人类的防御系统。它与神经系统、内分泌系统、呼吸系统一样，是维持机体正常生理活动的重要系统。免疫系统包括免疫器官、免疫细胞及免疫分子。免疫器官分为中枢免疫器官和外周免疫器官两种，前者包括骨髓和胸腺，后者包括脾脏、淋巴结以及黏膜与皮肤相关淋巴组织；免疫细胞包括T淋巴细胞、B淋巴细胞、吞噬细胞、树突状细胞、NK细胞，NKT细胞及嗜酸性粒细胞与嗜碱性粒细胞等；免疫分子包括TCR、BCR、CD分子、黏附分子等膜型分子以及免疫球蛋白、补体与细胞因子等分泌型分子。免疫系统通过识别和清除外来入侵抗原以及体内突变或衰老细胞，维持机体内环境稳定，其功能可概括为三点：免疫防御、免疫监视及免疫自稳。

线粒体是人体细胞的能量工厂，通过电子传递链进行的氧化磷酸化（OXPHOS）是免疫应答的激发及蛋白质合成所需能量的重要来源。但供能并不是线粒体与免疫功能之间唯一的联系。越来越多的研究表明，线粒体是先天性和适应性免疫过程的关键媒介。由于线粒体既是引发免疫反应所需能量的来源，又是许多病原体的靶标，因此免疫系统必须具有完整的线粒体功能，才能保障免疫信号转导的正常运行。实际上，有研究发现线粒体是免疫应答反应的调节中心，线粒体蛋白可参与多种免疫级联反应，从而影响免疫功能。

（一）线粒体与感染免疫

机体应对感染主要靠非特异性的固有免疫。固有免疫反应包括组成性成分和快速诱导成分，使得机体能够对病原体暴露和组织损伤立即做出反应。当树突状细胞、巨噬细胞和各种非专业免疫细胞的模式识别受体（pattern recognition-receptor, PRR）识别到病原体相关分子模式（pathogen-associated molecular patteras, PAMP）时，就会触发机体对病原体的固有免疫。PRR对PAMP的识别会引发炎症反应及固有免疫过程，快速清除病原体。固有免疫产生的信号分子具有局部与全身作用，PAMP识别病原体产生的信号分子同样可以激活更具特异性和长期性的特异性免疫应答。先天性免疫应答的性质取决于激活的PRR及其对应的PAMP的特性，因此，病原体类型不同，产生的免疫级联反应也不尽相同。例如，病毒或细菌的PAMP会触发特定的信号级联反应，但有时也会发生重叠。而线粒体蛋白参与了其中的一个或多个步骤。最近研究发现，保证线粒体的活性对固有免疫反应的有效进行是至关重要的。

1. 线粒体与抗病毒免疫

抗病毒免疫应答是通过以下两种PRR介导的：Toll样受体（toll-like receptor, TLR）或视黄酸诱导型基因1（retina cacidinduciblegene–1，

RIG-1）受体。TLR主要存在于专职免疫细胞中，可以识别细胞表面或细胞质中的病毒PAMP。RLR存在于各种细胞中，主要识别细胞质中的病毒RNA。两者均会启动信号级联反应，刺激Ⅰ型干扰素和其他促炎性细胞因子的产生，从而促进瞬时先天和长期的适应性抗病毒防御。RLR，特别是RIG-1和黑色素瘤分化相关基因5（melanoma differentiation-associated protein 5，MDA5），对抗病毒免疫反应具有特异性，对于检测受感染细胞内复制的病毒双链RNA（dsRNA）至关重要。在大多数细胞中，RIG-1和MDA5水平较低，但与配体结合后发生构象变化而致失活［暴露出下游信号转导所需的caspase激活的募集结构域（caspase recruitment domain，CARD）］。尽管RIG-1和MDA5的配体特异性不同（分别为长或短dsRNA），但两者的CARD均可与线粒体外膜的抗病毒信号蛋白（mitochondrial amtiviral signaling，MAVS）相互作用。病毒复制时，RLR启动，富含MAVS的线粒体富集，MAVS激活，募集其他信号分子，包括肿瘤坏死因子受体相关因子6（tumor necrosis factor receptor-associated factor 6，TRAF6），NF-κB和某些干扰素调节因子（IRF3和IRF7），增强机体抗病毒防御能力。这些发现均说明了MAVS对机体抗病毒免疫反应的重要性，而MAVS缺陷的小鼠不能正常发挥IFN-1应答，发挥抗病毒作用。此外，线粒体系统受损、膜电位失衡均会降低机体抗病毒免疫，这也是临床上病毒感染复发的重要原因。

线粒体在抗病毒TLR途径中的参与程度并不十分清楚。最近有研究已经阐明了在TLR7途径中线粒体的重要性。在线粒体膜中组成性表达的蛋白质——MARCH5，可使NF-κB激活剂的抑制剂失活，从而增强TLR7的抗病毒作用。重要的是，当MARCH5错位到细胞质或细胞核时，它的这种特殊功能消失，这也说明了线粒体参与TLR7抗病毒途径的必要性。

2. 线粒体与抗菌免疫

线粒体参与抗细菌感染固有免疫反应的不同阶段，包括调节抗菌ROS的产生及吞噬细胞的吞噬作用。有趣的是，TLR介导的抗细菌免疫与抗病毒免疫不同，其线粒体中的ROS（mitochodrial ROS，mtROS）产生增加，可见mtROS在抗菌过程中起关键作用。在抗菌过程中，吞噬细胞将细菌降解为内体的呼吸爆发过程，NADPH氧化酶介导产生大量ROS，杀死细菌。其中，TLR信号刺激产生的mtROS被认为是吞噬细胞呼吸爆发反应的重要组成部分。

在研究线粒体和mtROS在细菌防御中的作用时，West等发现，通过刺激在巨噬细胞中对细菌敏感的TLR（TLR1、TLR2和TLR4），细胞内线粒体向吞噬体的募集增加，mtROS的产生增加。其中抗菌TLR途径中有两个关键介体：信号传递中间体TRAF6和Toll途径中进化保守的信号传递中间体（evolutionarily conserved signaling intermediate in Toll pathway，ECSIT）。最近发现，ECSIT在电子传递链的复合物Ⅰ装配中起作用，这也就暗示了ECSIT活性对线粒体的重要性。West等发现，在抗菌TLR刺激过程中，胞质ECSIT迁移至线粒体外膜，与TRAF6相互作用，影响线粒体复合物Ⅰ的活性，从而介导mtROS生成增加。而ECSIT缺陷的巨噬细胞的抗菌能力明显减弱，这也就表明，线粒体ECSIT和mtROS在防御细菌感染过程中具有重要意义。此外，研究发现位于线粒体内膜上的线粒体UCP2可通过调节OXPHOS产生的mtROS来介导抗菌反应，而降低细菌攻击过程中线粒体UCP2的表达，可增加mtROS的产生。线粒体效率低下或受抑制的线粒体在细菌攻击过程中产生的mtROS过多或过少，分别具有自身氧化损伤或无法消除细菌攻击的风险。因此，通过UCP2和固有免疫信号维持线粒体ROS稳态，是有机体抵御感染能力的重要组成部分。

线粒体在机体新陈代谢中处于核心地位，这就决定其固有免疫功能的发挥具有重要影响及功能的发挥具有重要影响。例如，在巨噬细胞中，线粒体介导不同的代谢变化使得其向不同的方向极化：经典活化的巨噬细胞（M1）和交替活化（M2）。前者主要利用有氧糖酵解，而后者利用线粒体OXPHOS，从而激活不同的免疫反应。M1巨噬细胞促进炎症，且与肿瘤免疫有关，而M2巨噬细胞主要参与组织修复、代谢稳态和对寄生虫的反应。研究发现，NDUFS4（ETC的复合物Ⅰ的一个亚基）缺陷的小鼠表现出M1极化增强，M2极化弱化。此外，线粒体的代谢变化还表征了树突状细胞的成熟，树突状细胞迅速上调糖酵解同时抑制线粒体呼吸，以满足细胞分化的合成代谢所需。

总之，线粒体参与了与固有免疫功能有关的几个关键过程，包括MAVS介导的RLRs途径的抗病毒免疫；线粒体膜上的MARCH5促进TLR7的抗病毒信号转导；线粒体ECSIT介导细胞内细菌感染部位周围

mtROS增加；线粒体内的代谢变化和生物合成影响免疫细胞分化。线粒体与固有免疫之间的这些联系确保了适应性免疫的激活，为抵抗持续性或反复感染提供更长期的防御。许多固有免疫应答对于正确诱导适应性免疫应答至关重要。例如，由RLR和TLR途径产生的IFN-I都与线粒体功能直接相关，可触发树突状细胞成熟并刺激其活性，进而通过抗原提呈激活适应性T细胞。然而，线粒体在建立适应性免疫应答中的主要作用在于介导适应性免疫细胞分化所必需的代谢转变。

（二）线粒体与肿瘤免疫

在肿瘤免疫的研究中，备受关注的是肿瘤微环境（tumor microenvironment，TME）和肿瘤免疫。而肿瘤微环境中的免疫细胞和线粒体密切相关。下面就肿瘤微环境中的重要成员展开介绍线粒体在肿瘤免疫中的重要地位。

1. 肿瘤相关巨噬细胞

肿瘤相关巨噬细胞（tumor associated macrophage，TAM）是肿瘤微环境中一类具有可塑性及异质性的细胞类群。巨噬细胞是由CD_{34}^{+}骨髓干细胞分化而来的单核吞噬细胞，随着血液循环被募集到组织中并分化成为成熟的巨噬细胞。肿瘤细胞及其微环境会募集单核细胞浸润到肿瘤组织，受肿瘤微环境的影响并分化为TAM。其被认为是炎症和肿瘤发生的关键介质。

在不同微环境的调控下，巨噬细胞能分化成具有不同功能和特征的亚群，包括经典激活的巨噬细胞（classically activated macrophage）或称为M1型巨噬细胞（M1 macrophage）和选择激活的巨噬细胞（alternatively activated macrophage）或称为M2型巨噬细胞（M2 macrophage）。在这些病损组织和疾病微环境条件下，巨噬细胞可能存在介于M1和M2的中间阶段。巨噬细胞可在IFN-γ、脂多糖（lipopolysaccharides，LPS）和肿瘤坏死因子-α（tumor necrosis factor-α，TNF-α）的作用下极化为M1型，能释放炎性细胞因子（IL-1、IL-12、IFN-γ、TNF-α等）和诱导型一氧化氮合酶（nitric oxide synthase，iNOS）等导致炎症反应，同时能够发挥提呈抗原多肽的作用，进而激活机体适应性免疫细胞，包括T细胞和B细胞。固有免疫和适应性免疫联合作用，辅助机体清除入侵的病原体和肿瘤。在IL-4、IL-13等细胞因子的诱导下，巨噬细胞可分化为M2型。M2型巨噬细胞会产生IL-10、TGF-β和前列腺素E2（prostaglandin E2，PGE2）等细胞因子，通过抑制T细胞和NK细胞的增殖和活化，下调机体的抗肿瘤、抗感染的免疫监视功能。在肿瘤微环境中TAM的表型尚不完全清楚。多数研究认为TAM与M2型巨噬细胞相似，但是TAM并不完全都是M2型。也有研究认为肿瘤微环境中M1型和M2型都存在，并在肿瘤的不同阶段起不同作用。在肿瘤微环境中，浸润的巨噬细胞就像一把“双刃剑”，一方面发挥抗原提呈，吞噬杀伤肿瘤细胞的作用；另一方面，可极化为有利于肿瘤生长的M2型或类似的巨噬细胞，引起肿瘤逃逸免疫监视，并且分泌血管内皮生长因子（VEGF）等诱发血管新生，或者降解基底膜，促进肿瘤远端转移和侵袭。

线粒体在调控巨噬细胞的功能和表型调控方面起非常重要的作用。例如Shapiro等研究发现，脂肪组织中的M2型巨噬细胞可促进机体脂肪酸代谢，在线粒体内氧化分解形成花生四烯酸盐15-脂氧合酶（arachidonate 15-lipoxygenase，ALOX15）和环氧化酶I（cyclooxygenase-1，COX1），促进巨噬细胞分泌大量的抑炎因子。在外界环境刺激下，巨噬细胞通过线粒体的氧化磷酸化过程促进细胞释放抑炎因子，极化形成M2型巨噬细胞，而抑制氧化代谢不仅能够阻止这一过程，还能促进巨噬细胞向M1型转化。

此外，TAM的线粒体ROS超过生理水平能够诱导其向M1型极化，TAM内的线粒体ROS水平下降与M2型细胞形成密切相关。例如，还原型烟酰胺腺嘌呤二核苷酸脱氢酶亚基4（NADH dehydrogenase ubiquinone iron-sulfur protein 4，Nduf4）作为线粒体电子传递链复合物I的主要组成部分，能够帮助线粒体建立质子梯度，促进脂肪酸的氧化磷酸化，抑制ROS的产生。而将Nduf4抑制后，能够阻断脂肪酸氧化磷酸化过程，从而驱使巨噬细胞进行糖酵解获取能量，并转向M1型极化。

TAM的极化转化是固有免疫应答中的一个重要环节，在肿瘤中发挥非常重要的作用。线粒体作为细胞代谢的重要场所，对巨噬细胞极化过程发挥重要的调控作用。但是目前仍对线粒体代谢与巨噬细胞极化的相互关系及调控机制等了解甚少，针对该领域的研究可以帮助我们解开更多肿瘤微环境之谜。

2. 骨髓来源的抑制性细胞

骨髓来源的抑制性细胞（myeloid-derived suppressor cell，MDSC）是肿瘤微环境中存在发挥免疫抑制功能的一类关键细胞。MDSC起源于骨髓，骨髓中的造血干细胞在粒细胞-巨噬细胞集落刺激因子（granulocyte/macrophage colony-stimulating factor，GM-CSF），等细胞因子的存在下，经髓系前体细胞分化为未成熟髓细胞（immature myeloid cells，IMC），在正常情况下，IMC会迁移到外周组织中，分化为巨噬细胞、树突状细胞或粒细胞。在急性或慢性感染、创伤或败血病、肿瘤发生发展等环境中，细胞因子促进IMC分化为MDSC。有研究指出，肿瘤微环境中的MDSC可分化为TAM。

MDSC根据功能及分化潜能可以分为两类：（monocytic MDSC，M-MDSC），可根据表面标记分子$CD11b^{+}Ly^{-}Ly6C^{high}$的表达来定义；（Granulocytic，MDSC）（G-MDSC），可根据表面标记分子$CD11b^{+}Ly6G^{+}Ly6C^{low}$的表达来定义。M-MDSC可继续分化为巨噬细胞或树突状细胞，G-MDSC是终端分化的状态，二者高表达（arginase1，ARG1），使得环境中的精氨酸耗竭，从而抑制T细胞的活化。此外，M-MDSC还会高表达，iNOS（inducible nitric oxide synthase）蛋白，介导一氧化氮（NO）的产生，G-MDSC会通过（NADPH）Nicotinamide adenine dinucleotide phosphate，介导ROS的产生，NO和ROS可使T细胞表面TCR信号受阻，抑制T细胞免疫监视功能。MDSC还会表达抑制性细胞因子TGF-β、IL-10、PGE2等发挥免疫抑制功能。MDSC能利用多种机制促进肿瘤发展，包括抑制T细胞活化、诱导其他免疫抑制型的细胞群、调节TME中的炎症、促进免疫耐受或抑制免疫监视等。

研究表明，MDSC也受线粒体的密切调控。MDSC是异种的髓样细胞群体，可通过多种机制（包括线粒体ROS）抑制抗肿瘤免疫力。最近，研究发现未成熟的中性粒细胞还通过线粒体脂肪酸氧化来促进ROS的产生和T细胞的抑制，多不饱和脂肪酸可以促进体外和体内MDSC的发展。Hossain等证明，MDSC增加了肿瘤部位的脂肪酸摄取、线粒体质量和耗氧率。清除或消耗对T细胞功能至关重要的氨基酸是MDSC许多免疫抑制机制的基础。无论采用何种免疫抑制方式，肿瘤微环境都能通过调控线粒体功能来促进调节性T细胞和MDSC的代谢需求，同时限制抗肿瘤T细胞的代谢需求，这一发现突显了肿瘤密切操纵其代谢微环境以保持肿瘤的最佳功能。

3. $CD8^{+}$ T细胞

机体在对抗肿瘤或抗感染时，$CD8^{+}$ T细胞是适应性免疫反应中发挥杀伤功能的一类关键免疫细胞。在TME中，尽管存在一定数量的肿瘤相关抗原（TAA）特异性T细胞，但肿瘤仍会逃逸$CD8^{+}$ T细胞的免疫监视功能。这主要是因为肿瘤患者体内的其他多种免疫抑制细胞或分子，会破坏$CD8^{+}$ T细胞的活化增殖能力或杀伤功能，造成肿瘤逃逸。目前研究表明，在肿瘤的微环境下，$CD8^{+}$ T细胞会处于一种功能耗竭的状态，主要表现为分泌IL−2、IFNγ和TNF−α等细胞因子的能力显著下降以及细胞周期停滞，导致$CD8^{+}$ T细胞不能增殖。耗竭的T细胞会高表达多种“抑制性”受体，包括PD−1、CTLA−4、CD244、B和T细胞，阻断这些表面分子可以挽救$CD8^{+}$ T细胞的增殖、分泌细胞因子和细胞毒性等功能。效应T细胞耗竭是一个分层的或者渐进性的过程，通常发生在反复激活过程中，例如慢性病、慢性感染或者恶性肿瘤等。有多种治疗途径能逆转T细胞耗竭状态，例如封闭PD−L1或PD−1的单克隆抗体，在临床能提高黑色素瘤、肺癌等肿瘤微环境中浸润的T细胞的效应功能，并表现为显著阻断肿瘤发展的临床反应。

线粒体呼吸是T细胞代谢的关键，最近的研究提示癌症患者的T细胞（与健康对照相比）和荷瘤小鼠的肿瘤浸润性$CD8^{+}$ T细胞（与非浸润性$CD8^{+}$ T细胞相比）显示线粒体质量降低以及线粒体功能障碍。与健康对照组相比，慢性淋巴细胞性白血病患者外周$CD8^{+}$ T细胞的线粒体受损。此外，线粒体受损还体现在线粒体动力学和功能失调，包括线粒体ROS水平升高和超极化。ROS参与了TME中T细胞的活化和调节。这些T细胞的正常体外活化可以通过线粒体ROS清除剂或丙酮酸补充剂进行挽救。线粒体的生物发生和功能在功能失调的肿瘤浸润性$CD8^{+}$ T细胞的亚群（特别是耗竭性T细胞）中极为紊乱。总而言之，肿瘤的发生发展与T细胞的代谢紊乱密切相关，包括线粒体动力学，肿瘤细胞的糖酵解活性、浸润性T细胞的抗肿瘤效应功能。

4. $CD4^{+}$ T细胞

作为适应性免疫的一类重要细胞，$CD4^{+}$ T细胞表现出高度的可塑性，具有在不同环境下分化成多个亚型的能力。这些不同分化亚型的$CD4^{+}$ T细胞可以在免疫应答的起始、扩展和记忆阶段协调发挥功能。肿瘤微环境中的$CD4^{+}$ T细胞主要可以分化为Th1、Th2、Th17，具有杀伤功能的$CD4^{+}$ T细胞（CD4 CTL）、滤泡辅助性T细胞（follicular helper T细胞，Tfh）及调节性T细胞（Treg）亚型。表达转录因子T−box transcription factor 21（T-bet）和干扰素（IFN）-γ的Th1细胞通过阻止新血管的形成并促进募集免疫细胞（包括具有肿瘤杀伤活性的$CD8^+$ T细胞和NK细胞）发挥显著的抗肿瘤活性。以GATA-3（GATA binding protein 3）表达为特征的Th2细胞通过分泌细胞因子IL-4和IL-13，促进嗜酸性粒细胞募集而促进抗肿瘤反应，而Th2细胞也能够分泌IL-5发挥促肿瘤作用。Th17细胞的特征是表达ROR（RAR-related orphan receptor）和分泌典型的细胞因子IL-17和IL-21。Th17细胞具有高致病性，可引起严重的炎症，加速自身免疫性疾病的发展。尽管低水平长期暴露于Th17相关细胞因子可能会促进癌症进展，但诱导抗肿瘤炎症活性和Th17细胞的干细胞样特征提示Th17细胞也可能是T淋巴细胞输入疗法（adoptive T-cell therapy，ACT）的重要选择。

在正常情况下，线粒体会促进葡萄糖通过糖酵解模式实现能量释放，使葡萄糖水解后变成丙酮酸，进入三羧酸循环为细胞正常运行提供能量。科研人员发现，在TME中有许多线粒体碎裂的$CD4^+$ T细胞，在这些$CD4^+$ T细胞中，葡萄糖并未通过正常的糖酵解途径代谢，而是通过磷酸戊糖途径合成了大量嘌呤类物质释放到细胞外。

TME中，$CD4^+$ T细胞通过上调多种线粒体基因（FOXP3、IL2RA、CTLA4和TGF-β等）的表达，来诱导调节性T细胞的分化和活化。同时，TME中$CD4^+$ T细胞的分裂融合蛋白（如MIGA2、MFN1、MFN2等）表达异常，线粒体分裂融合障碍，更加促进了线粒体的功能异常，线粒体ROS过量产生，TME中高含量的线粒体ROS可抑制T细胞活化增殖和抗肿瘤等功能。

现在，我们回归到线粒体作为整个免疫系统的能量之源的角度，用动态的观点看待免疫细胞的活动。例如，幼稚的免疫细胞激活和成熟离不开线粒体产能的推动，以T细胞为例，静止的原始T细胞仅需要能量来维持淋巴组织循环，无活性的T细胞主要依靠氧化磷酸化来产生能量。抗原识别使得T细胞活化后，T细胞迅速上调糖酵解和生物合成途径，下调氧化磷酸化以满足增加的能量需求，同时从主要分解代谢状态转变为合成代谢状态。线粒体除了参与代谢变化外，还直接参与幼稚T细胞向成熟效应T细胞的转化。线粒体通过调控钙离子通透量及mtROS的产生，调控T细胞受体和抗原提呈细胞上抗原之间的免疫突触。特别是mtROS的产生已成为T细胞分化过程中的重要细胞信号。例如，通过敲除小鼠相关基因，减少T细胞mtROS产生，小鼠不能启动T细胞的快速分化和增殖。

T细胞激活后，线粒体动力学对于满足不同T细胞类型的不同代谢需求也很重要。例如，与Th17细胞相比，调节性T细胞依赖于增加的氧化磷酸化，而Th17细胞则表现出增强的糖酵解活性以满足生物合成需求。此外，记忆性T细胞与幼稚T细胞相比，线粒体密度增加。记忆性T细胞中大量的线粒体赋予了它们“备用呼吸能力”，这使它们能够在抗原刺激下迅速产生ATP，从而对病原体的反复暴露作出即时反应。此外，在淋巴细胞的趋化作用中，线粒体也起到关键作用。

总体而言，线粒体通过其在ATP产生、生物合成与转化等过程中的核心功能，参与免疫细胞的分化、幼稚细胞的成熟及免疫动态运作，对于机体免疫应答的调控至关重要。

（王红艳　陈香云）

参考文献

[1] Cannataro V L, Mandell J D, Townsend J P. Attribution of cancer origins to endogenous, exogenous, and preventable mutational processes[J]. Molecular Biology and Evolution, 2022, 39(5): msac084.

[2] Babajanyan S G, Koonin E V, Cheong K H. Can environmental manipulation help suppress cancer? Non-linear competition among tumor cells in periodically changing conditions[J]. Advanced Science, 2020, 7(16): 2000340.

[3] Chandan S N, Sharavan V V, Neill P, et al. Defining a metabolic landscape of tumours: genome meets metabolism[J]. The British Journal of Cancer, 2020, 122(2): 136–149.

[4] Pavlova N, Thompson C. The emerging hallmarks of cancer metabolism[J]. Cell Metabolism, 2016, 23(1): 27–47.

[5] Wang JB, Erickson J W, Fuji R, et al. Targeting mitochondrial glutaminase activity inhibits oncogenic transformation[J]. Cancer Cell, 2010, 18(3): 207–219.

[6] Vogelstein B, Kinzler K W. Cancer genes and the pathways they control[J]. Nature Medicine, 2004, 10(8): 789–799.

[7] Lindsey K B, Ralph J D. Metabolic pathways promoting cancer cell survival and growth[J]. Nature Cell Biology, 2015, 17(4): 351–359.

[8] Sun L, Suo C X, Li S T, et al. Metabolic reprogramming for cancer cells and their microenvironment: Beyond the Warburg Effect[J]. Biochimica et Biophysica Acta-Reviews on Cancer, 2018, 1870(1): 51–66.

[9] Pan C, Li B, Simon M C. Moonlighting functions of metabolic enzymes and

metabolites in cancer[J]. Molecular Cell, 2021, 81(18): 3760–3774.
[10] Sun HY, Zhou Y, Michael F S, et al. Metabolic reprogramming in cancer is induced to increase proton production[J]. Cancer Research, 2020, 80(5): 1143–1155.
[11] Wallace, Douglas C. Mitochondria and cancer[J]. Nature Reviews Cancer, 2012,12(10): 685–698.
[12] Porporato P E, Filigheddu N, Pedro BS, et al. Mitochondrial metabolism and cancer[J]. Cell Research, 2018, 28(3): 265–280.
[13] Pfanner N, Warscheid B, Wiedemann N. Mitochondrial proteins: from biogenesis to functional networks[J]. Nature Reviews Molecular Cell Biology, 2019, 20(5): 267–284.
[14] Dunn J D, Alvarez L A, Zhang X, et al. Reactive oxygen species and mitochondria: A nexus of cellular homeostasis[J]. Redox Biology, 2015, 6: 472–485.
[15] Desagher S. Mitochondria as the central control point of apoptosis[J]. Trends in Cell Biology, 2000, 10(9): 369–377.
[16] Van d B A M, Sedensky M M, Morgan P G. Cell biology of the mitochondrion[J]. Genetics, 2017, 207(3): 843–871.
[17] Vander Heiden M G, Deberardinis R J. Understanding the intersections between metabolism and cancer biology[J]. Cell, 2017, 168(4): 657–669.
[18] Xiao J L, Pinchas C, Mariana C S, et al. Mitochondrial biology and prostate cancer ethnic disparity[J]. Carcinogenesis, 2018, 39(11): 1311–1319.
[19] Weiner-Gorzel K, Murphy M. Mitochondrial dynamics, a new therapeutic target for triple negative breast cancer[J]. Biochimica Et Biophysica Acta (BBA)-Reviews on Cancer, 2021, 1875(2): 188518.
[20] Galvan D L, Green N H, Danesh F R. The hallmarks of mitochondrial dysfunction in chronic kidney disease[J]. Kidney International, 2017, 92(5): 1051–1057.
[21] Fang T T, Wang M N, Xiao H Y, et al. Mitochondrial dysfunction and chronic lung disease[J]. Cell Biology and Toxicology, 2019, 35(6): 493–502.
[22] Kodama M, Oshikawa K, Shimizu H, et al. A shift in glutamine nitrogen metabolism contributes to the malignant progression of cancer[J]. Nature Communications, 2020, 11(1): 1320.
[23] Fan J, Lin R, Xia S, et al. Tetrameric acetyl-coa acetyltransferase 1 is important for tumor growth[J]. Molecular Cell, 2016, 64(5): 859–874.
[24] Fan J, Shan C, Kang H B, et al. Tyr phosphorylation of pdp1 toggles recruitment between acat1 and sirt3 to regulate the pyruvate dehydrogenase complex[J]. Molecular Cell, 2014, 53(4): 534–548.
[25] Stacpoole P W. Therapeutic targeting of the pyruvate dehydrogenase complex/pyruvate dehydrogenase kinase (pdc/pdk) axis in cancer[J]. JNCI: Journal of the National Cancer Institute, 2017, 109(11): 10.
[26] Gagliardi P A, Puliafito A, Primo L. Pdk1: at the crossroad of cancer signaling pathways[J]. Seminars in Cancer Biology, 2018, 48: 27–35.
[27] Shao F, Yang X, Wang W, et al. Associations of pgk1 promoter hypomethylation

and pgk1–mediated pdhk1 phosphorylation with cancer stage and prognosis: a tcga pan-cancer analysis[J]. Cancer Communications, 2019, 39(1): 54.
[28] Jasmine L M, Fotini M K, Lisa A, et al. IDH3α regulates one-carbon metabolism in glioblastoma[J]. Science Advances, 2019, 5(1): 0456.
[29] Zeng L, Morinibu A, Kobayashi M, et al. Aberrant idh3α expression promotes malignant tumor growth by inducing HIF–1–mediated metabolic reprogramming and angiogenesis[J]. Oncogene, 2015, 34(36): 4758–4766.
[30] Dang L, Su S M. Isocitrate dehydrogenase mutation and (r)–2–hydroxyglutarate: from basic discovery to therapeutics development[J]. Annual Review of Biochemistry, 2017, 86: 305–331.
[31] Daniel K, Mawuelikem A, Malcolm G, et al. Screen for IDH1, IDH2, IDH3, D2HGDH and l2HGDH mutations in glioblastoma[J]. PLoS One, 2011, 6(5):e19868.
[32] Wu Q, Zhang W, Xue L, et al. Apc/c–cdh1–regulated idh3β coordinates with the cell cycle to promote cell proliferation[J]. Cancer Research, 2019, 79(13): 3281–3293.
[33] Lawrence R G, Sean C T, Eric B T. Regulation of pyruvate metabolism and human disease[J]. Cellular and Molecular Life Sciences, 2014, 71(14): 2577–2604.
[34] Violet A K, Madeline P S, Michael F C, et al. Pyruvate carboxylase and cancer progression[J]. Cancer & Metabolism, 2021, 9(1): 20.
[35] Katherine S, Matthew P F, Michael B Ⅱ , et al. Pyruvate carboxylase is critical for non-small-cell lung cancer proliferation[J]. The Journal of Clinical Investigation, 2015, 125(2): 687–698.
[36] Christen S, Lorendeau D, Schmieder R, et al. Breast cancer-derived lung metastases show increased pyruvate carboxylase-dependent anaplerosis[J]. Cell Reports, 2016, 17(3): 837–848.
[37] Cluntun A A, Lukey M J, Cerione R A, et al. Glutamine metabolism in cancer: understanding the heterogeneity[J]. Trends in Cancer, 2017,3(3): 169–180.
[38] Gao P, Tchernyshyov I, Chang TC, et al. C-Myc suppression of miR–23a/b enhances mitochondrial glutaminase expression and glutamine metabolism[J]. Nature, 2009, 458(7239): 762–765.
[39] Ren J G , Seth P , Clish C B, et al. Knockdown of malic enzyme 2 suppresses lung tumor growth, induces differentiation and impacts PI3K/AKT signaling[J]. Scientific Reports, 2014, 4: 5414.
[40] Antalis C J, Uchida A, Buhman K K, et al. Migration of mda-mb–231 breast cancer cells depends on the availability of exogenous lipids and cholesterol esterification[J]. Clinical & Experimental Metastasis, 2011, 28(8): 733–741.
[41] Kettenbach A N, Rush J, Gerber S A. Absolute quantification of protein and post-translational modification abundance with stable isotope-labeled synthetic peptides[J]. Nature Protocols, 2011, 6(2): 175–186.
[42] Lin Q, He Y, Wang X, et al. Targeting pyruvate carboxylase by a small molecule

suppresses breast cancer progression[J]. Advanced Science, 2020, 7(9):1903483.
[43] Wen Y, Lei X U, Chen F L, et al. Discovery of a novel inhibitor of nad (p)+-dependent malic enzyme (me2) by high-throughput screening[J]. Acta Pharmacologica Sinica, 2014, 35(5): 674–684.
[44] Cederkvist H, Kolan S S, Wik J A, et al. Identification and characterization of a novel glutaminase inhibitor[J]. FEBS Open Bio, 2022, 12(1): 163–174.
[45] Falasca M, Chiozzotto D, Godage H Y, et al. A novel inhibitor of the pi3k/akt pathway based on the structure of inositol 1,3,4,5,6–pentakisphosphate[J]. British Journal of Cancer, 2010, 102(1): 104–114.
[46] David C C. Mitochondrial dynamics and its involvement in disease[J]. Mitochondrial Dynamics and Its Involvement in Disease, 2020, 15: 235–259.
[47] Kameoka S, Adachi Y, Okamoto K, et al. Phosphatidic acid and cardiolipin coordinate mitochondrial dynamics[J]. Trends in Cell Biology, 2018, 28(1): 67–76.
[48] Paradies G, Paradies V, Ruggiero F M, et al. Role of cardiolipin in mitochondrial function and dynamics in health and disease: molecular and pharmacological aspects[J]. Cells, 2019,8(7): 728.
[49] Ahmadpour S T, Mahéo K, Servais S, et al. Cardiolipin, the mitochondrial signature lipid: implication in cancer[J]. International Journal of Molecular Sciences, 2020, 21(21): 8031.
[50] Miranda R G A, Araujo-Chaves J C, Kawai C, et al. Cardiolipin structure and oxidation are affected by Ca^{2+} at the interface of lipid bilayers[J]. Frontiers in Chemistry, 2019, 7: 930.
[51] Schlame, Michael, Greenberg. Biosynthesis, remodeling and turnover of mitochondrial cardiolipin[J]. Biochimica et Biophysica Acta Molecular & Cell Biology of Lipids, 2017, 1862(1): 3–7.
[52] Bargiela D, Burr SP, Chinnery PF. Mitochondria and hypoxia: metabolic crosstalk in cell-fate decisions[J]. Trends in Endocrinology & Metabolism, 2018, 29(4): 249–259.
[53] Bhatti J S, Bhatti G K, Reddy P H. Mitochondrial dysfunction and oxidative stress in metabolic disorders — a step towards mitochondria based therapeutic strategies[J]. Biochimica et Biophysica Acta Molecular Basis of Disease, 2017,1863(5): 1066–1077.
[54] Bravo-Sagua R, Parra V, López-Crisosto C, et al. Calcium transport and signaling in mitochondria[J]. Comprehensive Physiology, 2017, 7(2): 623–634.
[55] Guo LS. Mitochondria and the permeability transition pore in cancer metabolic reprogramming[J]. Biochemical Pharmacology, 2021, 188.
[56] Fukuda R, Zhang H, Kim J W, et al. HIF–1 regulates cytochrome oxidase subunits to optimize efficiency of respiration in hypoxic cells[J]. Cell, 2007, 129(1): 111–122.
[57] SamuelE, Weinberg, LauraA, et al. Mitochondria in the regulation of innate and adaptive immunity[J]. Immunity, 2015, 42(3): 406–417.

[58] West A P, Shadel G S, Ghosh S. Mitochondria in innate immune responses[J]. Nature Reviews Immunology, 2011, 11(6): 389–402.

[59] Wu Z, Puigserver P, Andersson U, et al. Mechanisms controlling mitochondrial biogenesis and respiration through the thermogenic coactivator pgc-1[J]. Cell, 1999, 98(1): 115–124.

[60] Qaisar R, Bhaskaran S, Van H R. Muscle fiber type diversification during exercise and regeneration[J]. Free Radical Biology & Medicine the Official Journal of the Oxygen Society, 2016, 98: 56–67.

[61] Tian L, Cao WJ, Yue RJ, et al. Pretreatment with tilianin improves mitochondrial energy metabolism and oxidative stress in rats with myocardial ischemia/reperfusion injury via AMPK/SIRT1/PGC-1 alpha signaling pathway[J]. Journal of Pharmacological Sciences, 2019, 139(4): 352–360.

[62] Ding Y, Zhang SR, Guo QX, et al. Mitochondrial diabetes is associated with tRNA (leu (uur)) a3243g and nd6 t14502c mutations[J]. Diabetes, Metabolic Syndrome and Obesity: Targets and Therapy, 2022, 15: 1687–1701.

[63] Finsterer J. Genetic, pathogenetic, and phenotypic implications of the mitochondrial a3243g trnaleu (uur) mutation[J]. Acta Neurologica Scandinavica, 2007, 116(1): 1–14.

[64] Onishi M, Yamano K, Sato M, et al. Molecular mechanisms and physiological functions of mitophagy[J]. The EMBO Journal, 2021,40(3):e104705.

[65] Ashrafi G, Schwarz T L. The pathways of mitophagy for quality control and clearance of mitochondria[J]. Cell Death & Differentiation, 2013, 20(1): 31–42.

[66] Hoshino A, Wang WJ, Wada S, et al. The ADP/ATP translocase drives mitophagy independent of nucleotide exchange[J]. Nature, 2019, 575(7782): 375–379.

[67] Anusha A, Sangbin L, Phillips J B, et al. Diverse roles of mitochondria in immune responses: novel insights into immuno-metabolism[J]. Frontiers in Immunology, 2018, 9: 1605.

[68] Bock F J, Tait S W G. Mitochondria as multifaceted regulators of cell death[J]. Nature Reviews Molecular Cell Biology, 2020, 21(2): 85–100.

[69] Racker E. The warburg effect: two years later[J]. Science, 1983, 222(4621): 232.

[70] Irene V, Leonid A S. The assembly, regulation and function of the mitochondrial respiratory chain[J]. Nature reviews: molecular cell biology, 2022, 23(2): 141–161.

[71] Susana, Cadenas. Mitochondrial uncoupling, ROS generation and cardioprotection[J]. Biochimica et biophysica acta. Bioenergetics, 2018,1859(9): 940–950.

[72] Yang Y, Karakhanova S, Hartwig W, et al. Mitochondria and mitochondrial ROS in cancer: novel targets for anticancer therapy[J]. Journal of Cellular Physiology, 2016, 231(12): 2570–2581.

[73] Sharma P, Sampath H. Mitochondrial dna integrity: role in health and disease[J]. Cells, 2019, 8(2): 100.

[74] McFarland R, Chinnery P F, Blakely E L, et al. Homoplasmy, heteroplasmy and mitochondrial dystonia[J]. Neurology, 2007, 69(9): 911–916.

[75] Nandakumar P, Tian C, O'Connell J, et al. Nuclear genome-wide associations with mitochondrial heteroplasmy[J]. Science Advances, 2021, 7(12): 7520.

[76] Rossignol R, Faustin B, Rocher C, et al. Mitochondrial threshold effects[J]. Biochemical Journal, 2003, 370(Pt 3): 751–762.

[77] Alexeyev M F, Ledoux S P, Wilson G L. Mitochondrial DNA and aging[J]. Clinical Science, 2004, 107(4): 355–364.

[78] Chocron E S, Munkácsy E, Pickering A M. Cause or casualty: The role of mitochondrial DNA in aging and age-associated disease[J]. Biochimica et Biophysica Acta (BBA) - Molecular Basis of Disease, 2019, 1865(2): 285–297.

[79] DeBalsi K L, Hoff K E, Copeland W C. Role of the mitochondrial DNA replication machinery in mitochondrial DNA mutagenesis, aging and age-related diseases[J]. Ageing Research Reviews, 2017, 33: 89–104.

第三篇

临床篇

第一章 线粒体ATP网络失衡失能与肺脏疾病

第一节 肺的正常结构与功能

线粒体作为人体的“能量工厂”，其高效产能离不开充足的氧气。肺作为气体交换的唯一脏器，为人体新陈代谢提供原料，其摄取外界环境中的氧，排出二氧化碳，同时起到维持体内酸碱平衡的重要作用，其地位不言而喻。然而，肺作为一个开放的器官，有直接与氧气接触的优势，也有被外界污染环境直接侵害的劣势，肺泡表面细胞线粒体较机体其他细胞线粒体更易受损，肺细胞中线粒体质量控制和自噬等发生改变均会早于肺结构与功能的改变，肺结构与功能的改变会加剧线粒体网络功能的下降。了解肺微结构及解剖结构有助于更好地认识线粒体ATP网络与肺部疾病的关系。

一、微观肺结构

肺由大量的细胞和组织构成，肺细胞必须不断工作以维持包括气体交换在内的各种功能，为全身组织细胞提供氧气并清除机体的代谢产物二氧化碳，维持最佳的内环境。空气被吸入肺内暂时储存在肺泡中，等待与血液进行气体交换，交换过程通过呼吸膜（respiratory membrane）实现。呼吸膜由外向内共有6层：含有肺表面活性物质的液体层、肺泡上皮细胞层、上皮基底膜层、肺泡上皮和毛细血管基膜之间的基质层、毛细血管基膜及毛细血管内皮细胞层（图3-1-1）。呼吸膜越薄，单位时间内交换的气体量就越多，反之则越少。

正常情况下呼吸膜较薄，约为0.6 μm。呼吸膜的任何一层出现问题

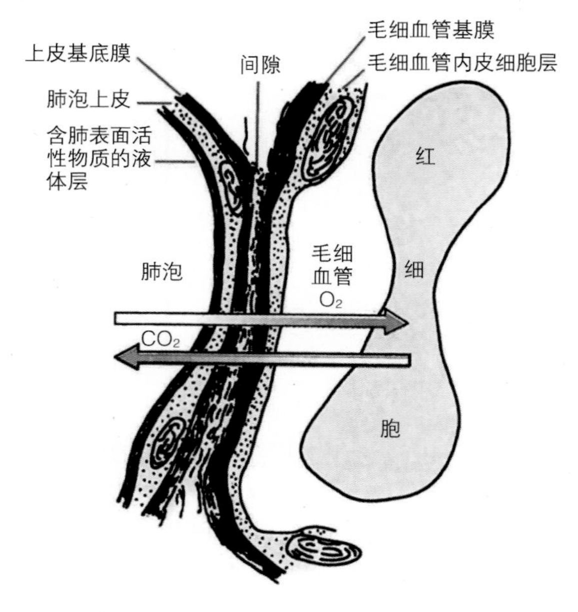

图 3-1-1　呼吸膜结构示意图

都会导致呼吸阻力增加，从而影响通气/换气的效率。

肺泡是肺内气体交换的主要部位，主要分为Ⅰ型肺泡细胞、Ⅱ型肺泡细胞、巨噬细胞等（图 3-1-2）。

1. Ⅰ型肺泡细胞

Ⅰ型肺泡细胞又称小肺泡细胞，形状扁平且较薄，厚约 0.2 μm，细胞内线粒体含量较少。Ⅰ型肺泡细胞覆盖了肺泡 95% 的表面积，是进行气体交换的部位。Ⅰ型肺泡细胞耗能少，线粒体含量较少，且无增殖能力，这种结构减少了吸入气体对于肺泡线粒体的直接损害。但是当损伤程度超出Ⅰ型肺泡细胞中线粒体的修复能力时，Ⅱ型肺泡细胞会增殖分化补充。

2. Ⅱ型肺泡细胞

Ⅱ型肺泡细胞又称大肺泡细胞、分泌细胞。Ⅱ型肺泡细胞占肺泡细胞数量的 74%，散落分布于Ⅰ型肺泡细胞之间。电镜下可见细胞游离面有微绒毛，胞质富含线粒体和溶酶体，有较发达的内质网和高尔基复合体。由于特殊的构造，它便有了足够的能量、原料和场地，生产、分泌肺表面活性物质（pulmonary surfactant）。肺表面活性物质均匀分布于肺泡表

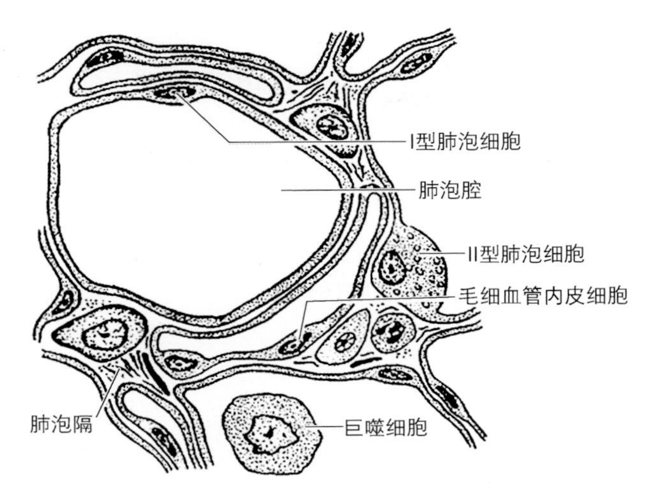

图 3-1-2 肺泡结构

面，能够降低肺泡表面张力、维持肺泡结构相对稳定，同时促使肺泡内液吸收，维持肺内液体平衡，防止肺水肿、肺不张。当肺组织应激损伤时，I型肺泡细胞受损，线粒体功能正常的Ⅱ型肺泡细胞还能进一步分化为I型肺泡细胞，加速应激修复。

但是当外界环境压力升高时，I型肺泡细胞线粒体功能受损程度加重，Ⅱ型肺泡细胞不能获得足够的ATP，不能分泌足够的表面活性物质，肺泡表面张力不能得到较好的维持，各个肺泡结构的相对稳定被打破，肺泡膜表面沉积大量炎症因子，出现慢性纤维化，呼吸膜逐渐增厚，呼吸阻力升高，通气/换气效率逐渐下降。患者起初感受到的只有胸闷、呼吸困难，而肺部CT并不会显示明显的病变，但长此以往，会诱发肺气肿、肺大泡、肺纤维化等。

3. 巨噬细胞

肺巨噬细胞（pulmonary macrophage）也是I型肺泡细胞的"后援军"，其由单核细胞分化而来，广泛分布在肺间质内，游走于肺泡腔内的巨噬细胞被称为肺泡巨噬细胞（alveolar macrophage）。肺巨噬细胞的吞噬、免疫和分泌作用都十分活跃，其帮助I型肺泡细胞防御、吞噬正常呼吸空气中的有毒有害物质。当人体长期吸入含有$PM_{2.5}$等巨噬细胞难以处理的物质的气体时，致病因素超出了肺巨噬细胞的处理能力，将影响ATP酶和氧化磷酸化的偶联过程，使能量代谢发生障碍，直接破坏单核吞噬细胞系统细胞内的溶酶体膜，从而造成进一步细胞损害，并能使机体发生肺泡血管舒缩功能降低、血小板及白细胞下降等一系列的病理改变。除此之外，线粒体被破坏后释放出的线粒体DNA（mtDNA）通过P38丝裂原活化蛋白激酶（MAPK）通路激活中性粒细胞，从而诱发炎症反应，甚至导致全身炎症反应综合征。mtDNA也可以通过NF-κB 通路诱发休克及脓毒症，导致炎症因子大量分泌，启动全身炎症反应，间质性肺炎也因此发生，而持续性刺激不解除，间质性肺炎程度就会逐渐加重。

二、肺的解剖结构

1. 肺门和肺根

肺的内侧面中央有一椭圆形的凹陷称为肺门（hilum of lung），肺主支气管、肺动脉、肺静脉、神经、淋巴管在肺门汇合后进入双肺，肺门周围有多个肺门淋巴结（图3-1-3）。

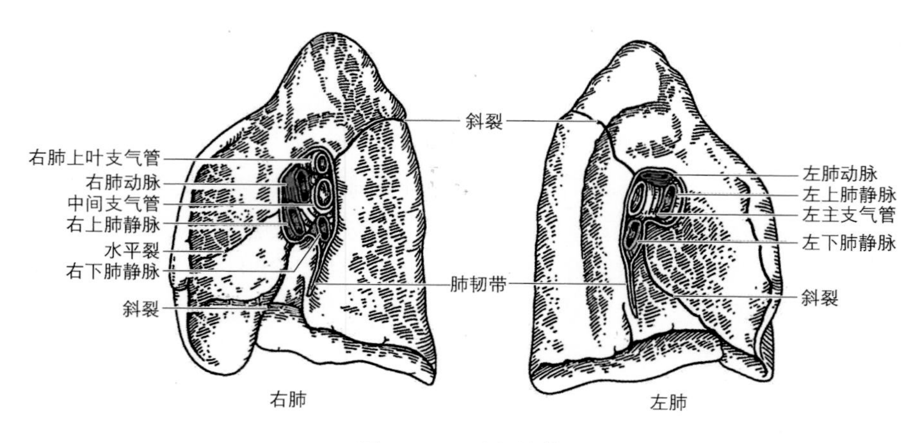

图3-1-3　肺门结构

肺门还紧邻心脏的各大血管，这样的解剖结构有很多生理优势，包括血液迅速富集、代谢废物迅速转运等。

2. 淋巴

肺的淋巴分为浅淋巴组和深淋巴组，深淋巴组在肺内穿行的过程中，构成肺淋巴结，肺内的淋巴管最后汇入肺门淋巴结，肺门淋巴结的输出淋巴管汇入气管支气管淋巴结和气管旁淋巴结。肺的淋巴在正常情况下过滤淋巴液，但是在有害成分突破各肺泡细胞的防守之后，会迅速阻止有害成分进入血液循环侵害机体的其他部位，还能够参与免疫反应，通过输出效应淋巴细胞或免疫活性成分，发动身体其他部位，特别是有害成分侵入区域的免疫反应，及时解除有害成分对机体的伤害。线粒体在这些过程中起到了重要作用：一方面产能支持这一高耗能的免疫过程；另一方面T细胞活化过程中受体相互作用蛋白激酶（RIPK3）的过度产生会抑制线粒体自噬，从而导致线粒体凋亡细胞数量增加。

3. 血管

肺部的血管系统是一个复杂的、高度专门化的循环系统，它的主要功能是完成气体交换——即将体内的二氧化碳排出，同时将新鲜的氧气吸入血液。肺部血管系统主要由肺功能、肺毛细血管、肺静脉组成。

医学上经常说“心肺不分家”，讲的就是血液和氧气之间的高效协同。血管作为全身血液的通道，其功能一旦受损，意味着健康受损。临床症状可表现为呼吸急促、血压升高，更多血细胞的线粒体也会来支援局部能量漏洞，产生更多的ROS、炎症因子，血管壁压力升高、血管壁暴露在更高浓度的炎症因子之中，线粒体受损所致的能量代谢下降及ROS增加可导致内皮细胞功能失调，从而启动和加速血管硬化的进程。

三、肺的呼吸功能

（一）肺通气

肺通气（pulmonary ventilation）是指肺与外界环境之间气体交换的过程。参与肺通气的组织包括呼吸道、肺泡、胸膜腔、膈、胸廓等。肺通气的进行取决于推动气体流动的动力与阻止气体流动的阻力之间的差值，动力必须克服阻力，才能实现肺通气。

肺通气的动力分为直接动力和原动力。直接动力是肺泡气与外界大气之间的压力差。吸气时，肺容积增大，肺内压随之降低；呼气时，肺容积减小，肺内压随之升高。肺内压的变化程度与呼吸运动的缓急、深浅等因素有关。平静呼吸时，肺内压变化较小，吸气时，肺内压较大气压低1 ～ 2 mmHg（1 mmHg=0.133 kPa），呼气时，较大气压高1 ～ 2 mmHg。用力呼吸时，肺内压变化较大，吸气时，肺内压比大气压低30 ～ 100 mmHg，呼气时，可比大气压高60 ～ 140 mmHg。原动力则是以呼吸肌的收缩和舒张所引起的胸廓节律性扩张和缩小为来源。主要的吸气肌为膈肌和肋间外肌，主要的呼气肌为肋间内肌和腹肌。此外，斜角肌等也辅助吸气过程。

肺通气过程中的阻力可分为弹性阻力和非弹性阻力，弹性阻力包括肺弹性阻力和胸廓弹性阻力，非弹性阻力包括气道阻力、惯性阻力和组织黏滞阻力。平静呼吸时，弹性阻力约占总阻力的70%，非弹性阻力约占30%。弹性阻力在气流静止的状态下依然存在，故为静态阻力，而非弹性阻力在气流静止时消失，故为动态阻力。而肺的弹性阻力主要来源于肺泡表面张力，健康的Ⅱ型肺泡细胞分泌的表面活性物质大大降低了表面张力，从而降低了弹性阻力。当线粒体功能受损时，一方面，肺泡表面的活性物质分泌减少，弹性阻力升高。另一方面，气道上皮细胞由于线粒体供能不足，无法维持细胞内外的离子平衡，引起细胞肿胀，加大了气道阻力，炎症因子、炎性渗出物附着在肺泡表面，间质增生，肺泡弹性降低，肺泡表面张力升高。在弹性阻力和非弹性阻力同时升高的情况下，机体便会出现胸闷、气短的症状。同时，为抵抗这些阻力，机体需要更多的能量供应，这便会加重少数功能尚正常的线粒体的负担，引起恶性循环。

（二）肺换气

肺换气（gas exchange in lung）指的是肺泡与肺毛细血管之间的气体交换过程。平静状态下，当静脉血流经肺毛细血管时，血液中的氧分压约为40 mmHg，而肺泡中的氧分压则为102 mmHg，O_2在分压差的作用下由肺泡向肺毛细血管中的静脉血扩散，血液中的氧分压逐渐上升，最终与肺泡中的氧分压平衡。不仅是O_2，CO_2也是如此，但由于CO_2在静脉血中分压（46 mmHg）较肺泡气中的分压（40 mmHg）高，CO_2扩散的方向与O_2相反，最终亦达到平衡（图3-1-4）。O_2与CO_2肺换气的过程极快，通常0.3 s就能使肺泡气与肺毛细血管内的静脉血分压达到平衡。影响换气效率的因素主要有三点：① 呼吸膜厚度，② 呼吸膜面积，③ 通气/血流比值。

1. 呼吸膜厚度

气体扩散速率与呼吸膜厚度成反比，呼吸膜越厚，单位时间内交换的气体量就越少，反之则越多。如上文所述，呼吸膜的厚度主要取决于Ⅰ型肺泡及其表面的活性物质，氧化应激–炎症因子分泌–慢性炎症增生，会导致呼吸膜增厚。

2. 呼吸膜面积

正常成年人双肺总扩散面积约为70 m^2，而在静息状态下，用于肺换

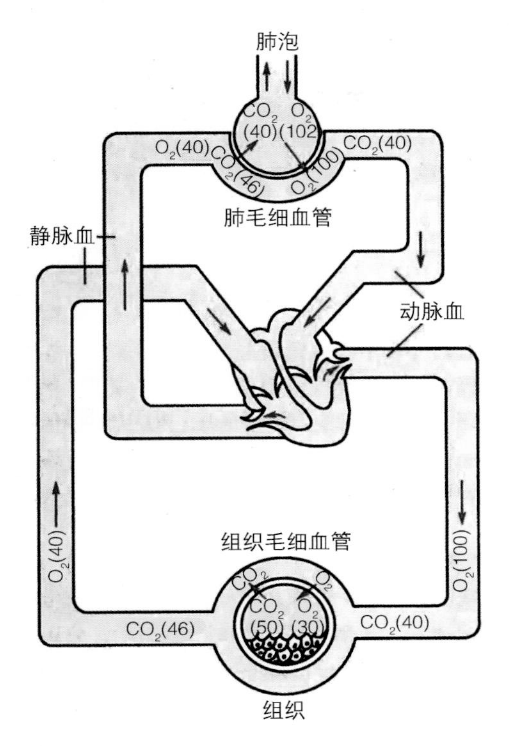

图3-1-4　肺换气和组织换气示意图（单位：mmHg）

气的呼吸膜面积仅需40 m²。气体扩散速率与扩散面积成正比。在患有特定的呼吸系统疾病时，Ⅰ型肺泡细胞线粒体受损，表面的微绒毛结构被破坏，有效的呼吸膜面积会减小。当病变进一步加重时，Ⅰ型肺泡凋亡，而此时Ⅱ型肺泡上皮细胞由于线粒体供能不足，无法向Ⅰ型肺泡上皮细胞转化，有效呼吸膜面积进一步减小，肺换气水平下降。因此，及时阻止有害空气对肺泡细胞的损伤，保障好线粒体功能从而保护好表面的微绒毛是保证呼吸膜面积的有效办法。

3. 通气/血流比值

通气/血流比值（ventilation/perfusion ratio）为每分钟肺泡通气量与每分钟肺血流量的比值，正常成年人肺泡通气量约为4.2 L/min，肺血流量约为5 L/min，通气/血流比值约为0.84（全肺平均水平）。当比值增大时，肺通气过度，血流相对不足，使肺泡无效腔增大。当比值减小，肺通气不足，血流相对过多。在肺气肿患者中，由于细支气管阻塞与肺泡壁破坏并存，通气/血流比值增大与减小的情况都有可能发生，从而使肺换气效率大大降低。在临床上，通气/血流比值可作为衡量肺换气功能的指标。

（夏　青　陈国杰）

第二节　肺部疾病的流行病学及病理学

2019年6月，*Lancet*发布了近40年中国人疾病负担及风险因素的大型分析结果，排在前五位的疾病中有肺癌和慢性阻塞性肺疾病（chronic obstrastive pulmonary disease，COPD）。呼吸系统疾病已逐渐成为人们关注的焦点。

一、肺部感染性疾病

（一）慢性阻塞性肺疾病

2018年新发布的我国COPD流行病学调查结果显示，我国目前COPD患者约1亿人，约占全世界COPD患者人数的25%。在中国20岁及以上的普通人群中，COPD的总体病患率为8.6%，随着年龄的增长患病率也不断升高，在20～39岁的人群中患病率为2.1%，在40岁或以上的人群中患病率为13.7%，男性患病率（11.9%）高于女性患病率（5.4%）。而最终发展到呼吸衰竭和慢性肺源性心脏病的患者数高达80%。同时，由于COPD引起的呼吸功能减退，会严重影响患者的劳动力，并且会占用大量的社会资源，WHO预计COPD将占据世界疾病经济负担的第五位。

当外界环境（如吸烟）直接影响正常Ⅰ型肺泡细胞，其内线粒体受损分泌毒性ROS，从而刺激NLRP3炎性体产生，进而产生白细胞介素（IL-1β）等一系列炎症因子风暴，反复刺激后，形成ROS—炎症因子的恶性循环，中性粒细胞聚集活化，会释放弹性蛋白酶等多种活化物质，引起慢性黏液高分泌状态并破坏肺实质。肺的弹性会日益减退，肺泡持续扩大，出现肺气肿。在疾病发生的早期，小气道线粒体功能首先受累，病变会局限在细小气道，黏液淤积在小气道时，会出现闭合容积增大，引起小气道弹性阻力和动态顺应性降低（图3-1-5）。若烟雾持续刺激，炎症从小气

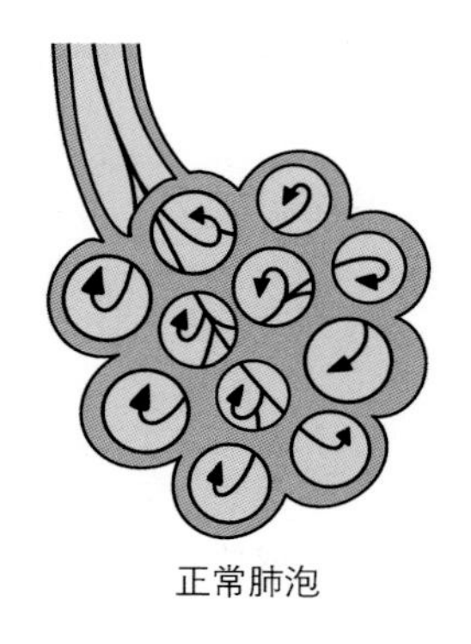
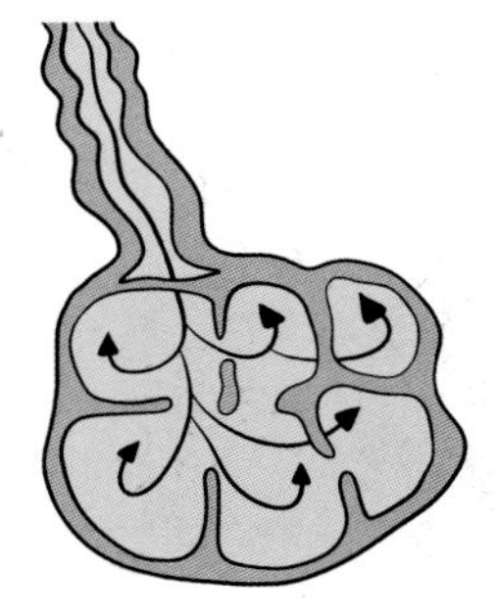

正常肺泡　　慢阻肺病人肺泡

图3-1-5　肺泡弹性

COPD患者气道变窄了，肺泡弹性回缩力降低，从而出现呼吸不畅。

道逐渐累及大气道，会引起肺通气功能障碍。失去弹性而逐渐扩大的肺泡会挤压正常肺组织中的毛细血管，使肺组织的换气功能发生障碍，大量的CO_2潴留在血液中，同时又无法获取肺泡中的氧，患者会出现低氧血症和高碳酸血症，最终出现Ⅱ型呼吸衰竭。由于人体的低氧血症，正常组织细胞中的线粒体无法获取原料，线粒体又会进一步受损。如此恶性循环，肺部疾病日益加重。

因此，COPD的预防很重要，早期戒烟，改善缺氧，清除人体微环境中的不良因素，使肺细胞线粒体恢复正常功能至关重要。

（二）社区获得性肺炎

社区获得性肺炎（community acquired pneumonia，CAP）是全球第六大死因，在全球所有年龄组都有较高的发病率和死亡率。在欧美国家中，CAP的每年发病率为（5 ～ 11）/1 000人。国内的一项研究表明，住院的CAP患者中≤5岁的占37.3%，＞65岁的占28.7%，远高于26 ～ 45岁的青壮年（9.7%）。同时，CAP患者中，25 ～ 39岁的青壮年的病死率＜1/10万，远低于婴儿患者（＜1岁，32.07/10万）和老年患者（65 ～ 69岁，23.55/10万；＞85岁，864.17/10万）。

由于感染的病原体不同，CAP患者的病理学表现也不尽相同。当入侵人体的病原体为肺炎链球菌时，往往会出现大叶性病变，以叶间胸膜为界，病变往往局限于肺叶、肺段，整个炎症病理过程按时间顺序可以分为4期：充血期、红色肝样变期、灰色肝样变期和消散期。当入侵人体的病原体为葡萄球菌、流感嗜血杆菌、铜绿假单胞菌等时，往往会出现小叶性病变，通常表现为单个或多个肺小叶实变，由于重力作用，病变通常在肺底部或者后部，病变界限往往不清楚，有时也会影响整个小叶。当入侵人体的病原体为病毒、支原体或者衣原体时，往往会呈间质性改变，通常镜下以间质改变为主，没有明显的肺泡渗出，但有不少病例的肺泡腔内存在蛋白样物质。

（三）肺结核

2017年，WHO指出：结核病仍是全世界主要的传染病杀手。2016年，全球有1 040万例新发患者，其中合并艾滋病毒感染的患者占10%；170万人死于结核病，其中40万人合并艾滋病毒感染。在全球七个结核病高负担国家中，中国排在第三位，由此可见我国结核病防控任务依然艰巨。

肺结核的免疫反应和Ⅳ型变态反应常常相伴出现，同时，变态反应又常常伴随干酪样坏死。肺结核通常会出现三种病理变化。当疾病发生早期或者人体的免疫力较弱时，机体往往无法压制结核杆菌，主要表现为以渗出为主的病变，病变早期病灶被中性粒细胞浸润，随着疾病的发展，中性粒细胞逐渐被巨噬细胞所取代。在疾病发展过程中，免疫力较强的机体会慢慢对结核杆菌产生免疫反应，也就会出现第二种病理变化——以增生为主的病变，该病变的典型特征为结核结节。结核结节由上皮样细胞、朗格汉斯细胞、外周聚集的淋巴细胞和纤维母细胞构成。典型的结核结节中央有干酪样坏死（图3–1–6）。当机体免疫与结核杆菌处于抗衡阶段时，往往会出现以坏死为主的病变。

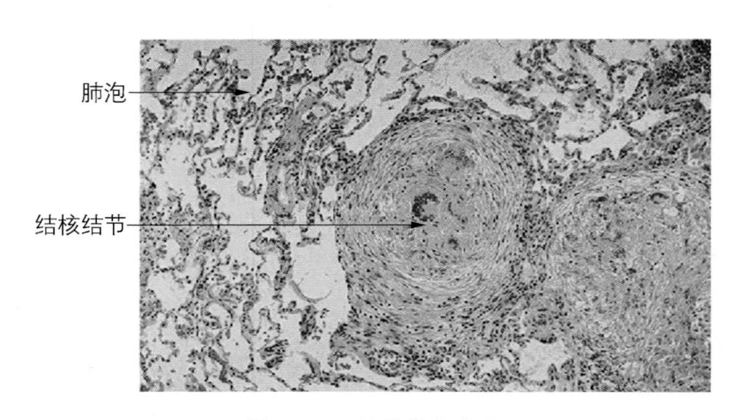

图3–1–6　结核结节病理

二、支气管哮喘

支气管哮喘是世界上最常见的慢性病之一，全球约有3亿患者。在我国，成人哮喘的患病率为1.24%，2010年研究显示儿童哮喘平均患病率达到3.02%，较2000年有大幅度提高。支气管哮喘的发生不仅与家族史有关，更与人们周围生活环境中的过敏原（花粉、尘螨、食品、药物、化学品等）密切相关。随着城市化的发展，环境中的不良因素越来越多（尤其是化学品），哮喘的患病率逐年上升。

哮喘的基本特征为气道慢性炎症，当哮喘发生时，气道往往被肥大细胞、嗜酸性粒细胞、淋巴细胞、巨噬细胞等浸润。同时伴随气道黏膜水肿、气道平滑肌痉挛等病理改变，使患者通气受阻。通常情况下，这些病理反应为可逆性反应，但是随着疾病的长期反复发生，就会出现血管增生、气道重构等病理改变，病情也会随之加重。

三、终末性疾病

（一）肺癌

近年来，在全球范围内肺癌的发病率和死亡率都居高不下，且有上升的趋势。2020年，国际肿瘤研究机构（International Agency for Research on Cancer）发布了有关全球癌症状况的研究数据，数据显示在所有的恶性肿瘤中，肺癌的发病率（11.4%）位居第二，而死亡率（18.0%）仍位居世界第一。在男性人群中，肺癌的发病率（14.3%）和死亡率（21.5%）都位居第一。在女性人群中，肺癌的发病率位居第三（8.4%），死亡率仅次于乳腺癌位居第二（13.7%）。2018年，中国国家癌症中心收集了全国31个省（市、自治区）2014年肿瘤登记资料，数据显示，在所有恶性肿瘤中肺癌的发病率和死亡率都位居第一，且五年生存期仅为16.1%。在男性人群中，肺癌的发病率（24.6%）和死亡率（29.5%）位居第一。在女性人群中，肺癌的发病率（15.4%）位居第二，死亡率（23.5%）位居第一。

根据肺癌发生部位来分，可将其分为中央型肺癌和周围型肺癌。根据组织病理学来分，又可以将其分为小细胞肺癌（SCLC）和非小细胞肺癌（NSCLC），其中NSCLC又包含鳞状上皮细胞癌（鳞癌）、腺癌、大细胞癌等。鳞癌以中央型肺癌最为常见，包括乳头状型、透明细胞型、小细胞型和基底细胞样型。有向管腔内生长倾向的患者，常常伴随咯血、肺不张、阻塞性肺炎等临床症状。镜下常有角化珠和细胞间桥形成(图3-1-7)。腺癌则以周围型最常见,包括腺泡状腺癌、乳头状腺癌、肺泡细胞癌、实性腺癌和混合型腺癌。肺腺癌倾向于向管外生长,随肺泡壁蔓延,常在肺边缘形成肿块。SCLC一般包括燕麦细胞型、中间细胞型和复合燕麦细胞型。相比于SCLC,NSCLC的进展往往更加迅速,在早期就可以转移到肺门和纵隔淋巴结,并且极易侵犯血管。SCLC还常常伴随内分泌功能的改变,出现类癌综合征。

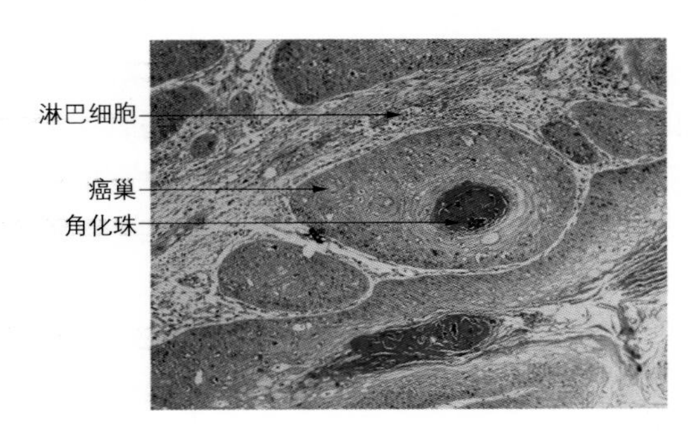

图3-1-7 角化珠病理

(二)支气管扩张

支气管扩张是一种慢性呼吸道疾病,往往由长期反复的感染引起支气管树的病理性和永久性扩张。患者会反复发生化脓性感染,并反复咳嗽、咳痰、有时伴有咯血。随年龄的增加,支气管扩张的患病率不断升高,美国支气管扩张的患病率为52/10万,其中18 ～ 34岁人群的患病率仅为4.2/10万,70岁以上人群的患病率则高达272/10万。支气管扩张通常位于段或亚段支气管壁,管壁结构通常出现破坏和炎性改变,管壁上的软骨、肌肉、弹性组织被纤维组织替代,形成柱状扩张(支气管均一扩张,突然在一处变细)、囊状扩张(扩张支气管程囊状改变)和不规则扩张三种不同类型的改变。

随着工业化进程的加快,大气污染问题日益突出,在机体吸入的空气中会含有污染物如$PM_{2.5}$等,空气中的有害物质悄然进入机体,呼吸道首当其冲,呼吸系统疾病的发病率就会出现上升的趋势。

(陈国杰)

第三节　线粒体失衡与肺部感染性疾病

一、慢性阻塞性肺疾病

慢性阻塞性肺疾病（COPD，简称慢阻肺）是一种常见的慢性病，特点为持续性呼吸道症状和气流受限，常由有毒颗粒或气体导致的气道和/或肺泡异常引起。COPD急性加重（AECOPD）是呼吸道症状的急性恶化，导致患者需要附加的治疗措施。急性加重的主要诱因是环境因素（如污染及环境温度）、病毒感染、细菌感染等。与其他气道炎症疾病（如哮喘）不同的是，现今的抗炎药物并不能阻断慢阻肺的炎症进展。

（一）COPD病因及流行病学史

COPD的易感性与环境因素的相互作用是COPD发病的主要机制。众所周知，吸烟对COPD进展的影响至关重要。近年来的研究表明空气污染（雾霾等）、生物燃料烟雾等也是非吸烟COPD重要的致病因素。吸烟及环境因素引起的氧化应激增强、氧化抗氧化失衡在COPD发病机制中的作用正受到越来越多的关注。

一项涵盖了28个国家的1990—2004年研究的系统回顾和Meta分析证明：COPD的患病率在吸烟和曾经吸烟人群中明显高于不吸烟人群，40岁以上人群高于40岁以下人群，男性高于女性。全球30岁以上人群中，COPD的患病率从1990年的10.7%上升到2010年的11.7%。2015年全球疾病负担报告（GBD 2015）显示，COPD居我国疾病死亡原因的第3位，位于脑血管疾病、缺血性心脏病之后，所致死亡人数占总体死亡人数的9.7%。随着发展中国家吸烟人群的增加，高收入国家的人口老龄化，COPD的患病率将在接下来30年中持续升高，至2030年预计有450万人将死于COPD相关疾病。

（二）经济和社会负担

伤残调整寿命年（disability-adjusted life year，DALY）是计算各种疾病造成的早逝与残疾对健康生命年造成的损失的综合性指标，是目前国际上广为采用且最具代表性的疾病负担评价和测量方法。2019年COPD所致的DALY损失在全球总体居第7位，在经济发达国家总体居第6位，在发展中国家居第10位，如在美国，COPD位于缺血性心脏病、颈背部疼痛之后，居第3位。在中国，COPD的发病率位于脑卒中、颈背部疼痛、缺血性心脏病之后，居第4位。住院和疾病急性加重是COPD医疗费用的主要来源，AECOPD相关支出占83%，稳定期治疗占17%。COPD的高发病率、高死亡率、高致残率以及所带来的沉重疾病负担，使其成为全球重要的公共卫生问题之一。

（三）COPD的病理生理变化

COPD是一种常见且可预防的疾病，是以大量暴露于有毒颗粒或气体中而导致气道和肺泡异常所引起的持续呼吸道症状及气流受限为主要特征的疾病。吸烟和生物燃料及空气污染是其危险因素。除暴露于危险环境之外，基因异常、肺发育异常及宿主过快衰老等因素也是COPD发生发展的重要因素。

吸烟或吸入生物燃料、烟尘之类的有毒颗粒，可导致肺部炎症。这种慢性炎症应答导致实质组织破坏（可造成肺气肿）、扰乱正常修复及防御机制（可造成小气道纤维化）。这些病理改变造成气体陷闭及进行性气流受限。其慢性气流受限由多种小气道疾病（如阻塞性支气管炎）和肺实质破坏（肺气肿）造成，两者在疾病发展中起作用的相对占比因人而异。

这些改变各自以不同速度进展，并不总是同时发生发展的。慢性炎症导致结构改变，使小气道狭窄，并破坏肺实质从而导致肺泡附着物丢失、肺弹性回缩力降低（图3-1-8）。反过来，小气道的丢失导致的纤毛异常及气流受限也是本病特征之一。

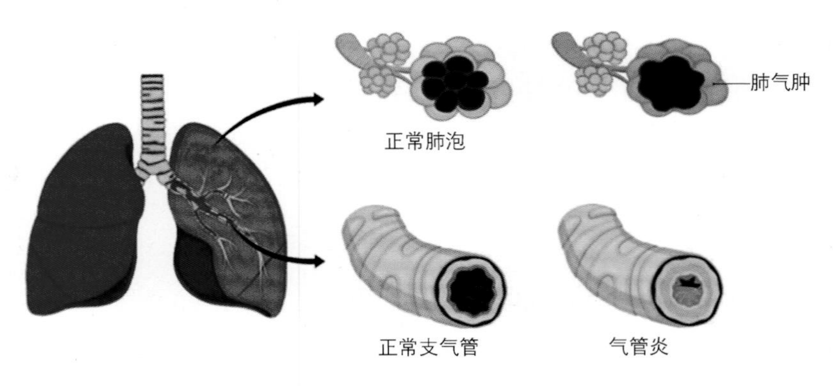

图3-1-8　炎症所致的气道改变

在病理层面，暴露于烟雾中会导致黏膜、黏膜下层和腺体组织被炎症细胞浸润。黏液含量增加、上皮细胞增生和小气道管壁增厚的组织修复障碍是COPD的主要特征。终末细支气管逐渐变窄、闭塞甚至消失，并伴有肺气肿，通常始于呼吸细支气管。导致小气道管壁增厚和肺组织破坏的机制尚不清楚，但很可能是在遗传因素、肺生长和环境刺激等复杂背景下相互作用的多因素病理生物学过程。炎症和小气道狭窄会导致FEV_1下降。

肺气肿导致的肺实质破坏会促进气流受限及气体交换障碍的发展。越来越多的证据表明，除小气道狭窄之外，小气道的破坏也是导致气流受限的原因之一。COPD的特征是与FEV_1及FEV_1/FVC下降相关联的炎症的程度加深、纤维化加快、小气道的腔内渗出，这个特征可能还包括FEV_1的加速下降。这样的小气道气流受限持续导致呼气时气体陷闭于肺内，从而导致过度充气。静态过度充气导致呼吸容积下降，并与运动时动态过度充气一起导致呼吸困难加重及活动耐量减小，从而导致COPD患者的临床症状和生活质量下降（图3-1-9）。

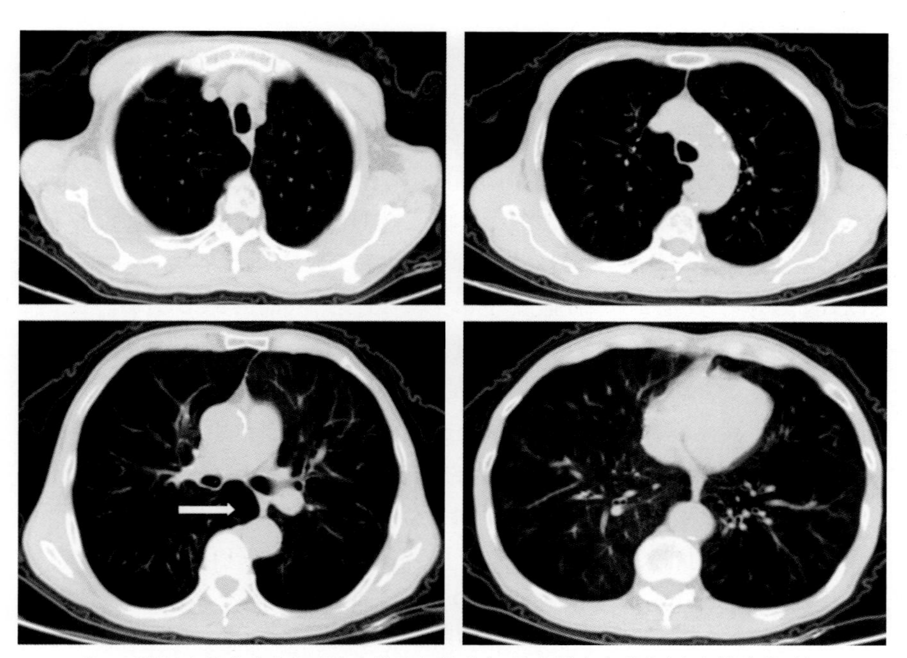

注：双肺以上肺小叶中心型为主的肺气肿改变，伴有肺大疱形成（白色箭头所示）。

图3-1-9 COPD患者胸部CT表现

（四）COPD与氧化应激

线粒体是真核生物细胞质中特别重要的半自主性细胞器，线粒体的氧化磷酸化过程是一个十分重要的过程。线粒体具有独特的遗传系统。

线粒体是生物体内的供能场所，利用糖和脂肪酸氧化过程所释放的能量，将ADP和无机磷酸转变为ATP。线粒体氧化磷酸化功能产生障碍，会导致ATP生成减少、ROS增多等，同时还将损害细胞功能，甚至引起疾病的发生。

线粒体形态的改变被认为与COPD病理学中的氧化应激有关。线粒体的结构变化与氧化应激介导的信号转导密切相关。香烟烟雾可以诱导细胞线粒体断裂并破坏其网络形态，这取决于氧化应激水平。然而，轻度水平上的香烟烟雾即可引发氧化应激，导致肺泡上皮细胞线粒体过度融合，使细胞更容易发生额外应激。此外，香烟烟雾诱导的线粒体高融合降低了线粒体的质量控制，降低了细胞的抗应激能力，促进细胞的衰老，导致了年龄相关性COPD的发病。

线粒体是真核生物进行氧化代谢的部位，负责最终氧化的共同途径即三羧酸循环与氧化磷酸化，氧化应激中产生的毒性ROS是线粒体功能失衡的主要原因。线粒体是一种高度动态的细胞器，为了防止严重的细胞应激，哺乳动物的线粒体不是静态结构，而是通过改变线粒体的分裂/融合而频繁地改变形状，形成管状或网状形态，氧化应激增强会导致线粒体融合减少、分裂增多。香烟烟雾诱导线粒体氧化应激产生的毒性ROS能诱导呼吸道上皮细胞发生形态学改变，从而导致COPD。此外，Aravamudan等还发现香烟烟雾通过在非哮喘性气道平滑肌细胞中增加Drp1（dynamin-relates protein 1）的表达并降低Mfn2的表达，诱导线粒体断裂并破坏其网状结构。最近，Wang等证明应激诱导的线粒体分裂和凋亡是由细胞周期蛋白C–Cdk8介导的，它通过增强Drp1和线粒体分裂因子之间的联系来稳定它们在小鼠胚胎成纤维细胞线粒体上的滞留。

氧化应激可能是COPD的一个重要放大机制。氧化应激的标志物（如过氧化氢、8–异前列烷）在COPD患者的呼气冷凝物、痰液、全身循环中均升高。在COPD急性加重期氧化应激会进一步加重。氧化剂由吸入的烟草或其他吸入性颗粒产生，从被激活的炎症细胞中（巨噬细胞、中性粒细胞）释放。

线粒体自噬就是选择性自噬的一种，是指特异性降解细胞内受损的或者多余的线粒体并循环利用其组成元素的过程。氧化应激损伤线粒体功能，当去极化或破碎的线粒体无法融合并返回线粒体功能池时，自噬通过降解细胞成分防止损伤在线粒体网络中扩散，这是线粒体的一种保护机制。自噬小体的形成是这一过程的结果。自噬在香烟烟雾引起的线粒体损伤中具有潜在的保护作用。

有证据表明，过量的线粒体ROS导致氧化损伤，这反映为COPD患者线粒体中受损蛋白质、DNA和脂质水平的增加以及细胞内炎症标志物的增加。在这种情况下，当吸入外源性刺激物引起的ROS水平超过细胞抗氧化系统的清除能力时，会对气道上皮细胞及其质膜产生直接损伤。因此，抗氧化防御系统，包括核转录相关因子2（nuclear factor-erythroid-2-related factor 2，Nrf2）和肝脏Ⅱ相解毒酶（the phase Ⅱ detoxifying enzymes），会被过量积累的ROS减弱。在COPD中常可见上皮细胞脱落，过量的ROS到达气道平滑肌并促进平滑肌细胞增殖，导致气道壁增厚，肺功能加速下降。肺部细胞进行性凋亡，发生肺气肿。

总之，线粒体是大多数真核细胞的细胞质内具有独特特性的细胞器，其内膜折叠形成线粒体嵴，内含氧化磷酸化酶复合物和电子呼吸链参与能量调控和生物合成。线粒体不仅是细胞内ATP的主要来源，还能通过自身的生物合成、自噬、分裂融合等过程参与钙离子平衡、免疫反应、炎症反应、细胞增殖分化、细胞修复和细胞衰老死亡等诸多过程。多项临床研究表明，COPD患者的呼吸肌、骨骼肌、气道平滑肌、气道上皮、肺组织存在氧化应激、线粒体功能异常。COPD的发生发展与线粒体活性氧（mtROS）产生增加、抗氧化能力下降、OXPHOS异常以及线粒体数量减少有关，还与mtROS激活的炎性小体活化有关。烟草可诱导线粒体结构和功能的损伤从而介导氧化应激；烟草可以通过诱导线粒体自噬功能异常，通过PINK1/Parkin途径介导支气管上皮细胞mtROS的产生，并可增强线粒体分裂活动介导细胞衰老。烟草还可以通过诱导线粒体片段化介导细胞凋亡（图3-1-10）。此外，与健康成人相比，COPD的白细胞线粒体DNA复制率较低，这与血清还原型谷胱甘肽水平降低有关。

（五）总结

COPD的发病机制复杂，以气道炎症为核心，涉及氧化应激、线粒体功能障碍、衰老、上皮-间充质转化（epithelial-mesenchymal transition，EMT）、释放中性粒细胞的胞外诱捕网（neutrophil extracellular trap，NET）、细胞外囊泡（extracellular vesicle，EV）、铁离子代谢和基因多态性等。从上述机制入手研究，掌握关键的靶点及调控机制，可能会为COPD

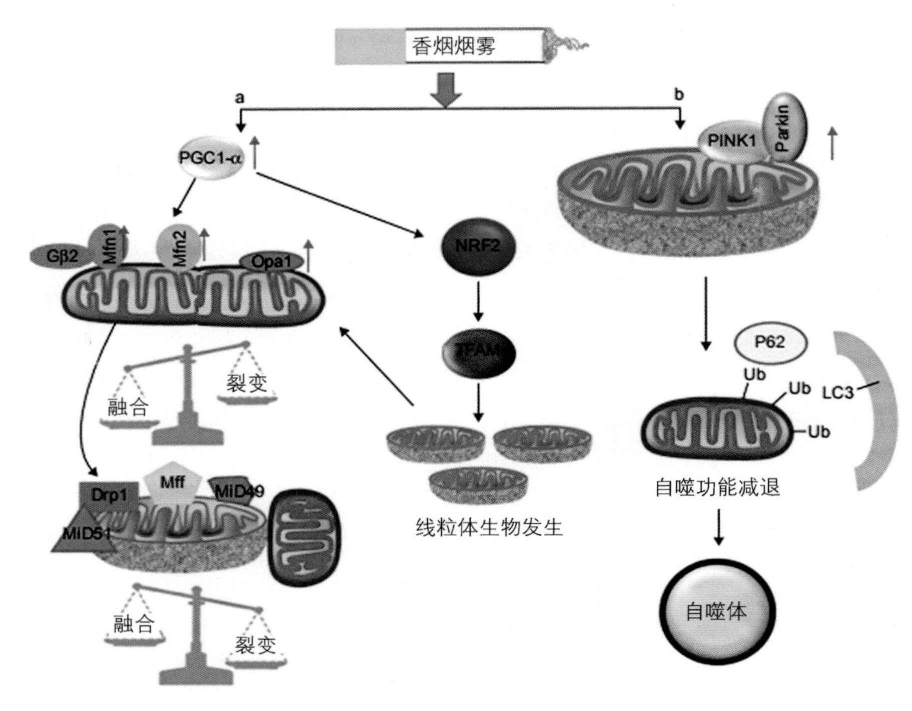

图 3-1-10 香烟烟雾诱导线粒体融合 / 分裂和自噬

新治疗方法的研发提供重要的依据及线索。

（高培兰）

二、肺炎

肺炎主要分为急性炎症和慢性炎症，急性炎症是机体线粒体网络被病原体攻破的即刻结果，而慢性炎症则是机体 ATP–神经–内分泌–免疫网络日渐沦陷的隐藏过程。和教科书中肺炎的知识分解不一样，此节旨在介绍肺部慢性炎症的潜在危机，为临床对慢性肺炎无作为随访补充一种新的视角，帮助更多患者远离疾病。

自慢性炎症与肿瘤相关性的假说提出至今，越来越多的研究证实，慢性炎症在肿瘤发生、发展过程中起了重要作用。炎癌变的现象在临床上一次又一次验证，其内在机制也在不断被探索，如幽门螺杆菌感染与胃癌发生、感染相关的炎症性肠病与肠癌、人乳头瘤病毒感染与宫颈癌发生等。慢性炎症引起的氧化应激及免疫抑制微环境的形成能够引起相关信号通路[如核转录因子-κB（NF-κB）、信号转导与转录激活因子3（signal transducer and activator of transciption 3，STAT3）]的改变和支气管上皮-间质转化，是诱导肿瘤产生的潜在机制。局部炎症周围的炎症微环境能够直接或间接促进肿瘤细胞增殖及血管生成，从而促进肿瘤进展或转移。此外，新的证据也显示局部或系统的慢性炎症可能参与了肿瘤干细胞的形成。肺部炎症也不例外，COPD、间质性肺炎和肺结核等肺部慢性炎症患者具有较高的肺癌发生风险，进一步提示了肺部慢性炎症与肺癌的相关性。各种肺部炎症性疾病均存在向肺癌发生转变的可能，二者之间的关系极其复杂（图3-1-11）。更深入地了解慢性炎症与肺癌内在关系的分子机制，将为预防肺癌的发生及寻找新的有效的肺癌治疗手段提供良好的理论依据。

此节我们从万千病原体导致的慢性肺炎中选取细菌相关性慢性肺炎和病毒相关性慢性肺炎来介绍慢性肺炎和肺癌之间的内在必然联系。

（一）细菌

以铜绿假单胞菌（*Pseudomonas aeruginosa*，*P. aeruginosa*）为例，其作为重要的条件致病菌，在人体内分布广泛，是引起医院感染的主要病原菌之一，经常造成反复感染，给临床诊治带来了严峻考验。Jabir等报道*P. aeruginosa*通过其Ⅲ型分泌系统引起线粒体损伤，导致ROS和线粒体DNA（mtDNA）释放，继而触发NLRC4炎症反应；同时线粒体自噬被激活，通过清除受损线粒体来下调NLRC4炎性小体引起的炎症反应。此外，*P. aeruginosa*铁载体Pyoverdin是其重要的毒力因子，能够破坏宿主细胞的线粒体稳态，从而激活线粒体自噬，而活化的线粒体自噬增强了宿主抵御Pyoverdin所引起的毒性反应。若是此免疫战争迅速以自体免疫胜利告终，则以急性肺炎被治愈为结局，呈现为短期病程。若此免疫战争以铜绿假单胞菌胜出，铜绿假单胞菌的CRISPR/Cas系统（clustered regularly interspaced short palindromic repeats/CRISPR-associated proteins，即成簇的规律间隔的短回文重复序列/CRISPR相关蛋白，为目前发现存在于大多数细菌与所有的古菌中的一种先天防御机制）会进一步系统调节自身毒力，诱导宿主线粒体自噬，线粒体融合-分裂平衡打破，无法产出足够的能量持续供应免疫活动，进而造成宿主长期慢性感染。

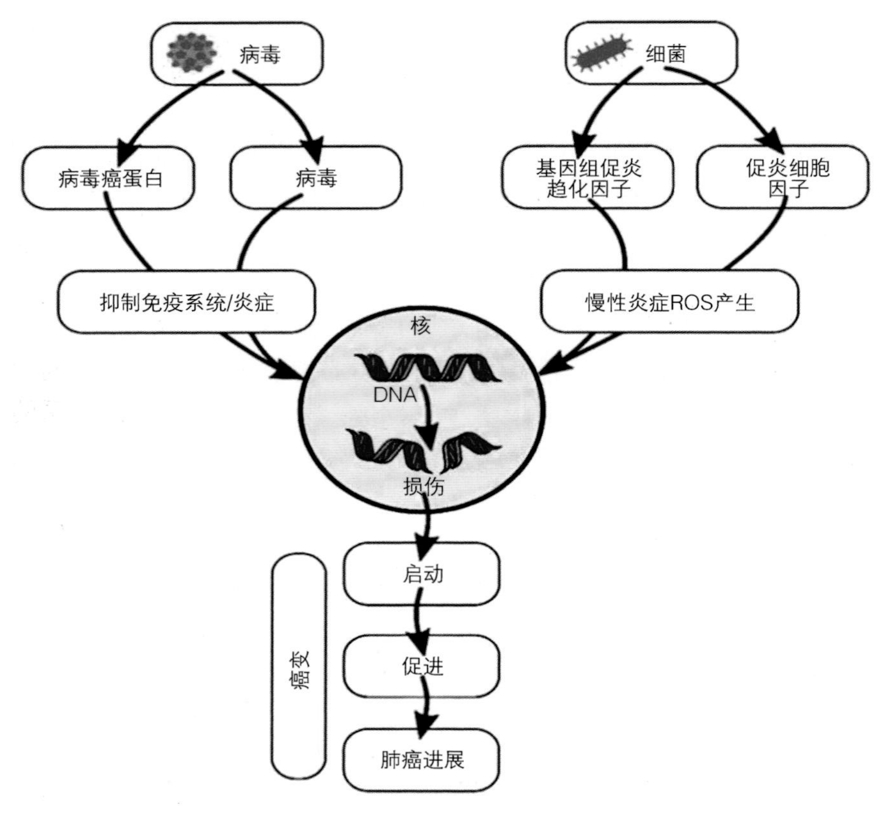

图 3-1-11　细菌和病毒在肺癌发展中的作用概述

病原体入侵造成的线粒体稳态失衡是线粒体自噬触发的重要信号，已有研究表明病原体可以通过诱导宿主细胞线粒体自噬来调控多种细胞信号通路的转导，进而逃逸宿主免疫清除，帮助其胞内存活来达到持续性感染的目的。此种持续性的病原体胜利会导致线粒体的分裂、融合、自噬高能量供应平衡被打破，产能模式发生永久性改变，线粒体会在病原体的俘虏下以病原体的需求为目标工作。

肺部慢性炎症发生后，多种氧化酶如NADPH氧化酶（NOX）、cyt P450和环氧化酶等异常活动，ROS过多产生，破坏mtDNA以及核DNA的完整性，诱发基因突变，进而激活与肿瘤相关的炎症信号通路。最近的证据显示，NOX1和双氧化酶2（Duox2）（两种NADPH氧化酶类的亚型）能够在慢性炎症的作用下产生ROS，同时这两种氮氧化物诱导产生的炎性因子与结肠癌、胰腺癌等肿瘤密切相关。Wu等研究发现在人类胰腺肿瘤细胞中促炎性细胞因子干扰素γ能够启动一条Duox2介导的ROS级联反应，这些ROS的产生可能是导致肿瘤发生的主要原因。此外，由NOX4介导产生的ROS也参与了特发性肺纤维化的形成，而促炎细胞因子转化生长因子β能够上调NOX4的表达并加重ROS相关的组织损伤，从而导致肺癌的发生。

（二）病毒

病毒入侵机体后迅速占领线粒体“能量高地”，改造线粒体仅对病毒自身活动产能的隐匿机制已被深入研究并重视。以人副流感病毒3型（human parainfluenza virus 3，HPIV 3）为例，它是导致儿童呼吸道感染的主要病原体之一，目前尚无有效的抗病毒手段。Ding等发现HPIV 3的基质蛋白通过与线粒体蛋白质翻译延长因子（Homo sapiens Tu translation elongation factor，mitochondrial，TUFM）相互作用而转位至线粒体，并与微管相关蛋白轻链3（microtubule-associated proteins light ohain 3，MAPLC3）连接，基质蛋白则进一步介导线粒体自噬来干扰RLR（RIG-1 like receptor）的信号转导，抑制宿主抗病毒IFN反应，有利于病毒自身复制。另外，HPIV 3的磷蛋白通过与突触小体相关蛋白相互作用破坏其与突触融合蛋白结合，阻止线粒体自噬体与溶酶体的融合，促进子代病毒的产生。这是首次发现病毒蛋白可以充当线粒体自噬受体，更加体现了线粒体在病毒调控宿主免疫中的决定性作用。

线粒体受损后线粒体膜去极化膜电位下降，膜通透性增加，释放到胞质中mtDNA和mtROS会促使炎性小体NLRP3的大量激活，从而激活IL-6、IL-10、IL-18、IL-21、IL-23、IL-27等大量炎症因子，直接通过结合于细胞表面的相应受体促进细胞内的STAT3活化，从而上调Cyclin-D、CDC25A、c-Myc、Pim1等细胞周期蛋白及癌蛋白的表达，并同时上调BCL-2、BCL-XLc-IAP、Mcl-1、survivin等抗凋亡及细胞生存相关蛋白的表达，由此可显著促进细胞增殖并减少细胞死亡。此外，STAT3可干扰P53的合成并抑制其对基因组稳定性的保护作用，实质细胞在炎症介质的刺激下发生DNA损伤及基因突变的频率则显著增加，STAT3亦可降低细胞对应激及损伤的耐受性。肿瘤发生的启动过程就此开始。

越来越多的研究显示，线粒体是病原体影响宿主内环境稳态的操纵靶标之一，如霍乱弧菌蛋白VopE可以直接与线粒体外膜蛋白作用，扰乱线粒体动力学干扰先天免疫反应的信号转导；脑膜炎奈瑟菌入侵宿主后分泌外膜囊泡靶向线粒体并释放PorB引起线粒体膜电位的丧失，呼吸道合胞病毒通过诱导线粒体自噬减轻cyt c的释放及抑制细胞凋亡。除了作为直接靶标，线粒体还可作为调控多种炎症通路的重要中间平台，在宿主先天免疫应答中发挥重要作用。

至此，我们相信线粒体是神经-内分泌-免疫网络的核心，线粒体也是病原体摧毁神经-内分泌-免疫网络的重要突破点。

（夏　青）

三、肺结核

肺结核（pulmonary tuberculosis，PTB）是由结核分枝杆菌（*Mycobacterium tuberculosis*，MTB）侵犯肺部引起的慢性传染性疾病，MTB也可侵犯肺外器官，例如淋巴结、脑、骨或关节、腹腔、盆腔，甚至皮肤，从而形成肺外结核。

肺结核俗称“痨病”，在100年前由于缺乏疫苗及抗结核药物的预防与治疗，民间有“十痨九死”“白色瘟疫”之说，足见该病在当时社会传播危害之深。该病的发生发展离不开MTB与机体相互作用的过程，人体免疫贯穿在发病、进展及转归的全过程中。人体在感染MTB后，可通过MTB在体内诱导的固有及适应性免疫效应将细菌从体内清除。不能将MTB清除于体外的机体有两种结局：一是形成结核潜伏感染（latent tubercle bacillus infection，LTBI）；二是转变成活动性结核病。由于MTB感染机体的过程可以非常缓慢，因此患者常常无明显的全身症状，随着近年来医学检查及国内医疗条件的大幅度改善，体检发现肺部活动性结核病灶的患者越来越多。全球约1/4人口是LTBI人群，5%～10%的MTB潜伏感染人群会转变成活动性结核病患者。当全身免疫功能下降时，LTBI转变成活动性结核病的危险性明显提高，例如骨髓移植、实体器官移植、服用免疫抑制剂、恶性肿瘤、糖尿病、硅肺、HIV感染，具有以上特征的患者均为活动性结核病及结核潜伏感染的高危人群。

20世纪初期卡介苗（BCG）问世，20世纪中叶一系列抗结核化疗药物问世。结核病在猖獗了几千年后被人类近乎全部控制，以至于许多国家开始忽视结核病给人类带来的危害。可是，在短短的30年左右的时间内，结核病便"卷土重来""死灰复燃"，WHO在1993年宣布"全球结核病紧急状态宣言"，各个国家出现结核病疫情控制缓慢，例如美国2012—2017年结核病年降率为2.2%，低于2007—2012年的6.7%，2018年年降率仅1.1%。造成结核病卷土重来的因素比较复杂，但与人体感染MTB后体内的免疫调控、营养代谢、能量线粒体代谢的改变与调控失调密不可分。

（一）结核病发生发展的病理生理变化

结核病灶的病理改变与疾病的发展相辅相成，在结核潜伏感染阶段，病灶局部可为微小肉芽肿，随着疾病的进展，肉芽肿范围不断扩大，逐步形成肉眼可见、具有临床症状的活动性肺结核阶段，随着局部淋巴细胞、中性粒细胞、巨噬细胞的不断堆集，活动性MTB可为渗出性病变，逐渐形成增殖性病灶，随着疾病的进一步进展，病灶局部可有干酪样坏死、空洞形成。若机体的免疫力得以增强，病灶进展的速度逐渐减慢则可形成结核球；若得到及时的抗结核治疗，MTB被大量杀灭，则病灶消散、溶解、纤维化甚至钙化；若MTB复燃或者再感染，则重复以上的发生、发展过程。复发或复治患者疾病的进展过程则更加复杂，治疗更加棘手。伴随着结核病的病理改变，在临床影像学上可得到体现，图3-1-12为左肺上叶渗出性病灶，随着病变的发展，左肺出现干酪样坏死及空洞（图3-1-13），病灶加重者可发展成巨大的空洞性病变（图3-1-14）。

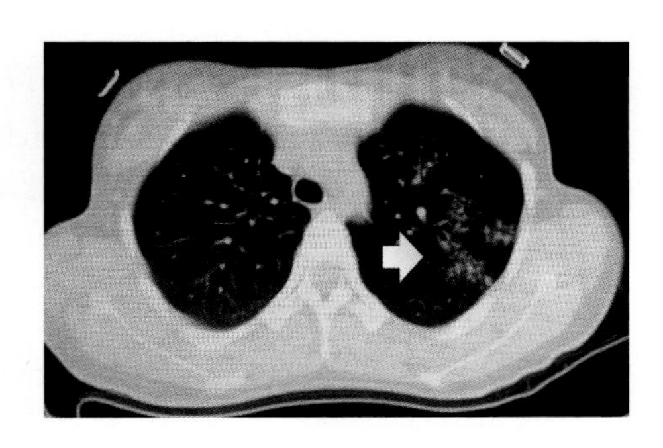

图3-1-12　左肺上叶少量渗出性病变

（二）免疫机制与结核病的发生发展

MTB侵犯宿主后的过程涉及宿主与细菌之间的相互作用、宿主免疫效应的发挥与调控、细菌的免疫逃逸等多种机制的参与。参与宿主免疫效应的免疫器官为胸腺、骨髓、淋巴结、脾脏，免疫细胞分为固有免疫细胞及适应性免疫细胞，前者包括单核细胞、巨噬细胞、自然杀伤细胞、中性粒细胞、树突状细胞、NKT细胞、B1细胞、γδT细胞，后者包括T淋巴细胞及B淋巴细胞。MTB进入肺部后被巨噬细胞吞噬进入胞内，当机体或者巨噬细胞尚未能完全消灭MTB时，被吞噬的MTB可在细胞内繁

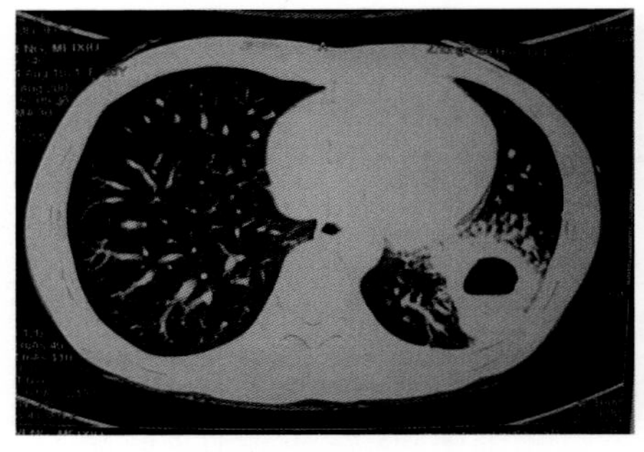

图3-1-13 左肺下叶增殖，出现干酪样坏死，中央形成空洞

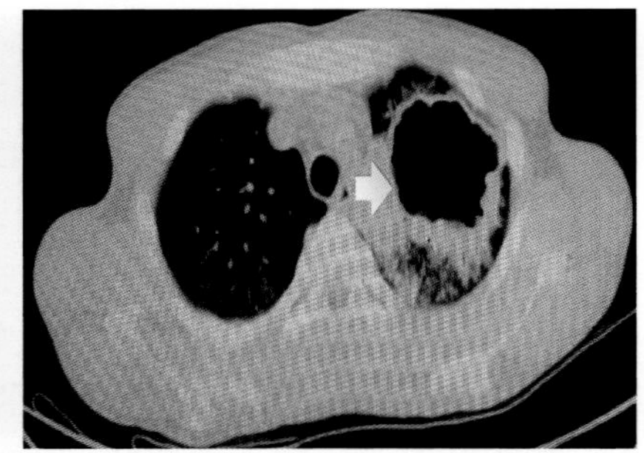

图3-1-14 左肺病灶进一步加重，干酪样坏死

殖，当细菌量不断增多时可使细胞崩解、破坏，细菌逃逸感染新的巨噬细胞从而继续展开被细胞吞噬、免疫逃逸、胞内长期生存、细胞破溃细菌感染新的细胞的过程，在这个过程中存在着宿主的免疫功能与细菌的免疫逃逸及致病力、毒力的抗衡：当宿主的保护力与细菌的破坏力相持不下时机体可处于LTBI的状态或者疾病静止不发展的状态；当宿主的保护力强于细菌的破坏力时，机体可持续处于LTBI、结核菌被体内清除或结核病灶静止不进展的状态；当宿主的保护力弱于细菌的破坏力时，机体则由结核潜伏感染转变成活动性结核病、活动性病灶加重、播散的状态。

在结核病的发生发展中，始终贯穿着细菌与宿主之间的抗衡。近年来许多研究致力于宿主与MTB之间的相互作用，例如：表观遗传修饰能通过调控MTB基因表达或调控宿主表观基因组转录和免疫应答来影响MTB的生长和复制，进而影响结核病发生发展和转归；结核病患者血浆中12-羟基二十碳四烯酸代谢失调是结核病发生发展的重要原因；巨噬细胞的焦亡（被证实是一种新的程序性细胞死亡方式，依赖炎性半胱天冬酶1，并伴有大量促炎症因子的释放）均参与结核病的发生与进展的免疫调控过程；不同的MTB菌株可能诱导宿主不同的免疫反应，从而影响结核病的发展及结局。宿主自身的免疫调控机制及与MTB抗原肽表达相关的作用机制构成了复杂的免疫调控网络。

（三）结核病发生发展的思考

1. 结核病的发生发展与宿主的能量代谢失调密切相关

活动性结核病患者轻症者临床症状不明显，随着病变的发展，多数患者可表现为低热、盗汗、乏力、体重减轻、心悸、食欲减退等全身症状，重症患者可出现营养不良性贫血、低蛋白血症、明显消瘦等营养不良的表现，影响到器官功能则表现为限制性通气功能障碍，消化吸收紊乱等。近年来诸多研究能够证实结核病的能量代谢失调直接参与结核病的发生与发展。细菌方面，MTB可通过被感染宿主体内产生的硫化氢影响机体的酮及硫代谢，从而促进疾病的发生发展；MTB依靠其呼吸链产生的能量维持细菌的生存，cyt BCL-aa3氧化酶及2型NADH脱氢酶（NDH-2）均为呼吸链的重要成分，NDH-2由于含有脂肪酸，是重要的培养基成分，敲除NDH-2的基因可切断MTB的能量代谢途径，可作为TB治疗的靶标之一。维持MTB生存的重要能量代谢物质如脂肪代谢的乙酰辅酶A或丙酰辅酶A与异柠檬酸裂解酶2相结合可促进MTB的三羧酸循环等能量代谢，维持结核菌的毒力及生长，后者对调控结核病的进展具有重要的作用。

在宿主方面，一项着眼于感染宿主的脂肪及肌肉组织的动物试验研究发现，MTB感染可刺激小鼠体内的免疫细胞在内脏及棕色的脂肪组织中浸润，还可观察到脂肪细胞产生促炎信号、干扰脂肪细胞的脂代谢、导致脂肪细胞肥大，该种变化可提高宿主对胰岛素的敏感性、提高血糖变化的耐受性，脂肪细胞中可通过mTORC2/AKT通路调节脂代谢的平衡。因此对于感染MTB的宿主而言，结核病的能量代谢改变最显著的是糖尿病合并肺结核患者，两者合并可发生明显的糖代谢紊乱，同时可伴随脂肪及氨基酸代谢紊乱。糖尿病患者血脂异常也可提高宿主对MTB的易感性，其中涉及线粒体的形态异常。

2. 结核病患者的营养不良导致的免疫功能失调参与结核病的发生、发展

活动性结核病患者的中枢神经系统受到MTB的刺激，导致食欲降低、营养物质摄入减少、合成代谢减少，同时患者体内消耗增多，更易导致营养不良的发生。有研究认为，患者营养不良的发生与患者的食欲抑制因子/食欲刺激因子的失衡有关，两者的平衡有助于改善患者的能量代谢失调。还有研究发现，宿主巨噬细胞经过调控血脂的药物小分子M1处理后细胞清除MTB的能力提高，则线粒体形态及功能恢复正常，靶向线粒体的药物，可作为结核病的宿主导向治疗（host-directed therapy，HDT）的措施之一，说明线粒体的功能与巨噬细胞吞噬MTB的功能存在着密切的联系。

维生素是机体维持生存重要的营养物质，其可协助调控宿主的免疫功能，可作为结核病辅助治疗的方法之一。维生素 B_1（vitamin B_1，VB_1）是机体糖代谢所需的重要物质，其可通过保护宿主机制杀死胞内MTB，其机制主要通过调控过氧化物酶体增殖激活受体 γ（peroxisome proliferator-activated receptor gamma，PPAR-gamma）促进巨噬细胞的极化、上调NF-κB信号通路、上调肿瘤坏死因子α和白细胞介素-6的表达，VB_1 还促进线粒体呼吸及脂类代谢。活动性肺结核患者极易发生营养物质的缺乏，包括微量元素 VB_1 等及矿物质的缺乏，容易导致线粒体功能及能量代谢失调，影响免疫细胞的能量供应，引起免疫保护效应的下调，从而促进疾病的发生发展，阻断其中的关键环节可作为免疫治疗的靶点之一。因此，从能量、营养代谢的角度研究可为结核病的免疫治疗研究开辟新途径。

3. 抗结核化疗引起患者线粒体功能损伤

肺结核患者在接受抗结核化疗的过程中，可能发生线粒体的损伤。异烟肼的代谢物是宿主细胞线粒体的呼吸链复合物Ⅱ的抑制物，有研究发现，使用异烟肼引起肝损伤的患者线粒体突变比例多于对照组。因此，在抗结核治疗过程中同样可能通过线粒体突变及功能障碍影响到宿主对化疗的耐受性，从而影响结核病的发展及转归。

4. MTB感染后可破坏宿主线粒体的功能从而促进结核病变的进展

MTB与宿主之间的相互作用可体现在不同水平，包括在感染过程中双方在生物能量方面的相互适应。MTB感染巨噬细胞后可使巨噬细胞线粒体的膜电位发生改变并释放cyt c，根据MTB毒力的不同，其诱导线粒体改变的程度也不同。MTB的Rv1411c可诱导巨噬细胞线粒体分裂，使细胞呼吸率降低、线粒体摄取钙离子发生变化，Rv1818c可诱导线粒体融合。还有研究发现，MTB被巨噬细胞吞噬后，MTB的分子伴侣Cpn60.2可从细菌表面脱落，并与从吞噬体出来与宿主的致死蛋白相互作用，从而阻断巨噬细胞的凋亡。由于MTB不同毒力因子和不同的菌株对线粒体动态的效应各异，因此其发挥效应不同的时间节点对于MTB-宿主相互作用导致结核病变发展的结局具有重要作用。其共同的途径是不同毒力的菌株感染宿主后，使得被感染宿主免疫细胞的线粒体及巨噬细胞、$CD4^+$ T细胞、$CD8^+$ T细胞等发生能量及生理、生化的改变，最后影响免疫保护效应的发挥，从而影响结核病变的结局。

总之，结核病在发生、发展的过程中可伴随机体的免疫、代谢、病理、生理生化等的变化。从这些方面着手研究，寻找关键的靶点及调控机制，为结核病新治疗策略的研发提供重要的依据及线索。

（范 琳）

第四节 线粒体失衡与过敏性疾病

哮喘（asthma）是由多种环境因素和遗传因素之间复杂的相互作用所导致的疾病，以可逆性气流阻塞、气道高反应性和慢性气道炎症为特征，患者主要表现为反复发作的喘息、气急、胸闷或咳嗽，可自行缓解或经治疗后缓解。哮喘可分为多种炎症表型，最常见的是嗜酸性粒细胞型哮喘，还有中性粒细胞型哮喘。前者是辅助性T细胞类型2（T helper 2，Th2）占主导地位的炎症过程，与细胞因子IL-4、IL-5和IL-13的表达增强有关，导致免疫球蛋白E（immunoglobulin E，IgE）类别转换，气道嗜酸性粒细胞增多和黏液产生；而后者由Th17淋巴细胞介导，其细胞因子IL-17和IL-22的表达增强。然而，在某些情况下，哮喘的发病机制仍不明确。例如，性别会影响哮喘的患病率，儿童期男性哮喘的患病率高于女性，但青春期开始逆转。此外，成人哮喘的发作很普遍，在某些情况下与新的环境暴露相关，包括病毒性呼吸道感染、刺激性暴露及新近出现的过敏或肥胖症。跨学科方法和科学工具的整合为哮喘发生发展的复杂性带来了新见解。本节重点阐述体内微生态改变（主要是呼吸道微生物群和肠道微生物群）及线粒体功能失调在哮喘发生发展中的作用及机制。

一、微生物群与哮喘

近年来，微生物群与人体免疫系统的关系已成为研究热点。研究发现，与正常人相比，哮喘患者的呼吸道表现出不同的微生物群，尤其是变形菌门（如嗜血杆菌属、莫拉菌属、奈瑟菌属）和厚壁菌门（如乳杆菌属）增加，而拟杆菌门（如普雷沃菌属）减少。呼吸道微生物群会根据疾病的严重程度发生变化，一项研究比较了不同严重程度哮喘患者痰中的菌群，发现重度哮喘患者呼吸道中菌群组成与正常人及非重度哮喘患者均不同，其中厚壁菌门、拟杆菌门和梭杆菌门丰度的增加有显著性。进一步研究显示，链球菌属中的两种（链球菌-23和链球菌-155）与哮喘严重程度呈正相关，而普雷沃菌属中的1种细菌（普雷沃菌-292）则与哮喘严重程度呈负相关。呼吸道微生物群的改变也与哮喘的炎症表型有关：在嗜酸性粒细胞型哮喘患者呼吸道中盐单胞菌属、嗜热杆菌属、枝芽孢杆菌属等8种丰度明显增加，而奈瑟菌属明显减少；在中性粒细胞型哮喘患者中，呼吸道菌群多样性增加，且放线菌门、厚壁菌门丰度增加，而变形菌门减少。此外，呼吸道微生物群也会影响患者对药物治疗的反应性，例如，吸入性糖皮质激素治疗敏感的哮喘患者呼吸道中慢生根瘤菌属、巴氏杆菌属和梭杆菌属丰度较高，而激素抵抗者奈瑟菌属、嗜血杆菌属、纤毛菌属等较高。

更重要的是，在哮喘患者中不仅有呼吸道微生物群改变，其肠道微生物群也会发生变化。在1989年，Strachan等通过流行病学研究提出“卫生学假说”，认为儿童生命早期缺乏微生物接触是支气管哮喘等过敏性疾病发生发展的主要因素，这在后面来自不同出生队列的研究中得到了证实，在生命的最初几年中肠道菌群组成的变化模式与哮喘的发展之间存在相关性。加拿大一项出生队列研究结果表明，1岁幼儿喘息和过敏同时存在与其出生3个月时粪便中4个细菌属（粪杆菌属、毛螺菌属、罗氏菌属和韦荣球菌属）的数量减少有关。进一步的动物试验表明，口服这4种细菌可以降低小鼠卵清蛋白（ovalbumin，OVA）致敏和激发后的气道高反应性。此外，肠道微生物群的差异还与哮喘患者中对更多的空气变应原的致敏性和肺功能的差异以及肥胖等有关，为成年人群哮喘特征的可能机制提供了新的理解（图3-1-15）。

二、线粒体与哮喘

线粒体是内源性ROS最重要的来源，已有试验证明哮喘小鼠模型中上皮细胞损伤释放的ROS主要是线粒体来源。流行病学和遗传学证据表明，线粒体tRNA突变以及特定的rRNA突变在哮喘患者中显著高于对照组，提示线粒体遗传背景在哮喘的发展中起着关键的作用以及可能解释了哮喘主要由母亲遗传。Flaquer等对372例哮喘儿童和395名对照儿童的全部线粒体基因组进行了测序。结果显示，在16 158个线粒体单核苷酸多态性（mtSNP）中，共有36个mtSNP与哮喘有关，并进一步发现了

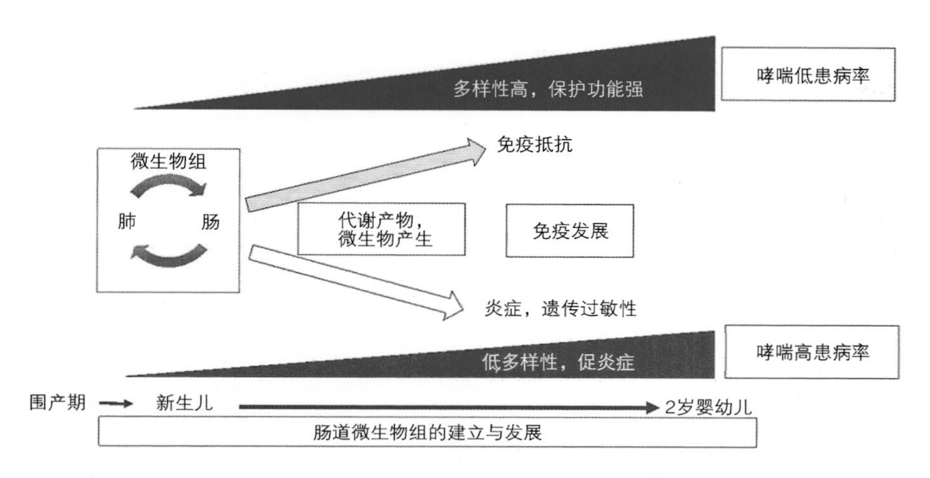

图3-1-15 肺和肠道微生物群对哮喘发病的影响

cyt b（男孩）和烟酰胺腺嘌呤二核苷酸还原脱氢酶2/16S RNA（女孩）多态性的性别特异性关联。

其实，最早于1985年，在一项描述哮喘儿童支气管上皮的超微结构研究中便首次报道了线粒体的结构异常。Mabaliraja等发现OVA诱导BALB/c小鼠试验性变应性哮喘与线粒体功能障碍有关，例如支气管上皮cyt c氧化酶（Ⅲ亚基）和复合物Ⅰ（17 kD亚基）表达减少，支气管上皮线粒体肿胀，嵴减少，肺线粒体cyt c氧化酶活性降低，肺细胞质中cyt c出现，ATP水平降低。随后，Aguilera-Aguirre等发现用豚草花粉提取物致敏人气道上皮细胞A549，引起泛醌cyt c还原酶核心蛋白Ⅱ（UQCRC2）的损伤，导致ROS产生增加。重要的是，致敏BALB/c小鼠气道上皮中UQCRC2缺乏引起的线粒体功能障碍会增加ROS诱导的嗜酸性粒细胞积累、气道黏蛋白水平和气道高反应性，这些结果表明预先存在的线粒体功能障碍会增加哮喘的严重程度。临床数据也支持先前所述的试验结果，研究发现，重度持续性哮喘患者的肺组织中支气管平滑肌细胞内线粒体的增加介导了支气管平滑肌细胞的增殖。值得注意的是，肥胖哮喘作为哮喘的一种特殊的临床表型，它的特征是中性粒细胞气道炎症，也被证明与线粒体功能障碍有关。在过敏性哮喘小鼠模型中，大剂量精氨酸补充可恢复精氨酸的生物利用度，抑制线粒体功能障碍并减弱哮喘特征（图3-1-16）。

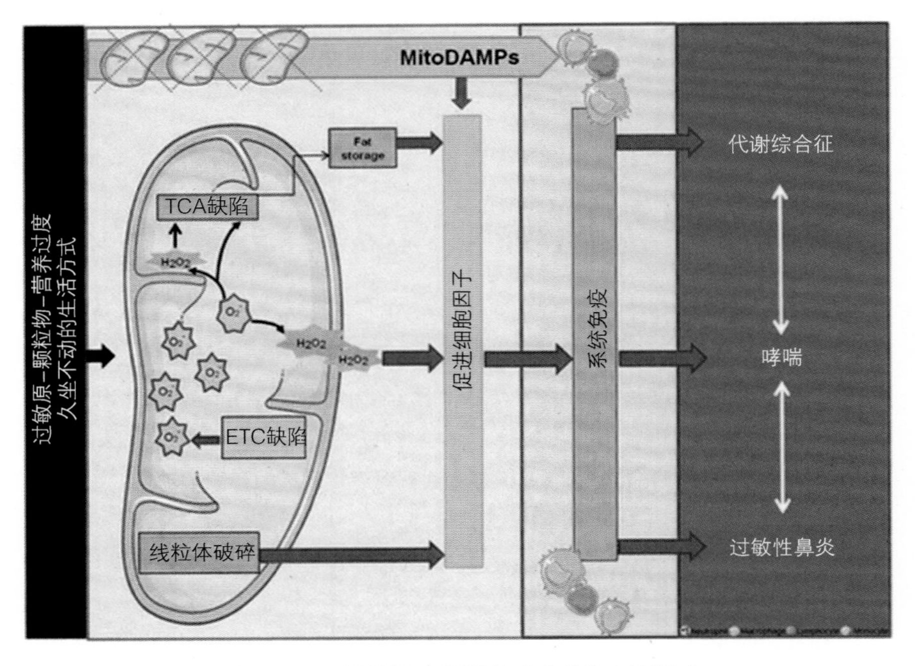

图 3-1-16　线粒体功能障碍对哮喘发病的影响

总之，哮喘的发病机制十分复杂，涉及多种细胞和细胞组分的共同参与。越来越多的研究表明，线粒体和微生物群在哮喘的发生发展中起到关键的作用，这也为哮喘的诊断、治疗与预防提供了新的思路与治疗靶点。

（金美玲）

第五节　线粒体失能与终末性疾病

一、支气管扩张

支气管扩张是一组异质性疾病，病因复杂，涉及先天或遗传因素、免疫缺陷或损伤、吸入性损伤、感染、机械性阻塞和其他炎症性疾病（包括风湿性疾病、炎症性肠病等）。然而，多数患者病因仍不明确，称为特发性支气管扩张。在各种致病因子的作用下，患者气道防御和免疫功能受损，继发反复细菌感染和炎症反应。充满炎症介质和病原菌黏稠脓性液体的气道因为阻塞或排泄不畅而逐渐扩张和扭曲，致病因素长期存在并反复慢性刺激，逐渐破坏组织结构，最终遗留永久性的支气管壁肌肉和弹力支撑组织等的破坏。

（一）抗感染免疫/炎症反应与支气管扩张

气道内病原体感染，以及宿主抗感染免疫和炎症反应始终是支气管扩张形成和不断进展的关键推动因素。临床上，尽管缺少循证医学的支持，抗感染药物依然是支气管扩张急性发作期的主要用药，其目的是减少细菌负荷、阻断炎症恶性循环。即使进入稳定期，60% ～ 80%的患者气道内有潜在致病菌定植，尤其是铜绿假单胞菌，一旦出现就很难清除，并且可以导致气道炎症加剧、临床恶化及肺功能的加速减退。大环内酯类抗生素（如阿奇霉素、罗红霉素）除了有抗菌活性以外，还具有非特异性抑制炎症反应和抗生物膜效应。多项药物临床试验的结果提示，成年和儿童稳定期非囊性纤维化支气管扩张患者，特别是1年内3次以上急性加重及铜绿假单胞菌定植者，均可从长期口服大环内酯类抗生素治疗中受益，包括减少急性发作、提高肺功能和改善生活质量，但是需要警惕长期用药引起的细菌耐药风险和各种药物不良反应。患者体内炎性因子过多、炎症细胞网络调节紊乱也是支气管扩张、气道和全身炎症的来源之一，而中性粒细胞格外受到重视。中性粒细胞可通过释放髓过氧化物酶、弹性蛋白酶、胶原酶及基质金属蛋白酶等多种蛋白溶解酶，以毒性氧自由基损伤支气管壁。目前吸入性激素单用或联合支气管扩张剂调节稳定期支气管扩张气道炎症的文献不多，现仅有的公开报道的前瞻性安慰剂对照研究一致肯定了其有效性和安全性，但仍需要更多大规模、长周期临床研究的进一步证实。鉴于气道感染和炎症反应在支气管扩张病情进展中的重要作用以及当前治疗手段的局限性，已经有学者提出，调节患者机体免疫功能，特别是中性粒细胞型炎症反应，是未来支气管扩张治疗的研究方向之一。

（二）免疫代谢与抗感染免疫/炎症反应

“免疫代谢”是新近形成的研究热点领域，主要关注细胞代谢方式、代谢产物和营养物质等与免疫细胞之间的相互影响。研究表明，免疫细胞在执行功能过程中需要经历一种代谢适应过程，称为“代谢转换”。这种转换对于免疫细胞的激活和维持炎症表型（包括细胞因子和ROS的合成）至关重要。中心碳代谢在免疫细胞启动有效抗病原微生物免疫过程中至关重要，它不仅满足了免疫细胞能量需求增加的需要，还产生了在细胞活化中具有重要作用的中间产物，如巨噬细胞、树突状细胞、中性粒细胞等。在活化过程中，出于快速杀菌的需要，细胞内葡萄糖的代谢方式逐渐从高效的有氧代谢转变为低效的糖酵解。糖酵解过程的中间代谢产物如葡萄糖-6-磷酸、果糖-6-磷酸和3-磷酸甘油醛又可以进入磷酸戊糖途径，产生5-磷酸核糖和4-磷酸赤藓糖，分别用于合成核苷酸和氨基酸，进而有利于细胞蛋白质合成、细胞存活和增殖。病原微生物在与宿主的对抗过程中，也不仅仅是一个被动的参与者。它们可以重塑自身的代谢机制以期能在宿主体内环境中生存和增殖。部分微生物如白色念珠菌、伤寒沙门氏菌和金黄色葡萄球菌甚至能与活化的宿主细胞竞争葡萄糖，这可能会产生灾难性后果。如活化的巨噬细胞由于线粒体氧化磷酸化功能的下调只能依赖葡萄糖提供能量，一旦葡萄糖被白色念珠菌竞争性掠夺，巨噬细胞内糖稳态失衡，细胞就会丧失活力乃至死亡；胞内寄生菌伤寒沙门氏菌通过消耗葡萄糖扰乱巨噬细胞糖酵解过程，造成细胞内ROS水平升高及NADH含量下降，进而激活NLRP3炎性小体，炎症性细胞因子IL-1β合成和分泌增加，同时细胞因发生凋亡逐渐裂解。甲型流感病毒可以利用含有NOX2的NADPH氧化酶来源的内源性ROS规避宿主的抗病毒免疫反应。通过深入研究和了解病原微生物利用与宿主免疫细胞代谢方面相互作用的具体方式，有望为临床抗感染治疗开启新的研究方向，这在抗微生物药物耐药现象日益普遍和严重的今天尤为重要。

（三）线粒体与免疫代谢

作为细胞能量代谢的核心，线粒体势必在免疫代谢机制中发挥重要作用。在细胞内，线粒体主要经三羧酸循环、氧化磷酸化和脂肪酸氧化以ATP的形式为细胞提供能量。其中，琥珀酸是三羧酸循环的一个重要中间代谢产物。在病原体细菌内毒素刺激下，细胞线粒体琥珀酸蓄积，进而稳定转录因子HIF-1α，促进糖酵解和炎性细胞因子IL-1β合成增多，导致免疫炎症不受控制而异常放大。此外，琥珀酸增多会激活琥珀酸脱氢酶，后者通过逆向电子传递驱动线粒体复合物Ⅰ，进而增加电子向氧分子泄漏，最后产生mtROS。由于缺乏组蛋白和染色质结构的保护且修复能力差，mtDNA易被ROS氧化并损伤。同时，由于mtDNA与细菌有共同的起源，因此富含CpG序列，可被视作一种线粒体损伤相关分子模式。一旦损伤线粒体释放包括mtDNA在内的内容物进入细胞质或进一步进入细胞外，便可通过激活相应受体触发或加剧免疫反应。此外，LPS激活的巨噬细胞上调免疫应答基因IRG1，该基因将柠檬酸转化为亚甲基丁二酸。亚甲基丁二酸具有抑制微生物乙醛酸循环的作用，后者可产生细菌和真菌细胞内存活所必需的代谢产物。亚甲基丁二酸还通过抑制三羧酸酶琥珀酸脱氢酶激活转录因子Nrf2来控制炎症，从而调节宿主的代谢和免疫反应。针对线粒体参与的细胞免疫代谢，目前已经有个别药物正处在试验室研制过程中，其中包括琥珀酸脱氢酶抑制剂、亚甲基丁二酸类似物和mtROS清除剂等。

（四）线粒体功能紊乱与囊性纤维化

整体而言，针对线粒体失能在支气管扩张发病机制中作用的研究极少，仅在个别导致支气管扩张的病因如囊性纤维化中略有提及。囊性纤维化（cystic fibrosis，CF）在我国发病率极低，却是西方高加索人群常见的多系统遗传性疾病。其病因是位于第7号染色体上编码跨膜转导调节因子的基因发生突变。囊性纤维跨膜转导调节因子（cystic fibrosis transmembrane conductance regulator，CFTR）主要存在于上皮细胞表面，直接参与细胞内外氯离子的转运。CF呼吸道上皮CFTR功能缺陷引起细胞氯离子分泌减少，钠离子吸收增加，水分子在渗透压梯度作用下进入细胞，结果导致呼吸道黏膜上皮表面分泌物异常黏稠不易流动，黏膜纤毛清除功能受损，细菌乘机繁殖引起炎症反应。多种机会性病原体在肺部慢性感染和定植，是患者发病和死亡的主要原因。

Rimessi等报道指出线粒体是CF细胞中炎性钙离子信号的关键靶点，并通过诱导、募集NLRP3炎性小体介导CF细胞针对铜绿假单胞菌感染的炎症反应。早在1979年就有学者发现CF细胞线粒体功能异常，耗氧增多，线粒体来源的超氧阴离子和过氧化氢等ROS水平升高。此外，CF细胞内多种参与线粒体能量代谢的酶（包括NADH脱氢酶、cyt c氧化酶等）动力学及活性改变，并且由于整个线粒体膜发生去极化，线粒体网络呈碎片样表现，钙离子摄入也明显减少，细胞内ROS及膜脂质过氧化水平升高。在这种氧化应激压力下，线粒体DNA损伤，影响氧化磷酸化系统功能，进一步生成ROS，形成恶性循环。还有报道指出，CF细胞外还原型和氧化型谷胱甘肽（GSH/GSSG）比例失衡。GSH是细胞抗氧化体系中的关键成分，在缓冲ROS、维持氧化还原之平衡过程中发挥重要作用，而GSSG可以通过一种称为谷胱甘肽化的机制与蛋白结合，影响蛋白质（包括酶）功能。GSH/GSSG比例失衡势必导致细胞对ROS损伤敏感度上升。目前已经在帕金森病和阿尔茨海默病患者中观察到GSH与线粒体呼吸链功能异常密切相关，尤其是复合物Ⅰ，常常在氧化应激作用下首先受损。Kelly-Aubert等进一步发现，升高线粒体内GSH水平，可以有效改善复合物Ⅰ活性及恢复线粒体膜电位，从而恢复线粒体功能。

（五）线粒体功能紊乱与非囊性纤维化支气管扩张

尽管缺乏明确报道，部分现有文献和数据仍然支持线粒体功能异常在其他病因导致的支气管扩张症患者中的作用。例如在国内，结核感染在支气管扩张的发病中有重要地位。而Aguilar-López等研究指出，结核分枝杆菌的不同毒力因子可诱导出线粒体功能的不同状态，涉及线粒体呼吸功能、钙离子摄入和线粒体融合等改变，而这些动态变化又决定了宿主和细菌相互作用的结局。Olveira等研究发现，与健康对照相比，支气管扩张患者的中性粒细胞线粒体膜电位显著下降，但在淋巴细胞和单核细胞中，这种膜电位的下降并不明显，提示支气管扩张患者至少在中性粒细胞内存在一定程度的线粒体功能紊乱。已知支气管扩张常见定植菌铜绿假单胞菌能够通过一种称为“群体感应”的细菌间信息交流系统破坏线粒体正常形态，减少线粒体生物能量合成，诱导线粒体DNA氧化损伤，进而改变宿主肺上皮细胞的线粒体。

因此，铜绿假单胞菌的这种特殊机制提示病原体的攻击目标很可能是线粒体，至少说明线粒体在支气管扩张的演变过程中发挥着关键作用。可见线粒体在终末性疾病的进展中依旧是不能忽视的“核心角色”，线粒体的功能支持贯穿疾病始终。

（褚海青）

二、肺纤维化

特发性肺纤维化（idiopathic pulmonary fibrosis，IPF）是一种病因不明的慢性进展性间质性肺病，其病变局限于肺部，组织病理学和（或）影像学表现为寻常间质性肺炎，其发病率逐年上升，缺乏有效的治疗手段，平均生存期仅为2 ～ 4年。该病好发于中老年男性，临床表现为进行性的劳力性呼吸困难、干咳、杵状指、肺部Velcro啰音。特发性肺纤维化发病分为三个时期：① 前驱期：环境因素（吸烟、感染、胃食管反流等）及遗传因素(SFTPC基因突变等)共同作用,引起反复的肺泡上皮细胞损伤及异常的损伤修复反应,导致肺泡上皮细胞端粒缩短、脆性增加;② 起始期:部分上皮细胞发生内质网应激,使得部分肺泡上皮细胞凋亡、分泌大量致纤维化因子等;③ 进展期:上述间充质细胞分泌大量异常基质蛋白,使得肺组织重构和瘢痕化,最终形成肺纤维化。

(一)IPF的组织病理学特点

2000年,美国胸科学会(The American Thoracic Society, ATS)和欧洲呼吸病学会(European Respiratory Society, ERS)对IPF诊断提出的国际共识认为,IPF与寻常性间质性肺炎(usual interstitial pueumonia, UIP)具有一致的组织病理类型。IPF/UIP大体表现多样化,早期病例肺部外观可以正常,晚期重症病理表现为弥漫性蜂窝样改变(图3-1-17)。IPF/UIP主要特征是双侧受累,非均匀、不协调表现,好发于双肺下叶或胸膜下区域。显微镜下同样表现为病变多样性,可呈正常,或间质炎症、纤维化和蜂窝样变。肺泡壁增厚,常常有广泛的胶原等细胞外基质沉积和炎症细胞(淋巴细胞、浆细胞和散在中性粒细胞、嗜酸性粒细胞)浸润,但炎性改变并不显著;而蜂窝样囊性改变、胶原束("旧"纤维)和"成纤维细胞灶"(成纤维细胞和肌成纤维细胞)形成是IPF/UIP主要特点,蜂窝样改变是瘢痕形成和结构重塑的一种表现,"成纤维细胞灶"中出现活动性胶原的形成,表明IPF/UIP是一种活动性、进展性疾病。IPF/UIP其他特征包括:平滑肌肥厚,组织化生和Ⅱ型肺泡上皮细胞增生肥大;黏液腺增生;

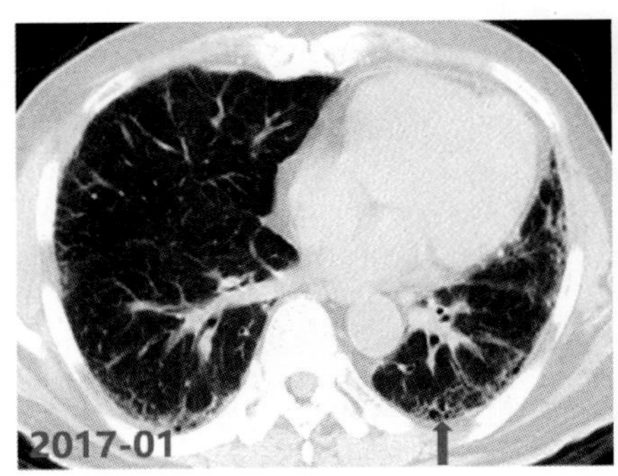

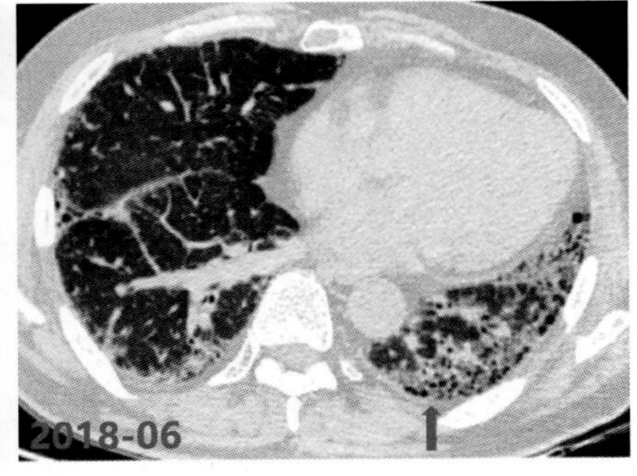

注:左肺为著,病灶不均匀、非对称分布,左肺胸膜下见蜂窝样/网格样改变,左肺容积明显缩小。一年半后因咳嗽、气促加重,复查胸部CT示:两肺病灶较前明显进展,伴实变渗出改变,肺容积进一步缩小。

图3-1-17 双肺间质纤维化改变

继发性肺动脉压形成；牵拉性支气管扩张，细支气管扩张；肺泡腔空间缩小（肺容积减小）；肺泡结构破坏和扭曲。

（二）IPF的发生与发展

虽然经过半个世纪的积极探索，但IPF的发病机制至今尚未阐明。大量临床观察、病史研究和动物试验发现，IPF组织学特点为：慢性复发性损伤，炎症细胞对IPF的形成无直接促进作用，肺成纤维细胞产生大量胶原和细胞外基质。因病毒、真菌、环境因素和毒性因子均与IPF发病相关，推测这些致病因子与肺固有免疫细胞相互作用，引起炎症及免疫反应，直接损伤上皮细胞。IPF可能是炎症、组织损伤和修复持续相互作用的结果（图3-1-18）。

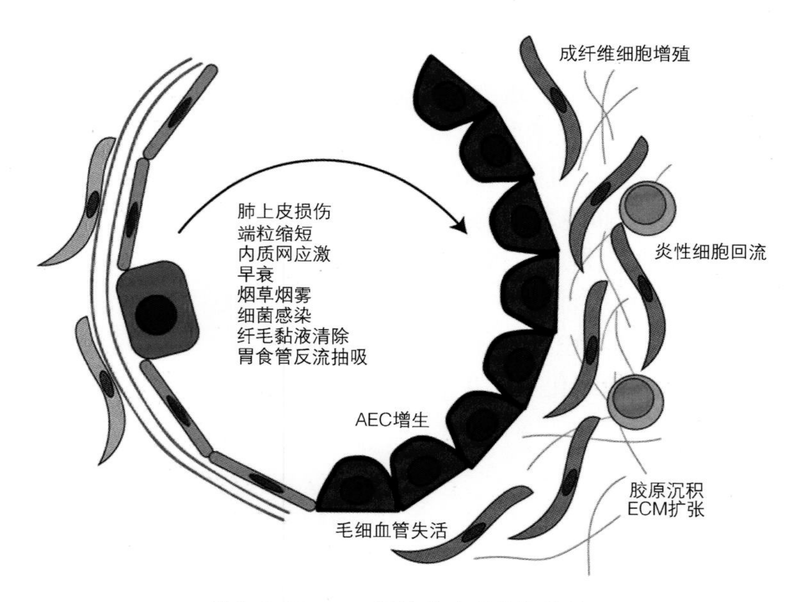

图3-1-18　IPF起始的病理特征总结

1. 炎症反应

最早可在IPF患者肺间质和肺泡内检测到大量炎症细胞，包括淋巴细胞、巨噬细胞和中性粒细胞，表明IPF早期即可发生抗原特异性免疫反应。IPF致病因子引起肺泡上皮细胞损伤和粒-巨噬细胞集落因子（GM-GSF）产生，刺激抗原提呈细胞（树突状细胞）分化，从而促进T淋巴细胞活化。T淋巴细胞既参与肺损伤又对疾病进行调节，它对IPF的发展起双重作用。活化的T淋巴细胞一方面表达白细胞介素-2受体并分泌干扰素-γ，其可溶性因子促进成纤维细胞合成胶原；另一方面，T淋巴细胞分泌的可溶性因子亦能抑制成纤维细胞的增殖。因此，T淋巴细胞产物可同时抑制和促进肺纤维化。通过大量动物试验研究及人体组织学标本检测，目前主流观点认为炎症细胞在肺纤维化发生发展中的作用较弱，炎症程度与疾病严重程度无相关性，在缺乏炎症细胞聚集情况下，上皮细胞损伤和肺纤维进程不受影响。

2. 损伤

IPF的重要特征为上皮细胞损伤，IPF可能因肺泡上皮细胞的损伤及上皮下基底膜结构破坏触发。环境（过氧化物）或有害毒素以及炎症细胞效应分子（氧化剂或酶类）可能是上皮细胞损伤的介质。IPF中，早期活化的成纤维细胞和纤维化病灶位于受损上皮细胞下破裂的基底膜处，成纤维细胞聚集和增殖是IPF发生中的重要事件。在致病因素刺激下，肺泡上皮细胞受损，分泌各种可溶性介质，包括转化生长因子-β（TGF-β）、肿瘤坏死因子-α（TNF-α）及白细胞介素-8（IL-8）等，这些介质参与肺纤维化的发生发展。TGF-β由肺泡上皮细胞、巨噬细胞、内皮细胞分泌，以非活化状态与潜在相关蛋白相结合。该复合物与血栓蛋白1（存在于血小板中）或整合素αVβ6相结合后活化，导致以下结果：① 促进成纤维细胞趋化，使成纤维细胞移行至肺泡间隔及肺泡腔内并增殖；② 使成纤维细胞向肌成纤维细胞分化并合成胶原（波形蛋白、肌动蛋白、金属蛋白酶抑制剂等）。肌成纤维细胞和成纤维细胞快速增殖区域与肺泡上皮细胞、基底膜损伤区域相邻，是损伤、修复最早发生的地方。体外研究证实，IPF的肌成纤维细胞和成纤维细胞能使肺泡上皮细胞凋亡、坏死，金属蛋白酶抑制剂表达增加、胶原酶减少、胶原合成增加，导致细胞外基质沉积过度。IPF早期主要是Ⅰ、Ⅲ型胶原积聚，后期以Ⅰ型胶原为主，Ⅱ型胶原沉积导致不可逆纤维化，抗金属蛋白酶能力较强。上述发病环节共同作用，最终促进肺纤维形成和肺组织瘢痕收缩。

3. 修复

损伤肺泡的完全修复需清除进入肺泡腔内的血浆蛋白，受损肺泡被正常肺泡代替，受损肺泡细胞外基质凋亡恢复。炎症过程中形成的肺泡渗出物包含血小板源性生长因子、TGF-β、胰岛素样生长因子-1、纤维连接蛋白和凝血酶等。肺泡上皮细胞和巨噬细胞既调节肺泡内纤维蛋白的形成，又调节其清除。正常肺泡腔内由于尿激酶型纤溶酶原激活物的存在，有助于肺泡渗出物清除。动物研究发现，IPF小鼠肺内纤溶酶原激活物抑制剂-1水平升高，与肺纤维化程度密切相关。肺泡修复表现为肺泡基底膜的重新上皮化，Ⅱ型上皮细胞增殖并覆盖修复基底膜和局部机化的渗出物。该过程是在角化细胞生长因子和肝细胞生长因子作用下产生的，这两种生长因子调节上皮细胞增殖与迁移。总之，肺泡上皮细胞损伤后的异常修复导致不可控制的肌成纤维细胞增殖和分化，异常细胞外基质沉积及大量胶原纤维在间质沉积，同时多种生长因子及其胞内的下游信号共同促进肺纤维化的进展。

（三）线粒体的生物学功能

线粒体是细胞能量的主要来源，是细胞进行有氧呼吸的场所。线粒体拥有自身的遗传物质和遗传体系，是一种半自主细胞器。线粒体是真核生物进行有氧代谢的部位，是糖类、脂肪和氨基酸最终氧化释放能量的场所。除了为细胞供能外，线粒体还参与细胞分化、细胞生物信息传递、细胞凋亡和细胞生长调控。

线粒体通过内质网、细胞外基质等结构协同作用，控制细胞中的钙离子浓度的动态平衡。线粒体迅速吸收钙离子的能力使其成为细胞中钙离子的缓冲区。在线粒体内膜膜电位的驱动下，钙离子可由存在于线粒体内膜中的单向运送体输送进入线粒体基质；排出线粒体基质时则需要钠-钙交换蛋白的辅助或通过钙诱导钙释放（calcium-induced-calcium-release，CICR）机制（图3-1-19）。在钙离子释放时会引起显著膜电位变化的“钙波”（calcium wave），激活第二信使系统蛋白（如细胞内转导蛋白G蛋白），随后激活下游各种效应器，协调突触中神经递质的释放及内分

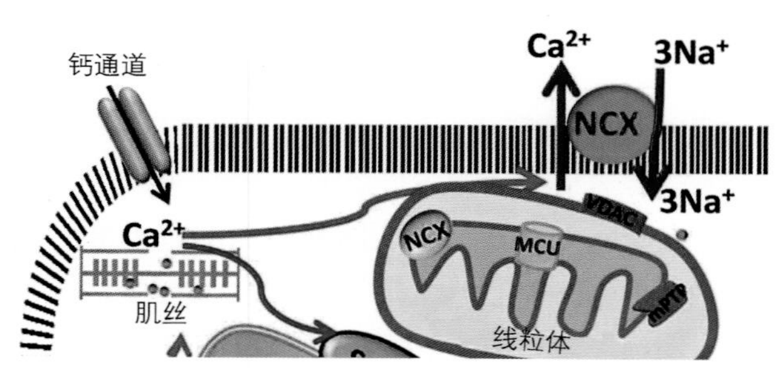

图3-1-19 线粒体钙离子代谢

泌细胞中激素的分泌。线粒体还能调节膜电位并控制细胞程序性死亡:当线粒体内膜与外膜接触位点形成通透性转变孔道后,线粒体内膜通透性提高,线粒体跨膜电位消失,从而导致细胞凋亡。线粒体膜通透性增加也能使促凋亡因子等分子释放进入细胞外基质,破坏细胞结构。

氧化应激是指ROS和活性氮造成的氧化损伤。即当自由基的产生过多或体内抗氧化系统出现故障,体内氧自由基代谢就会出现失衡,导致机体结构或功能受损。线粒体在氧化磷酸化过程中产生一定量的自由基,但由于生物体内同时存在抗氧化防御体系,在生理条件下可维持动态平衡。如果这种平衡被破坏,线粒体损伤可引起一系列的细胞功能障碍,参与疾病的发生、发展过程。

(四)线粒体功能障碍在IPF发生发展中的作用

1. 线粒体功能障碍与IPF发生发展

最新研究发现,线粒体功能障碍、自噬和有丝分裂吞噬在IPF发病中发挥重要作用(图3-1-20)。TGF-β1通过刺激其下游信号通路,促进肺

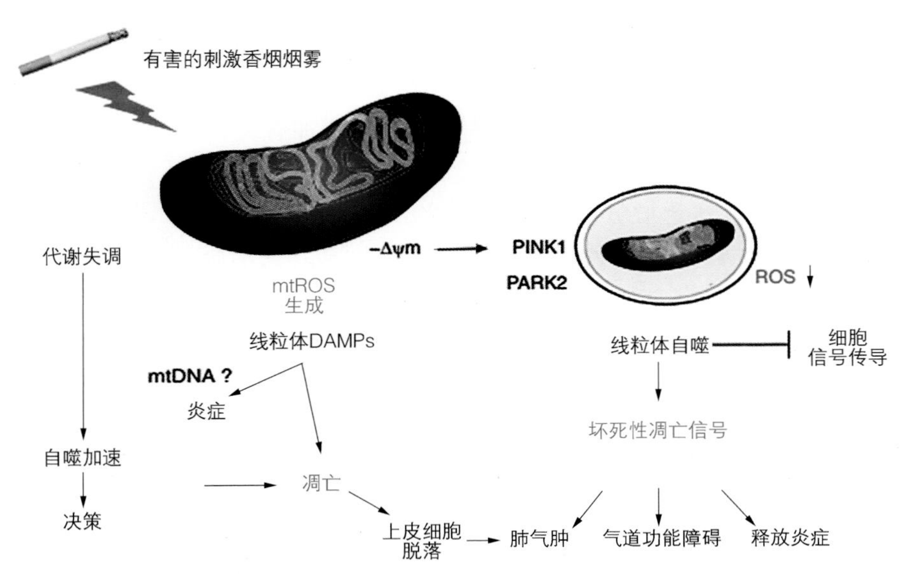

注:香烟烟雾暴露导致线粒体功能障碍,包括线粒体活性氧(mtROS)生成增加、线粒体去极化。线粒体损伤相关分子模式(DAMP)的释放触发炎症和凋亡。香烟烟雾暴露后激活的自噬和有丝分裂,影响机体的保护性反应。这些过程包括泛素化蛋白翻转,凋亡的激活,纤毛的摆动,坏死途径的激活及细胞衰老的抑制。上皮细胞损伤/死亡可能与慢性气道疾病不良预后有关。

图3-1-20 线粒体功能障碍对慢性气道疾病的影响

纤维化。体外研究表明,TGF-β1作用于肺上皮细胞可诱导线粒体去极化、mtROS产生及磷酸酶和紧张素同系物诱导的假定激酶1(PINK1)和磷酸化动力蛋白-1样蛋白(DRP1)的表达。使用线粒体靶向抗氧化剂(MitoTEMPO)清除mtROS可减少上述产物的形成。磷酸腺苷活化蛋白激酶(AMPK)激活物能抑制TGF-β1刺激的成纤维细胞的促纤维化反应,刺激线粒体生物合成,恢复成纤维细胞对凋亡的敏感性。最近研究阐述了肺纤维化中内质网应激途径、线粒体功能障碍和PINK1依赖的有丝分裂之间的功能联系。激活转录因子3(ATF3)通过与PINK1基因近端启动子区域的调控元件结合,成为PINK1基因表达的负调控因子。ATF3在上皮细胞中的过表达导致去极化线粒体的积累,增加mtROS的产生,并导致细胞活力的丧失。肺泡Ⅱ型上皮细胞中ATF3基因缺陷的小鼠对博莱霉素诱导的肺纤维化有保护作用。

此外,线粒体超微结构研究显示,IPF肺组织样本中线粒体的数量增加,线粒体外观肿胀、线粒体嵴受损。Bueno等研究发现,人类IPF肺高度纤维化区域肺泡Ⅱ型上皮细胞线粒体含量显著增加。线粒体标记外膜转位酶20(TOM20)阳性的细胞显示内质网应激标记Bip(结合免疫球蛋白GRP78,即葡萄糖调节蛋白,分子量为78 kD)表达亦增加,提示IPF患者肺泡上皮细胞线粒体含量增加与内质网应激增加有关。该研究表明,在IPF中线粒体可能通过内质网应激途径影响其发生发展。

2. 线粒体质量控制与IPF发生发展

线粒体损伤通过多种机制诱导肺纤维化,包括激活凋亡和炎症途径。线粒体质量控制(mitochondrianl quality control, MQC)对维持线粒体内稳态、决定细胞命运至关重要。线粒体动力学和线粒体特异性自噬(称为有丝分裂吞噬)是细胞中的两个主要质量控制系统。线粒体融合以增加能量生产来应对压力,受损的线粒体通过分裂进行分离,最终通过吞噬作用降解。一旦这些系统被破坏,功能失调的线粒体就会积累起来,导致ATP生成减少,ROS生成增加,从而影响细胞的命运。线粒体DNA损伤、线粒体ROS合成增加和线粒体蛋白翻译抑制均为MQC失调的表现。MQC构成一个复杂的信号反应,影响线粒体的有丝分裂、融合和线粒体未折叠蛋白反应(mtUPR),共同产生新的线粒体,降解氧化复合物成分或清除整个细胞器。在肺纤维化中,有丝分裂和线粒体缺陷以及组织修复过程中的细胞凋亡和衰老有关(图3-1-21)。

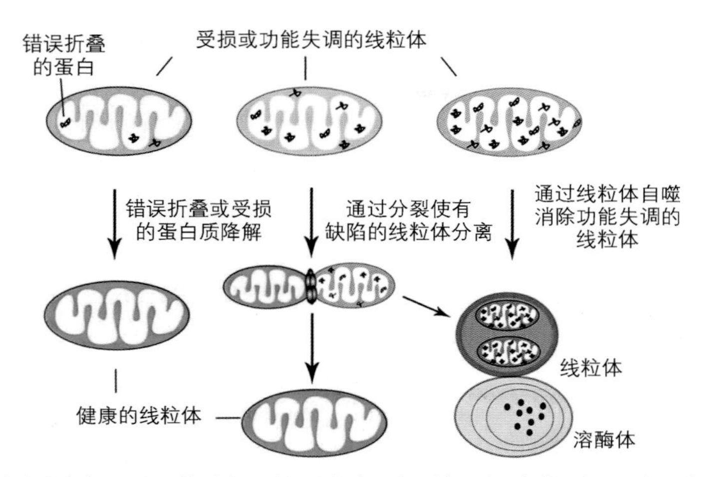

注：在轻度应激条件下，线粒体融合可减轻功能障碍线粒体所致的损伤，或通过有丝分裂吞噬方式分离和去除功能异常线粒体。但是，在持续或重度应激条件下，线粒体质量控制系统失调，以上适应性反应是否受阻，最终决定细胞的命运。

图3-1-21　细胞内的线粒体质量控制系统

综上所述，线粒体功能障碍及线粒体质量控制与肺纤维化的发生和发展密切相关。从线粒体ROS合成、线粒体-内质网协同作用及线粒体质量控制的角度出发进行研究，可能有助于探索IPF治疗的新靶点。

（徐金富）

三、肺癌

大多数肺癌中存在线粒体功能障碍，因此针对线粒体的靶向治疗在临床上具有广泛的吸引力和治疗潜力。线粒体代谢异常的变化使肿瘤细胞能够适应变化，例如能量需求的变化、缺氧的发生、底物可用性的变化、对药物疗法或其他细胞应激的反应。尽管线粒体功能障碍是大多数肿瘤的共有特征，但线粒体代谢异常经常被忽视。研究表明，在肺癌中能观察到线粒体分裂和融合的速率改变，因而线粒体代谢是肺癌治疗的诱人靶标之一。尽管线粒体功能障碍具有分子异质性，却是肺癌发生中常见的异常。目前许多肺癌的治疗已经从非特异性影响线粒体代谢方向入手。

线粒体代谢异常的产生具有分子异质性，是导致肺癌发生的常见原因。肺癌分为两种主要的组织学类型：小细胞肺癌（前体细胞是神经内分泌起源的）和非小细胞肺癌（起源于肺泡上皮细胞或支气管黏膜上皮细胞）。目前许多肺癌类型可以重新分类，因此非小细胞肺癌的相对发生率正在下降，临床数据显示，非小细胞肺癌占肺癌病例的80% ～ 85%，其中线粒体代谢异常所引发的肺癌是最常见的亚型。目前，肺癌分子生物学方面的最新进展已经确定了许多治疗靶标，从而推动了肺癌治疗方法的创新与发展，近年来基因测序的进步衍生出了生物标志物识别这一技术，导致了肺癌中“个性化医学”的出现。已知线粒体功能失调（即线粒体代谢异常）引起肿瘤的发生发展，长期以来都是研究代谢与肺癌产生的重要课题。

早在20世纪末，科学家就发现了肿瘤细胞中存在线粒体的功能障碍，但是此后并未出现任何获得了临床批准的针对线粒体的靶向疗法。线粒体代谢在整个细胞周期的许多细胞功能中都发挥着重要作用，线粒体代谢的改变与越来越多的人类疾病有关。

肺癌的发生、发展是一个动态的过程，人体在内外因素的影响下，肺泡上皮细胞或支气管黏膜上皮细胞出现过度增生（不典型腺瘤样增生，AAH），继而细胞变异，经过一段时间后变为原位肺癌（AIS），再经过若干时间后，生长发展成浸润性肺癌（IA）。肺癌的发生、发展如下图（图3-1-22）所示。

Mannella等研究发现改变线粒体裂变与融合之间的平衡可能有利于肿瘤细胞的存活和增殖，Rehman等在研究肺癌线粒体代谢变化中发现，与正常组织相比，人肺腺癌组织的线粒体融合基因2（mitofusin 2，Mfn2）水平降低，线粒体代谢相关蛋白（dynamin-related protein 1，DRP1）表达增加。同样，某些肺肿瘤细胞系（H358，A549，H1993）与对照细胞系相比，线粒体碎片增多，DRP1表达增加，MFN2水平降低。在这些细胞中，活性DRP1（在Ser616上磷酸化）的基础水平也增加了，裂变的抑制（通过沉默或抑制DRP1）或融合的刺激（通过MFN2的过表达）导致这些细胞中线粒体网络形成的增加，从而降低了体外细胞的增殖速率和细胞凋亡。

线粒体运输系统的中断影响线粒体的代谢，通常线粒体在驱动蛋白和动力蛋白的帮助下通过微管运输，但某些情况下也会通过肌动蛋白细胞骨架网络运输。用化学趋化剂CXCL12刺激NSCLC细胞A549会导致细胞迁移之前线粒体的前向重新分布。这种运输部分受

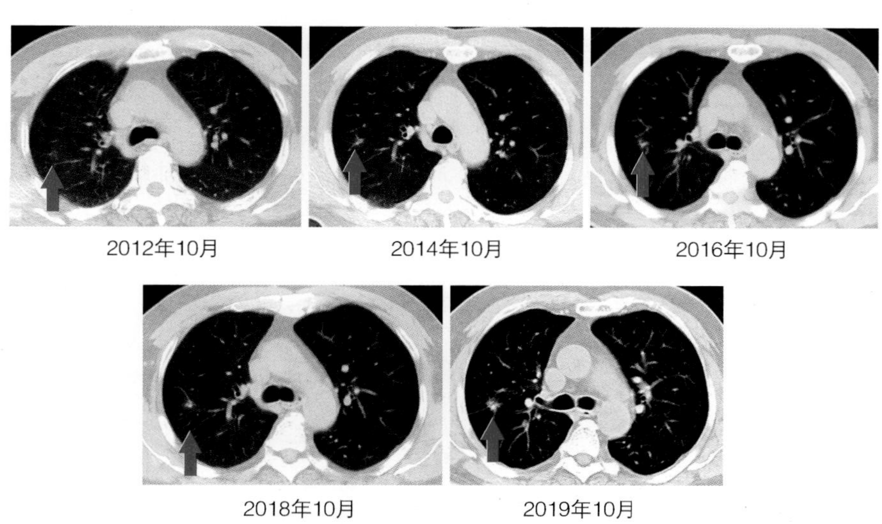

注：2019年10月术后病理显示浸润性腺癌，腺管型60%，贴壁型40%。

图3-1-22 肺癌的演化：AAH-AIS-IA

GTPases的MIRO亚家族调控。MIRO-1的过度表达导致COS-7成纤维细胞中线粒体网络形成（融合）的增加。在迁移的肺上皮细胞癌中，线粒体的协调裂变和转运导致线粒体重新分布到细胞的前部，并促进了细胞迁移率的提高。刺激线粒体融合（通过OPA1过表达）或裂变（通过显性负DRP1突变体过表达）导致线粒体裂变减少和迁移率降低。Zhao等观察到转移细胞系中线粒体的片段化程度更高，沉默DRP1或MFN2的过度表达可以抑制层状脂蛋白形成，并减少肺肿瘤细胞系的细胞迁移和侵袭。

Taguchi等报道了肺肿瘤细胞线粒体中DRP1表达的上调，这些结果表明线粒体代谢系统在调节细胞迁移和侵袭中起着关键作用，这也许是通过促进线粒体向更高能量需求区域（细胞前沿）的重新分布实现，代谢研究中发现干扰或阻断线粒体这一过程可阻止细胞迁移，并可能潜在地抑制肿瘤细胞的侵袭和转移。Anton等研究报道了肺肿瘤细胞迁移与线粒体动力学之间的关系，并报道了DRP1与黏着白蛋白paxillin的直接相互作用。在Kawada等的研究中，检查了肺癌患者paxillin突变对线粒体动力学和细胞迁移的影响。相关研究已发现线粒体代谢在许多关键细胞功能（能量产生、凋亡、迁移和生物合成途径）中发挥作用，并在应激条件下保持细胞活力（有丝分裂），尽管仍然不完全了解线粒体裂变和融合的确切机制和调控途径（图3-1-23），但它们为治疗肺癌等相关肿瘤的研究提供了很有吸引力的靶标。

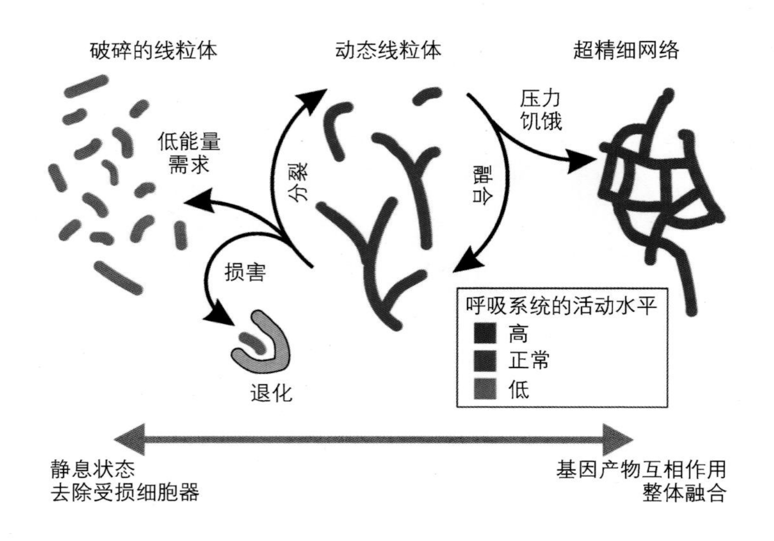

图3-1-23　线粒体的融合与裂变

中医认为肺位于胸腔，左右各一。肺位最高，若雾露之溉外输精于皮毛，内通调于四渎，沛然施于周身，故称“华盖”。因肺叶娇嫩，不耐寒热，易被邪侵，故又称“娇藏”。

① 肺主气、司呼吸，如《素问·五藏生成》所言“诸气者，皆属于肺”。肺是气体交换的场所，通过肺的呼吸作用，不断吸进清气，排出浊气，吐故纳新，实现机体与外界环境之间的气体交换，以维持人体的生命活动。② 肺主宣发肃降，通调水道。肺气宣发，浊气得以呼出；肺气肃降，清气得以吸入。肺气的宣发与肃降作用协调有序，则呼吸均匀通畅。肺气的宣发肃降作用推动和调节全身水液的输布和排泄。③ 肺朝百脉而主治节，以辅佐心脏调节气血的运行。《素问·灵兰秘典论》：“肺者，相傅之官，治节出焉。”全身的血液都通过百脉流经于肺，经肺的呼吸，进行体内外清浊之气的交换，然后再通过肺气宣降作用，将富有清气的血液通过百脉输送到全身。肺在气血的生成、运行过程中，发挥着重要的作用。

肺系疾病之中医病机：肺为娇脏，易受外邪侵袭，外邪壅闭肺气，导致肺失宣降，发为咳喘，久则肺虚；肺主治节，朝百脉，与心脉相通，气行则血行，助心行血，肺虚则治节失职，血行涩滞，循环不利，导致瘀血停滞于脉中。外感六淫之邪犯肺为病，其他脏腑病变，亦常累及于肺。无论外感、内伤或其他脏腑病变，皆可病及于肺而发生咳嗽、气喘、咯血、失音、肺痨、肺痿等病症。

首届国医大师、海派中医颜氏内科传承人颜德馨教授创新气血学说，其在多年临床实践中发现，诸多疑难杂证多源于气血失衡，进而创立“气为百病之长，血为百病之胎”的理论，提出了“久病必有瘀、怪病必有瘀”的新观点。颜氏内科传人在其基础上发展，提出肺病的病因病机乃气血失衡，即肺气亏虚，外邪乘之，客邪留滞，气机不畅，血脉不通，津液不布，聚津为痰，滞血成瘀，痰瘀交阻，痰瘀毒结。肺系疾病的基本病机为肺气亏虚，邪气犯肺（风热、风寒、燥邪），痰饮阻肺，瘀阻肺络，肺气虚为本，痰瘀相兼。

线粒体是机体能量代谢的主要场所，通过氧化磷酸化和合成ATP为细胞活动提供能量，以维持人体的正常生命活动和能量代谢。线粒体的生理功能和中医理论中“气血”的概念不谋而合。“气血”为具有很强活力的精微物质，是构成人体和维持人体生命活动的最基本物质。肺作为机体气血生成、运行的重要脏器，与线粒体的功能密切相关。线粒体利用气血来产生能量，气血是线粒体有氧呼吸电子链生产能量产品ATP的燃料。气血中的各种要素在线粒体这个能量工厂中通过氧化磷酸化等反应，产生ATP为各种细胞的生理活动提供能量，补养五脏六腑，推动人体的生长发育。线粒体健康稳定的工作状态不但是各脏腑器官组织正常新陈代谢的前提，对能量代谢、磷脂合成转运、钙信号调控及细胞凋亡均有着极为重要的作用，是保证机体各脏器细胞功能正常的基础。

线粒体利用气血中的营养物质和氧气作为“燃料”，来产生人体活动所需的ATP。肺的气血功能失调，肺失宣降，肺气亏虚，气滞血瘀，痰瘀毒结等，造成肺脏线粒体功能紊乱和线粒体结构损伤，肺脏细胞线粒体功能障碍和ATP产量下降，细胞的新陈代谢受损，进而逐渐影响至全身线粒体网络，通过机体能量–神经–内分泌–免疫网络，相应器官疾病丛生，产生复杂的临床症状。

（高广辉　周彩存）

参考文献

[1] Larson-Casey J L, He C, Carter A B. Mitochondrial quality control in pulmonary fibrosis[J]. Redox Biology, 2020, 33: 101426.

[2] Liu X, Chen Z. The pathophysiological role of mitochondrial oxidative stress in lung diseases[J]. Journal of translational medicine, 2017, 15(1): 207.

[3] 倪圣，丁建中．呼吸膜与呼吸系统疾病研究进展[J]．长江大学学报：自科版，2013，10(11)：150–153.

[4] 朱敏立，俞森洋．肺泡上皮 I 型细胞与肺损伤[J]．军医进修学院学报，2006(4)：318–319.

[5] Aspal M, Zemans R L. Mechanisms of ATII–to–ATI cell differentiation during lung regeneration[J]. International journal of molecular sciences, 2020, 21(9): 3188.

[6] Griese M. Pulmonary surfactant in health and human lung diseases: state of the art[J]. The European Respiratory Journal, 1999, 13(6): 1455–1476.

[7] Thannickal V J, Toews G B, White E S, et al. Mechanisms of pulmonary fibrosis[J]. Annual Review of Medicine, 2004, 55: 395–417.

[8] Bhattacharya J, Westphalen K. Macrophage-epithelial interactions in pulmonary alveoli[J]. Seminars in immunopathology, 2016, 38(4): 461–469.

[9] Riley J S, Tait S W. Mitochondrial DNA in inflammation and immunity[J]. EMBO Reports, 2020, 21(4): e49799.

[10] 李军．非小细胞肺癌肺门、纵隔淋巴结转移规律的CT研究[J]．镇江医学院学报，1999，9(4)：66.

[11] Ganapathy A, Tandon R, Baxla M, et al. Cadaveric study of lung anatomy: a surgical overview[J]. Journal of Medical Research and Innovation, 2018, e000149.

[12] Tait S W, Oberst A, Quarato G, et al. Widespread mitochondrial depletion via mitophagy does not compromise necroptosis[J]. Cell Reports, 2013, 5(4): 878–885.

[13] Panieri E, Santoro M M. ROS signaling and redox biology in endothelial cells[J]. Cellular and Molecular Life Sciences, 2015, 72(17): 3281–3303.

[14] Murias G, Blanch L, Lucangelo U. The physiology of ventilation[J]. Respiratory Care, 2014, 59(11): 1795–1807.

[15] Chowdhuri S, Badr M S. Control of ventilation in health and disease[J]. Chest, 2017, 151(4): 917–929.

[16] Hess D R, Medoff B D, Fessler M B. Pulmonary mechanics and graphics during positive pressure ventilation[J]. International Anesthesiology Clinics, 1999, 37(3): 15–34.

[17] Petersson J, Glenny R W. Gas exchange and ventilation-perfusion relationships in the lung[J]. The European Respiratory Journal, 2014, 44(4): 1023–1041.

[18] 凌文珊，侯宪云．无创通气与高流量吸氧在急性呼吸衰竭患者中的疗效比较[J]．中国处方药，2019，17(08)：155–156.

[19] Zhou M, Wang H, Zeng X, et al. Mortality, morbidity, and risk factors in China and its provinces, 1990–2017: a systematic analysis for the global burden of disease study 2017[J]. Lancet, 2019, 394(10204): 1145–1158.

[20] Rabe K F, Watz H. Chronic obstructive pulmonary disease[J]. Lancet, 2017, 389(10082): 1931–1940.

[21] Wheaton A G, Liu Y, Croft J B, et al. Chronic obstructive pulmonary disease and smoking status-united states, 2017[J]. Morbidity and Mortality Weekly Report, 2019, 68(24): 533–538.

[22] Brightling C, Greening N. Airway inflammation in COPD: progress to precision medicine[J]. The European Respiratory Journal, 2019, 54(2): 1900651.

[23] Chung K F, Adcock I M. Multifaceted mechanisms in COPD: inflammation, immunity, and tissue repair and destruction[J]. The European Respiratory Journal, 2008, 31(6): 1334–1356.

[24] Belchamber K B R, Singh R, Batista C M, et al. Defective bacterial phagocytosis is associated with dysfunctional mitochondria in COPD macrophages[J]. The European Respiratory Journal, 2019, 54(4): 1802244.

[25] Prina E, Ceccato A, Torres A. New aspects in the management of pneumonia[J]. Critical Care, 2016, 20(1): 267.

[26] Kolditz M, Ewig S, Höffken G. Management-based risk prediction in community-acquired pneumonia by scores and biomarkers[J]. The European Respiratory Journal, 2013, 41(4): 974–984.

[27] Kang C I, Song J H, Kim S H, et al. Risk factors and pathogenic significance of bacteremic pneumonia in adult patients with community-acquired pneumococcal pneumonia[J]. The Journal of Infection, 2013, 66(1): 34–40.

[28] Lee S F, Harris R, Stout-Delgado H W. Targeted antioxidants as therapeutics for treatment of pneumonia in the elderly[J]. Translational Research: the Journal of Laboratory and Clinical Medicine, 2020, 220: 43–56.

[29] Gandhi N R, Nunn P, Dheda K, et al. Multidrug-resistant and extensively drug-resistant tuberculosis: a threat to global control of tuberculosis[J]. Lancet, 2010, 375(9728): 1830–1843.

[30] Dubaniewicz A. Mycobacterium tuberculosis heat shock proteins and autoimmunity in sarcoidosis[J]. Autoimmunity reviews, 2010, 9(6): 419–424.

[31] Neri M, Spanevello A. Chronic bronchial asthma from challenge to treatment: epidemiology and social impact[J]. Thorax, 2000, 55(Suppl 2): S57–S58.

[32] 林江涛，祝墡珠，王家骥，等. 中国支气管哮喘防治指南（基层版）[J]. 中国实用内科杂志，2013，33（08）：615–622.

[33] Beasley R, Roche W, Holgate S T. Inflammatory processes in bronchial asthma[J]. Drugs, 1989, 37(Suppl 1)117–122; discussion 127–136.

[34] Sung H, Ferlay J, Siegel R L, et al. Global cancer statistics 2020: GLOBOCAN estimates of incidence and mortality worldwide for 36 cancers in 185 countries[J]. A cancer journal for clinicians, 2021, 71(3): 209–249.

[35] Halbert R J, Natoli J L, Gano A, et al. Global burden of COPD: systematic review and meta-analysis[J]. The European respiratory journal, 2006, 28(3): 523–532.

[36] Kirkham P A, Barnes P J. Oxidative stress in COPD[J]. Chest, 2013, 144(1): 266–

273.
[37] Jabir M S, Hopkins L, Ritchie N D, et al. Mitochondrial damage contributes to Pseudomonas aeruginosa activation of the inflammasome and is downregulated by autophagy[J]. Autophagy, 2015, 11(1): 166–182.
[38] Wu Y, Antony S, Juhasz A, et al. Up-regulation and sustained activation of Stat1 are essential for interferon-gamma (IFN-gamma)-induced dual oxidase 2(Duox2) and dual oxidase A2(DuoxA2) expression in human pancreatic cancer cell lines[J]. The journal of biological chemistry, 2011, 286(14): 12245–12256.
[39] Mehta M M, Weinberg S E, Chandel N S. Mitochondrial control of immunity: beyond ATP[J]. Nature reviews. Immunology, 2017, 17(10): 608–620.
[40] Asalla S, Mohareer K, Banerjee S. Small molecule mediated restoration of mitochondrial function augments anti-mycobacterial activity of human macrophages subjected to cholesterol Induced asymptomatic dyslipidemia[J]. Frontiers in cellular and infection microbiology, 2017, 7: 439.
[41] Barcik W, Boutin R C T, Sokolowska M, et al. The role of lung and gut microbiota in the pathology of asthma[J]. Immunity, 2020, 52(2): 241–255.
[42] Flaquer A, Heinzmann A, Rospleszcz S, et al. Association study of mitochondrial genetic polymorphisms in asthmatic children[J]. Mitochondrion, 2014, 14(1): 49–53.
[43] Rimessi A, Bezzerri V, Patergnani S, et al. Mitochondrial Ca2+-dependent NLRP3 activation exacerbates the Pseudomonas aeruginosa-driven inflammatory response in cystic fibrosis[J]. Nature communications, 2015, 6: 6201.
[44] Kelly-Aubert M, Trudel S, Fritsch J, et al. GSH monoethyl ester rescues mitochondrial defects in cystic fibrosis models[J]. Human molecular genetics, 2011, 20(14): 2745–2759.
[45] Aguilar-López B A, Correa F, Moreno-Altamirano M M B, et al. LprG and PE_PGRS33 Mycobacterium tuberculosis virulence factors induce differential mitochondrial dynamics in macrophages[J]. Scandinavian journal of immunology, 2019, 89(1): e12728.
[46] Richeldi L, Collard H R, Jones M G. Idiopathic pulmonary fibrosis[J]. Lancet, 2017, 389(10082): 1941–1952.
[47] 黄慧，李珊，张倩，等．特发性肺纤维化诊断临床指南（摘译）[J]．中华结核和呼吸杂志，2018，041（012）：915–920.
[48] Heukels P, Moor C C, Von Der Thüsen J H, et al. Inflammation and immunity in IPF pathogenesis and treatment[J]. Respiratory medicine, 2019, 147: 79–91.
[49] Bueno M, Calyeca J, Rojas M, et al. Mitochondria dysfunction and metabolic reprogramming as drivers of idiopathic pulmonary fibrosis[J]. Redox biology, 2020, 33: 101509.
[50] Mannella C A. Structural diversity of mitochondria: functional implications[J]. Annals of the New York academy of sciences, 2008, 1147: 171–179.
[51] Rehman J, Zhang H J, Toth P T, et al. Inhibition of mitochondrial fission prevents

cell cycle progression in lung cancer[J]. Official publication of the federation of American societies for experimental biology, 2012, 26(5): 2175–2186.
[52] Taguchi N, Ishihara N, Jofuku A, et al. Mitotic phosphorylation of dynamin-related GTPase Drp1 participates in mitochondrial fission[J]. The journal of biological chemistry, 2007, 282(15): 11521–11529.
[53] Kawada I, Hasina R, Lennon F E, et al. Paxillin mutations affect focal adhesions and lead to altered mitochondrial dynamics: relevance to lung cancer[J]. Cancer biology & therapy, 2013, 14(7): 679–691.

第二章
线粒体失衡失能与心脑血管疾病

心脏是全身最耗能的内脏器官之一。线粒体的功能失调与冠心病、高血压、心力衰竭、大血管疾病、脑血管疾病等均有千丝万缕的联系。本章将对线粒体在心脑血管系统中的主要功能、线粒体功能失调对组织功能和再灌注损伤的诸多影响以及目前潜在的相关治疗靶点和试验研究进展进行深入介绍。

第一节　线粒体与心血管疾病概述

众所周知，心脏是身体中高耗能的内脏器官之一。心肌细胞中线粒体每天需要向其提供由氧化磷酸合成的6 kg左右的三磷酸腺苷（ATP）来维持其日常功能。胚胎早期的心肌细胞主要是以线粒体消耗葡萄糖进行供能，并且此时在胞质中的线粒体表现出高度的运动性。而成体的心肌细胞中，线粒体的供能主体由葡萄糖转变为脂肪酸，并且其在胞质中的位置也更为固定且不易活动。这些特点导致了心肌细胞对缺氧极其敏感，并且也提示心肌病变和线粒体功能间的关联。

与心肌细胞依赖线粒体脂肪酸氧化供能不同，内皮细胞的主要供能来自葡萄糖，通过无氧糖酵解途径和乳酸合成形成ATP。虽然内皮细胞的线粒体在氧化供能方面贡献有限，但在ROS的形成、胞内钙离子调控方面仍有巨大作用。较为特殊的是，内皮细胞的线粒体通过调控ROS及胞内钙离子浓度，对内皮细胞一氧化氮合成酶合成NO进行调节。这些内皮来源的NO可以通过分子弥散的方式实现对其他毗邻细胞的功能调控。

血管平滑肌细胞的特点是在某些动脉疾病具有增殖和合成分泌的作用。而线粒体来源的ROS能够在一定范围内调控细胞周期，参与细胞增殖；同样也能诱导细胞凋亡。因此，血管平滑肌细胞中的线粒体功能的稳定对维持平滑肌细胞状态起到重要作用。通过对这些主要的心血管组织细胞中的线粒体所扮演角色及功能分析，可以预见线粒体作为心血管疾病的治疗靶点的可能性。

一、线粒体功能失调和动脉粥样硬化

线粒体功能失调会加速多种高危因素诱导的动脉粥样硬化进程。最初的研究发现，线粒体存在一种较为常见的约5 kb的线粒体DNA（mtDNA）的缺失，好发于丢失了修复功能的损伤mtDNA中。在人群研究中观察到，这种损伤性小片段DNA在动脉粥样硬化患者的白细胞中被检测到的概率更大，初步提示了线粒体功能失调和动脉粥样硬化的相关性。在后续的研究中，研究者注意到在载脂蛋白E缺失（$ApoE^{-/-}$）小鼠中，这类高脂血症的发展伴随着动脉粥样硬化的发展进程加快，并且其mtDNA损伤也有所增加。同样的，吸烟不仅会增加动脉粥样硬化的发生概率，也会增加动脉mtDNA的损伤和减少心血管腺嘌呤核苷酸转位体，从而导致ATP合成受限。除了这些动脉粥样硬化的常见诱因，细胞DNA损伤修复能力异常，会间接影响mtDNA的稳定。在$ApoE^{-/-}$小鼠中，一类和毛细血管扩张失调相关的DNA修复酶缺失会加速动脉粥样硬化的发展，可以增加细胞核DNA和mtDNA的损伤。细胞核DNA和mtDNA损伤相关的氧化鸟嘌呤也被证明在病变处有所增加，并且动脉粥样硬化的发展也会随着其增多而加重。另外，线粒体功能紊乱常伴随着ROS的增多。适度的ROS能抗感染、清除微生物，作为第二信使参与细胞活动的调节，但是线粒体功能紊乱时过度的ROS激活会增加mtDNA的损伤，同时损伤血管平滑肌，造成平滑肌细胞凋亡，使得斑块纤维帽变薄，加速动脉粥样硬化进程。在动脉粥样硬化患者中，增多的氧化低密度脂蛋白被证明具有促进血管内皮细胞内钙离子浓度增加的作用，这种增加的钙离子会直接触发细胞因子释放或者促进线粒体通透性转换孔（mPTP）通道的开放，诱导细胞凋亡的发生。

以上的线索都在一定程度上证明了动脉粥样硬化和线粒体功能失调的相关性，但是线粒体功能失调对动脉粥样硬化的直接作用仍然缺乏证据，需要进一步的探究。

二、线粒体功能失调和缺血再灌注损伤

急性心肌梗死作为缺血性心肌病最严重的临床事件，其早期血管开通，实现充分的血流再灌注，对于阻止残余的心肌细胞的缺血坏死是极其重要的。但是血流再灌注对于梗死区域周围细胞来说，会造成再灌注后更为严重的损伤，这主要和心肌细胞存在大量的线粒体供能有关。当缺血再灌注发生时，缺氧的心肌细胞线粒体氧化呼吸链中的复合物Ⅰ和复合物Ⅱ功能受损，促进NAPH产生超氧化物、过氧化氢、过氧亚硝酸盐和羟基自由基。同时，再灌注的心肌细胞中位于线粒体外膜的一类单胺氧化酶亚型（MAO–A）也会产生大量ROS（特别是过氧化物）。这些过氧化物最终会加速左心室肥大和心肌重构的过程。

ROS也会进一步影响线粒体功能，造成线粒体融合和分裂失衡，损伤mtDNA。心肌发生再灌注损伤时，动力相关蛋白1的丝氨酸637位点发生去磷酸化，而去磷酸化的Drp1又转位结合到外线粒体膜蛋白受体线粒体动力蛋白1（Drp1）、线粒体裂殖因子（MFF），诱导线粒体分裂。ROS也会损害线粒体融合蛋白和视神经萎缩蛋白1的功能，减少线粒体融合。此外，再灌注亦能诱导线粒体mPTP通道开放，刺激cyt c的释放和细胞凋亡。

鉴于线粒体功能失调和缺血再灌注损伤的高度相关性，研究指出循环血中的白细胞mtDNA可以用来诊断是否发生缺血再灌注损伤。并且在发生急性冠脉综合征的患者中，外周血游离mtDNA可以被用来预测患者30天内心血管事件的死亡率。

三、线粒体功能失调和高血压

高血压是心血管疾病发展的高危因素，而线粒体功能失调主要与肾素–血管紧张素–醛固酮系统以及调控细胞内离子转运和高血压有关。既往研究提示，由肾素–血管紧张素系统产生的血管紧张素Ⅱ在增多的同时往往伴有一类组蛋白去乙酰化酶3（SIRT3）基因表达的下调。而SIRT3依赖NAD^+的活性，并且具有抗氧化能力。高龄的高血压患者中SIRT3的减少和其线粒体功能代谢能力密切相关。与经常运动的人相比，超过65岁的活动量少、经常静坐的老年人中SIRT3的含量减少40%。这些数据提示了线粒体功能和老年人高血压之间的相关性。血管紧张素Ⅱ同样

也能促进NAPDH氧化酶活性，加速氧化应激。血压亦能通过机械门控受体控制ROS的生成。功能良好的线粒体能够以其抗氧化系统，如超氧化物歧化酶2，阻断因年龄和高盐诱导的高血压所产生的ROS激活。这些激活的ROS被证明在多种高血压模型中，刺激某些促炎因子的分泌，如白细胞介素1、肿瘤坏死因子α。同样，线粒体功能受损时，其核心环节是氧化磷酸化电子传递链受到影响。在这个过程中，伴随着能量生成受限制及离子失衡。其中，线粒体作为钙离子泵参与胞内钙离子的浓度调节，因此能够调节影响心肌收缩力或血管平滑肌舒缩功能，进而调控血压。

高血压同样会加重线粒体功能失调。一方面，高血压导致线粒体结构失常，呈现出线粒体质量和密度下降，最终导致线粒体的能量代谢异常和加快ROS的形成。另一方面，高血压会导致线粒体电子传递链中的复合物Ⅰ受损，心肌细胞收缩力下降，伴随纤维化增多，细胞外基质沉积，心脏射血分数下降，再次间接影响血压变化。

四、线粒体功能失调与心血管疾病治疗、康复及预防

由于线粒体功能对上述心血管疾病都会产生巨大的影响，因此，以线粒体为靶点的心血管疾病治疗和康复是目前研究的一个重要方向。从具体的治疗方式上看，主要包括药物治疗和非药物治疗。非药物治疗方式最常见的手段是生活方式干预。心血管疾病患者多伴有肥胖、高血压、糖尿病等基础疾病，表现出各类能量和物质代谢紊乱。试验表明，通过长时间、持续性的锻炼，在DNA修复系统受损的KO小鼠中，线粒体功能异常和多器官病变都会有所好转，mtDNA损伤和呼吸链的功能也会有所恢复。再者，通过控制饮食和限制能量摄入，AKT的活化增加促进一氧化氮合酶（eNOS）的激活，这在一定程度上能对抗ROS的激活，减少ROS的过度生成。

但是，目前线粒体靶向药尚未研制成功，所谓的改善线粒体功能药物主要还是以抗氧化和限制过度的ROS形成为手段的药物。已经应用于心血管疾病一线治疗的一些药物在后续体内试验中也被证明能够在一定程度上改善线粒体功能，抑制ROS生成。如经典的他汀类药物的作用靶点是羟甲基戊二酸单酰辅酶A还原酶（HMG-CoA还原酶），它除了能够有效控制血脂水平、抑制动脉粥样硬化的进展、稳定斑块，还能够从促进PGC-1α表达和抑制ROS的生成方面提升线粒体功能。针对高血压RAS

系统的ACEI/ARB类药物也能够改善线粒体功能。例如，卡托普利就被证明能够改善心肌梗死后心力衰竭大鼠的心肌代谢能力。氯沙坦则能够改善自发性高血压大鼠的肾脏线粒体功能失调。心血管疾病治疗中的β受体阻滞剂类药物如卡维地洛则被证明在心力衰竭患者中起到抗氧化、抗细胞凋亡的作用。这些药物能实现对线粒体功能的改善，就充分证明了心血管疾病发生发展与线粒体功能失调密不可分。

辅酶Q_{10}是另一类已经应用于临床的抗氧化类药物。生理性的辅酶Q_{10}主要位于线粒体内膜参与ATP的形成。研究表明，通过连续30天每天服用100 mg的辅酶Q_{10}能够有效缓解因服用他汀类药物所造成的肌肉酸痛的症状。辅酶Q_{10}能够改善内皮细胞功能，减轻高血压、高脂血症，甚至是改善心肌肥厚（图3-2-1）。研究者通过将辅酶Q_{10}结合到脂溶性分子上，特异性地结合线粒体，进一步精准确定辅酶Q_{10}的作用靶点（称为Mit Q_{10}）。大鼠自发性高血压模型的数据显示，Mit Q_{10}能够提高内皮细胞的NO生物学活性，从而改善血压水平。此外，对心力衰竭患者给予每天2 g左旋肉碱能够延长生存周期。对于舒张性心力衰竭患者，每天9 g

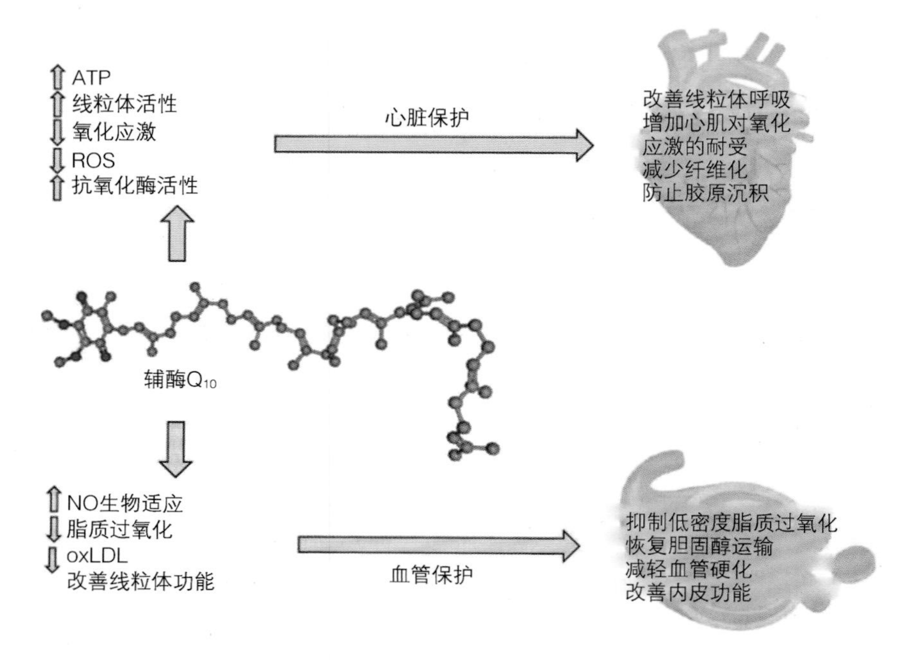

图3-2-1　辅酶Q_{10}对心血管疾病的作用

的左旋肉碱连续服用3个月也能明显改善心脏舒张功能。多酚类特别是茶多酚、可可多酚能有效减少ROS和促炎因子的形成而展现出抗氧化的效果。辅酶Q_{10}、左旋肉碱和多酚这些成分从抗氧化方面来看都具有不错的临床疗效。但是需要注意的是，它们并不能够代替心血管疾病一线药物起到治疗疾病的效果。在不影响一线药物服用的情况下，它们可以作为辅助用药，改善个体的健康状态。

除了以上提及的$MitQ_{10}$，还有一些以粒体为靶点的抗氧化类药物正在研发过程中，部分药物已经进入临床Ⅱ期试验。目前的线粒体抗氧化剂包括4-羟基-2，2，6，6-四甲基哌啶-氮-氧化物（TEMPOL），以及无机合成的MnSOD的类似物如EUK-8及EUK-134。这些药物都被证明能够在心肌缺血再灌注损伤中起到比较显著的抗凋亡作用。

另外，刺激NAD^+的生物合成通路，增加SIRT对蛋白的去乙酰化作用，也能增强线粒体功能。NAD^+前体NMN可稳定NAD^+/NADH的比例，对因饮食或年龄所致的糖尿病起到一定的治疗效果。在动物高血压模型中，白藜芦醇的使用则是通过激活SIRT-1-PGC-1α通路，提升线粒体功能。除了影响ROS形成，针对线粒体回收循环的泛素蛋白酶降解途径（USP途径）的靶点研究也逐渐增多。Parkin蛋白定位于线粒体外膜，具有E3-泛素连接酶活性。PINK1/Parkin信号通路被激活后能有效诱导线粒体自噬的发生和线粒体的降解。因此，干预线粒体降解是保护线粒体功能的重要方式，目前相关机制及临床药物的研发还处于早期，有待进一步的深入探索。

总之，药物可调控线粒体功能的稳态，对于心血管疾病起到稳定甚至改善的效果。鉴于线粒体作为磷脂双分子层的细胞器，广泛存在于各类细胞中，如何通过合适的方法识别心血管系统中受损的线粒体并调控其稳态，是一个值得进一步深入研究的问题。研究者需要进一步加深对线粒体形态功能的研究，推动转化医学的进步和临床应用。

第二节　线粒体与心力衰竭

心力衰竭是多种心脏疾病的终末状态。临床上心力衰竭以心脏结构和（或）功能的异常为代表，最终表现为静息或者活动下的心输出量减少和（或）心腔内压力增加。早期主要由心肌细胞肥大、左室壁增厚来代偿性增加心输出量，后期逐渐失代偿，心肌细胞凋亡，心脏发生纤维化，最终左心室表现为左室壁菲薄和左室容积减少。生理性的心肌肥厚主要见于运动员供氧供血增加后的心脏，并且在血氧供给需求下降后能够自行逆转恢复到正常水平。而病理性心肌肥厚在早期代偿期后会逐渐进展为失代偿性急/慢性心力衰竭。

线粒体约占成年心肌细胞体积的三分之一，心脏消耗的大部分ATP（约95%）来自线粒体中的氧化代谢。不管何种病因导致的心力衰竭均可在心脏中观察到显著的线粒体功能障碍。尽管这种功能障碍被认为是一种机体在病理状态下的适应性改变，但线粒体功能障碍与心力衰竭发生发展之间联系的特定机制仍非常复杂，尚未完全被了解。最初认为，能量供应减少是线粒体功能障碍的主要后果。然而，近期研究已经明确了许多除能量代谢障碍以外的线粒体功能障碍均可导致心力衰竭的进展，并且其中部分发病机制已得到阐明。本节将重点阐述在心力衰竭的病理生理学中，线粒体功能障碍引起的生物学功能受损与疾病的联系（图3-2-2）。

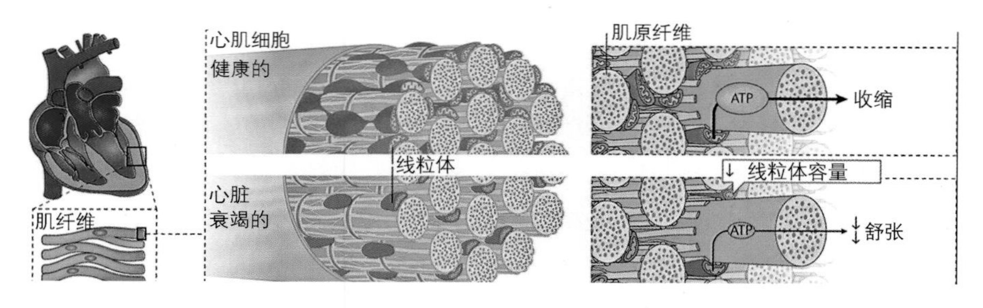

图3-2-2　线粒体功能障碍影响心肌收缩和舒张功能

一、线粒体能量代谢异常与心力衰竭

如果心脏中ATP的合成停止，体内储存的ATP只能维持心脏搏动数秒。因此，必须保证ATP消耗的速率与ATP合成速率维持平衡。这一平衡中，ATP的生成主要通过线粒体中脂肪酸的氧化代谢来完成。在病理性心脏重构期间，心脏对能量代谢进行了重编程，其中葡萄糖糖酵解功能的比例显著增加，脂肪酸氧化功能则明显下降。

值得注意的是，糖酵解供能产生的ATP在正常心脏中仅占总ATP的5%左右。在能量需求方面，由于病理性心脏重构的几何构型产生了改变，心脏的能量消耗会显著增加，同时会刺激相关的神经内分泌激素分泌增加，钙离子处理能力下降。这些变化会打破体内的能量供需平衡，导致心脏能量代谢压力增大。这种情况与心力衰竭是心脏能量代谢紊乱导致的这一假说相吻合。根据这一假说，研究者已进行了数十年的相关研究。临床支持心力衰竭的能量匮乏假说的主要证据包括：降低心脏能耗的治疗措施（如血管扩张剂和β受体阻滞剂等药物）能改善心力衰竭的症状及预后，增加能量消耗的治疗（如正性肌力药）则会使患者的远期预后恶化。但目前在临床上增加心脏ATP供应的相关药物及策略仍然很少，也未取得较好的临床疗效，需要进一步探究。

心力衰竭的心脏高能磷酸盐含量降低（图3-2-3）。这首先表现为能量储存单元磷酸肌酸水平降低，进而导致PCR/ATP比率降低。令人困惑的是，尽管能量供需不平衡状态在心力衰竭早期就有明显的迹象，大部分

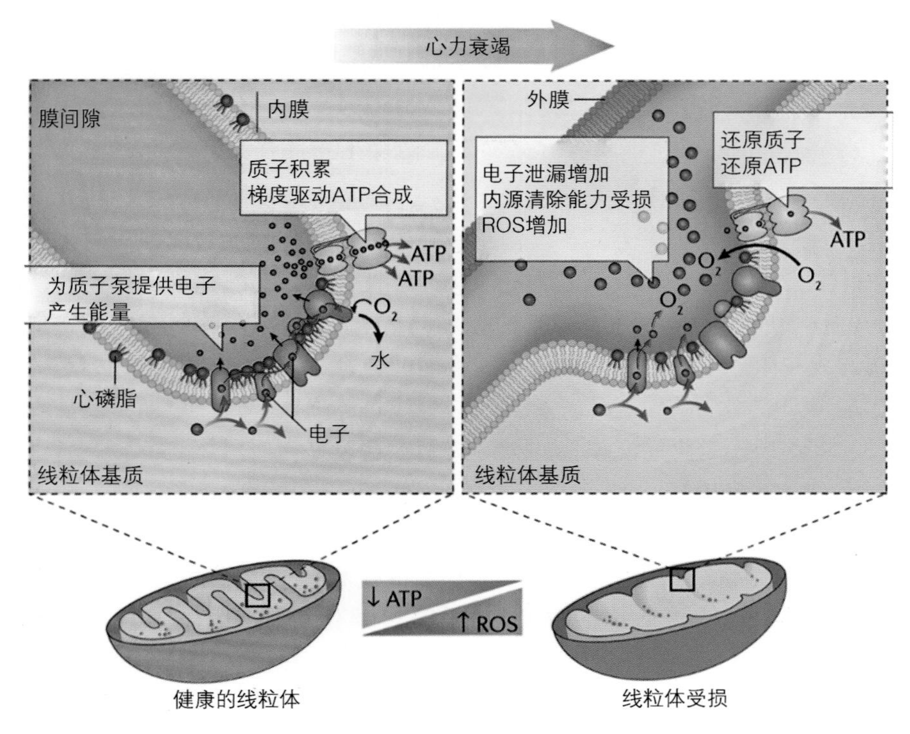

图3-2-3 线粒体功能障碍表现

注：表现为形态改变、ATP生成能力降低、ROS生成增加。

心力衰竭患者的ATP含量会始终维持在相对正常水平直到终末期心力衰竭。这种现象的一种解释是，机体通过“自适应”机制维持心肌能量状态。但对于这些所谓“自适应”机制的本质，目前的了解甚少，因此仍需再评估。那么，可能存在另一种机制，这种机制使线粒体在心脏重构阶段维持能量稳态，但同时导致线粒体其他功能受损，从而形成恶性循环，反而加速了病理性心脏重构向心力衰竭的转变。近期有研究针对这一假说设计试验以证实是否维持能量稳态所付出的代价反而能加速心力衰竭。如果这一假说成立，那么相信这一领域可能会出现潜在的新的治疗方案。

二、线粒体与心肌梗死

线粒体是心肌缺血和随后的再灌注损伤的重要靶点。冠状动脉的急性闭塞可导致严重、迅速的心肌血流灌注不足。在临床中，绝大多数急性闭塞是由于冠状动脉粥样硬化斑块破裂，继而血栓形成所致。闭塞后血流严重减少，通常可降至正常静息灌注的10%或更少，可导致心肌细胞损伤，尤其是线粒体受损，最终导致心肌细胞死亡。心内膜对能量的需求最大，因此心肌细胞死亡通常由心室壁最内层区域开始。大约在血管闭塞后20 min内，心肌细胞就开始死亡。临床上再灌注治疗主要是通过急诊冠脉支架植入或溶栓来恢复血流灌注（再灌注），以限制缺血性坏死的进展。及时的再灌注会显著改善左室梗死后的收缩功能并改善患者生存率。虽然恢复血流可改善缺血，挽救缺血缺氧的心肌细胞。但在再灌注的过程中还会发生额外的心肌细胞死亡，主要是由恢复的氧气和缺血损伤的线粒体产生的底物导致。在试验模型中，心脏25% ～ 40%的细胞死亡与再灌注损伤诱导的死亡有关。心脏线粒体损害导致在早期再灌注阶段的二次损伤是再灌注损伤的关键机制。这也是为何虽然对部分患者进行了及时并且成功的血流再灌注，但仍然对心脏组织造成了不可逆的实质性损害。

心肌细胞缺血主要会导致以下几种线粒体损伤：① 线粒体呼吸链损伤，从而导致ROS增多，ROS可直接损伤心肌细胞，同时进一步加重线粒体呼吸链的损伤；② 线粒体外膜损伤，这一损伤可直接启动细胞的程序性死亡，而抑制线粒体呼吸链的损伤可一定程度上缓解外膜损伤；③ 激活钙离子或氧化应激介导的信号通路，加重心脏损伤；④ 激活线粒体相关细胞程序性死亡信号通路，从而促进细胞死亡。这一系列的线粒体损伤会同时导致心肌细胞损伤，从而形成恶性循环。在这些损伤中，线粒体呼吸链损伤与心肌损伤间的关系最密切。有研究表明，在心肌梗死导致的线粒体损伤中，如呼吸链复合物的功能正常，则心肌损伤会明显改善。这一改善的主要机制在于呼吸链复合物功能正常可降低线粒体氧自由基的产生，同时减少cyt c向细胞质释放，从而减少了心肌细胞的凋亡。目前已有一些针对线粒体呼吸链复合体的药物在动物试验中显示可对心肌梗死后再灌注损伤起到保护作用，但目前仍没有确切的临床证据证明这类药物的安全性及有效性。未来，需要更多的临床研究来明确线粒体这一靶点是否能成为改善急性心肌梗死缺血再灌注损伤的新型治疗方案。

另一种观点“炉石假说”认为(图3-2-4)：如果说急性冠脉缺血是对心肌的第一次打击，那么，当通过急诊手术或溶栓治疗开通闭塞的血管后，会发生严重的心肌缺血-再灌注损伤，这就是引起心肌细胞死亡的第二重打击。在此心肌缺血再灌注损伤过程中，线粒体发挥了重要的作用。如果把线粒体比作可以独立燃烧的“炉子”，那么，组织的血供氧供就是“炉子”燃烧产生热量(线粒体ATP)所必需的“燃石”。当心肌缺血发生时，其作为第一重打击，会造成局部心肌组织“燃石”供给中断，“炉子”(线粒体)处于“空燃”状态而损伤。这不但会使热量(线粒体ATP)产生减少，也会造成“炉子”的功能失调(线粒体功能障碍)。此时，如果立即

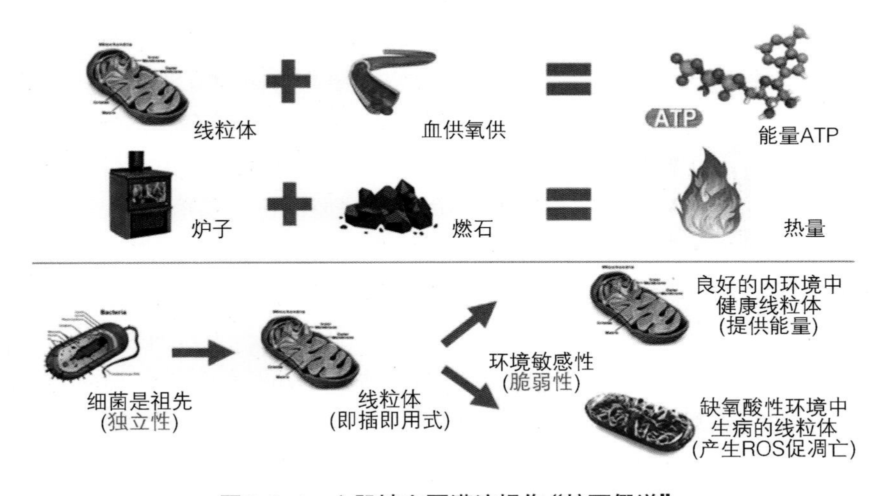

图3-2-4 心肌缺血再灌注损伤“炉石假说”

恢复血供（“燃石”立即重新供给），原来处于“空燃”状态的坏“炉子”（功能失调的线粒体）则会在突然恢复的血供/氧供下产生过多的、有害的ROS，进而引发大量的细胞凋亡（坏“炉子”+“燃石”），带来缺血再灌注损伤的二重打击。因此，“炉石假说”认为：治疗心肌梗死相关缺血再灌输损伤的关键在于：第一步需要通过药物治疗改善缺血组织的内环境（清除底物），同时迅速恢复血供（重新提供“燃石”），再对缺血心肌进行正常的线粒体移植（补充新“炉子”）。基于线粒体在心肌缺血再灌注损伤中的重要作用，近年来线粒体移植技术也已走上前台，一些研究通过动物与临床试验揭示了该技术在心肌缺血再灌注损伤中的治疗前景。

2009年，McCully等在离体灌注的兔缺血心脏中首次尝试进行线粒体移植，研究者从兔心室肌中分离出健康线粒体，直接注射到心脏局部缺血部位。结果发现血清肌酸激酶同工酶和心肌肌钙蛋白Ⅰ显著降低，提示线粒体移植可使心肌损伤减轻。同时，研究者还发现线粒体移植后心肌细胞的ATP水平增加，心肌细胞凋亡减少，心肌梗死面积缩小，提示心肌缺血后线粒体移植具有显著的心肌保护作用。2017年，Kaza等尝试在猪缺血再灌注心脏进行线粒体移植。研究者从猪胸大肌中分离出线粒体，分别向8个心肌缺血区直接注射。4周后，在心脏中检测到移植的线粒体，且心肌梗死面积减少，心脏功能改善。此外，McCully团队进一步发现，猪心脏缺血再灌注模型中，将猪胸大肌分离出的线粒体通过冠状动脉延迟注射，也可显著降低梗死面积，增强心脏功能，起到心脏保护作用。临床研究方面，2017年，美国波士顿儿童医院首次开展线粒体移植的人体试验，该研究入组了5例有严重缺血性心脏病需体外膜氧合（ECMO）支持的患儿。研究者从患儿腹直肌提取功能完好的线粒体，在超声心动图定位下直接注射到10余个心肌缺血部位。移植后，患儿未发生心律失常、心肌内血肿或瘢痕等不良反应。患儿的心肌收缩功能均有明显改善。移植后第2天，除1例患儿因肾衰竭并发症发生多器官衰竭外，其余患儿均成功脱离ECMO支持治疗。移植4～6天后，患儿心功能均有显著改善。移植10天后，患儿心脏收缩功能均恢复正常，无局部运动障碍。随后，该研究小组在2020年进行了一项单中心回顾性研究，研究者入组因心脏手术后缺血再灌注损伤而需要ECMO支持的患儿，比较10例移植自体线粒体的患者和14例未移植线粒体的患者，研究结果显示线粒体移植的患者脱离ECMO的成功率更高，心脏功能恢复更快，心血管相关不良事件发生率更低（图3-2-5）。以上动物和临床研究表明，线粒体移植技术在心肌缺血再灌注损伤的治疗中具有良好前景，值得期待。

线粒体移植

用于心源性休克的儿童

缺血再灌注损伤ECMO支持
(n = 24)

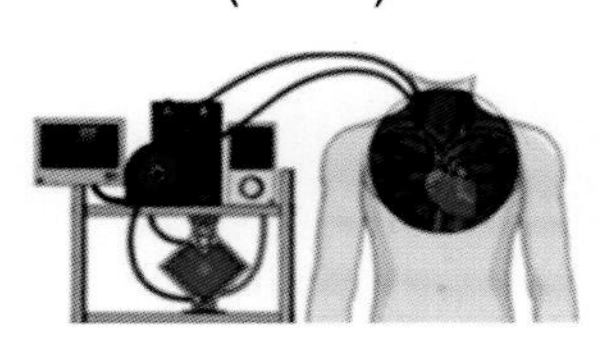

直接注射线粒体

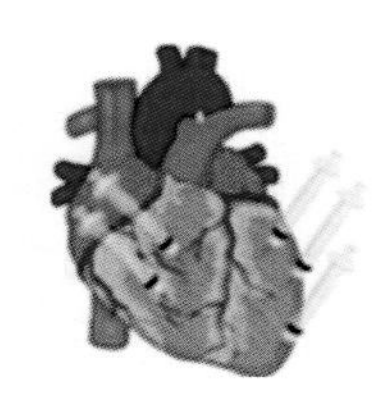

-白细胞乳酸无差异
-成功脱离ECMO
-血管事件风险降低
-心室应变增强

图3-2-5　心肌缺血再灌注损伤患者的线粒体移植结果

三、线粒体与心室重构

心室重构是心力衰竭的重要病理生理过程，对于心力衰竭的发展具有重要意义。线粒体与心室重构也存在着密不可分的关系。所有涉及心室重构的机制都与线粒体功能相关。由于心肌收缩需要大量的能量，心肌细胞中线粒体的含量非常高。能量的主要存在形式——ATP主要通过氧化磷酸化合成，而氧化磷酸化的过程依赖线粒体内膜上呼吸链复合物的电子转移。如前所述，在正常条件下，线粒体ATP主要通过脂肪酸和葡萄糖的氧化生成。这些底物在线粒体内作为代谢中间体运输时，会通过三羧酸循环产生NADH、$FADH_2$和GTP。NADH和$FADH_2$实际上将氧化还原能量传输到电子传递链（ETC），然后将其用于产生质子梯度以进行ATP合成。同时，正常生理状态下线粒体会产生少量线粒体活性氧（mtROS），主要来自呼吸链复合物Ⅰ和Ⅲ。在较低水平时，mtROS在心脏重塑期间充当细胞内信使。而当mtROS异常升高时，它们会破坏线粒体DNA（mtDNA）和蛋白质。从而抑制编码ETC成分的线粒体基因的转录，影响能量的生成。已有研究明确显示血管紧张素（Ang-Ⅱ）可增加小鼠心脏内的mtROS，从而导致心肌纤维化和肥大，这两者都是心脏重构至关重要的组成部分。值得注意的是，在过度表达线粒体过氧化氢酶的转基因小鼠中，使用Ang-Ⅱ处理后心肌纤维化和肥大都减少了，这表明抗氧化剂治疗可能会阻止心脏重构。在同一项研究中，研究者证实mtROS诱导的心脏重构是由ERK1/2的激活介导的。最新研究显示，Sirtuin4的过度表达可促进Ang-Ⅱ引起的心肌肥厚，Sirtuin4在增加mtROS的同时降低了锰超氧化物歧化酶（MnSOD）的活性，从而导致心脏功能受损。此外，Shiomi等证实了过度表达谷胱甘肽过氧化物酶（一种降低的ROS酶）的转基因小鼠在心肌梗死后左室重塑减少。过度表达peroxiredoxin-3（一种线粒体抗氧化剂）也已显示出可改善线粒体功能，减少心肌纤维化和心肌细胞肥大而改善左心室功能。有趣的是，线粒体醛脱氢酶2的体内激活可在过度氧化应激状态下保护线粒体功能，它能够通过减少心肌纤维化和肥大以及恢复线粒体功能来挽救心肌梗死后的病理性心室重构。过量的ROS产生并不是线粒体功能障碍的唯一特征。在心脏重构的过程中，与线粒体生物合成有关的基因（例如PGC-1α和PGC-1β、p38-MAPK和线粒体转录因子A）显著下调。例如，缺乏PGC-1α的小鼠在主动脉缩窄后迅速出现了心力衰竭的表现。同样，PGC-1β被证明是压力超负荷后加速心肌肥厚导致线粒体功能障碍的原因之一。此外，有研究发现心肌梗死后p38-MAPK的表达降低，导致脂肪酸氧化能力受损，进而导致左心室扩张。在心肌梗死小鼠模型中体内TFAM的过表达改善了mtDNA复制数和线粒体复合物活性，同时减少了心肌细胞肥大、间质纤维化、细胞凋亡和心室扩张，从而减慢了左心室重构的整体进程。

以上基础研究均显示，线粒体氧化应激、能量代谢等多个方面都是影响心脏重构的重要因素。通过调控线粒体的相关功能可显著影响病理性心脏重构向心力衰竭进展的改善/恶化。遗憾的是，目前针对线粒体的相关药物，包括辅酶Q_{10}、环孢菌素A等均没有足够的证据证实其对病理性心肌肥厚及心力衰竭的有效性。未来，需要更多临床研究来明确以线粒体为靶点的药物对病理性心肌肥厚及心力衰竭的临床疗效。

四、线粒体与心肌病

线粒体具有自己的基因组（mtDNA），这些基因主要编码线粒体氧化磷酸化相关的蛋白质。大量研究证明mtDNA突变与心肌病相关。线粒体相关的心肌病多为肥厚型心肌病，并随着年龄的增长逐渐加重。大约

50%的线粒体心肌病患者会发展为心力衰竭，而70%的患者会在30岁前死亡，这提示线粒体心肌病的预后极差。

mtDNA的突变主要存在3种类型：① 线粒体tRNA 基因点突变；② 线粒体结构基因突变；③ mtDNA 片段缺失和耗竭。线粒体tRNA基因点突变会导致心律失常、肥厚型心肌病、扩张型心肌病等多种心肌病形式。线粒体结构基因突变则更多表现为肥厚型心肌病。目前还无法确定mtDNA片段缺失和耗竭与心肌病间的因果关系。

线粒体心肌病目前仍是临床较罕见的疾病，其诊断仍主要依靠心肌活检病理及基因学检测。但由于心肌活检是有创性操作并且存在一定的风险，而单纯基因学检测无法明确诊断，因此目前线粒体心肌病的临床诊断仍较为困难。目前临床上常用的策略仍然是首先进行外周血线粒体功能检测（如呼吸链复合物活力），根据检测结果决定是否行心肌活检。目前治疗主要包括一般对症治疗、根据心肌病的临床类型（肥厚型、扩张性、限制性）进行相应的治疗，补充能量及维生素。未来，对于线粒体心肌病的治疗应根据患者的基因突变类型、位点而定，随着CRISPR-Cas9等基因编辑技术的日渐成熟，基因治疗可能成为治疗线粒体心肌病的潜在方案。

五、总结

线粒体是心肌细胞中最重要的细胞器之一，其生理功能主要是为心肌细胞提供能量。线粒体损伤与心力衰竭往往互为因果。当线粒体损伤时，能量代谢异常、mtROS产生均可导致心室重构及心力衰竭。而当原发性线粒体损伤，如线粒体DNA突变时，则往往会导致相应的心肌病，最终发展为心力衰竭。目前临床针对线粒体的心力衰竭治疗药物仍未取得较好的疗效，但相信随着科技的进步，未来将出现线粒体靶向药物并带来良好的临床效果。

（徐亚伟　张　毅）

第三节　线粒体与大血管疾病

线粒体通过氧化磷酸化合成ATP为细胞的各种活动提供必要的能量，是真核细胞能量调控的重要单元，同时还是调节细胞凋亡的主要部位，对细胞的生存起决定性作用。在线粒体产生能量的同时，伴随着O_2^-、H_2O_2等多种ROS生成，ROS积累过多会损伤线粒体蛋白及DNA，导致线粒体结构和功能异常。此外，缺血、缺氧也会对线粒体造成损伤，导致线粒体通透性改变，从而释放促凋亡蛋白引起细胞凋亡。近年来，线粒体在多种疾病中的主要作用已经得到了广泛的研究和认识。这些疾病包括心血管疾病、肝脏疾病、代谢性疾病、肿瘤、神经退行性病变。在这些疾病发生发展中，线粒体都扮演着重要角色。本节将围绕线粒体与大血管疾病（包括外周动脉疾病和主动脉综合征）展开。

一、外周动脉疾病

外周动脉疾病（peripheral arterial disease，PAD）是指除冠状动脉之外的主动脉分支动脉的狭窄、闭塞或瘤样扩张疾病，包括颅外段颈动脉、肠系膜动脉、肾动脉、上下肢动脉粥样硬化性疾病。受家族史、吸烟史、糖尿病、高血压、高脂血症等危险因素影响，外周动脉疾病最常影响下肢，最初无症状，逐渐损害可导致动脉粥样硬化阻塞血管，最终造成功能残疾和生活质量下降。临床上主要表现有：运动时腿部、臀部反应迟钝，有疼痛，休息后可缓解，即间歇性跛行；也可能会有腿部或脚趾麻木或刺痛；肤色改变（苍白、黛青或微红）；皮肤变凉（如腿部、脚部、手臂或手部皮肤）；不可治愈的感染或压疮等。

PAD是公共卫生保健的主要问题之一，是一种常见且严重的疾病，可能导致下肢截肢并危及生命。全世界有2亿多人受其影响。PAD患病率为3%～10%，但在老年人口中可高达20%。PAD的治疗主要以纠正肢体相关症状（如改善间歇性跛行/预防下肢缺血和截肢）和预防主要心脑血管事件为目的。目前PAD的治疗方法主要包括药物治疗、运动训练治疗和血运重建治疗。然而，这些治疗方法都有各自的不足之处，例如运动治疗有局限性，而当血管状态不佳时手术并不一定可行。因此，更好地理解PAD病理生理学对提供最佳治疗很重要。

二、主动脉综合征

主动脉综合征（aortic syndrome，AS）是威胁生命的大动脉血管疾病。在多数情况下，其以急性症状为主，包括主动脉夹层、主动脉壁内血肿及主动脉穿透性溃疡（图3-2-6）。主动脉夹层指主动脉腔内的血液通过内膜的破口进入主动脉壁中层，影像学可以发现内膜破口和动脉真假腔。主动脉出现穿透性溃疡、主动脉粥样硬化斑块破裂，导致穿透内弹力层的动脉壁溃疡，并伴有主动脉壁内血肿的形成，影像学表现为乳头样喷射状龛影伴邻近血肿。主动脉壁内血肿是指主动脉壁滋养血管破裂出血导致壁内血肿，又称主动脉壁“卒中”，影像学所见为动脉壁内血肿，没有内膜破口。

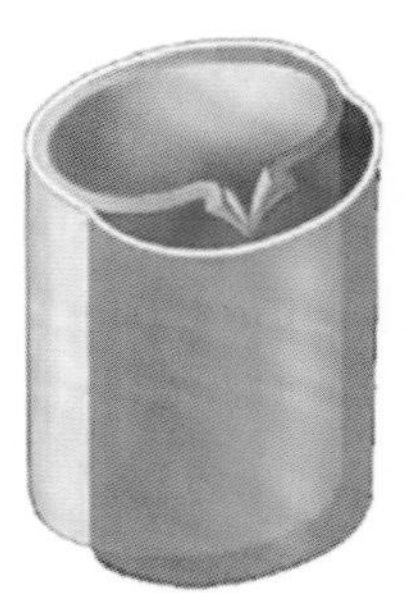
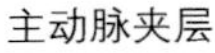

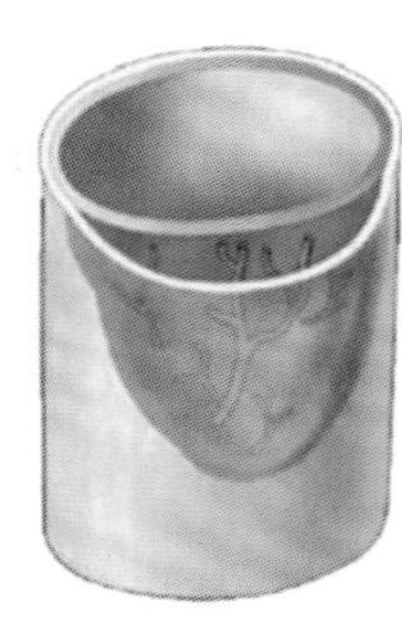

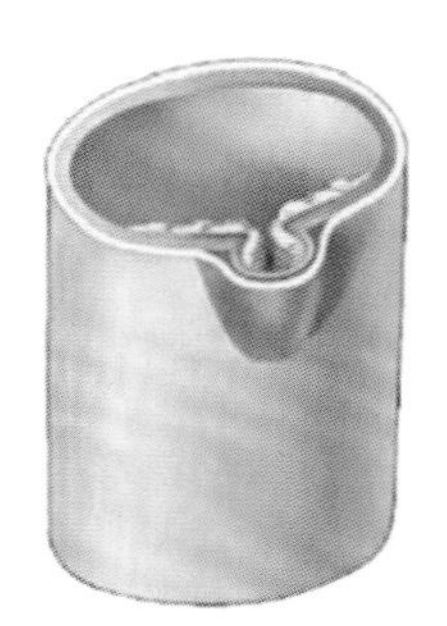

图3-2-6　主动脉夹层、主动脉壁内血肿及主动脉穿透性溃疡

目前认为导致AS发病的高危因素有高血压（75%主动脉夹层和主动脉壁内血肿患者合并高血压）、吸烟、脂代谢异常、外伤车祸或减速伤、非法使用毒品（可卡因、安非他明）、结缔组织疾病（马方综合征）、先天性心脏病（如主动脉瓣、二尖瓣或主动脉缩窄）、炎症性血管疾病（巨细胞动脉炎、多发性大动脉炎、白塞病等）或感染性血管病（梅毒、结核）、医源性因素等。

AS典型的临床症状是疼痛，常表现为突发剧烈胸痛或背痛，呈撕裂样、刀割样或烧灼样，且有移行性。因疼痛部位与病变部位有关，部分患者也可能出现腹痛、腰痛或四肢脉搏异常。根据主动脉受累范围和内膜破裂口位置，有DeBakey和Stanford两种分型。Stanford A型病变累及升主动脉，伴或不伴降主动脉病变（相当于DeBakey Ⅰ和Ⅱ型）；Stanford B型累及降主动脉（相当于DeBakey Ⅲ型）。影像学检查对AS的诊断极为重要，CTA诊断主动脉夹层的特征性表现为线样撕裂内膜片影和双腔征。主动脉壁内血肿和主动脉穿透性溃疡的影像学特点有：① 无撕裂内膜片；② 无真腔形成；③ 主动脉壁呈新月形增厚（厚度 > 5 mm即可诊断）；

④ 如病变区局部管腔相对扩大并在腔外出现充盈缺损则为主动脉穿透性溃疡。其中前两项是主动脉壁内血肿、主动脉穿透性溃疡与主动脉夹层的区别所在。

最新数据显示，在过去的几十年中，西方国家AS的发病率为(3 ～ 5)/100 000。其中以主动脉夹层为主，好发于老年男性。主动脉壁内血肿占AS的10% ～ 25%，好发于降主动脉。主动脉穿透性溃疡仅占AS的2% ～ 7%。

AS治疗的首要目标是控制血压到正常低限、缓解疼痛、降低左心室的心肌收缩力、控制心率、减轻血流对主动脉壁的冲击，预防夹层进展和致死性并发症。药物治疗是贯穿整个治疗过程中不可或缺的主要手段，对累及升主动脉的AS患者应行急诊外科手术，部分患者可行杂交手术。

三、线粒体功能障碍与大血管疾病

生理情况下，生命需要的能量储存在ATP分子中，ATP通过氧化磷酸化在线粒体中产生，并通过线粒体呼吸测定进行评估。具体而言，游离脂肪酸和葡萄糖作为主要供能物质，经脂肪酸β氧化和葡萄糖的糖酵解过程，最终在线粒体内转变成乙酰辅酶A，进而参与三羧酸循环。在三羧酸循环中产生的电子供体还原型辅酶Ⅰ和H^+可以沿着电子呼吸链传递，通过ATP酶复合体进入线粒体基质，释放线粒体膜电位中的势能催化ADP磷酸化，生成ATP，供机体生命活动所需。

线粒体呼吸产生源自氧的自由基，即ROS。自由基是含有不成对电子的化学物质。该化合物极不稳定，可与更稳定的分子反应以匹配其电子。然后，它可以抽出电子并起氧化剂的作用，通常会导致链中形成新的自由基并造成严重的细胞损伤。主要的ROS包括超氧阴离子、羟基自由基和高反应性化合物过氧化氢（H_2O_2）。此外，ROS可以使线粒体渗透转换孔开放，从而调节线粒体膜的通透性，造成线粒体内外离子浓度的失衡。ROS还可以激活各种转录因子，例如cyt c转移酶、BAX、caspase等。当自由基的产生保持在一定阈值以下时，ROS可作为细胞抗氧化剂和线粒体生物合成发展的防御途径。然而，在高浓度下，ROS对脂质、蛋白质和DNA等细胞成分产生不利的修饰，将破坏细胞结构并改变其功能。

病理情况下，氧气供应不足被认为是PAD症状的原因。然而，近年来对PAD病理生理学的研究发现，线粒体是PAD发病过程中的一个关键因素。PAD病理生理学通常与缺血再灌注循环有关，继发于动脉血流减少或中断，随后再灌注的发生是必要的，但也可能是有害的。骨骼肌的改变显然参与了PAD损伤。有趣的是，肌肉线粒体功能障碍已被证明是关键事件，并具有重要的预后价值。线粒体呼吸链受损导致氧化能力下降（与ROS释放增加和钙潴留能力降低有关），从而促进细胞凋亡。

在缺血过程中，ATP是通过厌氧糖酵解产生的，导致糖原储存耗竭，厌氧代谢激活和局部乳酸性酸中毒。由此产生的ATP耗竭降低了膜泵的功能，导致细胞水肿。实际上，细胞趋于通过经由Na^+/H^+交换排出H^+离子来纠正酸中毒，从而使细胞质充满Na^+离子，并引起细胞质的渗透转移。由于缺乏ATP，钠/钾依赖的ATP泵功能紊乱，细胞水肿加重，也导致Na^+在细胞质中积累。酸中毒还激活诸如磷脂酶A_2之类的介质。该介质将膜磷脂代谢成花生四烯酸，花生四烯酸是炎性介质如白三烯和前列腺素的前体。

再灌注能够防止局部缺血的不可逆损害。然而，该过程还可加重先前存在的组织损伤。在细胞水平上，复氧会中断缺血引起的病变，但会引起再灌注损伤。在再灌注的最初几分钟内，酸中毒的快速纠正会增加胞质中的Ca^{2+}，从而促进线粒体通透性转换孔的开放。这种开放导致线粒体膜通透性的突然变化，会消耗大量用于维持生命活动所必需的ATP，造成ATP的过度消耗，导致能量崩溃，并诱导促凋亡因子从膜间线粒体空间释放到细胞质中，导致细胞死亡。

同时，由于缺血期间产生的黄嘌呤氧化酶和琥珀酸酯分别催化次黄嘌呤和泛醇中尿酸的形成，并伴随大量自由基的形成，因此再灌注会产生大量的氧化应激。由此产生的ROS超过了细胞抗氧化剂的防御水平，形成了恶性循环。自由基的产生将导致线粒体呼吸链功能障碍，进而产生更多的ROS。此类ROS过度产生会导致多种有害影响：如脂质过氧化、蛋白质氧化和DNA突变，但也会导致线粒体通透性转换孔的开放。

在部分大血管动脉粥样硬化患者中，线粒体功能障碍导致的氧化应激会破坏内皮功能，导致动脉粥样硬化，为疾病的最终发生埋下伏笔。在正常功能内皮细胞中，通过线粒体吞噬和线粒体融合裂变的综合作用可清除受损的线粒体，维持正常的线粒体功能。但线粒体自噬和线粒体融合裂变的平衡失调，会导致功能异常的线粒体保留下来，引起ROS过量产生。ROS可以氧化低密度脂蛋白（LDL）形成氧化型低密度脂蛋白

（oxLDL），巨噬细胞吞噬ox-LDL形成富含脂质和细胞碎片的泡沫细胞，泡沫细胞的形成是AS发生的关键；泡沫细胞释放多种炎性介质，如黏附分子和细胞因子等，通过趋化作用将炎细胞吸引到受损的血管壁，刺激血管平滑肌细胞的增殖、迁移和分化，促进新内膜的形成和血管壁重构。线粒体DNA处于持续复制状态且修复能力较弱，极易受到氧化损伤，mtDNA受损会进一步刺激ROS的生成，形成一种恶性循环，加重血管损伤。另外，线粒体参与脂肪酸氧化、类固醇合成等脂质代谢过程，当线粒体发生功能障碍时，甘油三酯的分解加速，血清中游离脂肪酸和甘油随之增加，促进动脉粥样硬化的发生。

综上所述，线粒体功能障碍在大血管疾病的发生发展中起到重要作用，从这一角度出发的疾病治疗也引起了学者的思考。

第四节　针对线粒体功能障碍的相关治疗

一、线粒体移植

线粒体移植是指从正常组织中分离出活性线粒体，通过自体移植（直接注射或血管输送）的方式将功能正常的线粒体运送到受损的组织器官中，以替代受损的线粒体，从而恢复线粒体正常结构和功能，以达到治疗目的。线粒体移植发挥的作用有：① 增加ATP的合成，提高组织中ATP含量；② 增加与细胞呼吸及能量产生有关的前体代谢物的生成，以恢复受损的线粒体功能；③ 上调细胞因子和趋化因子，刺激组织细胞生长、增殖和迁移，减少细胞的凋亡；④ 修复受损的线粒体DNA，减少由线粒体DNA损伤导致的氧化应激、炎症反应和细胞凋亡。目前，线粒体移植的治疗方法在缺血性心肌病、肝衰竭、缺氧性肺动脉高压等疾病的动物模型和临床研究中显示出良好效果，对于在大血管疾病中的应用仍需要进一步研究。

二、生活方式干预

有研究发现，体育活动有助于增加线粒体的生物合成并改善线粒体呼吸功能，减少线粒体功能障碍的发生。运动通过激活AMPK-PGC-1α通路促进线粒体的生物合成。此外，适当的热量限制也是一种有效的非药物性干预，通过减少ROS的生成和氧化损伤、增强线粒体功能，预防与年龄相关的代谢紊乱疾病，并延长寿命。

三、药物干预

ROS在心血管疾病的发生发展中起重要作用，细胞内氧化应激的增加使线粒体结构和功能受损。因此，一些限制细胞内ROS过量产生并减少氧化应激的药物是改善线粒体功能障碍的潜在治疗方案：① SIRT1属于组蛋白去乙酰化酶家族，通过胰岛素信号通路调节葡萄糖和脂质代谢，SIRT1还具有抗炎、抗氧化及抗凋亡的作用；② 研究证实，一些线粒体分裂抑制剂，如Mdivi1、P110，也具有减少线粒体氧化应激和改善线粒体功能的作用；③ 维生素E和维生素C是常见的抗氧化物质，可减轻组织器官的氧化损伤；④ 辅酶Q_{10}存在于线粒体内膜，对ATP的产生起重要作用且具有抗氧化特性，通过减少线粒体氧化应激并增加ATP的合成，改善高血压患者血管内皮功能并减少心肌肥厚的发生。辅酶Q_{10}是目前治疗人类线粒体功能障碍的安全药物，临床上可单独使用，也可与其他抗高血压或心力衰竭药物联合使用。

外周动脉疾病和主动脉综合征严重影响患者的生活质量，是危及生命的心血管疾病。线粒体在其病理生理学中发挥重要作用。这不仅是因为线粒体的改变减少了细胞发挥功能所需的能量，还因为线粒体参与了ROS生成的增加（从而导致更大的氧化应激），对病变血管及血管周围组织产生一系列不良影响。针对这一特点，已出现了面向线粒体功能障碍的疾病治疗方法，如线粒体移植、线粒体靶向抗氧化治疗、生活方式干预等。但线粒体与大血管疾病的研究仍处于初步阶段，新型治疗方法的临床应用也有待进一步推动。

第五节　线粒体与脑血管病

世界卫生组织的数据表明，全世界每年约有1 500万人罹患脑卒中。其中有500万人死亡，另有500万人永久残疾，给家庭和社会带来了沉重的负担。随着人口老龄化的加剧，脑卒中的患病率和死亡率还呈现逐年增高的趋势。大多数的脑卒中病例（80% ～ 90%）是由脑血管血栓形成或栓塞事件引起的，少部分（9% ～ 27%）是由脑内出血（脑动脉瘤破裂、高血压性脑出血)引起的,分别被称为缺血性脑卒中(acute ischemic stroke,AIS)和出血性脑卒中(acute hemorrhagic stroke,AHS)(图3-2-7)。目前,AIS的一线治疗是在起病3 h内,尽快静脉滴注重组组织型纤溶酶原激活剂(rt-PA)。对rt-PA治疗无效的大血管闭塞,应在发病6 h内给予血管介入治疗,但大部分AIS患者未接受及时有效的治疗而罹患严重并发症。而AHS的一线治疗主要建议采取以降低颅内压、止血、防治并发症等对症治疗。目前还没有有效地改善AHS患者预后的药物或手术治疗方法。因此,目前脑卒中的主要研究方向是通过更好地了解潜在的致病分子机制,开发出更有效的治疗手段,以减少缺血性或出血性损伤引起的脑功能破坏及并发症,改善患者预后。越来越多的证据表明,脑卒中的发病机制主要是脑组织出血和缺血后大量的ROS产生和炎症反应,导致神经元过度死亡,造成脑组织结构和功能受损。而线粒体通过调控ROS生成,调节炎症反应及氧化应激水平参与到脑卒中的发病机制中,并逐渐成为研究热点。本节将重点讨论脑血管病中线粒体作用的潜在病理生理机制,并为寻找新的脑卒中治疗方案提供理论依据。

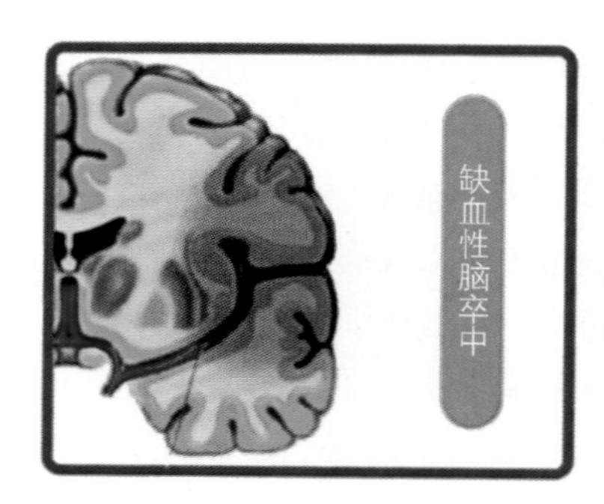

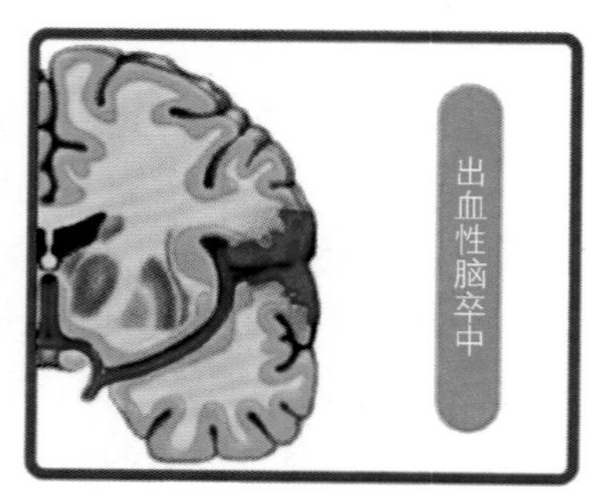

图3-2-7 缺血性脑卒中和出血性脑卒中

一、脑血管病后ROS的产生与脑损伤机制

无论是AIS还是AHS,在急性脑血管病变之后引起的级联反应中都会产生大量的ROS,进而对脑组织结构和功能产生损伤。而这个过程与线粒体是密不可分的。在AIS患者中,当局灶性脑血流量显著下降时,由于细胞内氧分压降低、ATP生成减少,钙离子进入线粒体增多,cyt氧化酶系统功能失调,线粒体电子传递链受损。同时,清除氧自由基的超氧化物

歧化酶（SOD）、谷胱甘肽过氧化物酶（GSHPx）和过氧化氢酶等解毒系统活性下降，即ROS产生失衡，ROS从线粒体当中大量产生，这个过程被定义为严重的氧化应激反应。当溶栓或介入治疗后，再灌注导致的氧气供应恢复会引起促氧化酶系统激活和ROS产生增多，也会产生大量的氧自由基。在AHS患者中，脑出血会导致谷氨酸随着血流涌入脑组织，而谷氨酸作为兴奋性氨基酸会诱导钙离子超载，从而导致膜去极化，即跨膜电位的降低和线粒体膜通透性转换孔的开放，会导致线粒体呼吸链的破坏从而导致ROS的大量释放。目前有证据表明，当线粒体在外部环境改变后产生一定数量的ROS并积聚在细胞内后，会诱导线粒体膜通透性转换孔的长期开放，并激活线粒体内膜阴离子通道的开放，从而通过正反馈回路增强氧化应激反应，大量ROS随之产生，这种ROS的自催化级联反应被称为ROS诱导的ROS释放（PIPR）。由此可见，脑血管病后ROS的大量产生与PIPR反应是密不可分的。

当ROS在缺血或出血脑组织中大量积聚后，会造成神经细胞或组织的继发性损伤。ROS反应生成大量的氧自由基，例如O_2^-与NO反应生成的过氧亚硝酸盐阴离子（NO_3^-），会导致细胞毒性羟基形成，甚至会导致DNA断裂、核酸碱基羟化及蛋白质和脂质结构的破坏。另外，ROS可以增加线粒体外膜通透性诱导cyt的释放，释放的cyt促使凋亡小体形成并激活促凋亡因子caspase-9，后者随后激活凋亡关键酶caspase-3，导致神经细胞不可避免的凋亡性死亡。最近的研究也表明，由NO合酶介导过量NO的生成，从而引起的亚硝化应激反应会通过触发蛋白质错误折叠、聚集和线粒体片段化来介导兴奋性神经毒性，而这可能是导致脑血管病变后并发癫痫症状的原因之一。

为了减少脑血管疾病发生后的氧自由基继发损伤，目前的研究热点主要集中在抗氧化治疗方面。有文献报道，线粒体ROS清除剂（Mito-TEMPO）或mPTP抑制剂（RT-19622）被注入血液后，会在一定程度上减少试验组动物诱导脑血管病变后组织内ROS的产生，减轻了局部脑组织的炎性细胞浸润与脑水肿的程度，并改善了试验动物的神经功能。最近，纳米联合抗自由基治疗的新思想逐渐获得关注。研究者利用纳米颗粒良好的血清稳定性及可以通过转包吞作用穿越血-脑屏障稳定的递送特性，将纳米颗粒设计成拥有靶向大脑特异性内皮表面标志物或细胞损伤标志物，并与抗氧化酶剂或者自由基清除剂结合的能力，从而在一定程度上缓解急性脑血管病变后产生的ROS风暴损伤。

二、脑血管病变后线粒体的保护机制

线粒体生物合成（mitochondrial biogenesis，MB）在ROS、NO和缺氧条件等线粒体损伤条件下被激活，从而在脑血管病变事件后产生重要的保护作用。众所周知，中枢神经系统组织和细胞对能量依赖性较高，而线粒体充当细胞能量中心并积极响应细胞稳态的变化。因此，探索MB在脑血管病变中的保护作用，可能有助于减轻脑缺血或出血造成的脑结构和脑功能继发性损伤。

目前，脑血管病变后MB相关研究主要集中在激活或过度表达转录调节因子PGC-1α可能是机体对抗神经元线粒体功能失调的一种保护机制。有研究表明，过度的氧化应激和缺血神经元的不平衡氧化还原反应参与了刺激PGC-1α表达的信号通路。PGC-1α作为线粒体生物合成的转录共调节因子，直接或间接上调了几种线粒体相关蛋白的表达：包括cyt c氧化酶Ⅳ，核呼吸因子1（NRF-1）和线粒体转录因子A（TFAM）。TFAM可结合线粒体DNA（mtDNA）的D环区域，并指导线粒体基因组的复制和转录，促进线粒体的生物合成，而NRF-1和NRF-2是TFAM编码基因的关键启动子，又对cyt c氧化酶起着调控作用。在脑缺血发生后，线粒体结构受损，PGC-1α如前述反应性升高，引起NRF-1的表达上升，可以促进线粒体的生物合成，减少脑局部的梗死面积，并促进神经元修复与改善神经功能。针对利用MB来改善脑血管病变后的神经系统功能的研究主要集中在MB诱导剂的应用和机制探索。最近的研究表明，用MB诱导型化合物处理可减少ROS的产生。在大鼠大脑中动脉闭塞模型中，MB诱导剂褪黑素增加了线粒体吞噬能力，降低了ROS水平并抑制了炎性小体的活化，进而抑制了炎症反应。大豆黄酮是一种MB诱导剂和抗氧化剂，有研究表明，其中主要成分黄豆苷元可以抑制ROS的产生和线粒体肿胀，同时增加抗氧化活性。二甲双胍是一种已知的白细胞介素-1β抑制剂，也是MB的调节剂，一方面可以降低ROS的产生，另一方面可以阻碍线粒体介导的细胞凋亡。二甲双胍治疗诱导脑缺血小鼠后，使其行为评估较对照组得到改善，并可减少突胶质细胞的存活率和促进髓鞘的再生现象。另外，在脑出血的研究中，有报道称脂联素受体-1可以通过AdipoR1-AMPK-PGC-1α途径改善线粒体功能障碍，触发线粒体MB

的生物保护机制，从而减轻脑出血后神经元的凋亡或坏死，促进神经功能恢复。

有研究也对MB促进受损线粒体动力学的恢复、增加细胞功能和神经元存活率，从而促进中枢神经系统疾病恢复进行探讨：抑制线粒体动力蛋白的生成而减少线粒体裂变反应会降低缺血性脑卒中的梗死程度；而过表达线粒体相关核基因以增强线粒体的融合反应可减轻大鼠脑缺血后的脑水肿程度。

三、脑血管病变发生后的线粒体自噬

自噬（autophagy）是一种通过细胞器更新和蛋白质质量控制来促进细胞成分降解和再循环的调节机制，是用来应对诸如氧化应激等病理应激反应的。自噬也可被认为是防止长寿细胞器（尤其是线粒体）中危险因子积累的“保险丝”。线粒体自噬（mitophagy）是线粒体质量控制的一种机制，或由线粒体自噬相关蛋白Bnip3与Nix介导，或由PINK1/Parkin途径介导，功能异常的线粒体可被选择性自噬反应清除。作为分解代谢的一种机制，线粒体自噬会参与到诸如线粒体融合与裂变、氧化应激和mPTP开放的过程中，所以线粒体自噬对于脑血管病变病理生理的研究有重要意义。

线粒体自噬被认为在脑血管病变发生后的1 h内在受损的脑组织内大量发生。其主要是由PINK1/Parkin途径介导的：PINK1是线粒体质量控制主要调节功能蛋白，可被诸多线粒体损伤因素激活，从而磷酸化其下游蛋白Parkin，并由此启动线粒体自噬，然后Parkin泛素化线粒体外膜上的蛋白质（如VDAC1和Mfn1/2）以诱导线粒体自噬的发生（图3-2-8）。泛素化后，包括p62在内的衔接子积聚在线粒体外膜上，导致泛素化小体与自噬体相关蛋白LC3结合并被募集到自噬体中。同时，Bnip3和Nix作为多功能线粒体外膜蛋白，在缺氧条件下通过与BCL-2家族蛋白（包括BCL-2和BCL-xl）结合，并抑制雷帕霉素靶蛋白（mTOR）功能或调节ROS的产生来激活线粒体自噬。线粒体如前所述被认为是细胞内ROS产生的主要来源，过量的ROS可能导致线粒体去极化，上述途径导致的线粒体自噬，会抑制氧化应激反应从而在清除ROS中起关键作用。ROS介导的线粒体自噬是一种负反馈机制，这意味着线粒体自噬通过消除ROS的产生而具有神经保护作用，但也有一些研究人员认为，

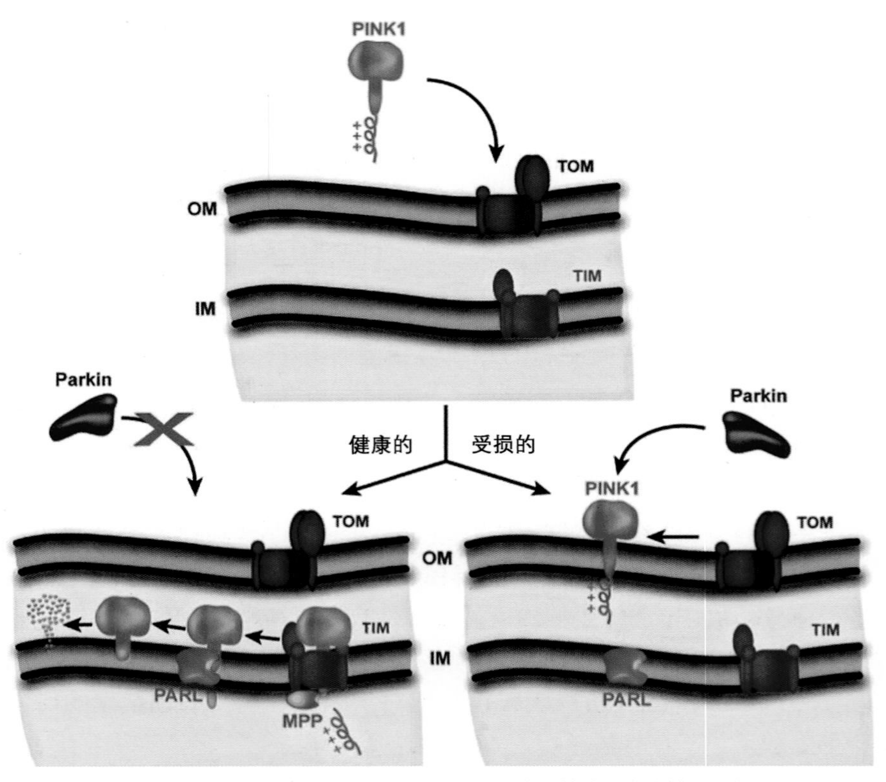

注：OM–外膜；IM–内膜。TOM 和 TIM 是相应的外膜和内膜转运蛋白。

图 3–2–8　PINK1/Parkin 途径介导线粒体自噬模型

ROS 调节的线粒体自噬过多或不足都会导致细胞过度死亡。

目前在脑卒中相关的研究中，线粒体自噬被认为是有助于脑神经细胞修复的。因为线粒体自噬可以消除功能异常的线粒体，有助于细胞器完整性和细胞能量的维持，这对保持细胞稳态是至关重要的。有研究表明，在脑缺血大鼠模型中，雷帕霉素增强的线粒体自噬通过促进 p62 积聚到受损的线粒体膜上、降低丙二醛水平来恢复 ATP 和线粒体膜电位水平，从而改善线粒体功能。同样，急性脑缺血（acute cerebral infarction ACI）损伤中线粒体自噬的增多，导致了神经功能改善，梗死面积减少，其保护作用是通过防止线粒体结构破坏并维持线粒体膜电位稳定而实现的。这些发现证明了线粒体自噬在脑卒中发病过程中起到的保护作用。

四、脑血管病变后线粒体介导的炎症反应

目前有研究表明，急性脑血管病变后继发的炎症级联反应对患者预后造成不良的影响，例如脑出血后抑郁的发生就与Toll–样受体（toll-like receptor，TLR）、NF–κB介导的信号通路、PPAR–γ依赖性通路和其他炎症信号通路有关，这些炎症信号通路的激活导致局部炎症细胞聚集、细胞凋亡、神经元坏死等不良事件的发生。

随着线粒体参与先天免疫的作用逐步得到揭示，研究者对线粒体在脑血管急性病变发生后的继发性炎症反应中的调节作用也越来越关注，并探索其是否可能成为新的治疗靶点。脑卒中的先天免疫应答反应中，线粒体基因组（mtDNA）可指导相关促炎基因的转录，而线粒体外膜充当炎性小体组装的平台，其主要通过产生MAVS、RIG–1和NLRP3等炎性小体来诱导炎症反应。mtDNA呈环形，且其中包含许多甲基化CpG岛，任何的应激反应都可能导致mtDNA片段化，片段化的mtDNA被释放到细胞质中并激活CpG–DNA受体，即TLR9；激活的TLR9触发NF–κB信号转导途径，并促进多个编码促炎蛋白基因的转录，如TNF–α和IL–6。此外，呈片段化的mtDNA还可导致NLRP3炎性小体的激活，这会诱导胱冬肽酶–1（caspase–1）的活化并促进细胞因子前体pro–IL–1β和pro–IL–18的成熟与分泌，最终导致细胞凋亡。此外，由过度的氧化应激引起的线粒体功能障碍也会引起NLRP3寡聚或诱导α–微管蛋白乙酰化，从而使线粒体更易促进NLRP3炎症小体的激活与释放。急性脑缺血后，小胶质细胞受到刺激并释放促炎因子，导致神经元细胞死亡，而在这个过程中，有研究者发现缺血性卒中后NLRP3蛋白水平升高，同时IL–1β和IL–18表达升高，且升高水平与神经胶质和神经元死亡面积呈正相关。

目前针对抑制NLRP3炎症小体以改善卒中后神经系统功能预后的治疗方案主要还在动物试验阶段进行探索。有研究通过比较$NLRP3^{-/-}$和野生型AIS小鼠，证明了$NLRP3^{-/-}$脑缺血小鼠的血脑屏障损害程度及梗死面积指标都较脑缺血的野生型小鼠低；而这种保护作用与NLRP3介导的IL–1β释放减少，脑微血管内皮细胞通透性降低及小胶质细胞介导的神经毒性减弱有关。同样，另一项研究表明，静脉注射免疫球蛋白可抑制NLRP1和NLRP3的活性，从而减少AIS小鼠的神经元死亡。这些结果

表明，NLRP3的下调可以改善脑卒中的预后，例如减少脑梗死灶面积，降低脑组织损伤程度。综上所述，线粒体介导NLRP3炎症小体的生成在脑卒中后发生的神经胶质细胞和神经元细胞死亡中起着重要作用，且阻断NLRP3炎症小体的活化可能是脑卒中的一种潜在治疗方案。

随着人们对线粒体在广泛细胞功能和转导信号过程中作用的认识越来越多，线粒体在脑血管病的发生发展中扮演的角色也逐步明朗起来，线粒体自噬等新机制的发现有助于改善脑血管病的治疗。基于线粒体的主要功能，开发出有效的、可以减少脑血管病后神经系统功能损伤的治疗方法便显得尤为重要。

五、中医心脑病学的观点

气血在生理上是脏腑、经络等组织器官进行功能活动的物质基础。气血失衡必然会影响机体的各种生理功能，从而导致疾病发生。颜氏内科认为“气为百病之长，血为百病之胎”，提出“气血失衡是众多心脑血管病的基本病机”。心脑血管疾病与中医的心悸、胸痹心痛、眩晕、中风、失眠、痴呆等相关。目前国内文献认为众多心脑血管病主要辨证分型有痰火扰心、饮阻心阳、心血瘀阻、心阳虚弱、心阴虚弱、脑脉受损、脑髓空虚等。然而，这些病机的共同特点都与气血失衡有关。

任何致病因子侵犯心脑，势必首先导致气血失和，循行受阻，造成心脑失养。《素问·痿论》谓“心主血脉”，《素问·五脏生成论》则谓“诸血者皆属于心”。脉为血府，与心相连，使血畅流脉中，环周不休。若外感寒热，邪伤气血；或情志不和，气滞血阻；或生活失节，痰瘀内生阻脉；或久病气弱：均可致使气血失衡。脉中血行受阻，瘀阻脉道，则发胸痹心痛；血不养心，心神不宁，则发惊悸；瘀阻气道，气机升降失权，则发咳逆喘促；瘀阻水道，水湿外溢皮肤，则发为水肿。脑之所以发挥其主元神的功能，必须以气血的濡养和气机的升降有序为先决条件。若气机逆乱，上冲于脑，则见眩晕、头痛、失眠、烦躁等症。若瘀血上停于脑，阻于脑络，则见突然昏仆、言语不清、半身不遂或身体麻木等症状。脑病多因六淫七情所致，外感内伤之邪均可使脏腑经络功能失常，气血运行失常，产生内风、内寒、内湿、内燥、内火等，而发脑病。可见，心脑血管疾病所表现的证候均与气血失衡有关。

国内中医学者在2001年从能量代谢角度进行分析，认为线粒体可能为人体气的重要组成部分，血是线粒体工作的营养物质。气血平衡的本质是线粒体的功能正常，线粒体的氧化磷酸化影响着细胞的多种功能，包括分配能量、产生ROS、控制氧化还原反应、调节钙离子和程序性细胞死亡。线粒体既是细胞主要的能量供应细胞器，又是细胞内ROS的主要发源地，还是细胞凋亡的调节枢纽之一。气机失衡的本质为线粒体损伤，与线粒体能量代谢、钙超载、细胞凋亡等功能异常密切相关。目前线粒体靶向成为心脑血管疾病研究的热点，但缺乏确切的临床证据证明这类药物的安全性及有效性。如何通过合适的方法识别心血管系统中受损的线粒体并调控其稳态，是未来研究方向及难点。

气机失衡与线粒体能量代谢、钙超载、细胞凋亡等功能异常密切相关。以整体观念和辨证论治为基础，运用调气活血方法，结合中药药性“归经”的特点，治疗心脑血管疾病在临床上具有显著疗效。其分子生物学机制在于中药能够调节线粒体，保护线粒体功能，抑制线粒体氧化损伤，减轻钙超载，改善能量代谢等作用。如：益寿丸（由灵芝、当归、何首乌、枸杞子、远志、茯苓、石菖蒲七味中药组成）具有益气血、补肝肾、养心脾、安神等作用。经研究，益寿丸有防御小鼠脑细胞线粒体mtDNA缺失突变的作用，在调节能量代谢方面具有一定的改善作用。该丸剂中所含中药灵芝、何首乌、枸杞子也有保护线粒体功能的作用。如灵芝醇提取物能够影响线粒体脱氢酶的活性，并具有抵抗老年神经退行性疾病的治疗作用。老年神经退行性疾病与线粒体功能紊乱密切相关，枸杞多糖可以明显减轻线粒体的病理改变，阻止神经细胞凋亡。基于中药对线粒体的调节作用的研究可能揭示先前不为所知的线粒体通路和新的理论，因此，立足中医学理论整体观念，借助于病证结合的诊疗模式，将有助于线粒体损伤性疾病的辨证论治和遣方调药，也为探析中医药靶向线粒体治疗心脑血管疾病的机制提供了研究思路。

（刘学源　龚　骊　刘　珺）

参考文献

[1] Dorn G W, Vega R B, Kelly D P. Mitochondrial biogenesis and dynamics in the developing and diseased heart[J]. Genes & development, 2015, 29(19): 1981-1991.
[2] Knaapen P, Germans T, Knuuti J, et al. Myocardial energetics and efficiency:

current status of the noninvasive approach[J]. Circulation, 2007, 115(7): 918–927.
[3] Ashrafian H, Frenneaux M P, Opie L H. Metabolic mechanisms in heart failure[J]. Circulation, 2007, 116(4): 434–448.
[4] Vidarsson H, Hyllner J, Sartipy P. Differentiation of human embryonic stem cells to cardiomyocytes for in vitro and in vivo applications[J]. Stem cell reviews and reports, 2010, 6(1): 108–120.
[5] Pham P T, Fukuda D, Nishimoto S, et al. STING, a cytosolic DNA sensor, plays a critical role in atherogenesis: a link between innate immunity and chronic inflammation caused by lifestyle-related diseases[J]. European heart journal, 2021, 42(42): 4336–4348.
[6] Wu S, Li X, Meng S, et al. Fruit and vegetable consumption, cigarette smoke, and leukocyte mitochondrial DNA copy number[J]. The American journal of clinical nutrition, 2019, 109(2): 424–432.
[7] Li D, Yang S, Xing Y, et al. Novel insights and current evidence for mechanisms of atherosclerosis: mitochondrial dynamics as a potential therapeutic target[J]. Frontiers in cell and developmental biology, 2021, 9: 673839.
[8] Ren D, He Z, Fedorova J, et al. Sestrin2 maintains OXPHOS integrity to modulate cardiac substrate metabolism during ischemia and reperfusion[J]. Redox biology, 2021, 38: 101824.
[9] Kaludercic N, Takimoto E, Nagayama T, et al. Monoamine oxidase A-mediated enhanced catabolism of norepinephrine contributes to adverse remodeling and pump failure in hearts with pressure overload[J]. Circulation research, 2010, 106(1): 193–202.
[10] Xiao F, Li M, Wang J, et al. Association between mitochondrial DNA haplogroup variation and coronary artery disease[J]. Nutrition, metabolism, and cardiovascular diseases, 2020, 30(6): 960–966.
[11] Dikalova A E, Pandey A, Xiao L, et al. Mitochondrial deacetylase Sirt3 reduces vascular dysfunction and hypertension while Sirt3 depletion in essential hypertension is linked to vascular inflammation and oxidative stress[J]. Circulation research, 2020, 126(4): 439–452.
[12] Förstermann U, Xia N, Li H. Roles of vascular oxidative stress and nitric oxide in the pathogenesis of atherosclerosis[J]. Circulation research, 2017, 120(4): 713–735.
[13] Guo S, Huang Y, Zhang Y, et al. Impacts of exercise interventions on different diseases and organ functions in mice[J]. Journal of sport and health science, 2020, 9(1): 53–73.
[14] Barazzuol L, Giamogante F, Brini M, et al. PINK1/Parkin mediated mitophagy, Ca(2+) signalling, and ER-mitochondria contacts in Parkinson's disease[J]. International journal of molecular sciences, 2020, 21(5): 1772.
[15] Del Re D P, Amgalan D, Linkermann A, et al. Fundamental mechanisms of regulated cell death and implications for heart disease[J]. Physiological reviews, 2019, 99(4): 1765–1817.

[16] Masuzawa A, Black K M, Pacak C A, et al. Transplantation of autologously derived mitochondria protects the heart from ischemia-reperfusion injury[J]. American journal of physiology. Heart and circulatory physiology, 2013, 304(7): H966–H982.

[17] Weixler V, Lapusca R, Grangl G, et al. Autogenous mitochondria transplantation for treatment of right heart failure[J]. The Journal of thoracic and cardiovascular surgery, 2021, 162(1): e111–e121.

[18] Emani S M, McCully J D. Mitochondrial transplantation: applications for pediatric patients with congenital heart disease[J]. Translational pediatrics, 2018, 7(2): 169–175.

[19] Guariento A, Piekarski B L, Doulamis I P, et al. Autologous mitochondrial transplantation for cardiogenic shock in pediatric patients following ischemia-reperfusion injury[J]. The journal of thoracic and cardiovascular surgery, 2021, 162(3): 992–1001.

[20] Xu M, Bi X Y, Xue X R, et al. Activation of the M3AChR and Notch1/HSF1 signaling pathway by choline alleviates angiotensin Ⅱ -induced cardiomyocyte apoptosis[J]. Oxidative medicine and cellular longevity, 2021, 2021: 9979706.

[21] Chen G, Pan S Q, Shen C, et al. Puerarin inhibits angiotensin II-induced cardiac hypertrophy via the redox-sensitive ERK1/2, p38 and NF–κB pathways[J]. Acta pharmacologica sinica, 2014, 35(4): 463–475.

[22] Matsushima S, Ide T, Yamato M, et al. Overexpression of mitochondrial peroxiredoxin–3 prevents left ventricular remodeling and failure after myocardial infarction in mice[J]. Circulation, 2006, 113(14): 1779–1786.

[23] Barger P M, Browning A C, Garner A N, et al. P38 mitogen-activated protein kinase activates peroxisome proliferator-activated receptor alpha: a potential role in the cardiac metabolic stress response[J]. The journal of biological chemistry, 2001, 276(48): 44495–44501.

[24] Kujoth G C, Hiona A, Pugh T D, et al. Mitochondrial DNA mutations, oxidative stress, and apoptosis in mammalian aging[J]. Science, 2005, 309(5733): 481–484.

[25] Criqui M H, Aboyans V. Epidemiology of peripheral artery disease[J]. Circulation research, 2015, 116(9): 1509–1526.

[26] Bossone E, Eagle K A. Epidemiology and management of aortic disease: aortic aneurysms and acute aortic syndromes[J]. Nature reviews. cardiology, 2021, 18(5): 331–348.

[27] Fang S, Sun S, Cai H, et al. IRGM/Irgm1 facilitates macrophage apoptosis through ROS generation and MAPK signal transduction: Irgm1(+/ §) mice display increases atherosclerotic plaque stability[J]. Theranostics, 2021, 11(19): 9358–9375.

[28] Gao D, Zhang L, Dhillon R, et al. Dynasore protects mitochondria and improves cardiac lusitropy in Langendorff perfused mouse heart[J]. PLoS One, 2013, 8(4): e60967.

[29] Haileselassie B, Mukherjee R, Joshi A U, et al. Drp1/Fis1 interaction mediates

mitochondrial dysfunction in septic cardiomyopathy[J]. Journal of molecular and cellular cardiology, 2019, 130: 160–169.

[30] Yang J L, Mukda S, Chen S D. Diverse roles of mitochondria in ischemic stroke[J]. Redox biology, 2018, 16: 263–275.

[31] Chouchani E T, Pell V R, Gaude E, et al. Ischaemic accumulation of succinate controls reperfusion injury through mitochondrial ROS[J]. Nature, 2014, 515(7527): 431–435.

[32] 郑安财，李菊香. 线粒体ROS与心房颤动[J]. 中国病理生理杂志，2017，33(10)：1917–1920.

[33] Navarro-Yepes J, Zavala-Flores L, Anandhan A, et al. Antioxidant gene therapy against neuronal cell death[J]. Pharmacology & therapeutics, 2014, 142(2): 206–230.

[34] Chen S, Chen Y, Zhang Y, et al. Iron metabolism and ferroptosis in epilepsy[J]. Frontiers in neuroscience, 2020, 14: 601193.

[35] Zhan L, Li R, Sun Y, et al. Effect of mito–TEMPO, a mitochondria-targeted antioxidant, in rats with neuropathic pain[J]. Neuroreport, 2018, 29(15): 1275–1281.

[36] Zhao Y, Zhang J, Zheng Y, et al. NAD (+) improves cognitive function and reduces neuroinflammation by ameliorating mitochondrial damage and decreasing ROS production in chronic cerebral hypoperfusion models through Sirt1/PGC–1α pathway[J]. Journal of neuroinflammation, 2021, 18(1): 207.

[37] Yu J, Zheng J, Lu J, et al. AdipoRon protects against secondary brain injury after intracerebral hemorrhage via alleviating mitochondrial dysfunction: possible involvement of AdipoR1–AMPK–PGC1α pathway[J]. Neurochemical research, 2019, 44(7): 1678–1689.

[38] Han Q, Xie Y, Ordaz J D, et al. Restoring cellular energetics promotes axonal regeneration and functional recovery after spinal cord injury[J]. Cell metabolism, 2020, 31(3): 623–641.

[39] Zhang L, Dai L, Li D. Mitophagy in neurological disorders[J]. Journal of neuroinflammation, 2021, 18(1): 297.

[40] Geisler S, Holmström K M, Skujat D, et al. PINK1/Parkin-mediated mitophagy is dependent on VDAC1 and p62/SQSTM1[J]. Nature cell biology, 2010, 12(2): 119–131.

[41] Li Q, Zhang T, Wang J, et al. Rapamycin attenuates mitochondrial dysfunction via activation of mitophagy in experimental ischemic stroke[J]. Biochemical and biophysical research communications, 2014, 444(2): 182–188.

[42] Atilano S R, Malik D, Chwa M, et al. Mitochondrial DNA variants can mediate methylation status of inflammation, angiogenesis and signaling genes[J]. Human molecular genetics, 2015, 24(16): 4491–4503.

[43] Zhong Z, Liang S, Sanchez-Lopez E, et al. New mitochondrial DNA synthesis enables NLRP3 inflammasome activation[J]. Nature, 2018, 560(7717): 198–203.

[44] Xu Q, Zhao B, Ye Y, et al. Relevant mediators involved in and therapies targeting the inflammatory response induced by activation of the NLRP3 inflammasome in ischemic stroke[J]. Journal of neuroinflammation, 2021, 18(1): 123.
[45] Zhu H, Jian Z, Zhong Y, et al. Janus kinase inhibition ameliorates ischemic stroke injury and neuroinflammation through reducing NLRP3 inflammasome activation via JAK2/STAT3 pathway inhibition[J]. Frontiers in immunology, 2021, 12: 714943.
[46] 张茂林，张六通，邱幸凡，等. 论线粒体与中医“气”的关系[J]. 中国中医基础医学杂志，2001（04）：60-61.
[47] 吴立蓉. 益寿丸延衰益智作用的机理研究[D]. 广州：广州中医药大学，2010.
[48] 郭健，徐国兴，侯泽江，等. 枸杞多糖对糖尿病大鼠视网膜超微结构的影响[J]. 中国中西医结合杂志，2013，33（10）：1404-1407.

第三章
线粒体失衡失能与抑郁症

抑郁症是一种常见的精神疾病，是全球范围内导致精神残疾的主要原因之一。近年来研究发现，抑郁症患者线粒体状态不正常，能量生产能力远低于健康者水平。线粒体功能障碍导致细胞发生炎症反应、凋亡或坏死可能是抑郁症的主要发病机制之一。

第一节　抑郁症的病因及流行病学

一、病因

（一）遗传

遗传因素是抑郁症发生的重要因素之一。抑郁症患者的一级亲属罹患抑郁症的风险是一般人群的2～10倍。早期的基因多态性位点研究主要关注与经典病理假说相关的单个基因微电子在抑郁症发病中的作用，如5-羟色胺（5-hydroxytryptamine，5-HT）转运体、单胺氧化酶-A（monoamine oxidase-A，MAO-A）、脑源性神经营养因子（brain-derived neurotrophic factor，BDNF）、神经炎性标志物等。新近的全基因组关联研究和下一代测序技术则试图从基因组的角度去揭示所有可能与抑郁症相关的基因多态性位点，但从目前的研究来看，抑郁症可重复性较高的相关基因多态性仍多与经典病理假说相关。此外，基因表达标志物和表观遗传学研究所发现的潜在标志物，也多涉及上述经典病理假说相关靶点。由于抑郁症可能涉及多个基因的异常，且不同基因间常存在相互作用，另外基因表达还受到异位显性和表观遗传机制的影响，故目前的遗传学研究结果往往难以重复，研究结论也需要谨慎看待。

（二）神经生化

神经生化失调节假说认为，抑郁症患者的神经递质功能和内稳态功能失衡，抗抑郁药则可通过恢复上述系统的正常调节而发挥药理学作用。人脑内主要有三大神经递质系统，分别是去甲肾上腺素（noradrenaline，NE）能、多巴胺（dopamine，DA）能和5-HT能神经递质系统，它们在抑郁症的发病中均扮演了重要角色。此外，其他神经递质如肾上腺素、乙酰胆碱、组胺、γ-氨基丁酸等也与抑郁症的发病密切相关。研究发现，抑郁症不仅与体内神经递质的水平异常有关，也与相应受体功能的改变有关，即长期神经递质的异常会引发受体功能产生适应性改变，这种改变不仅有受体本身数量和密度的改变，还会累及受体后信号转导功能，甚至影响基因转录过程。

（三）神经内分泌

抑郁症患者的下丘脑-垂体-肾上腺（hypothalamic-pituitary-adrenal，HPA）轴（图3-3-1）功能异常，具体表现为血中皮质醇水平升高、应激相关激素分泌昼夜节律改变及无晚间自发性皮质醇分泌抑制等。临床中可以通过监测血浆皮质醇含量及24 h尿17-羟皮质类固醇的水平发现抑郁症患者上述皮质醇分泌异常表现。此外，抑郁症患者脑脊液中促肾上腺皮质激素释放激素（corticotrophin releasing hormone，CRH）水平升高。大约40%的抑郁症患者的塞米松抑制试验为阳性，肾上腺皮质激素水平异常可能为疾病提供了一个神经生物学基础，在此基础上，遗传因素、生活事件和应激等再发生相互作用。重复的应激活动，特别是从生命早期开始的应激，会导致垂体-肾上腺的高反应性，皮质类固醇水平缓慢升高，并导致一系列分子水平的异常，在功能和结构上对中枢神经系统造成不良的影响。

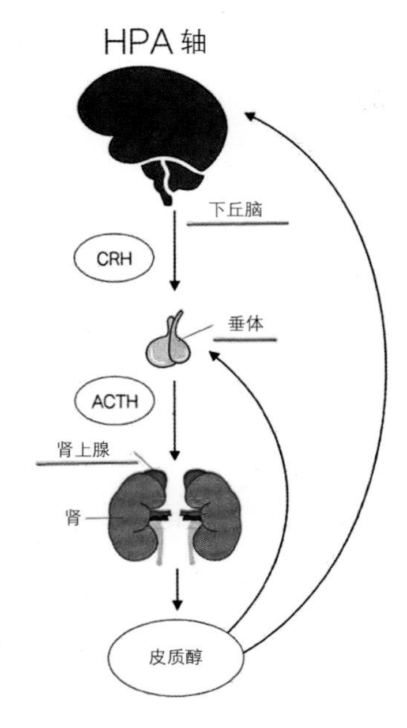

图3-3-1　下丘脑-垂体-肾上腺轴

下丘脑-垂体-甲状腺轴可能也参与了抑郁症的发病，该假说的依据主要是其相关激素分泌节律的改变。临床中也能观察到甲状腺功能减退的患者出现抑郁情绪、易疲劳、精力减退等抑郁症状。不过，甲状腺功能异常与抑郁症之间的因果关系和病理生理学基础尚不清楚。

此外，生长激素、催乳素、褪黑激素和性激素在抑郁症患者中均有不同程度的分泌改变，它们在抑郁症发病中的作用也有待进一步明确。

（四）神经影像学

随着磁共振成像（MRI）技术的发展与普及，关于抑郁症脑结构和功能影像学的报道也越来越多（图3-3-2），目前较为一致的发现主要涉及两个神经环路：一是以杏仁核和内侧前额叶皮质为中心的内隐情绪调节环路，包括海马、腹内侧前额叶皮质、前扣带皮质、背侧前额叶皮质等，该环路主要受5-HT调节；二是以腹侧纹状体/伏隔核、内侧前额叶皮质为中心的奖赏神经环路，该环路主要受DA调节。抑郁症患者这两个环路都存在神经递质浓度、对负性/正性刺激的反应、静息功能连接、白质神经纤维、灰质体积、脑代谢等多个水平的异常，且这些可能分别对应抑郁症患者不同的临床症状。2017年，Drysdale等采集了1 188例抑郁症患者静息态fMRI数据，通过对脑内的258个区域的功能连接分析，将抑郁症分成4种亚型，并提出了将影像学数据作为生物学标记和生物学分类依据的假说。

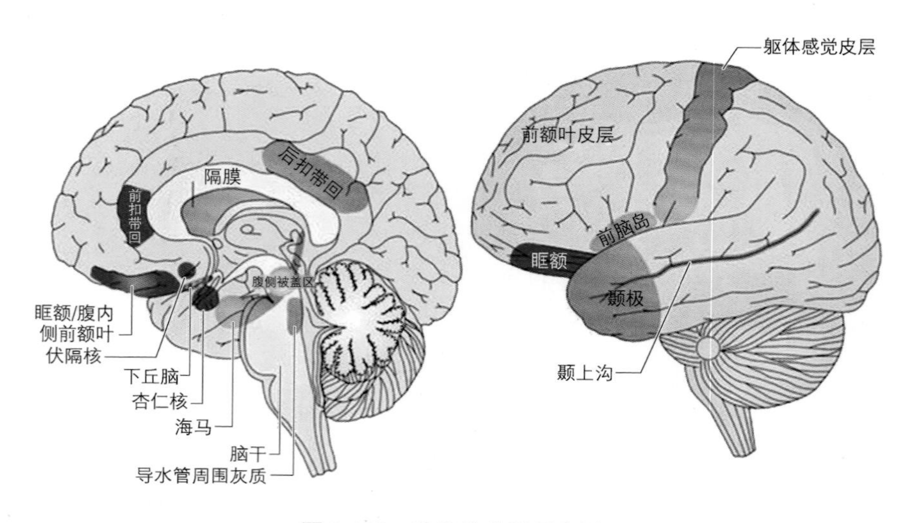

图3-3-2　脑结构分区示意图

（五）神经电生理

神经电生理的研究手段包括脑电图（electroencephalogram，EEG）、脑诱发电位（brain evoked potential，BEP）等。通过对抑郁症患者的EEG研究发现，抑郁严重程度与其左右脑半球平均整合振幅呈负相关，且抑郁症患者EEG异常有侧化现象，呈现出右半球的激活程度升高，临床多表现为右半球α波相对降低，α波的右/左比值降低及右半球快波波幅的相对增加。这种激活程度升高主要表现在额区，以右额叶为主，并被认为与抑郁情绪产生有关。抑郁症患者还可出现BEP的改变。抑郁发作时BEP波幅较小，并与抑郁症的严重程度相关，同时伴有事件相关电位（event-related potentials，ERP）P300和N400潜伏期延长。

（六）心理社会因素

一般来说，生活中的应激事件，如亲人丧失、婚姻关系不良、失业、严重躯体疾病等是抑郁症发生的危险因素，均可能导致抑郁症的发生。如果多个严重不良的生活事件同时存在，则可能协同影响抑郁症的发生。多项回顾性调查发现，早期的负性经历与重度抑郁症的现患率及终生患病率显著相关，且早期不良经历种类愈多，发生重度抑郁症的风险愈高，并可使抑郁症患者的发病年龄提前。具有童年创伤史的抑郁症患者的治疗更为复杂，且往往对药物治疗的反应较差。

综上所述，抑郁症患者病因和发病机制涉及的方面较多且复杂。除上述观点外，有学者还提出了第二信使失衡假说、神经可塑性假说及抑郁症能量代谢假说等。然而，至今仍缺乏有效的抑郁症特异性诊断标志，部分研究结果甚至难以重复验证，因此还需要更多的研究进一步探索抑郁症的病因和发病机制。

二、流行病学

由于抑郁症的定义、诊断标准、流行病学调查方法和评估工具的不同，导致不同国家和地区所报道的患病率差异较大。据世界卫生组织统计，全球约有3.5亿抑郁症患者，平均每20人就有1人曾患或目前患有抑郁症。国际精神疾病流行病学联盟采用世界卫生组织复合式国际诊断访谈对来自美国、欧洲及亚洲共计10个国家的37 000名受试者进行了调查，发现大多数国家抑郁症的终生患病率在8%～12%，其中美国为16.9%，而日本仅为3%左右。这些流行病学调查结果也说明社会文化因素对抑郁症的表现、诊断及研究方法带来的潜在影响。

我国早期的流行病学研究常常将单相抑郁症和双相抑郁症合并计算，且既往我国精神病学界对心境障碍的诊断过于严格，使得与国外调查研究结果差异较大。随着我国精神医学的发展和国际诊断标准在国内的推广和普及，我国精神科临床医务工作者对于抑郁症也有了新的认识。2003年，北京安定医院马辛等以国际疾病分类第10版（ICD–10）精神与行为障碍分类中抑郁症的诊断标准为依据，调查了抑郁症在北京市15岁以上的人群中的流行情况，结果显示抑郁症患者的终生患病率为6.87%，其中男性终生患病率为5.01%，女性终生患病率为8.46%。费立鹏等在2009年对中国4省市进行的流行病学调查资料显示，抑郁症的患病率为2.06%，恶劣心境为2.03%。北京大学第六医院黄悦勤等报道的最新流行病学调查研究结果显示，抑郁症的年患病率为3.59%。

第二节　线粒体ATP与抑郁症的发病机制

抑郁症患者的线粒体能量代谢障碍不仅存在于中枢系统，如前额叶、基底节、海马、小脑等，在外周如肝脏、骨骼肌、腓肠肌、心肌、咬肌等均可见异常。这提示抑郁症线粒体能量代谢障碍涉及多系统、多部位，是全身广泛性的损伤。

中枢线粒体能量代谢障碍很可能与抑郁症的精神症状密切相关，而外周的线粒体能量代谢障碍很可能是抑郁症躯体症状的原因，这与抑郁症的多系统复杂症状不谋而合。

一、线粒体功能和形态异常

研究表明，抑郁症患者或模型动物体内线粒体功能和结构确实发生了显著变化，具体表现为分布稀疏、内嵴紊乱或溶解消失、基质疏松，线粒体肿胀、部分呈空泡变性。这些线粒体变化可导致ATP含量降低、常规和非耦合呼吸指数异常，最终造成线粒体能量代谢障碍。线粒体功能和结构异常，在外周表现为疲劳等躯体症状，在中枢表现为神经损伤。部分研究证实给予药物后，线粒体形态恢复，抑郁症状减轻，提示药物可能通过改善线粒体形态发挥抗抑郁作用，此结果支持了线粒体异常可导致抑郁症发生的假说。

二、线粒体复合物活性改变

在细胞呼吸链中的电子传递有着严格的方向和顺序，即电子从氧化还原电位较低的传递体依次通过氧化还原电位较高的传递体逐步流向递氢体，并建立电化学梯度，线粒体复合物（Ⅰ～Ⅳ）在此充当电子载体和递氢体的角色，故线粒体复合物（Ⅰ～Ⅳ）活性一旦发生改变，将直接影响ATP的产生，导致线粒体能量代谢障碍。而在抑郁症模型大鼠和临床患者脑中线粒体复合物（Ⅰ～Ⅳ），尤其是线粒体复合物Ⅰ活性被显著抑制，并且组成4种复合物的部分亚基表达量也发生了变化。抑郁症模型大鼠在接受药物治疗后，抑郁症状改善，复合物活性增强，表明线粒体复合物的改变与抑郁症发病相关。因此，线粒体复合物（Ⅰ～Ⅳ）活性改变与抑郁症发生发展有着密切的联系。

三、酶水平变化

辅酶Q_{10}是一种脂溶性抗氧化剂，它除了具有抗氧化、清除自由基、提高人体免疫力等常规功能外，还具有通过递氢和电子传递进而控制能量代谢的功能，是线粒体电子传递链中一个必不可少的辅助因子，不仅能改善CMS大鼠氧化应激行为，还可增强呼吸链线粒体复合物Ⅰ～Ⅳ的活性。研究表明，抑郁症模型大鼠体内辅酶Q_{10}水平发生变化，给予辅酶Q_{10}治疗后抑郁症状显著减轻，说明辅酶Q_{10}在线粒体能量代谢方面发挥着重要作用。

AMPK在调节线粒体功能中起关键作用。缺氧诱导的新生儿小鼠，在对其进行跑步机运动干预后AMPK活性明显升高。动物研究表明：通过AMPK介导的线粒体调节，运动可以恢复成年神经干细胞线粒体形态和海马组织ATP生成，预防新生儿缺氧引起的成人抗抑郁药功能障碍和神经源性抑制。

四、线粒体能量代谢分子水平变化

（一）线粒体DNA缺陷和数量减少

大脑中线粒体DNA突变会影响大脑的神经功能。抑郁症患者和模型动物体内线粒体DNA数量发生改变，且出现线粒体基因序列改变。现有的文献表明氧化应激和低效率的DNA损伤修复均可能导致抑郁症患者细胞内DNA损伤的增加，应激可使mtDNA数量增多导致氧化磷酸化效率下降，使机体产生的ATP减少，从而影响细胞正常功能，进而影响HPA轴功能。抑郁症患者DNA损伤的增加可能是氧化应激和DNA损伤修复效率降低共同作用的结果，这两个因素可能通过炎症小体NLRP3与炎症相互作用，而炎症是抑郁症发病机制的关键因素，抑郁症与炎症、氧化应激和DNA损伤相关疾病的共病间接证明这些机制可能参与了抑郁症的发病机制（图3-3-3）。

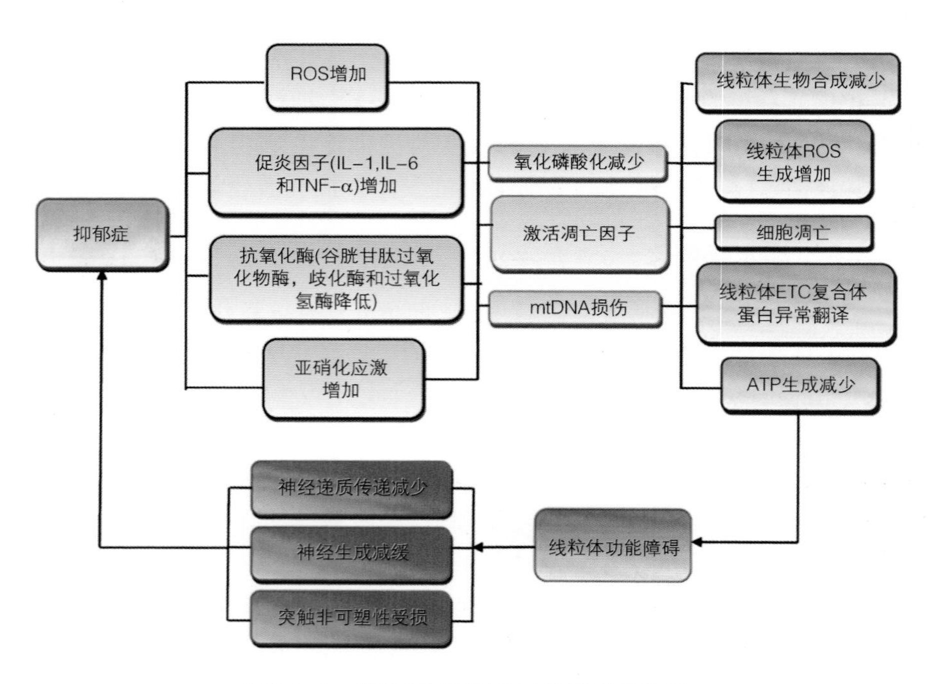

图3-3-3　抑郁症与线粒体功能障碍的关系

（二）ATP水平降低

大脑中ATP水平的变化可直接影响神经功能，从而改变机体的行为和认识活动。上述结果表明，在抑郁症患者和模型动物体内普遍存在ATP产生速率和水平偏低的现象，且采取ATP治疗后抑郁行为明显减轻，说明ATP水平的变化确实可导致抑郁症的发生与恢复。

（三）线粒体膜电位下降

线粒体膜电位下降可导致ATP合成终止，同时使细胞质内的ATP快速水解，导致ATP耗竭、钙离子内流、细胞凋亡。线粒体膜电位的改变可通过ATP水平间接影响抑郁症的发生。

（四）ROS产生过量

外周血中氧化应激标志物浓度和抑郁症严重程度之间存在正相关关系。ROS主要产生于线粒体中，其过量产生可激活线粒体的透化作用，释放线粒体中关键酶，影响线粒体的整体功能，使线粒体的产能作用降低，导致中枢神经系统供能不足，造成中枢神经损伤，最终加重抑郁症的发生发展。

综上所述，线粒体的代谢水平与抑郁症的发病机制及躯体表现息息相关，或可成为今后抑郁症机制及治疗的新突破口。

第三节　目前西医的治疗瓶颈及优化

从20世纪70年代开始，抑郁症的治疗方法，特别是药物治疗方法，得到了极大的发展。在美国，从1987年到1997年，抑郁症的门诊治疗率从0.73/100人增加到2.33/100人。1980年至2010年间，精神药物的处方特别是抗抑郁药的处方量急剧增加，心理疗法的趋势更加多样化，大多数国家的处方量均适度增加。然而，尽管有针对重度抑郁症（MDD）的多种治疗方式，但只有不到40%的患者在治疗后达到缓解。大多数国家12个月的MDD患病率约为5%，然而流行病学显示近些年这一患病率并没有下降。尽管不能排除风险因素的增加抵消了现有治疗对患病率的影响，但最近的证据表明其他因素可能更为重要，包括仍然存在的治疗和质量差距，对现有治疗疗效的高估，归因谬误以及治疗对长期结果的有限影响。因此，需要对抑郁症状的神经生物学相关性进行进一步研究，研发新型治疗靶标和有效治疗方法，从而减轻疾病负担并改善抑郁症患者的生活质量。

近来有学者提出通过其他方法来降低抑郁症的人群患病率，例如缩小不同人群治疗的差距，但扩大提高MDD治疗的范围及质量需要从根本上改变现有的精神保健体系，推行社区教育、宣传，特别是针对前驱症状进行早期干预。然而，这些方法尚未在人口患病率方面证明其有效性。

到目前为止，抑郁症的发病机制包括诸多假说，其中以单胺假说为主，目前主流的抗抑郁药物也多基于单胺假说，但仅覆盖单胺机制的药物存在不足。常规SSRI（选择性5-HT再摄取剂）治疗的临床治愈率均不高。STARD研究显示，只有1/3患者能够在6周的单药常规剂量治疗中达到临床治愈。即使达到临床治愈的患者，平均仍存在2个以上残留症状，最常见的为睡眠障碍（44%）、精力缺乏、认知削弱等，这常常导致疾病的慢性化、复燃、社会心理功能难以康复。

对抑郁症患者线粒体的研究则提供了一种新的思路。正如前文所述，环境、代谢、微生物、药物、内环境及压力应激等各种致病因素致使线粒体功能失衡，长期的线粒体功能失衡则会导致神经递质减少、正性激素匮乏，甚至细胞凋亡。因此，从能量整合医学的角度出发，帮助抑郁症患者进行线粒体复能，有可能纠正整体的疾病状态，恢复体内5-羟色胺、褪黑素和多巴胺等神经递质的正常水平，调节患者的记忆、认知、睡眠、情绪。支持神经系统的功能恢复的同时，也避免了直接服用抗抑郁抗焦虑等药物的普遍性不良反应，如消化道不适、发胖等。

第四节　中医对郁证的观点

抑郁症归属于中医学“郁证”“脏躁”“梅核气”“百合病”等范畴。中医概念首见于《黄帝内经》，该书创立“五郁”学说，根据五行生克制化，总结出表现在五脏的病证，即木郁、火郁、土郁、金郁、水郁，认为“五郁”是五气太过或不及，气机升降逆乱，久而化郁。郁证的病名首见于《医学正传》，指由于情志不畅、气机郁滞所致，以情绪抑郁、心情烦躁、胸脘满闷、胁肋走窜疼痛，或以善怒易哭，或咽中如有物梗阻，失眠多梦，或症状难以用语言描述等为主要临床表现的一类病证。汉代的医圣张仲景在《金匮要略》中对“脏躁”“梅核气”等的病脉症治进行了详细的论述。在金元时期，朱丹溪则在先辈的基础上提出了“气、血、食、火、痰、湿”六郁学说。而在清代《张氏医通》中，则阐述了郁证是由于手少阴心经及手太阴肺经两经的阴血不足所导致的，在临床上该病症大多表现为沉默寡言，且患者很容易出现神志恍惚等症状。《证治汇补·郁证》中提出“郁病虽多，皆因气不调，法当顺气为先”，这是中医治疗抑郁症最基本、最重要的法则。

近20年的相关文献发现，抑郁症的常见中医证候分为6型：肝郁脾虚型、肝郁痰阻型、肝郁气滞型、气滞血瘀型、心肾不交型、心脾两虚型。抑郁症证候虚实夹杂，实证偏多。而肝郁脾虚证比较常见，心脾两虚证出现频率也较多。抑郁症的中医治疗，多从“肝郁”立论，重在疏肝行气，虽然有显著的临床疗效，但在郁证病因病机、临床疗效进一步提升等方面的研究遇到了瓶颈。针对这一现状，越来越多的研究表明以脾为靶点为治疗抑郁症打开了新的局面。中医认为“脾为后天之本”“脾为气血生化之源”。诚如《丹溪心法》所言：“气血冲和，万病不生，一有怫郁，诸病生焉，故人身诸病，多生于郁。”国医大师颜德馨教授认为“气为百病之长，血为百病之胎”，气血是脏腑生理活动的内在物质基础，而精神情志活动又是脏腑生理活动的外在表现，所以郁之为病与气血密切相关。

现代研究显示，线粒体遍布全身，是细胞进行生物氧化和能量转换的主要场所，将糖类、脂肪及蛋白质通过氧化磷酸化释放 ATP，为生命活动提供动力，是机体的动力源泉。可见，中医脾的宏观作用与线粒体 ATP“能量之源”的微观理解有着异曲同工之妙。抑郁症患者除情绪低落、思维迟缓等情绪及认知发生改变外，往往伴随着复杂、多系统低动力躯体症状，如极度疲劳、四肢酸楚、消化不良等，与脾虚表现高度一致。因此，脾虚导致线粒体功能障碍、能量代谢异常是抑郁症发病的能量中医的重要病机。研究表明，健脾益气类中药一方面可改善线粒体功能，促进能量代谢；另一方面可改善抑郁表现，提高临床疗效。因此，从脾论治、从气血论治郁证，在现代机制方面就是从改善线粒体能量代谢障碍论治，这不仅是对抑郁症传统中医治法的创新，也为临床治疗抑郁症提供了新的思路和证据。

（申 远 颜琼枝 魏小怡）

参考文献

[1] Smith K. Mental health: a world of depression[J]. Nature, 2014, 515(7526): 181.

[2] 马辛，李淑然，向应强，等. 北京市抑郁症的患病率调查[J]. 中华精神科杂志，2007，40(2)：100–103.

[3] Phillips M R, Zhang J, Shi Q, et al. Prevalence, treatment, and associated disability of mental disorders in four provinces in China during 2001–05: an epidemiological survey[J]. Lancet, 2009, 373(9680): 2041–2053.

[4] Huang Y, Wang Y, Wang H, et al. Prevalence of mental disorders in China: a cross-

sectional epidemiological study[J]. Lancet psychiatry, 2019, 6(3): 211–224.
[5] Fattal O, Budur K, Vaughan A J, et al. Review of the literature on major mental disorders in adult patients with mitochondrial diseases[J]. Psychosomatics, 2006, 47(1): 1–7.
[6] 石张鹏，董晴，陈明苍，等. 抑郁症线粒体异常的研究进展［J］. 国际药学研究杂志，2017，44（1）：30–34.
[7] Jou S H, Chiu N Y, Liu C S, et al. Mitochondrial dysfunction and psychiatric disorders[J]. Chang Gung medical journal, 2009, 32(4): 370–379.
[8] Drerup C M, Herbert A L, Monk K R, et al. Regulation of mitochondria-dynactin interaction and mitochondrial retrograde transport in axons[J]. Elife, 2017, 6: e22234.
[9] Scaini G, Andrews T, Lima C N C, et al. Mitochondrial dysfunction as a critical event in the pathophysiology of bipolar disorder[J]. Mitochondrion, 2021, 57: 23–36.
[10] Ben-Shachar D, Karry R. Neuroanatomical pattern of mitochondrial complex I pathology varies between schizophrenia, bipolar disorder and major depression[J]. PLoS one, 2008, 3(11): 3676.
[11] 史华伟，郭蓉娟，赵振武，等. 醒脾解郁方对抑郁大鼠行为学及海马与骨骼肌线粒体超微结构的影响［J］. 北京中医药大学学报，2017，40（4）：284–289.
[12] Yuan Q, Li Y, Deng X, et al. Effects of Xingpi Kaiyu Fang on ATP, Na/K–ATPase, and respiratory chain complexes of hippocampus and gastrocnemius muscle in depressed rats[J]. Evidence-based complementary and alternative medicine, 2019, 2019: 6054926.
[13] 刘少博，令狐婷，高耀，等. 线粒体能量代谢障碍在抑郁症发病机制中的关键作用［J］. 中国药理学与毒理学杂志，2019，33（10）：865.
[14] 于姚，郭蓉娟，史华伟，等. 抑郁症的线粒体能量代谢障碍刍议［J］. 北京中医药大学学报，2019，42（7）：602–606.
[15] Sun L, Ye R, Liang R, et al. Treadmill running attenuates neonatal hypoxia induced adult depressive symptoms and promoted hippocampal neural stem cell differentiation via modulating AMPK-mediated mitochondrial functions[J]. Biochemical and biophysical research communications, 2020, 523(2): 514–521.
[16] Gong Y, Chai Y, Ding J H, et al. Chronic mild stress damages mitochondrial ultrastructure and function in mouse brain[J]. Neuroscience letters , 2011, 488(1): 76–80.
[17] Czarny P, Wigner P, Galecki P, et al. The interplay between inflammation, oxidative stress, DNA damage, DNA repair and mitochondrial dysfunction in depression[J]. Prog neuropsychopharmacol biol psychiatry, 2018, 80(Pt C): 309–321.
[18] Bansal Y, Kuhad A. Mitochondrial dysfunction in depression[J]. Current neuropharmacology, 2016, 14(6): 610–618.
[19] 吴芳芳. 线粒体解耦联蛋白2与抑郁症的相关性研究［D］. 南京医科大学，2013.

[20] Visentin A P V, Colombo R, Scotton E, et al. Targeting inflammatory-mitochondrial response in major depression: current evidence and further challenges[J]. Oxidative medicine and cellular longevity , 2020, 2020: 2972968.
[21] Ormel J, Kessler R C, Schoevers R. Depression: more treatment but no drop in prevalence: how effective is treatment? And can we do better?[J]. Current opinion in psychiatry, 2019, 32(4): 348–354.
[22] Gartlehner G, Gaynes B N, Hansen R A, et al. Comparative benefits and harms of second-generation antidepressants: background paper for the american college of physicians[J]. Annals of internal medicine, 2008, 149(10): 734–750.
[23] Trivedi M H, Fava M, Wisniewski S R, et al. Medication augmentation after the failure of SSRIs for depression[J]. The new England journal of medicine, 2006, 354(12): 1243–1252.
[24] Li Z, Ruan M, Chen J, et al. Major Depressive Disorder: Advances in Neuroscience Research and Translational Applications[J]. Neuroscience bulletin, 2021, 37(6): 863–880.
[25] Fava M. Pharmacological approaches to the treatment of residual symptoms[J]. Journal of psychopharmacology, 2006, 20: 29–34.
[26] 尹冬青，田金洲，时晶，等. 15196例抑郁症中医证候及证候要素特点的文献研究[J]. 中华中医药学刊，2013，31(2): 279–282.
[27] 丁霞，靖林林，文戈，等. 论脾虚及能量代谢障碍是抑郁症发病的关键病机[J]. 中医杂志，2016，57(11): 924–926.
[28] Gardner A, Boles R G. Beyond the serotonin hypothesis: mitochondria, inflammation and neurodegeneration in major depression and affective spectrum disorders[J]. Prog neuropsychopharmacol biol psychiatry, 2011, 35(3): 730–743.
[29] 李文慧，李阳，于姚，等. 基于线粒体能量代谢障碍探讨从脾论治抑郁症的机理[J]. 环球中医药，2020，13(9): 1494–1498.

第四篇
研究篇（基础研究与临床研究）

第一章
评估人体内环境与线粒体功能的基础及临床研究

线粒体不仅是人类能量代谢的关键细胞器，还具有维持细胞内环境，调节脂肪酸代谢，激活细胞免疫炎症反应与细胞凋亡等功能。本节将从试验室与临床检验介绍目前最新的相关检验手段与研究进展。

第一节　试验室对线粒体形态、功能的评估

一、线粒体的形态结构检测

一般来说，线粒体呈圆形、近似圆形、棒状或线状，直径为0.5～3.0 μm，其大小取决于细胞种类和生理状况以及它们在细胞内的位置和细胞对能量的需求。线粒体在每个细胞中的数量为200～2 000个，其总体积占细胞总体积的近40%。线粒体数量的多少与细胞本身的代谢活动有关，代谢旺盛时，线粒体数目较多，反之线粒体数目较少。线粒体在细胞中一般呈弥散均匀分布，但在生理功能旺盛、能量需求大的区域聚集分布。如在肌肉细胞，线粒体主要集中分布在肌原纤维之间；在精子细胞中，线粒体围绕鞭毛中轴紧密排列，以利于精子运动尾部摆动时的能量供应。有时同一细胞在不同生理状况下，其胞内线粒体也可发生形态与位置的改变，被称为线粒体变形移位现象。

（一）电镜观察线粒体结构

电子显微镜（electron microscope，EM）技术是观察和分析线粒体结构的主要手段。1944年，Claude和Fullam第一次采用了电子显微镜观察到了单个线粒体的结构。目前，EM已成为观察真核细胞的亚细胞组织和功能的金标准。其中，透射电子显微镜是线粒体形态学检查的有力工

具，也是观察线粒体超微结构及其相关基因突变或生理条件引起的变化、线粒体与其他细胞膜（如内质网和质膜）间相互作用的必要方法。

在电子显微镜下，正常的线粒体为内外两层单位膜构成的封闭囊状结构。可分为四个部分：

1. 外膜

外膜由一个单位膜构成，膜中蛋白质与脂类含量大致均等。物质通透性较高。

2. 内膜

内膜也由一个单位膜构成，膜蛋白质成分含量高，占整个膜的80%左右。内膜上分布有电子传递链（呼吸链），内膜对物质有高度的选择通透性。部分内膜向线粒体腔内突出，形成嵴。同时内膜内表面排列着一些颗粒状的结构，称为基粒。基粒包括三个部分：头部（F1因子，为水溶性蛋白质，具有ATP酶活性）、腹部（F0因子，由疏水性蛋白质组成）、柄部（位于F1与F0之间）。

3. 膜间隙

膜间隙是内外膜之间的腔隙，宽6 ～ 8 nm。由于线粒体外膜上大量亲水通道与细胞质相通，因此膜间隙的pH值与细胞质相似。当线粒体发生损伤时，线粒体的形态、结构会发生改变，如线粒体肿胀、破裂、线粒体嵴型异常等（图4-1-1）。

4. 基质

基质为内膜和嵴包围的空间。催化三羧酸循环、脂肪酸和丙酮酸

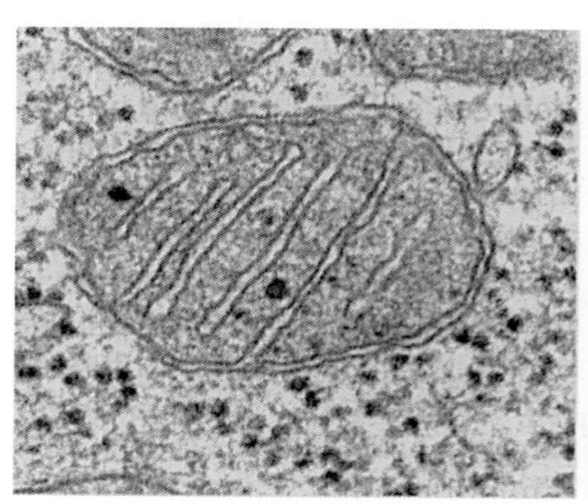

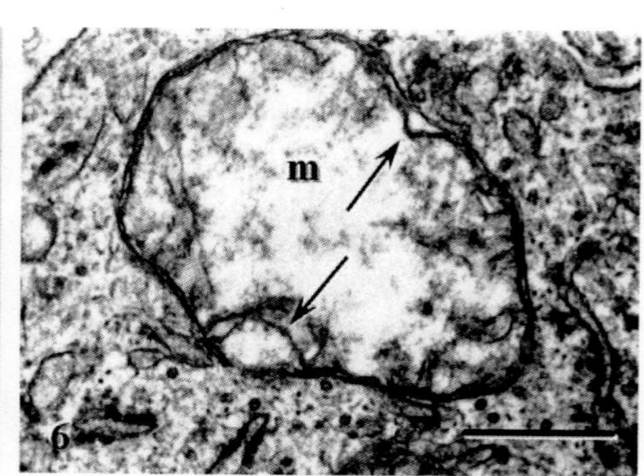

注：左图为嵴正常的线粒体；右图为嵴破裂的线粒体。

图4-1-1　电镜下观察线粒体的形态结构

氧化的酶类均位于基质中。基质内含有线粒体的完整转录和翻译体系，包括线粒体DNA（mtDNA）、70S型核糖体、tRNA、rRNA、DNA聚合酶、氨基酸活化酶等。基质中还含有纤维丝和致密颗粒物，内含Ca^{2+}、Mg^{2+}、Zn^{2+}等。

但是由于常规的电子显微镜无法清晰地将线粒体与其他膜性结构区域分开，易引起混淆。线粒体是动态细胞器，通过不断地融合与分裂来适应环境变化引起的细胞能量供给需求的改变。常规的电子显微镜观察耗时长，难以与其他膜性结构区分，且较少应用在活细胞成像的高分辨率光学系统中，监测线粒体融合和裂变动力学过程有一定困难。而透射电子显微镜在观察线粒体膜动态变化方面则更具优势。

（二）共聚焦显微镜观察线粒体

近年来开发的具有Arrayscan超分辨率的点扫描共聚焦显微镜能高速成像，能定量测量线粒体直径，检测线粒体的显著差异细胞系之间的形态，且不会影响细胞形态活力，可以有效地观察线粒体融合分裂的动力学过程。但因费用昂贵、操作复杂，尚未普遍应用。目前基于2D显微镜发展起来的3D共聚焦显微镜可通过观察绿色荧光蛋白标记的线粒体蛋白，检测线粒体形态。另外，许多荧光染料具有细胞渗透性，可特异性结合线粒体，通过结合免疫荧光测定和计算机图像分析的方法来测量线粒体形态也是一种不错的选择。例如，使用MitoTracker标记线粒体，其他染料标记胞质，通过图像重叠来识别细胞中的线粒体，再利用Imager J软件检测线粒体形态的参数以分析定位信号来反映线粒体形态。

另外，有文献报道，原子力学显微镜（atomic force microscope，AFM）具有高分辨率及实时成像的特点，液相条件下可显示线粒体肿胀和孔样结构的形成，还可以通过观察线粒体膜通透性转换孔（mPTP）的开放和氯离子水平来分析线粒体的结构和功能。

二、线粒体的功能评估与检测

线粒体功能检测可以从在体水平及离体水平等多方面检测，在候选药物早期筛选、靶标确认及机制研究阶段，主要应用离体培养的细胞或分离的线粒体进行试验，线粒体在体水平的功能检测可以通过有氧前臂运动试验来检测。下文将对线粒体主要功能研究方法进行概述（图4-1-2），着重介绍线粒体能量代谢的研究方法。

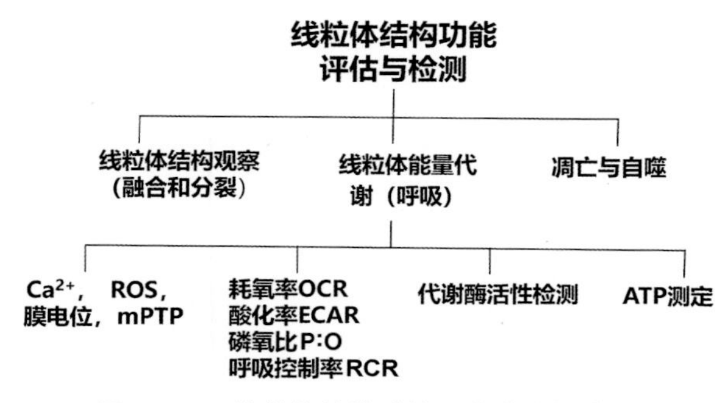

图4-1-2 线粒体结构功能评估内容示意图

注：主要包括目前广泛研究的线粒体呼吸功能测定，线粒体代谢酶测定，线粒体过氧化物测定，线粒体膜电位测定，线粒体膜通透性转换孔测定，以及细胞内线粒体ATP及Ca^{2+}测定等，并结合电子显微镜等对线粒体形态学观察（融合与分裂）来研究线粒体的生理功能。OCR-细胞耗氧率；ECAR-酸化率；P: O-磷氧比；RCR-呼吸控制率；mPTP-线粒体膜通透性转换孔；ROS-活性氧。

（一）线粒体呼吸功能的测定一：耗氧率（OCR）与酸化率（ECAR）

线粒体的主要生物学功能是通过合成ATP向细胞提供能量。细胞生命活动中所需的能量大约有95%来自线粒体。糖、脂肪和氨基酸最终能量代谢的共同途径是三羧酸循环和氧化磷酸化。其中，三羧酸循环是在线粒体基质中进行的，而氧化磷酸化过程是在线粒体内膜上呼吸链酶复合体的参与下完成的。三羧酸循环的最终产物为CO_2、NADH和$FADH_2$（图4-1-3A）。后两者的电子进入内膜呼吸链并沿呼吸链酶复合物传递，其间释放的能量用于将基质中的H^+定向转运至内膜外，从而形成跨线粒体内膜两侧的H^+梯度和膜电位，电子在电子呼吸链的终端将O_2还原成H_2O，H^+借助电化学梯度从内膜外进入基质的过程中释放能量，位于内膜上的ATP合成酶作用下促使ADP和Pi结合生成ATP，并释放到基质中，这一过程称为氧化磷酸化（图4-1-3B）。

目前，细胞水平的线粒体呼吸功能测定主要采用基于安捷伦Seahorse XF系统的线粒体压力测试OCR和糖酵解压力测试ECAR，这是线粒体能量代谢研究的金标准。两者的原理是细胞耗氧量（呼吸）和质子分泌（糖酵解）导致"瞬态微室"中溶解氧和游离质子的浓度发生快速且易测量的变化，可由位于单层细胞上方200 μm的固态传感器探针每隔数秒进行测量。仪器进行2 ～ 5 min的浓度测量后，可分别计算

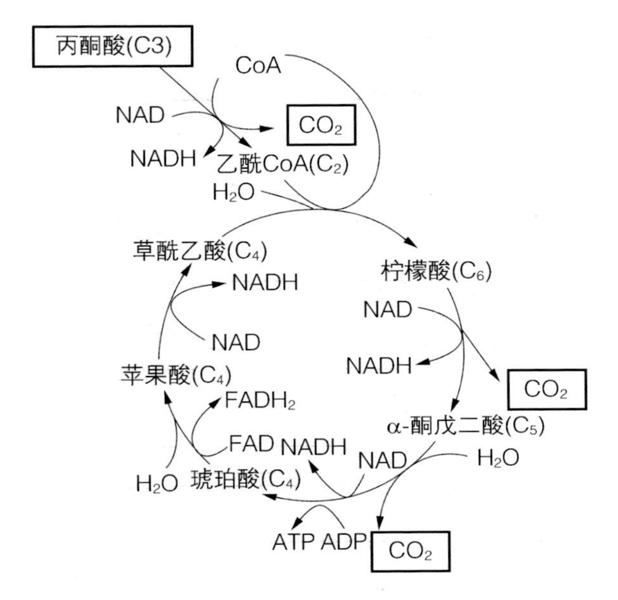

图4-1-3A　三羧酸循环过程简图

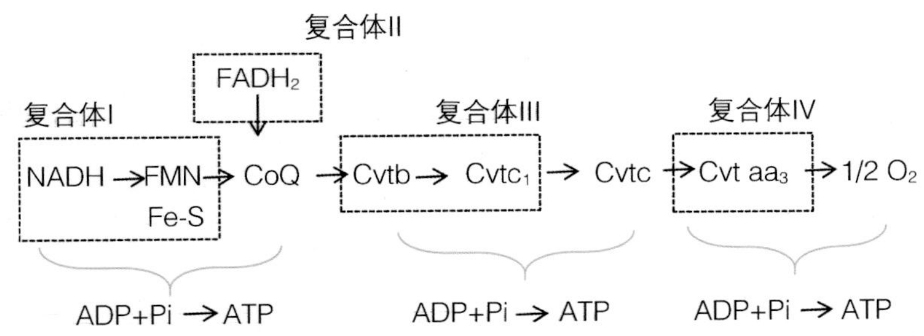

注：氧化磷酸化的发生主要是线粒体依靠内膜上的呼吸链利用基质中三羧酸循环产生的能量来完成的，同时呼吸链电子传递过程中释放出能量，推动ADP磷酸化生成ATP，其中氧化是底物脱氢或失电子的过程，而磷酸化是指ADP与Pi合成ATP的过程。复合物Ⅰ、复合物Ⅲ、复合物Ⅳ组成一条呼吸链，主要催化NADH的脱氢氧化，称为NADH氧化呼吸链。复合物Ⅱ、复合物Ⅲ、复合物Ⅳ组成另一条呼吸链，催化琥珀酸的脱氢氧化，称为琥珀酸或FADH呼吸链。

图4-1-3B　两条呼吸链的组成和电子传递顺序

OCR和ECAR。在试验过程中，通过使用XF传感器探针板内置的加药孔，将呼吸作用调节剂加入细胞孔内，系统即可得到反映线粒体功能的关键参数。

OCR检测试剂盒中的呼吸作用调节剂为寡霉素（oligomycin）、羰基氰-4苯腙、鱼藤酮和抗霉素A。寡霉素能完全抑制ATP合酶(复合物Ⅴ),是试验中在基础测量之后第一次注射的化合物。它能影响或减少通过电子传递链(ETC)的电子流,导致线粒体呼吸或OCR减少。减少的OCR与细胞ATP的产生呈负相关。羰基氰苯腙(FCCP)是一种解偶联剂,它可以破坏质子梯度和线粒体膜电位,是寡霉素后第二次注射的化合物。加入后,通过ETC的电子流不受限制,复合物Ⅳ耗氧量达到最大。FCCP激发的OCR可用来计算备用呼吸能力,其定义是最大呼吸和基础呼吸的差值,备用呼吸能力是一种衡量细胞对增加的能量需求或压力反应的能力。第三次注射的是复合物Ⅰ抑制剂鱼藤酮和复合物Ⅲ抑制剂抗霉素A的混合物。它们联合关闭了线粒体的氧化呼吸功能,从而去衡量由线粒体外的过程驱动的非线粒体呼吸。总之,OCR检测试验可为了解线粒体功能障碍的原因和深入理解代谢途径,信号和表型提供视角(流程见图4-1-4A)。

糖酵解压力检测试剂盒是一款基于安捷伦Seahorse XF仪器来测量细胞糖酵解功能的试剂盒,可直接测量细胞外酸化速率,以ECAR来表示。首先,将细胞在无葡萄糖和丙酮酸钠的糖酵解压力测试检测液中孵育,并测量ECAR。试验过程中第一次注射的是饱和浓度的葡萄糖溶液。细胞利用加入的葡萄糖并通过糖酵解通路将其分解成丙酮酸,产生ATP、NADH、水和H^+。H^+排出到周围溶液中引起ECAR的快速增加。这种葡萄糖诱导的产能反应速率被称为基础糖酵解速率。第二次注射的是ATP合酶的抑制剂寡霉素。寡霉素抑制线粒体ATP的产生,此时细胞的能量产生主要由糖酵解承担,随后ECAR的升高水平显示了生理情况下细胞最大的糖酵解能力。最后注射2-脱氧葡萄糖(2-deoxy-glucose,2-DG),一种葡萄糖类似物,通过竞争性结合葡萄糖己糖激酶(糖酵解通路的第一个酶),抑制糖酵解过程。因此,导致的ECAR减少表明试验中产生的ECAR的确来源于糖酵解。糖酵解能力最大值和基础糖酵解速率的差值定义为糖酵解储备值。葡萄糖注射之前的ECAR,被称为非糖酵解的酸化,是细胞除糖酵解之外的过程引起的(流程见图4-1-4B)。

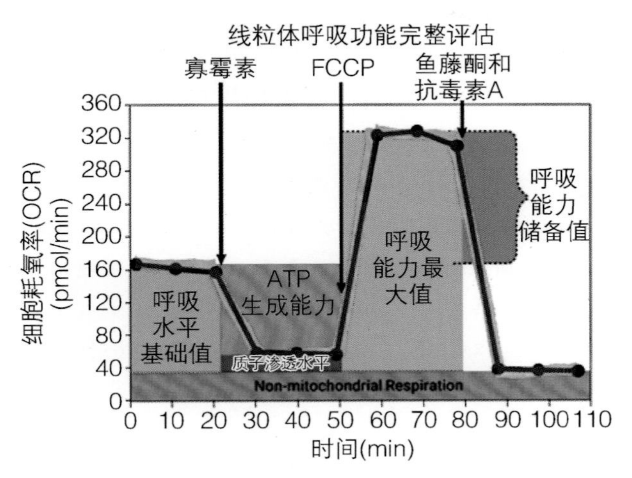

图A　XF细胞线粒体压力测试曲线

注：XF细胞线粒体压力测试曲线阐明了线粒体功能的关键参数：呼吸水平基础值、ATP生成能力、质子渗漏水平、呼吸能力最大值和呼吸能力储备值。

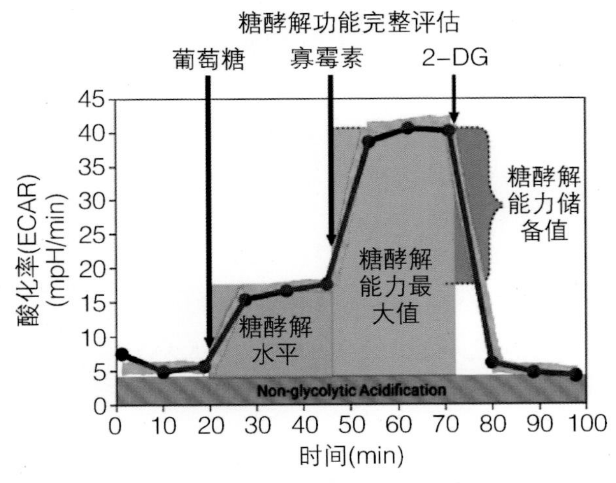

图B　XF糖酵解压力测试曲线

注：XF糖酵解压力测试曲线阐明了糖酵解功能的三个关键参数：糖酵解水平、糖酵解能力最大值和糖酵解能力储备值。

图4-1-4　Seahorse线粒体压力测试及糖酵解压力测试曲线

ECAR的试验流程举例

1. 试验前一天

① 打开Seahorse XFe/XF分析仪，让其升温至稳定。

② 用适当的细胞生长培养基将细胞以预先确定的密度接种到Seahorse XF微孔板中。（如果需要更多信息，参考基本步骤：Seeding Cells in Seahorse XF Culture Microplates，位于https：//www.agilent.com/en/products/cell-analysis/how-to-run-an-assay）

③ 在37℃无CO_2培养箱中用Seahorse XF校准液过夜水化一块传感器探针板。（参考基本步骤：Hydrating the Sensor Cartridge，位于https：//www.agilent.com/en/products/cell-analysis/how-to-run-an-assay）

④ 在Wave软件里设计试验。（访问https：//www.agilent.com/en/products/cell-analysis/cell-analysis-software）

2. 试验当天

（1）准备检测液

① 往Seahorse XF基础培养基补充添加剂，准备检测液。安捷伦Seahorse推荐2 mmol/L谷氨酰胺作为起始条件。然而，所需的培养基组分可以根据细胞类型或体外培养条件而进行调整。

② 加热检测液到37℃。

③ 用0.1 N的NaOH调pH到7.4（注意：安捷伦Seahorse推荐调节pH后过滤除菌）。

④ 保持在37℃直到准备使用。

（2）准备化合物储液和工作液

① Seahorse XF糖酵解压力测试试剂盒包含：

- 6个箔袋，每袋含有寡霉素。
- 6小瓶葡萄糖。
- 6小瓶2-DG。

注：试剂盒的试剂足够用96或24孔Seahorse XF细胞培养微孔板做6次完整的XF糖酵解压力测试。

② 从试剂盒中打开一个装有寡霉素（浅蓝色盖子）的箔袋并取出一小瓶葡萄糖（蓝色盖子）和一小瓶2-DG（绿色盖子）。

③ 用p1000移液器，将准备好的检测液以表4所示的体积，重悬并充分溶解每种组分。

…………

（二）线粒体呼吸功能测定二：呼吸控制率（RCR）和磷氧比（P ： O）

线粒体氧化呼吸链的功能可以从另外一些方面检测的结果来评价，如分离的线粒体呼吸控制率和磷氧比的检测。

真核生物通过线粒体消耗大部分呼吸所获得的氧气。线粒体耗氧与ATP生成之间存在偶联关系，当电子在线粒体呼吸链传递时，所产生的能量能够将质子从线粒体基质逆浓度泵至膜间隙，由于质子为正离子，而完整的线粒体内膜对质子是不通透的，故而内膜两侧形成一个电化学势梯度，当质子顺浓度梯度通过ATP合酶（基粒）返回基质时，促进新合成的ATP从ATP合酶上释放，只有质子持续不断地通过ATP合酶回流到线粒体基质内，电子传递才能持续下去，直至氧气耗竭。因此，RCR能够用来反映线粒体功能的完整性及这种偶联的程度。RCR指的是在呼吸耗氧测定试验中，呼吸状态Ⅲ与状态Ⅳ的氧气消耗的速率之比，与线粒体的完整性呈正相关。呼吸状态Ⅲ是指在充足的底物及ADP存在的情况下氧气消耗的速率，而呼吸状态Ⅳ是指仅有底物而ADP已经被完全磷酸化形成ATP（或者说ADP已经被耗竭）以后的线粒体的呼吸速率。线粒体内膜不完整，或者存在解偶联剂（如2,4-二硝基苯酚等）时，RCR通常偏低。

另一种呼吸功能的检测指标是磷氧比。磷氧比（P ： O）能够说明呼吸耗氧能力与ADP磷酸化产生ATP之间的关系，主要指在氧气充足的情况下，ADP在呼吸状态Ⅲ时被耗竭，对应氧气含量降低的程度，用简单的公式表示为P∶O=ATP量（耗竭的ADP量）/在状态Ⅲ时消耗的氧原子量（降低的氧气浓度 × 容器容积 ×2）。利用电化学原理，使用Clark氧电极测定溶液中溶解氧的减少可以用来反映呼吸控制率及磷氧比的变化。

呼吸控制率和磷氧比分别代表线粒体呼吸链的完整性和氧化磷酸化的功能强弱。

（三）线粒体复合物酶活性测定

线粒体呼吸功能的检测也包括氧化磷酸化复合物功能的测定，目前商品化的线粒体复合物检测试剂盒都是通过包被在微孔板底部的抗体，捕获细胞、组织或者线粒体裂解液中相应的复合物酶体，然后进一步基于不同酶的反应体系进行酶活性检测，下面分别介绍五种线粒体复合物的经典检测原理。

1. 复合物Ⅰ的酶活性检测

复合物Ⅰ，又名NADH–CoQ氧化还原酶，它将电子从基质中的NADH传递到膜内脂溶性载体CoQ（泛醌），得到还原性$CoQH_2$。还原性$CoQH_2$能够自由地在膜内扩散。使用DCPIP（二氯酚靛酚）作为染色剂使酶催化产生的还原性CoQ发生定量非酶催化的化学反应，此时反应液的颜色会逐渐变淡，直至反应结束，600 nm处吸收值随着DCPIP的减少而减少，来反映复合物Ⅰ的活性。

2. 复合物Ⅱ的酶活性检测

复合物Ⅱ，即琥珀酸–CoQ氧化还原酶，催化的琥珀酸氧化反应，将电子从琥珀酸传递给CoQ（泛醌），检测原理同复合物Ⅰ。

3. 复合物Ⅲ的酶活性检测

复合物Ⅲ，又名还原型CoQ—cyt c还原酶，检测原理是通过测定cyt c被还原的量（550 nm处吸收值）反映复合物Ⅲ的活性。

4. 复合物Ⅳ的酶活性检测

cyt c氧化酶，其作用是把从cyt c接受的电子传给氧而生成水，通过测定cyt c的氧化速率来反映复合物Ⅳ的活性。

5. 复合物Ⅴ的酶活性检测

线粒体复合物Ⅴ，又称ATP合酶，具有ATP–Pi交换活性及ATP水解活性。ATP合酶的检测采用的是酶级联反应的原理，即ATP合酶利用琥珀酸经过逐级酶催化反应产生能量，在ADP及无机磷存在的情况下，生成的ATP被己糖激酶用于合成磷酸–6–葡萄糖，随后葡萄糖–6–磷酸脱氢酶在磷酸–6–葡萄糖存在的情况下将$NADP^+$转变为NADPH，因此通过检测NADPH量的变化（340 nm处吸收值）来反映ATP合酶的活力。

以上是经典的线粒体复合物的光谱学测定法，可以对人体线粒体呼吸链分子水平的功能缺陷进行比较研究，但这些方法的缺点是酶活性是在体外条件下测量的，对其检测结果影响较大。在pH、渗透压、底物浓度和细胞环境方面并不具备细胞内的生理特性，必须与其他研究手段互为补充。

（四）ROS的检测

线粒体是超氧阴离子（O_2^-）和其他ROS的主要来源，线粒体产生细胞内约85%的超氧离子，在线粒体复合体间的电子转运过程中，2% ~ 5%的离子逃逸，产生并释放O_2^-。由于线粒体活性增强或呼吸链的抑制作用，超氧离子会显著增加细胞的氧化损伤。因此，检测ROS的产生和分布可以从另一方面评价线粒体的功能。另外，ROS在肿瘤细胞中通常显著增加，通过对肿瘤细胞ROS水平的检测，可以预测肿瘤的进展和转移情况。

目前有很多ROS 的生物标志物，可供选择的主要有以下三类。

1. 二氢二氯荧光素及其各种衍生物。

细胞膜渗透型二氢二氯荧光素可通过被动转运进入细胞内，一旦其醋酸基团被细胞内酯分解，就可被氧化成具有荧光的二氯荧光素。二氯荧光素对周围环境ROS的水平十分敏感，可进一步被氧化而呈现可见光。这类ROS标志物的缺点是对ROS的检测特异性不足。

2. 对氧化还原敏感的重组体绿色荧光素

重组体绿色荧光素具有两种不同的最大吸收波长，并且这两种吸收波长彼此间互不干扰，以保证对ROS具有更广、更稳定的动力学反应性，并可用于实时监测细胞内的氧化还原状态。这些重组荧光蛋白的另一个优点是，用它们可以选择性地针对各种细胞器或结构进行检测，如线粒体、细胞核和质膜。

3. 荧光探针MitoSOX

MitoSOX红色荧光探针是活细胞中的一种特异性靶向线粒体的新型荧光染料。容易被超氧化物所氧化，产生红色荧光，可用于活细胞成像，可在荧光显微镜下或流式细胞仪中快速简便地检测活细胞线粒体中的超氧。MitoSOX检测线粒体荧光相较于重组蛋白绿色荧光方法，操作简单，特异性强，但由于MitoSOX荧光容易淬灭，试验需在短时间内操作完成。

（五）ATP含量测定

线粒体呼吸链为细胞提供了绝大部分的ATP，因此细胞ATP的水平能反映线粒体功能状态。细胞ATP含量的测定有多种光学测定方法，例如基于荧光或冷光吸收测定的核磁共振或高效液相色谱。

近年来开发的基于荧光素-荧光素酶的ATP检测法是最常用和最灵

敏的技术。ATP依赖的荧光素氧化酶在氧化荧光素的过程中，往往伴随着光子的激发，其激发出的光子可依靠自身的化学反应发光，而ATP是这一反应限速步骤的主要影响因素。因此，检测生物发光强度可以间接反映胞内ATP的含量。另一种ATP检测方法是测定己糖激酶与葡萄糖磷酸脱氢酶反应中$NADP^+$的减少量。但是这种检测方法需要组织匀浆，不能动态连续地监测细胞内的ATP水平。值得注意的是，前述线粒体呼吸的检测方法如Seahorse检测OCR、RCR可间接反映线粒体的ATP生成效率。

（六）线粒体膜通透性转换孔的检测

线粒体膜通透性转换孔mPTP是线粒体渗透转换功能的结构基础，是线粒体内外膜结合处的一种蛋白性通道。它对细胞内多种离子浓度变化非常敏感，特别是对细胞内信号转导系统有重要作用。钙离子过度进入、线粒体内的谷胱甘肽的氧化和ROS水平的增加等导致mPTP的持续开放，从而造成cyt c释放和线粒体膜电位消失。mPTP的开放，显著改变了线粒体的通透性，线粒体内容物通过膜通道孔释放到胞质中，激活细胞凋亡通路，导致细胞死亡。

目前，检测mPTP的方法主要有膜片钳法、分光光度法和活性物质标记法。

膜片钳法是一种可以记录通过细胞膜上离子通道的离子电流来反映细胞膜上单一或多个离子通道活动的方法，其反映的电流特征也可以用来评价线粒体的功能。分光光度法通过检测线粒体肿胀的变化（线粒体肿胀时它的折射率发生变化）来反映线粒体的mPTP开放程度。活性物质标记法是检测^{14}C标记的蔗糖进入线粒体的程度。相较于活性物质标记法、膜片钳法，分光光度法更为简便常用。

近来研发了一种钙黄绿素-钴技术来检测线粒体膜通道转换孔的开放程度。Calcein-AM是在传统的钙黄绿素（Calcein）基础上引入乙酰甲氧基形成的，增加了疏水性，使其能够轻易穿透活细胞膜。用Calcein-AM和Co共同孵育待测细胞，Calcein-AM进入细胞后，被细胞内酯酶切离，产生有极性的荧光性强的Calcein。Calcein进入线粒体后，被线粒体俘获，Co离子也随之进入胞质。而胞质内的Calcein被钴离子淬灭，因而进入线粒体内的Calcein的荧光强度可以反映线粒体膜通透孔的开放程度。相对于前面三种方法，钙黄绿素-钴技术操作简单、灵敏准确，是目前国际主流杂志报道的研究线粒体mPTP工作采用的方法。

（七）线粒体膜电位的检测

线粒体膜电位降低是线粒体功能衰退及细胞凋亡的早期指征，线粒体膜电位的产生依赖于线粒体复合物Ⅰ、Ⅲ和Ⅳ呼吸链所产生的线粒体内膜质子梯度。各种各样的荧光基团可用于监测线粒体膜电位，最常用的是JC-1。当JC-1进入细胞后，在胞质中以单体方式存在，激发后呈现绿色荧光；在具有膜电位的线粒体中，以聚集体方式存在，激发后呈现红色荧光；细胞膜电位消失后，JC-1无法在线粒体内聚集，红色荧光变弱至消失。因此，可以通过红、绿荧光强度比值来反映同种细胞或线粒体在不同处理条件下线粒体膜电位的差异。样品以JC-1染色后可用流式细胞仪、荧光显微镜或荧光酶标仪检测荧光强弱的变化。通常在测定同时做CCCP处理的对照组，以确证JC-1对膜电位的特异性和敏感性（图4-1-5）。

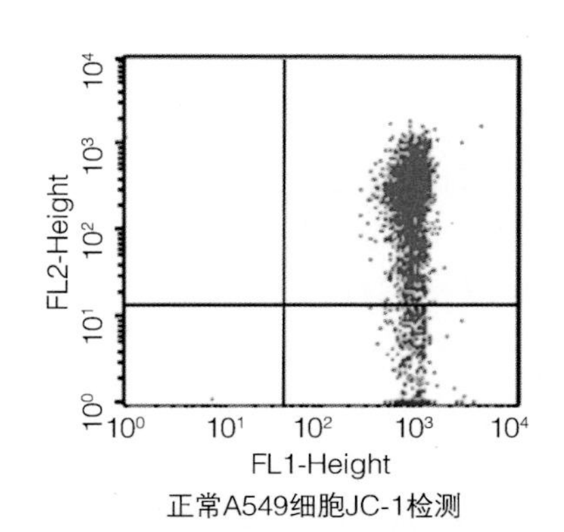

正常A549细胞JC-1检测

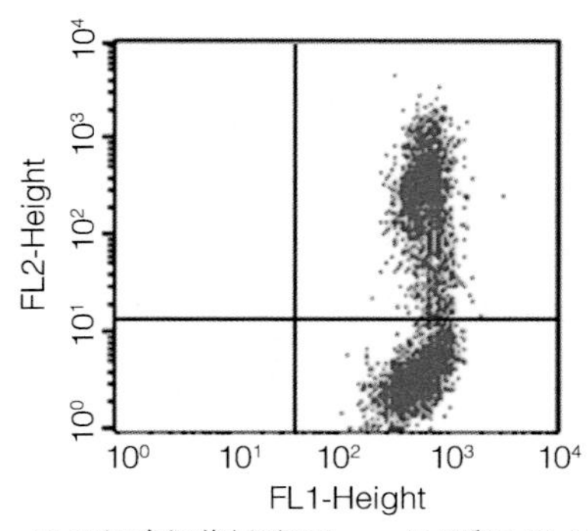

A549细胞经紫衫醇(10 nmol/L)诱导JC-1检测

注：FL1为绿色荧光，FL2为红色荧光；紫杉醇处理后，线粒体膜电位降低，细胞的红色荧光减少，绿色荧光增加。

图4-1-5 A-549细胞以2 μmol/L JC-1染色后的流式细胞仪检测散点图

这些淬灭模式检测线粒体的荧光是非线性的，因此无法准确量化单个细胞中线粒体膜电位的变化，很难比较线粒体膜电位变化的绝对值，但在组织水平，可以准确测定线粒体膜电位的动力学改变。因此，染料和线粒体模型的选择取决于试验的目的，例如选择单细胞或离体线粒体。

（八）线粒体Ca^{2+}的检测

线粒体中的Ca^{2+}被称作线粒体氧化磷酸化的中心调节剂，在细胞内，

Ca^{2+}主要储存在线粒体和内质网等细胞器中，Ca^{2+}在调节线粒体代谢、保持细胞所需的线粒体ATP产量方面发挥着重要作用，并能反映线粒体的功能。线粒体膜上的协同转运体（uniporter）可以实现线粒体对Ca^{2+}的摄取功能，其由线粒体内外膜间的电化学梯度来驱动。而线粒体膜上的$2Na^+/Ca^{2+}$交换系统（$2Na^+/Ca^{2+}$ Exchanger，NCE）和mPTP则负责将线粒体内累积的Ca^{2+}释放到胞质中去。生理情况下，线粒体内维持着低水平Ca^{2+}，线粒体通过对Ca^{2+}的摄入而发挥多种生物学功能。例如，生理条件下的Ca^{2+}水平的波动能调节ATP的产量以及激活酸循环。当线粒体内钙浓度增加时，会激活mPTP通道开放和细胞凋亡信号，导致线粒体功能障碍，肿胀破裂，甚至导致细胞死亡。Ca^{2+}在线粒体内的积累同时能导致ROS的过量合成、线粒体膜电位去极化等，严重影响着细胞的能量代谢过程。线粒体内Ca^{2+}的检测方法有很多种，这里重点介绍三种。

1. 钙荧光指示剂法

钙荧光指示剂法是目前应用最广泛、能够较灵敏地测定线粒体内Ca^{2+}浓度的方法。第一代钙荧光指示剂Quin-2对钙的亲和力较高，适用于静态细胞钙的测定，但其对温度相对敏感，激发波长较短、光稳定性以及离子选择性较差。第二代钙荧光指示剂Fura-2是典型的双激发荧光指示剂，与钙结合后导致荧光光谱移动。与Quin-2相比，Fura-2分子中的呋喃环和噁唑环提高了离子选择性和荧光强度。当被Ca^{2+}饱和后，340 nm处激发荧光强度上升3倍，而380 nm处激发荧光强度下降到原来的1/10，340 nm/380 nm的荧光强度比值能够更好地反映Ca^{2+}浓度，其准确度较高。第三代钙荧光试剂Fluo-3是典型的单波长指示剂。它的最大吸收峰位于506 nm处，最大发射波长为526 nm。Fluo-3结合钙后的荧光强度比游离态的高出35 ～ 40倍，从而避免了透镜吸收和细胞自身的荧光干扰。与Fura-2相比，Fluo-3和Ca^{2+}结合后荧光变化更强，检测更灵敏，同时，Fluo-3和Ca^{2+}的结合能力较弱，这样可以使Fluo-3比Fura-2检测到更高的细胞内Ca^{2+}浓度，减轻因为和Ca^{2+}解离速度慢而导致的荧光变化滞后的问题。因此，Fluo-3更广泛地使用在流式细胞术和激光共聚焦显微镜及高透射能扫描分析中。

2. 靶向荧光蛋白法

靶向荧光蛋白如camgaros、pericams等，是一类对钙敏感的绿色荧光蛋白衍生化合物，理论上这些化合物可以靶向亚细胞级的任何细胞区域，然而这类荧光蛋白定位到线粒体的能力差异较显著，定位出错率高。目前研究发现，一种基于绿荧光蛋白的蛋白cDNA与cyt c氧化酶通过双引导序列融合，可以产生最有效的靶向线粒体作用，而这种黄色变体是一种基于荧光共振能量转移的钙离子指示剂，它可以被一个波长激发，与Ca^{2+}结合后在两个发射波长处导致相反的效应。尽管如此，该变体仍有10%的可能定位失败。

3. *水母荧光素法*

通过在细胞中引入定位于线粒体的水母荧光素技术阐明了线粒体钙转运在调控细胞钙信号和参与ATP合成方面的重要性。水母荧光素与钙结合后引起荧光素的氧化，发出469 nm的蓝色荧光，水母发光蛋白一旦和Ca^{2+}反应即丧失发光功能，因此当一部分水母发光蛋白与Ca^{2+}反应时，被消耗水母发光蛋白的发光强度能反映出Ca^{2+}浓度变化，而且被消耗的水母发光蛋白的发光强度与Ca^{2+}浓度之间存在线性关系。

现有的检查线粒体钙的技术中，线粒体靶向探针pericam是最优的探针，因为它在线粒体中表达是可参比的。然而，在目前已有的研究中，蛋白的准确靶向率仍然需要再确认，并且构建病毒较为费时。因此，荧光指示剂仍然是比较简单的选择，在技术上也容易应用到细胞中，相较于水母荧光素法的基因转载过程要简单得多。目前由于研究水平的限制，检测线粒体Ca^{2+}的各种方法都有待完善。

三、小结

线粒体能量检测的理想研究应包括许多其他研究方法的组合，这些方法往往需要新鲜制备的组织、细胞以及分离完整的线粒体或线粒体膜。完整分离活性线粒体的流程复杂、耗时，且需要用到一些不常见的特定设备。另外，人体能量代谢的研究还应该包括测定线粒体的代谢物活力，如检测丙酮酸、丙酮酸脱氢酶、乳酸、乳酸脱氢酶等的水平来检测线粒体的功能。虽然现在有很多方法可用来检测线粒体的功能，但是受到试验方法、所涉仪器的运行成本及工作人员操作技能等因素限制，目前大多数方法仍具有局限性。随着试验诊断技术的发展，更加可靠的综合性全基因组分子诊断策略将会逐步建立和完善，这些线粒体功能学研究方法也会愈加完善全面，将更简便、拥有更高的灵敏性。可以预见，不久的将来，线粒体的功能检测方法将在人体能量代谢疾病的基础研究中发挥举足轻重的作用,并将最终服务于临床医学。

（岳利多）

第二节　临床检验对人体线粒体功能、内环境稳态、免疫系统和疾病趋势的评估

肺部磨玻璃结节(ground-glass opacity, GGO)已经成为一个热门的话题,体检发现肺部结节的患者是门诊的一个重要群体,患者关心的主要问题包括:我的结节是怎么来的?是良性的还是恶性的?会不会往恶性发展?有没有可能消失?

我们常用梅奥模型来预测孤立性肺结节的恶性概率,该模型主要通过年龄、吸烟史、胸腔癌症史(结节发现前有＞5年的胸部癌症史)、结节直径、结节边缘是否有毛刺、结节是否位于肺上叶这些因素进行综合预测。这个模型是1997年美国梅奥诊所研究人员提出的,主要用于经胸片检查发现的较大的肺部结节的恶性概率预测。但是,随着时代的进步,现在中国的医院大部分是用CT检查发现肺结节,胸片根本就发现不了1 cm左右的磨玻璃影。近10年来,通过大量的CT影像研究发现,肺多发结节发病率高于孤立性结节,磨玻璃结节发病率高于实性结节,亚厘米结节发病率高于厘米级结节,现在发现的肺结节特征已经远远超出了20多年前美国学者对肺结节的认知。而且近年来有大量无吸烟史、无癌症病史的年轻肺结节患者经病理诊断为肺癌,这些现状都让梅奥模型的局限性日益凸显,换言之,梅奥模型已经不适用于现在早期发现的肺磨玻璃影的场景了。因此,临床医生亟需一种与时俱进的、更加科学精准的方法来预测肺磨玻璃影的恶性风险。

慢性炎症可介导细胞癌变,即所谓的炎症–癌症转化。19世纪德国医学家Rudolf Virchow在肿瘤组织中观察到了白细胞,这首次表明炎症和癌症之间可能存在联系,现在炎症的促癌作用已得到广泛认同。炎症阻碍人体免疫细胞对肿瘤的免疫反应,同时影响免疫细胞和组织细胞的线粒体功能,导致机体免疫监视及免疫清除能力下降,器官组织细胞损伤并逐步癌变,炎症和癌变之间的联系是清晰而又模糊的。看清了疾病背后的共同机制,作者团队通过6年来的实践探索建立和验证了一套结合

影像的可视化“线粒体功能、人体内环境、免疫状况和疾病趋势”的评价体系。

经过很长时间的探索、验证、校正,作者团队筛选出了细胞因子、免疫相关指标、线粒体超氧化物歧化酶、肿瘤标志物四方面的指标,建立了肺结节发展趋势创新评估体系。通过监测这一体系的评估指标,可以更为直观地了解患者线粒体网络的功能以及炎癌转化过程中的动态变化,同时为干预治疗提供可视化的量化指标。

一、创新肺磨玻璃结节炎癌转化的评估体系原理

越来越多的文献表明,线粒体是固有免疫途径的关键参与者,扮演着细胞生物信号平台和信号反应器的作用。除了调节抗病毒信号和抗菌免疫外,线粒体还是无菌性炎症的重要驱动细胞器。当体内氧化物过多或线粒体膜完整性受损时,线粒体超氧化物歧化酶释放到组织液中,血清线粒体超氧化物歧化酶升高,线粒体损伤相关的结构分子(如mtDNA)释放入胞质,并与识别受体结合诱发炎症,激活炎症免疫细胞,细胞免疫紊乱,促使具有双向调节作用的细胞因子向促炎因子转变,抑炎因子水平下降,炎症反应不断升级放大,同时,炎症因子又可加剧线粒体代谢障碍,加剧组织器官损伤。组织细胞DNA损伤,糖类抗原合成异常,例如CA199、肿瘤标志物升高是组织器官炎症向癌症转变的直观反映。研究发现,当炎症免疫细胞被激活后,显示出与肿瘤细胞同样的代谢特征,即Warburg效应,这一变化是为适应炎症反应中炎症因子合成的快速供能需求,因此逆转炎症免疫细胞(如:单核-巨噬细胞)线粒体代谢的重编程过程是干预炎癌转变的关键靶点。作者团队将外周血中线粒体超氧化物歧化酶-炎症因子-炎症免疫细胞-肿瘤标志物进行综合检测,构建线粒体炎癌变监测网络体系,对肺结节的病理生理进展过程进行评估。

(一)线粒体功能评估

1. 超氧化物歧化酶(superoxide dismutase,SOD)

SOD是迄今为止发现的唯一以自由基为底物的酶。它是生物体内一种重要的氧自由基清除剂,对生物体起防护作用,在人体内SOD可有效通过清除超氧阴离子自由基最终达到抑制炎症、抑制肿瘤细胞生长增殖的效果。Mn-SOD效果更为突出,主要存在于真核细胞和原核细胞的线粒体中,被称为线粒体超氧化物歧化酶,可作为医药产品治疗炎症疾病、癌

症。未进行SOD治疗的患者，该指标若出现升高，往往提示体内炎性氧化物过多；经抗炎治疗后该指标可下降。此外，人体内天门冬氨酸氨基转移酶（AST）、AST线粒体同工酶、单胺氧化酶、谷胱甘肽还原酶亦是人体氧化还原反应的重要代谢酶，可以有效反映氧化损伤产生的炎症反应。

2. 铁蛋白

线粒体是细胞内铁代谢与各种代谢反应的中心场所，线粒体内各种铁代谢通路的紊乱会严重影响整个细胞的铁代谢及能量代谢，从而导致各种疾病。线粒体生产ATP能量需要铁的参与，线粒体内的铁用来制造血红素并可运出线粒体进入胞质。

细胞内的铁大致有三个去处：① 储存在铁蛋白中备用；② 进入可螯合的不稳定铁池被细胞直接利用；③ 进入线粒体。这三处的铁利用是相互平衡和制约的。但线粒体受损时，会发生线粒体内铁代谢障碍及铁进入线粒体困难，滞留在胞内的铁更多地储存在铁蛋白中，因此铁蛋白会升高。同时，铁过载时，铁蛋白中过多的Fe^{2+}通过反应产生大量的ROS，进一步损伤线粒体。因此，铁蛋白是观察线粒体功能的重要指标，铁蛋白升高提示线粒体功能障碍。

（二）细胞因子检测分析

炎症因子分为促炎促癌因子、抑炎因子和双相因子。常见促炎促癌因子包括肿瘤坏死因子（TNF）-α、白细胞介素 (IL)-1、IL-2、IL-5、IL-6、IL-8、IL-22、IL-23。抑炎因子包括IL-10，减轻炎症反应。双相因子包括IL-17，双相调节，受多重炎性因子调节，兼有促炎促癌和抗癌作用。

（三）免疫：T细胞亚群检测分析，NK细胞，IgE

T细胞有两种：一种是辅助性T细胞（helper T cell, Th），数量较多；另一种是抑制性T细胞（suppressor T cell, Ts），数量较少。它们之间保持着动态平衡。辅助性T细胞对维持机体正常免疫功能发挥着重要的作用，Th细胞数量下降，人体的免疫功能就会出现明显的下降。抑制性T细胞能抑制Th细胞活性，从而间接抑制B细胞的分化和T细胞的杀伤功能，是对体液免疫和细胞免疫起负向调节作用的T细胞亚群。在临床上，通过测定Th细胞和Ts细胞的数量和比例，可以为很多疾病的诊断提供有用的参考。

CD4主要是代表淋巴细胞分类中的T辅助细胞，CD8代表的是细胞毒性T淋巴细胞，CD4/CD8的比值作为免疫调节的一项指标，正常值为1.4 ～ 2.0，若其比值 > 2.0或 < 1.4，表明细胞免疫功能紊乱。比值下降主

要见于免疫缺陷病、自身免疫病及恶性肿瘤。比值升高常见于有炎症反应的疾病等。

自然杀伤(natural killer, NK)细胞是关键的先天免疫细胞,可提供抵御病毒感染和癌症的第一道防线。尽管NK细胞可以区分“自身”和“非自身”,识别异常细胞并实时消除恶变的细胞,但肿瘤可以发展出多种策略逃脱NK细胞的攻击。相关研究提示,NK细胞发挥抗肿瘤的作用需要线粒体的配合,线粒体碎片化能够阻止NK细胞发挥其抗肿瘤功能,从而促进肿瘤免疫逃逸。临床上目前只能检测NK细胞的数量,较多的NK细胞配合高质量的线粒体才能更好地发挥抗肿瘤作用。

免疫球蛋白IgE(是指人体的一种抗体)存在于血中,主要由呼吸道、消化道黏膜固有层淋巴组织中的B细胞合成,为过敏反应的介导因素。IgE与免疫功能密切相关,辅助性T细胞的两个亚型Th1和Th2的平衡调控IgE的合成。因此,IgE升高反映出Th1和Th2的平衡被打破,T细胞免疫受损。同时,IgE升高需要注意是否存在服用过多化学合成药物所致的过敏。

(四)肿瘤标志物

肿瘤标志物对肿瘤诊断具有预测意义,尚未发现100%特异性和灵敏度的肿瘤标志物。肿瘤与肿瘤标志物之间不是一一对应关系,它们只是具有诊断相关性。临床常用肿瘤标志物指标如下。

1. 癌胚抗原(CEA)

首先从结肠癌和胚胎组织中提取的一种肿瘤相关抗原,在细胞质中形成,通过细胞膜分泌到细胞外,然后进入周围体液。因此,可从血清、脑脊液、乳汁、胃液、胸腹水及尿液等多种体液和排泄物中检出。CEA在肺癌、消化道恶性肿瘤、乳腺癌、泌尿生殖系统肿瘤及其他系统恶性肿瘤的血清中升高。因此,CEA是一种广谱肿瘤标志物,CEA升高特别是翻倍以上的升高常提示晚期癌症,在癌症鉴别诊断、病情监测、疗效评价等方面有重要临床价值。

2. 鳞癌抗原(SCC)

与肺癌、胃癌、宫颈癌、卵巢癌诊断有相关性,这些器官或组织具有鳞状上皮,是鳞癌的好发部位。

3. 非小细胞肺癌抗原(CY21-1)

非小细胞肺癌相关抗原CYFRA21-1是细胞角蛋白19片段,当肿瘤细胞死亡时，以溶解的片段形式释入血清，与腺癌和鳞癌发病有关，可用于辅助诊断及肿瘤病情变化的监测。

4. 神经烯醇化酶（NSE）

存在于神经组织和神经内分泌组织中。NSE在脑组织细胞中的活性最高，外周神经和神经分泌组织的活性水平居中。该指标与神经内分泌组织肿瘤有关，特别是小细胞肺癌（SCLC）中有过量的NSE表达，导致血清中NSE明显升高。

二、创新对肺结节患者的分类管理体系

线粒体代谢异常是炎症因子产生的源头，肿瘤的发生发展过程与线粒体功能受损及炎症免疫直接相关。另外，作者团队通过大量的临床数据分析发现，一半以上的早期肺癌患者伴有促炎白细胞介素指标升高或合并细胞免疫的下降，这一结果说明促炎因子具有促癌作用。通过对患者进行生存随访发现，白细胞介素促炎因子升高、免疫细胞下降，肿瘤标志物升高或正常，此类患者最容易出现病灶进展，属于肺癌高危风险组；其次为促炎白细胞介素指标升高、免疫细胞下降或正常、肿瘤标志物稍升高者，即三大类指标中有两大类异常的为中危组；三大类指标中有一项异常的为低危组，如促炎白细胞介素异常、免疫细胞正常、肿瘤标志物正常等；具体如表4-1-1所示。

表4-1-1 肺部结节危险程度分组

肺部结节	白细胞介素促炎因子	肿瘤标志物	免疫细胞
高危组	升　高	升　高	低
中危组	三项中有两项异常		
低危组	三项中有一项异常		

三、创新验证靶向线粒体治疗后的逆转效果

1. 经典病例一

低危组患者，男，44岁，体检发现肺部磨玻璃结节3年就诊。来诊后予查血，炎症因子正常，T细胞亚群正常，肿瘤标志物细胞角蛋白19片段

稍升高。患者赋能治疗1年后观察，细胞角蛋白19片段恢复正常，肺部磨玻璃结节消失。具体结果见图4-1-6及图4-1-7。

治疗前

项目	结果	参考值
白介素-2	0.77	0-5.71
白介素-4	0.51	0-2.8
白介素-5	0.01	0—3.1
白介素-6	3.99	0-5.3
白介素-8	7.37	0—20.6

项目	结果	参考值
总T(CD3+)	67.97	50-84
Th(CD3+/CD4+)	39.78	27-51
Ts/Tc(CD3+/CD8+	22.67	15-44
B(CD3-/CD19+)	7.79	5-18
NK(CD3-/16+56+)	22.67	7-40
CD4/CD8 Ratio	1.75	0.71-2.78

项目	结果	参考值
癌胚抗原	5.08	<5.2
甲胎蛋白定量	3.29	<7
糖类抗原CA199	19.50	<27
糖类抗原CA724	3.67	<6.9
细胞角蛋白19片段	5.05 ↑	<3.3
NSE	13.60	<16.3

治疗后

项目	结果	参考值
白介素-2	0.75	0-5.71
白介素-4	0.30	0-3.0
白介素-5	0.74	0-3.1
白介素-6	2.85	0-5.3
白介素-8	12.48	0-20.6

项目	结果	参考值
总T细胞	59	55-84
T辅助/诱导细胞	31	31-60
T抑制/细胞毒细胞	27	13-41
CD4/CD8	1.16	0.8-3.6
B细胞	7	6-25
NK细胞	34 ↑	5-27

项目	结果	参考值
癌胚抗原	0.71	<5.2
细胞角蛋白19片段	1.66	<3.3
NSE	12.60	<16.3

图4-1-6　经典病例血检指标（治疗前后）

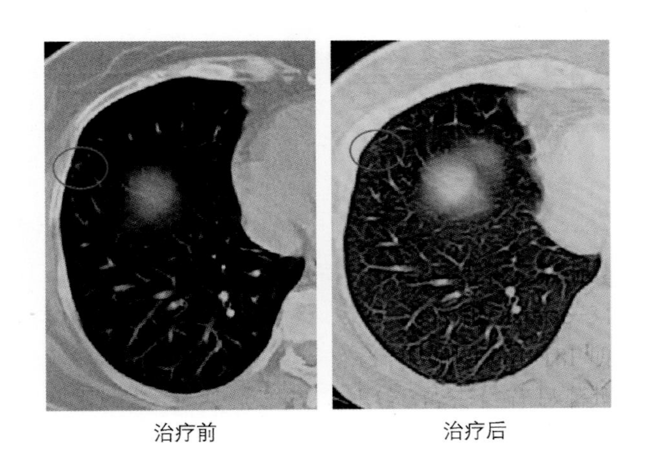

治疗前　　　　治疗后

图4-1-7　经典病例CT影像（治疗前后）

2. 经典病例二

中危组患者，男，68岁，体检发现肺部磨玻璃结节3年就诊。来诊后予查血，促炎因子升高，线粒体抗氧化酶-超氧化物歧化酶升高，肿瘤标志物稍升高，T细胞亚群正常。患者赋能治疗3个月后，复查上述异常指标明显好转，具体结果见图4-1-8。1年后复查CT结节密度明显降低，具体见图4-1-9。

3. 经典病例三

高危组患者，男，68岁，体检发现肺部磨玻璃结节2年就诊。来诊后

治疗前

项目	结果		参考值
天门冬氨酸氨基酶	71.8	↑	男:15-40
AST线粒体同工酶	30.9	↑	≤18
超氧化物歧化酶	257	↑	110-215
单胺氧化酶	7.80		<12
谷胱甘肽还原酶	77.6	↑	33-73

项目	结果		参考值
白介素-2	0.01		0-5.71
白介素-4	1.44		0-2.8
白介素-5	0.02		0--3.1
白介素-6	6.06	↑	0-5.3
白介素-8	46.99	↑	0--20.6

项目	结果		参考值
癌胚抗原	1.26		<5.2
甲胎蛋白定量	3.52		<7
糖类抗原CA199	6.06		<27
糖类抗原CA724	2.23		<6.9
细胞角蛋白19片段	1.19		<3.3
NSE	19.80	↑	<16.3
铁蛋白	1163.00	↑	30-400

治疗后

项目	结果		参考值
天门冬氨酸氨基酶	35.9		男:15-40
AST线粒体同工酶	13.9		≤18
超氧化物歧化酶	240	↑	110-215
单胺氧化酶	4.95		<12
谷胱甘肽还原酶	59.8		33-73

项目	结果		参考值
白介素-2	1.45		0-5.71
白介素-4	1.63		0-2.8
白介素-5	1.69		0—3.1
白介素-6	5.69	↑	0-5.3
白介素-8	14.81		0—20.6

项目	结果		参考值
NSE	17.70	↑	<16.3
铁蛋白	844.00	↑	30-400

治疗前

项目	结果	参考值
总T(CD3+)	67.97	50-84
Th(CD3+/CD4+)	39.78	27-51
Ts/Tc(CD3+/CD8+	22.67	15-44
B(CD3-/CD19+)	7.79	5-18
NK(CD3-/16+56+)	22.67	7-40
CD4/CD8 Ratio	1.75	0.71-2.78

治疗后

项目	结果	参考值
总T(CD3+)	65.44	50-84
Th(CD3+/CD4+)	39.91	27-51
Ts/Tc(CD3+/CD8+	22.42	15-44
B(CD3-/CD19+)	6.37	5-18
NK(CD3-/16+56+)	26.20	7-40
CD4/CD8 Ratio	1.78	0.71-2.78

图 4-1-8　经典病例血检指标(治疗前后)

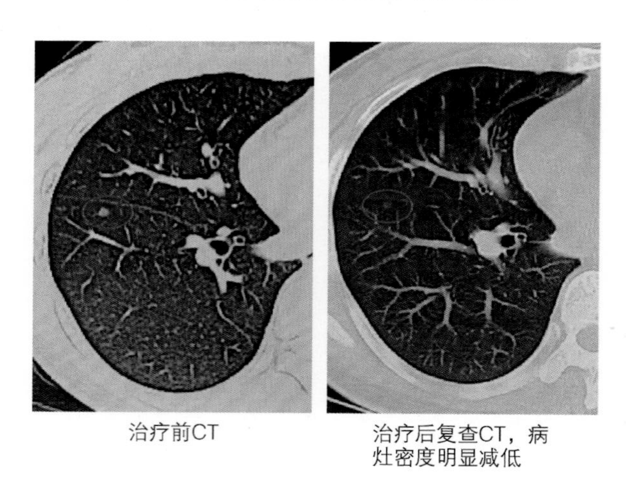

治疗前CT
治疗后复查CT，病灶密度明显减低

图 4-1-9　经典病例 CT 影像(治疗前后)

予查血，炎症因子升高，T细胞下降，肿瘤标志物升高。患者选择外院抗生素治疗后观察，随后至我院就诊，予赋能药物治疗9个月后，指标全部恢复正常，结节较前缩小，具体结果见图4-1-10及图4-1-11。

以上结果说明将线粒体理论落地临床，可让肺结节患者真正全面受益。线粒体在机体炎症中有着核心作用，如图4-1-12所示，在各种各样的致炎因子刺激作用下，中性粒细胞等释放的ROS和炎症介质可使线粒体结构功能损伤，若在机体可代偿性修复范围内，机体可自身修复。如糖酵解增强、线粒体外膜上的电压依赖阴离子通道(VDAC)活化、mtROS和mtDNA释放进

治疗前

项目	结果		参考值
白介素-2	1.77		0-5.71
白介素-4	3.79	↑	0-2.8
白介素-5	1.43		0—3.1
白介素-6	17.74	↑	0-5.3
白介素-8	188.06	↑	0—20.6
白介素-1β	2.87		0—12.4
白介素-17A	23.83	↑	0-20.6
白介素-10	3.79		0-4.91

项目	结果		参考值
总T(CD3+)	47	↓	50-84
Th(CD3+/CD4+)	32		27-51
Ts/Tc(CD3+/CD8+	14	↓	15-44
B(CD3-/CD19+)	7		5-18
NK(CD3-/16+56+)	46	↑	7-40
CD4/CD8 Ratio	2.23		0.71-2.78
总T细胞数	628	↓	955—2860
Th细胞数	421	↓	550-1440
Ts/Tc细胞数	189	↓	320-1250
B细胞数	91		90-560
NK细胞数	612		150-1100

名称	结果	参考值
癌胚抗原	16.40 ↑	<5.2ng/ml
糖类抗原CA153	12.70	<25U/ml
糖类抗原CA125	27.40	<35U/ml
细胞角蛋白19片	1.70	<3.3ng/ml
NSE	11.40	<16.3ng/ml

治疗后

名称	结果	参考范围
白介素-2	0.05	0-5.71pg/ml
白介素-4	0.01	0-2.8pg/ml
白介素-5	0.01	0—3.1pg/ml
白介素-6	1.78	0-5.3pg/ml
白介素-8	17.44	0—20.6pg/ml
白介素-1β	0.41	0—12.4pg/ml
白介素-17A	1.61	0-20.6pg/ml
白介素-10	3.07	0-4.91pg/ml
α-干扰素	0.01	0—8.5pg/ml
肿瘤坏死因子	0.01	0—4.6pg/ml
白介素-12p70	0.01	0—3.4pg/ml
γ-干扰素	0.01	0-7.42pg/ml

名称	结果	参考范围
总T(CD3+)	69.61	50-84 %
Th(CD3+/CD4+)	42.90	27-51 %
Ts/Tc(CD3+/CD8	21.51	15-44 %
B(CD3-/CD19+)	11.52	5-18 %
NK(CD3-/16+56+	17.87	7-40 %
CD4/CD8 Ratio	1.99	0.71-2.78
总T细胞数	1457	955—2860 个/ul
Th细胞数	898	550-1440 个/ul
Ts/Tc细胞数	450	320-1250 个/ul
B细胞数	241	90-560 个/ul
NK细胞数	374	150-1100 个/ul

名称	结果	参考范围
癌胚抗原	0.97	<5.2ng/ml
细胞角蛋白19片	1.29	<3.3ng/ml
NSE	13.30	<16.3ng/ml
铁蛋白	368.0	30-400ng/ml

图4-1-10 经典病例血检指标（治疗前后）

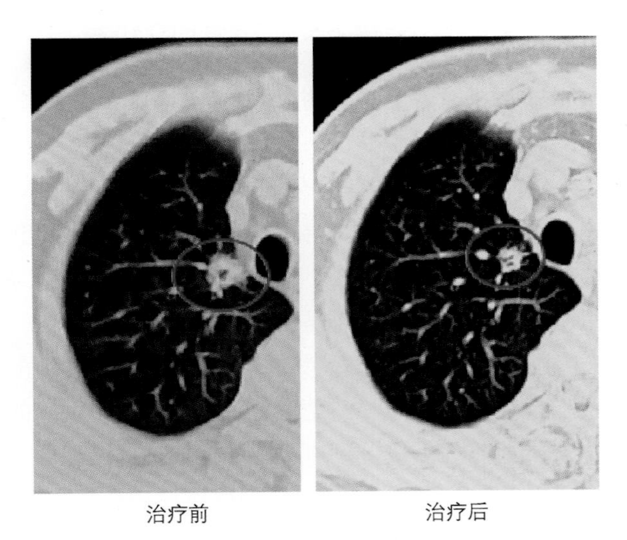

图4-1-11 经典病例CT影像（治疗前后）

一步促进机体炎症信号转录和NLRP3炎性小体的直接激活，当炎症反应程度超出机体的修复范围，则表现为受损并逐渐累积，最终癌变。

若是在可代偿性修复阶段，及时靶向修复线粒体，通过线粒体自噬、线粒体生物发生和线粒体分裂融合等过程清除损伤线粒体，促进健康线粒体的增殖，改善线粒体稳态和功能，恢复维持细胞氧化还原稳态的功

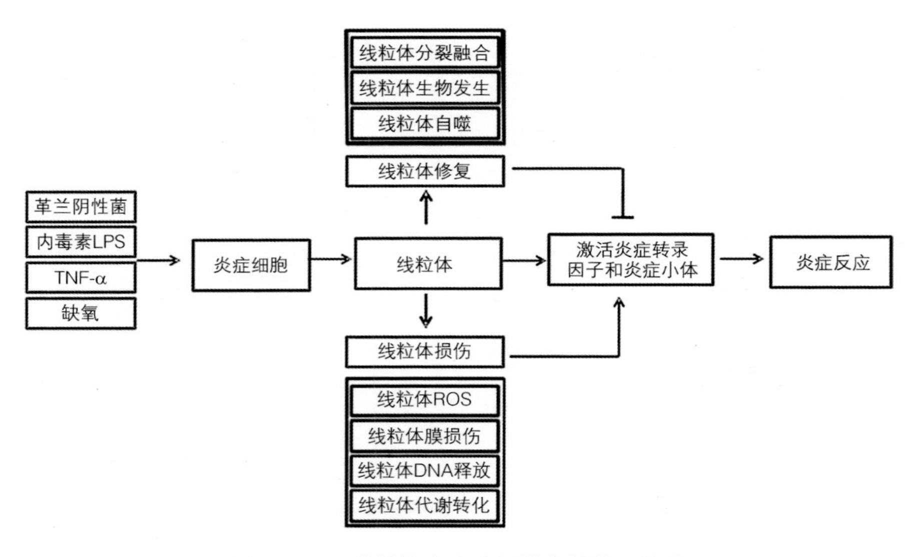

图 4-1-12　线粒体在炎症调控中的核心作用

能，并发挥高效抗炎效应，从而逆转机体炎症不断加重的状态，阻止炎癌变的过程。

因此，线粒体作为整合炎症信号分子的重要平台，在机体炎症和免疫调控中发挥核心作用，靶向线粒体支持治疗，对于逆转炎症相关疾病具有重要意义。选择炎症系列指标监测机体内环境的炎症程度，是临床反映线粒体状态和动态变化的一种有效且直观的方法。

综上，通过对肺部磨玻璃结节患者的线粒体SOD、炎症因子、免疫细胞、肿瘤标志物的整合监测，可以更加清楚地了解机体线粒体网络的状态，判断肺部结节炎癌转化的趋势，形成一种可视化的人体炎癌转化过程的监测，并根据情况给予线粒体修复干预，同时在干预后再评估逆转的情况。这就改变了目前临床上复片、随访、等待结节长大后手术切除的局面，而且减少了3个月反复拍CT的放射影响。上海市第十人民医院运用上述线粒体功能–内环境炎症因子–免疫–肿瘤标志物评估体系，并进行线粒体靶向治疗，相关文章也已发表。在这种创新的理论体系指导下，能够阻止结节恶变的趋势，让可能的肺癌停止在炎症期，让更多肺磨玻璃结节患者不再焦虑。

（申长兴）

第三节 德国电磁场仪对线粒体功能、人体器官功能及致病因素的评估

癌症已成为严重威胁我国人群健康的主要公共卫生问题之一，据国家癌症中心统计，我国癌症死亡占居民全部死因的23.91%。其中，肺癌的发病率与致死率逐年攀高。2015年起，我国每年新发肺癌约78.7万人，因肺癌死亡约63.1万人，且肺癌近年来也呈现出年轻化的趋势。

2013年发布的《癌症在德国》报告显示，自2012年后，德国新增患癌症人数基本处于停滞增长状态，且肿瘤所致的人均卫生支出也远远低于我国。为何德国癌症的发病率、死亡率能趋于停滞？我们相较于德国对癌症的认知的差异在哪里？我国何时才能迎来癌症发病率的“拐点”？

作者团队在不断学习、交流、探索后发现，首先在诊断环节需要引进更好的对病变发展趋势有判断的设备。癌症在发生早期多无明显症状，目前最先进的PET/CT只能检测到大于5 mm的隐匿病灶，对于小于5 mm的结节及多脏器多发结节，缺乏对其未来发展趋势有判别的软件，临床只能依靠CT随访，了解其生物学行为，待结节增大后才能判别其良恶性。目前我国还没出现可以对微小结节良恶性发展趋势进行判别的装备。

研究表明，在疾病发生影像学改变之前，疾病的信息波频已经存在。德国的早诊断就是利用生物共振的原理，检测器官或细胞的生物信息波频，并且通过技术分离出病理信息波，从而实现更早诊断的目标。

德国能量医学迭代软件(Energy Medicine)的发明人Gottfried Cornelissen医生提出：人体线粒体功能下降和内环境紊乱是疾病的源头，癌症发生根源在于致癌内环境和线粒体的严重受损，提升线粒体功能和改变致癌内环境十分重要。

下面简要介绍电磁场仪对疾病严重程度、病因进行评估的一系列检测关键点(图4-1-13)。

一、器官健康状态评估

癌症的发生往往遵循着一定的规律。如肠癌形成过程中，往往由于长期慢性炎症的刺激，发展成癌前病变——肠息肉，最终由于线粒体的失能、免疫功能的紊乱等导致肠癌；再如胆囊疾病的发展，往往也从慢性胆囊炎、胆囊结石开始，发展成癌前病变——胆囊息肉，最终形

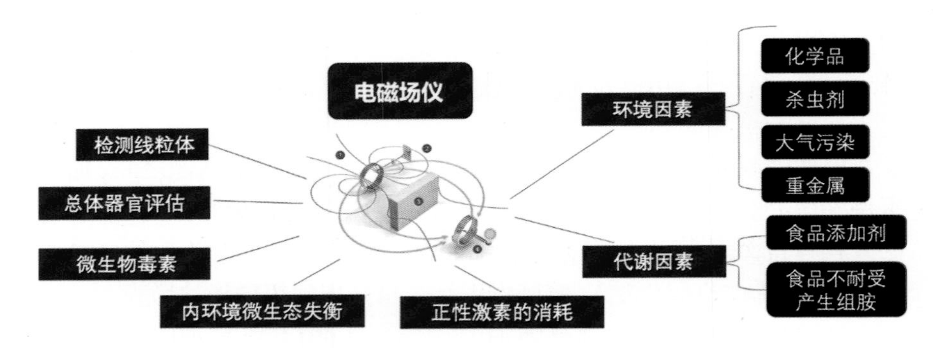

图 4-1-13　电磁场仪对疾病严重程度、病因进行评估的一系列检测关键点

成胆囊癌；同样在肺癌的进展中，也遵循着从反复慢性炎症的刺激到肺结节，最后导致肺癌的发展规律。Energy Medicine 软件可预测疾病发展的趋势，评估器官是否存在老化、退行性变、癌前病变或癌变，判断结节（息肉）等有无恶性倾向，并提前数年预测癌症的发生，检测出身体最薄弱的器官。

二、线粒体功能评估

线粒体是人体细胞的"能量工厂"，作为启动和调节能量代谢的细胞器，线粒体在维持人体细胞内外稳态方面发挥着关键的作用。细胞内稳态在很大程度上取决于线粒体电子呼吸链的能量供应，这种能量被称为 ATP 水解自由能。生理条件下，由于 ATP 的即时可用性维持着细胞膜内外的离子浓度梯度，Na^+–K^+ 泵和 Na^+–Ca^{2+} 泵功能正常，保持细胞的离子稳态。当线粒体电子呼吸链的能量代谢发生异常时，细胞内稳态失衡，离子稳态打破，导致 Na^+ 和 Ca^{2+} 内流，K^+ 外流，致使膜电位紊乱、细胞肿胀、细胞功能障碍，激活特异细胞信号转导通路，诱导细胞死亡，最终导致器官和系统衰竭。此外，穿越线粒体的营养元素，如硫辛酸、肉碱等的缺失，也可引起线粒体能量代谢失衡，从而导致免疫力低下、正性激素损耗，影响到细胞内稳态。Energy Medicine 软件可针对性地检测线粒体 ATP，判断线粒体病变的程度。

三、环境致病因素评估

在过去的 50 多年里，大约有 75 000 种新的化学物质被释放到环境中。杀虫剂、除草剂等有害化学物质对我们赖以生存的环境(如空气、水源、土壤、粮食、蔬菜等)造成了污染。此外,大气污染和香烟烟雾颗粒也对人体产生极大的影响。这些环境致病因素通过食物或空气进入人体,破坏人体细胞的生理修复,从而使线粒体损伤,细胞更新失衡,引起细胞衰老、基因组不稳定,引发癌变。二噁英是由高温焚烧的废品产生的,由于其具有高亲脂性,一般存在于肉、禽、蛋、鱼、乳及其制品中。它通过消化道进入人体后,常蓄积于脂肪与肝脏中,导致肝细胞坏死,转氨酶升高,增加肝癌患病风险,并且对免疫细胞具有毒性作用,抑制免疫细胞的功能。汞进入人体后,则可通过对核酸、核苷酸和核苷的作用,阻碍细胞的分裂过程。

目前,环境毒素主要有以下几种:① 化学品:甲醛、五氯苯酚、多氯化联苯、林丹、二噁英;② 杀虫剂:DDT、DDVP、马拉硫磷、对硫磷、六氯苯酚、硫丹、艾氏剂、阿特拉津;③ 大气污染:尘螨混合物、花粉、香烟、汽车尾气;④ 重金属:汞、砷等。

四、代谢影响因素评估

不耐受食物和食品化学添加剂(如着色剂、防腐剂、增味剂),无法被机体代谢。它们被人体摄入后,会导致肠道屏障破坏,从而形成"肠漏症",致使肠道中的大分子物质、病原体进入血液,引起机体细胞因子和炎症介质水平升高,免疫细胞的活性减弱,进而发生免疫功能紊乱,诱发过敏、自身免疫疾病等。另外,有人对花生、牛奶、小麦、大豆、鸡蛋、果糖及乳糖、牛肉等食物中的蛋白不耐受,主要原因是机体内缺乏相应的消化酶,导致食物无法被完全消化分解,常以大分子的形式存在肠道内;与此同时,由于机体的不耐受,消化道内的肥大细胞和嗜碱性粒细胞就会脱颗粒释放出组胺,破坏肠道屏障,此时免疫系统将超负荷工作,人体会出现慢性腹泻、疲劳等一系列症状。

目前,主要的代谢影响因素包括:① 食品化学品添加剂,如谷氨酸盐、亚硝酸盐、苯甲酸盐、正磷酸、柠檬酸、水杨酸、奎宁、山梨酸;② 食物不耐受,如小麦、牛奶、果糖等产生的组胺。

五、微生物及其毒素评估

目前研究表明,病原微生物与肿瘤发生发展密切相关。1994年世界卫生组织/国际癌症研究机构（WHO/IARC）规定幽门螺杆菌（Hp）为 I 类致癌原。此外，大约15%的女性肿瘤与10%的男性肿瘤是由病毒引起的，如：乙型肝炎与丙型肝炎病毒——大部分的肝癌；EB病毒——霍奇金淋巴瘤、鼻咽癌、Burkitt's淋巴瘤；HIV病毒——卡波西肉瘤。细菌、病毒等病原微生物，攻击细胞线粒体、破坏线粒体能量代谢，引起细胞有氧呼吸功能和产能的下降，随着时间的积累会改变抑癌基因和癌基因的表达，引发癌变。

六、内环境微生态评估

人体肠道内的正常微生物菌群维持着平衡稳态并相互协调生长，这对维护机体健康有着重要作用。大量研究证明，肠道微生态参与了人体的免疫应答和癌症的发生发展。人体的胃酸分泌不足或不良用药，引发胃肠道微生物环境紊乱，导致正常的肠道菌群稳态平衡被打破，进而引起益生菌缺乏、病原菌繁殖，导致肠道微生态紊乱，异常的肠道菌群在体内产生大量的氨气，最终抑制机体免疫功能。这些因素也可以导致体内的炎症因子水平升高，诱发过敏、自身免疫疾病甚至癌症。

七、正性激素评估

激素作为机体重要的调节物质，在肿瘤的发生、发展与转移中均发挥着重要作用。近年来，研究发现甲状腺激素主要通过调节核内基因转录来调节线粒体功能。肿瘤细胞为了摄取更多的能量，大量消耗甲状腺激素，导致细胞线粒体受损，细胞内能量供应下降，影响机体正常代谢。褪黑素通过调节核DNA和mtDNA转录活动促进线粒体稳态，在线粒体稳态中发挥有益作用。此外，外源给药的褪黑素可在线粒体中以浓度梯度积累发挥作用。Energy Medicine软件可个体化分析检测患者体内正性激素的情况，通过个性化的治疗，使正性激素回到机体正常水平而发挥作用。

综上所述，电磁场仪这一快速无创的线粒体及机体功能检测方式，可帮助实现疾病的超早筛查与诊断，同时对于疾病背后的病因进行系统、精准化的评估，从而帮助患者制订个体化、精准化的干预方案，真正实现从干预生活方式到去除致病因素，并且改善线粒体功能。我们无需等待患者的生化检查、影像学表现等出现明显的可干预问题后再进行治疗，而是在疾病的萌芽阶段就可以进行初步判断，并且检测出导致疾病的根源因素，在疾病的最佳可逆转阶段进行超早期干预。

（范理宏　丁　洲）

第四节　基于炎癌变视角的肺磨玻璃结节的多元临床特征分析

肺癌是全球发病率和病死率最高的恶性肿瘤之一。随着公众健康意识的提高和低剂量螺旋CT的广泛运用，肺结节检出率也大幅增加。肺部磨玻璃结节（ground glass nodules，GGN）发病率高，且临床表现多样，易发生癌变。增强对GGN患者的临床特征分析能力以及寻找影响肺GGN发生的因素对本病的防治至关重要。大部分肺GGN被认为与长期的慢性炎症刺激有关。IL–6是常见的促炎因子，并与肺癌的发生和预后密切相关。因此，作者团队对肺GGN患者的炎症因子和临床特征进行分析，以探索炎症在肺GGN发生发展中的生物学功能。

作者团队收集了2018年9月至2020年9月至上海市第十人民医院就诊的肺GGN患者，入组标准：随访1年以上的肺GGN，且最大结节直径 < 8 mm。患者入组前已完成高分辨率CT平扫（high resolution CT，HRCT）检查，并排除其他原因导致的肺部结节，如恶性肿瘤转移等，同时排除急性感染性疾病患者。筛选后留存145例肺GGN患者。本研究经过上海市第十人民医院临床研究伦理委员会批准，所有患者入组前均已签署知情同意书。

作者团队对所有入组的肺GGN患者，收集以下资料：① 基本情况：性别、年龄、吸烟史、肺癌家族史；② 临床表现：咳嗽、胸闷胸痛、乏力、腹泻或便秘、睡眠障碍；③ 既往病史：高血压、糖尿病、慢性肺病、慢性肝病、慢性肾病、心脑血管疾病史、恶性肿瘤病史；④ 实验室及辅助检查：肺部CT、炎症因子、T细胞亚群分析、体液免疫、肿瘤标志物、外周血单个核细胞ATP水平。

根据肺GGN直径分为GGN（$d \geq 5$ mm）组和GGN（$d < 5$ mm）组，比较两组炎症因子水平；发现两组间IL–6水平有显著差异，故根据炎症因子IL–6水平是否大于5.3 pg/ml（正常值），又分为IL–6升高组、IL–6正常组。

作者团队比较了IL-6升高组和IL-6正常组患者在基线资料、症状、合并症、结节影像特征、外周血TNF-α、体液免疫（IgG、IgE）、细胞免疫（总T细胞百分比、Th细胞百分比、抑制T细胞百分比）、超氧化物歧化酶（SOD）、肿瘤标志物（CEA、NSE、CY21-1）等方面的差异。上述实验室检查指标由上海市第十人民医院检查完成，正常参考值如下：TNF-α（0 ～ 4.6 pg/ml）、IgG（7 ～ 16 g/ml）、IgE（< 100 g/ml）、总T细胞（50% ～ 84%）、Th细胞（27% ～ 51%）、Ts（15% ～ 44%）、SOD（110 ～ 215 U/L）、CEA（< 5.2 ng/ml）、NSE（< 16.3 ng/ml）、CY21-1（< 3.3 ng/ml）。肺部CT影像学检查由上海市第十人民医院放射科完成，CT诊断报告由2名副主任医师以上资质的医生完成。

研究发现，肺GGN（$d \geqslant 5$ mm）组95例，GGN（$d < 5$ mm）组50例，两组间性别、年龄、IL-4、IL-8、TNF-α无显著差异，IL-6水平有显著差异（$P < 0.05$）。IL-6升高组53例，IL-6正常组92例。IL-6升高组GGN伴血管集束征、混合磨玻璃密度征象比例显著高于IL-6正常组（均$P < 0.05$），乏力、腹泻或便秘、睡眠障碍、焦虑、冠心病冠脉支架植入发病方面存在显著差异（均$P < 0.05$），IgE水平、Th细胞百分比、T抑制细胞百分比等指标亦存在显著差异（均$P < 0.05$），NSE、CY21-1存在显著差异（均$P < 0.05$），其他指标无显著差异。

慢性炎症下炎症细胞线粒体释放ROS引起直接的遗传毒性效应和组织细胞损伤，并促进肿瘤的发生、侵袭和迁移。慢性炎症发生时，线粒体SOD释放到外周血中的SOD表达增加，同时，SOD表达增加与基质金属蛋白酶（MMP）上调有关，阻断SOD可部分逆转A549细胞的上皮间质转化（EMT）和细胞迁移。另有研究发现，在肺腺癌病理组织中，SOD含量明显高于正常组织。作者团队研究中，IL-6升高组SOD水平显著高于IL-6正常组，且IL-6升高组肺GGN具有更多的恶性影像征象。因此，伴SOD水平升高的肺部GGN可能具有恶变潜质。作者团队研究中，炎症升高组肺GGN患者外周血免疫细胞ATP合成显著低于炎症正常组，推测可能与炎症造成的线粒体损伤后功能代偿反应有关。

IgE可以对暴露在致癌环境中的黏膜上皮提供保护作用。研究发现，当鼠皮肤暴露于苯并芘后，局部产生了IgE反应，并诱导嗜碱性粒细胞介导的抗肿瘤作用去清除被致癌物损伤DNA后的癌变细胞，当阻断IgE反应后，经致癌物诱导的癌变组织生长更快。作者团队发现IL-6升高组肺GGN患者的IgE水平显著升高，IgE能使活化的巨噬细胞向促炎症表型转化，IgE可增强抗肿瘤促炎反应信号，促进人体单核细胞对肿瘤细胞的杀伤。因此，IgE反应性升高可能是肺GGN早期癌变的一种抗肿瘤保护机制。但这一推测从侧面反映了伴有IL-6和IgE升高的GGN病灶可能是恶性的。

作者团队发现肺GGN伴IL-6升高组患者的Ts细胞水平显著升高，而Th细胞水平显著下降。IL-6具有促肿瘤形成作用，骨髓源性抑制细胞（myeloid-derived suppressor cell，MDSC）是在肿瘤进展过程中产生的一种抑制T细胞和NK细胞的细胞，IL-6是MDSC聚集和活化的重要调节因子。IL-6可以抑制适应性免疫，研究发现，MDSC上表达的CD40可诱导荷瘤小鼠T细胞耐受，另外，MDSC可以刺激M2样巨噬细胞产生大量IL-10并促进肿瘤进展和诱导Treg细胞介导的免疫抑制。在肿瘤源性转化生长因子（TGF）-β刺激下，MDSC上调外周ATP水解酶-1和核苷酸酶的表达，它们催化三磷酸腺苷（ATP）降解为腺苷，这对T细胞和NK细胞具有免疫抑制作用，降低了它们对肿瘤细胞的杀伤功能，这可能有助于解释作者团队的研究结果。其他研究发现，IL-6在肿瘤中有抑制T细胞激活的作用。IL-6可能是抑制T细胞抗肿瘤免疫的重要因素。

慢性炎症和免疫功能下降是免疫衰老的常见表现。本研究中肺GGN患者年龄大多数在50～60岁，正处于免疫快速衰老阶段，IL-6升高组患者的合并症不容忽视。医生要评估患者的合并症是否会对肺GGN产生负面影响，例如慢性肠道疾病。最近的研究已经发现了肠肺之间有紧密联系，慢性肺病患者不仅呼吸道微生态会发生改变，其肠道微生物群也会发生改变；肠道微生物群的代谢产物，如短链脂肪酸（SCFA）具有全身抗炎作用，肠道微生态被破坏不仅表现为胃肠道功能紊乱，同时也会导致人体促炎与抗炎失衡。焦虑患者的肠道菌群同样也存在异常，且菌群代谢产物对人体炎症反应产生重要影响。在肠肺轴和肠脑轴的炎症机制中，IL-6和TNF-α都介导了促炎作用。肺GGN伴IL-6升高人群中有冠脉支架植入病史者较常见，可能反映了炎症因子加剧了对冠状动脉血管的破坏，IL-6、TNF-α的高表达参与了冠脉血管破坏和肿瘤的发生和发展。另外，IL-6介导了癌症患者的全身炎症反应。因此，某种程度上，肺GGN是一种伴随其他合并症的系统性疾病，调节肠道菌群和控制炎症是预防GGN癌变的重要途径。

作者团队发现IL−6升高的GGN患者肿瘤标志物升高。IL−6促进肺肿瘤干细胞转化形成早期癌灶，且抗IL−6抗体与顺铂联合应用可破坏肺癌类器官，而单用顺铂不能破坏肺癌类器官。有研究者在肺癌标本中发现IL−6 mRNA阳性的肿瘤细胞。肿瘤细胞源性IL−6通过激活MEK/ERK1/2/缺氧诱导因子−1α（HIF−1α）通路促进肿瘤细胞糖酵解代谢增加肿瘤细胞的增殖。IL−6还可通过激活IL−6/STAT3信号，使肿瘤细胞具有干细胞样特性。IL−6升高组GGN患者NSE和CY21−1升高提示了炎症对肿瘤发生发展的促进作用。IL−6促进早期癌组织血管生成。伴有IL−6升高的小细胞肺癌患者血管内皮生长因子受体（VEGFR）水平更高，且IL−6和VEGFR是小细胞肺癌的独立预后因素。炎症和血管生成是肿瘤的两个特征，肿瘤微血管密度（microvessel density，MVD）与人肺腺癌组织中IL−6和VEGFR的表达呈正相关。肿瘤血管生成对IL−6和VEGFR呈现依赖性，当抑制IL−6生成后可以看到肿瘤浸润转移减少。伴有血管集束征的肺部结节很有可能是早期肺癌，CT表现为一支或数支肺小血管受牵拉向结节灶聚拢移位，在结节灶处中断或贯穿。此外，文献报道混合磨玻璃结节mGGN的癌变率在50%以上。综上所述，肺GGN伴有IL−6升高、血管集束征和混合磨玻璃密度征象者，其癌变率将更高。

结论：慢性炎症是肺GGN发生癌变的重要推动因素，IL−6可能介导了人体线粒体抗氧化体系失衡、IgE反应性升高、T细胞抗肿瘤免疫功能抑制、促进肿瘤组织血管生成等，从多途径促进早期肺癌的形成。伴有IL−6升高的肺GGN恶变概率更高。

本研究是目前最为全面的肺GGN生物学行为影响因素的临床研究，重点从IL−6介导炎症癌变视角总结了肺GGN的发生发展，并发现了肺GGN伴IL−6升高人群具有更多的焦虑、胃肠功能紊乱等合并症，并伴随抗肿瘤免疫功能抑制、肿瘤标志物水平更高、恶性CT征象更多等特点，为临床医师早期识别高危肺GGN和预防GGN癌变指明了方向。不足之处在于缺乏研究对象手术病理结果和随访结果，证据级别相对低。后续将进一步研究抑制炎症因子治疗后肺GGN的变化来探寻控制炎症对于癌症预防的重要作用。

（范理宏　申长兴）

第五节　亚厘米级高危肺结节（原位癌）的判别及预测模型建立

肺癌是世界上发病率、死亡率均排名第一的恶性肿瘤，其根本问题在于缺乏早期的预测和干预。肺部结节恶性概率预测的经典模型——梅奥（Mayo）模型，重点通过年龄、吸烟史、胸外肿瘤病史、结节直径、结节有无毛刺征、是否位于肺上叶这些因素进行综合预测，但临床实践中，医生面临的实际问题是患者肺部磨玻璃结节病灶多发，且体积较小，这些GGN病灶多数体积太小没有形成毛刺征，而且近年来大量的无吸烟史、无肿瘤病史的早期肺癌患者被确诊，关于慢性炎症促进癌变的研究也越来越多。受自然环境、食品安全、精神心理压力的影响，肺部GGN合并组织器官慢性炎症的亚健康患者日益增多。因此，我们需要重新思考这些社会因素对肺癌发病及预测模型的影响，建立一个新的肺结节良恶性预测模型是临床医师的迫切需求，作者团队针对上述问题进行了新的肺GGN恶性概率预测的临床研究。

作者团队收集了上海市第十人民医院2018年1月1日至2021年5月31日的肺结节经外科切除或肺穿刺活检患者（入选标准结节最大径＜10 mm）。纳入标准：① CT影像显示的肺实质内单发结节；② 结节的直径不超过10 mm；③ 病例资料完整；④ 术后病理诊断明确；⑤ 有肿瘤标志物CEA、SCC、NSE、CYFRA21-1升高；⑥ 术前未予任何治疗。排除标准：① 肺内多发结节；② 结节直径大于10 mm；③ 病例资料不完整；④ 术前未在本院行CT检查；⑤ 术前接受过化疗、放疗或其他治疗。收集患者临床资料采集：患者姓名、性别、年龄、吸烟史、个人肿瘤病史、肿瘤性疾病家族史、其他组织器官或肺部慢性炎症病史、焦虑或抑郁病史等。病理结果：恶性标准，经外科切除或肺穿刺活检标本病理证实为恶性的肺部结节；良性标准，外科切除标本病理证实为良性病灶。实验室检查：术前的炎症因子、T细胞亚群、肿瘤标志物。影像学资料：肺结节类型（混合GGN、纯GGN、实性GGN），结节灶是否伴有血管集束征、毛刺征，边缘是否光整，是否伴有胸膜凹陷，是否有空泡征，结节直径（mm），结节灶是否位于上叶。统计学方法：根据病理结果进行分组，两组比较，选用R语言数据统计分析，对上述19个危险因素进行单因素分析（将实验室检查指标是否升高、基础病史及个人史家族史、影像学征象定义为二分类变量，有：1，无：0；升高：1，正常：0），将有差异结果进行多因素logistic逐步回归分析，$P < 0.05$表示差异有统计学意义。找出显著的危险因素，建立数学预测方程：预测模型的公式为恶性概率（P）=ex/（1+ex），$P > 0.5$考虑恶性，$P \leqslant 0.5$考虑良性。x=0.965 0+（0.179 1 × Th细胞）+（0.292 1 × 混合GGN）+（0.490 9 × 血管集束征）+（0.105 8 × 慢性炎症）其中 e 是自然对数的底。如果患者术前有Th细胞下降，则Th细胞=1（否则=0）；如果患者术前肺部结节为mGGN，则混合GGN=1（否则=0）；如果患者术前肺部结节有血管集束征，则血管集束征=1（否则=0）；如果患者合并慢性炎症病史，则慢性炎症=1（否则=0）。作者团队将验证组数据代入本研究模型，并以病理结果为金标准，利用R语言软件绘制受试者工作特征（ROC）曲线，对本研究模型的预测效力进行判断，AUC=0.867（图4-1-14）。本研究模型的阳性预测值为73.3%，阴性预测值为100%。对照预测模型——Mayo模型，Mayo 模型方程x=−6.827 2+（0.039 1 × 年龄）+（0.791 7 × 吸烟史）+（1.338 8 × 恶性肿瘤史）+（0.127 4 × 直径）+（1.040 7 × 毛刺）+（0.783 8 × 上叶）。将验证组数据代入Mayo模型，阳性预测价值为0。

亚厘米级肺结节的发病率高，且大部分结节生长速度缓慢，体积倍增时间长短不一，依靠长期随访肺结节体积变化判断结节良恶性质的诊断价值有限，随访时间长，实用性较低，有可能造成癌灶的漏诊。亚厘米

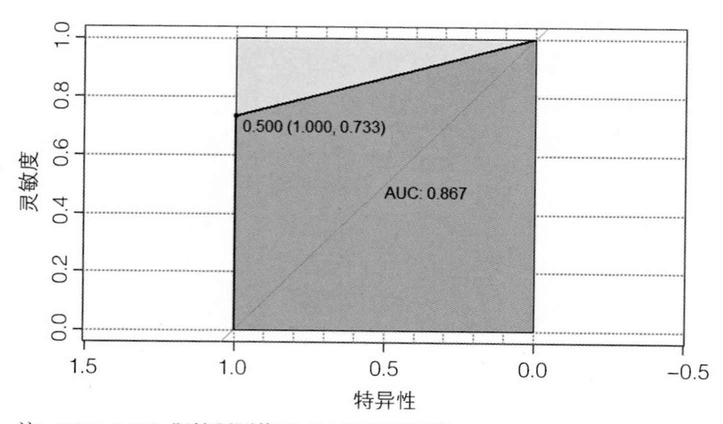

注：AUC=0.867，阳性预测值73.3%，阴性预测值100%。

图4-1-14　本模型验证组的ROC曲线

级肺结节发病人群特征与影像特征不同于常见的较大病灶的肺癌。在本研究中，作者团队发现Mayo模型对亚厘米结节的阳性预测价值非常低，不适合预测亚厘米肺结节。近年来，很多针对肺结节性质评估的预测模型陆续被开发出来，这些模型的建立参考了肺结节的不同生理病理特征。例如，ctDNA与影像学特征联合的预测模型，肺血流传输时间预测模型，人血浆蛋白LG3BP和C163A预测模型，血清miRNA-21-5p预测模型，影像学预测模型，这些模型都把肺结节的某一方面的危险因素作为良恶性评估标准，因此，这些模型的临床应用价值有限。但目前尚没有任何一种模型从肺结节的多方面病理生理机制进行综合预测。

亚厘米级的GGN多数是肺原位癌，肿瘤细胞代谢活性较低，因此，基于PET/CT的预测模型的诊断价值可信度是存在疑问的，另外，亚厘米肺结节多数没有短毛刺征象，且亚厘米结节的发病率也并非随着患者年龄的增加而增加。肺结节患者容易出现不同程度的焦虑和抑郁，从而导致免疫功能紊乱和低度炎症。目前，炎癌变机制已被广泛认可，长期的慢性炎症可以导致人体内环境发生改变，例如，体内以IL-6为代表的促炎因子水平升高，辅助性T细胞数量下降，在炎症的刺激下，组织细胞出现增殖并形成新生血管保证营养供给。慢性炎症介导的免疫反应改变是人体疾病发生与演变的重要调节因素。研究表明，高水平的循环白细胞介素-6（IL-6）与包括非小细胞肺癌（NSCLC）在内的多种癌症的不良预后相关。炎性细胞因子可以刺激免疫系统并促进肿瘤生长，T细胞群和功能的改变可能是IL-6水平高的NSCLC患者预后不良的机制之一。血液循环的中性粒细胞的增加与促粒细胞生成（IL-1β、IL-17A、TNFα、IL-6）和Th2相关细胞因子水平升高有关。较高中性粒细胞水平的肿瘤患者表现为T细胞免疫反应减弱，其特征是细胞毒性T细胞基因（CD8A、CD8B、GZMA、GZMB）表达减少，$CD3^+CD8^+$细胞减少，IFNγ相关基因表达减少。研究发现，肺癌和肺磨玻璃结节患者的炎症因子水平明显高于良性结节患者，而CD4/CD8水平明显低于良性结节患者，肺癌和肺磨玻璃样变患者炎症和免疫功能降低，检测患者的炎症因子和免疫功能也可作为肺癌的鉴别诊断手段。当今社会，自然环境污染、食品安全问题、生活中的各种辐射、社会各方面的压力、精神心理因素、慢性迁延感染都是造成人类亚健康的重要因素，这些因素共同造成了人体不同部位的慢性炎症，最近的数据扩展了炎症是肿瘤发生发展关键因素的概念。许多癌症是由局部感染、慢性刺激和炎症引起的。现在越来越清楚的是，肿瘤微环境主要由炎症细胞协调，后者是肿瘤过程中不可或缺的参与者，促进肿瘤细胞增殖、存活和迁移。

mGGN是原发性肺癌的高危因素，这是广大医师都认可的，微浸润肺腺癌常表现为mGGN。血管集束征与肺腺癌关系紧密，肺癌血管集束征指肺癌常由多条血管营养，多条血管向肺癌聚集。病理学表明，此征是由增粗的血管组成。其中近肺门侧的血管集束多由血管和（或）支气管构成，血管多为扩张的小动脉，血管壁增厚，说明肺癌供血丰富；远肺门侧的血管集束则由扩张小静脉组成，可能和静脉回流受阻有关。CT表现为一支或数支肺小血管受牵拉向病灶聚拢移位，在病灶处中断或贯穿病灶。有研究证明，血管集束征判断肺恶性结节的敏感性、特异性和准确性分别为97.2%、68.8%和93.7%，有助于预测恶性肺结节。本研究预测模型，从人体肺结节患病机制出发，分析了慢性炎症病史、肿瘤遗传家族史、GGN的影像学特征、肺结节患者的炎症因子水平和T细胞亚群情况，涵盖了多方面的肺结节炎癌变的发生发展因素，且验证组的研究结果提示，本预测模型可以最大化地减少恶性肺结节的漏诊，其预测价值值得临床推广。

本研究模型聚焦了慢性炎症病史、人体免疫细胞、影像学血管集束征、mGGN四大肺癌高危因素，大大提高了亚厘米肺部结节良恶性预测准确性，是亚厘米肺部结节良恶性预测的一大创新，为临床医师进行亚厘米肺部结节的干预决策提供了辅助判断工具。

（申长兴　范理宏）

第六节　三大组学数据无监督机器学习分析优势——揭示人体的复杂微观世界

一、多组学分析的必要性

生物系统（biological system）是一个复杂系统，其中包括了各种互相交织的生物化学过程和相关代谢产物。如果从分子水平来作区分的话，一个完整的生物系统一般主要包含以下三个层次：核酸（nucleotide）、蛋白（protein）、代谢物（metabolite）。如果想在分子水平完整地了解一个生物系统在外界刺激或扰动下的行为方式，就要从这三个层次对其进行观察。因此，基因组学（genomics）、蛋白组学（proteomics）和代谢组学（metabolomics）便应运而生。组学（omics）一词最早来源于基因组（genome）。基因组学（genomics）被用来描述观测或者研究基因组的系统方法。在后来的发展过程中，根据基因组的概念，蛋白组和代谢组也相继被提出，也就有了后来的蛋白组学和代谢组学。从这一词源的发展过程可以看出，所谓组学，研究的对象并不是单一的基因、蛋白或代谢物，而是基因组、蛋白组或代谢组，是对生物系统这一整体的研究。组学研究与研究的具体例数无关，关键在于这类研究是以整体观念驱动的。例如同时研究1 000个基因，只要着眼点是在每个基因的个体上，便不是组学的方法；如果只研究100个蛋白，但研究的着眼点是理解这100个蛋白之间的关系与相互作用，便是组学的研究方法。

在三大组学层次上，基因组学是基本，蛋白组学是中心，代谢组学则是细节的表现形式。虽然基因组学包括了DNA和RNA，但在大多数的研究中，转录产物RNA和其组成的转录组（transcriptomics）才是研究的重点。蛋白组学作为一个相对新兴的学科，无论是检测还是数据分析，其难度均比转录组更高，却是三个组学层次中最能够直接反映生物功能的方法。代谢组学的发展相较于蛋白组学，很多方面还不成熟，尤其是在代谢产物的识别（identification）方面，还有很大的进步空间。这与代谢组的复杂程度有关。我们通常把生物体内所有非核酸和蛋白的物质，统一称为代谢物。因此，相较于基因组、转录组和蛋白组，代谢组的化学空间（chemical space）复杂性要高出几个数量级。

如果将人体看作一辆汽车，DNA就是设计图纸，根据一张图纸，我们可以制造不同的RNA模具。利用RNA模具，可以生产蛋白零件，最后将蛋白零件组装起来，就是一个复杂的系统（图4-1-15）。这个系统，需要消耗燃料，排出尾气，从而产生让系统运转的能量，这燃料和尾气，便是代谢物。从这个例子可以看出，真正运动的系统，其最主要的部分是零件之间的相对运动和配合与燃料的运送和消耗过程，蓝图（DNA）和模具（RNA）对系统的制造和维修十分重要，但对系统的运行状态只有有限的间接贡献。当然，有时候通过观测模具（RNA）的数量与变化，我们也可以间接推论出系统的状态，例如统计学上著名的“德国坦克”问题，但间接的推论往往会导致比较大的误差，不如直接的观测准确。从另一个

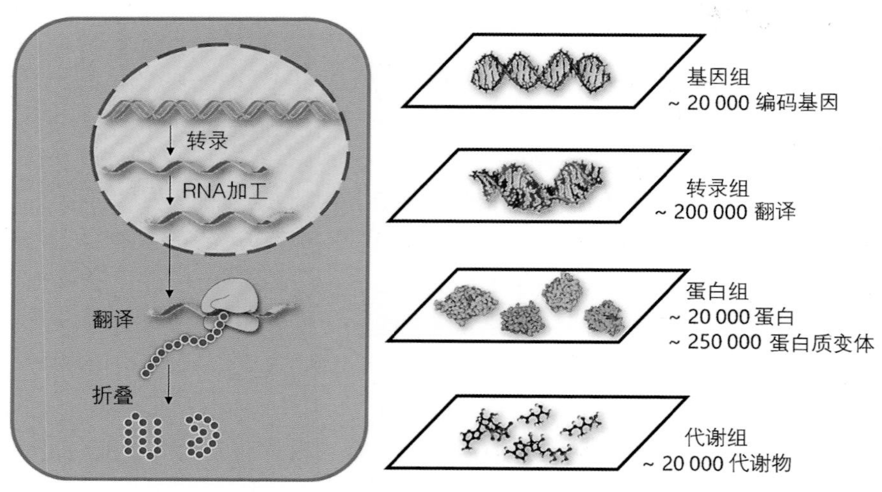

注：DNA转录成为RNA，RNA转译成蛋白，蛋白质利用代谢物行使绝大多数生物学功能。各个组学之间联系紧密，是多组学分析的基础。

图4-1-15　基因组、转录组、蛋白组、代谢组之间的关系

角度来说，DNA和RNA并不直接参与绝大多数的生命活动过程，而是通过调节蛋白表达水平来实现。而蛋白的表达水平，取决于mRNA的表达量、蛋白翻译的效率，同时也取决于已有蛋白的分解回收速度。这也是为什么蛋白组学在三个组学研究层次上处在中心位置的原因，蛋白是生物系统中几乎所有功能的直接执行者。

需要注意的是，基因组、蛋白组和代谢组，仅代表了一个生物系统的3个不同的观测角度。如从任何一个角度观察，最显著的结论可能都会成立，但不太显著的区别就需要综合各个角度的信息加以显现。如果不能将3个角度的数据有机统一起来，从而得到互相支持、互相补充的信息，那最后只会得出自相矛盾或荒谬的结论。

二、多组学分析的现状与难点

从组学研究创立的那天起，多组学分析本身就是一个研究问题。多组学分析，可以是两种不同观测层次的组学数据结合，例如蛋白组和转录组数据的整合；也可以是两种相同观测层次的组学数据的组合，例如ChIP-seq数据和Ribo-seq数据。多组学数据分析区别于单一组学数据分析的主要特征在于数据分布的不均一性。不同的组学数据，有着不同的测量尺度和数据分布。某些组学数据的分布,遵循正态分布,另一些却远离正态分布,甚至不符合任何一种常见的统计分布模型。将这些不同尺度、不同分布的数据有效地整合在一起,从而实现更加准确和灵敏的分析结果,是多组学分析的主要目标。

一个最朴素的多组学分析策略是分治法,即先将各个组学数据分别看作单一组学数据,单独进行显著性和相关性分析,再将各个单一组学数据分析的结论进行整合或交叉验证。这一看似简单可行的方法,在实践中往往会导致多组学数据整合后的统计功效(statistical power)远低于各个组学数据单独的统计功效,从而得到多组学数据反而不如单组学数据的假象。导致这一现象的原因,主要是组学数据的背景噪声往往较高,在经过统计检验后,除了达到显著性标准的数据(真阳性和假阳性)外,显著性不达标的数据中仍然有大量的假阴性数据(第二型统计错误)。整合各个单一组学的数据时,如果只整合达到显著性的数据,其结果就是数据的样本量大大下降,从而使二型错误进一步增加。正确的方法是:在数据整合后,一定要对显著性不达标数据进行重新检验,这样往往能够纠正大量的假阴性数据,从而达到多组学整合分析的目的。

多组学数据的整合分析,一般来说,要经过5个步骤:① 数据格式均一化与数据变换;② 确定各个组学数据的分布形态与可视化;③ 根据各个组学数据的稀疏及分布选择正确的整合方法;④ 整合后数据的分析;⑤ 显著性结论的交叉检验。在第1个步骤中,一般会要求除掉数据坏点(outlier),将未测得数据(NA)与零值数据进行区分,并且对数据进行必要的整理变换。有时也需要根据其他数据对缺失数据进行补齐。在第2个步骤中,一般可以应用数据可视化的方法,对数据的分布进行简单的判断。而更为准确的方法是利用数据的分布密度图、累计分布图(cumulative distribution function, CDF),分位图(Q–Q plot)和库伦弗雷图(Cullen and Frey graph)进行拟合,从而估计各个单一组学数据的分布。一旦确定了各个数据的分布,就可以根据数据的形态和分布,选择合适的多组学数据整合方法。目前比较流行的多组学数据整合方法,大致可以分为5类:元分析(meta-analysis)、相似性分析(similarity analysis)、网络分析(network analysis)、贝叶斯分析(Bayesian analysis)和聚类分析(clustering analysis)。而在实际应用中,各个类别之间的界限十分模糊，例如利用图论方法（graph theory）的网络相似性分析（network similarity analysis），或利用机器学习实现的网络聚类分析（network clustering analysis）。这些多组学数据整合方法的目标往往并不完全相同，所以，我们需要根据研究的目标和数据的类型，选择正确的数据分析方法。在数据整合之后，可以利用基因、蛋白或代谢物的信号通路及基因本体或疾病相关数据库，进行进一步的分析。常用的数据库有String-DB、Reactome、KEGG、BioCyc、GeneOntology、Biocarta、Wikipathway、CORUM等。

三、多组学分析在研究生物模型稳态与代谢中的应用

下面为作者团队此前发表的一个实例，用于说明多组学分析在研究生物模型稳态与代谢中的应用。

在这项研究中，作者团队选取了Sprague-Dawley大鼠模型。研究的目的是检验孕期缺氧对FS大鼠从胎儿阶段的心脏发育，直至成年后长期的影响。这项研究的起因是在临床实践中，作者团队发现孕期缺氧与胎儿成年以后的心肌缺血在多个分析中呈现了有显著性的关联，但孕期缺氧如何深远地影响数十年后的心脏功能，尚无法得到明确解释。本试验以大鼠为模型，试图从分子水平上揭开其中的关联性。经过多组学分析，尤其是在多组学数据整合分析之后，揭示了线粒体呼吸链复合物在其中的重要作用。由此推测，孕期缺氧导致的胎儿线粒体呼吸链复合物重构，形成了较适应缺氧状态的结构。这一结构会随心肌发育而长时间处于缺氧形态，从而影响心肌发育，以至于影响成年后的心肌功能。后续大型哺乳动物的验证试验仍在进行中。

试验分为缺氧组和对照组。缺氧组的大鼠，在发育的胎儿阶段的15 ～ 21天，给予母体正常空气中氧气量的一半，即含10.5%氧气的空气。对照组的大鼠为正常氧气量。在时间序列上，试验共分为3组，21天的胎鼠，5个月成年雌鼠以及5个月的成年雄鼠。共使用30只（或32只，代谢组）大鼠，每个时间点10只，分别为缺氧组5只和对照组5只（图4-1-16）。对所有大鼠的心脏样品，分别进行了代谢组学、蛋白组学和转录组学的测量，得到了3组独立的组学数据。在这3组数据中，作者团队得到了超过2万个基因，超过6 000个蛋白和超过1 000个代谢产物。

在分别对各个组学数据进行了整理和预处理之后，作者团队首先确

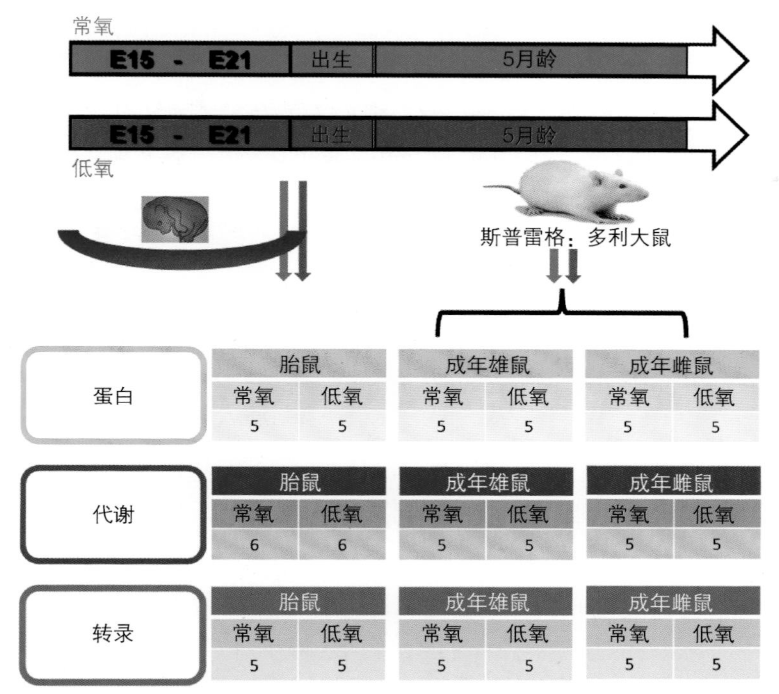

注：怀孕大鼠E15-E21发育期进行缺氧或者正常环境发育，胎儿在出生后进行测量，成年大鼠分性别在5个月时进行测量，分别进行蛋白组、代谢组、转录组的试验。

图4-1-16　试验设计

定数据整合的映射方式，如图4-1-17所示。蛋白组学数据与转录组学数据可以用它们的基因名称来进行关联映射。而代谢组学的代谢物，则依赖已有的代谢通路上的蛋白和基因名称，对整个通路进行映射。在这一步之后，所有的基因、蛋白、代谢物，都可以映射到同一个可解释的基因组水平上，即基因名。例如，蛋白Nudt4，映射到基因Nudt4上；同时，代谢产物diphospho-myo-inositol polyphosphate和myo-inositol polyphosphate也同样可以通过KEGG通路EC 3.6.1.52映射到Nudt4上。需要注意的是，映射时的权重应合理分配，防止出现一个代谢产物映射到几百个蛋白和基因的情况，从而出现单个组学对某些通路的贡献远高于应有值的现象。

如果不进行这样的映射整合，而是用更加朴素的分治法将各个基因组学数据分别处理，将不能够充分发挥组学数据的统计功效。以最常

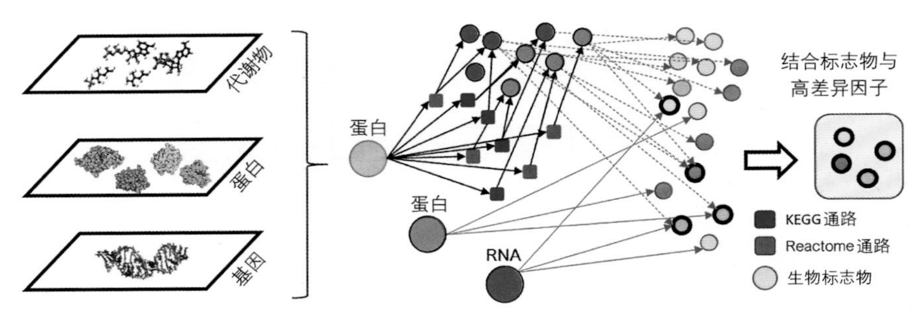

注：RNA数据映射到基因，蛋白数据映射到基因，代谢物数据映射到相应的信号通路及相应的蛋白，再继续映射到基因。

图4-1-17　多组学数据整合

见的方法为例，首先用差异倍数（fold change）和差异显著性（p-value）进行数据过滤。例如，进行火山图分析时，需过滤出所有差异倍数大于20%和$P < 0.05$的数据，这样将得出515个基因、53个蛋白和48个代谢产物。这些检验显著的数据，往往只占所有数据的很小一部分。由于显著性不够，常不得不抛弃绝大多数的数据，即使里面隐藏着大量的假阴性数据。在对得到的所有基因、蛋白和代谢物进行整理之后，作者团队发现，这些“显著”的数据，不但无法整合至统一的通路上，反而互相之间无法交叉验证，甚至互相矛盾。因此，在这样的分析中，多组学数据没有能够通过多个层次的数据整合达到更高的统计效率，反而由于数据点的减少，互相减弱了统计效率。如果能够将数据整合，而不是过滤，将能够让原本分别都不显著的数据或者通路联合起来达到更好的统计效率。

在经过数据整合和*Fischer*检验后，整合的数据给出了更加准确和有力的结论。例如图4-1-18中的Central carbon metabolism这条通路，如果单看基因组学数据，可以得出Q_{genes}=0.14（Q值：错误发现率纠正的p-value，FDR adjusted p-value），远高于通常所用的阈值0.05或0.01。单看代谢组学数据，可以得出Q_{met}=0.019，亦高于“较严格”（实际上并非如此）的0.01阈值。如果将两条通路进行整合分析，而不是将Q_{genes}直接过滤掉，发现同一条通路的Q_{joint}=0.000 61，远好于任意一个单独的通路分析。简单来说，如果在不同的组学层次上同时观测到同一条通路的变化，即使单独来看均不显著的通路或基因，也有很大可能是通过整合分析可

pathway name	pathway source	overlapping genes	all genes	P_{genes}	Q_{genes}	overlapping metabolites	all metabolites	$P_{metabolites}$	$Q_{metabolites}$	P_{joint}	Q_{joint}
Histidine metabolism - Homo sapiens (human)	KEGG	1	23 (23)	0.208	1	8	47 (47)	1.57e-09	6.61e-06	7.47e-09	1.28e-05
Transport of small molecules	Reactome	12	664 (666)	0.0362	0.837	12	226 (226)	7.36e-08	0.000103	5.52e-08	4.72e-05
Biochemical Pathways Part I	Wikipathways	0	0 (0)	1	1	16	467 (467)	1.45e-07	0.000153	1.45e-07	0.000153
SLC-mediated transmembrane transport	Reactome	0	244 (245)	1	1	11	166 (166)	2.92e-08	6.16e-05	5.37e-07	0.000306
Central carbon metabolism in cancer - Homo sapiens (human)	KEGG	5	65 (65)	0.000495	0.14	4	37 (37)	0.000167	0.019	1.43e-06	0.00061
Metabolism of carbohydrates	Wikipathways	0	0 (0)	1	1	7	91 (91)	4.82e-06	0.00338	4.82e-06	0.00338
Glycine, serine, alanine and threonine metabolism	EHMN	1	78 (78)	0.548	1	7	88 (88)	3.85e-06	0.00324	2.97e-05	0.0101
Amino Acid metabolism	Wikipathways	2	91 (91)	0.234	1	7	108 (108)	1.51e-05	0.00773	4.78e-05	0.0136
Metabolism of carbohydrates	Reactome	9	263 (264)	0.00139	0.248	5	137 (137)	0.00374	0.121	6.83e-05	0.0146
Metabolism of amino acids and derivatives	Reactome	2	335 (338)	0.856	1	11	285 (285)	6.74e-06	0.00406	7.54e-05	0.0146
Interferon alpha/beta signaling	Reactome	7	70 (70)	6.44e-06	0.015	0	11 (11)	1	1	8.34e-05	0.0146
hemoglobins chaperone	BioCarta	4	13 (13)	6.62e-06	0.015	0	3 (3)	1	1	8.55e-05	0.0146
Purine nucleotides nucleosides metabolism	INOH	2	107 (108)	0.294	1	6	80 (80)	2.85e-05	0.00982	0.000106	0.0165
Alanine, aspartate and glutamate metabolism - Homo sapiens (human)	KEGG	1	35 (35)	0.299	1	4	28 (28)	5.43e-05	0.0104	0.000196	0.0261
Alanine and aspartate metabolism	Wikipathways	0	12 (12)	1	1	4	21 (21)	1.65e-05	0.00773	0.000198	0.0261
Transport of bile salts and organic acids, metal ions and amine compounds	Wikipathways	0	0 (0)	1	1	5	78 (78)	0.000295	0.0282	0.000295	0.0282

Q_{genes} = 0.14　　Q_{met} = 0.019　　Q_{joint} = 0.00061

注：分析表明，如果只看单个组学数据，很多通路无法满足显著性要求。当各个通路整合在一起的时候，显著性明显增加，能够将不够好的数据利用起来。

图4-1-18　各个通路的显著性分析

以得到纠正的假阴性数据点。

在组学数据处理中，往往容易忽视的是阈值的选择。通常选择的p-value阈值为0.05或0.01，往往在组学数据处理中并不合适。原因在于，组学的数据维数通常可以达到几千，即便是1%的可能性出错，也可能得到几十个假阳性结果。例如某个试验检测了4 000个基因，得出了其中有38个基因上调，检验的p-value稍小于0.01。这个结论就非常值得怀疑。因为4 000 × 1%=40个，也就是说，38个基因都有可能是假阳性结果；对4 000个随机基因表达进行同样的检测，也可能会得出相似数量的上调基因。

在整合了三大组学的数据之后，作者团队对所有的基因、蛋白和代谢产物数据点进行了非监督分类(non-supervised clustering)，然后对挑选出的189个显著变化基因进行了通路富集分析，得出了表4-1-2的结论。其中的细胞成分基因本体分析明确指出，线粒体相关通路是富集程度最高的通路，最佳的假阳性率达到了3.99E−122，最低也达到了7.22E−59。这种假阳性率水平下，尤其是当其他通路也指向氧化还原过程和线粒体功能(如oxidation-reduction process, generation of precursor metabolites and energy, oxidoreductase activity, oxidative phosphorylation, carbon metabolism, TCA cycle and respiratory electron transport)时，作者团队大致可以确认这一系列变化与线粒体相关。这一看似显然的结论，在综合三大组学数据之前，其实无法从任意的单一组学数据中得到。

表 4-1-2　整合各个通路的结果

通路	基因集中的计数	伪发现率
生物过程数据库（GO）		
小分子代谢过程（GO：0044281）	102/933	1.94E-83
氧化还原法（GO：0055114）	82/564	1.06E-73
generation of precursor metabolites and energy（GO：0006091）	50/187	4.30E-54
分子功能 (GO)		
催化活性（GO：0003824）	118/2 668	3.23E-58
氧化还原酶活性（GO：0016491）	61/458	3.20E-51
辅因子结合（GO：0048037）	46/350	1.35E-37
细胞成分 (GO)		
线粒体（GO：0005739）	123/817	3.99E-122
线粒体部分（GO：0044429）	94/514	1.14E-95
线粒体基质（GO：0005759）	52/179	7.22E-59
KEGG 通路		
代谢途径（rno01100）	109/1 240	3.34E-82
氯化磷酸化（rno00190）	40/130	1.52E-45
碳代谢（rno01200）	37/112	4.08E-43
Reactome 数据库通路		
三羧酸循环与呼吸电子传递（RNO-1428517）	46/123	8.62E-56
代谢（RNO-1430728）	82/1 330	2.63E-47
丙酮酸代谢和三羧酸循环（RNO 71406）	22/34	2.13E-30

研究者总结了每条显著富集通路上的蛋白/基因，然后分别在各个单独组学数据中进行了对比。其中97%的蛋白/基因，在单独的组学数

据分析中,不能够满足统计显著性要求或者变化幅度不能达标;有些甚至在单独组学分析中得到与多组学大数据分析相反的结论。这一点深刻地揭示了多组学研究的必要性和重要性。

为什么线粒体的蛋白/基因变化最显著,而其他蛋白却在孕期缺氧组和对照组中尤其是成年大鼠样品中趋于一致?这就涉及进一步的组学数据关联。这里研究者利用了Chan等在2014年发表的一套小鼠蛋白周转周期的数据。在这项研究中,Chan等利用同位素标记技术,测量了小鼠心脏蛋白的周转周期。所谓蛋白周转周期,就是一个蛋白从被合成出来,到被替换,所需要的时间。这一时间越长,说明这一蛋白越少被替换。在人体中,有一些蛋白,如人眼的晶状体蛋白,是终生不会被替换的。Chan等发现,心脏线粒体蛋白,在所有小鼠心脏蛋白中,是循环周期最长的,最长可以达到上百天。如果换算成大鼠的发育时间/寿命,这些蛋白将会在几个月之中都无法被替换。

将这些通路上的蛋白/基因与Chan等测量的蛋白寿命进行进一步关联,研究者就得到了一些非常关键的结论。在线粒体通路上的一些显著变化的蛋白,如呼吸链复合物Ⅰ的Ndufs3、Ndufv2、Ndufs4、Ndufb5和LOC100912599,在大鼠体内的预测半衰期达到了200天。如果换算成人体的更新替代率,这些蛋白的半衰期可达到数年甚至数十年。这就进一步揭示了为什么在胎儿期由缺氧导致重构的线粒体蛋白,尤其是呼吸链复合物的组成部分,会在出生以后继续对心肌细胞和心脏发育产生深远的影响。而在同一时间,绝大多数其他蛋白和代谢物能够逐渐恢复到正常水平。研究者从而推论,孕期缺氧导致了大鼠胎儿心脏线粒体的呼吸链复合物重构为较低耗氧的构型,从而在低氧环境中生存下来。但这一适应性变化,在出生后环境恢复到富氧环境后,由于心脏线粒体蛋白的长寿命,不能及时被替换,所以在其他蛋白逐渐被替换并恢复到缺氧之前水平的情况下,心脏线粒体蛋白仍然会继续影响出生后的心肌细胞和心脏发育。这一研究结论的后续大型哺乳动物的验证试验目前仍在进行中。

通过这一分析实例,我们可以看到多组学分析在实际应用中发挥的巨大作用,尤其是能够将看似自相矛盾、无法互相整合的多组学数据充分利用,从而达到对复杂生命系统的更深层次的认知和呈现。正确的多组学分析能带来更高维度的高效性和准确性,是我们认识未知事物的一种有力的方法，值得认真学习与掌握。

（高　宇）

参考文献

[1] Koch R E, Josefson C C, Hill G E. Mitochondrial function, ornamentation, and immunocompetence[J]. Biological reviews of the cambridge philosophical society, 2017, 92(3): 1459–1474.

[2] Lei Y, Zhang X, Xu Q, et al. Autophagic elimination of ribosomes during spermiogenesis provides energy for flagellar motility[J]. Developmental cell, 2021, 56(16): 2313–2328.e7.

[3] Mishima Y. Electron microscopic cytochemistry of melanosomes and mitochondria[J]. Journal of histochemistry & cytochemistry, 1964, 12: 784–790.

[4] Frey T G, Mannella C A. The internal structure of mitochondria[J]. Trends in biochemical sciences, 2000, 25(7): 319–324.

[5] Pendergrass W, Wolf N, Poot M. Efficacy of Mitotracker Green and CMXrosamine to measure changes in mitochondrial membrane potentials in living cells and tissues[J] Cytometry part A, 2004, 61(2): 162–169.

[6] Gao G, Wang Z, Lu L, et al. Morphological analysis of mitochondria for evaluating the toxicity of α–synuclein in transgenic mice and isolated preparations by atomic force microscopy[J]. Biomedicine & pharmacotherapy, 2017, 96: 1380–1388.

[7] Byström S. Estimation of aerobic and anaerobic metabolism in isometric forearm exercise[J]. Upsala journal of medical sciences, 1994, 99(1): 51–62.

[8] Jornayvaz F R, Shulman G I. Regulation of mitochondrial biogenesis[J]. Essays in biochemistry, 2010, 47: 69–84.

[9] Fernie A R, Carrari F, Sweetlove LJ. Respiratory metabolism: glycolysis, the TCA cycle and mitochondrial electron transport[J]. Current opinion in plant biology, 2004, 7(3): 254–261.

[10] Nolfi-Donegan D, Braganza A, Shiva S. Mitochondrial electron transport chain: oxidative phosphorylation, oxidant production, and methods of measurement[J]. Redox biology, 2020, 37: 101674.

[11] Klinge C M. Estrogenic control of mitochondrial function[J]. Redox biology, 2020, 31: 101435.

[12] Sharma S, Bhattarai S, Ara H, et al. SOD2 deficiency in cardiomyocytes defines defective mitochondrial bioenergetics as a cause of lethal dilated cardiomyopathy[J]. Redox biology, 2020, 37: 101740.

[13] O'Brien A, Hanlon M M, Marzaioli V, et al. Targeting JAK–STAT signalling alters PsA synovial fibroblast pro-inflammatory and metabolic function[J]. Frontiers in immunology, 2021, 12: 672461.

[14] Gupte A A, Cordero-Reyes A M, Youker K A, et al. Differential mitochondrial

function in remodeled right and nonremodeled left ventricles in pulmonary hypertension[J]. Journal of cardiac failure, 2016, 22(1): 73–81.

[15] Tonkonogi M, Walsh B, Svensson M, et al. Mitochondrial function and antioxidative defence in human muscle: effects of endurance training and oxidative stress[J]. Journal of cellular physiology, 2000, 528(2): 379–388.

[16] Hirst J. Mitochondrial complex I[J]. Annual review of biochemistry, 2013, 82: 551–575.

[17] Adrava Vanova K, Kraus M, Neuzil J, et al. Mitochondrial complex Ⅱ and reactive oxygen species in disease and therapy[J]. Redox report, 2020, 25(1): 26–32.

[18] Banerjee R, Purhonen J, Kallijärvi J. The mitochondrial coenzyme Q junction and complex Ⅲ: biochemistry and pathophysiology[J]. FEBS journal, 2022, 289(22): 6936–6958.

[19] Mansilla N, Racca S, Gras D E, et al. The complexity of mitochondrial complex Ⅳ: an update of cytochrome c oxidase biogenesis in plants[J]. International journal of molecular sciences, 2018, 19(3): 662.

[20] Yin M, O'Neill LAJ. The role of the electron transport chain in immunity[J]. FASEB journal, 2021, 35(12): e21974.

[21] Zhang B, Pan C, Feng C, et al. Role of mitochondrial reactive oxygen species in homeostasis regulation[J]. Redox report, 2022, 27(1): 45–52.

[22] Chen B, Li H, Ou G, et al. Curcumin attenuates MSU crystal-induced inflammation by inhibiting the degradation of IκBα and blocking mitochondrial damage[J]. Arthritis research & therapy, 2019, 21(1): 193.

[23] Braczko A, Kutryb-Zajac B, Jedrzejewska A, et al. Cardiac mitochondria dysfunction in dyslipidemic mice[J]. International journal of molecular sciences, 2022, 23(19): 11488.

[24] Bonora M, Giorgi C, Pinton P. Molecular mechanisms and consequences of mitochondrial permeability transition[J]. Nature reviews molecular cell biology, 2022, 23(4): 266–285.

[25] Chen C C, Cang C, Fenske S, et al. Patch-clamp technique to characterize ion channels in enlarged individual endolysosomes[J]. Nature protocols, 2017, 12(8): 1639–1658.

[26] Bai J, Xie N, Hou Y, et al. The enhanced mitochondrial dysfunction by cantleyoside confines inflammatory response and promotes apoptosis of human HFLS–RA cell line via AMPK/Sirt 1/NF–κB pathway activation[J]. Biomedicine & pharmacotherapy, 2022, 149: 112847.

[27] Al-Zubaidi U, Liu J, Cinar O, et al. The spatio-temporal dynamics of mitochondrial membrane potential during oocyte maturation[J]. Molecular human reproduction, 2019, 25(11): 695–705.

[28] Zhang Y, Lipton P. Cytosolic. Ca^{2+} changes during in vitro ischemia in rat hippocampal slices: major roles for glutamate and Na^{+}-dependent Ca^{2+} release from mitochondria[J]. Journal of neuroscience, 1999, 19(9): 3307–3315.

[29] Niu K, Fang H, Chen Z, et al. USP33 deubiquitinates PRKN/parkin and antagonizes its role in mitophagy[J]. Autophagy, 2020, 16(4): 724–734.

[30] Malaiyandi LM, Sharthiya H, Barakat AN, et al. Using FluoZin–3 and fura–2 to monitor acute accumulation of free intracellular Cd^{2+}in a pancreatic beta cell line[J]. Biometals, 2019, 32(6): 951–964.

[31] Fonteriz RI, de la Fuente S, Moreno A, et al. Monitoring mitochondrial[Ca^{2+}] dynamics with rhod–2, ratiometric pericam and aequorin[J]. Cell Calcium, 2010, 48(1): 61–69.

[32] Reuter S, Gupta SC, Chaturvedi MM, et al. Oxidative stress, inflammation, and cancer: how are they linked?[J]. Free radical biology and medicine, 2010, 49(11): 1603–1616.

[33] Ma X M, Geng K, Law B Y, et al. Lipotoxicity-induced mtDNA release promotes diabetic cardiomyopathy by activating the cGAS–STING pathway in obesity-related diabetes[J]. Cell biology and toxicology, 2023, 39(1): 277–299.

[34] Clayton S A, MacDonald L, Kurowska-Stolarska M, et al. Mitochondria as key players in the pathogenesis and treatment of rheumatoid arthritis[J]. Frontiers in immunology, 2021, 12: 673916.

[35] Engle D D, Tiriac H, Rivera K D, et al. The glycan CA19–9 promotes pancreatitis and pancreatic cancer in mice[J]. Science, 2019, 364(6446): 1156–1162.

[36] Liberti M V, Locasale J W. The Warburg Effect: how does it benefit cancer cells?[J]. Trends in biochemical sciences, 2016, 41(3): 211–218.

[37] Knovich M A, Storey J A, Coffman LG, et al. Ferritin for the clinician[J].Blood reviews, 2009, 23(3): 95–104.

[38] McGeachy M J, Cua D J, Gaffen SL. The IL–17 family of cytokines in health and disease[J]. Immunity, 2019, 50(4): 892–906.

[39] Zheng X, Qian Y, Fu B, et al. Mitochondrial fragmentation limits NK cell-based tumor immunosurveillance[J]. Nature immunology, 2019, 20(12): 1656–1667.

[40] 史景云，孙奋勇，刘海鹏，等.肺部多发磨玻璃结节中西医结合防治一体化专家共识[J].肿瘤，2022，42(7)：451–465.

[41] Xu C M, Luo Y L, Li S, et al. Multifunctional neuron-specific enolase: its role in lung diseases[J]. Bioscience reports, 2019, 39(11): BSR20192732.

[42] 曹亮，郭彦伟，王志伟，等. NSE与非小细胞肺癌化疗预后的关系[J].中国现代医生，2014，52(17)：32–34+38.

[43] Koch A, Joosten S C, Feng Z, et al. Analysis of DNA methylation in cancer: location revisited[J]. Nature reviews clinical oncology, 2018, 15(7): 459–466.

[44] 林列坤，卢春生，郑义，等.支气管肺泡灌洗液SHOX2和RASSF1A基因甲基化检测在临床肺癌诊断中的应用[J].中国实用医药，2019，14(18)：1–3.

[45] Doyle L M, Wang M Z. Overview of extracellular vesicles, their origin, composition, purpose, and methods for exosome lsolation and analysis[J]. Cells, 2019, 8(7): 727.

[46] Zhang Y, Zhang Y, Yin Y, et al. Detection of circulating exosomal miR–17–5p

serves as a novel non-invasive diagnostic marker for non-small cell lung cancer patients[J]. Pathology research and practice, 2019, 215(8): 152466.

[47] Tamiya H, Mitani A, Saito A, et al. Exosomal microRNA expression profiling in patients with lung adenocarcinoma-associated malignant pleural effusion[J]. Anticancer research, 2018, 38(12): 6707−6714.

[48] Best M G, Sol N, In't Veld SGJG, et al. Swarm intelligence-enhanced detection of non-small-cell lung cancer using tumor-educated platelets[J]. Cancer cell, 2017, 32(2): 238−252.e9.

[49] Zu R, Yu S, Yang G, et al. Integration of platelet features in blood and platelet rich plasma for detection of lung cancer[J]. Clinica chimica acta, 2020, 509: 43−51.

[50] Xing S, Zeng T, Xue N, et al. Development and validation of tumor-educated blood platelets integrin alpha 2b (ITGA2B) RNA for diagnosis and prognosis of non-small-cell lung cancer through RNA-seq[J]. International journal of biological sciences, 2019, 15(9): 1977−1992.

[51] Shen K, Pender C L, Bar-Ziv R, et al. Mitochondria as cellular and organismal signaling hubs[J]. Annual review of cell and developmental biology, 2022, 38: 179−218.

[52] Caturegli P, De Remigis A, Rose N R. Hashimoto thyroiditis: clinical and diagnostic criteria[J]. Autoimmunity reviews, 2014, 13(4−5): 391−397.

[53] Zheng X, Lu G, Yao Y, et al. An Autocrine IL−6/IGF−1R loop mediates EMT and promotes tumor growth in non-small cell lung cancer[J]. International journal of biological sciences .2019;15(9): 1882−1891.

[54] Cheung E C, Vousden K H. The role of ROS in tumour development and progression[J]. Nature reviews cancer, 2022, 22(5): 280−297.

[55] Yi L, Shen H, Zhao M, et al. Inflammation-mediated SOD−2 upregulation contributes to epithelial-mesenchymal transition and migration of tumor cells in aflatoxin G1−induced lung adenocarcinoma[J]. Scientific reports, 2017, 7(1): 7953.

[56] Chung-man Ho J, Zheng S, Comhair SA, et al. Differential expression of manganese superoxide dismutase and catalase in lung cancer[J]. Cancer research, 2001, 61(23): 8578−8585.

[57] 费鸿翔，王菲，申长兴，等．扶正运化方联合消融治疗肺部多发磨玻璃结节的前瞻性随机对照研究［J］．肿瘤，2022，42（7）：481−488.

[58] 王凌星，黄子扬，李美美，等．妊娠不同时期缺氧对雄性子代大鼠成年期心肌重构的影响［J］．中华围产医学杂志，2014，17（10）：696−700.

[59] Chan X C, Black C M, Lin A J, et al. Mitochondrial protein turnover: methods to measure turnover rates on a large scale[J]. Journal of molecular and cellular cardiology, 2015, 78: 54−61.

第二章
线粒体重激活技术的系列基础研究

第一节　筛选线粒体药物组合的体内试验及其“生物大分子”网络互作研究

近几十年来，针对肿瘤的治疗从手术到化疗、放疗、靶向治疗和免疫治疗，患者的生存期略有提高，但是都没有针对肿瘤发生的根本原因进行预防和干预，或者说我们还没找到根本原因，只能治标不能治本。随着《“健康中国2030”规划纲要》的发布，国家对于肿瘤的管理已经从晚期补救转向早期预防、早期诊断、早期治疗和早期康复。而能量整合医学从生物演化论的角度寻找肿瘤发生的自然本质，从炎癌变入手去除致病因素并修复受损的线粒体功能，通过重建线粒体提升人体ATP能量-神经-内分泌-免疫网络能级，进而实现对人体重大疾病的防控，有助于填补此领域的空白并引领思考与创新，对今后的抗衰老研究也意义深远。

肿瘤的发生是内因和外因综合作用的结果。内因上，人体的细胞中含有可导致细胞癌变的易感基因，这些癌症易感基因可以遗传给后代；癌基因一般处于静止或低水平的稳定表达。外因上，环境污染、食品污染日趋加剧，人类的生活环境不断恶化，对致癌因素（化学物质、塑料微颗粒、农残等）的暴露越来越频繁。物理、化学、生物等方面的各种外源性致癌物和氧自由基等内源性损伤因子首先引起线粒体DNA的突变进而导致线粒体功能的下降，通过“逆传导”引起核基因的异常表达，最终导致肿瘤的形成与发展。

内因和外因相互促进构成恶性循环，最终导致癌变。人体细胞的稳定性和线粒体的稳定性只能是相对的，机体在环境污染、化学污染、食物污染、电离辐射、自由基毒素、微生物（细菌、真菌、病毒等）及其代谢毒素、遗传因素等各种致癌物质及致癌因素的作用下，癌症基因被激活，开始“作恶”，改变基因以适应不断恶化的内环境，导致癌变的发生。而免疫系统线粒体子网络的功能下降导致免疫紊乱致使机体对于肿瘤细胞的识别和杀伤出现漏洞，导致癌变的进展和扩散。因此，可以说癌症是机体内环境在被致病因素严重破坏后细胞启动自我保护机制，以适应恶化内环境的一种表现，也是人体自我ATP能量-神经-内分泌-免疫网络受到破坏的一种结果。

作为各器官组织代谢的直接能量来源，ATP主要来自线粒体的有氧呼吸。近期*Science*的一篇文章揭示了ATP的一种前所未知的功能，微摩尔的ATP即可完成机体的生化反应，但在细胞质中存在毫摩尔级的ATP，机体为何要保持这么高的ATP浓度一直是个未解之谜。德国马克斯-普朗克研究所最新发现毫摩尔级的ATP能够防止“生物大分子”的聚集或将凝集的“生物大分子”溶解，以维持蛋白的溶解度，抑制异常“相变”的发生，从而阻止“生物大分子”的病理性聚集，使细胞保持在有效的变化之中。ATP浓度可以导致预期的表型，浓度下降促进凝集的“生物大分子”病理性沉淀，浓度提升至毫摩尔级有利于病理性凝聚的“生物大分子”溶解。若将ATP作为突破口，恢复细胞内ATP浓度可能是早期预防及治疗肺癌的全新策略。

随着理解的不断深入，作者团队进行了一系列的基础研究以丰富和验证能量整合医学的创新方法学。我们从线粒体膜、电子呼吸链、互作底物几大方面进行系统性研究。

1. 线粒体膜

线粒体膜的重要性体现在很多方面，最主要的包括：① 线粒体外膜上有多种激素和神经递质的受体（如褪黑素受体、糖皮质激素受体、甲状腺激素受体、孕激素受体、雌激素受体等），人体激素和神经递质很大程度上是通过线粒体膜上受体作用于线粒体，调控线粒体产生的能量，从而发挥调节机体的作用。② 线粒体内膜上锚着电子呼吸链，如果内膜受到破坏，电子呼吸链则无法高效产能，可谓是“唇亡齿寒”。线粒体膜的主要成分是多不饱和脂肪酸，这导致了它很容易被氧化的特点，因此需要更多关注抗氧化，从而保护内膜的多不饱和脂肪酸。

2. 电子呼吸链

电子呼吸链由多种蛋白复合物、移动的电子载体、泛醌等组成，电子呼吸链的通畅离不开充足的组成物质及氧化还原的平衡。

3. 互作底物

机体微生物与机体细胞线粒体功能之间的关系十分密切。一方面，肠道微生物可直接或通过短链脂肪酸、硫化氢和一氧化氮等代谢产物间接影响与线粒体相关的能量代谢过程，调节mtROS的产生，进而调控线粒体甚至整个机体的免疫反应。另一方面，细胞线粒体功能紊乱和基因组的遗传变异也会影响机体微生物的组成和功能，健康微生物和线粒体间良性的互作关系能够促进机体的全面健康。

针对线粒体在肿瘤发生发展中的作用已作了详尽的阐述，如何让靶向线粒体的治疗达到高效、安全和有据可循是作者团队一直探索的方向。经过大量的文献研究和密切的临床观察之后，作者团队创新性地提出了立体赋能线粒体的方法学，在赋能的几大关键要素中初步筛出了几组药物，并进行体内外有效性的验证，为靶向线粒体药物组合提供了循证依据。对线粒体进行全面、立体的建设需要的药物包括：① 与线粒体外膜上受体相关的物质：甲状腺激素（T_3）、酪氨酸（Try）、褪黑素（MLT）、DHEA、孕烯醇酮（Pre）；② 与线粒体内膜和电子呼吸链抗氧化相关的物质：还原性谷胱甘肽（GSH）、硫辛酸（LA）、辅酶Q、硒（Se）、DHA、胆碱、维生素C、各线粒体复合物酶，穿越线粒体的微量元素、维生素和氨基酸；③ 与线粒体环境和作用底物相关的物质：益生菌、益生元、合生元、甜菜碱等。

按照对于线粒体功能的提升度，作者团队将线粒体药物分为三大类，即线粒体内环药物群、线粒体中环药物群和线粒体外环药物群，并选择了每一大类中的代表性药物进行线粒体三环立体建设理论构建的基础研究。① 内环药物群：硒、褪黑素、Pre/DHEA；② 中环药物群：GSH、LA、Q_{10}；③ 外环药物群：双歧杆菌。

一、线粒体药物提前干预可有效抑制肺癌的发生发展

试验结果显示：提前给单药组与种瘤同时给药组及种瘤后给药组相比，提前给单药组的肿瘤体积较后两组明显缩小，提前给单药组瘤组织内的ATP浓度明显提升。在种瘤后给药组中看到：给予辅酶Q_{10}、T_3和酪氨酸组的肿瘤体积反而增大（图4-2-1）。

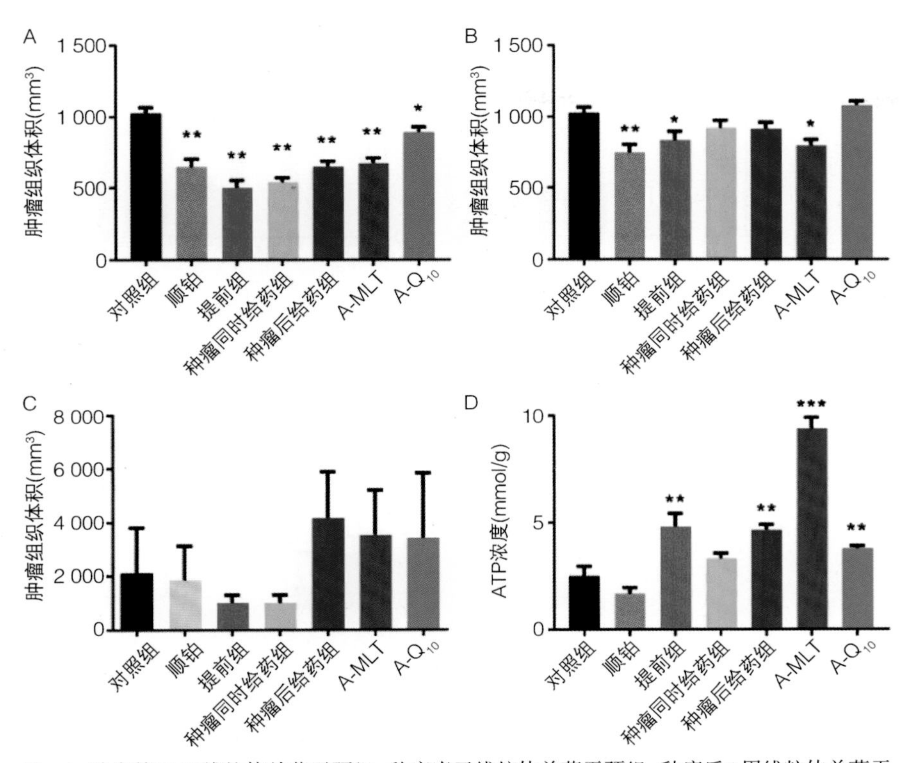

注：A. 种瘤前10天线粒体单药干预组、种瘤当天线粒体单药干预组、种瘤后1周线粒体单药干预组，各组小鼠肿瘤体积大小。B. 种瘤当天线粒体单药干预，各组小鼠肿瘤体积大小。C. 种瘤后1周线粒体单药干预，各组小鼠肿瘤体积大小。D. 提前单药干预组肿瘤组织内ATP浓度。*：$P < 0.05$，**：$P < 0.01$。

图4-2-1　线粒体单药提前干预可有效抑制肺癌的发生发展

二、线粒体药物组合提前干预可以显著预防和抑制肺癌的发生发展

如图4-2-2所示，小鼠种瘤前10天进行联合给药，每种组合方案相比于对照组都表现出了显著抑制肿瘤生长的作用，其中7药组合是所有组合中抗癌效果最明显的。这表明立体提升线粒体功能对于抗肿瘤效果有着积极的意义，只有全面而立体地提供线粒体所需的各种要素，才能达到最大化的抗肿瘤效果，提前建设线粒体，对于防治重大疾病有着重要的意义。

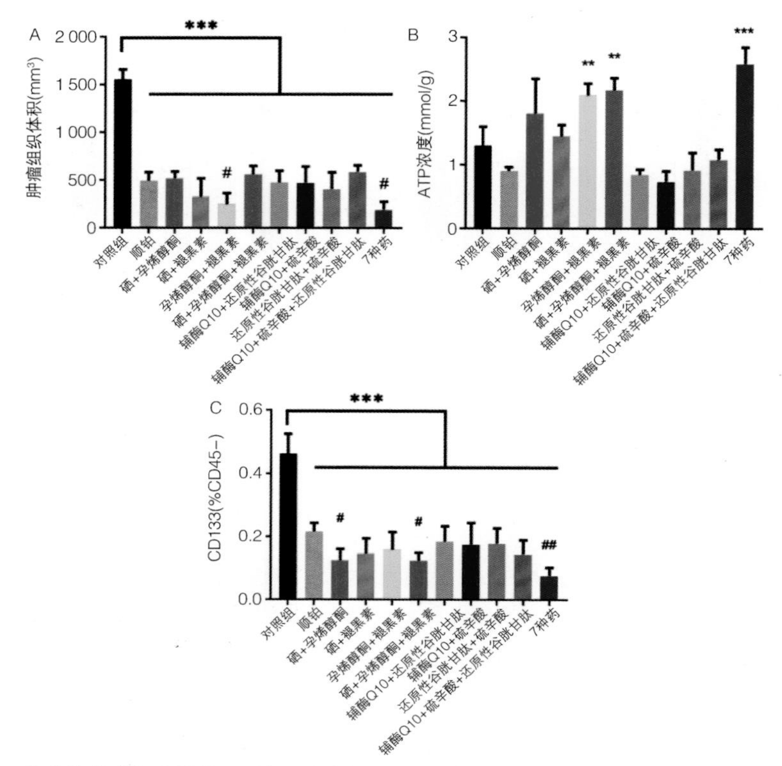

注：A. 线粒体药物组合提前干预各组小鼠的肿瘤组织体积。B. 各组小鼠的肿瘤组织内ATP浓度。C. 血清CD133含量。n=5只/组，*/#：P < 0.05，**/##：P < 0.01，***：P < 0.001，(*，与对照组比较；#，与DDP组比较)。含有Pre的药物干预组（Se+Pre、Pre+褪黑素、Se+Pre+褪黑素、7种药）均优于单纯的抗氧化组（GSH+辅酶Q_{10}等）。

图4-2-2　线粒体药物组合提前干预对肿瘤有明显的治疗效果

三、七药组合提前干预的组学分析

为进一步探究上述现象中的分子机制，作者团队将线粒体药物组合提前干预组中的对照组、DDP组和七药组合干预组的9个小鼠瘤体组织做了蛋白组学分析、转录组学分析及代谢组学分析，并对三大组学的数据进行挖掘和联合处理（如图4-2-3）。

（一）七药组合提前干预可调控线粒体相关的基因和蛋白表达

这些基因和线粒体各项功能息息相关，均以线粒体为核心，形成线粒体工作网络，从氧化磷酸化、电子呼吸链，线粒体转录、蛋白修饰、转运，钙离子、氯离子通道，线粒体形态、凋亡，线粒体质控，经典的TOMOR、

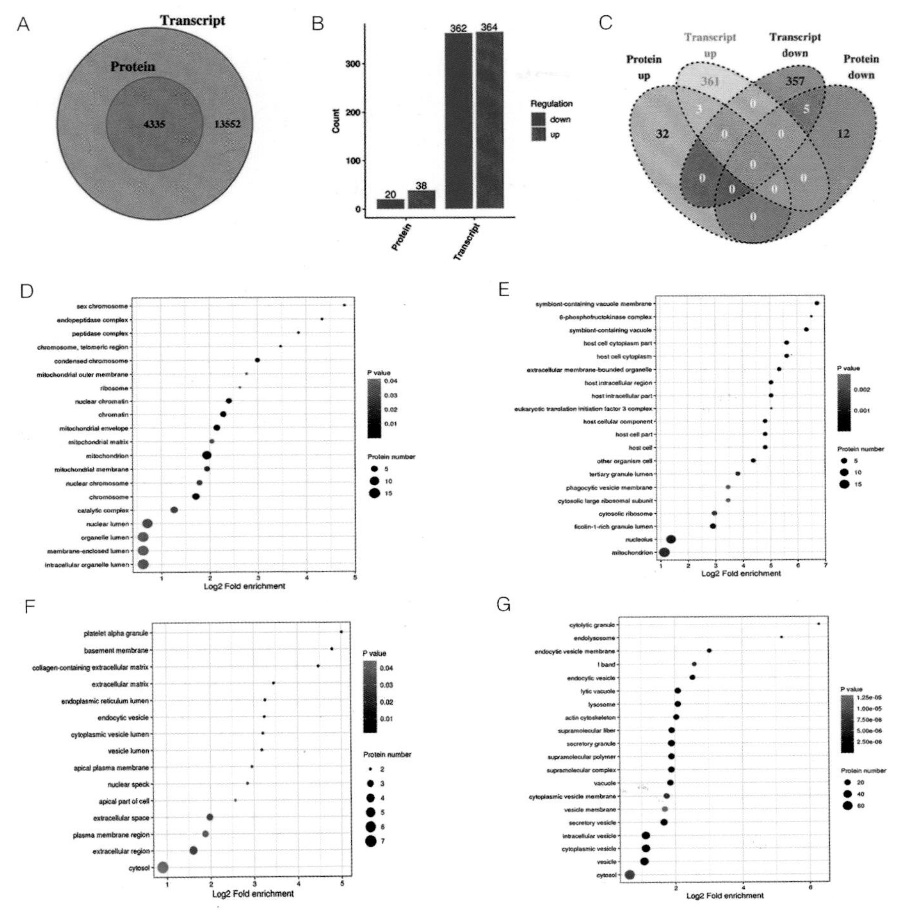

注：A. 对照组、DDP组和七药组合干预的转录和蛋白组基因集、基因个数。B. 各组中转录和蛋白中上调基因与下调基因的数量分布。C. 各组中转录和蛋白同时上调和同时下调的基因数量分布。D. 各组中转录上调的差异基因富集。E. 各组中蛋白上调的差异基因富集。F. 各组中转录下调的差异基因富集。G. 各组中蛋白下调的差异基因富集。

图4-2-3 七药组合提前干预的差异蛋白、基因

AMPK、细胞核相关通路，线粒体内膜独特性等多种途径调节线粒体状态，发挥线粒体调节离子稳态、生物发生、信号转导、能量代谢、氧化还原及细胞凋亡的六大功能(图4-2-3)。

(二) 七药组合提前干预调控线粒体相关基因，尤其是线粒体氧化磷酸化

结果显示：相对于对照组，在七药干预组中与线粒体自噬和氧化应激相关的基因下调，与线粒体氧化磷酸化、ATP合成、生物发生及细胞凋亡相关基因上调。线粒体能量代谢相关基因（ATP5O、ATP5D、SUCLG1、DLAT、SUCLG2、IDH3G、CYC1、DLD）和线粒体生物发生相关基因（TIMM23、PHBB2、MPRL12、TOMM7、PHB2、KARS1、TSFM、CLPX）位于差异基因相互作用网络中的核心位置。

（三）七药组合提前干预改善肺癌造成的代谢损伤

以上各组实验发现七药干预后的代谢明显聚焦于质子能量代谢、生物合成的区域（图4-2-5），和线粒体的六大功能密切相关。

综上所述，七药联合提前干预以全方位、多角度靶向线粒体的用药设计，立体赋能线粒体（图4-2-4），从线粒体膜、电子呼吸链、互作底物三个方面建设健康的线粒体；利用三大组学数据进行网络互作分析，展示了七药联合为线粒体保驾护航的全景图，揭示了七药联合协同生物大分子在线粒体多维度功能中的内在关联性；通过赋能线粒体，提升线粒体生物发生、信号转导、能量代谢、氧化还原、离子平衡和细胞凋亡六大功能，快速修复肿瘤细胞对机体的损伤，从而抑制癌症的发生发展；为临床中肺癌乃至多种癌症的预防及治疗提供了新的思路，指明了新的方向，在临床疾病治疗中极具应用潜力。此发现已获得中国发明专利授权两项。（本节涉及的研究内容目前已发表于国际期刊。）

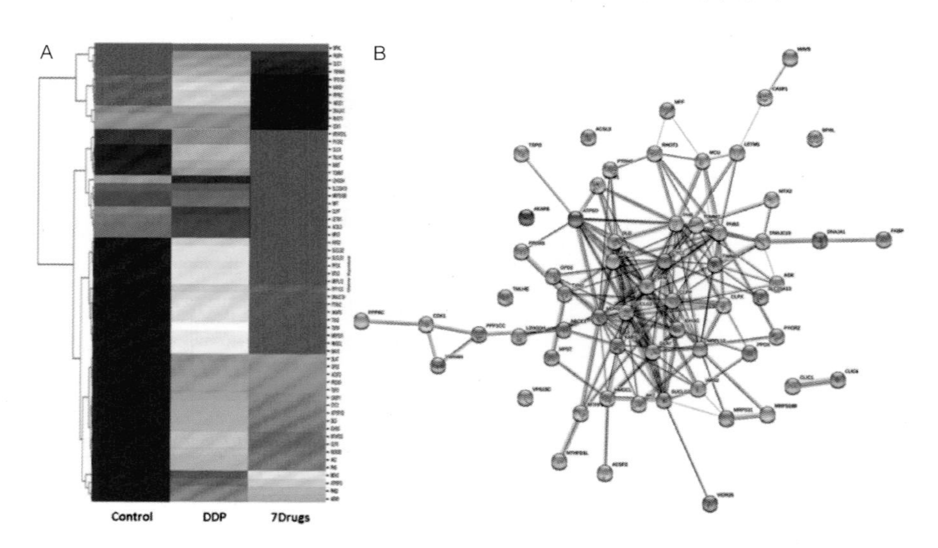

注：A. 通过组学富集到的与线粒体相关的差异基因；B. 线粒体相关基因网络图。

图4-2-4　七药组合干预主要通过线粒体能量代谢和生物发生提高线粒体功能

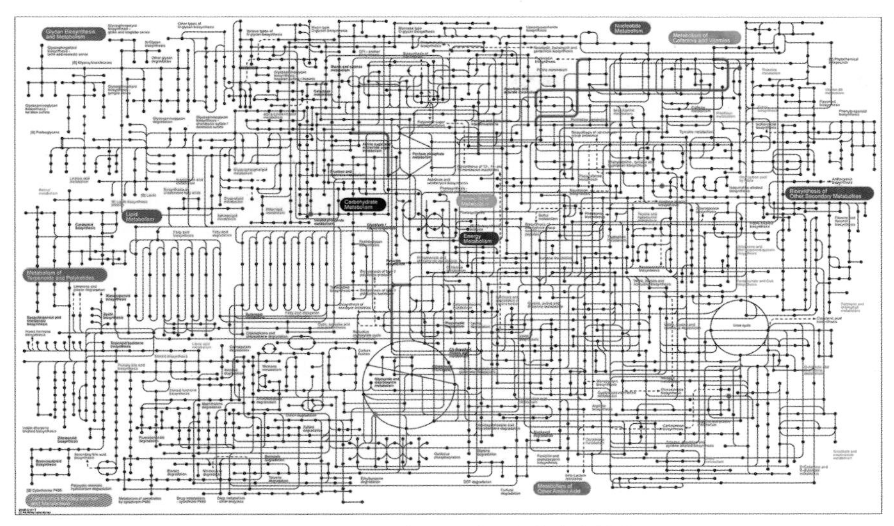

注：红色表示该蛋白或代谢物表达上调，绿色表示该蛋白或代谢物表达下调。

图4-2-5 七药干预肺癌后的代谢组学iPath网络通路

（郝冰洁 张颜菲 范理宏）

第二节 双歧杆菌通过“肠-肺轴”调控肺肿瘤细胞线粒体质控系统改善化疗疗效

一、引言

肺癌是目前世界范围内死亡率最高的恶性肿瘤，其治疗失败的最重要原因之一是顺铂化疗耐药。因此，临床亟需寻找逆转顺铂耐药的药物，并阐明其具体作用机制。

肠道菌群是能量整合医学中十分关注的，菌群管理是能量整合医学治疗的组成部分之一。肠道菌群不仅影响了肿瘤的发生发展，还与肿瘤的化疗敏感性密切相关。一方面顺铂等化疗药物可以破坏肠道菌群结构和黏膜屏障，严重损伤肠道功能；另一方面，肠道菌群的破坏和失衡也大大降低人体对奥沙利铂等化疗药物的敏感性。因此，通过修复化疗药物导致的肠道菌群失衡的方式提升肿瘤对顺铂的敏感性已经成为提升肿瘤化疗疗效的重要治疗方案。

在前面的章节中已经提到了机体健康菌群是重要的线粒体互作底

物，肠道微生物与肠道细胞线粒体功能之间的关系十分密切。一方面，肠道微生物可直接或通过短链脂肪酸、硫化氢和一氧化氮等代谢产物间接影响与胃肠道细胞线粒体相关的能量代谢过程，调节mtROS的产生，调控线粒体甚至整个机体的免疫反应。另一方面，肠道细胞线粒体功能紊乱和基因组的遗传变异也会影响机体微生物的组成和功能。

线粒体在肿瘤发生发展过程中发挥核心作用，同时参与化疗抵抗，但其中的具体机制仍未被探索。作者团队前期设计的临床研究结果表明双歧杆菌联合顺铂治疗能够有效提高化疗疗效，同时缓解了顺铂对患者肠道菌群结构的改变，拟杆菌（Bacteroidia）比例提高，梭菌（Clostridia）比例降低，保证了肠道菌群的多样性与完整性。为了深入探究其作用机制，作者团队设计了一系列动物与细胞试验，旨在阐明双歧杆菌通过肠–肺轴提升肺癌化疗疗效的一种全新的机制。

二、结果

（一）动物体内试验表明双歧杆菌有效提升顺铂化疗疗效

为了研究双歧杆菌对肺癌化疗疗效的影响，作者团队利用C57BL/6J小鼠建立了Lewis肺癌荷瘤模型。试验设立了小鼠单用DDP（Cisplatin，顺铂）治疗组（DDP组）、DDP联合双歧杆菌治疗组（BIF+DDP组）以及单用双歧杆菌治疗组（BIF组）和对照组（Control组），共4组（图4–2–6A）。对于BIF组和BIF+DDP组小鼠，作者团队于荷瘤前1周开始灌胃双歧杆菌。对于DDP与BIF+DDP组，作者团队于荷瘤1周后开始腹腔注射DDP。给药开始后，每隔3天测量1次肿瘤体积，并绘制瘤体生长曲线（图4–2–6C），于种瘤后第28天取出瘤体，终止试验。作者团队对不同组小鼠的肿瘤大小进行分析。DDP组和BIF+DDP组小鼠瘤体与BIF和对照组相比，肿瘤生长均受到显著抑制（图4–2–6B，D）。通过相对瘤体积的比较，作者团队发现：与DDP组相比，BIF+DDP组抑瘤作用更明显（图4–2–6E），并且随着给药时间的延长，这种抑制优势更加显著。这些结果表明，在小鼠体内BIF+DDP治疗对肺癌具有十分显著的抑制作用，同时BIF加强了DDP对瘤体的抑制作用。

（二）双歧杆菌通过上调肠道益生菌菌群丰度显著修复顺铂引起的肠道代谢物紊乱和肠道结构损伤

对BIF组、DDP组、BIF+DDP组及对照组小鼠的粪便样本进行肠道菌

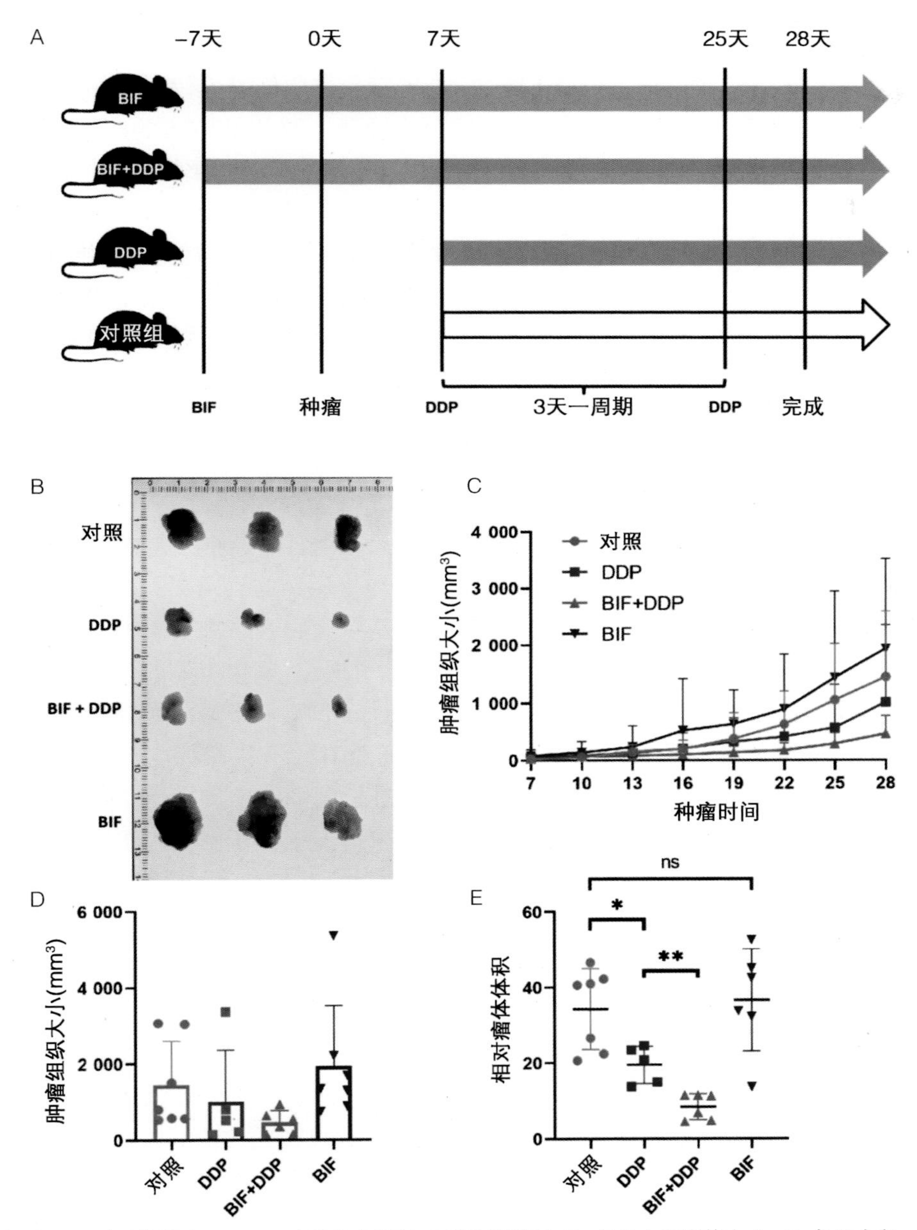

注：A. 试验设计在C57BL/6小鼠体内进行，0天种瘤当天；B. 各组小鼠瘤体大小；C. 各组小鼠瘤体的体积随时间变化；D. 处理当天小鼠瘤体体积的大小，E. 处理当天小鼠瘤体体积的相对大小（*，$P < 0.05$，**，$P < 0.01$，***，$P < 0.005$）。

图 4-2-6　BIF 在小鼠肺癌模型中有效提高顺铂化疗的疗效

群16s rRNA分析。NMDS分析显示，4组样本的肠道菌群分布存在差异性。接着，作者团队通过Chao1指数分析小鼠肠道菌群的α多样性，结果表明双歧杆菌逆转了由DDP造成的肠道菌群紊乱。对各组小鼠肠道菌群构成进行分析后发现：拟杆菌在DDP组中的含量显著低于BIF组、BIF+DDP组、对照组；同时，梭状芽孢杆菌在DDP组中的含量显著高于对照组、BIF+DDP组和BIF组。对各组小鼠中段小肠组织进行HE病理染色，发现，与对照组相比，DDP组的小肠固有层变薄、腺体结构紊乱；而与DDP组相比，BIF+DDP组的小肠黏膜明显增厚，腺体更为完整。这一结果表明顺铂破坏了肠道内的菌群结构与小肠固有层的组织结构，而双歧杆菌逆转了由顺铂造成的肠道菌群结构失衡，并修复了顺铂对小肠黏膜固有层的破坏。

（三）小鼠瘤体蛋白质组学与小鼠瘤体代谢组学联合分析表明：双歧杆菌促进肠道与肺癌瘤体组氨酸代谢，抑制肺癌组织CLPP蛋白表达

作者团队对DDP组和BIF+DDP组的小鼠瘤体代谢物进行组学分析，得到瘤体的组间差异代谢物，并绘制差异代谢物的火山图。对瘤体差异代谢物进行KEGG通路富集分析，提示差异代谢通路主要集中在氨基酸代谢、脂代谢、能量代谢、转运与分解代谢等通路，其中上调的差异代谢物主要包括L-histidine、citric acid与isocitric acid等，而下调的差异代谢物包括pyroglutamic acid、acetylcholine等。通过对肠道代谢物与瘤体代谢物富集通路的联合分析，作者团队发现双歧杆菌同时上调了两个组学内组氨酸代谢通路。联合分析的结果提示BIF可能提升了肠道内组氨酸水平，并通过“肠-肺轴”途径提升肺癌组织内组氨酸代谢水平。

同时，作者团队对DDP组和BIF+DDP组的小鼠瘤体蛋白进行TMT定量蛋白质组学分析，共筛选出136个上调蛋白与135个下调蛋白。作者团队进一步对所有差异蛋白进行KEGG与GO通路富集分析，结果显示：通路主要集中在肽链内切酶活性调节（endopeptidase regulator activity）、游离脂肪酸氧化（free fatty acids oxidation）、丙氨酸-天冬氨酸-谷氨酸代谢（alanine aspartate and glutamate metabolism）等途径。进一步分析这些差异通路，发现在DDP与BIF+DDP组中显著改变的蛋白包括线粒体质量控制相关的水解蛋白酶CLPP（caseinolytic mitochondrial matrix peptidase proteolytic subunit）与增殖相关Stoml2的下调以及自噬相关的Serpina1家族蛋白的上调等。基于上述多组学联合分析，我们发现：相对于单用DDP组，BIF联合DDP增加了肠道与瘤体组织内的L-组氨酸（Lhistidine）的代谢水平，并下调了瘤体组织内CLPP蛋白的表达。

（四）细胞试验验证组氨酸通过下调CLPP表达提升肺肿瘤细胞对顺铂的敏感性

首先，作者团队在LLC和PC9细胞中验证组氨酸能否增加细胞对DDP的敏感性。CCK-8试验表明，组氨酸加强了DDP对肺肿瘤细胞的杀伤作用。通过镜下观察发现，单一使用组氨酸对各个肿瘤细胞系均无生长抑制作用，10 μmol/L DDP在不同肿瘤细胞系中产生较低的生长抑制作用，但二者合加后对肿瘤细胞的生长抑制作用明显提升。在PC9细胞中，10 μmol/L DDP对肿瘤细胞生长的抑制作用较低，但10 μmol/L DDP+1 mmol/L组氨酸组对PC9细胞的增殖抑制作用明显提升。在LLC细胞中也看到了相同的效果。通过流式细胞仪检测细胞凋亡的结果发现：组氨酸本身不具备抑制肿瘤细胞生长的能力，但组氨酸能够大大提升DDP诱导LLC的凋亡能力。1 mmol/L组氨酸联合10 μmol/L DDP使得DDP诱导细胞凋亡的比例提升，因此作者团队推断组氨酸具有协同顺铂杀伤肿瘤细胞的能力。相似的趋势也在PC9细胞中被发现。作者团队进一步通过Western 印迹证实了组氨酸提升凋亡蛋白caspase-3的表达量，促进顺铂对肺肿瘤细胞A549与PC9的凋亡作用。同时，作者团队将组氨酸替换为CLPP的抑制剂A2-32-01，同样发现抑制CLPP可以提升顺铂对肿瘤细胞的杀伤作用。

其次，作者团队在A549细胞系中验证组氨酸与顺铂对CLPP蛋白的影响，结果发现：在不加组氨酸组中，在10 μmol/L DDP干预后，CLPP蛋白表达量显著升高；在加入组氨酸组中，随着组氨酸浓度的提升，肿瘤细胞内CLPP蛋白的表达回归到较低水平。据此，我们考虑组氨酸可能通过改变CLPP蛋白的构型而影响CLPP蛋白吞噬、水解蛋白的活性与功能。为了验证这一推测，作者团队提取出A549细胞蛋白，并进行非变性凝胶电泳试验。在组氨酸的干预下，CLPP蛋白出现异构体，随着组氨酸浓度的提升，CLPP蛋白异构体的含量逐步提升。在Molecular Docking的模拟下，得到了可能产生氢键作用的5个结合位点，结合力达到−2.786 kcal/mol，提示组氨酸对CLPP蛋白具有一定的结合力，从而对CLPP蛋白的活性结构域产生改变，影响其水解促凋亡蛋白的功能，提升化疗疗效。

以上结果表明，BIF修复了被顺铂破坏的肠道黏膜和紊乱的肠道菌群。同时，菌群结构的恢复可能上调了肠道内的组氨酸代谢水平，并通过正向调节“肠肺轴”上调了肺癌组织内的组氨酸。癌组织内的组氨酸会靶向线粒体水解酶CLPP,并改善肺癌对顺铂的敏感性(图4-2-7)。

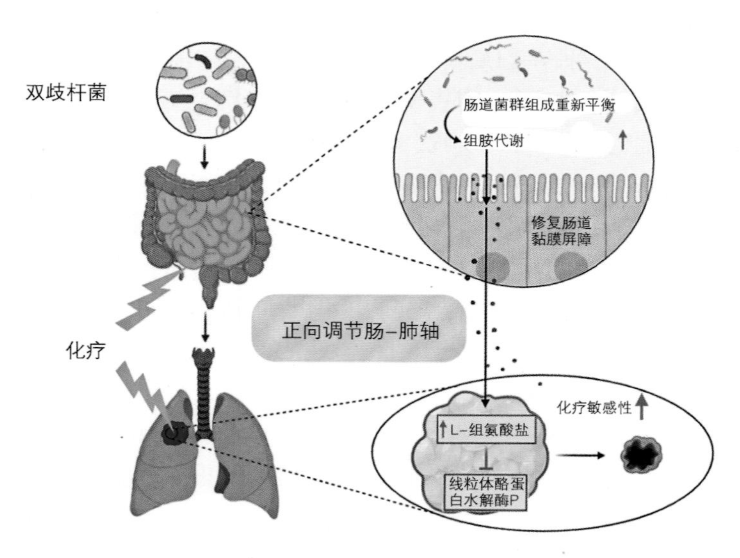

图4-2-7 **BIF通过“肠-肺”轴增强顺铂化疗疗效的潜在机制**

口服BIF后,BIF修复了由顺铂引起的肠道菌群失衡和肠道结构损伤,通过对“肠-肺”的正向调节,进一步促进L-组氨酸在肠道与肿瘤组织的代谢水平。肿瘤组织中的L-组氨酸直接与CLPP结合并抑制其表达水平,从而增强顺铂对肺癌的化疗效果。

三、讨论

2017年有研究者率先提出“肠-肺轴”概念,本研究中作者团队首次在肺癌治疗领域探索“肠-肺轴”机制。

目前虽然新的治疗手段层出不穷,但化疗仍是针对晚期肺癌的一线治疗方案之一。由于缺乏针对化疗药物敏感性的机制研究,多次化疗导致其敏感性不断降低的问题始终未被解决。大量研究发现,化疗会增加肠道炎症、削弱屏障功能,并伴随肠道菌群组成的变化及菌群多样性的下降等问题,主要表现为双歧杆菌、乳酸菌等益生菌的减少,以及大肠杆菌、葡萄球菌、拟杆菌的增加。在此研究中,作者团队首次在肺癌化疗领域阐明“肠-肺轴”理论,证实双歧杆菌可以修复因顺铂而破坏的肠道黏膜屏障、逆转顺铂改变的菌群结构与功能，降低顺铂引起的肺肿瘤细胞的耐药性。

在前期的临床研究部分，作者团队发现与顺铂组相比，双歧杆菌联合DDP组可以显著缩小肿瘤（*P*=0.02），提升晚期肺癌患者化疗疗效。相应的，在动物试验部分也发现，与顺铂组比较，双歧杆菌联合DDP组可以明显抑制肿瘤的生长速率，并显著抑制28天时肿瘤体积，这是肺-肠轴研究首次在肺癌领域观察到这一令人兴奋的现象。

作者团队进一步对肺癌患者肠道菌群进行分析，患者粪便16S rRNA检测结果表明：DDP组肠道菌群结构显著改变，梭菌比例大幅提升，拟杆菌的比例降低，相反双歧杆菌联合DDP组的肠道微生态得到了正向调节，逆转了化疗引起的肠道菌群失衡，抑制梭菌等微生物紊乱。这一结果有力地证实了梭菌、拟杆菌等肠道菌群紊乱与肿瘤化疗疗效之间的联系以及双歧杆菌在逆转此现象中的作用。

作者团队设计的小鼠体内研究，观察到的双歧杆菌联合DDP组的肠道菌群的正向调变作用与临床研究的结果相同。肠道菌群的改变可以直接影响体内代谢物水平，作者团队整合小鼠代谢组学进一步明确双歧杆菌联合顺铂提升肿瘤对化疗敏感性的具体机制。小鼠肠道与瘤体代谢组联合分析发现：双歧杆菌联合顺铂引起代谢物的显著改变。作者团队聚焦氨基酸代谢联合分析发现，与单一化疗组相比，联合组小鼠的肠道组氨酸代谢与瘤体组氨酸代谢水平均有显著提升。接着，作者团队将小鼠瘤体代谢物组学与瘤体蛋白组学进行网络药理学联合分析，发现组氨酸与线粒体蛋白质量控制的执行蛋白CLPP酪蛋白水解肽酶存在关联，这一结果提示双歧杆菌导致的肠道菌群改变，可能通过提升肠道和肿瘤组织内组氨酸代谢水平，调控CLPP蛋白的活性，从而提升化疗的疗效。

肿瘤细胞维持生长和存活的重要机制是其线粒体蛋白的稳态，线粒体蛋白稳态的维持主要依靠线粒体质量控制系统。CLPP是线粒体蛋白质质量控制的关键蛋白酶，通过清除错误折叠或受损的蛋白质，维持肿瘤细胞线粒体蛋白的稳态。在顺铂等化疗药的杀伤作用下，肿瘤细胞高表达CLPP维持自身线粒体蛋白稳态，以抵抗化疗杀伤，诱发顺铂耐药。研究认为CLPP执行蛋白质质量控制的作用前提在于有充足靶底物与其作用，包括氨基酸和脂质代谢物等。多组学分析发现双歧杆菌与化疗联合组的组氨酸高表达而CLPP蛋白低表达，提示双歧杆菌可能通过提升代谢物组氨酸，降低CLPP表达，降低顺铂耐药。接下来作者团队探索组氨酸如何调控CLPP蛋白酶的活性，从而进一步揭示双歧杆菌提升肺癌对顺铂化疗敏感性的内在机制。

最后作者团队进行了体外试验进一步验证组氨酸与CLPP蛋白结合促进顺铂对肺癌作用。在细胞试验中发现，组氨酸可以提高顺铂对肿瘤细胞（A549、PC9和LLC）的杀伤作用和促凋亡作用。进一步探究其机制，发现组氨酸联合顺铂可以降低肿瘤细胞线粒体CLPP蛋白表达。Molecular Docking试验模拟组氨酸与CLPP蛋白的结合，得到可能产生氢键作用的5个结合位点，结合力达到−2.786 kcal/mol，提示组氨酸对CLPP蛋白具备较好的结合力。这些结果提示组氨酸与CLPP蛋白结合改变其构型，下调其吞噬肿瘤细胞受损蛋白的活性，增加化疗后凋亡蛋白或错误折叠蛋白对肿瘤细胞的杀伤，加强顺铂的化疗疗效，这与作者团队的临床和动物研究结论相一致。

总之，明确了逆转肠道菌群紊乱与提升肺癌化疗疗效之间的关系。本研究首次发现肠道菌代谢物组氨酸与肺肿瘤细胞线粒体效应蛋白CLPP之间的具体作用机制。该方案（双歧杆菌联合DDP化疗）的提出，在临床上能够解决棘手的耐药难题；在经济学上，可节省耐药性医疗支出；此创新机制的发现为今后逆转耐药药物的研发提供了重要的方向。

能量整合医学的治疗策略中，菌群治理是重要环节之一，菌群治理从胃肠道入手，此项基础研究论证了益生菌通过“肠–肺轴”作用于肺部细胞线粒体，从而对肺部线粒体发挥生物互作底物的作用；线粒体只有在全身微生态平衡、互作底物充足时才能更好地发挥作用，维持线粒体–神经–内分泌–免疫网络的稳定，能够对抗疾病的进展、改善疾病的预后。我们有理由相信，对全身微生态的研究未来将成为热点。

（郑天盛　范理宏）

第三节　射频消融与褪黑素联合治疗逆转癌症微环境与代谢重编程的基础研究

一、引言

肺癌是当前世界范围内发病率和死亡率最高的癌症，早发现、早治疗是提高肺癌生存率的关键。近年来，随着计算机断层扫描筛查等医疗技术的飞速发展,早期肺癌的发现率大大提高,而早期肺癌患者往往合并多发肺结节。目前,对于早期肺癌合并多发结节的一线治疗标准方案为:① 主病灶直径≥8 mm的,考虑手术治疗切除主病灶,随访其余病灶;② 对于主病灶直径<8 mm的多发结节,随访观察。这种一线治疗的方法能有效去除主病灶,但同时也面临极大挑战:如切除一个主病灶后其余不在一侧或一叶的多发病灶往往会增大,据文献报道,术后2年大约21%复发。这样就面临需再次或多次手术的挑战,但患者的肺功能等条件很难支持多次手术。

美国国立综合癌症网络(NCCN)指南推荐,对早期肺癌合并多发结节可考虑射频消融(RFA)治疗。RFA治疗损伤小,可有效消灭局部肿瘤细胞。虽然RFA治疗能引发抗肿瘤免疫,但和手术一样,在早期肺癌合并多发结节的治疗中,肿瘤复发仍是该治疗方案难以避免的问题。由此,目前普遍认为针对早期肺癌合并多发结节的治疗,最理想的方案是局部治疗与系统治疗相结合。然而,系统治疗如化疗、靶向治疗或免疫治疗等都不适合早期肺癌合并多发结节手术后患者使用,因此急需有效的创新治疗方案。

褪黑素(MLT)是一种调节昼夜节律和细胞氧化还原状态的内源性神经激素,其能调控线粒体功能,是重要的代谢调节剂和免疫调节分子。据报道,褪黑素能促进抗肿瘤免疫,并影响肿瘤细胞代谢,抑制肿瘤的生长。研究显示,RFA联合褪黑素治疗可有效抑制肺癌小鼠非消融区肿瘤的发展,可能有赖于NK细胞抗肿瘤免疫的增强。同时,RFA联合褪黑素治疗后,肿瘤中线粒体代谢增加,酸性环境改善,肿瘤干性相关通路的活性降低,这些结果和RFA联合褪黑素显著抑制早期肺癌合并多发结节一致。研究表明,褪黑素联合RFA能有效抑制非消融区肿瘤的生长,创新性地为早期肺癌合并多发结节的临床治疗难题提供了“局部+系统”的微创高效绿色的系统解决方案。

二、结果

(一) RFA+褪黑素治疗可有效消除消融区病灶,并可持续抑制非消融区肿瘤生长

为了模拟早期肺癌合并多发结节的临床治疗,并深入探究其机制,设计了系列动物试验,在C57BL/6小鼠双侧背部外侧部位,皮下注射小

鼠Lewis肺肿瘤细胞（LLC细胞）。射频消融一侧瘤体同时联合褪黑素治疗，进而观察非消融区的瘤体发展情况。首先，如图4-2-8A所示，在C57BL/6小鼠双侧背部外侧皮下注射1×10^5 LLC细胞，肿瘤生长至体积250 mm^3时，将种瘤后小鼠随机分为4组（每组n=8）开始治疗，分别为对照组、射频消融组（RFA组）、褪黑素组（褪黑素组）与射频消融+褪黑素组（RFA+褪黑素组），其中RFA组和RFA+褪黑素组，对小鼠右侧肿瘤进行完全射频消融，左侧肿瘤不消融，为非消融区肿瘤（图4-2-8B）。通过观察4组小鼠非消融区瘤体大小的变化，模拟临床研究患者非消融区肺部结节的发展。如图4-2-8C所示，RFA+褪黑素组非消融区瘤体，术后7天即明显小于对照组、RFA组及褪黑素组，在术后21天其瘤体大小已缩小为初始瘤体的三分之一。RFA+褪黑素组非消融区瘤体发展速度显著低于其他3组，这表明RFA+褪黑素可以持续有效抑制非消融区肿瘤生长（图4-2-8D、4-2-8E）。小鼠非消融区肿瘤组织的免疫组化显示（图4-2-8F、4-2-8G、4-2-8H、4-2-8I），与对照组和单一组相比，RFA+褪黑素组肿瘤组织细胞增殖减少（proliferating cell nuclear antigen，PCNA），细胞凋亡增加（TdT-mediated dUTP Nick-End Labeling，TUNEL）。重要的是，还检测到RFA+褪黑素组非消融区肿瘤组织中CD133的表达明显下降，这表明RFA+褪黑素组非消融区肿瘤组织中干细胞减少。此外，上述4组小鼠体重无明显变化，这表明经过RFA处理，小鼠的营养和生长状况无明显变化，可排除应激反应对小鼠瘤体大小的影响。

（二）RFA+褪黑素治疗显著增加小鼠非消融区肿瘤组织中NK细胞浸润，促进NK抗肿瘤免疫。

本研究中RFA+褪黑素处理能显著抑制非消融区肿瘤的生长，近来Qi等报道RFA能促进抗肿瘤免疫。使用流式细胞术分析各组肿瘤组织中免疫细胞的浸润情况。在小鼠非消融区的肿瘤组织中发现RFA能显著促进巨噬细胞、DC细胞和NK细胞的浸润，进一步的分析表明：相较于RFA组，RFA+褪黑素组肿瘤内的NK细胞数量明显增加。因此推测褪黑素可能通过促进RFA诱发的NK细胞抗肿瘤免疫，与RFA产生协同抑瘤作用。此外，进行了流式细胞术试验以检测小鼠新鲜肿瘤中NK细胞的活力指标和效应分子（CD107a、CD69、TNF-α和IFN-γ），以研究肿瘤浸润性NK（TINK）细胞激活的状态。RFA+褪黑素组$CD45^+$/NK1.1+细胞相关参数，包括激活标志（CD107a/CD69）和效应分子（TNF-α/IFN-γ）表达

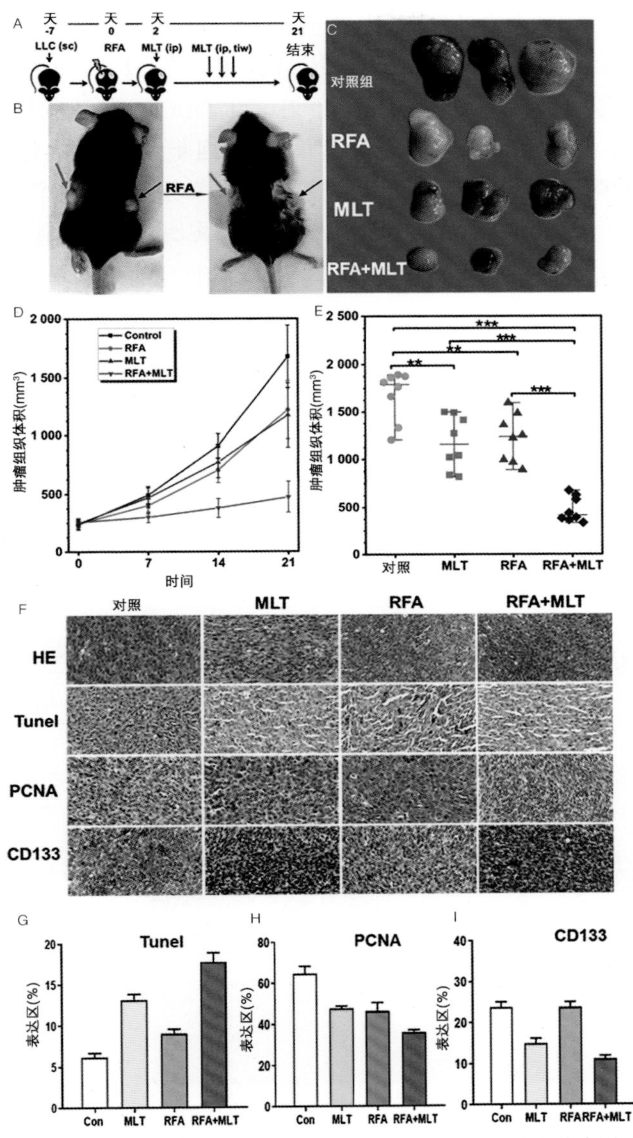

注：A. 试验设计在C57BL/6小鼠体内进行，0为射频当天；B. 小鼠双侧皮下成瘤图，单侧进行射频消融术（黑色箭头为消融靶区，红色箭头为非消融区）；C. 射频21天后各组小鼠非消融区瘤体大小；D. 射频后非消融区瘤体的体积随时间变化；E. 射频后第21天，小鼠非消融区瘤体体积的大小（*，$P < 0.05$，**，$P < 0.01$，***，$P < 0.005$）；F. 非消融区肿瘤组织标本中HE、TUNEL、PCNA和CD133表达；G. 非消融区肿瘤组织标本中TUNEL表达的统计柱状图；H. 非消融区肿瘤组织标本中PCNA表达的统计柱状图；I. 非消融区肿瘤组织标本中CD133表达的统计柱状图。

图4-2-8　小鼠肺癌模型表明射频联合褪黑素治疗显著抑制非消融区瘤体生长

更高。因此，这些发现表明RFA+褪黑素对非消融肿瘤生长的协同抑制作用可能是由NK细胞抗肿瘤免疫介导的。

有报道发现，褪黑素能影响NK细胞活性。通过体外培养试验，发现褪黑素可显著提高NK细胞的活力，对T细胞的活力没有影响（图4-2-9A）。在NK细胞与K562细胞共培养过程中添加褪黑素。结果表明，随着浓度增加，褪黑素可有效促进NK细胞杀伤K562细胞（图4-2-9B、4-2-9C）。这些结果表明：褪黑素可增强NK细胞的活性，促进抗肿瘤免疫，进而与RFA协同抑制非消融区肿瘤生长。

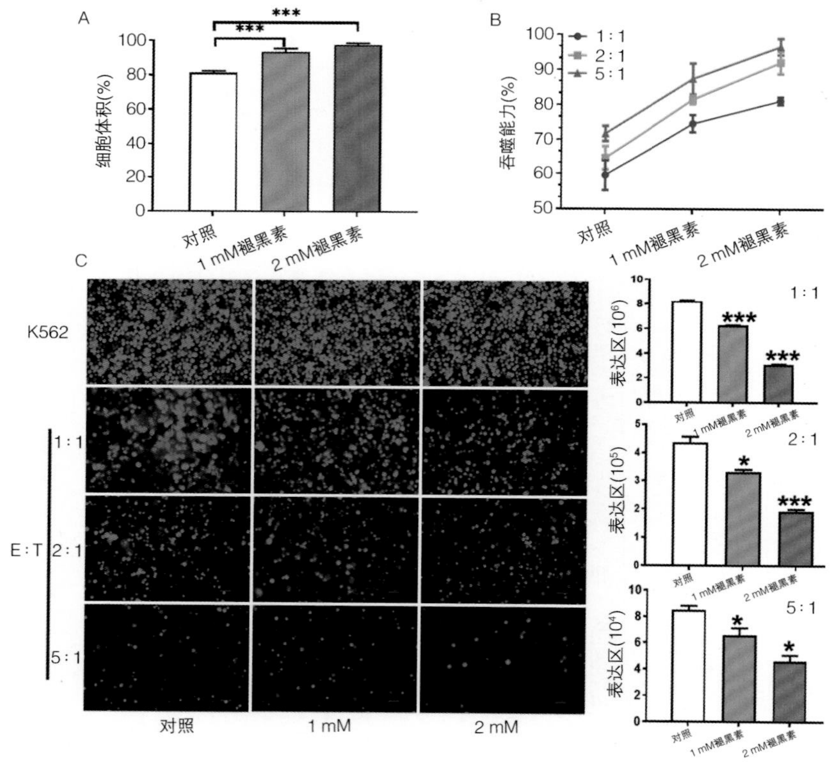

注：A. 褪黑素促进NK细胞活力和增殖。经不同浓度的褪黑素（0 mM、1 mM、2 mM）处理24 h后NK92的细胞活力。B. 褪黑素促进NK的细胞吞噬能力（CCK8）。不同浓度褪黑素（0 mM、1 mM、2 mM），E ： T比值（1 ： 1，2 ： 1，5 ： 1）下，NK92与K562细胞体外共培养。C. 褪黑素促进NK的细胞吞噬能力（荧光），不同浓度褪黑素（0 mM、1 mM、2 mM），E ： T比值（1 ： 1，2 ： 1，5 ： 1）下，NK92与K562细胞体外共培养的荧光图像和统计柱状图（$^*P < 0.05$；$^{**}P < 0.01$；$^{***}P < 0.005$）。

图4-2-9　褪黑素促进NK细胞活力和增殖，增强NK细胞吞噬能力

(三)RFA+褪黑素治疗降低非消融区肿瘤恶性程度并改善肿瘤微环境

为进一步探究RFA联合褪黑素治疗早期肺癌合并多发结节的疗效和机制,作者团队对小鼠模型非消融区肿瘤进行转录和蛋白组学分析。作者团队发现各组小鼠非消融区瘤体出现一系列基因/蛋白变化,这些变化主要集中在27种通路。RFA+褪黑素治疗显著促进线粒体代谢等通路的上调,这些基因主要集中在Nduf基因家族、Cox基因家族、Uqcr基因家族,它们都是线粒体能量代谢中线粒体系列复合物、线粒体核糖体、呼吸链电子转移过程中的重要因子。蛋白组数据也得到了类似的结果。这些数据表明RFA+褪黑素治疗降低了肿瘤特异的Warburg能量代谢,促进了线粒体功能,这与作者团队前面发现的RFA+褪黑素治疗后肿瘤生长速率下降的数据一致。

基于组学分析结果,作者团队发现RFA+褪黑素治疗后肿瘤细胞增殖、凋亡(MAPK、P53)、肿瘤恶性及干性相关通路(NF-κB、Wnt、Hif-1和Hedgehog)有显著改变。为此作者团队分别对这些通路作了Western印迹或RT-qPCR分析验证。RFA+褪黑素治疗可下调以下信号通路相关蛋白,MAPK(P-erk,Foxo3,PKC,ERK2,STAT3和Rasgap),NF-κB(Rela,BTK,CSNK2A1,CSNK2A2),Wnt(c-myc,p-β-catenin和CyclinD1),Hedgehog(β-arrestin 1和Gli1),并上调P53信号通路相关蛋白(Cleaved-BID和P53),这些数据表明RFA+褪黑素治疗可抑制肿瘤生长,降低其恶性程度。此外,在PCR验证中,作者团队发现MAPK(HSPA1b、PGF、FAS、Angpt2等)中的相关基因,NF-κB(Ptgs2、Cxcl1、Il1b和Sox17)和Wnt(Sox17)信号通路均符合下调趋势,P53通路相关基因(Ndm4、Siva1、FAS和Igfbp3)上调。

据报道,P53是抑癌基因,对肿瘤有监视的作用;MAPK通路在细胞凋亡和细胞存活中起着至关重要的作用,NF-κB可通过细胞增殖、凋亡、肿瘤转移、代谢重编程等机制促进肿瘤进展,HIF-1α协同NF-κB维持肿瘤的恶性表型;Wnt/β-catenin信号通路是与免疫逃逸相关的最关键的致癌途径;Hedgehog通路可调节肿瘤干细胞的活力及更新,维持肿瘤恶性。本研究中,RFA+褪黑素治疗降低非消融区肿瘤中MAPK、NF-κB、Wnt和Hedgehog通路的活性,并上调P53通路,抑制肿瘤生长,降低肿瘤恶性程度。这些数据均与多组学分析结果一致,表明RFA+褪黑素治疗具有抑制肿瘤生长、降低肿瘤恶性程度的作用。

如图4-2-10A所示,多组学综合分析为RFA+褪黑素治疗的潜在机制提供了一个全局观点。作者团队发现电子传递链中起主导作用的各复合物，包括复合物Ⅰ（NADH脱氢酶）、复合物Ⅱ（琥珀酸脱氢酶）、复合物Ⅲ（UQ-cyt c脱氢酶）和复合物Ⅳ（cyt c氧化酶），与此息息相关的基因均上调，如NDUF家族、SBHD、CYC1、UQCR家族、COX家族和PPA1基因；同时，复合物Ⅴ（ATP合成酶）相关的蛋白（ATP5PD）也明显上调。这些组学数据均表明RFA+褪黑素治疗通过增强线粒体中复合物Ⅰ、Ⅱ、Ⅲ、Ⅳ和Ⅴ的活性，促进OXPHOS释放能量，逆转肿瘤代谢重编程。如图4-2-10B所示，与溶酶体（v-ATPase）密切相关的基因和蛋白质Atp6v1b2、Atp6v1a、Atp6v1e1，在RFA+褪黑素组表达明显降低，这表明RFA+褪黑素治疗可能抑制非消融肿瘤组织中v-ATPase的表达。已知v-ATPase在肿瘤组织微环境酸度中起重要作用，主要作用于肿瘤转移；该酶在RFA+褪黑素处理的肿瘤组织中表达明显降低，进一步表明肿瘤代谢由Warburg型向线粒体OXPHOS依赖性转变。

三、结论

作者团队在动物试验中发现RFA联合褪黑素持续抑制非消融区肿瘤的生长，明显优于单一RFA或者褪黑素治疗组，而且这种显著的抑制作用从联合给药开始就持续存在。

作者团队探究非消融区肿瘤组织免疫细胞的浸润情况，发现RFA及RFA+褪黑素组NK细胞比例上升，且RFA+褪黑素组上升更明显。这提示RFA联合褪黑素不仅可以物理消融降低手术处肿瘤负荷，还可以诱导NK细胞抗肿瘤免疫反应。接着，作者团队通过体外试验验证褪黑素能增强NK细胞的细胞活性及吞噬能力。NK细胞在肿瘤免疫治疗中起着关键作用，NK细胞分泌细胞因子，促进肿瘤细胞的自溶性及调节天然免疫细胞的抗肿瘤功能，Guerrero研究表明外源性褪黑素对NK细胞活力有促进作用。进一步分析肿瘤浸润NK细胞的活性和效应分子发现，联合治疗明显提升NK细胞的活性。因此，这些数据表明褪黑素可以在RFA提升NK细胞数量的基础上，进一步增强NK抗肿瘤免疫，从而持续抑制非消融区瘤体生长。

有研究表明，NK细胞抗肿瘤免疫能力与线粒体及肿瘤微环境密切相关，而线粒体功能和内环境的恢复有助于提升NK细胞的抗肿瘤活性。RFA+褪黑素联合治疗中NK细胞抗肿瘤免疫活性的提升可能与褪黑素提升线粒体功能有关。作者团队发现肿瘤组织线粒体复合物相关基

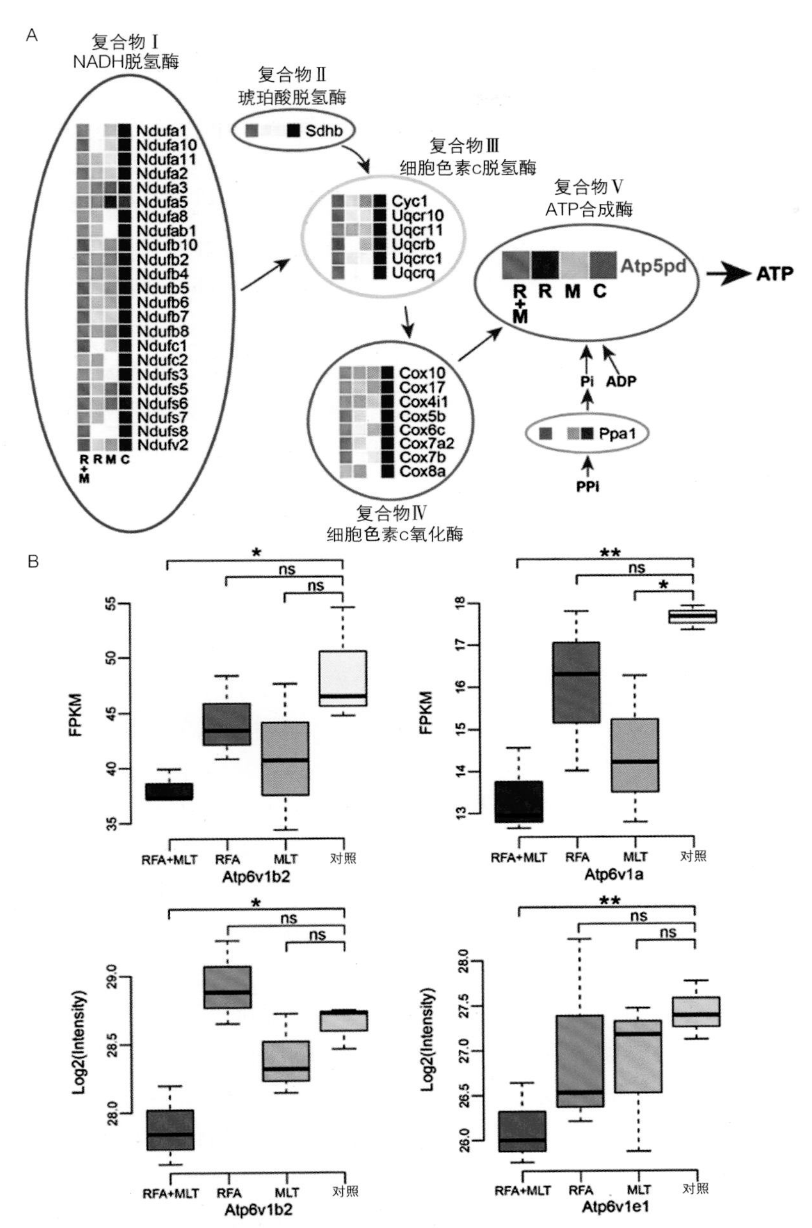

注：A. RFA+褪黑素、RFA、褪黑素和对照组非消融区肿瘤组织中线粒体电子传递链上各复合物的转录组学和蛋白质组学分析；B. RFA+褪黑素、RFA、褪黑素和对照组非消融区肿瘤组织中溶酶体ATP酶亚基的转录组学、蛋白质组学分析。

图4-2-10　RFA+褪黑素治疗抑制小鼠非消融区肿瘤组织的多组学分析聚焦于线粒体

因和活性蛋白上调，尤其是复合物Ⅴ，RFA+褪黑素组的上调程度远高于单RFA组和褪黑素组。这表明RFA+褪黑素联合治疗中，褪黑素在RFA诱导下有效发挥逆转Warburg效应的作用，弥补了单用褪黑素时因瘤负荷较大仅能有限提升OXPHOS的弊端。

为探讨RFA联合褪黑素抑制非消融区瘤体生长机制，作者团队采用多组学进一步深入分析。首先，在癌症相关通路中，作者团队发现RFA+褪黑素组P53通路上调，MAPK、NF-κB、Wnt和Hedgehog通路下调。P53是抑癌基因，对肿瘤有监视的作用，P53的缺失可使糖酵解增加，P53的上调标志着肿瘤细胞增殖及恶性的下降。Marie等曾报道P53的激活可以通过自噬诱导NK细胞对乳腺肿瘤细胞的裂解。作者团队还观察到RFA+褪黑素组非消融区溶酶体酶（v-ATP酶）相关基因和蛋白下调，提示v-ATP酶的表达抑制，改善了肿瘤组织的酸性微环境。作者团队试验发现非消融区肿瘤P53上调，有氧呼吸增强，提示RFA+褪黑素治疗可以增强NK细胞抗肿瘤免疫，降低非消融区肿瘤恶性程度，抑制肿瘤生长，这与作者团队的临床和动物研究结论一致。以上数据均表明RFA+褪黑素治疗后，非消融区瘤体中线粒体中的代谢重编程及内环境等得到了改善，这些可能与非消融区NK细胞活性的提升，瘤体生长得以抑制相关。Chang等曾报道肿瘤的发生是一个多信号网络相互调节的复杂过程，除能量代谢外，线粒体在生物合成、内环境稳态、信号转导调节等过程中的作用都与肿瘤发生发展密切相关。作者团队在组学中看到脂质稳态、DNA修复、细胞周期质量控制等通路明显上调，这些功能的恢复也是肿瘤低恶性趋势的一个重要信号。

总之，作者团队提供了一种创新的RFA+褪黑素治疗方案，通过提高抗肿瘤免疫，有效抑制非消融区结节的增长。如果运用于临床，可能给多发肺结节的患者带来创伤最小和复发概率最小的明显治疗优势。所以，此创新方法是对早期肺癌合并多发结节目前临床只能接受手术治疗现状的创新，在动物试验层面填补了目前临床在此领域“治疗预防一体化”方案的空白，此创新的系统解决方案如果运用于临床，可能会对未来治疗变革产生深远的影响。

本节涉及的研究内容已正式发表在*Signal Transduction and Targeted Therapy*（影响因子38分）。

（李　明　郝冰洁　范理宏）

第四节　还原型谷胱甘肽在防控肺部炎癌变因素中的基础研究

一、引言

肺癌是全球范围内发病率及病死率最高的恶性肿瘤之一。肺癌是由肺结节逐步进展并恶性转化而成。降低肺癌病死率最有效的方法是早期发现肺癌，因此CT筛查和随访肺结节成为早期诊断肺癌的重要手段。但仅仅是随访，并不能阻止肺结节的增大和恶变，因此目前仍有高达68.9%的肺结节发生恶变，在中国肺结节的发病率高达26.32%，亟须给予合适的干预措施，阻止肺结节的增大和恶变，防止肺癌的发生和发展，降低肺癌的发病率，并节省因肺癌而造成的巨大医疗支出。

慢性炎症作为肿瘤发展的标志之一，在肺结节恶变的过程中发挥重要作用。近年来多个研究表明，慢性炎症可以通过突变的积累、表观遗传学改变及抑制或激活肿瘤信号通路，在各个节点促使肿瘤发生，包括DNA损伤，无限复制，逃避细胞凋亡，促进血管生成以及组织的侵袭和转移。因此全身炎症在肿瘤的发生发展过程中扮演十分重要的角色。

线粒体全面参与炎症反应过程，影响肿瘤的发生和进展。在全身炎症导致肿瘤发生的过程中，线粒体是调节炎症反应的中心枢纽。线粒体功能障碍如Warburg效应、复合物功能下降等可以导致炎症因子的表达，并促进肿瘤的发生和发展。Hoffmann等发现线粒体功能耗竭的A549细胞，趋化因子和炎症因子（如IL-6）水平高表达，因此线粒体功能不全是炎症发生和肿瘤恶性转变的关键因素。

还原型谷胱甘肽作为经典的抗氧化药物，已经被广泛应用于临床。还原型谷胱甘肽激活多种酶促进糖、脂肪及蛋白质代谢，并能影响细胞功能。既往的研究表明外源性GSH可以抑制炎症因子的表达，但是还原型谷胱甘肽是否可以抑制炎症和肿瘤的发生发展及其具体的机制尚不明确。

首先，作者团队验证GSH降低炎症细胞和肿瘤细胞的IL-6水平与其抑制ROS调控PI3K/AKT/FoxO信号通路相关。其次，作者团队验证GSH调节PI3K/AKT/FoxO通路可以逆转Warburg效应，提高细胞线粒体功能，从而下调IL-6表达。作者团队又在肺肿瘤细胞系中通过加入IL-6中和抗体，阐明GSH通过下调IL-6抑制肺肿瘤细胞增殖。在小鼠模型中，作者团队进一步验证以上结论。综上，GSH可逆转Warburg效应，提升线粒体功能，降低IL-6水平，发挥抗炎抗肿瘤作用，逆转肺结节恶变。

二、结果

（一）细胞试验验证GSH能够降低炎症细胞和肺肿瘤细胞IL-6水平，抑制肺肿瘤细胞增殖。

为明确GSH是否抑制IL-6炎症因子表达及其机制，作者团队首先在支气管上皮细胞（BEAS-2B）中进行研究。作者团队利用GSH分别干预正常BEAS-2B细胞和炎性BEAS-2B细胞，发现GSH不影响正常BEAS-2B细胞的IL-6表达（图4-2-11A），但是可以降低炎性细胞中IL-6的表达（图4-2-11A），GSH浓度为1 mmol/L时效果开始明显，浓度为2 mmol/L时效果进一步显著，浓度为4 mmol/L时IL-6水平降到非炎症状态。GSH同样可以降低肺肿瘤细胞A549、PC9和LLC的IL-6水平（图4-2-11B），抑制肺肿瘤细胞A549、PC9和LLC的增殖（图4-2-11C，4-2-11D）。

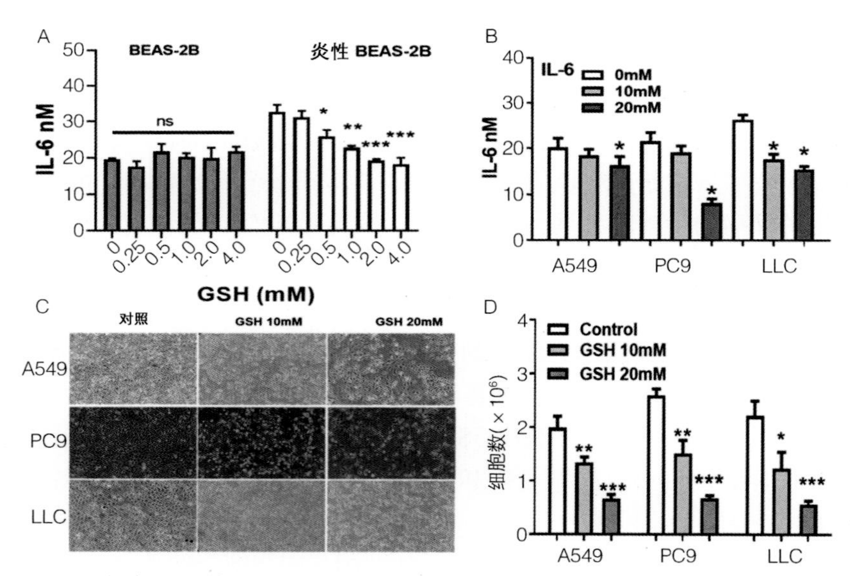

注：A. GSH分别干预正常BEAS-2B细胞和炎性BEAS-2B细胞的IL-6表达；B. GSH干预后肺肿瘤细胞A549、PC9和LLC的IL-6水平；C. GSH干预后肺肿瘤细胞A549、PC9和LLC的增殖拍照；D. GSH干预后肺肿瘤细胞A549、PC9和LLC的增殖情况（*，$P < 0.05$，**，$P < 0.01$，***，$P < 0.005$）。

图4-2-11　GSH降低体外炎症细胞和肺肿瘤细胞中IL-6的水平，抑制肺肿瘤细胞增殖

（二）GSH降低IL-6水平，与其抑制ROS调控PI3K/AKT/FoxO信号通路相关

既往研究表明，外源性GSH可以下调ROS发挥抗氧化等作用，作者团队进行FITC-PE染色流式细胞检测表明，不同浓度的GSH（1 mmol/L，2 mmol/L）处理炎症细胞后可以抑制炎症细胞的ROS水平。已有多篇文献表明细胞内过量的ROS能激活PI3K的磷酸化，从而使细胞恶化。不同浓度的GSH（1 mmol/L，2 mmol/L）处理炎症细胞后可以抑制p-PI3K、p-AKT表达，上调p-FoxO表达。在肿瘤细胞（A549，PC9和LLC）中，GSH同样可以降低肿瘤细胞线粒体ROS水平，并调节p-PI3K、p-AKT和p-FoxO表达，进而抑制肿瘤细胞增殖。

为进一步验证GSH在炎症细胞中抑制PI3K/AKT/FoxO磷酸化通路，作者团队加入AKT激动剂（SC79）。结果发现，GSH处理组的炎症细胞经AKT磷酸化激动剂处理后，FoxO的磷酸化水平下降，GSH可以调控PI3K/AKT/FoxO信号通路。同时检测IL-6水平，发现GSH+SC79联合处理后，炎症细胞中IL-6的水平也比GSH处理后高，这表明在GSH降低炎症细胞IL-6释放过程中PI3K/AKT/FoxO磷酸化通路发挥了作用。

（三）GSH调控PI3K/AKT/FoxO通路，逆转Warburg效应，提升线粒体功能，下调IL-6表达

既往的研究发现PI3K/AKT/FoxO信号通路抑制线粒体糖酵解功能，而抑制糖酵解可以降低IL-6表达。为进一步验证GSH通过逆转Warburg效应，改善线粒体功能、下调IL-6表达的科学假说，作者团队进行一系列如下试验：线粒体膜电位结果表明不同浓度的GSH（1 mmol/L，2 mmol/L）处理炎症细胞后可以提升炎症细胞的线粒体膜电位；Seahorse检测显示，GSH能够呈剂量依赖性增加炎症细胞ATP产生的耦合OCR和最大耗氧率，这表明GSH可提升炎症细胞呼吸功能，恢复炎症细胞线粒体的最大呼吸功能，逆转炎症细胞Warburg效应。为进一步探究，PI3K/AKT/FoxO信号通路抑制对线粒体糖代谢的影响，作者团队在炎症细胞中检测了糖酵解关键酶己糖激酶（HK）、丙酮酸激酶（PK）以及氧化磷酸化关键酶丙酮酸脱氢酶（PDH）、丙酮酸脱氢酶激酶（PDK）的活性，发现GSH处理后，利用SC79前后HK活性不变，PK、PDK活性降低，PDH活性升高。

接下来，作者团队利用AKT的激活剂SC79进行验证，结果发现，SC79预处理后的炎症细胞OCR值较GSH组的OCR值明显降低。加入

SC79后，GSH的作用被抑制，尤其是PK及PDH明显。PK激活剂TEPP-46和PDH抑制剂CPI-613均可以恢复GSH对炎症细胞IL-6的抑制作用。上述结果说明GSH可提升炎症细胞呼吸功能，逆转糖酵解，降低IL-6水平。

接着作者团队在肿瘤细胞系中也验证了以上结论，GSH同样可以增强肺肿瘤细胞的线粒体功能，提升A549、PC9和LLC细胞线粒体膜电位及ATP产生，逆转Warburg效应，提升呼吸功能。因此GSH在炎症细胞和肺肿瘤细胞中均可以逆转Warburg效应，修复线粒体功能，降低IL-6表达。

（四）GSH通过调节OXPHOS和糖酵解的关键酶，提升线粒体功能、降低IL-6，抑制小鼠肺癌的生长

基于上述结果，作者团队使用IL-6中和抗体Tocilizumab处理A549细胞后，发现Tocilizumab可以抑制A549和PC9细胞的增殖，其作用与GSH联合Tocilizumab的抑制作用相近，这表明IL-6在GSH抑制肿瘤细胞增殖中起到了关键作用。接着作者团队在动物体内进一步验证以上的结论，选择了免疫功能正常的C57BL/6小鼠，给予LLC细胞皮下成瘤，分为对照组和GSH组，研究结果显示GSH可以明显抑制小鼠瘤体的生长，显示GSH提升线粒体ATP产量。小鼠瘤体免疫组化结果表明GSH可以下调p-AKT、p-PI3K和FoxO的表达，降低糖酵解酶PK的活性，抑制IL-6的表达。这些都提示，在动物体内GSH抑制肿瘤生长，机制可能是通过抑制PI3K/AKT/FoxO通路，提升线粒体功能，抑制糖酵解，下调IL-6表达。

三、讨论

细胞试验发现，还原型谷胱甘肽不仅可以降低BEAS-2B炎症模型和肺肿瘤细胞A549、PC9、LLC中IL-6的表达，还可以抑制肺肿瘤细胞的生长。动物试验也发现GSH抑制IL-6的表达和肿瘤的生长。

炎症在肿瘤的发生、发展、侵袭、转移等过程中起关键作用。IL-6是促进炎症发生的重要细胞因子，在慢性炎症到肿瘤的过程中发挥重要作用。当机体受到病原微生物感染、应激等刺激时，细胞的线粒体会发生损伤，进而影响炎性细胞因子IL-6的分泌及细胞焦亡。Taniguchi等研究发现，在IL-6等炎症因子的作用下，细胞内NF-κB、STAT3等重要转录因子活化，引起肿瘤的发生发展。因此，在炎癌变的过程中，IL-6发挥重要的作用。作者团队用IL-6中和抗体干预肿瘤细胞，中和抗体组与谷胱甘肽联合Tocilizumab组的抑制作用相当，可以抑制肿瘤细胞的增殖，随后作者团队开展了一系列细胞和动物试验进一步阐明还原型谷胱甘肽抑制炎症和肿瘤发生发展的作用机制。

作者团队聚焦谷胱甘肽调节线粒体功能下调IL-6的机制。线粒体是人体的“能量工厂”，通过电子传递链进行的氧化磷酸化(OXPHOS)，为人体内多种蛋白合成、信号转导、免疫应答提供能量。而线粒体受损是炎症因子的源头。作者团队通过细胞学试验发现，无论是炎症细胞还是肿瘤细胞，还原型谷胱甘肽都能提升线粒体功能，包括升高线粒体膜电位，提高线粒ATP产能。通过对细胞线粒体ECAR和OCR值的测定，作者团队发现GSH能够抑制糖酵解，加强线粒体的有氧呼吸。作者团队通过ELISA方法进一步探究GSH抑制糖酵解的作用机制，发现GSH能够降低糖酵解关键酶PK的活性，并且抑制PDK，促进PDH，从而达到抑制糖酵解的目的。我们在小鼠体内进一步验证，GSH处理组较对照组小鼠的糖酵解关键酶的活性被下调，IL-6表达水平明显下降，因此GSH可以逆转Warburg效应，降低IL-6的表达。

早在1923年，德国生化学家Warburg就发现肿瘤细胞为了满足细胞快速增殖的需求，改变其自身细胞代谢途径，呈现出从线粒体氧化磷酸化向需氧糖酵解的转换现象。既往的研究也表明线粒体参与炎癌变，IL-6在其中起重要作用。一方面，高水平的糖酵解和低水平的氧化磷酸化诱导T细胞产生更多的细胞因子，促进炎症的发生和IL-6上调，这与我们的研究结论一致；另一方面，多个研究发现IL-6的过度释放会导致糖酵解水平的进一步升高，这提示糖酵解引起的IL-6上调，可能进一步再推动糖酵解的水平，形成恶性循环，促进肿瘤发生发展。这些研究充分佐证了作者团队的研究结论。因此作者团队得出结论：GSH能够通过恢复线粒体功能，下调PK，抑制糖酵解，降低IL-6的表达，抑制炎症和肿瘤。

作者团队进一步研究GSH下调PK的具体分子通路。GSH作为临床上常见的还原剂，能够有效清除细胞内的ROS。在炎症组织和肿瘤中，过高的ROS水平会诱发PI3K、NF-κB、STAT3等重要转录因子活化，而PI3K与肿瘤的发生、发展密切相关。作为PI3K的下游，FoxO能够被磷酸化PI3K激活，参与调节细胞周期进程与能量代谢以及肿瘤发生。An等研究发现抑制PI3K/AKT/FoxO的磷酸化通路能够抑制肝肿瘤细胞的糖酵解水平，抑制肝癌的发展。因此，作者团队聚焦GSH对PI3K/AKT/FoxO和糖酵解水平的影响。作者团队的细胞研究表明，GSH能够抑制PI3K/AKT/FoxO的磷酸化通路，抑制糖酵解中PK的酶活性，逆转Warburg效应。加入AKT激活剂后，可以下调磷酸化FoxO，促进糖酵解水平，从而部分恢复GSH的作用。接着在动物试验中，小鼠瘤体免疫组化结果显示GSH抑制PI3K/AKT/FoxO的磷酸化通路，抑制PK的酶活性，下调IL-6水平，抑制肺癌的增殖。

总之，我们聚焦谷胱甘肽这一经典药物，为逆转肺部炎癌变提供临床安全有效的治疗方法。该药物用于临床早期预防肺癌的发生，降低肺癌的发生率。目前全球肺癌的医疗支出约1 800亿美元，如此方法推行可大大节省医疗支出，对人类的健康具有深远的影响。最后我们得出结论，GSH能够通过抑制PI3K/AKT/FoxO通路，恢复线粒体功能，逆转Warburg效应，抑制炎症因子IL-6的释放，从而抑制炎癌变的进程（图4-2-12）。

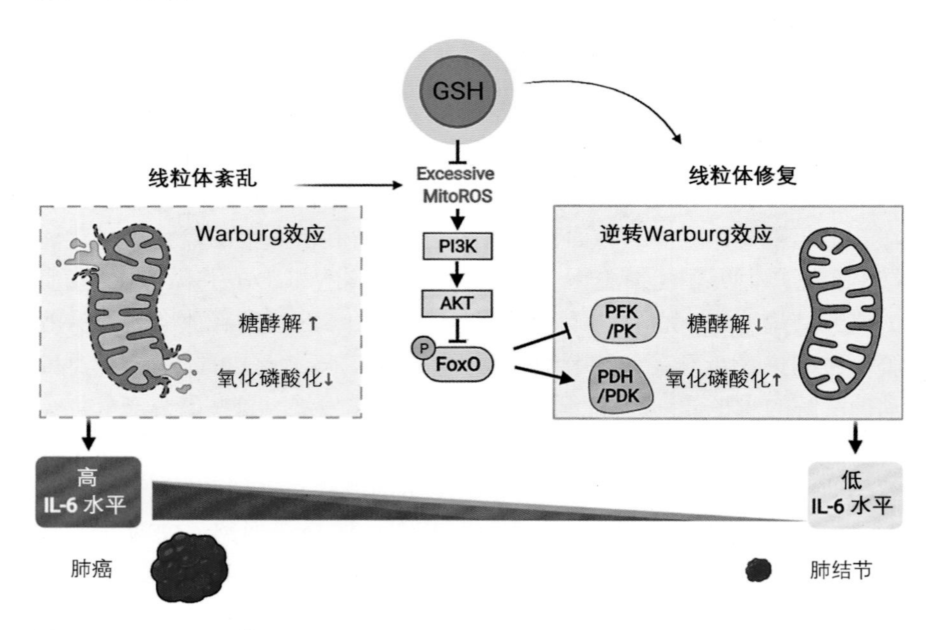

图4-2-12　GSH调节PI3K/AKT/FoxO、逆转Warburg效应、下调IL-6抑制肺癌生长示意图

（李　明　陈国杰　范理宏）

第五节 硒通过抑制NF-κB信号“逆传导”抑制肺癌发生发展的基础研究

一、前言

硒具有显著抗肿瘤的活性，但其对NF-κB信号及糖酵解PDK1调控的机制仍有待阐明。本研究阐明亚硒酸钠（SSe）抑制NF-κB信号的核移位，下调糖酵解关键酶PDK1表达，促进肺肿瘤细胞凋亡的机制。体外试验发现SSe可以抑制NF-κB信号通路的活化，NF-κB作为细胞内非常重要的核转录因子，可以调控细胞的能量代谢开关——PDK1的表达，进而影响整个细胞的生存状态。与此同时，通过使用NF-κB信号通路抑制剂BAY11-7082与SSe进行对比发现，二者均导致肺肿瘤细胞内的NF-κB信号通路的p65及ikb磷酸化水平下降，PDK1的表达下降，Bax表达增加，BCL-2表达降低。进一步的研究发现，PDK1活性的下降导致乳酸分泌降低，线粒体膜电位下降，cyt c表达上升，线粒体凋亡途径被激活，肺肿瘤细胞凋亡增加。体内小鼠肺癌肿瘤模型显示，SSe抑制NF-κB信号通路及PDK1表达，促进细胞凋亡，并抑制肿瘤生长。本研究结果表明，SSe通过抑制NF-κB信号通路活化，下调糖酵解关键酶PDK1，激活线粒体凋亡途径，促进肺肿瘤细胞凋亡。作者团队的研究为硒的临床推广运用，提供了有力的理论依据。

肺癌是全球癌症相关死亡的主要原因，每年约有180万人死于肺癌。尽管已经开发出了蒽醌类、生物碱类、烷基化类、抗代谢物等化疗药以及靶向药和免疫治疗，晚期肺癌的5年生存率仍不足20%。而且这些药物在治疗的同时也带来难以克服的不良反应，因此迫切需要更多不良反应小的有效的抗癌药物，以满足临床需求。

SSe作为一种天然小分子化合物，具有抗炎、抗氧化和抗癌作用，其主要机制是抑制新生血管，抑制肿瘤细胞增生，促进肿瘤细胞凋亡。众所周知，NF-κB是细胞内调节炎症反应和免疫应答的关键转录因子之一，抑制NF-κB过度激活对于肿瘤的发生发展具有重大的意义。NF-kB过度激活导致机体的炎症发生级联放大效应，激活促癌因子如TNF、VEGF和c-Myc释放，导致癌症的发生。NF-κB信号通路不仅与炎症到癌变的转换有关，还可以影响肿瘤细胞的能量代谢。但是目前很少有研究报道，NF-κB是否通过糖酵解关键酶丙酮酸脱氢酶激酶1（pyruvate dehydrogenase kinase1，PDK1）调控肿瘤的发展。现有研究表明，SSe可以通过抑制NF-κB信号通路的活化促进肿瘤细胞的凋亡。但SSe是否通过NF-κB的核移位来调控肿瘤细胞的能量代谢，能量代谢是否通过调控关键酶PDK1，进而促进肿瘤细胞的凋亡，这些问题尚没有相关的报道。

本研究聚焦SSe对NF-κB信号和细胞的能量调控开关——PDK1的作用，并评价其在肺癌演变过程中的生物学功能。体外研究发现SSe通过抑制NF-κB信号通路核移位，下调PDK的表达，抑制肿瘤细胞糖酵解，进而激活线粒体凋亡通路，促进肺肿瘤细胞凋亡，体内试验也发现SSe显著抑制小鼠瘤体生长。因此揭示了硒下调NF-κB信号、降低PDK1表达从而抑制肺癌的新机制。为开发SSe作为抗肺炎癌转变的新药提供了理论与试验的支撑。

二、结果

（一）SSe诱导肺肿瘤细胞凋亡，抑制肺肿瘤细胞增殖

为探讨SSe对肺肿瘤细胞的抗肿瘤作用，分别用0、7、15、30 μmol/L不同浓度的SSe处理肺癌A549、PC9和LLC细胞24 h，如图4-2-13B所示。SSe以浓度依赖的方式显著抑制肺肿瘤细胞增殖和诱导凋亡。如图4-2-13C所示，CCK-8检测结果显示，与对照组细胞相比，SSe显著抑制A549、PC9和LLC肺肿瘤细胞的活力。SSe对肺癌A549、PC9和LLC细胞24 h的半数最大抑制浓度（IC_{50}）分别为（15.073 ± 1.124）μmol/L、（7.285 ± 1.183）μmol/L和（16.647 ± 1.161）μmol/L。接下来，作者团队分别以7、15和30 μmol/L的SSe对不同细胞系开展进一步研究。

作者团队采用Annexin V-FITC/PI法检测不同浓度SSe（0、7、15、30 μmol/L）对肺肿瘤细胞凋亡的影响。结果显示（图4-2-13E ～ 4-2-13F），SSe以浓度依赖的方式诱导细胞凋亡。Western印迹分析细胞凋亡相关因子的蛋白水平。如图4-2-13D所示，SSe明显降低BCL-2的表达，增加Bax的表达。此外，Western印迹结果显示SSe增加cyt c的释放（图4-2-13D）。这些结果表明，SSe可诱导A549、PC9和LLC肺肿瘤细胞凋亡。

（二）SSe抑制NF-κB信号通路活化，促进肺肿瘤细胞的凋亡

在前列腺癌、乳腺癌和结肠癌等多种癌症的研究中发现，SSe抑制NF-κB信号通路的激活。因此，作者团队推测SSe同样可以抑制NF-κB

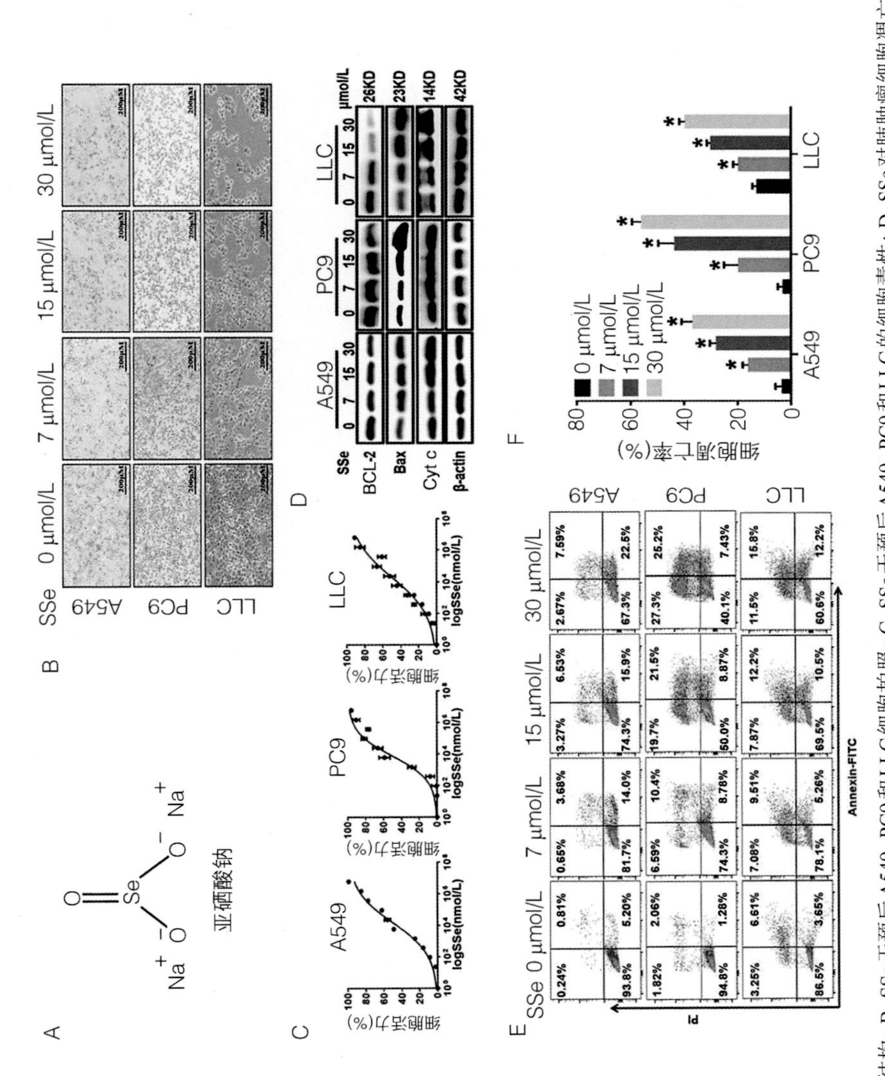

注：A. SSe的分子结构；B. SSe干预后A549、PC9和LLC细胞拍照；C. SSe干预后A549、PC9和LLC的细胞毒性；D. SSe对肺肿瘤细胞凋亡的影响的WB；E. SSe对肺肿瘤细胞凋亡的影响的流式及统计；F. E图凋亡流式实验统计；（*：$P < 0.05$，**：$P < 0.01$，***：$P < 0.005$）。

图4-2-13　SSe促进肺肿瘤细胞凋亡

信号通路在肺肿瘤细胞中的激活。在本研究中，通过Western印迹检测发现，SSe处理的肺癌A549、PC9和LLC细胞中IκBα和p65的磷酸化均以浓度依赖的方式被显著抑制。

同时为了确定SSe是否能减少p65从细胞质向细胞核转运，通过免疫荧光染色检测肺癌A549和PC9细胞中p65亚细胞定位的变化，发现SSe组和BAY11-7082组的细胞核荧光强度相近，与对照组相比荧光强度明显下降，且二者联用时荧光强度下降更加明显，这说明了SSe与NF-κB信号通路抑制剂BAY11-7082的作用类似，均可显著抑制肺癌A549和PC9细胞的NF-κB（p65）转位。Western印迹结果显示SSe和BAY11-7082降低了肺癌A549和PC9细胞中p-p65、p-IκBα的表达。这些结果与BAY11-7082对NF-κB的抑制作用一致。BAY11-7082抑制IκK，导致IκBα磷酸化减少，IκBα的稳定性增强，NF-κB信号通路受到抑制。此外，SSe联合BAY11-7082较其他各组显著抑制NF-κB信号通路。这些结果表明，SSe抑制了肺肿瘤细胞NF-κB信号通路的激活。

镜下观察发现SSe和BAY11-7082显著抑制肺肿瘤细胞增殖，前文发现SSe诱导肺肿瘤细胞凋亡。由此作者团队进一步验证SSe通过抑制NF-κB信号通路的活化，促进肺肿瘤细胞的凋亡，进而抑制肺肿瘤细胞的增殖。Western印迹结果显示SSe和BAY11-7082降低了肺癌A549和PC9细胞中BCL-2的表达，增加了Bax和cyt c的表达，且二者联用效果更加明显。为了进一步验证SSe诱导肺癌凋亡的作用与NF-κB有关，作者团队构建了过表达p65的肺癌A549和PC9细胞。Western 印迹检测显示，与阴性对照相比，p65质粒过表达显著提高了肺癌A549和PC9细胞中p65的表达，并降低肺癌A549和PC9细胞的凋亡，而15 μmol/L SSe处理增强了这一作用。SSe可以抑制NF-κB信号通路中p-p65、p-IκBα和IκBα的表达，下调BCL-2，上调Bax和cyt c，促进肺癌A549和PC9细胞凋亡。p-p65质粒过表达与SSe联合使用，可以抑制SSe的抗NF-κB促凋亡作用。

因此，这些结果表明，SSe通过抑制NF-κB信号通路的活化，诱导肺肿瘤细胞凋亡。

（三）SSe抑制NF-κB激活，下调PDK1表达，促进肺肿瘤细胞线粒体途径的凋亡

作者团队研究发现，SSe可以促进肺肿瘤细胞内cyt c的释放，这提示SSe可以影响肺肿瘤细胞线粒体的功能。接下来作者团队进一步研究SSe对线粒体功能的影响。jc-1荧光指示剂分析MMP显示，SSe显著降低了肺肿瘤细胞中的MMP。ELISA法检测乳酸产量，结果显示SSe显著降低培养基中细胞外乳酸产量，表明SSe处理后肺肿瘤细胞的糖酵解流出减少，乳酸产量减少。上述结果表明SSe降低线粒体膜电位和抑制糖酵解，影响肺肿瘤细胞的能量代谢。

PDK1作为细胞内控制能量代谢的关键酶，促进机体的氧化磷酸化向糖酵解转换。Western印迹结果证实SSe以浓度依赖性的方式抑制人肺肿瘤细胞（A549和PC9）和小鼠Lewis肺肿瘤细胞（LLC）的PDK1表达。qRT-PCR检测显示SSe抑制人肺肿瘤细胞（A549和PC9）PDK1的表达。Western 印迹结果显示，SSe和DCA（PDK1抑制剂）降低了肺癌A549和PC9细胞中PDK1和BCL-2的表达，增加Bax和cyt c的表达。上述结果表明，SSe抑制PDK1的表达，促进肺肿瘤细胞线粒体途径的凋亡。

同时作者团队研究发现SSe和BAY11-7082均可以降低PDK1，减少乳酸的生成。这表明SSe下调PDK的表达，进而诱导肺癌凋亡可能与抑制NF-κB信号通路的活化相关。为了进一步验证SSe诱导肺癌凋亡的作用与NF-κB/PDK1关系。我们构建了过表达p65的肺癌A549和PC9细胞。Western印迹结果显示，SSe降低了PDK1的表达，而过表达p65可逆转该现象。这些结果进一步证明，SSe抑制NF-κB的活化，下调PDK1的表达，抑制糖酵解，进而诱导肺肿瘤细胞凋亡。

（四）体内试验表明，硒通过抑制NF-κB通路，下调PDK1，抑制肺癌生长

在本研究中，SSe诱导肺肿瘤细胞凋亡，包括人类肺肿瘤细胞（A549和PC9）和小鼠Lewis肺肿瘤细胞（LLC）。选择小鼠Lewis肺肿瘤细胞（LLC）建立肿瘤异种移植模式，进一步验证SSe在体内抗肺癌的机制。

将C57BL/6小鼠分为对照组和SSe组，皮下注射LLC细胞建立肿瘤异种移植模型。将30 μg/kg的SSe应用于肺癌LLC细胞移植小鼠。16天后，发现SSe显著抑制肺癌LLC细胞移植小鼠肿瘤的生长。与对照组相比，SSe降低了异种移植小鼠肿瘤组织中p-p65、PDK1、p-IκBα、

BCL-2的表达，增加了Bax、cyt c的表达。H&E（hematoxylin-eosin）染色显示，对照组肿瘤细胞不规则，细胞核大而畸形，胞质丰富，核质比例高。对照组也可观察到有丝分裂的两性核。然而，SSe处理组很少出现有丝分裂的两性核仁，核仁更小，更规则。TUNEL（TdT-mediated dUTP Nick-End Labeling）染色观察SSe处理组与对照组肺癌A549细胞凋亡率。此外，免疫组化染色结果显示，与对照组相比，SSe降低了移植瘤小鼠肿瘤组织中p-p65、PDK1、p-IκBα、BCL-2、Ki67的表达，升高了Bax的表达。SSe处理组p-p65、PDK1、p-IκBα、BCL-2、Bax表达的H评分与对照组比较差异有统计学意义。上述结果表明，SSe通过降低NF-κB信号通路的激活，抑制PDK1的表达，从而诱导肺肿瘤细胞凋亡。

三、讨论

SSe作为一种天然小分子化合物，具有运用广泛和不良反应小的特点。有研究表明，SSe参与多种细胞过程，如转移、增殖和凋亡。在本研究中，作者团队通过体外试验发现SSe通过抑制NF-κB信号通路的激活下调PDK1的表达，从而导致肿瘤细胞能量供应缺乏，乳酸分泌降低，线粒体膜电位下降，cyt c表达上升，线粒体凋亡途径被激活，肺肿瘤细胞凋亡增加，同时体内试验发现SSe可以显著抑制小鼠瘤体的增长，小鼠瘤体组化结果显示SSe降低p-p65、PDK1、p-IκBα、BCL-2的表达，增加Bax、cyt c的表达。因此提出SSe靶向p65抑制NF-κB信号通路，干扰PDK1及凋亡相关蛋白的表达，进而抑制糖酵解，诱导肺肿瘤细胞凋亡的治疗思路。

在体外检测乳酸含量发现SSe和BAY11-7082均可以抑制乳酸的合成。而乳酸作为糖酵解的主要产物，可以导致微环境酸化，进而降低了内源性免疫细胞、免疫分子和外源性碱性抗癌药物的浸润，从而通过破坏细胞基质来增强肿瘤细胞的侵袭和转移。因此SSe可以通过影响肿瘤细胞的糖酵解发挥抗癌作用。PDK1作为糖酵解关键酶，通过磷酸化葡萄糖代谢途径中的丙酮酸脱氢酶（PDH）而灭活丙酮酸脱氢酶复合物（PDC），从而抑制线粒体中丙酮酸向乙酰辅酶A的转化，增强胞质糖酵解，促进癌症的发生和发展。作者团队的研究发现（图4-2-14）SSe抑制肺肿瘤细胞PDK1和BCL-2的表达，增加了Bax和cyt c的表达，降低线粒体的膜电位，同时使用DCA（PDK1抑制剂）与SSe进行对比研究发现二者均降低了肺肿瘤细胞中PDK1和BCL-2的表达，增加了Bax和cyt c的表达。这说明SSe可以通过抑制肺肿瘤细胞PDK1的表达抑制糖酵解，激活线粒体凋亡途径，促进肿瘤细胞凋亡。这与Kawano等发现低表达PDK1减少有氧糖酵解和增加ATP的合成，增加肿瘤细胞氧化应激和促凋亡蛋白的表达，破坏MMP，诱导肿瘤细胞凋亡的结果相一致。

NF-κB是调控机体内各种生命活动的重要信号通路，外界多种刺激可导致炎症的发生，进而激活NF-κB信号通路，促进p65的核移位，使各种内源性调控因子如TNF和IL-6等分泌增加，进而促进肿瘤细胞的增殖、迁移和血管生成。因此抑制NF-κB信号通路的p65的核移位，可以抑制肿瘤的发生发展。例如Chenghai等抑制了TNFα诱导的p65磷酸化和核移位及其下游基因表达，增强TNFα的抗肿瘤活性并抑制胰腺肿瘤的生长和侵袭。本试验证明了NF-κB信号通路与PDK1的相互关系，研究表明p65可调控糖酵解的关键酶PDK1的表达，进而调节能量代谢和介导癌症代谢重编程（图4-2-14）；同时本试验首次证明了硒具有抑制NF-κB信号核移位、下调糖酵解关键酶PDK1表达，促进肺肿瘤细胞凋亡的作

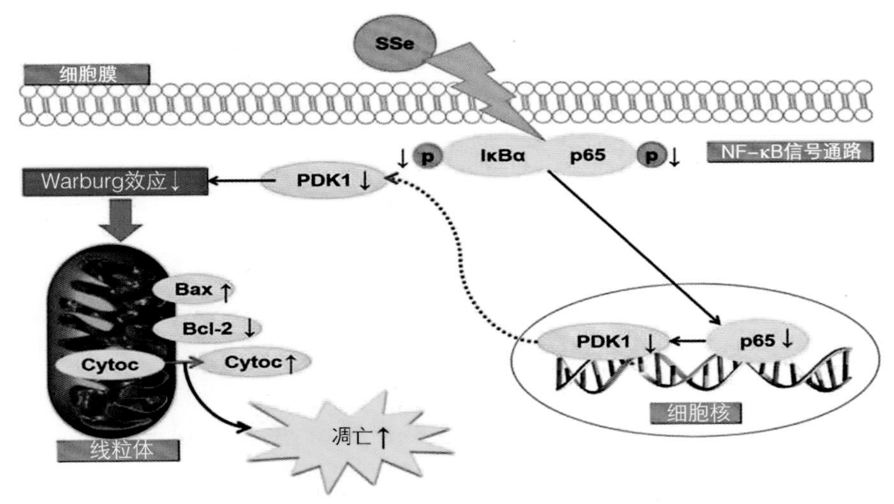

注：SSe通过抑制NF-κB核移位逆转Warburg效应促进肺肿瘤细胞凋亡，进而降低PDK1的表达。

图4-2-14　SSe的作用

用。为了进一步验证SSe与NF-κB信号通路和PDK1关系，作者团队构建了过表达p65的肺癌A549和PC9细胞。Western印迹结果显示p-p65质粒过表达可增加NF-κB信号通路中PDK1的表达。从以上结论得出，SSe抑制NF-κB的活化，下调PDK1的表达。此外作者团队研究发现SSe和BAY11-7082均降低了BCL-2的表达以及增加了Bax和cyt c蛋白的表达，且两组效果相似。同时，研究还发现SSe降低p-IκBα、IκBα、p-p65和BCL-2的表达，增加Bax和cyt c的表达，而p65质粒过表达可逆转了上述结果。综上所述，作者团队得出这一结论，SSe通过抑制NF-κB信号通路磷酸化，抑制PDK1表达、抑制乳酸合成、抑制糖酵解速率，进而促进肺肿瘤细胞凋亡。

因此，本研究首次证明了SSe通过抑制NF-κB的核移位，调控肿瘤细胞的能量代谢，并通过调控能量代谢的关键酶PDK1，促进肿瘤细胞的凋亡。本研究回答了NF-κB核移位激活与肿瘤细胞能量代谢调变之间的科学问题，并证明了SSe在其中的关键作用。

（许　晓　范理宏）

第六节　褪黑素通过SIRT3/PDH轴抑制肺癌的研究

一、引言

近年来，肺癌的发病率和死亡率持续上升。线粒体除了对能量代谢有显著作用以外，还在肿瘤细胞凋亡、增殖和生物能量编程中发挥重要作用。本节不仅研究了褪黑素（MLT）对肺癌生长的影响，还探讨了线粒体功能与肺癌进展之间的关系。sirtuin 3（SIRT3）是一种去乙酰化酶，它可以调节乙酰化和丙酮酸脱氢酶（PDH）复合物的活性，而上述物质参与了ATP的生成。因此，Sirt3是维持线粒体功能的关键。作者团队首次发现了褪黑素能够抑制Lewis小鼠模型中肺癌发展，同时还观察到褪黑素能够抑制肺肿瘤细胞（A549、PC9和LLC细胞）的增殖，并使胞质内的有氧糖酵解向氧化磷酸化（OXPHOS）转变，这反映了褪黑素的潜在作用机制与肿瘤细胞的代谢重编程有关。褪黑素引起的上述改变同时还伴随着ATP生成增加，ATP生成-偶联耗氧率（OCR）提高，活性氧（ROS）、mito-ROS水平升高及乳酸分泌的减少。此外，作者团队观察到褪黑素提高了线粒体膜电位以及电子传递链中复合物Ⅰ和Ⅳ的活性。更重要的是，作者团队还发现并验证了上述变化是由Sirt3和PDH的激活引起的，即褪黑素通过刺激Sirt3增加PDH活性，显著增强线粒体能量代谢，从而逆转Warburg效应。这些发现表明，褪黑素是一种潜在的治疗肺癌的物质，作者团队的研究结果为该物质在临床上的应用提供了理论基础。

肺癌仍然是全球癌症死亡的主要原因，肺癌患者5年总体生存率低于15%。目前的主要问题在于肺癌的诊断，能否及时有效治疗肺癌也成为了关注点。化疗和靶向治疗为大多数癌症提供了多样有效的治疗方法，但上述方法容易出现不良反应和耐药性。因此，需要寻找新的并且不良反应更小的生物靶点来抑制肿瘤的发展。

许多文献已经证实，线粒体的功能障碍与神经系统疾病、代谢综合征、免疫系统疾病甚至癌症等疾病息息相关。线粒体是ATP、ROS和生物合成代谢产物的主要来源场所。线粒体还通过激活相应的信号通路，在细胞增殖、分化、自噬、凋亡等过程中发挥信号中心的作用。PDH和去乙酰化酶Sirt3是位于线粒体的重要代谢酶，在三羧酸（TCA）循环、OXPHOS和ATP的生成中发挥作用。PDH是PDC的第一个也是最重要的酶组分，它将丙酮酸转化为乙酰辅酶A，然后进入三羧酸循环生成ATP和电子链递氢体（包括NADH在内）。Sirt3是线粒体内与去乙酰作用有关的一种肿瘤抑制因子，并且能够激活多种代谢酶，如谷氨酸脱氢酶（GDH）和异柠檬酸脱氢酶2（IDH2）。当缺乏Sirt3时，包括肺在内的各种组织器官的肿瘤发生率将会增加。

由松果体分泌的褪黑素（MLT）对昼夜节律、抗凋亡和免疫功能至关重要。褪黑素及其代谢产物具有强效抗氧化和清除内源性自由基的功能。不仅松果体能够产生和分泌褪黑素，所有健康细胞的线粒体都可产生褪黑素，并且线粒体中褪黑素的浓度会高于细胞内的其他部位。有研究报道，线粒体中褪黑素的含量是细胞质的100倍，且主要作用是调控细胞的ROS水平。褪黑素是一种被广泛证实的抗癌药物，它可以通过多种方式来抑制肿瘤生长，例如抑制肿瘤细胞增殖、维持基因组稳定、促进肿瘤细胞凋亡等。体外和体内研究都表明褪黑素可以抑制人类和动物多种类型的肿瘤生长，如肺癌、乳腺癌和卵巢癌。有研究表明，在宿主和肿瘤内，褪黑素的抗癌作用受代谢和生理的动态昼夜节律影响。此前，Reiter等推测褪黑素抑制肿瘤生长的一种方式是抑制PDH活性。

而作者团队的发现验证了这种猜想。在体内和体外试验中，作者团队验证了褪黑素通过增加Sirt3的表达和PDH的去乙酰化来提高复合物Ⅰ和复合物Ⅳ的活性，从而逆转Warburg效应，最终抑制肺癌的发生和发展。

二、结果

1. 褪黑素能够抑制肺肿瘤细胞增殖，并促进细胞凋亡（图4-2-15）。

2. 褪黑素可以显著提高线粒体复合物的活性和膜电位，增强线粒体功能（图4-2-16）。

3. 褪黑素能够促进Sirt3的表达，从而提高PDH的活性（图4-2-17）。

4. 褪黑素能够促进体内Sirt3和PDH的表达，抑制肺癌的发展（图4-2-18）。

三、讨论

肺癌具有高发病率和死亡率的特点，目前肺癌仍然是全球癌症的主要死因。在肿瘤细胞内经常出现包括代谢重编程在内的线粒体功能障碍，其中主要的功能障碍是有氧糖酵解成为ATP生成的主要代谢途径（Warburg效应），而正常细胞主要通过氧化磷酸化生成ATP。这也是许多实体肿瘤细胞的共同特征，同时有氧糖酵解会导致乳酸在细胞内堆积，并促使乳酸不断分泌，这样会导致细胞有一个更酸性的微环境，而酸性的微环境会促使细胞发生侵袭和转移。从分子水平上抑制糖酵解，从而重建线粒体的氧化磷酸化并逆转Warburg效应，这是一个减少肿瘤细胞转移并促进凋亡的有效策略。众所周知，褪黑素是一种内源性分子，其可参与细胞转移、增殖和凋亡。尤其是对于肺癌，褪黑素诱导肿瘤细胞凋亡可能与代谢模式有关，但褪黑素促进肺肿瘤细胞凋亡的机制尚不清楚。作者团队提供了直接的证据，即无论是在体内还是在体外，褪黑素是通过增加PDH活性，从而促进氧化磷酸化并逆转Warburg代谢，最终抑制肿瘤生长和促进细胞凋亡。此外，作者团队的研究还证明，褪黑素提高PDH的活性及增加ATP的生成与Sirt3有关。最近也有人提出褪黑素能够下调有氧糖酵解。

在过去的十年中，基础研究和临床研究均证明，褪黑素可能是一种有

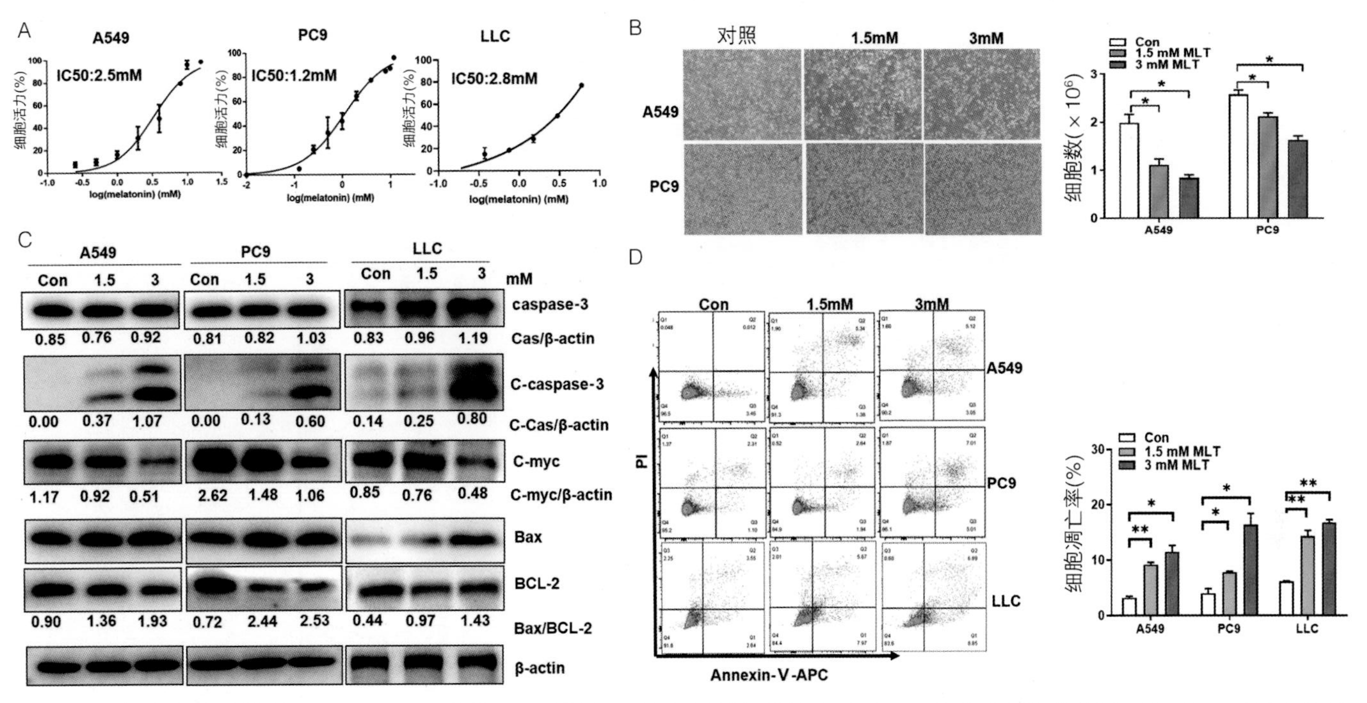

注：A. 用不同浓度褪黑素处理A549、PC9和LLC细胞24 h，采用CCK8法测定肿瘤细胞的相对活力；B. 用不同浓度褪黑素处理A549和PC9细胞24 h后的典型图像；c. 用不同剂量的褪黑素处理肺肿瘤细胞系24 h，用蛋白免疫印迹法分析各组细胞中caspase-3、β-actin、C-caspase-3、BCL-2、Bax、C-myc的表达；D. 用褪黑素（0 mmol/L、1.5 mmol/L、3 mmol/L）预处理A549、PC9、LLC细胞分别达24 h，并使用流式细胞仪检测各组中的A549、PC9、LLC细胞凋亡情况（*，$P < 0.05$；**，$P < 0.01$）。

图4-2-15 褪黑素抑制肺肿瘤细胞增殖，并促进肺肿瘤细胞凋亡

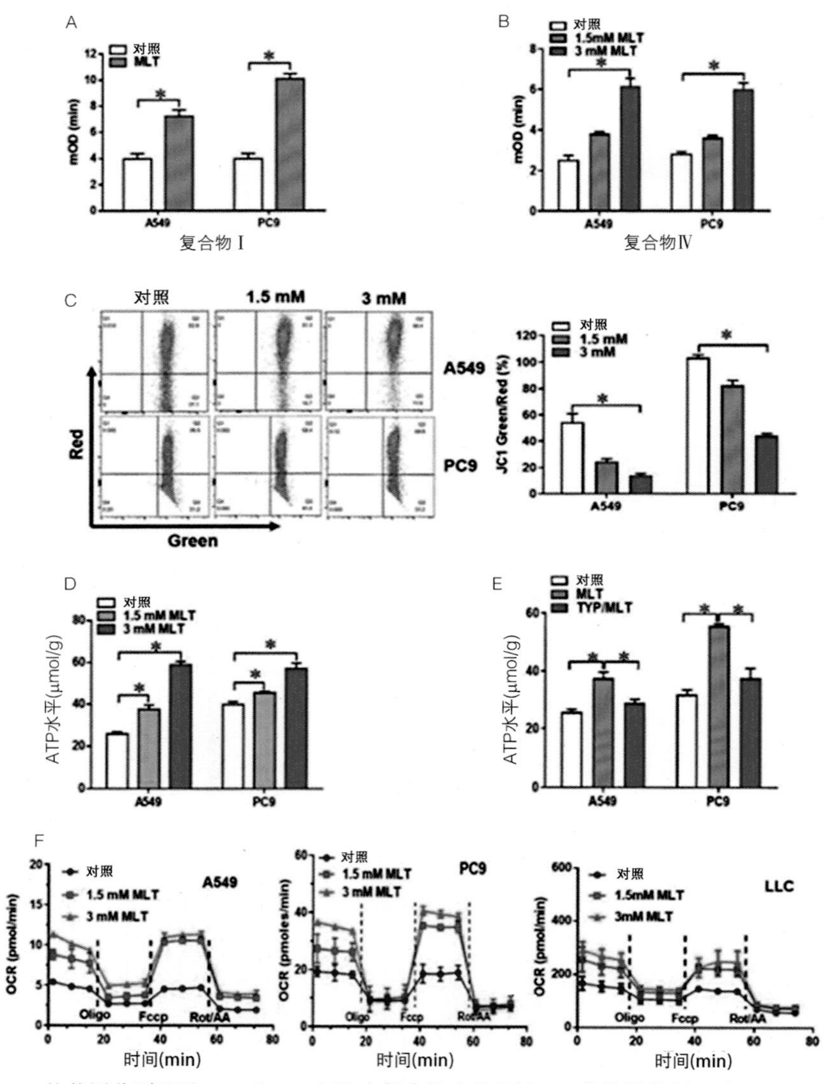

注：A. 柱状图分别显示A549和PC9细胞中复合物Ⅰ的活性；B. 柱状图分别显示A549和PC9细胞中复合体Ⅳ的活性；C. 流式细胞仪检测褪黑素作用24 h后A549、PC9细胞线粒体膜电位变化，柱状图为JC-1绿/红比值的定量结果，且JC-1绿/红比值越低代表膜电位越高；D. 柱状图分别显示不同浓度褪黑素处理A549和PC9细胞后ATP水平；E. 柱状图分别显示褪黑素（1.5 mmol/L）和3-TYP（30 nmol/L）处理A549和PC9细胞后ATP的水平；F. 本图显示不同剂量褪黑素预处理24 h后，用Seahorse细胞能量代谢分析仪分别测定A549、PC9和LLC细胞的OCR水平。n=3；Mean ± SE（*, $P < 0.05$）。

图4-2-16　褪黑素可以显著提高线粒体复合物活性、膜电位，最终增强线粒体功能

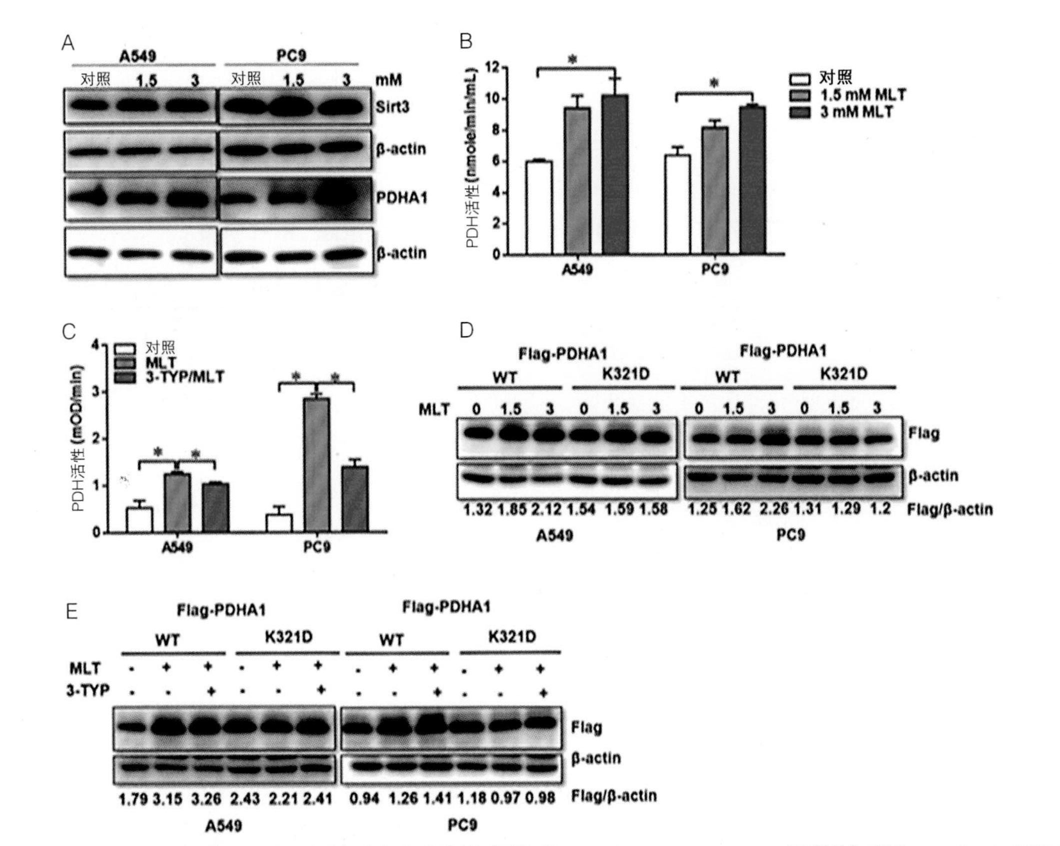

A. 不同浓度褪黑素处理A549和PC9细胞24 h后，用蛋白质印迹法分析不同组的Sirt3、β-actin、PDHA1；B. 褪黑素处理后A549和PC9细胞内PDH的活性；C. 褪黑素和3-TYP分别处理A549和PC9细胞后的PDH活性；D. 用蛋白质印迹法分析褪黑素处理后各组的WT和K321D的Flag-PDHA1 蛋白（Flag和β-actin）；E. 用蛋白质印迹法分析褪黑素（3 mmol/L）和3-TYP（30 nmol/L）分别处理后的不同组WT和K321D的Flag-PDHA1蛋白（Flag和β-actin）（*，$P < 0.05$）。

图4-2-17　褪黑素促进Sirt3的表达，从而提高PDH的活性

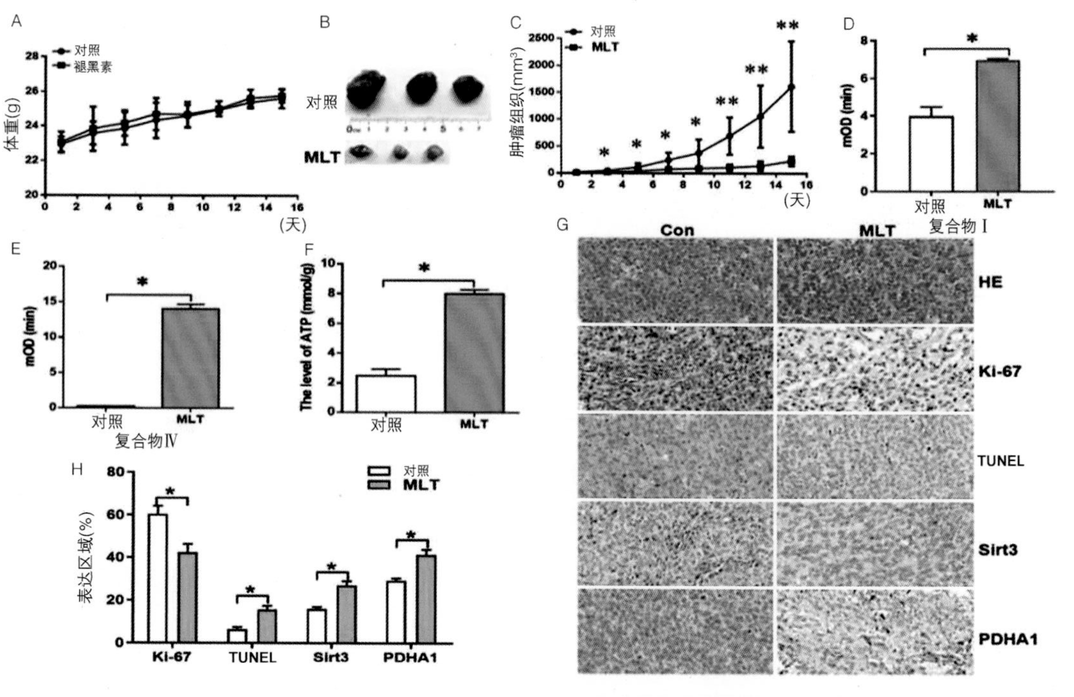

图4-2-18　褪黑素促进体内Sirt3和PDH的表达，抑制肺癌的发展

A. 用褪黑素处理和未用褪黑素处理的小鼠体重；B. 用褪黑素处理和未用褪黑素处理小鼠16天后肿瘤组织图像；C. 用褪黑素处理和未用褪黑素处理的肿瘤体积（**，$P < 0.01$）；D. 柱状图分别显示对照组和褪黑素组小鼠肿瘤组织内复合物Ⅰ的定量；E. 分别显示在对照组和褪黑素组的小鼠肿瘤组织内复合物Ⅳ的定量；F. 两组小鼠肿瘤的ATP水平；G 对小鼠肺癌组织中HE、Ki-67、TUNEL、Sirt3、PDHA1进行的免疫细胞化学染色的典型图像；H. 对照组和褪黑素组的小鼠肿瘤组织进行Ki-67、TUNEL、Sirt3和PDHA1的定量分析（*，$P < 0.05$）。

效治疗多种疾病的药物，包括癌症、神经退行性疾病、代谢疾病。作者团队的研究发现褪黑素能够抑制肺肿瘤细胞A549、PC9和LLC的增殖并促进肺肿瘤细胞的凋亡。很明显，当褪黑素的浓度不断增加，这些肺肿瘤细胞的数量将会减少，并且细胞出现凋亡的比例在增加。Western印迹分析结果显示，褪黑素下调增殖相关蛋白(BCL-2、C-Myc)表达，而上调凋亡相关蛋白(Bax、caspase-3)的表达，最终诱导肺肿瘤细胞发生凋亡。这些结果与报道一致，均证明了褪黑素是一种抗癌药物。

位于线粒体基质中的Sirt3具有调节代谢酶乙酰化水平、调节线粒体中间代谢及抑癌作用。在缺乏Sirt3的情况下，包括肺在内的各种组织的肿瘤发生率将会升高。Sirt3的缺乏和肿瘤允许表型之间的复杂关系与观察结果一致，即缺乏Sirt3的小鼠表现出类似于Warburg效应的生物化学特性，潜在的机制可能包括：Sirt3能够通过乙酰化调控PDH的活性，抑制乳酸脱氢酶(LDH)等糖酵解酶，调节PCK的活性。目前的研究结果均表明，褪黑素可以提高肿瘤细胞中PDH的活性，并且作者团队分别将K321D(PDH乙酰化位点的突变质粒)和3-TYP(Sirt3抑制剂)作为对照的试验结果说明了，这种作用与褪黑素上调Sirt3密切相关，相应的Western印迹分析也证实了褪黑素对肿瘤细胞的这种作用。因此，推测褪黑素抗癌作用的关键之一可能是通过Sirt3提高PDH活性。

在线粒体内催化丙酮酸转化为乙酰辅酶A继而产生ATP的过程中，PDH起着重要作用。当PDH被抑制时，乙酰辅酶A将不会产生，从而使三羧酸循环中这一重要的代谢物缺失，同时电子传递链(ETC)中NADH和$FADH_2$也被限制。在肿瘤细胞中，上述丙酮酸转化为乙酰辅酶A的葡萄糖代谢过程会被重编程。作者团队首先研究了褪黑素对线粒体功能的影响，包括线粒体复合体的活性、膜电位、ATP偶联氧化磷酸化的耗氧率和ATP水平等。我们的数据表明，褪黑素可以显著提高复合物Ⅰ和Ⅳ的活性，并提高膜电位，使ATP的生成增加，同时还可以降低糖酵解的最终产物——乳酸的水平。既往研究表明，Sirt3可以与复合物Ⅰ和Ⅳ相互作用，从而提高电子传递链以及氧化磷酸化的效率。因此，褪黑素可以促进线粒体生成ATP，并且这与褪黑素下调糖酵解并增强氧化磷酸化的作用是一致的。相反，Sirt3抑制剂(3-TYP)能够抑制褪黑素通过提高膜电位促进ATP生成的作用。鉴于作者团队之前的研究结果——褪黑素通过Sirt3提高PDH活性，而Sirt3能够促进线粒体内的氧化磷酸化，这说明褪黑素促进ATP水平升高与促进Sirt3高表达是一致。有氧糖酵解在肺肿瘤细胞的增殖和转移中起重要作用，而褪黑素可以促进丙酮酸生成乙酰辅酶A，乙酰辅酶A进入三羧酸循环增加氧化磷酸化，同时抑制糖酵解。此前有研究表明，氧化磷酸化可以增加ROS的水平，从而诱导肿瘤细胞死亡。作者团队的试验结果——ATP的升高、ATP偶联OCR的增加及乳酸水平的降低，表明了褪黑素可以抑制糖酵解、诱导肿瘤细胞凋亡及抑制肿瘤细胞增殖（图4-2-20）。褪黑素对糖酵解的抑制很有可能是因为Sirt3激活了PDH的活性。因此，作者团队推测褪黑素提高ROS的生成从而诱导肺肿瘤细胞凋亡的机制是：褪黑素刺激SIRT3/PDH轴，从而增加氧化磷酸化，最终逆转Warburg代谢（图4-2-19）。

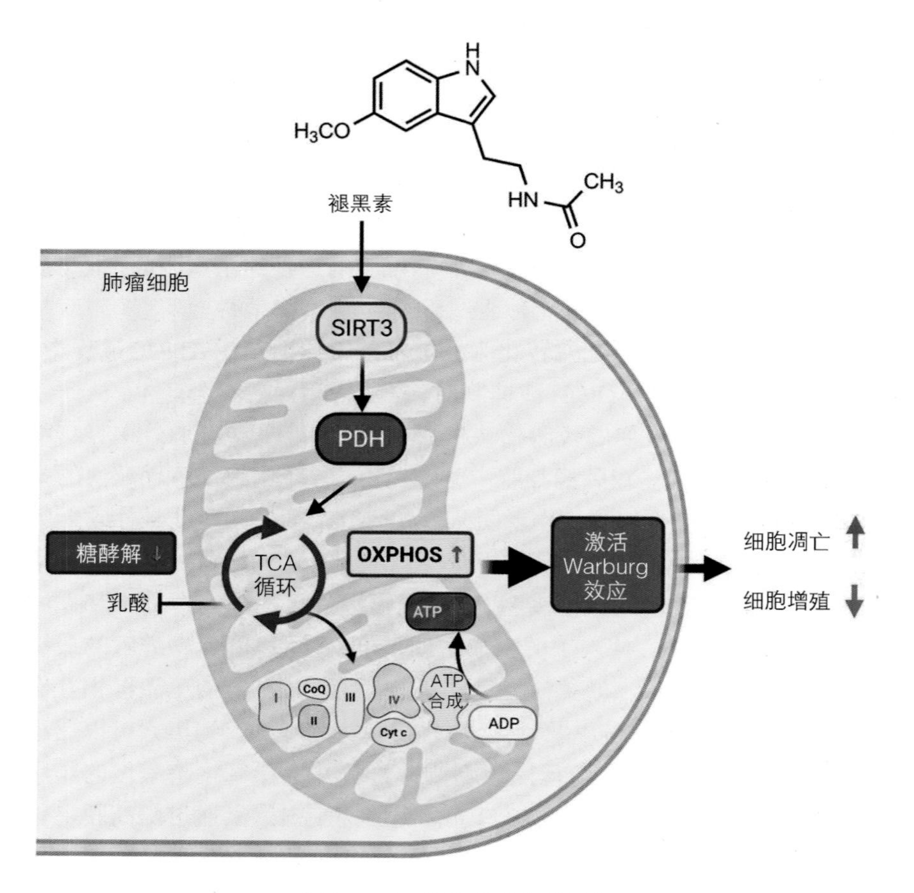

图4-2-19　褪黑素的作用机制

褪黑素也能在体内抑制肺癌的生长。Lewis小鼠模型的试验结果表明，褪黑素能显著抑制肺癌的生长。同样地，在培养的A549和PC9细胞中，小鼠肿瘤中的线粒体复合物Ⅰ和Ⅳ的活性以及ATP的生成均增加。对小鼠体内的肿瘤组织进行免疫染色，结果显示，不仅Sirt3和PDHA1的表达上调，而且肿瘤细胞的增殖（Ki-67数据）和凋亡（TUNEL结果）情况也与之前的体外试验结果一致。

综上所述，作者团队的本研究首次证明了，褪黑素通过刺激Sirt3增强PDH活性，逆转肺肿瘤细胞的代谢重编程，最终诱导肺肿瘤细胞凋亡并抑制肿瘤增殖。这些发现表明，褪黑素能够逆转线粒体作用机制中的Warburg效应，所以褪黑素很可能是一种能抑制肿瘤生长的有效药物。然而，褪黑素能否通过提高线粒体功能来反向调控核基因的表达及其中的机制还有待进一步的研究。

本节涉及的研究内容已作为封面文章发表在*J Pineal Res.*上（影响因子12.081分）。

（郝冰洁　范理宏）

第七节　甲状腺激素逆转Warburg效应增强肺癌顺铂化疗敏感性的基础研究

一、引言

肺癌是目前世界范围内最常见的、死亡率最高的恶性肿瘤。自2010年以来，癌症在中国的发病率和病死率一直上升，其中肺癌不仅是发病率最高的癌症，也是病死率最高的癌症，其中非小细胞肺癌（NSCLC）是最主要的病理类型，约占所有肺癌的85%。广泛的筛查有可能诊断早期肺癌，然而新诊断肺癌患者中超过一半的病例在最初诊断时已经有转移性病灶。目前，针对晚期NSCLC的治疗包括使用酪氨酸激酶抑制剂、使用免疫检查点抑制剂、放疗与化疗等，而化疗仍是大多数晚期肺癌患者的一线治疗手段，其中作为化疗基石药物的顺铂发挥着重要的作用。但不尽如人意的是，铂类化疗对晚期NSCLC患者总体有效率只有25%～35%。因此，提高NSCLC的顺铂化疗敏感性与有效率可以使晚期NSCLC患者受益，对临床治疗NSCLC患者具有重要的指导意义。

肿瘤对顺铂的化疗敏感性下降与肿瘤的代谢改变等多种因素有关，其中，最重要的是肿瘤细胞的糖酵解增加（即Warburg效应），肿瘤细胞糖酵解能力增强是导致顺铂化疗敏感性降低的关键因素之一，肿瘤能量代谢往往受多种因素调节，甲状腺激素是大多数组织中代谢速率的关键内分泌调节因子。甲状腺激素包括三碘甲状腺原氨酸（triiodothyronine，T_3）和甲状腺素（thyroxine，T_4），可以增加线粒体的生物合成，促进氧化磷酸化，提高能量代谢，增强线粒体功能。

目前调节肿瘤细胞线粒体能量代谢的关键节点和干预药物在肺癌中尚无探索性研究。本研究团队首次在临床上发现具有高FT_3的非小细胞肺癌患者应用顺铂化疗时无进展生存期（PFS）更长，为此本研究团队设计了一系列的细胞试验来验证甲状腺激素提高NSCLC的顺铂化疗效果，并阐明甲状腺激素调节Warburg效应增强肺癌顺铂化疗敏感性的具体机制和关键靶点，同时探索顺铂增敏的潜在药物。

二、结果

（一）临床研究发现，顺铂化疗前具有更高FT_3水平的晚期NSCLC患者拥有更长的无进展生存期

如图4-2-20，研究共纳入64例患者进行分析，两组的基本资料表明，高FT_3组男性22例，女性10例，低FT_3组男性20例，女性12例。高、低FT_3组年龄分别为（59.69 ± 10.38）岁，（62.97 ± 9.28）岁。两组患者肿瘤病理类型、肿瘤分期、PS评分及抽烟史相比均无统计学差异，具有可比性。结果表明：化疗前FT_3相对较高的NSCLC患者的无进展生存期更长。具体为：高FT_3组中位PFS为12.67（9.03，16.32）月，低FT_3组中位PFS为7.03（4.52，9.55）月，P=0.01。

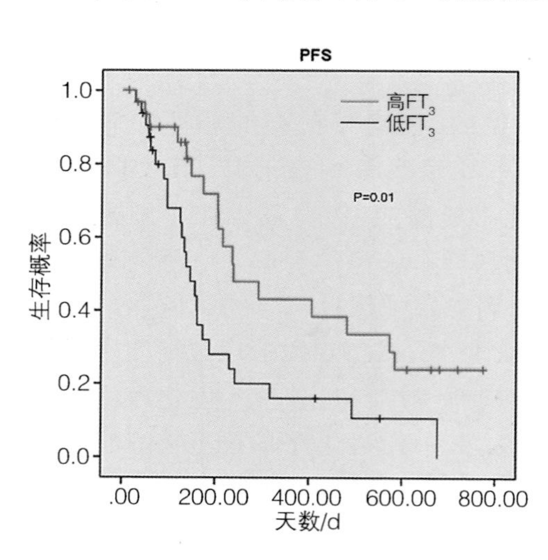

图4-2-20 顺铂化疗作用

（二）甲状腺激素增强顺铂抑制肺肿瘤细胞增殖、促进肺肿瘤细胞凋亡、调整细胞周期分布的作用

1. 甲状腺激素增强顺铂抑制肺肿瘤细胞增殖的能力

细胞试验共分为4组：对照组、10 μmol/L CDDP组、10 μmol/L CDDP + 0.1 μmol/L T_3组、10 μmol/L CDDP+0.1 μmol/L T_4组。用相应药物处理24 h后，镜下观察细胞形态，结果见图4-2-21A。为探究各用药组抑制肺肿瘤细胞增殖的能力，选取4个药物作用时间点，分别为12 h、24 h、36 h和48 h，在相应时间点使用CCK-8试剂盒检测肺肿瘤细胞增殖能力，结果如图4-2-21B所示：T_3、T_4与CDDP联用能够增强CDDP抑制A549、PC9增殖的能力。在12 h、24 h和36 h这三个时间点，分别统计10 μmol/L CDDP、10 μmol/L CDDP+0.1 μmol/L T_3、10 μmol/L CDDP+0.1 μmol/L T_4组的平均抑制率。发现肺肿瘤细胞A549的平均抑制率为：15.77%，22.04%，22.66%（12 h，$P < 0.05$）；29.8%，39.5%，46.3%（24 h，$P < 0.05$）；54.87%，72.58%，74.92%（36 h，$P < 0.05$）。肺肿瘤细胞PC9的平均抑制率分别为11.54%，16.15%，15.1%（12 h，$P < 0.05$）；21.9%，30.29%，32.02%（24 h，$P > 0.05$）；39.28%，47.52%，49.39%（36 h，$P < 0.05$）。

2. 甲状腺激素增强顺铂调整细胞周期分布的能力

本试验进一步检测了各组的细胞周期分布情况，结果显示（图4-2-21C，4-2-21D），T_3、T_4与CDDP联用能够促进CDDP对细胞周期重分布作用，具体为G1期减少，S期阻滞。对A549细胞，对照、10 μmol/L CDDP、10 μmol/L CDDP+0.1 μmol/L T_3、10 μmol/L CDDP+0.1 μmol/L T_4的G1平均比例分别为61.55%，41.85%，33.15%，35.4%；S期平均比例为24.8%，37.1%，41.45%，39.25%。对PC9细胞，上述四组的G1平均比例分别为61.55%，42.4%，30.95%，34.35%；S期平均比例为24.8%，33.45%，38%，38.35%。

（三）甲状腺激素增强顺铂诱导肺肿瘤细胞产生ROS和降低线粒体膜电位的能力，从而进一步促进肺肿瘤细胞凋亡。

1. 甲状腺激素增强顺铂诱导肺肿瘤细胞产生ROS的能力

本试验利用流式细胞仪检测4组的细胞ROS水平（图4-2-21A，4-2-21B），组别分别为对照组、10 μmol/L CDDP、10 μmol/L CDDP+0.1 μmol/L T_3、10 μmol/L CDDP+0.1 μmol/L T_4，每组药物作用时间为24 h。结果显示T_3、T_4与CDDP联用能够增加肺肿瘤细胞内ROS的产生。对A549细

胞，对照组、10 μmol/L CDDP、10 μmol/L CDDP+0.1 μmol/L T_3、10 μmol/L CDDP+0.1 μmol/L T_4的平均FITC值分别为773.00、836.33、1 110.33、1 145.33。对PC9细胞，该四组的平均FITC值分别为682.00、908.33、991.67、1 206.00。

2. 甲状腺激素增强顺铂降低肺肿瘤细胞线粒体膜电位的能力

相同试验条件下，线粒体膜电位检测结果发现，对A549细胞，对照组、10 μmol/L CDDP、10 μmol/L CDDP+0.1 μmol/L T_3、10 μmol/L CDDP+0.1 μmol/L T_4的相对膜电位平均值分别为10.76，4.37、1.94、1.99。对PC9细胞，对照组、10 μmol/L CDDP、10 μmol/L CDDP+0.1 μmol/L T_3、10 μmol/L CDDP+0.1 μmol/L T_4的相对膜电位平均值分别为12.68、4.64、2.03、3.42。结果表明：T_3、T_4与CDDP联用能够降低肺肿瘤细胞线粒体膜电位。

3. 甲状腺激素增强顺铂促进肺肿瘤细胞凋亡的能力

qPCR结果显示甲状腺激素能够提高顺铂诱导的A549、PC9细胞凋亡信号分子caspase-3、caspase-9与cyt c，同时上调促凋亡相关蛋白Bax的转录水平，下调抗凋亡蛋白BCL-2的转录水平。Western印迹验证了上述结果（图4-2-21C，4-2-21D）。对A549细胞，与CDDP组相比，T_3、T_4与CDDP联用组Bax/BCL-2的比值由0.67提高至1.89、0.78；对PC9细胞，与CDDP组相比，T_3、T_4与CDDP联用组Bax/BCL-2的比值由0.52提高至1.32、5.50。

（四）甲状腺激素与顺铂联用下调基因GLUT1表达，降低肿瘤细胞糖酵解水平

CDDP+T_4组与CDDP组转录组差异基因显示：CDDP+T_4组与CDDP组对比有22个差异基因，其中上调11个，下调10个。其中上调基因如下：ALPK1、CNR1、CPM、FNTB、GMPR、INSM2、SPINT1、SYCE1L、TSPAN12、TSPAN7和XAGE1，下调基因包括C1orf189、C5orf56、CSF2RA、DHRSX、LAG3、LAT、MSI1、SDK1、SIK1和SLC25A53。结合转录组学结果及文献查询，研究团队选定了MSI1这一差异基因，既往研究发现MSI1/AKT/GLUT1信号通路与CDDP相关，同时qPCR与Western印迹结果显示甲状腺激素联合顺铂组能够降低MSI1/AKT/GLUT1基因转录与表达，这提示甲状腺激素联合顺铂组有可能通过下调该通路促进凋亡。

此外，T_3、T_4分别与CDDP联用在转录水平降低糖酵解关键酶HK、PKM、PDK、LDHA的表达，减少乳酸生成，增加ATP含量，一定程度上逆转了肺肿瘤细胞的Warburg效应，导致顺铂化疗敏感性增加。

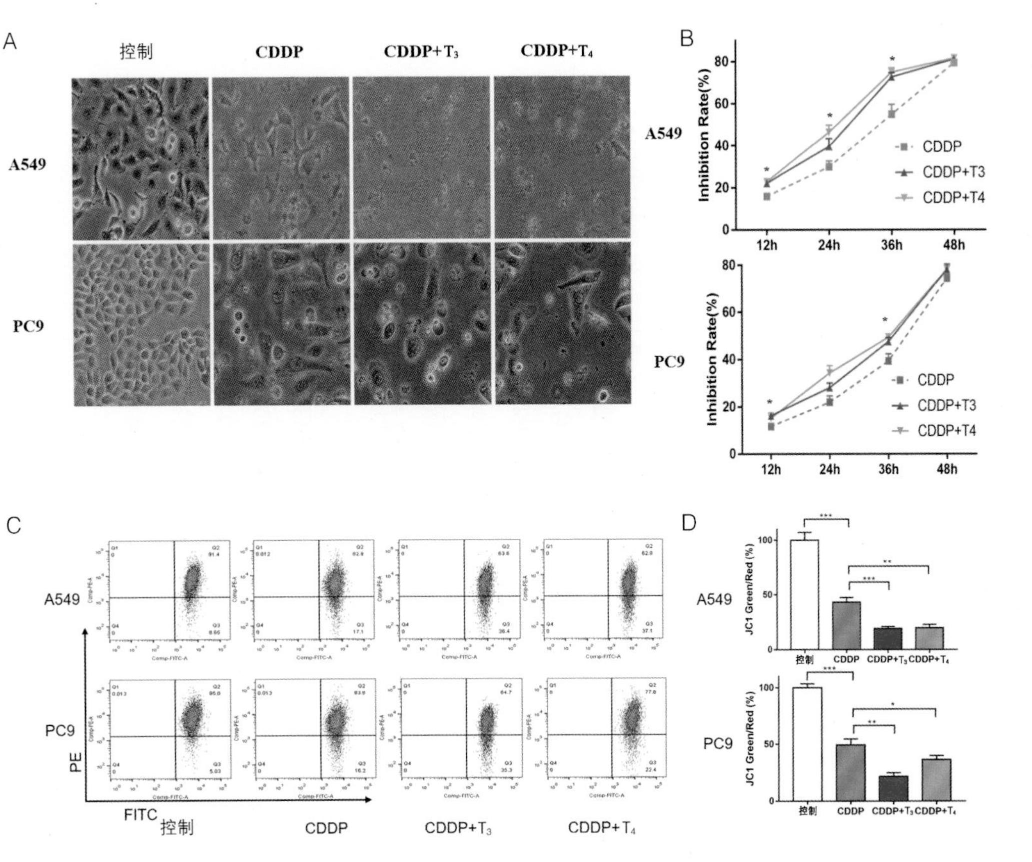

注：A. 甲状腺激素能够增强顺铂抑制肺肿瘤细胞增殖、促进肺肿瘤细胞凋亡并且促进细胞周期再分布；B. 用10 μmol/L CDDP、10 μmol/L CDDP+0.1 μmol/L T_3、10 μmol/L CDDP+0.1 μmol/L T_4处理A549和PC9细胞24 h后的典型图像，采用CCK8法测定肿瘤细胞的相对活力；C、D. T_3、T_4与CDDP联用能够促进CDDP对细胞周期重分布作用的流式细胞分析及统计。（*，$P < 0.05$；**，$P < 0.01$）。

图4-2-21　肺肿瘤细胞增殖水平与细胞周期改变

三、讨论

肺癌是世界范围内最常见的、病死率最高的恶性肿瘤，也是我国癌症发病率和病死率都居第一位的恶性肿瘤。超过一半的新诊断肺癌患者在最初诊断时已经有转移性病灶，患者肿瘤分期处于晚期阶段，NSCLC是其主要病理类型。尽管目前晚期NSCLC治疗措施包括酪氨酸激酶抑制剂、免疫检查点抑制剂、放疗与化疗等多种方法，化疗仍是大多数晚期NSCLC患者的首选与一线治疗方法，并且顺铂在NSCLC化疗发挥着重要作用。不尽如人意的是，铂类化疗对晚期NSCLC患者总体有效率只有25% ～ 35%，NSCLC的治疗仍然是非常棘手并且具有挑战性的，因此提高铂类化疗有效率使晚期NSCLC癌患者受益，具有重要的临床意义与价值。但目前对提高顺铂疗效的研究热点主要集中在铂类新药研发，对调节顺铂耐药关键节点的线粒体能量代谢的靶点研究甚少，对调节关键靶点的药物探索上在肺癌领域更是未见有报道。

本研究团队在临床上首次发现，顺铂化疗前具有高FT_3水平的晚期NSCLC患者无进展生存期更长，按化疗前FT_3水平高低来分层有助于评估NSCLC患者的顺铂化疗效果与预后。机体甲状腺激素水平对NSCLC患者预后的影响这一发现启示研究团队肿瘤是一种全身性的代谢疾病。关注患者全身的代谢稳态，重点关注甲状腺激素水平的变化有助于提高NSCLC患者的化疗效果。

诺贝尔生理学或医学奖获得者Warburg发现肿瘤有氧糖酵解现象（即Warburg效应），肿瘤代谢是当今肿瘤研究领域的热点，甲状腺激素大多数组织中代谢速率的关键调节因子，可以增加线粒体的生物合成，促进氧化磷酸化，提高能量代谢，增强线粒体的功能。因此，本研究团队的研究聚焦在线粒体功能尤其是逆转Warburg效应这一关键点上，从而进一步阐明顺铂增敏的关键机制及靶点。本研究的细胞试验表明，甲状腺激素能够提高顺铂对肺肿瘤细胞的杀伤能力，进而增强顺铂化疗敏感性。更重要的是，研究团队发现甲状腺激素增加顺铂对非小细胞肺肿瘤细胞的杀伤效果是通过降低NSCLC细胞GLUT1表达来实现的。具体来说，在A549与PC9这两种体外培养肺肿瘤细胞中，甲状腺激素T_3、T_4分别与顺铂联用能够下调MSI1表达，减少AKT的磷酸化，降低GLUT1的表达，进而减少A549、PC9两种肺肿瘤细胞的糖酵解水平，逆转A549、PC9两种肺肿瘤细胞的能量代谢重编程，从而增加顺铂诱导A549、PC9两种肺肿瘤细胞的死亡。本研究首次探索了甲状腺激素与顺铂联用对A549、PC9两种非小细胞肺肿瘤细胞的影响与分子机制。

在其他癌症研究方面，过去十年仅有一篇文章显示甲状腺激素增加线粒体质量进而增强阿霉素对侵袭性三阴性乳腺癌的化疗效果。在本研究中，研究团队首次在非小细胞肺癌中发现甲状腺激素与顺铂联用能够减少A549、PC9两种肺肿瘤细胞GLUT1的表达，促使其能量代谢重编程，逆转其Warburg效应，恢复NSCLC细胞化疗敏感性，这为提高NSCLC患者化疗敏感性提供了一种全新的思路与选择。更重要的是，研究团队不仅发现了逆转Warburg效应的靶点，也发现了作用于该靶点的药物，该项研究为提升晚期NSCLC顺铂化疗疗效提供了新的方向。

综上所述，本研究首次在临床上发现具有高FT_3的NSCLC患者应用顺铂化疗时PFS更长。同时在体外细胞学水平上证实甲状腺激素与顺铂联用能够下调A549、PC9两种肺肿瘤细胞MSI1的表达，减少其AKT的磷酸化，降低其GLUT1的表达，进而减少其糖酵解水平，逆转其Warburg效应，从而增加顺铂诱导的A549和PC9两种肺肿瘤细胞死亡（图4-2-22）。

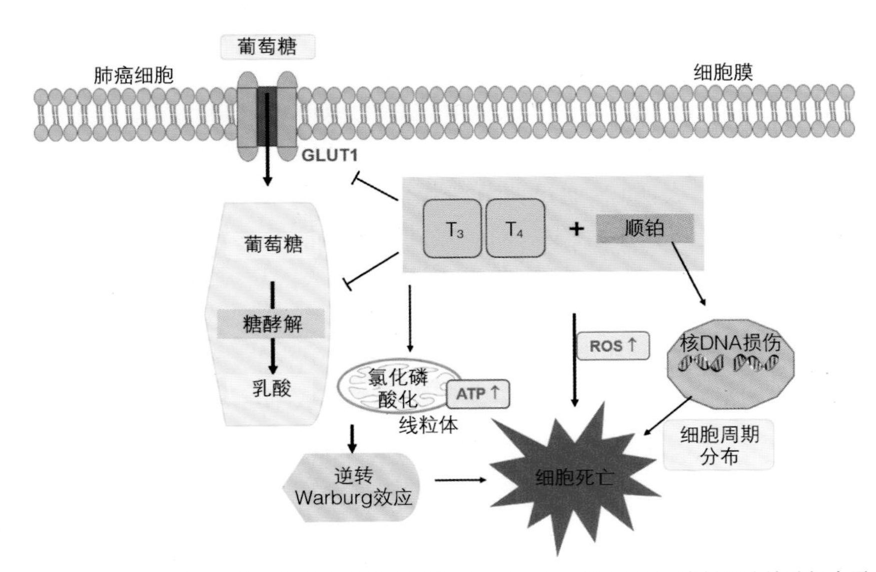

注：在肺肿瘤细胞中，甲状腺激素协同顺铂调控MSI1/AKT/GLUT1通路，降低细胞糖酵解水平，逆转Warburg效应，从而增加顺铂对肺肿瘤细胞的化疗敏感性。

图4-2-22 甲状腺激素与顺铂联用的作用模式图

这些发现不仅表明甲状腺激素能够通过逆转肺肿瘤细胞Warburg效应增强顺铂杀伤NSCLC的能力，同时也为其他恶性肿瘤的治疗提供了新的研究方向，值得进一步深入研究。

（任燕北　张　雯　范理宏）

第八节　α-硫辛酸靶向PDK1/NRF2轴逆转Warburg效应抗癌的基础研究

一、引言

α-硫辛酸（α-lipoic acid，LA）作为一种抗氧化剂，引起了癌症研究领域的广泛关注，因其强大的抗氧化作用被选入线粒体组合药物之一。然而，LA在癌症进展控制和预防中的确切机制仍不清楚。在本研究中，作者团队证明了LA对非小细胞肺癌（NSCLC）细胞系A549和PC9的增殖、迁移有抑制作用，同时还有促凋亡作用。LA诱导的NSCLC细胞凋亡是通过提高mtROS实现的。经过进一步研究证实，LA可以下调PDK1［丙酮酸脱氢酶（PDH）激酶］的表达，使得磷酸化的PDH减少，从而与核因子样相关因子2（NRF2）的负调控器Keap1相互作用，直接导致NRF2的减少。因此，LA通过下调NRF2抗氧化系统，即ROS信号通路，促进细胞凋亡。此外，作者团队还发现LA能增强其他PDK抑制剂的促凋亡作用。综上所述，研究表明LA通过调节线粒体能量代谢酶相关的抗氧化应激防御系统，促进细胞凋亡，发挥对肺癌的抗肿瘤活性。本研究团队给荷瘤动物模型注射LA的试验结果进一步证实了LA的抗肿瘤作用。这些发现进一步支持了线粒体组合药物的理论依据，也为LA在癌症治疗领域的临床应用提供了新的思路。

相比正常细胞，肿瘤细胞表现出更高的ROS水平，部分原因是致癌刺激因素增加了它们的代谢活性。一方面，ROS可以增加细胞膜电位，改变细胞膜通透性，释放cyt c，诱导细胞凋亡。另一方面，肿瘤细胞可上调NRF2，NRF2是抗氧化系统的一环，可以抑制凋亡通路。在持续氧化应激下，肿瘤细胞能够很好地适应这种应激并抑制细胞凋亡，这是通过一系列激活ROS清除系统的机制来实现的，包括NRF2-Keap1-ARE系统。

在生理条件下，蛋白酶体以Keap1依赖的方式快速降解NRF2。ROS

氧化修饰Keap1，释放NRF2，并允许其核易位，核易位后的NRF2与抗氧化反应元件结合来调节下游基因的转录。NRF2抗氧化防御系统是抵御氧化应激、维持氧化还原稳态的关键。在肿瘤细胞中，随着氧化应激的增加，NRF2的表达增加，抗氧化蛋白上调，肿瘤细胞可以逃避凋亡。同时，较高水平的NRF2不断与周围免疫环境相互作用，导致肿瘤细胞增殖、免疫逃逸和恶性转化。有证据表明，NRF2参与了癌症的发展、复发和耐药。因此，了解ROS的调控机制对于有效杀灭肿瘤细胞、克服耐药性至关重要。

LA是一种含有二硫化物的物质，称为1，2，3-二硫杂环戊烷戊酸，它是在线粒体中合成的。LA是线粒体PDH复合物中的一种天然辅酶。PDH复合物可以催化α-酮酸的氧化脱羧，如丙酮酸和α-酮戊二酸。它还可以调节葡萄糖分解代谢中的各种代谢酶。LA能够与PDH复合物E2亚基内的赖氨酸残基的侧链形成共价键，提高PDH的活性。PDH复合物是能量代谢中糖酵解向氧化磷酸化（OXPHOS）转变的关键酶。此外，有报道称LA可促进多种亚型的肿瘤细胞凋亡。LA可诱导ROS产生，导致肿瘤凋亡。然而，其分子机制尚不清楚。因此，本研究探索了LA促进能量代谢从糖酵解向氧化磷酸化转换及其促进肿瘤细胞凋亡的潜在机制。

被广泛认可的诺贝尔生理学或医学奖得主Warburg的理论认为，“肿瘤是一种代谢性疾病”，即大多数肺癌依靠糖酵解产生的能量生存。PDK1可以使PDH的Ser293磷酸化，最终抑制糖酵解向氧化磷酸化转换，因此PDK1被认为是一个抗癌靶点。但其临床效果及应用仍有待评估。据报道，NSCLC细胞系A549和PC9主要由糖酵解提供能量。由此，作者团队进一步研究了LA能否影响这两种细胞系的代谢特性，能否直接调节氧化-抗氧化系统，促进肿瘤细胞的凋亡。

二、结果

（一）LA抑制A549和PC9肺肿瘤细胞增殖并诱导凋亡

为证明LA（图4-2-23A）对肺肿瘤细胞的抗肿瘤作用，作者团队分别用不同浓度的LA处理A549和PC9肺肿瘤细胞株24 h和48 h。采用CCK8法检测细胞增殖情况（图4-2-23B）。结果表明，当抑制浓度在3 ～ 6 mmol/L时，LA可以抑制肺肿瘤细胞A549和PC9的增殖。在亮视野下观察由不同浓度LA处理的细胞，1.5 mmol/L的LA处理的细胞表现出明显的凋亡特征（细胞变得更长），但并没有多少细胞死亡（图4-2-23C）。1.5 mmol/L的LA还能有效抑制肺肿瘤细胞的迁移（图4-2-23D），这与LA抑制肿瘤细胞增殖的作用一致。因此，本研究采用1.5 mmol/L的LA来检测细胞凋亡的机制。将A549和PC9细胞暴露于1.5 mmol/L浓度的LA中24 h和48 h。LA增加了细胞凋亡的百分比（图4-2-23E、F），并且LA孵育时间越长，细胞凋亡就越明显。

（二）LA通过提高ROS信号通路促进肺肿瘤细胞凋亡。

用MitoSOX红探针标记线粒体ROS，证明了LA处理后两种肺肿瘤细胞的ROS显著增加，并且增加呈时间依赖性。细胞凋亡蛋白通过免疫蛋白印迹法来检测。结果显示，抗凋亡蛋白BCL-2明显降低，凋亡蛋白caspase-9相应地呈时间依赖性升高，这提示肺肿瘤细胞的凋亡与ROS水平的升高同时发生。有报道称，ROS的清除剂—N-乙酰半胱氨酸（NAC）可抑制ROS，从而阻止ROS诱导的细胞凋亡。在本研究中，NAC可以逆转由LA诱导的ROS和相应的促凋亡作用，说明LA是通过诱导ROS凋亡信号通路来实现诱导凋亡。

（三）LA抑制NRF2从而释放ROS，启动肺肿瘤细胞凋亡。

ROS会导致LA处理后的细胞出现凋亡，因此，作者团队推测LA通过下调抗氧化系统来诱导细胞凋亡。此外，NRF2已被广泛报道可以保持氧化还原稳态，它可以控制抗氧化酶的表达来对抗氧化压力。作者团队测定了LA处理后两种肺肿瘤细胞系的NRF2蛋白水平。正如假设的一样，NRF2蛋白水平呈剂量和时间依赖性下降。为了检测NRF2的下调是否导致细胞凋亡，作者团队将表达NRF2的质粒转染至LA处理后的细胞内。结果表明，NRF2蛋白水平被下调，caspase-9也被下调。此外，NRF2的转染可以减弱LA诱导的ROS和细胞凋亡，这表明NRF2的表达在LA诱导的细胞凋亡过程中起到负调控作用。由于LA可以抑制NRF2从而导致细胞凋亡，NRF2的siRNA也会导致ROS升高和细胞凋亡。所有数据均表明，LA抑制NRF2从而释放ROS，启动肺肿瘤细胞凋亡通路。

（四）LA通过抑制PDK1表达从而下调NRF2

LA是PDH的辅酶，PDH在能量代谢中可以将糖酵解向氧化磷酸化（OXPHOS）转变。根据Warburg效应，大多数肿瘤细胞依赖糖酵解，包括肺肿瘤细胞系A549和PC9，所以作者团队假设LA是通过调节线粒体代

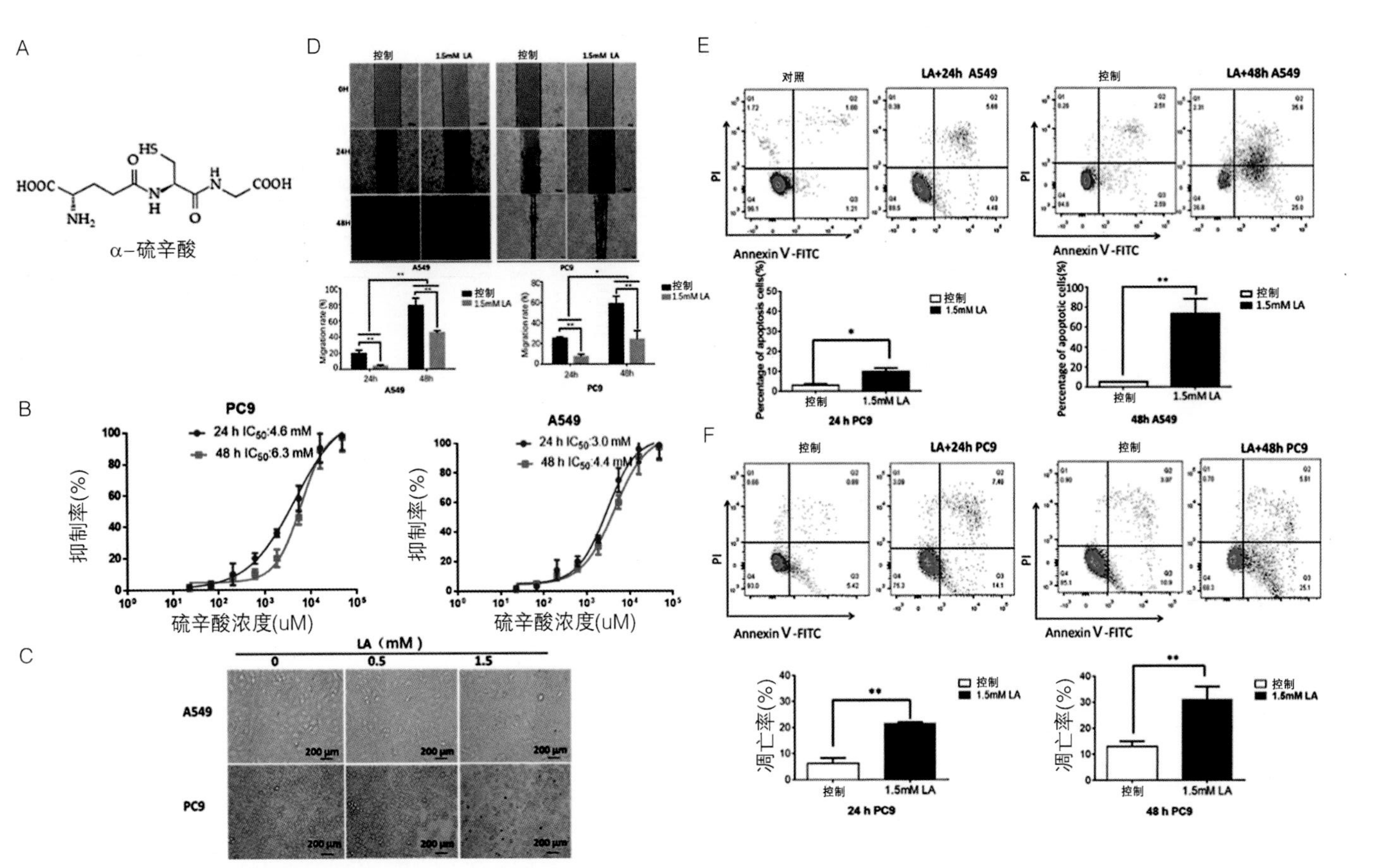

注：A. LA的化学结构；B、C. 用不同剂量和不同时间LA处理，肺肿瘤细胞增殖情况和细胞形态；D. 用不同剂量和不同时间LA处理A549和PC9细胞，细胞迁移情况；E、F. LA处理肺肿瘤细胞的凋亡率。结果显示为mean ± s.d，* 表示 $P < 0.05$，** 表示 $P < 0.01$。

图4-2-23　LA抑制肺肿瘤细胞增殖，诱导细胞凋亡，抑制细胞转移率

谢酶来影响抗氧化系统。正如假设的那样，当用LA处理两种肺肿瘤细胞系时，两种肺肿瘤细胞系中的PDK1（PDH激酶，可以磷酸化PDH并使其失活）都能以剂量依赖的方式被抑制（图4-2-24A）。但是LA并不影响总的PDH蛋白水平，正如预期的那样，PDH酶活性略有升高（图4-2-24B），这可能是由于PDK1受到抑制。此外，使用XF96 Seahorse仪来监测细胞外酸化率（ECAR），从而实时测量糖酵解活性（图4-2-24E）。由此观察到，经过LA处理的A549和PC9细胞的基础糖酵解活性（糖酵解率和ECAR/OCR比值）显著降低，这进一步证实了LA对PDK1的抑制作用。因此，本研究团队进一步探究了PDK1的受抑制和NRF2下调之间是否存在某种联系。

通过siRNA-PDK1干扰技术，本研究团队验证了PDK1的下调可抑制NRF2的表达（图4-2-24C）。在设计的三种siRNA中，第三种siRNA对PDK1的抑制效果最好，且对NRF2的抑制效果更强。这些数据表明，LA是通过下调PDK1蛋白的表达从而抑制NRF2。现已被证实的是，LA仅对PDK1酶蛋白有抑制作用，而对纯化的PDK1酶无直接抑制作用。

有趣的是，LA可以与PDK1抑制剂二氯乙酸（DCA）协同作用，据报道，DCA可诱导ROS并促进多种肿瘤细胞的凋亡。虽然高浓度的LA才对肺癌有抑制作用，其平均半抑制浓度为3～6 mmol/L，但它可以增强其他抗肿瘤药物（如DCA）对两种肺肿瘤细胞的抗癌作用，这体现了LA的临床应用前景（图4-2-24D）。此外，作者团队还注意到siRNA-PDK1可导致细胞大量凋亡（图4-2-24D），说明抑制PDK1可导致细胞凋亡。

PDK1受抑制后能够下调NRF2，从而促进细胞凋亡，因此有必要了解PDK1受抑制后如何去抑制NRF2的机制。因此，作者团队通过Co-IP技术检测了磷酸化的PDH（p-PDH）与Keap1（特定的NRF2负调控因子）之间的相互作用，结果表明p-PDH可以直接与Keap1蛋白相互作用（图4-2-24F）。将人p-PDH或Keap1抗体与微珠结合。细胞裂解与微珠共同孵育。孵育后，收集流出物，冲洗微珠，用Western印迹方法分别检测流出物和洗脱液中的Keap1和p-PDH结合体。结果表明，p-PDH受PDK1抑制而降低，继而p-PDH释放出Keap1导致NRF2抑制。

（五）LA通过降低体内PDK1和NRF2的表达来抑制肺癌的发展。

为了进一步证明LA在体内抗癌作用及对NRF2和PDK1的抑制作

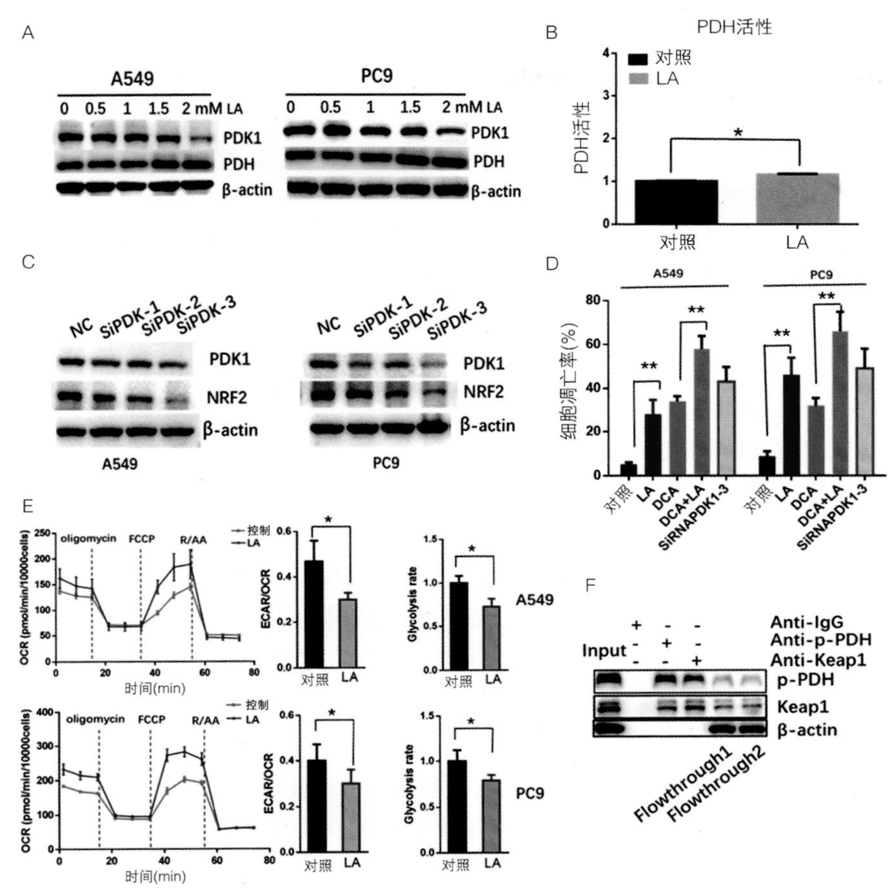

注：A. 免疫蛋白印迹法分析LA干预24 h后A549和PC9细胞中PDK1和PDH的表达；B. LA可略微提高A549细胞的PDH活性；C. siRNA沉默PDK1可下调NRF2表达；D. 抑制PDK1可导致细胞凋亡，LA（1.5 mmol/L）可增强DCA（5 mmol/L）的促凋亡作用，结果显示为mean ± s.d，* 表示$P < 0.05$，** 表示$P < 0.01$；E. 使用糖酵解速率测定试剂盒和线粒体应激试验试剂盒测定糖酵解速率和耗氧率（OCR），计算参数用柱状图表示；F. 人肺肿瘤细胞中磷酸化的PDH和Keap1之间的免疫共沉淀。

图4-2-24　LA抑制PDK1通过下调NRF2发挥促凋亡作用

用，研究团队构建了荷瘤小鼠（C57BL/6，黑色）模型。与对照组相比，腹腔注射LA（91 mg/kg）可显著降低小鼠肺癌LLC细胞形成的肿瘤的大小和重量。此外，在使用的浓度下，小鼠对LA具有耐受性。这可能是因为LA抑制了细胞增殖并增加了细胞凋亡，Ki67染色的减少、BCL-2表达的降低，以及caspase-9表达的增加均可证明这点。与LA在体外对PDK1

和NRF2抑制的作用相一致，LA也降低了体内PDK1和NRF2的表达。这些结果进一步证明了LA可以在体内抑制肺肿瘤细胞生长并促进细胞凋亡。

三、讨论

肺癌是最常见的恶性肿瘤。尽管在过去40年里，肺癌5年生存率有所提高，但自20世纪80年代以来并没有得到实质性的改善。因此，有必要寻找新的治疗药物来对抗这种疾病。在这项研究中，本研究团队证明了通过抑制PDK1来诱导NRF2降解是一种很有前景的抗癌的策略。LA是一种治疗肺癌的新型PDK1抑制剂。

随着癌症的进展，ROS和氧化还原压力也在不断升高。细胞适应氧化还原压力的一种方式是利用NRF2来对抗ROS压力，从而维持氧化还原稳态。如果细胞的ROS/凋亡通路被激活，则细胞内的ROS增加，但NRF2会对抗ROS，细胞代谢将从氧化磷酸化转变为糖酵解，继而导致癌变。本研究中，用LA处理的肿瘤细胞的NRF2减少，ROS增加。

在过去的几十年里，LA被报道具有广泛的抗癌作用。除了抗癌作用外，LA还在生理环境中广泛发挥着作用，包括在线粒体能量代谢的方面。LA也因其强大的抗氧化作用而闻名，并已被用于治疗与高水平氧化应激相关的慢性病，如糖尿病多神经病变和阿尔茨海默病。越来越多的研究表明，LA及其衍生物能够抑制各种肿瘤细胞株的生长，但几乎不影响正常细胞。最近的临床前研究详细描述了LA及其衍生物在肿瘤细胞中的作用模式，并得到了许多很有前景的结果。

LA既是抗氧化剂又是促氧化剂，这似乎是一个悖论。LA只在特定的肿瘤细胞中发挥促氧化剂的作用，如A549和PC9细胞，这些细胞表现出高表达的NRF2和高糖酵解水平。在本研究中，LA通过抑制PDK1来进一步抑制NRF2，发挥其抗癌的促氧化剂作用。此外，在本研究中，高浓度的LA具有抗肿瘤作用，提示低剂量LA具有潜在的抗氧化作用，高剂量LA具有促氧化作用。LA作为抗肿瘤的促氧化剂的临床应用有待进一步研究。

在经典的ROS生成途径中，PDH的活性出现了轻微的升高，说明部分ROS的升高是由于PDH活性的提高，LA干预后产生的大部分ROS可以被破坏，是由于NRF2过表达，说明当NRF2受抑制时才引起ROS的升高。

许多反式激活因子参与了癌症的发病机制,并被认为是药物靶点。但激动剂或拮抗剂很难发展为治疗靶点。从理论上讲,Keap1与NRF2结合会启动泛素-蛋白酶体去降解NRF2。有报道称Keap1的磷酸化可以破坏NRF2与Keap1的结合。设计靶向磷酸化过程的小分子抑制剂是非常复杂的。但如果能寻找到具有促凋亡作用的ROS诱导试剂,将有助于对抗癌症,而研究团队在文献中发现LA和DCA有ROS诱导剂的作用。LA为线粒体中PDH的辅酶,还是PDK1的抑制剂,并且可以降低反转录激活因子NRF2,导致ROS/凋亡通路的激活。

众所周知,磷酸化和非磷酸化状态的作用是不同的。PDK1作为辅助调控PDH活性的守门基因,可以使PDH发生磷酸化,故PDK1是PDH活性的调节剂。磷酸化的PDH(p-PDH)广泛存在于肿瘤细胞中,所以研究团队推测PDH的磷酸化是能量代谢和氧化还原稳态的调节剂。在研究中,作者团队发现p-PDH可以直接与Keap1结合,而Keap1是NRF2的负调控器。当PDK1被抑制时,磷酸化的PDH就会减少,与磷酸化的PDH结合的Keap1则得到释放,继而释放的Keap1破坏NRF2,从而精准调控ROS/凋亡通路。图4-2-25总结了详细的调控过程。

根据Co-IP结果,作者团队发现磷酸化的PDH可以与Keap1结合。正如很多文献所报道的,大剂量PDK1抑制剂能诱导ROS,继而引起细胞凋亡,但对于生长良好的细胞,这种凋亡似乎是可逆的,故作者团队推测p-PDH与Keap1的结合是一个可逆过程。但其具体的机制仍需进一步研究。当小剂量给药时,LA作为PDH的辅酶参与癌症的丙酮酸代谢。如果给药剂量超过生理阈值,则可作为抗癌药物或与其他促凋亡试剂共同发挥最佳作用。因此,高剂量LA是PDK1抑制剂。另一方面,PDK1在正常细胞中几乎不表达,故LA在临床应用中的不良反应很小。此外,对于那些不依赖PDK1来维持糖酵解和氧化磷酸化之间转换的肿瘤,LA的抗肿瘤作用仍有待研究。

综上所述,LA作为线粒体靶向药物组合里的重要组分,既是抗氧化剂又是促氧化剂,当发挥促氧化剂作用时,LA靶向抑制线粒体PDK1,从而下调NRF2,最终发挥促凋亡作用。LA在肿瘤细胞糖酵解和氧化磷酸化之间的转换过程中发挥着重要作用,是线粒体靶向药物组方的又一理论支持。

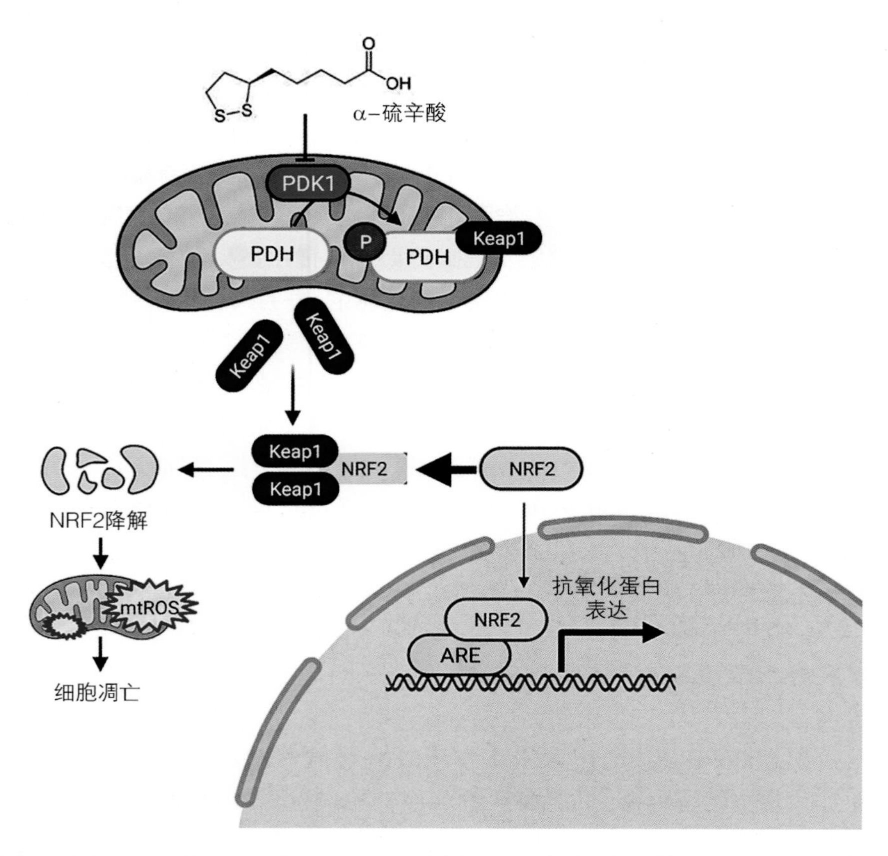

注：LA抑制PDK1，使p-PDH减少，与p-PDH结合的Keap1得到释放，释放的Keap1捕获并降解NRF2，继而引发ROS诱导的肺肿瘤细胞凋亡。

图 4-2-25　LA 在人肺肿瘤细胞中的凋亡作用示意图

（岳利多　范理宏）

第九节　靶向肺的纳米化疗系统的基础研究

恶性肿瘤作为危害人类健康的一大杀手，已超过心脑血管疾病等成为中国居民死亡的首要原因。在恶性肿瘤中，肺癌的发病率和病死率增长最快，对人群健康和生命威胁最大。恶性肿瘤尤其是肺癌的临床治疗中，化疗成为不可缺少的重要治疗手段之一。一般意义上的化疗是指通过化学治疗药物杀灭恶性肿瘤细胞，从而实现治疗效果的手段。化疗与手术治疗及放射治疗等局部治疗方式不同，是一种全身治疗手段，无论采用口服、静脉还是体腔给药等方式，化疗药物皆会随着血液循环，遍布绝大部分器官和组织。由于传统化疗药物在治疗肺癌等恶性肿瘤时，存在着水溶性差、生物利用度低、不良反应较大等缺陷，因此将化疗药物与纳米传输材料结合，构建纳米药物传输系统（nanoparticle drug delivery system，NDDS），可有效地弥补化疗药物的内在缺陷。纳米药物传输系统是指药物和传输材料通过物理或化学作用，形成的粒径在1～1 000 nm的纳米复合体系，通常包括纳米粒子、纳米球和纳米脂质体等。部分早期癌症患者因其身体因素或者主观原因拒绝切除手术，而化疗作为全身治疗手段，对正常组织、器官有一定的毒副作用，纳米药物输送材料的引入，将为癌症患者临床化疗及消融联合治疗等带来新的契机。本节将从纳米给药系统靶向肺肿瘤细胞纳米化疗的基础研究及靶向衰变线粒体纳米赋能逆转原位癌的基础研究角度进行阐释。

肺癌目前位居造成人类死亡的恶性肿瘤首位，为了有效地降低肺癌的发病率及病死率，医务工作者和科学家们做出了巨大的努力，已经发展了多种肺癌监测和治疗方式，包括X线检查、计算机断层扫描成像（computed tomography，CT）、化学治疗、放射治疗、手术切除术等，其中，化疗是治疗晚期肺癌的主要手段，甚至少数早期小细胞肺癌可通过化疗治愈。目前常用的化疗药物可分为烷化剂、抗代谢药、抗肿瘤激素类、抗肿瘤抗生素及抗肿瘤动植物成分药等，抗肿瘤动植物成分药即中草药，因其对晚期恶性肿瘤具有良好的治疗作用，受到广泛的关注和认同。利用我国丰富的中草药资源，以中药中有效成分作为先导化合物，通过结构改造和剂型优化，设计制备具有更高生物利用度、更低不良反应的抗肿瘤药物制剂，是一条研发新型化疗药物的有效途径，同时也可以改善传统抗肿瘤动植物成分药的水溶性等问题。

来自天然动植物成分的化疗药物为癌症患者带来了福音，包括紫杉醇、冬凌草甲素、喜树碱等。紫杉醇（paclitaxel，PTX）是由Wall和Wani于1963年从太平洋红豆杉的树皮中提取得到的，此后药理学家与化学家们研究发现PTX（图4-2-26A）对乳腺癌、支气管癌、结肠癌、卵巢囊性腺癌和子宫内膜癌等癌症具有很强的抗肿瘤活性。PTX在英国被批准用于卵巢癌、乳腺癌和肺癌等恶性肿瘤的治疗，2005年PTX被美国药物与食品管理局(FDA)批准用于治疗乳腺癌、胰腺癌及非小细胞肺癌。PTX是过去几十年里发现的最好的天然抗癌药物之一,它可在细胞分裂过程中干扰微管的正常功能,独特的药理作用使其成为继阿霉素和顺铂之后的新型热点抗癌药物。冬凌草甲素(oridonin)是一种从传统中草药冬凌草(isodon rubescens)中分离得到的贝壳杉烷类二萜化合物。临床试验表明,冬凌草甲素(图4-2-26B)具有明显的细胞毒作用和较强的抗菌消炎作用,其不良反应较小,对多种肿瘤细胞具有显著的抑制或杀伤作用,被誉为"青蒿素第二",成为贡献给人类的"绿色抗生素"。然而,由于其水溶性差、生物利用度低、损伤正常细胞的原因,该类芳香性抗肿瘤药物在临床研究中一直受到限制。

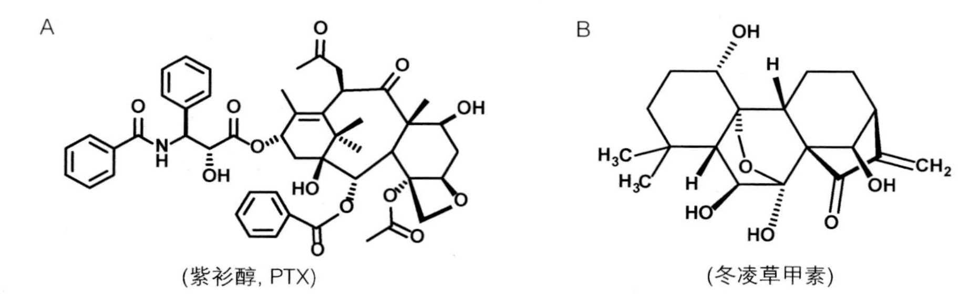

图4-2-26 紫杉醇(A)和冬凌草甲素(B)的化学结构

为了改善该类抗肿瘤药物的水溶性,提高其生物利用度,使其在恶性肿瘤尤其是肺癌的治疗中发挥优异的疗效。研究人员都致力于改善该类抗癌药物的水溶性,在保留其生物活性时,将水溶性好的小分子(如糖苷、戊二酸衍生物、N-甲基吡啶盐等)连接到药物分子上,以得到水溶性和生物利用度良好且具有临床应用前景的新型抗肿瘤药物衍生物。然而,通过小分子化学修饰的方法改善化疗药物的水溶性,通常存在着一些影响药物活性的因素,如药代动力学性质改变进而影响药物的吸收,或构效关系改变进而影响药物活性及代谢等情况。依托水溶性良好的高分子载体构建负载该类化疗药物的纳米传输系统,则可有效地避免小分子修饰方法的不足。目前已经有大量文献报道,可借助纳米药物载体(如脂质体、环糊精、聚合物、纳米颗粒、生物大分子等)改善非水溶性抗肿瘤药物的水中分散性,提高其生物利用度。例如为了改善化疗药物冬凌草甲素的水溶性，高磊等以聚乳酸（polylactic acid，PLA）为载体包封冬凌草甲素，载药量为2.36%，借助水溶性纳米聚合物作为药物载体，实现了非水溶性化疗药物的有效负载。此外，生物相容性良好的聚合物（如壳聚糖、β-环糊精包合物、嵌段共聚物PCL-PEO-PCL等）经研究表明也可实现冬凌草甲素的有效负载。

纳米材料的蓬勃发展为抗肿瘤新药的研发带来了新契机，活性组分（包括化疗原药、生物活性材料）通过包裹、吸附作用被置于药物载体内部或表面。与传统的抗癌药物相比，纳米药物传输系统能够改善抗癌药物分散性、增加其相容性、保留其生物活性等特性，具有广阔的应用前景。尤其当纳米药物载体的尺寸在50 ～ 200 nm时，其在体内循环时具有明显的增强渗透与滞留（enhanced permeability and retention，EPR）效应。这种EPR效应有助于纳米药物载体和纳米药物运输体系逐渐被动地浓集于肿瘤组织，使肿瘤部位的药物浓度明显高于正常组织，其具有被动靶向性，在提高化疗药物的药效的同时能够降低其不良反应。

聚合物载体聚乙二醇（polyethylene glycol，PEG）是一类以$-CH_2CH_2O$为结构单元的聚醚。因其良好的水中分散性、极小的生理毒性、良好的生物相容性、极好的药代动力学行为与体内分布等特性，在生物医药应用领域被广泛研究。化疗药物的PEG化学修饰（PEGylation）或者以PEG作为药物载体，可有效地改善原药的水溶性，屏蔽其免疫原性，保护其活性位点；但是在一定程度上会遮蔽其活性部位，造成其生物活性的降低。近年来，基于纳米氧化石墨烯（nanographene oxide，NGO）的载药体系倍受关注，NGO具有大的比表面积、大π共轭结构等独特的结构，表现出良好的水中分散性、聚合物兼容性等优异的性质，在纳米医药领域具有极大的应用前景。它可以与芳香环类化疗药物，通过较强的物理吸附作用实现非共价结合，还可以通过形成化学共价键制备得到稳定的纳米药物运输体系，对于绝大部分难溶性化疗药物的转运具有十分重要的意义。南开大学陈永胜课题组研究了NGO负载阿霉素，由于氧化石墨烯具有高比表面积，其两个基面都可以通过π-π堆积和疏水相互作用负载药物，研究发现其对阿霉素的载药率可以达到238%。黄晓宇小组研究表明PEG功能化的纳米氧化石墨烯可以有效负载非水溶性化疗药物PTX、冬凌草甲素、甲氨蝶呤等，提高了它们的生物利用度（图4-2-27），在肺肿瘤细胞A549和乳腺肿瘤细胞MCF-7中其表现出较强的细胞杀伤力。通过负载于PEG功能化的NGO载体上的PTX处理A549细胞，72 h后细胞存活率仅为20%，而PTX原药处理后的A549细胞存活率仍高达70%，PEG功能化的NGO作为载体有效地提高了PTX的生物利用度。因此，兼容性好、载药率高、细胞毒性小的纳米药物运输载体为非水溶性化疗药物提供了新型的高效应用平台。

化疗是一种全身治疗的手段，静脉注入的抗癌药物会随着血液循环遍布全身的绝大部分器官和组织，使得药物在杀死肿瘤细胞的同时，也对正常细胞和组织造成严重的损伤，这是目前制约癌症化疗的主要问题。如何有效地利用已有的抗肿瘤药物，提高其生物利用度，有效地将抗肿瘤药物运输到病灶部位，发挥其对肿瘤组织的治疗效果，已成为目前抗肿瘤药物研发的热点之一。纳米药物传输系统可建立新给药途径，提高化

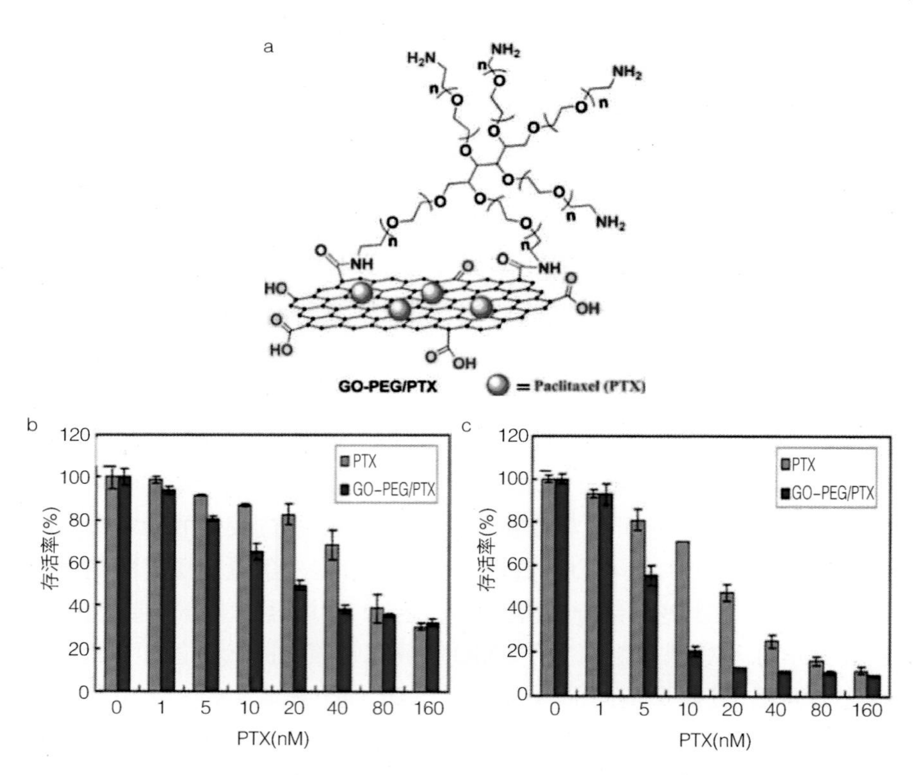

注：A. 基于氧化石墨烯的紫杉醇纳米载药体系；B、C. 紫杉醇及紫杉醇纳米载药体系处理后的A549细胞（B）和MCF-7细胞（C）的存活率。

图4-2-27 纳米载药体系的构建及功能研究

疗药物的生物利用度，改善化疗药物对患者正常组织产生的不良反应。研究团队迫切需要开发一种智能的药物传输系统，该系统应具有以下特性：① 具有高效的负载能力，可以保持其药物生理活性；② 具有明显的靶向性，能够将化疗药物定点输送到肿瘤病灶；③ 具有选择释放性，保证抗癌原药在进入肿瘤细胞内前尽量不释放，而仅在肿瘤细胞特定微环境下选择性释放抗癌药物，在正常细胞内包裹抗癌药物的活性中心，降低药物的不良反应。

如果纳米药物传输系统能够特异性地识别肿瘤细胞，并在其中选择性释放化疗药物，在正常细胞包裹化疗药物的活性中心，那么就能够在降低化疗药物对正常组织和细胞不良反应的同时，实现化疗药物在肿瘤细胞中的有效释放及杀伤作用。肿瘤细胞与正常细胞的内环境存在着极大的差异，在氧化还原平衡态、pH值、渗透压、基因和酶等方面有着较大的区别，例如GSH在肿瘤细胞内的浓度（2 ～ 8 mmol/L）要比其在血浆、正常组织和细胞中的浓度（1 ～ 2 μmol/L）高1 000倍以上。在高浓度还原型GSH环境中，二硫键（–S–S–）极易发生断裂，而在不含或含较低浓度GSH环境下二硫键可保持不变。也就是说，二硫键在体内血液及正常细胞可以长期稳定存在，而进入肿瘤细胞后在高浓度GSH作用下很容易发生断键反应。选择合适的二硫键作为抗癌药物的连接基团，在体内血液、正常组织及细胞内保持稳定，而在肿瘤细胞内选择性释放化疗药物，同时不改变药物结构，保留其生物活性，是实现肿瘤细胞内靶向释放化疗药的有效途径。

以恰当的二硫键作为控释“开关”，以生物相容、尺寸合适的纳米材料为载体，构建具有选择性释放功能的纳米药物运输体系，该体系可在体内循环过程和正常组织细胞中不释放药物，经内吞作用进入肿瘤细胞后在其特定的内环境下发生二硫键的断键反应，从而释放所负载的抗癌原药。提高抗癌原药的应用效率，降低抗癌原药的不良反应，为治疗肿瘤提供新的途径和试验依据，进而提高癌症患者的长期生存率和生活质量。研究表明，抗肿瘤药物或生物蛋白通过二硫键连接到载体上或受到二硫键交联壳保护时，在肿瘤细胞的独特内环境中，二硫键容易被细胞内高浓度的GSH裂解，释放出抗肿瘤药物的活性中心，实现在肿瘤细胞内的选择性释放。作者团队课题组以PEG功能化的NGO为载体，二硫键为可控释放的“开关”，构建了具有被动靶向效应的纳米药物运输体系

（图4–2–28），相关数据表明经该纳米药物运输体系处理的正常细胞与肿瘤细胞的存活率差值可高达45%，实现了化疗药物PTX的有效负载及在肺肿瘤细胞A549内的选择性释放，进而发挥了化疗药物PTX的生物活性，同时对正常细胞产生较低的生物毒性。除肿瘤细胞微环境的差异外，肿瘤细胞内的细胞器（如细胞核、核糖体、溶酶体和线粒体等）也成为研究人员设计靶向纳米药物运输体系的关注点。线粒体作为一种重要的细胞器，在肿瘤细胞与正常细胞内也有着较大的差别，为了实现肿瘤细胞线粒体靶向性药物输送，目前常用策略包括高电位穿透线粒体膜、线粒体蛋白导入机制等，以脂溶性阳离子、线粒体通路多肽、细胞穿透多肽等为线粒体靶向基团。基于纳米材料在药物运输领域中的应用潜力，通过构建纳米药物传输体系，以肿瘤细胞线粒体靶向基团为“路灯”，刺激响应分子为“开关”，聚合物纳米材料为“载体”，实现化疗药物线粒体靶向给药，促进癌症细胞死亡，从而为化疗药物研发提供新思路。

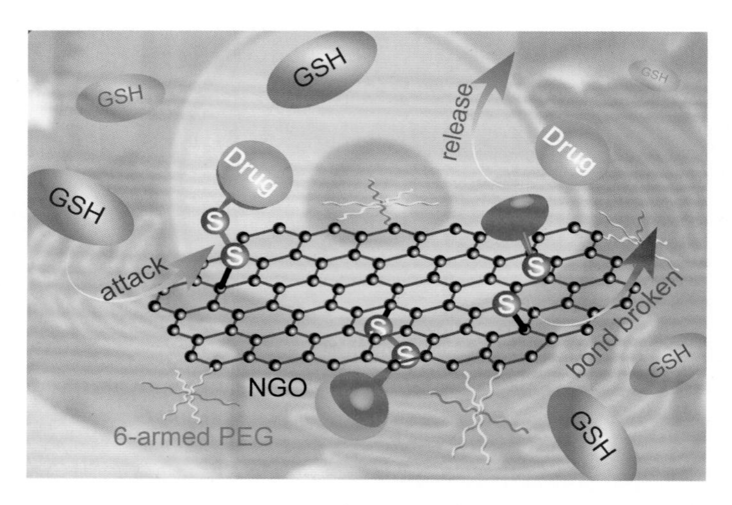

图4–2–28　基于纳米氧化石墨烯载体的GSH响应性药物运输体系

本节涉及的研究内容发表在*ACS Applied Materials & Interfaces*上（影响因子14.4分）。

（黄晓宇　郝冰洁）

第十节 靶向肺线粒体的纳米给药系统

肺癌目前是世界范围内已知的发病率和病死率最高的恶性肿瘤之一,男性患者中肺癌发生率占常见恶性肿瘤的第1位,女性患者中肺癌发生率占常见恶性肿瘤的第2位。早筛查、早发现、早治疗是提高肺癌患者生存率的有效措施。目前,随着公众健康意识的增强及筛查手段的进步,肺结节尤其是恶性结节的检出率大幅度提高。早期肺癌一般指Ⅰ和Ⅱ期肺癌,包括原位癌。临床上,针对早期肺癌的治疗方案,大多遵从局部治疗联合全身治疗的原则。局部治疗通常包括:手术切除、放射治疗、激光消融等。全身治疗包括:化疗、靶向治疗、免疫治疗等。大多数早期癌患者或者原位癌患者选择手术切除,仍存在部分早期肺癌患者因自身原因无法选择或无法耐受手术(包括高龄患者、基础疾病患者等)。化疗手段在恶性癌症治疗尤其是晚期癌症治疗中,也被认为是一种常见的行之有效的策略,但是化疗存在着生物利用度低、不良反应大、给药方式单一等一系列问题。如果能够在肺癌早期包括原位癌阶段,尽早诊断并治疗,及时对已发生癌变的细胞进行靶向治疗,实现癌变细胞的逆转,既对提高癌症疗效具有重大意义,也能为抗癌药物研究提供新的途径。

线粒体作为一种独特的细胞器,不仅是为细胞提供ATP的能量中心,也是细胞凋亡的调控中心。肿瘤细胞内的线粒体与正常细胞相比,为了满足肿瘤细胞所表现的无限增殖、抵抗凋亡等需求,其结构、功能及内部环境发生了明显的改变,具体表现为肿瘤细胞的线粒体代谢、膜稳定性、DNA和ROS稳态等。1923年,诺贝尔奖获得者德国生物化学家Warburg提出了Warburg效应,即能量代谢异常是癌症细胞共有的特征,该理论中,Warburg认为所有肿瘤细胞主要依赖葡萄糖酵解产生的能量,即有氧糖酵解。这种独特的代谢方式与肿瘤细胞无限增殖,进而适应多种环境快速生长等特征密切相关。线粒体在肿瘤的发生和发展过程中发挥着重要的作用,因此线粒体功能的修复及调节对于肿瘤细胞的逆转及杀伤尤为关键。

线粒体在肿瘤发生的过程中也扮演着重要的角色,因此改善线粒体功能对于早期肿瘤逆转具有深远的意义。研究表明,目前有多种药物可以实现线粒体的修复,如褪黑素(MLT)、脱氢表雄甾酮

（dehydroepiandrosterone，DHEA）、辅酶 Q_{10} 和α-硫辛酸等。α-硫辛酸是一种存在于线粒体中的辅酶，可消除加速老化与致病的自由基，兼具脂溶性与水溶性，进入人体后被还原为双氢硫辛酸。α-硫辛酸作为辅酶，可催化丙酮酸氧化脱羧成乙酸及α-酮戊二酸氧化脱羧成琥珀酸的反应，起到转酰基的作用。此外，它还可辅助生成其他抗氧化剂，如维生素C、维生素E和辅酶 Q_{10}。尤其是在线粒体内，α-硫辛酸作为丙酮酸脱氢酶的复合体三酶体系E的辅因子，推动丙酮酸源源不断地产生乙酰辅酶A，大量乙酰辅酶A可进入三羧酸循环和氧化磷酸化的有氧呼吸过程，有效地改变肿瘤细胞线粒体内的代谢方式。虽然人体可以自行合成基本生理过程所需的α-硫辛酸，但外源性补给α-硫辛酸可逆转肿瘤细胞线粒体中普遍存在的呼吸障碍，通过增加底物供给使肿瘤代谢方式从有氧糖酵解向氧化磷酸化转化。因此，α-硫辛酸可应用于线粒体内代谢方式的调节，促进氧化磷酸化，从而实现早期肿瘤细胞的赋能及逆转。

如果线粒体药物能够靶向作用于肿瘤细胞内的线粒体，富集于线粒体部位，并仅在线粒体发挥药效，那就能有效地提高线粒体药物的生物利用度，进一步增强其对早期肿瘤的逆转疗效。生物纳米材料的发展同样也为线粒体药物的靶向给药带来了新机遇，构建基于线粒体药物的纳米给药控释体系，实现其在肿瘤细胞内的可控释放、靶向给药等特点。以生物相容、尺寸合适的纳米材料为载体，实现线粒体药物的有效负载及在肿瘤组织的增强渗透滞留效应。将线粒体药物与载体通过特定官能团连接（如二硫键）可实现线粒体药物在肿瘤细胞内的选择性释放。定点肿瘤细胞可控释放，能保证药物结构的完整性，使其有效地进入到线粒体。纳米载体以及特征的连接基团，可显著地提高线粒体药物的生理疗效，进一步助力逆转早期癌症。

恶性肿瘤尤其是肺癌一直以来威胁着人类的健康，传统手术切除、放射治疗及化疗在有效杀伤肿瘤组织的同时，对人类的正常组织损伤较大。早发现、早治疗的策略可有效地提高癌症患者的生存率，线粒体药物逆转早期癌症为癌症治疗提供了新思路。纳米材料的蓬勃发展为癌症治疗特别是化疗提供了新策略，不仅可以担当药物运输的兼容性载体解决部分药物溶解性差、生物利用度低的问题，还可引入特征靶向基团，解决药物对正常组织的不良反应、易产生耐药性等问题进而在线粒体药物逆转早期癌症过程中提供高效助力系统。目前的大量研究表明，依托纳米材料设计合适的药物载体，依托给药机制选择恰当的靶向基团，创新药物的给药方式，定制药物的给药途径，设计特征癌症组织的个性化靶向治疗方案，是实现癌症治疗更有效、更无损的有效新途径。

本节相关内容发表在*Polymer chemstry*上（影响因子5.36分）。

（郝冰洁　黄晓宇）

第十一节　Gboxin小分子是胶质母细胞瘤线粒体的靶向抑制剂

能针对肿瘤细胞独特代谢特点的特异性抑制剂很少见。本节介绍小分子Gboxin，其可特异性抑制原代小鼠和人多形性胶质母细胞瘤（glioblastoma，GBM），但不抑制小鼠胚胎成纤维细胞（mouse embryonic fibroblast，MEF）或新生星形胶质细胞。Gboxin可快速且不可逆地破坏GBM细胞的氧气消耗，以依赖线粒体内膜质子梯度的方式与线粒体氧化磷酸化通路复合体结合，从而抑制F_0F_1 ATP合成酶的活性。对Gboxin有抗性的细胞需要具有功能性的线粒体通透性转换孔（mPTP），该转换孔可调节pH，阻止Gboxin在线粒体基质中的累积。稳定型Gboxin类似物可抑制GBM异体移植模型及患者来源的（patient-derived xenograft，PDX）模型。Gboxin对多种不同器官起源的人类肿瘤细胞系均有抑制作用，具有广谱抗癌作用。对于抗肿瘤药物开发而言，肿瘤细胞线粒体中升高的质子梯度和pH是一种可被靶向的新机制。

GBM是中枢神经系统最活跃、最普遍的原发性恶性肿瘤，目前主流疗法是以那些处于不断分裂增殖状态的肿瘤细胞为目标，相关疗法因损害处于增殖状态的正常体细胞而会产生较大的不良反应，而平时处于相对静止状态的肿瘤干细胞可逃避这些常规的治疗策略，引起复发。肿瘤干细胞具有和体细胞不同的代谢特征，尽管不断分裂增殖的肿瘤细胞依赖有氧糖酵解（Warburg效应），但慢循环的肿瘤细胞更倾向于采用线粒体呼吸作为主要的能量来源。

线粒体氧化磷酸化（OXPHOS）通路在细胞能量方面具有核心作用，OXPHOS通路由90余种蛋白组成，这些蛋白由核基因组及线粒体基因组编码。OXPHOS电子传递链包括四个复合物（Ⅰ～Ⅳ），这些复合体将来自三羧酸（TCA）循环和脂肪酸氧化产生的供体的电子传递给氧气。复合物Ⅰ～Ⅳ将质子泵出到线粒体膜间腔，这增加了线粒体内膜的pH值并形成了电势梯度，复合物Ⅴ（F_0F_1 ATP合成酶）则可利用质子梯度中存储的能量生成ATP，mPTP等多种机制可减少电子传递链和ATP生成的副产物ROS。已有多项研究通过抑制线粒体复合物Ⅰ探索肿瘤细胞中电子传递链的脆弱性，并进一步验证了该治疗方法的应用前景。

作者团队研究了化合物Gboxin，它是从基于低传代原代多形性胶质母细胞瘤GBM的高通量筛选中分离出来的。设计该筛选方法的目的是排除对野生型正常增殖细胞的毒性，并将致死性影响仅限制于原代GBM干细胞。肿瘤细胞具有异常高的线粒体膜电势，因此在基质中保持较高的pH。Gboxin可靶向GBM和相关肿瘤细胞线粒体中pH的独特特征，对肿瘤细胞毒性与各种肿瘤的遗传组成无关，在原代培养的肿瘤以及在体内试验中都发现其对肿瘤细胞具有特异性抑制作用。

一、基于原代GBM细胞的高通量筛选

以前基于细胞的抗癌药物筛选方式主要是用于发现可干扰有丝分裂、复制或DNA损伤修复的药物。为区分肿瘤细胞和正常分裂的体细胞，作者团队考虑了特定试验方式，例如使用原代早期传代的肿瘤细胞、无血清条件及低氧状态等。作者团队使用了自发性GBM小鼠模型，该模型在3个与GBM有关的肿瘤抑制因子（Trp53、Pten和Nf1）中发生了突变。作者团队汇集来自多个肿瘤的低传代球状培养物，以建立原代“高通量GBM球状”细胞（HTS），并将其冷冻为等分试样以用于整个筛选过程。使用96孔CTG试验方案对200 000种化合物进行了化学筛选。为排除非特异性的毒性或抗有丝分裂的毒性，使用原代的低传代MEF、新生星形胶质细胞和原代脑室下区神经干细胞和祖细胞进行了反筛选。通过筛选发现了61个对HTS细胞有特异性抑制作用的化合物，其最大半抑制浓度（IC50）在纳摩尔范围内。作者团队在S9匀浆和肝细胞试验中测试了这61个化合物，挑出17个化合物以进一步测试其化学性质。

在此，作者团队描述了一种先导化合物Gboxin及其化学衍生物的特性（图4-2-29），所有这些化合物均可特异性抑制HTS细胞的生长，但不抑制原代MEF或星形胶质细胞的生长。

如图4-2-29，Gboxin给药6 ～ 24 h会对肿瘤产生不可逆的生长抑

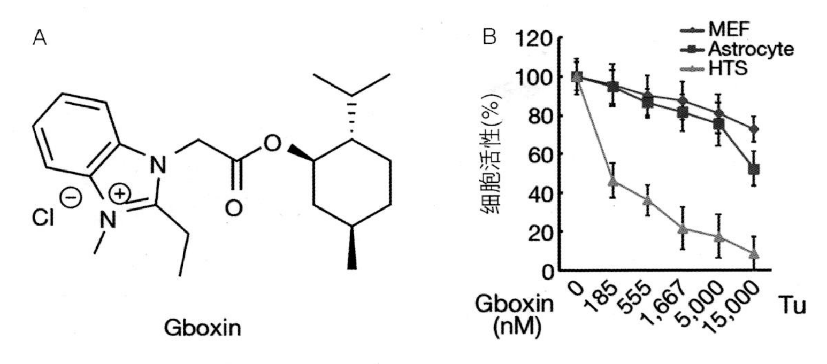

注：A. Gboxin的化学结构；B. Gboxin的细胞毒性。

图4-2-29　Gboxin特异性抑制HTS细胞的生长

制，Gboxin处理后的转录微阵列分析揭示了HTS细胞中ATF4和Survivin（也称为Birc5）基因表达的特异性和持续变化，基因本体分析确定了多个上调的ATF4应激反应目标。Western印迹分析证实在3 h和6 h HTS特异性的ATF4蛋白获得增加。作者团队还研究了Gboxin给药6 h后几种与癌症相关的信号转导途径，发现ATF4的上调伴随了磷酸化S6水平的降低。在24 h内，HTS细胞经历了细胞周期停滞，这表现为G1期和G0期相对S期比值的增加，随后3天出现了细胞凋亡的分子标志。因此，Gboxin引起了快速和特定的反应，导致原代HTS细胞死亡，但未对增殖的原代MEF或星形胶质细胞产生毒性。

二、Gboxin破坏原代GBM细胞代谢

微阵列数据显示了Txnip快速和持续的转录抑制，Txnip是葡萄糖摄取和消耗的调节剂以及OXPHOS的靶标。接下来，作者团队进行OCR测量，发现Gboxin体现的剂量依赖性抑制作用与已知的OXPHOS抑制剂一样有效。

尽管Gboxin仅对HTS细胞产生致死性抑制作用，其也会在MEF和星形胶质细胞中引起OCR消耗，但是经30 h的长时间OCR测量表明，MEF和星形胶质细胞可以从这种消耗中完全恢复（图4-2-30）。与上述数据一致，rotenone、antimycin A和oligomycin A等OXPHOS抑制剂在所有细胞中均急性和长期地抑制了OCR，迅速诱导了MEF和星形胶质细胞中ATF4的表达。AMP活化蛋白激酶（AMPK）响应OXPHOS的抑制而

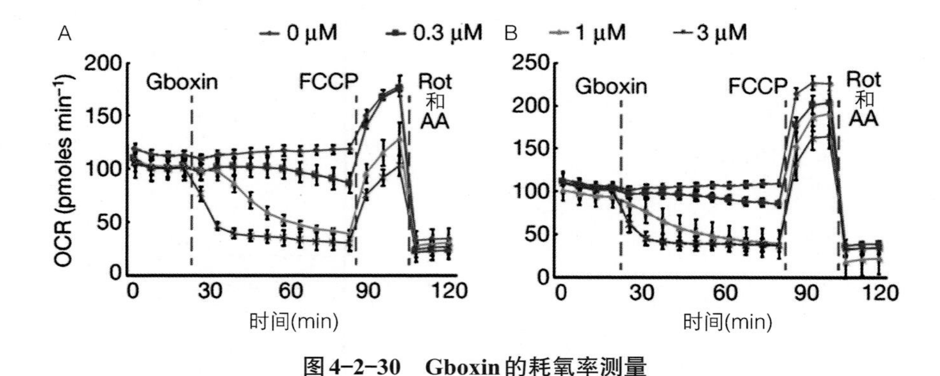

图 4-2-30　Gboxin 的耗氧率测量

被激活，经 Gboxin 给药的 HTS 细胞显示出磷酸化 AMPK 及其靶标磷酸化 ACC-79 迅速而强劲地增加。这些数据表明，Gboxin 在 HTS 细胞中引起了不可逆的 OXPHOS 抑制，但在野生型细胞中却没有产生这种抑制。

三、Gboxin 与呼吸链蛋白相互作用

作者团队进一步鉴定了一种适合生物素修饰的活性类似物，将其命名为 B-Gboxin。B-Gboxin 保留了 Gboxin 的特性，例如 OCR 抑制、ATF4 诱导和磷酸 S6 蛋白的还原。使用 B-Gboxin 预处理的 HTS 细胞进行生物素介导的下拉试验（表 4-2-1），然后进行电泳，可分离出多个银染条带，而使用未经生物素标记的 Gboxin 预孵育 HTS 细胞时这些条带缺失或减少，表明存在一种 Gboxin 特异性的相互作用。对用 Gboxin、B-Gboxin 或两者处理的 HTS 细胞下拉样品的洗脱液进行质谱分析证实了这种 Gboxin 特异性相互作用，并进一步揭示了线粒体蛋白的偏向性存在。接

表 4-2-1　使用 B-Gboxin 预处理的 HTS 细胞进行生物素介导下拉试验

氧化磷酸化复合物	氧化磷酸化抑制剂	结合位点	替代物
Ⅰ（46）	Ndufv2	Ndufs7	—
Ⅱ（4）	Sdha	Sdhb	—
Ⅲ（11）	Uqcrc1	Uqcrc2	—
Ⅳ（13）	Cox4	—	—
Ⅴ（16）	Atp5a1 Atp5f1	Atp5b Atp5l	Atp5c1

下来，作者团队从预处理的HTS细胞中纯化线粒体，以进行下拉试验和质谱分析。在作者团队检测到的58个蛋白质中，有12个是OXPHOS通路的组成部分，且包括来自各个OXPHOS通路复合体的蛋白，5个蛋白来自复合体Ⅴ。

与HTS细胞相比，对Gboxin有抗性的细胞中B-Gboxin和OXPHOS蛋白之间的共纯化相互作用大大减弱（甚至不存在）（图4-2-31）。

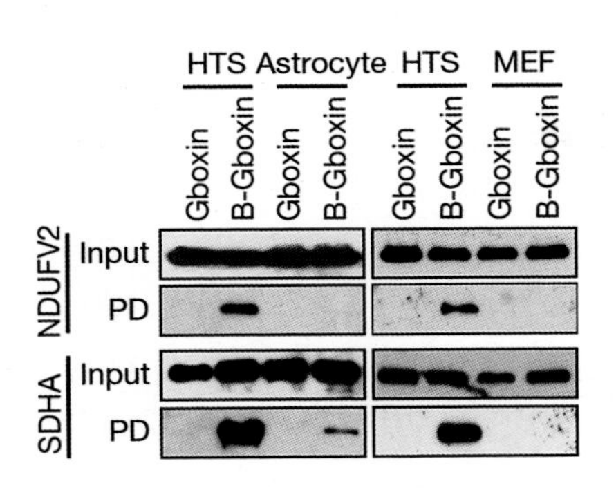

图4-2-31 B-Gboxin与OXPHOS蛋白之间的相互作用

此外，检测B-Gboxin与OXPHOS蛋白之间的相互作用需要进行全细胞预培养，而不能通过孵育细胞裂解液实现。B-Gboxin与OXPHOS蛋白的特异性结合可能与肿瘤细胞内跨线粒体内膜质子梯度所创造的独特环境有关。为了测试这一点，研究团队在有质子梯度抑制剂存在的情况下检测了HTS细胞中B-Gboxin和OXPHOS蛋白的结合。rotenone和FCCP均可引起线粒体内膜质子梯度的快速降低，并抑制B-Gboxin与OXPHOS蛋白质的相互作用。相反，oligomycin A会急剧增加质子梯度，并增强原代MEF和星形胶质细胞中B-Gboxin和OXPHOS蛋白之间的相互作用。

若干个因素均表明OXPHOS通路复合物Ⅴ是Gboxin介导的细胞死亡的功能靶标，OCR数据表明与复合物Ⅴ抑制剂oligomycin A相似，Gboxin对OCR的抑制作用可被FCCP消除，而复合物Ⅰ和复合物Ⅲ抑制剂对OCR的抑制作用则不能被FCCP消除。此外，与oligomycin A相似，Gboxin可导致线粒体膜电势急剧增加。相比之下，antimycin A和rotenone会引起膜电势的急剧降低。最后，对HTS细胞进行rotenone、antimycin A、oligomycin A或Gboxin给药后，对HTS细胞基因表达进行比较表明，oligomycin A和Gboxin是相似的。

四、GBM细胞中mPTP活性减弱

用B-Gboxin对线粒体蛋白进行下拉试验还发现了蛋白质ADT2，它是mPTP的组成部分，mPTP是分子质量小于1.5 kD分子的非选择性电势依赖性通道(图4-2-32)。线粒体可通过短暂打开mPTP将内部过量的ROS排出以降低膜电势。可通过膜电势检测试验检查mPTP的活性，通过使用环孢菌素A(CsA)可实现对mPTP的特异性封闭。MEF细胞可通过打开mPTP降低膜电势来应对ROS，而CsA对mPTP的抑制作用可增加MEF细胞基底膜电势。相比之下，HTS细胞显示出升高的基底膜电势，H_2O_2或CsA对其无影响。Gboxin对HTS细胞发挥的作用和毒性不受CsA影响，然而在MEF细胞中，CsA的存在使MEF细胞变得对Gboxin敏感，同时伴随着对ATF4的快速诱导以及OXPHOS蛋白与B-Gboxin的结合增强。因此，功能性mPTP对于抵抗Gboxin毒性至关重要。

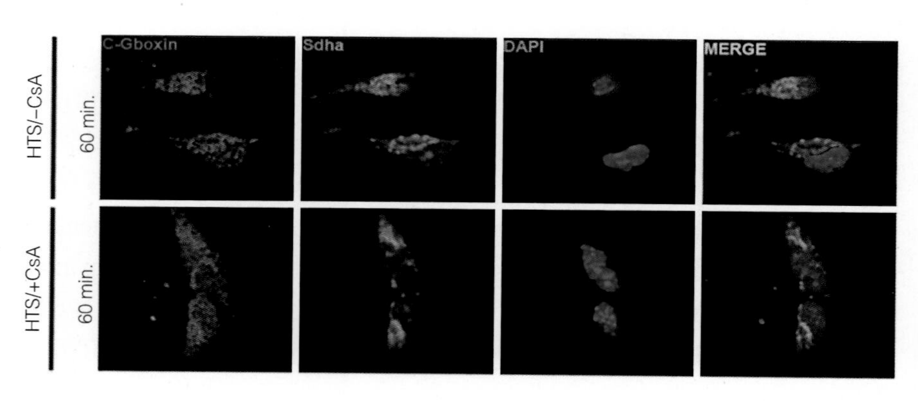

图4-2-32　GBM细胞用B-Gboxin处理mPTP活性减弱

对Gboxin构效关系研究还发现了其功能类似物C-Gboxin，正如通过与OXPHOS复合物Ⅱ组分SDHA进行免疫荧光定位所证明的那样，HTS细胞线粒体中C-Gboxin有很高的富集。相比之下，对Gboxin耐药的MEF细胞线粒体中C-Gboxin的富集有限，这种情况可通过CsA处理逆转。这些数据验证了之前的生化数据，表明Gboxin可特异性地积聚在肿瘤细胞线粒体中。CsA介导的mPTP阻断会导致线粒体pH升高、Gboxin富集及Gboxin与OXPHOS蛋白结合的增强，并在先前耐药的MEF中引起细胞毒性。

五、Gboxin对人肿瘤细胞具有抑制作用

接下来，作者团队测试了Gboxin对三种GBM原代小鼠模型和三种

GBM患者来源肿瘤模型的活性，所有模型均表现出对Gboxin的敏感性，表明不同来源GBM细胞中均有不活跃的mPTP。作者团队还评估了Gboxin对不同肿瘤衍生的人类肿瘤细胞系的抑制情况(图4-2-33)，与具有抗性的野生型MEF和星形胶质细胞相反，测试的大部分肿瘤细胞系均对Gboxin敏感并显示出治疗窗口。

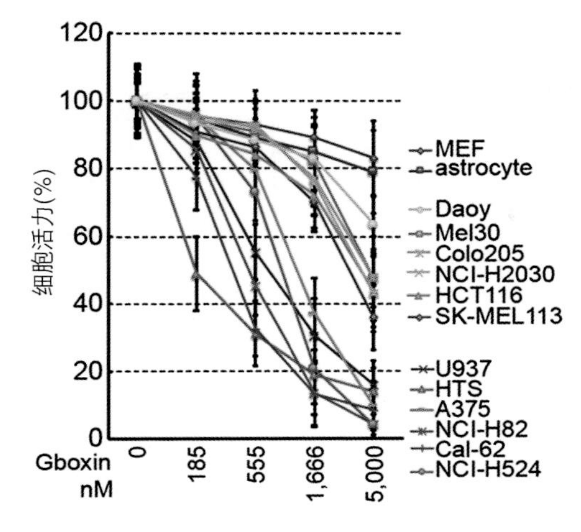

图4-2-33 Gboxin对人肿瘤细胞具有抑制作用

OCR试验分析证实了有代表性细胞系中的Gboxin偶联呼吸阻滞作用，有两种细胞对Gboxin耐药，即人髓母细胞瘤细胞和小鼠原发性恶性周围神经鞘瘤细胞。用CsA抑制这些耐药细胞的mPTP会使其变得对Gboxin敏感，并增强了B-Gboxin与OXPHOS蛋白之间的结合。与MEF类似，这两种对Gboxin耐药细胞系均具有可响应CsA的功能性mPTP。

六、Gboxin可抑制小鼠和人多形性胶质母细胞瘤生长

通过构效关系研究，作者团队发现了功能类似物S-Gboxin，其具有出色的代谢稳定性、增强的血浆稳定性和药代动力学特性，适用于体内研究(图4-2-34)。

将HTS细胞移植至小鼠腹部后第3天或第14天开始，每天以10 mg/kg的剂量给药，以评估S-Gboxin抗肿瘤活性。与对照治疗的小鼠相比，用S-Gboxin治疗的小鼠在肿瘤体积、细胞密度和增殖等方面均减少，其存活率提高(图4-2-35)。

用S-Gboxin治疗的肿瘤中，神经胶质瘤标志物GFAP和OLIG2的表达均减少。在存在Matrigel的情况下，将原代人GBM细胞注射入免疫缺陷小鼠的腹侧。在第3天发现可见的肿瘤后，使用S-Gboxin每天以10 mg/kg的剂量给药，与对照组相比，给药组小鼠肿瘤生长明显减弱，其肿瘤细胞密度降低。

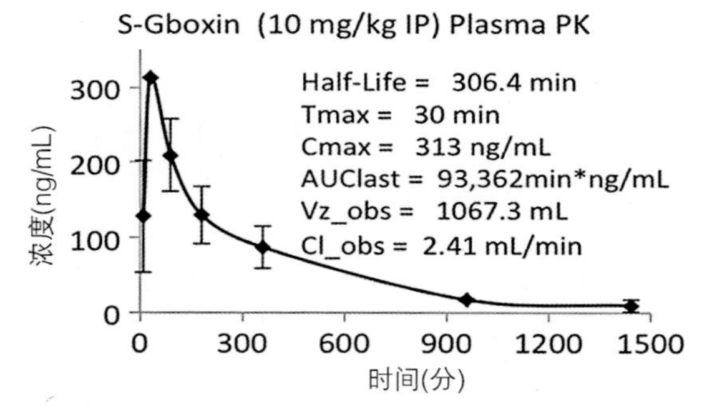

图 4-2-34 Gboxin 可抑制小鼠和人多形性胶质母细胞瘤生长

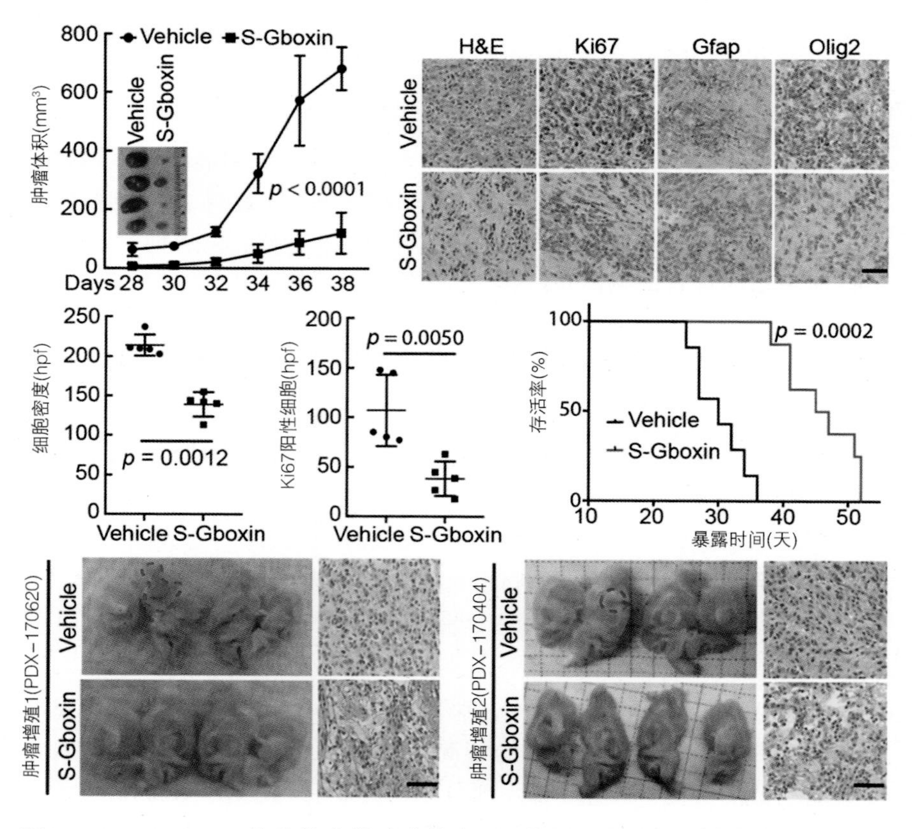

图 4-2-35 S-Gboxin 治疗的小鼠肿瘤体积、细胞密度和增殖等均减少，其存活率提高

为了克服不良的血脑屏障穿透性，作者团队使用导管递送技术来测试S-Gboxin对颅内肿瘤的作用。原位移植小鼠GBM细胞，通过皮下微型泵局部递送S-Gboxin。S-Gboxin抑制了肿瘤生长，表现为肿瘤细胞密度和增殖减少。组织病理学分析进一步显示，神经胶质瘤标志物表达降低。

接下来，作者团队测试了两个独立的PDX模型。S-Gboxin均可抑制GBM PDX的生长，小鼠表现为常态健康状况，且肿瘤细胞密度、增殖和GBM标志物表达均降低。虽然在4周或更长时间内每天都进行体内递送给药，在用S-Gboxin治疗的小鼠中未看到体重减轻或健康问题（图4-2-36）。

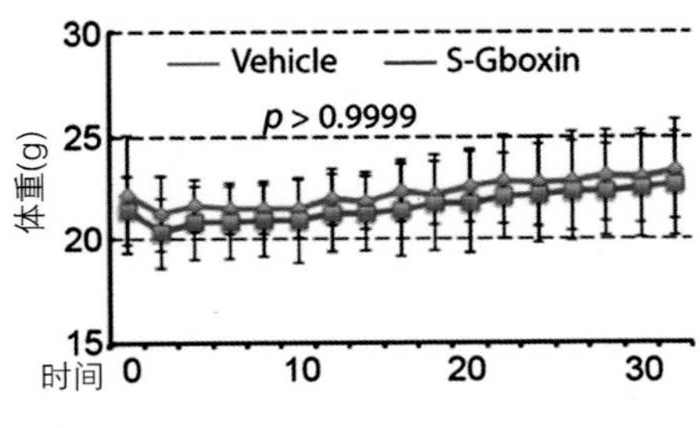

图4-2-36 S-Gboxin抑 制GBM PDX的生长

七、讨论

那些主要针对平时处于分裂增殖状态肿瘤细胞的常规疗法（如化疗等），并不总是能产生有意义的治疗结果（对正常体细胞毒性大且恶性肿瘤会复发），这是因为肿瘤具有异质性，存在处于静息状态的耐药肿瘤干细胞（化疗等疗法对其无效），在此我们尝试找到不会对正常体细胞产生毒性的抗肿瘤小分子。

为维持生存，肿瘤细胞会对线粒体多种功能进行调整，因此线粒体可被用作癌症特异性治疗的靶点，之前有许多研究探讨了线粒体氧化磷酸化通路复合物Ⅰ作为癌症治疗靶标的可行性。作为线粒体氧化磷酸化通路复合物Ⅴ的抑制剂，Gboxin可富集在GBM线粒体内，通过快速持续地阻断线粒体氧化磷酸化通路而对肿瘤细胞产生不可逆的抑制作用，野生型正常细胞因具有活跃的mPTP而对Gboxin具有耐药性。这揭示了Gboxin靶向肿瘤细胞的独特作用机制，该机制依赖于GBM和测试的其他敏感肿瘤细胞线粒体中存在的升高的跨内膜质子梯度。在GBM和其他对Gboxin敏感的肿瘤细胞中存在明显mPTP缺陷（不活跃）的根本原因值得仔细研究，借此可能进一步阐明如何靶向肿瘤细胞的代谢变化。

基于给药处理过的肿瘤残余体建立的原代培养物继续表现出对

Gboxin的敏感性，这表明改善递送方式或与其他抗肿瘤药物的联合使用可能有助于完全消除肿瘤的生长。Gboxin对多种肿瘤细胞均有抑制作用（广谱性），说明其治疗作用可扩展到GBM以外的其他相关癌症。

本节涉及的研究内容已发表在*Nature*上，影响因子50分。

（施裕丰）

参考文献

[1] 中华人民共和国国家卫生健康委员会．“十四五”国民健康规划[J]．中国实用乡村医生杂志，2022，29（6）：1-11.

[2] Elinav E, Nowarski R, Thaiss C A, et al. Inflammation-induced cancer: crosstalk between tumours, immune cells and microorganisms[J]. Nature reviews cancer, 2013, 13(11): 759–771.

[3] Verhaak R G W, Bafna V, Mischel P S. Extrachromosomal oncogene amplification in tumour pathogenesis and evolution[J]. Nature reviews cancer, 2019, 19(5): 283–288.

[4] Lee H C, Chang C M, Chi C W. Somatic mutations of mitochondrial DNA in aging and cancer progression[J]. Ageing research reviews, 2010, 9 (Suppl 1): S47–S58.

[5] Vineis P, Wild C P. Global cancer patterns: causes and prevention[J]. Lancet, 2014, 383(9916): 549–557.

[6] Wogan G N, Hecht S S, Felton J S, et al. Environmental and chemical carcinogenesis[J]. Seminars in cancer biology, 2004, 14(6): 473–486.

[7] Xia L, Oyang L, Lin J, et al. The cancer metabolic reprogramming and immune response[J]. Molecular cancer, 2021, 20(1): 28.

[8] Taniguchi K, Karin M. NF–κB, inflammation, immunity and cancer: coming of age[J]. Nature reviews immunology, 2018, 18(5): 309–324.

[9] Patel A, Malinovska L, Saha S, et al. ATP as a biological hydrotrope[J]. Science, 2017, 356(6339): 753–756.

[10] Song S, Jacobson K N, Mcdermott K M, et al. ATP promotes cell survival via regulation of cytosolic[Ca^{2+}] and BCL–2/Bax ratio in lung cancer cells[J]. American journal of physiology cell physiology, 2016, 310(2): C99–C114.

[11] Zhang L, Zhang W, Li Z, et al. Mitochondria dysfunction in $CD8^+$T cells as an important contributing factor for cancer development and a potential target for cancer treatment: a review[J]. Journal of experimental & clinnical cancer ressearch, 2022, 41(1): 227.

[12] Li M, Hao B, Zhang M, et al. Melatonin enhances radiofrequency-induced NK antitumor immunity, causing cancer metabolism reprogramming and inhibition

of multiple pulmonary tumor development[J]. Signal transducttion and targeted therapy, 2021, 6(1): 330.

[13] Chen X, Hao B, Li D, et al. Melatonin inhibits lung cancer development by reversing the Warburg effect via stimulating the SIRT3/PDH axis[J]. Journal of pineal research, 2021, 71(2): e12755.

[14] Palmieri F. The mitochondrial transporter family SLC25: identification, properties and physiopathology[J]. Molecular aspects of medicine, 2013, 34(2–3): 465–484.

[15] Colina-Tenorio L, Horten P, Pfanner N, et al. Shaping the mitochondrial inner membrane in health and disease[J]. Journal of internal medicine, 2020, 287(6): 645–664.

[16] Birsoy K, Wang T, Chen W W, et al. An essential role of the mitochondrial electron transport chain in cell proliferation is to enable aspartate synthesis[J]. Cell, 2015, 162(3): 540–551.

[17] Geva-Zatorsky N, Sefik E, Kua L, et al. Mining the human gut microbiota for immunomodulatory organisms[J]. Cell, 2017, 168(5): 928–943. e11.

[18] Giacomello M, Pyakurel A, Glytsou C, et al. The cell biology of mitochondrial membrane dynamics[J]. Nature reviews molecular cell biology, 2020, 21(4): 204–224.

[19] Kopinski P K, Singh L N, Zhang S, et al. Mitochondrial DNA variation and cancer[J]. Nature reviews cancer, 2021, 21(7): 431–445.

[20] 范理宏. 靶向线粒体预防癌症发生的药物组合物及其应用：202010085643 [P].2024–04–24.

[21] Ren C, Yang M, Yang Z. The role of intestinal flora and ethnic differences in colorectal cancer risk[J]. Gastroenterology, 2022, 163(3): 782–783.

[22] Si H, Yang Q, Hu H, et al. Colorectal cancer occurrence and treatment based on changes in intestinal flora[J]. Seminars in cancer biology, 2021, 70: 3–10.

[23] Bogdanos D P, Smyk D S, Invernizzi P, et al. Infectome: a platform to trace infectious triggers of autoimmunity[J]. Autoimmunity reviews, 2013, 12(7): 726–740.

[24] Chakradhar S. A curious connection: Teasing apart the link between gut microbes and lung disease[J]. Nature medicine, 2017, 23(4): 402–404.

[25] Herzog B H, Devarakonda S, Govindan R. Overcoming chemotherapy resistance in SCLC[J]. Journal of thoracic oncology, 2021, 16(12): 2002–2015.

[26] Hueso T, Ekpe K, Mayeur C, et al. Impact and consequences of intensive chemotherapy on intestinal barrier and microbiota in acute myeloid leukemia: the role of mucosal strengthening[J]. Gut Microbes, 2020, 12(1): 1800897.

[27] Wallace D C. Mitochondria and cancer[J]. Nature reviews Cancer, 2012, 12(10): 685–698.

[28] Cormio A, Sanguedolce F, Pesce V, et al. Mitochondrial caseinolytic protease P: a possible novel prognostic marker and therapeutic target in cancer[J]. International journal of molecular sciences, 2021, 22(12): 6228.

[29] Ahlawat S, Asha, Sharma K K. Gut-organ axis: a microbial outreach and

networking[J]. Letters in applied microbiology, 2021, 72(6): 636–668.

[30] Yotsukura M, Asamura H, Motoi N, et al. Long-term prognosis of patients with resected adenocarcinoma in situ and minimally invasive adenocarcinoma of the lung[J]. Journal of thoracic oncology, 2021, 16(8): 1312–1320.

[31] Qi X, Yang M, Ma L, et al. Synergizing sunitinib and radiofrequency ablation to treat hepatocellular cancer by triggering the antitumor immune response[J]. Journal for immunotherapy of cancer, 2020, 8(2): e001038.

[32] Calvo J R, González-Yanes C, Maldonado M D. The role of melatonin in the cells of the innate immunity: a review[J]. Journal of pineal research, 2013, 55(2): 103–120.

[33] Rubin L L, De Sauvage F J. Targeting the hedgehog pathway in cancer[J]. Nature reviews drug discovery, 2006, 5(12): 1026–1033.

[34] Correia A L, Guimaraes J C, Auf Der Maur P, et al. Hepatic stellate cells suppress NK cell-sustained breast cancer dormancy[J]. Nature, 2021, 594(7864): 566–571.

[35] Chollat-Namy M, Ben Safta-Saadoun T, Haferssas D, et al. The pharmalogical reactivation of P53 function improves breast tumor cell lysis by granzyme B and NK cells through induction of autophagy[J]. Cell death & disease, 2019, 10(10): 695.

[36] Wei W, Zeng H, Zheng R, et al. Cancer registration in China and its role in cancer prevention and control[J]. The lancet oncology, 2020, 21(7): e342–e349.

[37] Mazzone P J, Lam L. Evaluating the patient with a pulmonary nodule: a review[J]. JAMA, 2022, 327(3): 264–273.

[38] Larson-Casey J L, He C, Carter A B. Mitochondrial quality control in pulmonary fibrosis[J]. Redox biology, 2020, 33: 101426.

[39] Yang Y, Li L, Hang Q, et al. γ-glutamylcysteine exhibits anti-inflammatory effects by increasing cellular glutathione level[J]. Redox biology, 2019, 20: 157–166.

[40] Koppenol W H, Bounds P L, Dang C V. Otto Warburg's contributions to current concepts of cancer metabolism[J]. Nature reviews cancer, 2011, 11(5): 325–337.

[41] Jones S A, Jenkins B J. Recent insights into targeting the IL–6 cytokine family in inflammatory diseases and cancer[J]. Nature reviews immunology, 2018, 18(12): 773–789.

[42] Richmond J, Tuzova M, Cruikshank W, et al. Regulation of cellular processes by interleukin–16 in homeostasis and cancer[J]. Journal of cellular physiology, 2014, 229(2): 139–147.

[43] An J, He H, Yao W, et al. PI3K/Akt/FoxO pathway mediates glycolytic metabolism in HepG2 cells exposed to triclosan (TCS)[J]. Environment international, 2020, 136: 105428.

[44] Jones G S, Baldwin D R. Recent advances in the management of lung cancer[J]. Clinical medicine journal (London), 2018, 18(Suppl 2): s41–s46.

[45] Kieliszek M, Lipinski B, Błażejak S. Application of sodium selenite in the prevention and treatment of cancers[J]. Cells, 2017, 6(4): 39.

[46] Wang Y, Zhang J, Li Y J, et al. MEST promotes lung cancer invasion and metastasis by interacting with VCP to activate NF–κB signaling[J]. Journal of exprimental &

clinical cancer research, 2021, 40(1): 301.
[47] Kawano Y, Sasano T, Arima Y, et al. A novel PDK1 inhibitor, JX06, inhibits glycolysis and induces apoptosis in multiple myeloma cells[J]. Biochemical and biophysical research communications, 2022, 587: 153–159.
[48] Li C, Yang Z, Zhai C, et al. Maslinic acid potentiates the anti-tumor activity of tumor necrosis factor alpha by inhibiting NF-kappaB signaling pathway[J]. Molecular Cancer, 2010, 9: 73.
[49] Nogueiras R, Habegger K M, Chaudhary N, et al. Sirtuin 1 and sirtuin 3: physiological modulators of metabolism[J]. Physiological reviews, 2012, 92(3): 1479–514.
[50] Saha T, Dash C, Jayabalan R, et al. Intercellular nanotubes mediate mitochondrial trafficking between cancer and immune cells[J]. Nature nanotechnology, 2022, 17(1): 98–106.
[51] Jun S, Mahesula S, Mathews T P, et al. The requirement for pyruvate dehydrogenase in leukemogenesis depends on cell lineage[J]. Cell metabolism, 2021, 33(9): 1777–1792.
[52] Wang T, Cao Y, Zheng Q, et al. SENP1–Sirt3 signaling controls mitochondrial protein acetylation and metabolism[J]. Molecular cell, 2019, 75(4): 823–834.
[53] Acuña-Castroviejo D, Martín M, Macías M, et al. Melatonin, mitochondria, and cellular bioenergetics[J]. Journal of pineal research, 2001, 30(2): 65–74.
[54] Picard M, Shirihai O S. Mitochondrial signal transduction[J]. Cell metabolism, 2022, 34(11): 1620–1653.
[55] Zhou J, Wan C, Cheng J, et al. Delivery strategies for melittin-based cancer therapy[J]. ACS applied materials & interfaces, 2021, 13(15): 17158–17173.
[56] Reiter R J, Rosales-Corral S A, Tan D X, et al. Melatonin, a full service anti-cancer agent: inhibition of initiation, progression and metastasis[J]. Internatioal journal ofmolecular sciences, 2017, 18(4): 843.
[57] Fernández A, Ordóñez R, Reiter R J, et al. Melatonin and endoplasmic reticulum stress: relation to autophagy and apoptosis[J]. Journal of pineal research, 2015, 59(3): 292–307.
[58] Dawson D, Armstrong S M. Chronobiotics—drugs that shift rhythms[J]. Pharmacology & therapeutics, 1996, 69(1): 15–36.
[59] Hirschey M D, Shimazu T, Goetzman E, et al. SIRT3 regulates mitochondrial fatty-acid oxidation by reversible enzyme deacetylation[J]. Nature, 2010, 464(7285): 121–125.
[60] Li Q, Liao J, Chen W, et al. NAC alleviative ferroptosis in diabetic nephropathy via maintaining mitochondrial redox homeostasis through activating SIRT3–SOD2/Gpx4 pathway[J]. Free radical biology and medicine, 2022, 187: 158–170.
[61] Bradbury P A, Shepherd F A. Chemotherapy and surgery for operable NSCLC[J]. Lancet, 2007, 369(9577): 1903–1904.
[62] Xu C, Wang Y, Guo Z, et al. Pulmonary delivery by exploiting doxorubicin and

cisplatin co-loaded nanoparticles for metastatic lung cancer therapy[J]. Journal of control release, 2019, 295: 153–163.

[63] Cheng S Y, Leonard J L, Davis P J. Molecular aspects of thyroid hormone actions[J]. Endocrine reviews, 2010, 31(2): 139–170.

[64] Locke I, Gillham C M. Chemotherapy for lung cancer[J]. The new England journal of medicine, 2002, 346(19): 1498.

[65] Banani S F, Lee H O, Hyman A A, et al. Biomolecular condensates: organizers of cellular biochemistry[J]. Nature reviews molecular cell biology, 2017, 18(5): 285–298.

[66] Packer L, Witt E H, Tritschler H J. Alpha-Lipoic acid as a biological antioxidant[J]. Free radical biology and medicine, 1995, 19(2): 227–250.

[67] Sabharwal S S, Schumacker P T. Mitochondrial ROS in cancer: initiators, amplifiers or an Achilles' heel?[J]. Nature reviews cancer, 2014, 14(11): 709–721.

[68] Bellezza I, Giambanco I, Minelli A, et al. Nrf2–Keap1 signaling in oxidative and reductive stress[J]. Biochimca et biophysica acta molecular cell research, 2018, 1865(5): 721–733.

[69] Leinonen H M, Kansanen E, Pölönen P, et al. Dysregulation of the Keap1–Nrf2 pathway in cancer[J]. Biochemical society transaction, 2015, 43(4): 645–649.

[70] Selvakumar E, Hsieh T C. Regulation of cell cycle transition and induction of apoptosis in HL–60 leukemia cells by lipoic acid: role in cancer prevention and therapy[J]. Journal of hematology & oncology, 2008, 1: 4.

[71] Fan J, Shan C, Kang H B, et al. Tyr phosphorylation of PDP1 toggles recruitment between ACAT1 and SIRT3 to regulate the pyruvate dehydrogenase complex[J]. Molecular cell, 2014, 53(4): 534–548.

[72] Heuvers M E, Hegmans J P, Stricker B H, et al. Improving lung cancer survival; time to move on[J]. BMC pulmonary medicine, 2012, 12: 77.

[73] Denicola G M, Karreth F A, Humpton T J, et al. Oncogene-induced Nrf2 transcription promotes ROS detoxification and tumorigenesis[J]. Nature, 2011, 475(7354): 106–109.

[74] Farhat D, Lincet H. Lipoic acid a multi-level molecular inhibitor of tumorigenesis[J]. Biochimica et biophysica acta reviews on cancer, 2020, 1873(1): 188317.

[75] An X, Liu L, Schaefer M, et al. Alpha-lipoic acid prevents side effects of therapeutic nanosilver without compromising cytotoxicity in experimental pancreatic cancer[J]. Cancers (basel), 2021, 13(19): 4770.

[76] Jiang Q, Zheng N, Bu L, et al. SPOP-mediated ubiquitination and degradation of PDK1 suppresses AKT kinase activity and oncogenic functions[J]. Molecular cancer, 2021, 20(1): 100.

[77] Pramanik S, Mohanto S, Manne R, et al. Nanoparticle-based drug delivery system: the magic bullet for the treatment of chronic pulmonary diseases[J]. Molecular pharmacology, 2021, 18(10): 3671–3718.

[78] Hou X, Shou C, He M, et al. A combination of LightOn gene expression system and tumor microenvironment-responsive nanoparticle delivery system for targeted breast cancer therapy[J]. Acta pharmaceutica sinica B, 2020, 10(9): 1741–1753.
[79] Jemal A, Bray F, Center M M, et al. Global cancer statistics[J]. CA: a cancer journal for clinicians, 2011, 61(2): 69–90.
[80] Wang S, Fu J L, Hao H F, et al. Metabolic reprogramming by traditional Chinese medicine and its role in effective cancer therapy[J]. Pharmacological research, 2021, 170: 105728.
[81] Abu Samaan T M, Samec M, Liskova A, et al. Paclitaxel's mechanistic and clinical effects on breast cancer[J]. Biomolecules, 2019, 9(12).
[82] He H, Jiang H, Chen Y, et al. Oridonin is a covalent NLRP3 inhibitor with strong anti-inflammasome activity[J]. Nature communications, 2018, 9(1): 2550.
[83] Zhu L, Guo Y, Qian Q, et al. Carrier-free delivery of precise drug-hemogene conjugates for synergistic treatment of drug-resistant cancer[J]. Angewandte Chemie international editon English, 2020, 59(41): 17944–17950.
[84] Xing J, Zhang D, Tan T. Studies on the oridonin-loaded poly (D, L-lactic acid) nanoparticles *in vitro* and *in vivo*[J]. International journal of biological macromolecules, 2007, 40(2): 153–158.
[85] Zhu L, Li M, Liu X, et al. Inhalable oridonin-loaded poly (lactic-co-glycolic)acid large porous microparticles for in situ treatment of primary non-small cell lung cancer[J]. Acta pharmaceutica sinica B, 2017, 7(1): 80–90.
[86] Nel A, Ruoslahti E, Meng H. New insights into "Permeability" as in the enhanced permeability and retention effect of cancer nanotherapeutics[J]. ACS nano, 2017, 11(10): 9567–9569.
[87] Cai Q, Jiang J, Zhang H, et al. Reduction-responsive anticancer nanodrug using a full poly (ethylene glycol) carrier[J]. ACS applied materials & interfaces, 2021, 13(16): 19387–19397.
[88] Zhou L, Xu J, Allix M, et al. Development of melilite-type oxide iIon conductors[J]. Chemical record, 2020, 20(10): 1117–1128.
[89] Zhou T, Zhou X, Xing D. Controlled release of doxorubicin from graphene oxide based charge-reversal nanocarrier[J]. Biomaterials, 2014, 35(13): 4185–4194.
[90] Xu Z, Wang S, Li Y, et al. Covalent functionalization of graphene oxide with biocompatible poly (ethylene glycol) for delivery of paclitaxel[J]. ACS applied materials & interfaces, 2014, 6(19): 17268–17276.
[91] Huang Y, Gao X, Chen J. Leukocyte-derived biomimetic nanoparticulate drug delivery systems for cancer therapy[J]. Acta pharmaceutica sinica B, 2018, 8(1): 4–13.
[92] Zhang P, Wu J, Xiao F, et al. Disulfide bond based polymeric drug carriers for cancer chemotherapy and relevant redox environments in mammals[J]. Medicine research reviews, 2018, 38(5): 1485–1510.
[93] Sun B, Luo C, Yu H, et al. Disulfide bond-driven oxidation- and reduction-responsive prodrug nanoassemblies for cancer therapy[J]. Nano letters, 2018,

18(6): 3643–3650.

[94] Malhi S S, Murthy R S. Delivery to mitochondria: a narrower approach for broader therapeutics[J]. Expert opinion on drug delivery, 2012, 9(8): 909–935.

[95] Chang J C, Chang H S, Wu Y C, et al. Mitochondrial transplantation regulates antitumour activity, chemoresistance and mitochondrial dynamics in breast cancer[J]. Journal of experimental & clinical cancer research, 2019, 38(1): 30.

[96] Vander Heiden M G, Cantley L C, Thompson C B. Understanding the Warburg effect: the metabolic requirements of cell proliferation[J]. Science, 2009, 324(5930): 1029–1033.

[97] Shi Y, Lim S K, Liang Q, et al. Gboxin is an oxidative phosphorylation inhibitor that targets glioblastoma[J]. Nature, 2019, 567(7748): 341–346.

[98] Elbehairi S E I, Ismail L A, Alfaifi M Y, et al. Chitosan nano-vehicles as biocompatible delivering tools for a new Ag (I)curcuminoid-Gboxin analog complex in cancer and inflammation therapy[J]. International journal of biological macromolecules, 2020, 165(Pt B): 2750–2764.

[99] Zhou R, Tardivel A, Thorens B, et al. Thioredoxin-interacting protein links oxidative stress to inflammasome activation[J]. Nature immunology, 2010, 11(2): 136–140.

第三章 线粒体重激活技术的系列临床研究

能量整合医学的治疗原则是集中医整合观和西医精准观为一体，从人体进化构造本源出发，更接近源头、更全面地看待疾病的发生发展。在医学的基础之上，整合人类学、社会学、心理学、环境学等多学科全面认识人体，以系统的思维解决健康问题。目前传统西医专科细化导致人的整体治疗向脏器细分，在个体化治疗中缺乏全局观，存在专科过度细化、专业过度细化、医学知识碎片化的问题。于是，科学家们深入探讨疾病发生发展的机制，尝试将某些器官进行关联性研究，“肠-脑轴”、“肠-肺轴”等观点逐渐被提出并成为研究热点，但这些研究只在基础研究层面，大规模、多中心、前瞻性的临床研究鲜有报道。

此外，慢性病的治疗，都是对疾病行补救性、姑息性治疗，目前仍无兼顾发病源头和机体整体治疗的策略。能量整合医学以线粒体为靶点，以整合医学观探究疾病的源头，整体评估机体的致病因素，在去除致病因素，重建内环境稳态的同时，赋能线粒体，以建立强大的线粒体-下丘脑-垂体-免疫网络的稳态，逆转疾病，回归健康。

本章的系列临床研究以肺部疾病为例，采用能量整合医学观，在疾病的不同阶段采取相应的诊疗措施，为能量整合医学提供了更充分的论据。

第一节 双歧杆菌调节“肠-肺轴”改善肺癌患者预后的多中心临床研究

（一）研究背景

肺癌是中国和世界范围内最常见的、死亡率最高的恶性肿瘤。超过

80%的肺癌被归类为非小细胞肺癌（NSCLC）。尽管靶向和免疫治疗可以提高晚期NSCLC患者的5年生存率，但是仅有不到20%的人群适用，因此化疗仍是晚期NSCLC的一线推荐治疗方案。令人遗憾的是，接受化疗患者的中位生存期仅仅只有8～10个月。化疗与贝伐单抗或者免疫治疗联合，可以延长患者的生存期，但是获益并不显著，并且不良反应发生率较高。因此我们需要寻找更加合适的联合治疗方案，最大限度地提升化疗疗效，并减少化疗引起的不良反应。

肠-肺轴作为连接肠道和肺的桥梁，在多种肺部疾病的发生发展中发挥重要作用。既往的肠-肺轴研究聚焦在调节肠道菌群影响炎症因子、调节免疫、改变肺部菌群来影响哮喘、急性呼吸窘迫综合征等多种肺部疾病。但是，考虑到目前广大晚期肺癌化疗患者面临的困境，我们亟需将肠-肺轴研究的主战场转向调节肠道菌群是否可以提高肺癌化疗疗效并减少其不良反应。一方面，调节肠道微生态确实可以提升某些肿瘤的免疫治疗疗效。已有临床和基础研究表明肠道微生物组与胃癌、黑色素瘤等患者抗PD-1/PD-L1疗效有关。另一方面，调节肠道微生态还可以减少化疗药物的胃肠道不良反应，提升患者对化疗方案的依从性，避免治疗延迟、治疗次数减少或低于推荐剂量，引起临床疗效不佳。研究表明补充益生菌有可能减少伊立替康等化疗药物的胃肠道不良反应。但是迄今为止，尚无高质量的随机对照临床研究来阐明，补充益生菌是否可以提升NSCLC患者的化疗疗效，降低化疗不良反应。

为了证实调节“肠-肺轴”微生态对改善晚期肺癌患者预后作用，我们开展了一项前瞻性、多中心、随机双盲、安慰剂对照的临床研究，比较双歧杆菌或安慰剂联合含铂双药化疗方案对EGFR/ALK1/ROS1驱动基因阴性的晚期NSCLC患者的无进展生存期和不良反应发生率的影响，并通过16S rRNA分析肠道菌群进一步明确双歧杆菌对肠道微生态的调节作用。

（二）研究方法和结果

我们共筛选了200例患者，在随机分配的144例符合条件的患者中，最终133例接受了分配的治疗，分为双歧杆菌联合铂类化疗药物（n=70），安慰剂加铂类化疗药物（n=63）。比较两组患者的年龄、性别、病理类型、肿瘤分期，差异无统计学意义（均$P > 0.05$），两治疗组之间的基线特征是平衡的。

截至数据分析时，在双歧杆菌联合化疗组中，研究者评估的中位无进展生存期（主要终点）为4.43个月（95%CI：2.63 ～ 6.23），安慰剂加化疗组为4.43个月（95%*CI*：3.61 ～ 5.25）。在所有入组人群中，双歧杆菌联合化疗未能显著延长晚期NSCLC患者的PFS，*HR*=0.97（95%*CI*：0.63 ～ 1.48，*P*=0.874，图4-3-1A）。双歧杆菌联合化疗组，1年无进展生存率为10.7%，安慰剂加化疗组为11.3%。

取两组治疗生存曲线无交叉部分进行分析（PFS 2.5 ～ 9个月患者），双歧杆菌治疗组中位无进展生存期为6.1个月（95%*CI*：4.85 ～ 7.41），安慰剂组为4.7个月（95%*CI*：3.27 ～ 6.13）。在这部分人群中，双歧杆菌联合化疗可以显著延长患者的PFS，*HR*=0.55（95%*CI*：0.31 ～ 0.98，*P*=0.043，图4-3-1B）。

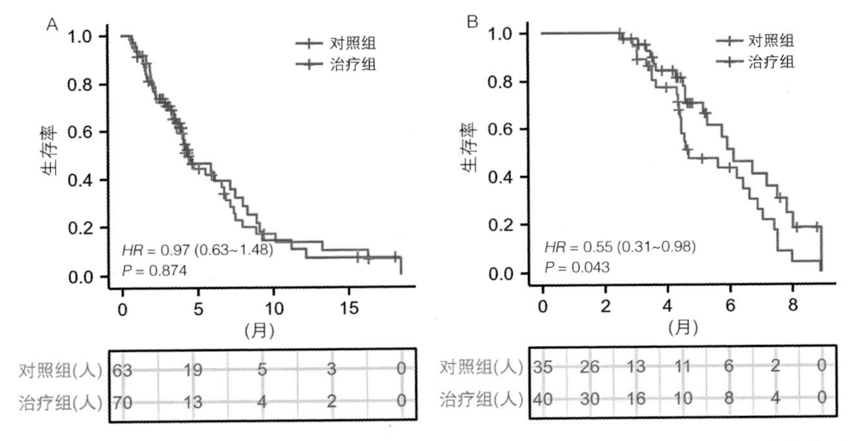

注：A. 所有人群中两组患者的无进展生存曲线图；B. 无交叉部分两组患者的无进展生存曲线图。

图4-3-1 双歧杆菌联合化疗与安慰剂联合化疗对晚期NSCLC患者PFS的影响

化疗两周期后，根据影像学检查对两组患者进行疗效评估。双歧杆菌治疗组ORR、DCR均较安慰剂组高，差异无统计学意义（*P* > 0.05）。4次化疗后评估，双歧杆菌治疗组ORR稍低于安慰剂组（14.3% vs. 15.9%），差异无统计学意义（*P* > 0.05），DCR较安慰剂组高（55.7% vs. 50.8%），差异无统计学意义（*P* > 0.05）。

分别统计两组患者前四周期化疗后出现的化疗反应情况。两组中最常见的治疗相关不良事件是白细胞计数减少、贫血和肌酐升高。最常报道的严重治疗相关不良事件是贫血，双歧杆菌联合化疗组贫血发生率为22.9%，单独化疗组为38.1%。总的来说，双歧杆菌联合化疗组血液学不良反应发生率低于单纯化疗组（34.3% vs. 58.7%，P=0.038）。联合治疗组70例患者中有25例（35.7%），单纯化疗组63例患者中有27例（42.9%）至少发生了1次治疗相关的不良事件。

我们收集了入组的26例患者治疗前和化疗4次后的粪便，并进行肠道菌群检测。检测结果提示，入组前两组患者的肠道菌群无明显差异。化疗4周后，对照组患者与双歧杆菌组患者菌群结构出现显著分离。通过比较患者治疗前后肠道菌群结构，我们发现：双歧杆菌治疗组患者肠道菌群总体结构未出现明显改变，而安慰剂组患者中肠道菌群总体结构的改变十分明显。针对菌群的α多样性检验发现，安慰剂组患者治疗前后菌群结构混乱度明显加重，但双歧杆菌组患者治疗前后菌群总体结构无差异。我们进一步观察菌群中单一菌属的改变。在4个周期的治疗后，双歧杆菌组中拟杆菌（bacteroides）相对丰度的提升高于安慰剂组；而梭菌（clostridium）相对丰度的降低也更为明显。上述结果表明，与单纯化疗相比，双歧杆菌可以调节肠道菌群异常，维持肠道菌群稳态。

（三）讨论

本研究首次在临床上证实双歧杆菌正向调节肠-肺轴，通过调节肠道微生态，显著提升一线经典含铂双药化疗方案对EGFR/ALk/ROS1突变阴性的晚期NSCLC患者的疗效。尤其是在PFS 2.5～9个月的患者中，与安慰剂联合化疗相比，双歧杆菌联合化疗能够显著提升这部分人群的PFS。此外，双歧杆菌还能明显降低含铂双药化疗引起的血液学相关不良反应的发生率。

双歧杆菌联合化疗可以延长PFS 2.5～9个月患者的PFS，这可能与双歧杆菌调节肠道菌群需要一定的时间有关。但是1/5的患者由于晚期肿瘤进展较快，PFS小于2个月，而双歧杆菌对化疗疗效的促进作用可能要到2.5个月后才显现。随着患者4个周期化疗的结束并停用双歧杆菌，双歧杆菌改善菌群促进化疗疗效的作用逐渐减弱，表现为9个月后患者逐渐失去了原有的生存获益。因此，在PFS 2.5～9个月人群中，双歧杆菌可以显著提升化疗的作用，延长患者PFS。

双歧杆菌不仅能增强化疗的疗效，还可以减少化疗引起的不良反应。我们的研究首次证实，双歧杆菌可以减少NSCLC化疗引起的不良反应，尤其是减少血液学不良反应的发生率。既往多项试验中，益生菌通过重建健康的肠道微生物群，可改善抗癌治疗后的腹泻和其他肠道相关损伤。

随机双盲对照试验证实益生菌（嗜酸乳杆菌LAC361和长双歧杆菌BB536）可以显著降低盆腔放疗引起的中重度腹泻发生率，这可能与降低肠道病原体的浓度并调节局部免疫有关。以上研究结果充分地解释和支持本研究的发现。此外，我们还发现，双歧杆菌可以降低白细胞减少的发生率，其机制可能是肠道菌群可调节免疫细胞动力并引起白细胞的改变。

治疗前后患者粪便的16S rRNA检测结果表明：安慰剂联合化疗组显著改变肠道菌群结构，大幅提升梭菌比例，降低拟杆菌的比例，相反，双歧杆菌治疗组的肠道微生态在治疗前后菌群总体结构无差异。这一结果有力地证实了梭菌、拟杆菌等肠道菌群紊乱与肿瘤化疗疗效之间的联系，提示双歧杆菌很可能通过维持肠道菌群稳定，从而提升化疗疗效，减轻化疗不良反应。

总之，在EGFR/ALk/ROS1突变阴性的晚期NSCLC患者中，联用双歧杆菌和含铂双药化疗方案，可以逆转化疗引起的肠道菌群失衡，提升部分患者的PFS，显著减少血液学不良反应发生率。补充双歧杆菌调节肠-肺轴微生态，为广大接受化疗的晚期NSCLC患者提供了一种安全、有效并且经济实用的治疗方案，值得临床推广运用。

（李　明　范理宏）

第二节　消融术联合线粒体药物在肺原位癌合并多发结节中的临床研究

（一）研究背景

近来，随着计算机断层扫描筛查等医疗技术的飞速发展，早期肺癌的发现率大大提升，而早期肺癌患者往往合并多发肺结节。美国国立综合癌症网络（NCCN）指南推荐，对早期肺癌合并多发结节可考虑射频消融（radio frequency，RFA）治疗。RFA治疗损伤小，可有效消灭局部肿瘤细胞。虽然RFA治疗能引发抗肿瘤免疫，但和手术一样，在早期肺癌合并多发结节的治疗中，肿瘤复发仍是该治疗方案难以避免的问题。由此，目前普遍认为针对早期肺癌合并多发结节的治疗，最理想的方案是局部治疗与系统治疗相结合。然而，系统治疗如化疗、靶向治疗或免疫治疗等都不适合早期肺癌合并多发结节手术后患者使用。褪黑素（melation，MLT）

是一种调节昼夜节律和细胞氧化还原状态的内源性神经激素，其能调控线粒体功能，是重要的代谢调节剂和免疫调节分子，褪黑素能促进抗肿瘤免疫，并影响肿瘤细胞代谢，抑制肿瘤的生长。我们发现在患者中采用局部RFA联合褪黑素治疗能显著降低早期肺癌非治疗区域结节的恶变发生。RFA联合褪黑素治疗不仅可以微无创治愈早期肺癌合并多发结节主病灶，而且可以大大降低非消融区肺结节的增大或恶变，并减少肺功能损伤及并发症发生。

（二）研究方法和结果

2018年1月至2018年6月，共有42例早期肺癌合并多发肺结节患者被纳入研究，21例患者接受RFA+褪黑素联合治疗（RFA+褪黑素组），21例患者接受手术治疗（对照组），两组患者根据性别、年龄、吸烟史、病理类型和主病灶大小1 ∶ 1匹配，观察患者非消融区域结节的发展情况、肺功能变化和并发症发生率。两组患者病理类型基本匹配，RFA+褪黑素组和对照组均包含不典型腺瘤样增生10例，原位癌11例。

本研究中，对于21例RFA+褪黑素组的患者，通过RFA消融原位癌主病灶，术前1周给予褪黑素口服。患者术后24个月的随访结果表明：① RFA+褪黑素组患者的非消融区结节均无明显增大，但在对照组中，4例患者有新发结节或结节增大，其中2例经再手术诊断为侵袭性腺癌（图4-3-2C，4-3-2D），RFA+褪黑素组对比手术组的再发率分别为0%、19%（P=0.037 8），两组间有显著性差异（图4-3-2F）；② 通过术后的肺功能数据分析发现：RFA+褪黑素组患者的肺功能在消融术前后（24个月）无显著性下降，而对照组在手术前后（24个月）有显著性下降（图4-3-2E）；③ 入组的42个早期肺癌合并多发肺结节患者中，RFA+褪黑素组未发生严重并发症，而对照组并发症发生率较高，21例均伴随胸痛，其中7例（80.95%）有胸腔积液；④ RFA+褪黑素组患者的住院时间及治疗费用均明显低于对照组。上述系列临床研究结果显示采用局部RFA联合褪黑素治疗，可显著抑制早期肺癌合并多发结节患者非消融区肺结节的增大或恶变，防止肺原位癌第二原发灶的再发率，同时可以减少肺功能的损伤及并发症的发生。

（三）讨论

在临床研究中，我们将局部治疗（RFA）和系统治疗（褪黑素）相结合，治疗早期肺癌合并多发结节患者，与手术相比较，疗效显著，并发症

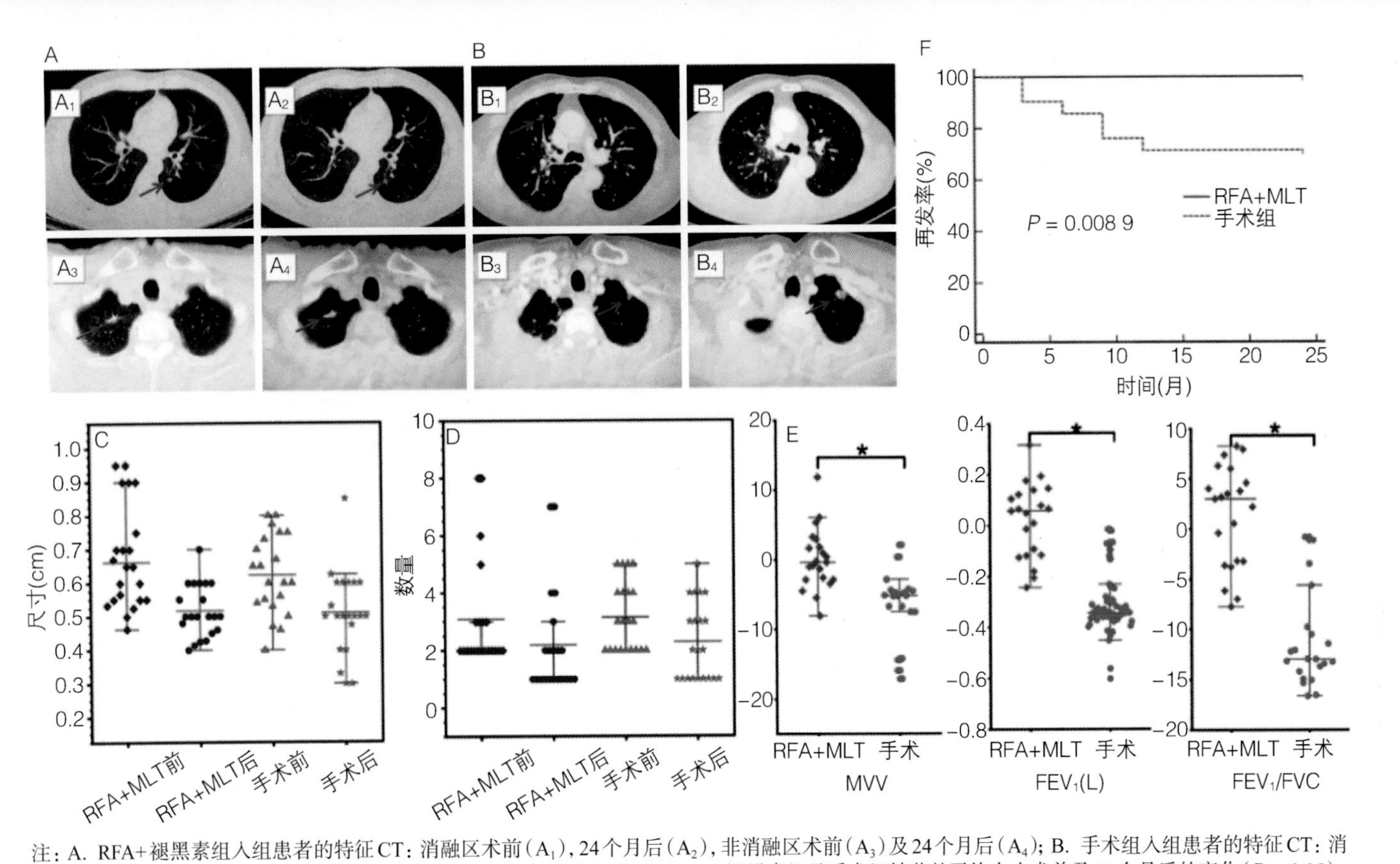

注：A. RFA+褪黑素组入组患者的特征CT：消融区术前（A_1），24个月后（A_2），非消融区术前（A_3）及24个月后（A_4）；B. 手术组入组患者的特征CT：消融区术前（B_1），24个月后（B_2），非消融区术前（B_3）及24个月后（B_4）；C. RFA+褪黑素组及手术组结节的平均大小术前及24个月后的变化（$P < 0.05$）；D. RFA+褪黑素组及手术组结节的数目及24个月后的变化（$P < 0.05$）；E. RFA+褪黑素组及手术组术前及24个月后肺功能的变化，包括MVV, FEV_1, FEV_1/FVC（*，$P < 0.05$）；F. RFA+褪黑素组及手术组的再发曲线（P=0.037 8）。

图4-3-2　在早期肺癌合并多发结节患者临床治疗中，RFA+褪黑素降低复发率，保护肺功能

少。RFA+褪黑素既可以极微创消融杀伤局部肺癌，同时抑制非消融区结节的增大与恶化，又可以减少肺功能损伤，减少并发症的发生。随访两年发现，RFA+褪黑素组无1例非消融区结节增大或恶变，而对照组有2例结节增大，2例结节恶变。RFA+褪黑素组非消融区结节的复发率显著低于手术组（0%、19%，P=0.037 8）。国内外的数据显示，肺癌合并多发肺结节术后复发率在14.7%～23.9%。Fabian等研究纳入67例多原发肺癌患者，术后平均随访45.5月，16例复发，复发率为23.9%。北京大学人民医院报道285例多原发肺癌手术患者的结果，中位随访27.6个月，60例（21.1%）患者复发。复旦大学附属肿瘤医院报道手术治疗442例多发肺结节患者的结果，中位随访21个月，发现65例患者（14.7%）复发。因此，与现行的一线治疗方案手术相比，RFA+褪黑素治疗早期肺癌合并多发肺结节，可以明显减少非消融区肺结节的增大和恶变。

本研究创新性地将MLT联合RFA用于治疗早期肺癌合并多发结节的患者，在安全有效治疗早期肺癌的同时，抑制非消融区结节的增大。相比手术切除早期肺癌，本联合疗法大大降低非治疗区肺结节恶变的概率。因此，RFA联合MLT有可能替代手术治疗，成为早期肺癌合并多发结节患者的可靠治疗方式之一。本治疗体系的推广，有可能大大降低早期肺癌手术复发的概率，延长患者的无病生存期，并降低医疗支出，最大程度保留患者的肺功能和活动耐量。

本节涉及的研究内容已正式发表在*Signal Transduction and Targeted Therapy*杂志上（影响因子38分）。

（李　明　范理宏）

第三节　靶向线粒体药物在防治肺结节炎癌变中的临床研究

一、还原型谷胱甘肽在防治中危肺结节炎癌变中的临床研究

（一）研究背景

在中国，肺结节的发病率高达26.32%，治疗策略大多是随访。但是随访无法阻止肺结节的增大和恶变，更无法防止肺癌的发生和发展，难以避免因肺癌而造成的巨大医疗支出。慢性炎症作为肿瘤发展的标志之

一，在肺结节恶变的过程中发挥着重要作用。近年来，多个研究表明，慢性炎症可以通过突变的积累、表观遗传学改变以及抑制或激活肿瘤信号通路，在各个节点促使肿瘤的发生，包括DNA损伤，无限复制，逃避细胞凋亡，促进血管生成以及组织的侵袭和转移。因此，全身炎症在肿瘤的发生发展过程中扮演十分重要的角色。

线粒体全面参与炎症反应过程，影响肿瘤的发生和进展。在全身炎症导致肿瘤发生的过程中，线粒体是调节炎症反应的中心枢纽。线粒体功能障碍如Warburg效应、复合物功能下降等可以导致炎症因子的表达，并促进肿瘤的发生发展。Hoffmann等发现线粒体功能耗竭的A549细胞，趋化因子和炎症因子［如白细胞介素-6（IL-6）］水平高表达。因此，线粒体功能不全是炎症发生和肿瘤恶性转变的关键因素。

还原型谷胱甘肽作为经典的抗氧化药物，已经被广泛运用于临床。还原型谷胱甘肽激活多种酶促进糖、脂肪及蛋白质代谢，并影响细胞功能。既往的研究表明外源性GSH可以抑制炎症因子的表达，但是还原型谷胱甘肽是否可以抑制炎症和肿瘤的发生发展以及其中的具体机制尚不明确。

我们开展了临床研究发现谷胱甘肽可以降低肺结节患者外周血IL-6水平，使得部分患者肺结节缩小。

（二）研究方法和结果

我们进行了回顾性临床研究，研究对象包括肺结节直径小于8 mm，影像学评估为中危肺结节的患者。共纳入30例患者，其中女性19例，男性11例，平均年龄57.24岁（范围37 ～ 74岁）。治疗前结节平均直径4.33 mm，实性结节18例，磨玻璃影12例（表4-3-1）。给予每位患者静脉滴注还原型谷胱甘肽治疗10天，之后口服还原型谷胱甘肽治疗6个月后复查。对比治疗前后肺CT影像，发现有13例肺结节直径缩小，肺结节平均直径由治疗前4.33 mm缩小至3.83 mm（$P < 0.001$）（图4-3-3，表4-3-1）。比较患者治疗前后的外周血炎症因子IL-6水平，发现治疗后较治疗前有显著下降（图4-3-3F，$P < 0.001$）。

（三）讨论

当今社会，在感染、压力、光照污染、不良饮食和生活作息等多重应激条件下，人体内高炎症因子水平（尤其是IL-6），已经成为诱发炎症甚至癌症的重要原因。因此，找到一个合适的药物，在疾病发生的早期进行干预显得尤为重要。

表 4-3-1 患者基线特征

临 床 特 征	数 值
年龄(年),平均值(SD)	57.24(±10.72)
范围(年)	37 ～ 74
性别(*n*,%)	
男	11(36.67)
女	19(63.33)
吸烟史(*n*,%)	1(3.33)
合并症(*n*,%)	11(36.67)
联合用药(*n*,%)	8(26.67)
结节大小(mm),平均值(SD)	
治疗前	4.33(1.83)
治疗后	3.83(1.86)
结节特点(*n*,%)	
磨玻璃结节	12(40.00)
实性结节	18(60.00)

炎症在肿瘤的发生、发展、侵袭、转移等过程中起到关键性作用。IL-6是促进炎症发生的重要细胞因子,在慢性炎症到肿瘤的过程中发挥重要作用。线粒体是人体的能量工厂,通过电子传递链进行的氧化磷酸化(OXPHOS),为人体内多种蛋白合成、信号转导、免疫应答提供能量。而线粒体受损是炎症因子的源头,当机体受到病原微生物感染、应激等刺激时,细胞的线粒体会发生损伤,进而影响炎性细胞因子IL-6的分泌及细胞凋亡。在我们的基础研究中,细胞和动物试验均表明GSH能够通过抑制PI3K/AKT/FoxO通路,恢复线粒体功能,逆转Warburg效应,抑制炎症因子IL-6的释放,从而抑制癌变的进程。

我们的研究聚焦谷胱甘肽这一经典药物,为逆转肺部炎癌变提供安全有效的临床治疗方法。该药物用于临床有可能早期阻断肺癌的发生,

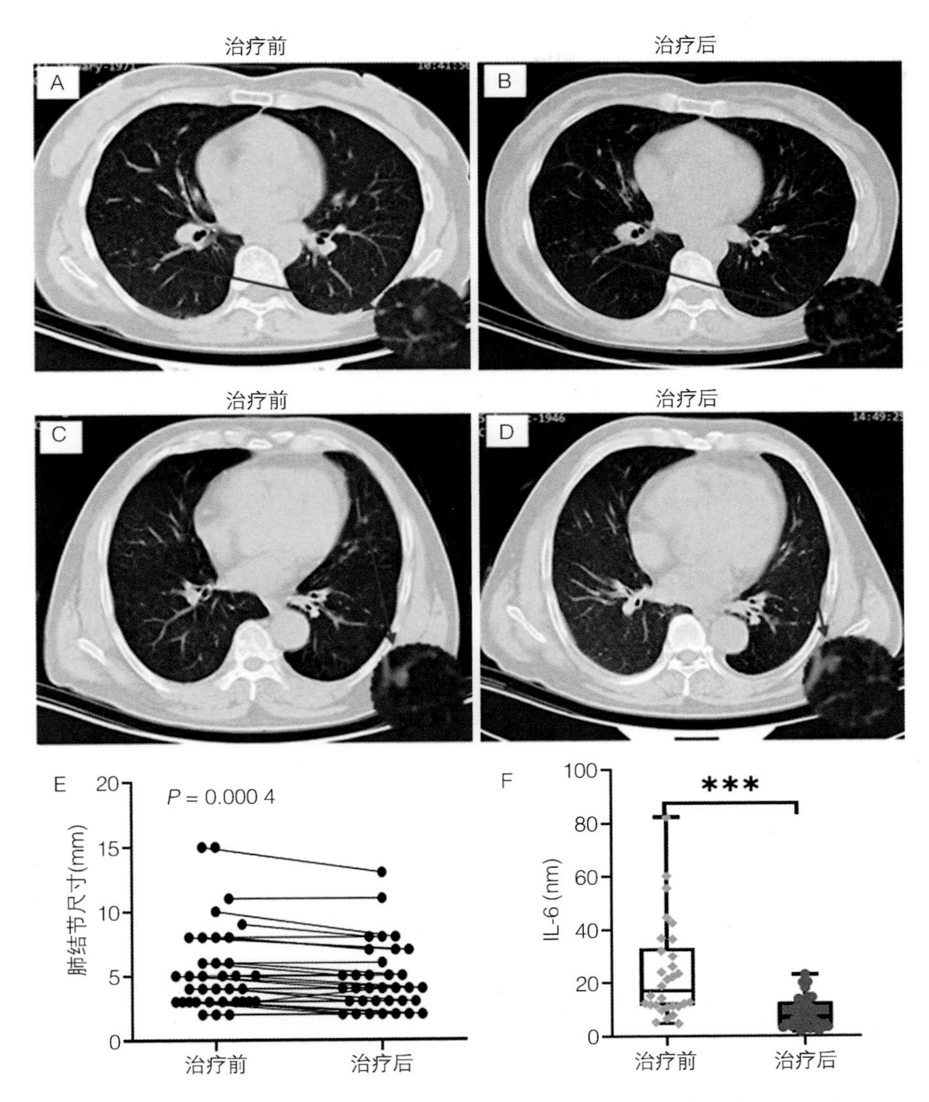

注：A和B，C和D分别为两例患者治疗前后的影像；E. GSH抑制临床肺结节患者肺结节的生长；F. GSH降低临床肺结节患者外周血中IL-6的水平（***，$P < 0.001$）。

图4-3-3　谷胱甘肽治疗后，肺结节缩小的典型影像

降低肺癌的发生率，对人类的健康有深远的影响。

（范理宏　李　明）

二、靶向线粒体三药组合防治肺结节炎癌变的临床研究

（一）研究背景

肺CT筛查提升了早期肺癌的检出率，也揭示出早期肺癌的影像进展规律，由直径≤8 mm的磨玻璃结节（GGO），逐步进展为原位癌和腺癌等。遗憾的是，临床上缺乏有效手段干预直径≤8 mm的GGO，目前公认的定期随访策略，只能发现GGO恶变，却无法有效阻止GGO向肺癌转变。因此需要进一步明确肺癌发生发展的原因，在磨玻璃阶段针对其病因给予特定的药物干预，防止GGO增大恶变。

我们发现褪黑素、谷胱甘肽及双歧杆菌3个药可以通过多环节调节线粒体功能，具有抗氧化、抗炎等功能。褪黑素和谷胱甘肽的作用在前文已有讲述，双歧杆菌则是人体肠道中典型的优势菌。关于“肠–肺轴”的研究发现，肠道中的炎症介质可“外溢”到肺部，直接影响肺的免疫反应。其中双歧杆菌对呼吸道的保护作用被充分证实，可以抗炎抗氧化协助抗癌，还可以调节机体免疫反应，激活T细胞和B细胞的分化和繁殖，增加血液中淋巴细胞的数量，从而激活机体免疫功能。由此可见，以上三药可以通过抗炎抑制氧化应激，多环节多靶点提升线粒体功能，具有防治肺结节癌变的潜力。

（二）研究方法和结果

我们进行了干预性对照临床试验，研究共纳入肺结节直径小于8 mm的患者150例，并按2 ∶ 1的比例随机分为治疗组和对照组，两组患者的所有特征在基线时均无差异（$P > 0.05$；图4–3–4，表4–3–2）。治疗组给予线粒体靶向干预药物，含褪黑素5 mg，双歧杆菌420 mg，还原型谷胱甘肽600 mg，治疗6个月。对照组随访6个月，无任何干预。于基线筛查及随访6个月后，采用血液样本和胸部低剂量薄层CT检查两组患者的有效性和安全性进行分析。结果发现在随访6个月时，治疗组患者GGO直径显著缩小，从5.56 mm降至5.00 mm（$P < 0.05$，表4–3–3），而对照组患者随访前后无明显变化。另外，经过线粒体靶向药治疗6个月后，治疗组GGO患者体内炎症因子水平（IL–4、IL–6、IFN–γ、TNF–α）、氧化应激水平（SOD、BUA）显著下降（$P < 0.05$）。根据临床特征进行分层分析后，发现该药物组合在无慢性阻塞性肺病、吸烟史及肿瘤史的人群中抗炎作用和改善免疫的效果更佳。

表 4-3-2　治疗前两组患者的基线分析

项　目	治疗组	对照组	*P* 值
性别			
女性（*n*,%）	57（60.6）	28（65.1）	0.616[b]
年龄（岁）№	57.06 ± 12.07	59.16 ± 11.15	0.478[b]
年龄 < 60（*n*,%）	56（59.6）	18（41.9）	0.054[b]
年龄 ≥ 60（*n*,%）	38（40.4）	25（58.1）	0.054[b]
吸烟（*n*,%）	16（17.0）	10（23.3）	0388[b]
恶性肿瘤史（*n*,%）	9（9.6）	7（16.3）	0.257[b]
肺癌家族史（*n*,%）	4（4.9）	2（4.7）	0.955[b]
COPD 史（*n*,%）	6（6.4）	3（7.0）	0.896[b]
肺结节大小（mm）	5.56 ± 1.79	5.00 ± 1.89	0.100[a]
肺结节 5 ～ 8（*n*,%）	62（66.0）	25（60.5）	0.534[b]
肺结节 < 5（*n*,%）	32（34.0）	17（39.5）	0.534[b]
IFN-γ（pg/ml）	2.83（1.62，4.49）	2.58（1.76，3.6）	0.276[c]
IL-4（pg/ml）	2.39 ± 2.01	2.80 ± 1.99	0.284[a]
IL-6（pg/ml）	4.79（3.17，6.78）	5.09（2.89，9.49）	0.618[c]
TNF-α（pg/ml）	2.52（0.76，5.09）	2.02（0.74，3.56）	0.332[c]
SOD（U/ml）	214.31 ± 25.09	212.48 ± 32.14	0.726[a]
BUA（μmol/L）	317.5（266.7，384.1）	314.1（270，368.6）	0.568[c]
Cr（μmol/L）	68.17 ± 23.31	70.77 ± 21.61	0.545[a]
AST（U/L）	23.02 ± 6.52	22.01 ± 8.25	0.456[a]
ALT（U/L）	25.42 ± 14.33	26 ± 14.44	0.830[a]

注：COPD 为慢性阻塞性肺疾病；INF-γ 为 γ 干扰素；IL-4 为白细胞介素 4，IL-6 为白细胞介素 6；TNF-α 为肿瘤坏死因子 α；SOD 为超氧化物歧化酶；BUA 为血尿酸；Cr 为肌酐；AST 为天门冬氨酸氨基转移酶；ALT 为丙氨酸氨基转移酶；
a= 独立样本 *t* 检验；b= 卡方检验；c=*Mann—Whitney U* 检验。

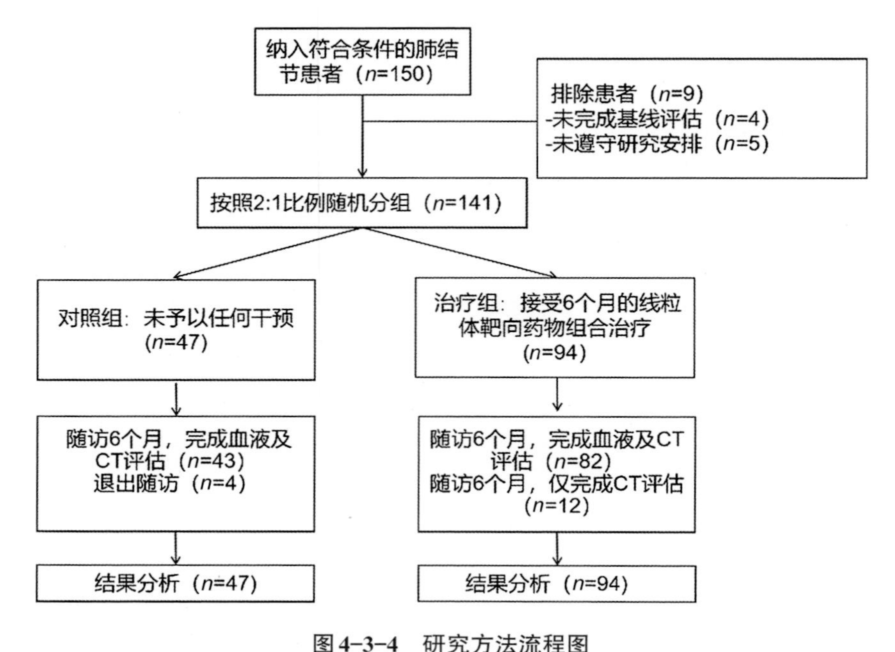

图 4-3-4　研究方法流程图

表 4-3-3　两组肺磨玻璃患者随访前后肺结节大小的比较

项目	治疗组				对照组			
	治疗前	治疗后	Z	P	随访前	随访后	Z	P
肺结节大小（mm）	5.56 ± 1.79	5.00 ± 2.60	−2.00	0.047	5.00 ± 1.89	5.17 ± 2.07	−0.93	0.352

（三）讨论

本研究旨在通过调节线粒体功能阻断或逆转磨玻璃结节癌变的进程，并创新性地运用线粒体靶向药物组合（褪黑素、谷胱甘肽及双歧杆菌）治疗肺磨玻璃结节患者，探究其治疗GGO并逆转其进展和恶变的效用。

经治疗，本研究中治疗组患者体内炎症因子（IL-4、IL-6、TNF-α、IFN-γ）水平均明显下降，另外尿酸作为代偿性升高的抗炎及抗氧化剂，在本研究的治疗组中明显下降，SOD水平升高，由此可见，线粒体靶向药组合结合了脂溶性褪黑素和水溶性GSH，同时协同益生菌降低不同部位氧化压力，切实大幅降低了患者体内的炎症水平。CT随访也提示结节随着炎症指标的下降而明显缩小，进一步证明了经线粒体靶向药物组合的"抗氧化-抗炎-防止癌变"的治疗后，将患者从治疗前的"氧化应激-炎症-癌变"的恶变趋势逆转为良性趋势，这对防治GGO恶变具有重要的现实意义。

另外，根据肺结节恶化的潜在风险因素以及影响炎症和氧化应激水平的因素，如吸烟史、COPD史和肿瘤史进行亚组分析，发现具有吸烟史及COPD病史的治疗组患者，体内的血尿酸水平无明显改变。这可能与该人群体内持续性氧化应激所致的慢性炎症的严重度有关。而在既往有肿瘤史的患者中，经治疗后炎症因子IL-4、IL-6、TNF-α及IFN-γ均无明显改变，原因可能是有肿瘤史的患者体内存在着炎性肿瘤微环境，肿瘤微环境是细胞因子的重要来源，肿瘤微环境未得到改善。靶向线粒体药物在治疗有肿瘤史的患者时，可能需要更长的治疗时间或者需要更大的治疗剂量。在未来的工作中，我们将进行更深入的慢性炎症及既有肿瘤微环境改善策略的探索。

本研究创新性地将褪黑素、谷胱甘肽及双歧杆菌联合使用，通过多靶点、多路径立体作用于肺GGO患者线粒体，以发挥其抗炎抗氧化调节免疫的作用，有效去除肺GGO患者致癌的危险因素，为有效预防肺GGO癌变提供了可行方案，填补了主动干预防大病这一领域的空白，这对降低肺癌的发生率有着深远的现实意义。

（翟　红　范理宏）

参考文献

[1] Agirman G, Yu K B, Hsiao E Y. Signaling inflammation across the gut-brain axis[J]. Science, 2021, 374(6571): 1087-1092.

[2] Brody H. Lung cancer[J]. Nature, 2020, 587(7834): S7.

[3] Yang D, Liu Y, Bai C, et al. Epidemiology of lung cancer and lung cancer screening programs in China and the United States[J]. Cancer letters, 2020, 468: 82-87.

[4] Tyczynski J E, Bray F, Parkin D M. Lung cancer in Europe in 2000: epidemiology, prevention, and early detection[J]. The lancet. oncology, 2003, 4(1): 45-55.

[5] Taniguchi K, Karin M. IL-6 and related cytokines as the critical lynchpins between

inflammation and cancer[J]. Seminars in immunology, 2014, 26(1): 54–74.
[6] Duma N, Santana-Davila R, Molina J R. Non-small cell lung cancer: epidemiology, screening, diagnosis, and treatment[J]. Mayo Clinic proceedings, 2019, 94(8): 1623–1640.
[7] Chen Z, Fillmore C M, Hammerman P S, et al. Non-small-cell lung cancers: a heterogeneous set of diseases[J]. Nature reviews. cancer, 2014, 14(8): 535–546.
[8] Heintz-Buschart A, Wilmes P. Human gut microbiome: function matters[J]. Trends in microbiology, 2018, 26(7): 563–574.
[9] Ferreira R M, Pereira-Marques J, Pinto-Ribeiro I, et al. Gastric microbial community profiling reveals a dysbiotic cancer-associated microbiota[J]. Gut, 2018, 67(2): 226–236.
[10] Spencer C N, Mcquade J L, Gopalakrishnan V, et al. Dietary fiber and probiotics influence the gut microbiome and melanoma immunotherapy response[J]. Science, 2021, 374(6575): 1632–1640.
[11] Routy B, Le Chatelier E, Derosa L, et al. Gut microbiome influences efficacy of PD-1-based immunotherapy against epithelial tumors[J]. Science, 2018, 359(6371): 91–97.
[12] Alexander J L, Wilson I D, Teare J, et al. Gut microbiota modulation of chemotherapy efficacy and toxicity[J]. Nature reviews. gastroenterology & hepatology, 2017, 14(6): 356–365.
[13] Xia Q, Chen G, Ren Y, et al. Investigating efficacy of "microbiota modulation of the gut-lung Axis" combined with chemotherapy in patients with advanced NSCLC: study protocol for a multicenter, prospective, double blind, placebo controlled, randomized trial[J]. BMC cancer, 2021, 21(1): 721.
[14] Reiter R J, Tan D X, Galano A. Melatonin: exceeding expectations[J]. Physiology (bethesda, md.), 2014, 29(5): 325–333.
[15] Niu Y J, Zhou W, Nie Z W, et al. Melatonin enhances mitochondrial biogenesis and protects against rotenone-induced mitochondrial deficiency in early porcine embryos[J]. Journal of pineal research, 2020, 68(2): e12627.
[16] Lin G J, Huang S H, Chen S J, et al. Modulation by melatonin of the pathogenesis of inflammatory autoimmune diseases[J]. International journal of molecular sciences, 2013, 14(6): 11742–11766.
[17] Kong X, Gao R, Wang Z, et al. Melatonin: a potential therapeutic option for breast cancer[J]. Trends in endocrinology and metabolism: TEM, 2020, 31(11): 859–871.
[18] Reiter R J, Rosales-Corral S A, Tan D X, et al. Melatonin, a full service anti-cancer agent: inhibition of initiation, progression and metastasis[J]. International journal of molecular sciences, 2017, 18(4): 843.
[19] Carrillo-Vico A, Guerrero J M, Lardone P J, et al. A review of the multiple actions of melatonin on the immune system[J]. Endocrine, 2005, 27(2): 189–200.
[20] Stein R M, Kang H J, Mccorvy J D, et al. Virtual discovery of melatonin receptor ligands to modulate circadian rhythms[J]. Nature, 2020, 579(7800): 609–614.

[21] Li M, Hao B, Zhang M, et al. Melatonin enhances radiofrequency-induced NK antitumor immunity, causing cancer metabolism reprogramming and inhibition of multiple pulmonary tumor development[J]. Signal transduction and targeted therapy, 2021, 6(1): 330.

[22] Bai C, Choi C M, Chu C M, et al. Evaluation of pulmonary nodules: clinical practice consensus guidelines for Asia[J]. Chest, 2016, 150(4): 877–893.

[23] Dolgin E.Cancer's new normal[J]. Nature cancer, 2021, 2(12): 1248–1250.

[24] Mantovani A, Allavena P, Sica A, et al.Cancer-related inflammation[J]. Nature, 2008, 454(7203): 436–444.

[25] Yang Y, Karakhanova S, Hartwig W, et al. Mitochondria and mitochondrial ROS in cancer: novel targets for anticancer therapy[J]. Journal of cellular physiology, 2016, 231(12): 2570–2581.

[26] Koppenol W H, Bounds P L, Dang C V. Otto Warburg's contributions to current concepts of cancer metabolism[J]. Nature reviews cancer, 2011, 11(5): 325–337.

[27] Hoffmann R F, Zarrintan S, Brandenburg S M, et al. Prolonged cigarette smoke exposure alters mitochondrial structure and function in airway epithelial cells[J]. Respiratory research, 2013, 14(1): 97.

[28] Niu B, Liao K, Zhou Y, et al. Application of glutathione depletion in cancer therapy: enhanced ROS-based therapy, ferroptosis, and chemotherapy[J]. Biomaterials, 2021, 277: 121110.

[29] Smeyne M, Smeyne R J. Glutathione metabolism and Parkinson's disease[J]. Free radical biology & medicine, 2013, 62: 13–25.

[30] Checconi P, Limongi D, Baldelli S, et al. Role of glutathionylation in infection and inflammation[J]. Nutrients, 2019, 11(8): 1952.

[31] Weber R, Groth C, Lasser S, et al. IL–6 as a major regulator of MDSC activity and possible target for cancer immunotherapy[J]. Cellular immunology, 2021, 359: 104254.

[32] Robbins H A, Berg C D, Cheung L C, et al. Identification of candidates for longer lung cancer screening intervals following a negative low-dose computed tomography result[J]. Journal of the national cancer institute, 2019, 111(9): 996–999.

第四章
线粒体 ATP 评估与重激活的系列研究启示

随着作者团队的持续深入实践，大家充分认识到成为一个研究型临床医生的重要性，研究型临床医生的能力在于拥有敏锐发现临床意义的洞察力，具有开展基础研究揭示其背后机制的穿透力以及再回归临床创新诊疗策略、开展临床研究验证的转化力，最重要的是拥有减轻患者痛苦、让患者获得绿色高效普惠医疗的仁爱精神。当今是技术密度大增的年代，这个时代更有利于医学人站在前人的肩膀上守正创新，以问题为导向，推动医学不断地与时俱进。

以下是我们从赋能线粒体基础与临床的系列研究中获得的启示。

一、靶向线粒体药物组方原理

线粒体是机体的能量推手，为实现其功能的全面提升，达到逆转疾病的效果，需要多维度支持线粒体的需求。在充分理解了线粒体的工作机制后，补充单药去支持线粒体显然是不够的，因此，我们提出了立体赋能线粒体的药物组合方案。药物组合的基本原则是：① 重视线粒体外膜受体的结合物质补充；② 保护电子呼吸链及线粒体膜的流动性；③ 保证生物环境线粒体生化作用的底物充足。

（一）重视线粒体外膜上受体的结合物质补充

在神经-内分泌-免疫网络中，ATP起到的是关键的推动作用，因此全身的支持网络应该是线粒体ATP-神经-内分泌-免疫网络，线粒体网络推动神经递质、激素及免疫细胞、细胞因子的分泌，反过来神经递质、激素、细胞因子等的缺乏又影响线粒体的功能，其作用靶点可能在于线粒体的膜上受体，所以能量网络与神经-内分泌-免疫网络的相互作用是双向的，具体体现在以下三个方面。

1. 线粒体是机体整体网络的推动者：线粒体产出的ATP是机体所有活动所需能量的通用货币，机体的任何活动都受线粒体能量调节，在机体面对各种氧化应激时，都需要线粒体产出更多的ATP来支持应对以平安渡过“挑战”。

2. 线粒体接受来自神经-内分泌-免疫网络的反馈：当机体激素腺体或中枢神经核局部受损后，其分泌的神经递质、激素等就会不足，线粒体膜上受体结合就会下降，这就加剧线粒体功能失衡和ATP产能的下降，线粒体能量-神经-内分泌-免疫网络稳态被打破，若此时不及时支持线粒体功能，整个网络将滑向下一级别，并逐渐趋于低一级别的稳态。

3. 线粒体膜上的受体是其与神经-激素-免疫网络的连接点：每个能量细胞器通过受体感受神经、激素、免疫对它的指令并随时进行产能调整以适应机体的目标需求。在线粒体外膜上存在受体的激素有：甲状腺激素、孕烯醇酮、糖皮质激素、雌激素、孕激素、褪黑素、多巴胺等。此外，神经递质5-羟色胺的重摄取和降解依赖线粒体膜上的单胺氧化酶（MAO），乙酰胆碱合成所需的关键酶——乙酰辅酶A在线粒体内合成；线粒体外膜还是细胞因子Ⅰ型干扰素产生的信号聚集平台，聚集在外膜的信息传递至线粒体，调节线粒体的自噬，从而调控细胞命运。因此，线粒体药物组合能够充分提供线粒体膜上受体、酶及平台的所需物质，这是快速高效恢复线粒体-神经-内分泌-免疫网络稳态的重要途径。

（二）线粒体膜与电子呼吸链的抗氧化重要性

机体95%以上的ROS源于线粒体，线粒体消耗机体所摄入氧的90%。在线粒体呼吸产能的过程中，通过线粒体内膜上5个有氧呼吸复合体的氧化反应产生细胞的能量货币ATP和一定量的ROS。这些产生的ROS依赖强大的抗氧化防御系统充分抗氧化解毒，否则会影响线粒体的电子呼吸链产能效率从而破坏线粒体功能。

人体的抗氧化防御系统，包括内源性（酶和非酶）抗氧化剂和主要来源于膳食的外源性抗氧化剂。内源性抗氧化剂有超氧化物歧化酶（SOD）、过氧化氢酶（catalase，CAT）及谷胱甘肽过氧化物酶（glutathione peroxidase，GSH-Px）等，外源性抗氧化剂如亲水性的自由基清除剂维生素C和谷胱甘肽，与亲脂性的自由基清除剂，即生育酚、类黄酮、类胡萝卜素和辅酶Q，这些均可直接清除O_2^-和-OH。内源性和外源性抗氧化剂共同(如协同)作用,以保持或重建氧化还原平衡,如维生素E的再生过程是通过GSH或维生素C的再生防止脂质过氧化(lipid peroxidation,LPO),LPO可通过使受体、酶和离子通道失活从而影响线粒体等膜流动性或损伤膜蛋白,甚至破坏线粒体膜的完整性,最终导致细胞死亡。

因此,线粒体膜的流动性、完整性及电子呼吸链的通畅都依赖机体强大的抗氧化防御系统支持。线粒体的膜和电子呼吸链如同能量生产工厂的厂房与流水线,任何一项的过氧化都会造成产能的下降。

(三)需重视补充线粒体的互作底物

在几十亿年中线粒体都是与微生物一起共同演化的。线粒体的微生物环境与细胞线粒体功能之间有着十分密切的关系。一方面,肠道微生物可直接或通过短链脂肪酸、硫化氢和一氧化氮等代谢产物间接影响与线粒体相关的能量代谢过程,调节mtROS的产生,调控线粒体甚至整个机体的免疫反应。另一方面,肠道细胞线粒体功能紊乱和基因组的遗传变异也会影响肠道微生物的组成和功能,肠道菌群通过“肠-肺轴”“肠-肝轴”“肠-脑轴”等各条轴的作用影响全身各器官,从而发挥平衡全身微生态的作用。线粒体只有在全身微生态平衡、互作底物充足时才能更好地发挥作用。

(四)线粒体功能ATP浓度下降与疾病严重程度的相互关系

以一个现实应用场景为例,机体外周器官(如呼吸道、消化道)接触了各种农药残留、有毒化学物、病毒等,这些强氧化因素首先破坏该系统局部器官的线粒体。线粒体一级网络失守,危害会通过网络累及该系统的多器官线粒体(二级网络)、再影响全身各系统器官的细胞线粒体(三级网络),逐步导致线粒体的一级、二级和三级网络产能不足,生理功能下降,导致神经递质、激素、免疫因子分泌不足,生物互作底物不足。以上由外周影响到神经-激素轴的分泌、转化、传递又进一步反作用于周围器官线粒体的进行性失衡,若是不加以精准干预,人体亚健康、慢性病、重大疾病的接踵而至就是整体网络逐级沦陷的结果。病毒感染甚至可以直接俘获线粒体,改变其产能方式,使线粒体直接进入低产能、仅能支持病毒复制活动的模式,机体整体网络直接跌入低位。

简而言之,损伤容易从开放器官(如胃肠道、呼吸道等)开始,然后逐渐扩展到系统网络体系,症状从局部逐渐进展到相应系统,进而影响到全身各系统。如果此时线粒体网络得不到赋能支撑,机体整体网络能级将会顺势而下，机体从亚健康到慢性病，慢性病再到大病、重病，启动衰败模式；如果此时线粒体网络得到赋能重建，机体整体网络能级就将逆势而上，疾病得到逆转，机体重获健康，重新回到健康模式。

二、靶向线粒体药物组方细则

只有线粒体受体感受神经递质、激素充足，呼吸链通畅，生物互作环境的底物充足，才能保证线粒体ATP–神经–内分泌–免疫网络的高级别平衡。因此，线粒体药物组方，并不是一个单维度的方案，而是以网络建设为目标的多维度方案，是逆转疾病、改变疾病重编程的重要思路。

靶向线粒体药物组方包括7个药物，从对线粒体的重要性可将药物分为内环、中环、外环。

外环即基础，也是需要最先给药的，其可改善机体的微生态平衡，给全身器官细胞线粒体提供更佳的机体微生态环境，充足的益生菌有助于其生物发生和质量控制。益生菌的补充同时也有助于维持肠道菌群的平衡、抑制病原菌的生长，辅助肠道合成氨基酸、维生素，并提高钙离子的吸收，这些都是线粒体发挥生理功能的作用底物，能激活线粒体功能，最终推动神经–激素–免疫网络中的线粒体功能峰值。通过我们课题组对"肠–肺轴"的大量研究已证实了这一点，作者团队撰写了一篇原创性的《双歧杆菌通过调节肺肿瘤细胞线粒体质量控制蛋白CLPP提升肺癌对顺铂化疗敏感性的机制研究》论文：研究发现口服双歧杆菌可通过正向调节"肠–肺轴"促进L–组氨酸在肠道与肺肿瘤组织中的代谢水平，L–组氨酸靶向线粒体质量控制蛋白CLPP，从而改善肺癌对顺铂的敏感性，这对此药物选择予以有力支撑。

中环相当于健康维护的进阶，开始保护线粒体电子呼吸链的完整、高效运转及保护线粒体内膜不被氧化，从而支持线粒体行使能量工厂的角色。线粒体的功能中，电子呼吸链的完整和内膜的流动性完整性都是产能的重要基础，保障抗氧化防御系统的强大是十分关键的，这是中环药物的组方依据。作者团队通过一系列基础研究得到了有力证据：研究发现谷胱甘肽可以通过调节PI3K/AKT/FoxO通路、逆转Warburg效应，提升线粒体功能，降低IL–6水平，发挥抗炎抗肿瘤作用，有效逆转肺结节恶变；α–硫辛酸可调节线粒体能量代谢酶相关的抗氧化应激防御系统（PDK1–

NRF2轴),促进细胞凋亡,发挥对肺癌的抗肿瘤活性。

内环相当于细胞功能的高阶拓展,此环节旨在运用激素巧妙地帮助线粒体提高储备功能,提高应激实力,为实现线粒体炫、高浓度ATP光子这类量子态的最高阶生物学功能储备实力,从而实现线粒体ATP共振、整合和传递生物学信号功能的最高目标。在褪黑素的基础研究中,我们发现,其可通过刺激刺激Sirt3增加PDH活性,显著地增强线粒体能量代谢,从而达到逆转Warburg效应,抑制肺癌发展的效果。另外,在亚硒酸钠的基础研究结果中也得到了有力的证据支持:亚硒酸钠可以通过抑制NF-κB的核移位,调控肿瘤细胞的能量代谢,同时还可调控能量代谢的关键酶PDK1,进而促进肿瘤细胞的凋亡。孕烯醇酮于线粒体中转化为DHEA,经作者团队研究发现,DHEA可通过下调FASTKD2基因,促进线粒体融合抑制其分裂,通过调控线粒体动力相关蛋白,抑制肺癌增殖促进其凋亡。这些基础试验结果都证实和支持了线粒体组合药物的科学性。

临床上可根据不同的疾病阶段选择不同的配伍组合。靶向线粒体药物组合兼顾了线粒体膜稳定、电子呼吸链完整性、外膜受体物质的供应、微生态环境和互作底物的充足,是立体化建设线粒体的优选方案。此外,由于各系统各器官线粒体产能的原料要素各有特点,在线粒体支持治疗时需要把握不同器官线粒体的特异性需求要素特点,有针对性地从局部入手,兼顾局部和整体。各种疾病临床现象的背后都有相应器官线粒体功能下降的真因,疾病发展的背后都有线粒体ATP-神经-内分泌-免疫网络逐级沦陷的要因,所以精准靶向修复并维护线粒体功能,逐渐恢复线粒体ATP-神经-内分泌-免疫整体网络的能级,才能逐渐将整体网络从低位推向高位,使人体重获健康。

三、靶向线粒体药物在组方及其使用时机选择上的要点

在"种瘤同时干预"试验中,有褪黑素的组合都有显著的抗肿瘤作用;抑瘤作用最明显的是Se+褪黑素、Pre+褪黑素、Se+Pre+褪黑素(与DDP组相比,$P < 0.05$),提示在"同时干预"这个时间点,激素组合的抗癌效果比单纯抗氧化组合明显;7药组的抗癌效果与化疗药DDP相同(见图4-4-1B)。

在"提前干预"试验中:抑瘤作用最明显的是7药组合与Pre+褪黑素组(与DDP组相比,$P < 0.05$);7药组与Pre+褪黑素、Se+Pre+褪黑素组

的瘤组织ATP浓度明显跃升，但在DDP组中看不到此现象；而且在“提前干预”试验中发现：7药组、Se+pre、Se+Pre+褪黑素组可以大大降低肿瘤的干细胞比例，与DDP组相比，$P < 0.05$（见图4-4-1A、C、D），肿瘤的发生、复发、转移、耐药与肿瘤的异质性密切相关，肿瘤的异质性与肿瘤干细胞有着因果关系，所以提前使用7药可以明显地防癌和抗癌（详见第五篇第二章第一节）。

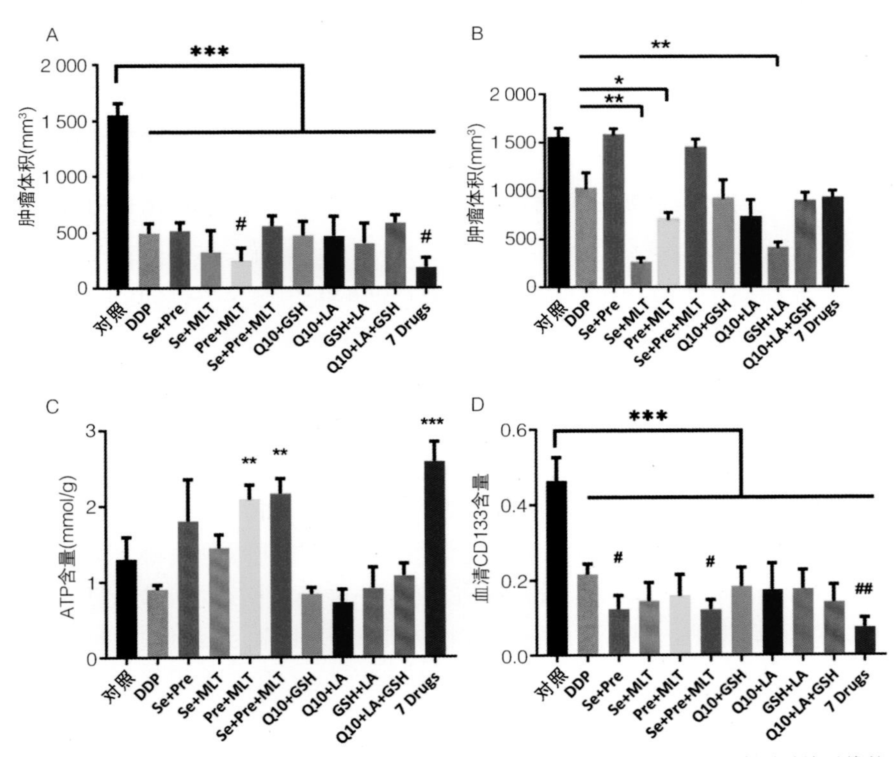

注：A. 种瘤前10天给予线粒体药物组合，种瘤15天后各组的瘤体体积；B. 种瘤同时给予线粒体药物组合，15天后各组的瘤体体积；C. 种瘤前10天给予线粒体药物组合，瘤体组织内ATP浓度；D. 种瘤前10天给予线粒体药物组合，血清CD133含量。n=5只/组。(*表示与对照组比较；#表示与DDP组比较)。

图4-4-1 不同组中瘤组织ATP浓度和血清肿瘤干细胞CD133含量比较

提前使用线粒体组合物可以提升线粒体的储备能力，主要体现在①应对氧化应激的能力：试验结果提示，提前给予抗氧化药物、增加线粒体的抗氧化储备，可以明显抑制肿瘤的生长，因此提前为机体抗氧化体系储备充足高效的抗氧化物质，可以在机体遭受重大氧化应激时，将应激伤害降到最低，减少其对线粒体ATP-神经-内分泌-免疫网络能级的降维，帮助机体尽快恢复正常；② 调用激素的能力：在同时给药试验中，有褪黑素组和有孕烯醇酮组的效果要远远好于无激素组合，这说明面对重大应激，激素对资源调动的支持能力是至关重要的，目标激素的上游物质储备是线粒体储备功能的重要指标。

靶向线粒体药物如何组合与疾病所处阶段及疾病严重程度密切相关。线粒体增能药物组合一定要尽早使用，以尽早挽救失衡的线粒体。此时的治疗目标是逆转欲病、预防大病，使机体能量代谢不陷入糖酵解模式。

四、线粒体药物在疾病不同阶段使用的效果及其与化疗疗效的对照

“提前给予”线粒体营养药物组合（无论是双药、三药还是七药）都能够明显抑制小鼠肿瘤生长，其中7药表现出最好的显著抑制肿瘤生长和肿瘤干细胞的作用见图4-4-1D（与DDP组相比，$P < 0.05$）；7药能显著跃升瘤组织ATP浓度，而DDP组没有此功效。这说明线粒体药物治疗能够通过跃升ATP浓度来逆转疾病，其在防癌中的效果是DDP所没有的；DDP在降低肿瘤干细胞的作用方面亦远不如7药，说明其远期效果要明显差于7药。线粒体药物建设性的治疗与化疗药物破坏性的治疗最大的区别在于：化疗药物只是短期缩小肿瘤，多次化疗会促进癌症的转移和耐药的出现，因为它对线粒体是摧毁性的，线粒体功能越差，肿瘤的恶性和干性的程度越高、其疾病程度越严重。运用线粒体药物的时间节点对疾病发展有着举足轻重的重要性，提前给予线粒体能量药物，能够更好地建设线粒体整体网络、跃升线粒体ATP浓度，从而保护机体“生物大分子”的健康、降低肿瘤的恶性和干性。在“同时干预”试验中发现激素组合有明显的抗肿瘤优势（与DDP组相比，$P < 0.05$），说明线粒体功能受膜上受体激素的调节反馈，激素在氧化应激时能够显著调动机体资源，在应对氧化应激方面有明显的优势，7药组的抗癌效果（瘤体缩小）与化疗药DDP相同。

在肿瘤负荷大时，肿瘤组织中大量的线粒体已经失能，此时使用线粒体增能药物已经是错失良机，这时的治疗目的是防止癌灶周围细胞的失

衡，使线粒体不再沦陷为糖酵解模式，防止癌症进一步发展，但此时应该谨慎使用线粒体增能药物，防止被肿瘤细胞利用，如：在线粒体失能时运用酪氨酸、甲状腺激素、辅酶Q_{10}反而会促进肿瘤生长。此时应选择与化疗或靶向治疗或消融治疗联用，以达到扶正祛邪的目的。

五、补充线粒体受体物质的重要性

激素在体内作为信使传递信息，对机体生理过程起调节作用，是生命中的重要物质。研究也不断发现，激素在癌症发生发展过程中起到了至关重要的作用。以补充或减少激素的办法治疗癌症又称为癌症内分泌疗法，所有能量药中，硒可以合成甲状腺激素从而调控机体新陈代谢和维持内环境相对稳定，硒还能阻止过氧化物和自由基的形成，阻断肿瘤细胞的代谢，抑制肿瘤细胞的分裂和生长。孕烯醇酮和DHEA是雄激素合成的前体，有文献报道雄激素在肺癌发生过程中非常重要，肺癌组织中雄激素受体的阳性率为20%，缺乏雄激素可能是男性肺癌患者发病的关键。褪黑素可以进入下丘脑垂体轴，调节人体昼夜节律，有助于深睡眠，深睡眠时线粒体融合，有助于体细胞和免疫细胞的修复，大量文献报道褪黑素可以显著抑制肺肿瘤细胞株A549的侵袭和转移，促进肿瘤细胞凋亡。

此外，人体在面对重大应激时，甲状腺激素、肾上腺素等都是被大量急速消耗的，激素的储备量是否充足及储备量被消耗后能否得到迅速补充，都是影响机体未来健康走向的重要影响因素。综上所述，我们结合了激素对于抗癌及应对强烈应激中的重要作用，利用激素来建设线粒体水平从而发挥预防重大疾病的作用。

六、补充受体结合激素

推荐补充目标激素上游或下游的转化合成物质，不推荐直接补充目标激素的化学合成物质。在机体线粒体功能状态不佳的情况下，直接补充人工化学合成的激素，线粒体与之结合度较差，作者团队提倡的线粒体药物能帮助机体产生内生激素，并能与线粒体上受体进行良好的结合，从而带动整体网络的运行和推高能级。目前西医在临床上直接运用人工化学合成激素，人工化学合成激素无法使线粒体高效运行，并易在机体内聚积，带来很多不良影响。使用人工化学合成激素对自身的激素腺体是不利的，将激素腺体置于废用状态，并不能帮助机体恢复线粒体功能、不能让机体产生自己的内生激素和内生神经递质，所以不能恢复机体最高网络的运行能级，可谓是治标不治本的方法。

以甲状腺激素基础试验为例，结果发现：直接补充甲状腺激素对于ATP产出、线粒体复合物活性、免疫细胞活性都有帮助作用，但只适用于甲状腺功能低下的患者，不适用于亚健康人群。硒作为合成甲状腺激素的重要成分，不但可以促进合成甲状腺激素，减少甲状腺激素过量的不良反应，还可以发挥硒本身作为抗癌物质的重要作用，同时机体利用硒合成自身的甲状腺激素能提高线粒体网络的工作机能。

七、线粒体组合药物的合适剂量制定

目前很多保健品的"每日推荐量"，追踪其根源是第二次世界大战时所制订的规则，二战使当时的食品供应能力受限，尽管之后有过更新，但也只是保健而不能作为医学用途。医学用途的剂量需要根据疾病的严重程度进行临床研究而定。目前作者团队推荐的剂量是按照防治疾病所需，按照千克体重计算，并根据临床研究结果而制订的，只有达到治疗效果的剂量，才能实现医学治疗的目的。

八、线粒体药物在不同病程中的最佳组合

（一）在无癌病灶或无癌前病变时，我们的试验数据都指向7药预防的绝佳效果，7药联用方案基于机体无癌等强氧化因素，7药联用能多维度立体提前建设线粒体，可以经受随时发生的氧化打击，防止癌症悄悄到来。因此，我们目前建议7药联合的方案运用于亚健康人群，从而防大病，治未病。选择的药物包括：内环药物（硒、褪黑素、孕烯醇酮），中环药物（α-硫辛酸、谷胱甘肽、辅酶Q_{10}），外环药物（双歧杆菌）。

（二）当肿瘤处于早期或者不典型增生时，此阶段的患者需要积极应用线粒体膜受体物质，对于激素前体物质的运用不可过于保守，从而积极增强线粒体的作用，增强细胞免疫，抑制肿瘤的发生发展；但是不建议使用辅酶Q_{10}。因此，选择的6种药物包括：内环药物（硒、褪黑素、孕烯醇酮），中环药物（α-硫辛酸、谷胱甘肽），外环药物（双歧杆菌）。

（三）当种瘤负荷大即肺癌晚期的时候，患者无法手术或消融根治性清除肿瘤时，我们一方面要避免促进肿瘤生长的药物，另一方面要去拯救肿瘤周围还未完全恶变的细胞，选择3种药物包括：内环药物（褪黑素）；

中环药物（α-硫辛酸）；外环药物（双歧杆菌）。

改善机体微生物环境、积极抗氧化保证线粒体内膜完整性及呼吸链的完整流畅以及合成正性激素物质的储备是每个人都需要的，以防工业化时代随时可能发生的不测。

九、建设线粒体ATP高效能的目标就是达到高级别的健康

我们将线粒体ATP-神经-内分泌-免疫网络的能量级别分为低级别能量、中级别能量和高级别能量网络。低级别的能量网络意味着有重大恶性疾病，中级别的能量网络意味着存在着持续消耗能量的慢性病，而高级别的能量网络意味着无慢病、不用药、拥有身心灵健康自由度。

生命本身就是能量流失、“熵”增的过程，能量的损失会增加其无序性，而增能可以不断恢复其有序性，生命从无序到有序是需要能量推动的，差距越大需要的能量越大。赋能线粒体网络的意义非常重大，只有科学赋能受损线粒体，才能跃升ATP效能，在面对各种应激时，高效能ATP有强大的自我调变能力，可以将氧化应激损伤降到最低，并维持能量网络的高位自稳态，激发机体的修复、自愈能力。身、心、灵三位一体的健康需要更高能量的满足，精神对美的追求，创造能力，对爱的感受、感动和持之以恒的付出，都需要高能量级别的网络能级去支撑。由此可见，精神与情绪的健康是有物质基础的，此物质基础就是高效能的线粒体ATP，所以高能量级别的健康来自高效能的线粒体网络。

在前期的组学研究中，我们发现了线粒体与细胞核之间的紧密联系，发现多种致病基因均与线粒体密切相关，这些致病基因与线粒体六大功能息息相关。以线粒体为核心，形成线粒体工作网络，通过氧化磷酸化、电子呼吸链，线粒体转录、蛋白修饰、转运，钙离子、氯离子通道，线粒体形态、凋亡，线粒体质控，经典的雷帕霉素靶蛋白（mammalian target of rapamycin，mTOR）通路、AMPK通路，细胞核相关通路，线粒体内膜独特性等多种途径调节线粒体状态，发挥线粒体调节离子稳态、生物发生、信号转导、能量代谢、氧化还原以及细胞死亡的六大功能。

十、靶向线粒体治疗在肺癌/肺结节分层防治中临床创新策略

临床研究一：晚期非小细胞肺癌的治疗新策略

研究背景：在晚期癌症的治疗策略中，虽然新的治疗手段层出不穷，

化疗仍是针对晚期非小细胞肺癌的一线治疗方案之一，但多次化疗导致其敏感性不断降低的问题始终未解决，成为了临床难题。为破解此难题，探索出新方法，我们在临床试验公共管理平台Clinilal trials上进行了临床研究注册。

研究名称："肠–肺轴微生态调节"联合化疗治疗晚期NSCLC患者疗效的前瞻性、多中心、双盲、随机对照临床研究。

研究结果：此临床研究结果发现双歧杆菌联合顺铂化疗可显著提高EGFR/ALk/ROS1突变阴性的晚期NSCLC患者的疗效。尤其是在PFS 2.5 ～ 9个月的患者人群中，与安慰剂联合化疗相比，双歧杆菌联合化疗能够显著提升这部分人群的PFS。此外，双歧杆菌还能明显降低含铂双药化疗引起的血液学相关不良反应的发生率。为寻找其原因，我们检测了患者粪便的16S rNA，发现双歧杆菌联合顺铂能降低梭菌的比例、提升拟杆菌的比例，为进一步探究其机制，模拟临床过程进行小鼠试验，发现小鼠粪便的16S rNA结果与患者的相仿，小鼠瘤体的三大组学研究，小鼠肠道代谢组学结果发现：双歧杆菌联合顺铂组上调氨基酸代谢水平。小鼠瘤体代谢与瘤体蛋白组联合分析发现：双歧杆菌促进肠道与肺癌瘤体氨基酸代谢，抑制肺癌组织线粒体CLPP蛋白表达。CLPP是线粒体蛋白质质量控制的关键蛋白酶，在顺铂的杀伤作用下，肿瘤细胞高表达CLPP以维持自身线粒体蛋白稳态，以抵抗顺铂化疗药物杀伤，诱发顺铂耐药。双歧杆菌与化疗联合组的组氨酸高表达而CLPP蛋白低表达，提示双歧杆菌可能通过提升代谢物组氨酸，降低CLPP，降低顺铂耐药。这个研究得出结论：双歧杆菌通过"肠–肺轴"调节氨基酸代谢从而下调线粒体CLPP活性以提升顺铂敏感性。

研究成果：通过临床研究和基础研究我们探索出了宏观临床现象背后线粒体的作用机制，为晚期肺癌的治疗开拓创新了新策略。

临床研究二：肺原位癌合并多发结节治疗新策略

研究背景：外科手术是目前早期肺癌合并多发结节的标准治疗方法，但术后非治疗区域结节的恶变、患者需要再次手术是该疾病的重要难题。为解决这个临床难题，我们在Clinical trials注册了临床研究。

研究名称：线粒体靶向系统疗法联合消融治疗肺原位癌合并多发结节的前瞻性临床研究。

研究结果：临床研究发现在患者中采用局部射频消融（RFA）联合褪

黑素（MLT）治疗不仅可以微创治愈早期肺癌合并多发结节主病灶，还能显著降低早期肺癌非治疗区域结节的恶变发生，同时减少肺功能损伤及并发症发生。

在多发肺癌小鼠模型中重现了临床中观测到的现象，基础研究进一步揭示机制：RFA诱发抗肿瘤免疫，褪黑素能促进RFA诱发的NK细胞抗肿瘤免疫活性。

通过对小鼠非消融区肿瘤的组学分析，我们发现RFA联合褪黑素治疗后，非消融区肿瘤组织内酸化和缺氧改善，分别通过下调溶酶体V型质子泵（Atp6v）表达，逆转肿瘤微环境中酸化的pH值；通过增强线粒体有氧呼吸，逆转了肿瘤标志性的糖酵解代谢（Warburg效应），抑制HIF-1通路，提升了细胞及其周围环境的氧含量；同时发现肿瘤中MAPK、NF-κB、Wnt和Hedgehog通路活性降低，扼制了肿瘤细胞恶性程度与侵袭能力；肿瘤中P53抑癌通路上调；DNA的修复能力提升，恢复了细胞的质量控制。通过临床研究和基础研究得出结论：消融联合线粒体靶向促进NK抗肿瘤免疫、逆转肿瘤代谢重编程、有效抑制早期肺癌合并多发结节非治疗区域结节的恶变发生。

研究成果：创新了早期肺癌合并多发结节的临床绿色治疗的新策略。消融和线粒体重激活技术填补了这一领域的临床空白。

临床研究三：防治中高危肺磨玻璃结节进展的新策略

研究背景：近年来，肺结节的检出率越来越高，有报道肺结节的患病率为73.7%，约68.9%的肺磨玻璃结节会逐步进展为原位癌和腺癌。对于大于8 mm的肺磨玻璃高危结节临床一线治疗为手术，对直径大于5 mm小于8 mm的肺磨玻璃结节的治疗指南为定期随访，目前临床上缺乏对此亚高危结节的有效防治措施。为填补此临床空白，我们在Clinical trials注册了临床研究。

研究名称：线粒体靶向药防治肺磨玻璃结节进展的临床对照研究。

研究结果：经过线粒体靶向3药联合治疗6个月，治疗组患者的炎症指标（IL-4、IL-6、IFN-γ、TNF-α）较治疗前明显下降（$P < 0.05$）；总T细胞数较前明显升高（$P < 0.05$）；氧化应激相关指标SOD及BUA较治疗前明显改善（$P < 0.05$）；肺结节较前明显缩小（$P < 0.05$）；同时发现线粒体药物组合在无COPD、吸烟史及肿瘤史的人群中抗炎作用和改善免疫的效果更佳。而对照组随访前后无明显改变（P均> 0.05）。通过此研究得出结论：靶向线粒体药物（褪黑素、谷胱甘肽及双歧杆菌）在肺结节患者中联合治疗，具有明显抗炎、抗氧化应激、免疫调节及促进肺结节缩小的作用；并在无COPD、吸烟史及肿瘤史的人群中抗炎作用和免疫改善的效果更佳。

研究成果：创新了防治肺磨玻璃结节进展的新策略，填补了这一领域的空白。

临床研究四：肺小结节的治疗预防新策略

研究背景：随着CT筛查的普及，肺小结节的发生率逐年升高，有约68.9%的肺结节会发生恶变，亟需合适的干预措施，以降低肺癌的发病率并节省因肺癌而造成的巨大医疗支出，迎接中国肺癌下降拐点的到来。为此我们进行了临床研究。

研究名称：还原型GSH防治肺小结节进展的临床对照研究。

研究结果：在临床研究中发现肺结节患者给予GSH治疗后，IL-6等炎症因子水平明显降低（$P < 0.001$），部分患者肺结节缩小（$P < 0.001$）。在一系列体内外基础试验中，发现GSH可以减少炎症因子IL-6的释放，并通过ROS/PI3K/AKT/FoxO轴调节线粒体糖代谢关键酶、下调糖酵解，增强氧化磷酸化从而逆转Warburg效应，抑制小鼠肿瘤的生长。得出结论：GSH可通过增强线粒体功能、抑制糖酵解、降低IL-6表达来发挥抗炎和抗癌作用。通过此研究得出结论：GSH不仅是一种经典的抗氧化药物，也可作为一种有效的抗炎和抗肿瘤药物并预防肺结节进展为肺癌。

研究成果：创新了肺小结节治疗预防的新策略，填补了这一领域的空白。

能量整合医学整合中医整体观，如扶正祛邪，肺和大肠相表里等理论，又整合西医精准观，如重建线粒体功能与内环境等，ATP整合医学是整体观与精准观的集大成体系。

今后作者团队将继续深耕线粒体ATP的临床和基础研究，以期为临床提供更多治疗策略，优化目前治疗方案，帮助突破治疗瓶颈。

（范理宏　夏　青）

参考文献

[1] Yokota T, Kinugawa S, Yamato M, et al. Systemic oxidative stress is associated with lower aerobic capacity and impaired skeletal muscle energy metabolism in patients with metabolic syndrome[J]. Diabetes care, 2013, 36(5): 1341-1346.

[2] Takahashi K, Otsuki T, Mase A, et al. Negatively-charged air conditions and responses of the human psycho-neuro-endocrino-immune network[J]. Environmental science and pollution research international, 2008, 34(6): 765–772.

[3] Sterling K, Milch P O, Brenner M A, et al. Thyroid hormone action: the mitochondrial pathway[J]. Science, 1977, 197(4307): 996–999.

[4] Clark B J, Stocco D M. StAR-A tissue specific acute mediator of steroidogenesis[J]. Trends in endocrinology and metabolism: TEM, 1996, 7(7): 227–233.

[5] Kokkinopoulou I, Moutsatsou P. Mitochondrial glucocorticoid receptors and their actions[J]. International journal of molecular sciences, 2021, 22(11): 6054.

[6] Klinge C M. Estrogenic control of mitochondrial function[J]. Redox biology, 2020, 31: 101435.

[7] Kamnate A, Sirisin J, Watanabe M, et al. Mitochondrial localization of CB1 in progesterone-producing cells of ovarian interstitial glands of adult mice[J]. The journal of histochemistry and cytochemistry: official journal of the Histochemistry Society, 2022, 70(3): 251–257.

[8] Mayo J C, Sainz R M, González-Menéndez P, et al. Melatonin transport into mitochondria[J]. Cellular and molecular life sciences: CMLS, 2017, 74(21): 3927–3940.

[9] Ruipérez V, Darios F, Davletov B. Alpha-synuclein, lipids and Parkinson's disease[J]. Progress in lipid research, 2010, 49(4): 420–428.

[10] Wang C C, Man G C W, Chu C Y, et al. Serotonin receptor 6 mediates defective brain development in monoamine oxidase A-deficient mouse embryos[J]. The journal of biological chemistry, 2014, 289(12): 8252–8263.

[11] Wang R, Zhu Y, Ren C, et al. Influenza A virus protein PB1–F2 impairs innate immunity by inducing mitophagy[J]. Autophagy, 2021, 17(2): 496–511.

[12] Zorov D B, Juhaszova M, Sollott S J. Mitochondrial reactive oxygen species (ROS) and ROS-induced ROS release[J]. Physiological reviews, 2014, 94(3): 909–950.

[13] Van Der Pol A, Van Gilst W H, Voors A A, et al. Treating oxidative stress in heart failure: past, present and future[J]. European journal of heart failure, 2019, 21(4): 425–435.

[14] Liguori I, Russo G, Curcio F, et al. Oxidative stress, aging, and diseases[J]. Clinical interventions in aging, 2018, 13: 757–772.

[15] Jackson D N, Theiss A L. Gut bacteria signaling to mitochondria in intestinal inflammation and cancer[J]. Gut microbes, 2020, 11(3): 285–304.

[16] Wu X, Xia Y, He F, et al. Intestinal mycobiota in health and diseases: from a disrupted equilibrium to clinical opportunities[J]. Microbiome, 2021, 9(1): 60.

[17] Nunnari J, Suomalainen A. Mitochondria: in sickness and in health[J]. Cell, 2012, 148(6): 1145–1159.

[18] Palmer CS, Anderson AJ, Stojanovski D. Mitochondrial protein import dysfunction: mitochondrial disease, neurodegenerative disease and cancer[J]. FEBS letters, 2021, 595(8): 1107–1131.

[19] Zhang Y, Zhang J, Duan L. The role of microbiota-mitochondria crosstalk in pathogenesis and therapy of intestinal diseases[J]. Pharmacological research, 2022, 186: 106530.
[20] Srikantha P, Mohajeri M H. The possible role of the microbiota-gut-brain-axis in autism spectrum disorder[J]. International journal of molecular sciences, 2019, 20(9): 2115.
[21] Javadov S, Jang S, Chapa-Dubocq XR, et al. Mitochondrial respiratory supercomplexes in mammalian cells: structural versus functional role[J]. Journal of molecular medicine (Berlin, Germany), 2021, 99(1): 57–73.
[22] Vercellino I, Sazanov L A. The assembly, regulation and function of the mitochondrial respiratory chain[J]. Nature reviews molecular cell biology, 2022, 23(2): 141–161.
[23] Yue L, Ren Y, Yue Q, et al. α–Lipoic acid targeting PDK1/NRF2 axis contributes to theapoptosis effect of lung cancer cells[J]. Oxidative medicine and cellular longevity, 2021, 2021: 6633419.
[24] Torrens-Mas M, Pons D G, Sastre-Serra J, et al. Sexual hormones regulate the redox status and mitochondrial function in the brain. pathological implications[J]. Redox biology, 2020, 31: 101505.
[25] Spinelli J B, Haigis M C. The multifaceted contributions of mitochondria to cellular metabolism[J]. Nature reviews molecular cell biology, 2018, 20(7): 745–754.
[26] Ozden O, Park S H, Wagner B A, et al. SIRT3 deacetylates and increases pyruvate dehydrogenase activity in cancer cells[J]. Free radical biology and medicine, 2014, 76: 163–172.
[27] Sherlock M, Scarsbrook A, Abbas A, et al. Adrenal incidentaloma[J]. Endocrine reviews, 2020, 41(6): 775–820.
[28] Vinceti M, Filippini T, Del Giovane C, et al. Selenium for preventing cancer[J]. The Cochrane database of systematic reviews, 2018, 1(1): CD005195.
[29] Harlos C, Musto G, Lambert P, et al. Androgen pathway manipulation and survival in patients with lung cancer[J]. Hormones & cancer, 2015, 6(2–3): 120–127.
[30] Song N, Kim A J, Kim H J, et al. Melatonin suppresses doxorubicin-induced premature senescence of A549 lung cancer cells by ameliorating mitochondrial dysfunction[J]. Journal of pineal research, 2012, 53(4): 335–343.
[31] Botor M, Fus-Kujawa A, Uroczynska M, et al. Osteogenesis imperfecta: current and prospective therapies[J]. Biomolecules, 2021, 11(10): 1493.
[32] Benvenga S, Carlé A. Levothyroxine formulations: pharmacological and clinical implications of generic substitution[J]. Advances in therapy, 2019, 36(Suppl 2): 59–71.
[33] Mondal S, Raja K, Schweizer U, et al. Chemistry and biology in the biosynthesis and action of thyroid hormones[J]. Angewandte Chemie international edtion. in English, 2016, 55(27): 7606–7630.
[34] Vanchurin V, Wolf Y I, Koonin E V, et al. Thermodynamics of evolution and the

origin of life[J]. Proceedings of the national academy of sciences of the United States of America, 2022, 119(6): e2120042119.

[35] Hood D A, Memme J M, Oliveira A N, et al. Maintenance of skeletal muscle mitochondria in health, exercise, and aging[J]. Annual review of physiology, 2019, 81: 19–41.

[36] Li M, Hao B, Zhang M, et al. Melatonin enhances radiofrequency-induced NK antitumor immunity, causing cancer metabolism reprogramming and inhibition of multiple pulmonary tumor development[J]. Signal transduction and targeted therapy, 2021, 6(1): 330.

[37] 史景云,孙奋勇,刘海鹏,等. 肺部多发磨玻璃结节中西医结合防治一体化专家共识[J]. 肿瘤,2022,42(7): 451–465.

“十四五”时期国家重点出版物出版专项规划项目

能量整合医学

——线粒体 ATP 中西医基础与临床

（下册）

ENERGY INTEGRATED MEDICINE

Mitochondrial ATP

范理宏 等 编著

同济大学出版社
TONGJI UNIVERSITY PRESS
·上海·

图书在版编目(CIP)数据

能量整合医学:线粒体ATP中西医基础与临床/范理宏等编著.—上海:同济大学出版社,2023.12

ISBN 978-7-5765-1027-0

Ⅰ.①能… Ⅱ.①范… Ⅲ.①基础医学 Ⅳ.①R3

中国国家版本馆CIP数据核字(2023)第242638号

能量整合医学

——线粒体 ATP 中西医基础与临床

范理宏　等　编著

策划编辑　华春荣　　责任编辑　朱涧超　　责任校对　徐逢乔　　封面设计　唐思雯

出版发行　同济大学出版社　　www.tongjipress.com.cn

（地址：上海市四平路1239号　邮编：200092　电话：021-65985622）

经　　销　全国各地新华书店、建筑书店、网络书店

排版制作　南京展望文化发展有限公司

印　　刷　上海安枫印务有限公司

开　　本　710mm×1000mm　1/16

印　　张　65

字　　数　1 044 000

版　　次　2023年12月第1版

印　　次　2023年12月第1次印刷

书　　号　ISBN 978-7-5765-1027-0

定　　价　460.00元(全两册)

目录
Contents

第五篇 能量整合医学之治疗观

第一章
线粒体重激活技术的治疗原则
——整合观与精准观的运用

自然生命是一个不断"熵"增、从有序向无序发展的过程，例如从正常肺组织发展到肺结节，最终发展成肺癌。机体的有序需要能量的支持，ATP能量的下降会加速"熵"增，而以提升线粒体ATP为目的的治疗可以有效延缓或逆转"熵"增，将机体健康状态提升进入高一级别的健康状态。

高效能ATP可以调控细胞中的"暗物质"形成液相凝集体——无膜细胞器，许多无膜细胞器液体性质的维持依赖于ATP浓度；高效能ATP可防止"生物大分子"的异常聚集或将异常聚集的"生物大分子"溶解，异常聚集的"生物大分子"通常不可逆转，这是一些疾病发生的主要原因；高效能ATP可以逆转亚健康、治欲病、防大病，该新功能也是线粒体ATP能量整合医学的创新性和价值所在。

线粒体ATP能量治疗的基本原则是精准靶向线粒体，以重建失衡线粒体功能为手段，提高ATP光子产量，跃升线粒体ATP能级，通过ATP浓度和时间的累积效应，形成多光子驱动的高效能。整合提升线粒体ATP-神经-内分泌-免疫网络群到高一级别稳态，从而推动亚健康机体进入高一级别的健康状况。

治疗原则有去除线粒体的失衡因素；立体重建失衡线粒体功能，跃升线粒体ATP能级、推动机体最高网络群效能，维持线粒体ATP-神经-内分泌-免疫网络高级别稳态、逆转疾病代谢重编程和内环境、治欲病，最终达到高级别健康状况的回归。

能量整合医学的治疗方法有别于目前的治疗认知，目前的治疗只是在线粒体能量逐渐下降的轨迹线上横向维持生命，看到的是生命活力的逐步下降；而能量整合医学是纵向提升生命活力的维度，带来的是ATP效能级别的重建性跃升、高级别健康状况的回归。其手段是运用中西医整合方法，目前西医、中医的认知都不是终点，需要我们探索以跃升线粒体ATP效能为目的的中西医能量整合认知，开拓一个崭新的领域。

第一节　去除“细胞间充质–细胞–线粒体”轴系统的致病物质与整合逆转疾病微环境

疾病的发生发展除了与机体基因易感性相关外，还与机体所处的环境变化密切相关。改变机体内环境在疾病治疗过程中与赋能线粒体发挥着同等重要的作用。因此，需要站在全局的视角，确定治疗策略。

然而，随着现代医疗技术的不断发展，医疗方式趋于专科化。专科治疗疾病缺乏全局观，如重视了运用抗生素杀灭致病菌，却忽略了抗生素使用后的机体菌群紊乱；重视了用质子泵抑制剂对抗胃酸，却忽略了胃肠道失去最佳酸碱环境后的致病菌生长；重视了用糖皮质激素对抗炎症风暴，却忽略了机体免疫失衡后可能的继发性感染。运用上述方法治疗，疾病非但没有被治愈，反而变得越来越复杂。虽然近几十年来科学家们逐渐意识到在某些器官间可能存在着关联性，“肠–脑轴”“肠–肺轴”等逐渐被提出并成为研究的热点，但对于线粒体ATP–神经–内分泌–免疫网络观点的提出及以此全面逆转疾病的方法研究，主编团队是国内外的创新者，并在持续进行着深入的研究。

生命体历经至少20亿年的发展演化，建立了抗氧化防御体系来平衡线粒体自由基，当氧化应激处于可控范围时，机体的氧化–抗氧化体系就处于平衡状态，互生互长，相互促进与平衡，同中医的“阴阳平衡，阴阳互根”理论一致。然而，随着人类文明飞速发展，特别是工业化进程加快，化学品的广泛应用，食品中的化学添加剂、水果和蔬菜上的农药残留、汽车尾气和工业废气的增多、电磁场的污染等，人类活动在不断破坏着赖以生存的自然环境，这些人类进化中前所未遇的化学品及工业化污染，会使机体骤然增加大量的自由基，当大量的自由基超过抗氧化防御体系的平衡能力时，毒性活性氧（ROS）即生成，并严重损害线粒体，使人类健康面临前所未有的严峻挑战（图5–1–1）。

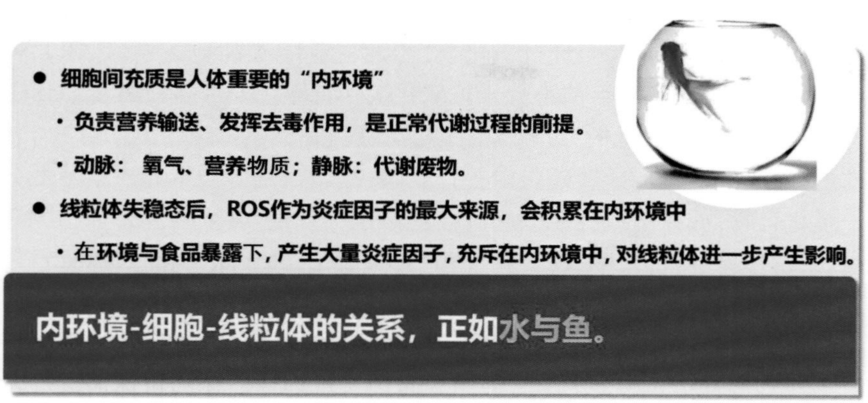

● 细胞间充质是人体重要的"内环境"
· 负责营养输送、发挥去毒作用，是正常代谢过程的前提。
· 动脉：氧气、营养物质；静脉：代谢废物。
● 线粒体失稳态后，ROS作为炎症因子的最大来源，会积累在内环境中
· 在环境与食品暴露下，产生大量炎症因子，充斥在内环境中，对线粒体进一步产生影响。
内环境-细胞-线粒体的关系，正如水与鱼。

图5-1-1 细胞间充质-细胞-线粒体轴系统

近几十年来，慢性病发病率居高不下就是机体氧化压力不断上升带来的局面，机体已无法应对不断产生的毒性ROS，需要运用医学新科技来提升机体抗氧化防御体系的缓冲能力，以平衡大量的超负荷的氧化压力。工业化时代需要我们创建健康新理论、新策略和新技术，助力机体在高氧化压力下获得高位的氧化还原平衡，赋能受损线粒体，让机体重回健康。

人体自身抗氧化防御系统是保护人体免受自由基氧化损伤、预防慢性病和延缓衰老的屏障，包括Nrf2（nuclear facor-erythroid 2-related factor 2）和细胞内Ⅱ相解毒酶，Nrf2可以诱导超过200种Ⅱ期抗氧化酶和巯基保护酶，Nrf2是一种重要的氧化还原敏感性转录因子，其通过调控细胞内Ⅱ相解毒酶和Ⅱ期抗氧化酶的组成和表达，缓解机体的氧化应激状态，维持细胞的氧化还原稳态以及促进细胞存活。抗氧化防御系统分为酶类抗氧化系统和非酶类抗氧化系统。

酶类抗氧化系统主要由超氧化物歧化酶（SOD）、过氧化氢酶（CAT）、硒谷胱甘肽过氧化物酶（Se GPx）、不含硒谷胱甘肽过氧化物酶（GPx）、谷胱甘肽硫转移酶（GST）和醛酮还原酶（AKR）等体内自生的抗氧化酶（以下简称"抗氧化酶"）组成。机体代谢酶包括Ⅰ相酶和Ⅱ相酶。Ⅰ相酶即细胞色素P450酶，是催化多种药物、前毒物、前致癌物等外源性物质的氧化和还原代谢的主要酶类；Ⅱ相酶能够促进有害物质的清除，保护生物大分子免受侵袭。

非酶类抗氧化系统主要由以下各种非酶类抗氧化剂（以下简称“抗氧化剂”）组成：① 脂溶性抗氧化剂，如维生素E、类胡萝卜素（CAR）、辅酶Q（CoQ）等；② 水溶性小分子抗氧化剂，如维生素C、谷胱甘肽（GSH）等；③ 蛋白性抗氧化剂，如铜蓝蛋白、清蛋白和清蛋白组合的胆红素、转铁蛋白和乳铁蛋白、金属硫蛋白等；④ 硒、铜、锌、锰等微量元素；⑤ 低分子量化合物，如尿酸盐等；⑥ 内源性褪黑素；⑦ 植物化学物质，如植物纤维、植物多糖、植物甾醇、酚类化合物、有机硫化合物、萜类化合物、天然色素和部分中草药成分等。

能量整合医学抗氧化方法是找出并去除氧化应激的源头，一方面补充一些外源性的抗氧化物质，另一方面补充重要物质帮助机体内源性抗氧化系统高效运行和再生。抗氧化的方法可以提高线粒体ATP效能级别以跃升人体的健康级别维次。

一、去除环境致病因素

科技的进步给人类生活带来了便利，同时也带来了相应的问题，如微塑料暴露问题。全球每年生产超过3.3亿吨塑料，人均每周摄入约2 000颗塑料微粒，重量5克相当于一张信用卡，婴儿出生后使用聚丙烯奶瓶喂养的，每天会暴露于160万个塑料微粒中，塑料微粒暴露程度令人震惊，而不良影响仍未被完全重视。

我们在实际治疗中常常采用逐步降低环境致病因素的方法，帮助净化机体内生态系统。在去除环境致病因素的同时，净化机体内生态还需去除那些不断损伤线粒体的炎症因子和毒性ROS，这些因素都会使线粒体失衡。因此，在临床上我们会用一些可以大大提高抗氧化防御系统水平的药物，如水溶性小分子抗氧化剂还原型谷胱甘肽、大剂量维生素C和硫辛酸等以及内源性抗氧化剂和脂溶性的抗氧化剂以清除ROS。一方面，这些物质可以直接结合自由基转化成容易代谢的物质，从而加速自由基的排泄；另一方面，还原型谷胱甘肽可以与许多潜在的致突变剂、致癌剂和毒性化学药物等发生结合反应，参与机体细胞的Ⅱ相解毒反应，从而加强有害物质的清除，保护生物大分子免受氧化。

维生素C是植物和某些动物产生的水溶性抗氧化剂和酶辅助因子，人类在进化过程中已失去了合成此物质的能力。它是一种人体必需的微量营养素及抗氧化剂，具有强大的还原作用，可中和由内源性抗氧化剂与氧化应激失衡而产生的ROS，能使氧化的谷胱甘肽还原。维生素C的作用靶点主要在氧化还原失衡、表观遗传重编程、氧传感调节、宿主免疫、胶原合成这五个方面。机体的氧化应激因病原体的入侵和问题食品的摄入随时在发生，而机体内源性抗氧化系统常常难以完全中和氧化应激产生的ROS，而维生素C作为一种水溶性抗氧化剂，在维持内环境氧化还原平衡中安全有效，建议可作为长期基础补充的抗氧化剂使用。

还原型谷胱甘肽为解毒的特效物质，它作为体内重要的抗氧化剂和自由基清除剂，与自由基、重金属等结合，从而把机体内潜在致癌物转化为无害的物质排泄出体外。还原型谷胱甘肽常常和维生素C联合使用。由于维生素C能可逆地加氢或脱氢，许多酶的活性基团是巯基（-SH），维生素C能够维持-SH处于还原状态而保持酶的活性；维生素C可以使氧化型谷胱甘肽转变为还原型谷胱甘肽，使机体代谢产生的过氧化氢（H_2O_2）还原；维生素C还可保护维生素A、维生素E及某些B族维生素免受氧化。因此，还原型谷胱甘肽与维生素C合用，既能够提高抗氧化功效，又对线粒体有氧呼吸关键酶的活性起着重要的保护作用。

α-硫辛酸（LA）作为兼具脂溶性与水溶性特性的抗氧化剂，在能量整合医学的治疗策略里常常用到。LA是一种存在于线粒体的辅酶，它在线粒体内合成，作用力也比其他抗氧化剂持久，可在全身通行无阻，到达任何一个细胞部位，还能在其他抗氧化剂缺乏时发挥作用，具有400倍于维生素C和维生素E的抗氧化作用，如与体内其他抗氧化物质如辅酶Q_{10}及维生素C、维生素E复方，能强化其他抗氧化剂的作用。因为它具有清除ROS和更新内源性抗氧化剂的能力。LA可被还原成二氢硫辛酸，是独特的自由基清除剂并可改变许多氧化应激和燃烧通路。

褪黑素是很强的中枢性抗氧化剂，在帮助机体DNA修复、线粒体质量控制方面有很强的作用。

在人体内环境紊乱的情况下，恢复内源性抗氧化剂的活性并补充外源性抗氧化剂，对长期维持氧化还原平衡十分重要。

线粒体外膜上有不少神经递质、激素受体，如甲状腺激素受体、糖皮质激素受体、性激素受体、褪黑素受体、多巴胺受体等，受体与这些神经递质、激素的结合能快速调集下游资源来应对感染病原体等的氧化应激，同时线粒体通过膜上受体的应答反馈来调节ATP的产出，机体产出ATP的浓度与机体健康级别呈正性关系。因此，我们在治疗策略中会运用一些正性激素合成或转化原料来帮助机体按需合成自身的激素，而无不良反应，如补充硒（Se）、酪氨酸来促进甲状腺激素、肾上腺素的合成。甲状腺是抗氧化系统的重要组成部分，甲状腺功能减退会导致线粒体发生氧化应激，使抗氧化酶活力降低。补充硒一方面可以直接减少过氧化氢、脂质和磷脂过氧化氢，减少自由基和活性氧类的聚集；另一方面，甲状腺滤泡细胞中表达众多功能性含硒半胱氨酸的酶，硒是甲状腺分泌的激素和酶的基础原料，补充硒可以帮助机体恢复线粒体功能，恢复抗氧化体系完整性，从而全方位净化内环境，帮助重建失衡线粒体功能，跃升线粒体网络产出ATP的效能，同时阻止炎癌转化中关键的信使蛋白入核，这部分内容详见第五篇第一章第三节。

二、去除代谢致病因素

人体对于食物不耐受的主要原因是机体内缺乏相应的消化酶，导致食物无法被完全消化分解，而以大分子的形式存在消化道内。与此同时，由于机体的不耐受，消化道内的肥大细胞和嗜碱性粒细胞就会脱颗粒释放出组胺。组胺主要作用于黏膜和平滑肌细胞表面的接受器，可以使胃肠道的平滑肌痉挛、分泌腺分泌活动增强，破坏肠道屏障，组胺大量增加会使原来紧密连接的肠道细胞间的缝隙增大，形成所谓的“肠漏”。肠道内大分子物质进入血液，机体对不应出现在血液中的大分子物质无法识别，产生相应的IgG抗体，从而产生抗原抗体复合物。自身免疫性复合物可以沉积在血管内、骨髓内、肾小球内等，从而发生自身免疫性疾病。

因此，我们一方面要防止不耐受食物的摄入，另一方面要阻断组胺对黏膜屏障的进行性损害。针对组胺这样的代谢性毒素，我们在临床上常常会补充胃酸、一系列消化酶及大剂量维生素C，既可以通过增加体内超氧化物歧化酶的活性帮助组胺代谢，又可以减少组胺导致的脂质过氧化；运用还原型谷胱甘肽，可以保护消化系统中各种酶分子中的-SH，以帮助酶活性发挥，并帮助已被破坏的酶分子中的-SH重新恢复活性；在调节胃酸的同时补充益生菌、益生元、消化酶和谷氨酰胺，帮助重建失衡胃肠道器官的pH值，保持大肠的弱酸性，促进肠道益生菌群的定植，恢复胃肠道黏膜屏障的完整性，从源头上阻止代谢毒素的产生。

三、去除致病微生物

机体与外界相通的通道有呼吸道、消化道、泌尿道、生殖道，这四个系统中的定植菌和微生态与机体的健康息息相关。保证有益菌群的优势及稳定是维护机体内环境稳态的关键点之一。其中，胃肠道作为一个菌群最庞大、最复杂的系统，是能量整合医学治疗的关键位点之一。

我们在临床中对于幽门螺杆菌和梭状芽孢杆菌常进行较为积极的抗菌治疗，达到抑制有害致病菌的目的。但需注意的是，我们的目的是重建胃肠道的微生态平衡，重建健康的微生态需要用抗生素去除致病菌，同时还需要补充足够量的氯离子、消化酶、益生菌和益生元，帮助益生菌定植，并成为肠道的优势菌群。益生菌是线粒体互作的底物，参与激活消化道细胞线粒体的活性。只有当消化道pH值及内环境恢复，益生菌定植并循环再生为优势菌群，高需能的肠道绒毛线粒体重激活后，重建健康微生态工作才被认为是整体完成。能量整合医学诊疗中常常补充的益生菌有双歧杆菌、嗜酸乳杆菌、粪肠球菌等。此处以人体肠道内数量最多的益生菌双歧杆菌为例说明其重要性：婴儿出生3 ～ 5个月肠道内即出现双歧杆菌，婴幼儿双歧杆菌数量约占肠内细菌总量的25%，婴幼儿的粪便中90%以上的细菌是双歧杆菌。但是随着年龄的增长，人体肠道内的双歧杆菌数量逐渐减少甚至消失。65岁以上的老人肠道内双歧杆菌数量仅占7.9%，而产气荚膜梭菌、大肠杆菌等腐败细菌大量增加；老年人肠道内充满腐败细菌，双歧杆菌几乎消失。健康的肠道离不开双歧杆菌。双歧杆菌制剂可以与线粒体底物互作、激活线粒体质量控制蛋白，激活线粒体超氧化物歧化酶，加强线粒体活力；同时可以提高机体抗体水平，激活巨噬细胞吞噬活性，提高机体抗感染能力，对于维护黏膜微生态及黏膜相关免疫功能都非常重要。

对于病毒感染的患者，更加需要积极地运用维生素C和还原型谷胱甘肽。维生素C可以帮助抑制脂质过氧化、减轻炎症充血、提高细胞膜完整性，帮助机体病毒感染后恢复、阻止重症进展。病毒入侵人体时，短时间内会产生大量氧自由基，还原型谷胱甘肽可迅速对氧自由基、有机氢过氧化物及亲电子剂进行灭活。在病毒感染的机体内，特别是患者下呼吸道的谷胱甘肽含量会有明显的下降，现已证明通过各种途径补充还原型谷胱甘肽可以增强下呼吸道抗氧化能力，预防和治疗各种与病毒感染有关的呼吸系统疾病。

四、调整损伤线粒体的药物

虽然抗生素对感染性疾病和传染病的防控做出了重要贡献，但对慢性病防控而言，抗生素需在整体观的指导下更为谨慎和科学地使用，不能滥用，在运用抗生素的同时还需兼顾机体微生态的平衡，适当补充益生菌和益生元，以帮助机体拥有更好的免疫状态。

除了抗生素，质子泵抑制剂的使用也应当明确适应证，而不是稍有不适就滥用制酸剂。胃酸是指胃液中的盐酸，人体的胃持续分泌胃酸，其分泌呈昼夜变化，入睡后几小时达高峰，清晨醒来之前最低。胃液中的胃酸（0.2% ～ 0.4% 的盐酸）能够杀死食物里的细菌，确保胃和肠道的安全，同时增加胃蛋白酶的活性，帮助消化。胃液对消化食物起着重要作用，正常胃液呈酸性，空腹时为 20 ～ 100 ml，超过 100 ml 提示胃酸分泌增多。人体胃酸的分泌是一个反馈和负反馈的调节过程，当细菌过多（幽门螺杆菌感染）或者胃蛋白酶活性下降时，胃酸分泌会代偿性地增加，出现吞酸、反胃、吐酸水等临床表现。如果此时服用制酸剂来抑制胃酸的分泌，虽会暂时减轻反酸的症状，但导致胃酸代偿性分泌增加的源头（如幽门螺杆菌）没有去除，胃酸减少反而会帮助幽门螺杆菌逃脱被胃酸杀死的第一道屏障，直接损伤胃肠道黏膜，进而导致食物消化不完全。胃酸分泌的减少会影响肠道的酸碱环境，肠道碱化会导致菌群紊乱、致病菌增多、便秘，黏膜屏障受损，肠黏膜细胞间出现漏洞，大分子物质入血，抗原抗体复合物沉积在肾脏、血管、皮肤等。因此，从能量整合医学来看，胃酸增多常常是因为胃内有细菌感染，在有感染的情况下抑制胃酸分泌以减轻症状的治疗，显然是治标不治本。能量整合医学的治疗观点和方法是积极去除导致胃酸增加的原因，即去除幽门螺杆菌，同时通过口服植物甜菜碱萃取物（内含氯离子，是形成胃酸的原料），帮助机体恢复胃酸分泌，以形成胃内最佳的酸性环境，保证其抗菌及活化消化酶等重要功能，回归机体先天的进化设置，防止幽门螺杆菌复发。

越来越多的研究已经开始关注药物对线粒体的不良影响机制。以治疗肺结核的异烟肼为例，它可以与线粒体呼吸链相互作用，抑制线粒体复合物Ⅱ的功能，抑制呼吸链活性，增加 ROS 及脂质的过氧化，使线粒体膜电势消失。因此，我们需要建立一个用药新原则：未来在药物选择时，需考虑其药理是否符合人体的先天进化设置，是否有利于线粒体的生存，应当在全局观下以药物对线粒体ATP网络的影响为首要原则，决定其是否用药、如何用药以及如何提前防范不良反应等。

五、治理微生态紊乱

去除致病菌等氧化压力后，仍需长期坚持补充益生菌、益生元，帮助维护有益菌群的优势，保持微生态长期平衡，并适时补充胃酸、消化酶，支持胃肠道功能的同时，保证黏膜完整性。黏膜中的M细胞可在四大系统的黏膜中迁移，消化系统黏膜是M细胞的孵化基地，建设好胃肠道黏膜能够帮助全身黏膜免疫向好发展，从而守住机体第一道免疫重大防线——黏膜屏障。

黏膜屏障和机体免疫密切相关，其中的M细胞至关重要。M细胞是黏膜免疫系统中一种特别进化的抗原转运细胞，散布于肠道黏膜上皮细胞间，M细胞的主要作用是摄取并转运腔内的抗原，将抗原由肠腔转运到肠黏膜上皮下的淋巴组织，从而诱导黏膜免疫应答或免疫耐受。M细胞在肠黏膜表面有短小不规则微绒毛，是肠黏膜的组成部分，共同组成黏膜屏障免疫，它可以直接吸附并吞噬外来抗原物质（如病原菌），是机体第一道屏障中的重要免疫细胞。在正常情况下，会有少量食物抗原经过M细胞的修饰后通过肠道屏障进入肠黏膜内部，被修饰过的抗原不会引起过敏反应；而当M细胞功能受损或肠道黏膜屏障受损（黏膜细胞间隙变大，出现漏洞）时，大量未经修饰的食物抗原将突破屏障进入肠黏膜内部而入血，刺激B细胞产生抗体。经过M细胞反馈后体液免疫过度激活，过度抗原抗体反应，可能出现一过性过敏反应，也可能导致慢性自身免疫性疾病。M细胞作为第一道屏障的组成部分，一旦受损，会直接导致肠漏。同时，M细胞从幼稚到成熟是一个极度需要线粒体ATP能量支持的发育和转化过程，需要保障供给该线粒体子网络以足够的营养和“燃料”，从而稳定高效地产出ATP支持M细胞的发育及更新，以维持肠道黏膜的免疫屏障。

M细胞除了具有抗原转运功能外，还可通过分泌细胞因子参与T细胞、B细胞的增殖。体外研究发现，M细胞在脂多糖的刺激下能分泌白细胞介素（IL）-1诱导T细胞的增殖。这些结果表明，针对某些具有脂多糖细菌的感染，M细胞能够协助促进黏膜免疫的发生。能量整合医学重建内环境的目标之一，就是保证肠道黏膜屏障的完整性，赋能肠道黏膜屏障中最高效的免疫细胞，随时应对外来挑战。

此外，黏膜免疫系统还通过产生分泌型IgA（sIgA）和IgM发挥作用，sIgA可以阻止微生物在黏膜上皮层驻扎繁殖，把微生物挡在黏膜上皮层之外。从数量上说，黏膜免疫系统是人体最大的免疫系统，这里淋巴细胞的数量比其他部分的总和还要多，60%的T细胞工作岗位在黏膜。因此，我们在做健康生活指导时，常常会建议患者适当减少食物的摄入，吃八分饱并且少吃零食，避免肠道黏膜一直在消化食物，避免黏膜免疫系统长年无休地工作。这样可以减少免疫细胞的消耗，让免疫细胞得以整休，上岗工作时有更好的效能，其中的关键还是让免疫细胞中的线粒体得以修复，晚上的节食有助于线粒体的自噬和质量控制。

IgM占血清免疫球蛋白总量的5%～10%，血清浓度约1 mg/ml。单体IgM以膜结合型（mIgM）表达于细胞表面，构成B细胞抗原受体（BCR）。IgM近年来被发现在病毒感染的黏膜免疫中起着重要作用，甚至可以抵抗人类免疫缺陷病毒（HIV）。IgM是个体发育过程中最早合成和分泌的抗体，在感染过程中，IgM首先出现，但持续时间不长，是近期感染的标志。IgA和IgM之间的某些补偿机制，在体液免疫中以与IgA类似的方式调节IgM分泌和招募来纠正IgA缺陷。

综上所述，黏膜屏障是高需能、高耗能的免疫场所，在机体免疫中起到第一道屏障的作用，ATP能量伴随着黏膜细胞的增殖、成熟和死亡，对黏膜屏障的功能发挥和完善起着十分重要的作用。机体四大对外开口器官均有黏膜屏障，而且通过M细胞的迁移形成黏膜屏障子网络，子网络互相协作达到机体免疫的攻守同盟。

六、缓解压力

慢性应激会激活大脑中固有的免疫细胞——小胶质细胞，产生炎症细胞因子进一步引起脑神经、心脏等多脏器损害。压力对各脏器不良影响的具体机制仍未完全阐明，但较为公认的是长期慢性应激刺激产生大量炎症因子的理论。炎症因子水平在一定范围内会积极调动皮质醇参与应对，这是一个消耗皮质醇的过程，同时也是激活线粒体进行炎症免疫的过程，一旦皮质醇储备耗竭，炎症因子无法控制，外周免疫也会进行性衰弱。目前对于无法控制的炎症，西医指南上是给予化学合成的皮质醇激素进行治疗，患者使用后生活质量受到影响，难以避免地发生Cushing综合征（如满月脸、骨质疏松）等不良反应。而能量整合医学的治疗观点和方法是调整压力源头，同时对压力人群补充植物萃取的孕烯醇酮，这是皮质醇的上游激素，能够在线粒体内按需转化成自身的皮质醇，自身合成的皮质醇安全高效，从而帮助患者应对压力和炎症。

孕烯醇酮的上游物质是胆固醇，在肾上腺皮质部位的线粒体中胆固醇转化成孕烯醇酮。孕烯醇酮会分成两部分：一部分转化成孕酮和17α-羟孕酮，后者继续转化成醛固酮和皮质醇；另一部分转化成脱氢表雄甾酮（dehydroepiandro sterone，DHEA），进而转化成睾酮、雌二醇、雌三醇等性激素。如果氧化压力过大，则孕烯醇酮会优先向皮质醇方向转化应对氧化压力，从而减少DHEA—性激素方向的转化，这就是"皮质醇偷窃（图5-1-2）"。这也是在压力越来越大的当今社会中，不孕不育的发生率

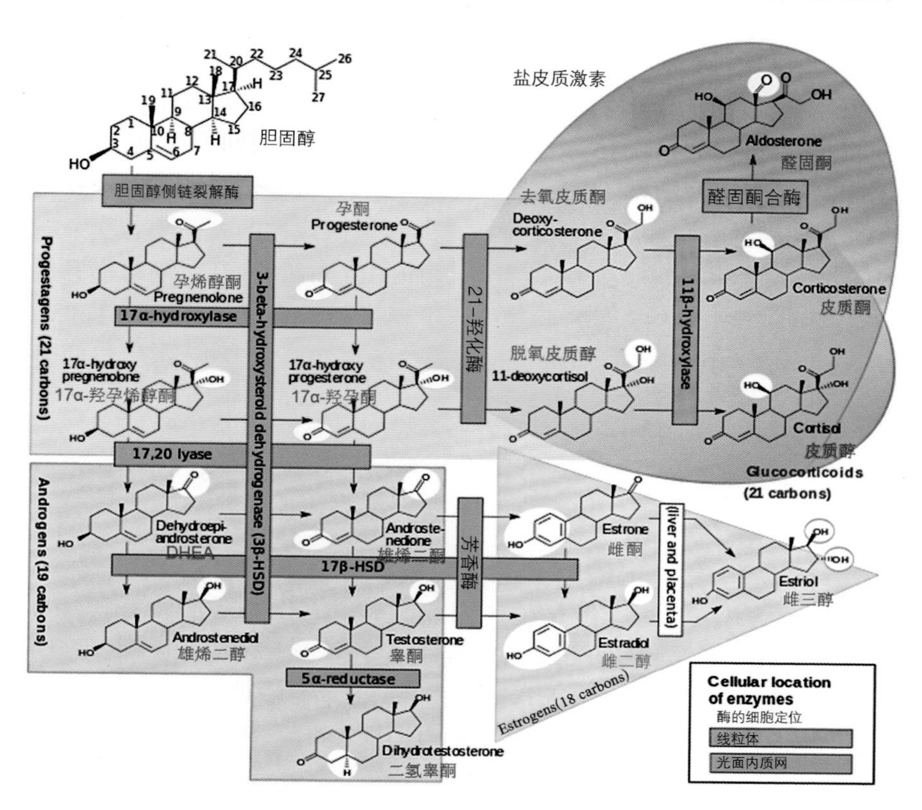

图5-1-2 胆固醇的转化

越来越高的重要原因。我们在治疗氧化压力过高的患者时，应该在积极抗氧化的同时补充孕烯醇酮来转化补充被消耗的皮质醇和“被偷窃了的”相关性激素。

七、逆转疾病微环境

去除细胞间质-细胞-线粒体轴系统的致病物质，目的之一是让动静脉保持通畅，动脉能为线粒体运输氧气和营养物质，静脉能将废物运出，让线粒体的有氧呼吸充分。人体细胞线粒体有氧呼吸产生38个ATP，糖酵解产生2个ATP。1923年，诺贝尔生理学或医学奖获得者Warburg发现癌细胞的能量代谢以糖酵解为主，这是著名的Warburg效应。当线粒体功能受损时，线粒体从有氧呼吸的38个ATP逐渐下降，甚至下降到2个ATP的糖酵解。主编团队与美国学者合作的原创性研究发现在肺癌患者中线粒体能量代谢相关蛋白丙酮酸脱氢酶（PDH）和ATP5H的表达下降，进而使ATP浓度下降，出现代谢重编程和乏氧酸化内环境。在肺癌发生发展与线粒体ATP浓度关系的系列研究中发现：在肺癌进行性发展的患者中，其疾病严重程度与线粒体ATP浓度的下降程度呈正相关，这说明在线粒体受损加重过程中，细胞的代谢重编程和机体内环境中的乏氧酸化亦逐步加重。主编团队发表的高影响力文章还指出：运用褪黑素赋能线粒体可以上调PDH、ATP5H蛋白，明显提升线粒体ATP浓度，ATP浓度的上升可以下调低氧诱导因子（HIF）-1和v-ATPase的蛋白活性，逆转Warburg效应的乏氧和酸化微环境，可以明显改善患者的预后。

（范理宏）

第二节　精准靶向线粒体的立体赋能法

人体的能量中枢“线粒体”的功能受到营养物质、电子呼吸链的通畅程度、物理环境、饮食、作息及运动等多种因素的影响（图5-1-3）。因此，主编团队创新性地提出“线粒体立体赋能法”，即重组线粒体“燃料”，增加线粒体膜流动性，疏通电子呼吸链通畅性，恢复线粒体膜受体饱和性以及补充线粒体底物丰富性的线粒体立体重建新技术之五步法。

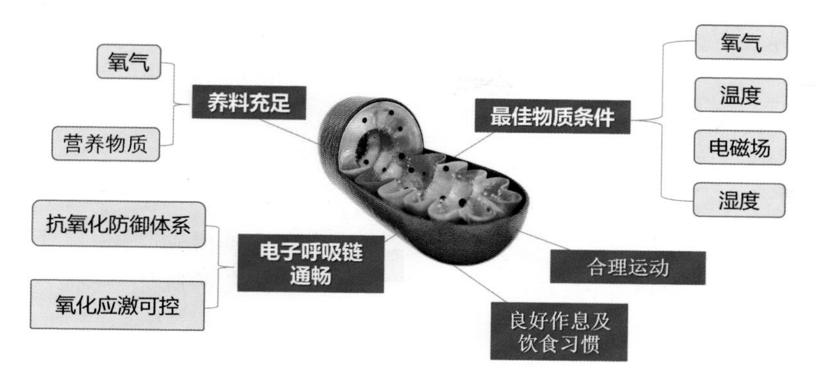

图5-1-3 最佳线粒体必备的条件

一、赋能线粒体之补充氧气——增能呼吸法

氧气是人类和动物维持生命活动不可或缺的物质，线粒体则是能量转换器，人体通过线粒体有氧呼吸把摄入的食物彻底氧化分解释放出大量的能量。线粒体是细胞有氧呼吸和合成ATP的主要场所，为细胞的活动提供了95%的ATP。

因此，氧气是线粒体有氧呼吸的必要条件，充足的氧气可以促进线粒体更高效地产出ATP，我们推荐反复练习增能呼吸法来增加机体携氧量。

增能呼吸法具体步骤如下。

（1）选一个舒适的坐姿，并保持背部挺直。可以采用莲花坐的姿势，或者其他任何舒适的坐姿、睡姿，手掌朝上。

（2）闭上眼睛，意识专注于呼吸的节奏。

（3）用鼻子深吸气，保持这个姿势——均匀地把呼吸的时间分配好，深深地吸气，不屏气——尽量坚持吸气5 s，直到肺部充盈。慢慢吸气，不要太用力。首先，让横膈下降，肺部扩张，腹部鼓起，然后提起锁骨，让胸腔扩张。

（4）用嘴缓慢地呼气，持续缓慢地呼气，持续呼气5 s，不屏气。呼气的时候要用力，收紧腹部的肌肉来帮助排出气体。感觉到自己的锁骨下降，胸腔的气体被呼出，腹部回缩，肺脏缩小（用力呼气的意思是通过收缩腹部肌肉来帮助呼气，但不要用力过猛）。

（5）重复这个5 s用鼻子吸气—5 s用嘴吐气的过程。如果你做得正确，那么你的胸腔会在吸气的时候扩张，呼气的时候缩小。重复练习这一呼吸法5 min。

二、赋能线粒体之补充养料——靶向线粒体天然药物

线粒体功能重建需兼顾失衡线粒体的立体需求：需要恢复线粒体电子呼吸链的通畅、恢复线粒体膜的流动性、补充线粒体作用底物及兼顾线粒体膜上的激素受体，例如甲状腺激素受体、糖皮质激素受体、雌孕激素受体、褪黑素受体等，需要及时足量补充这些物质以便于线粒体快速调集应对环境变化的资源，如果长期缺乏这些物质会使受体面积缩小、应答迟钝等。另外，胆固醇转化成系列下游激素的重要场所就在线粒体，血红素的生物合成也在线粒体中，立体赋能线粒体可以保持线粒体的有氧呼吸，使其高效产出ATP。

线粒体网状组织是一个高度动态的结构，其在细胞内不断分裂、融合、运动并形成网状结构。线粒体为应对生存环境的变化通过持续的融合、分裂、自噬以达到最佳的适应环境的生存方式，线粒体能量充足时形成高度融合的线粒体、抑制分裂，当内环境紊乱、线粒体营养缺乏时，线粒体分裂，当线粒体受损时就会发生线粒体自噬现象，所以线粒体的营养情况决定了线粒体网络结构与功能是否健康稳定。只有在线粒体网络储备充足的情况下，才能构建效能强大的线粒体ATP–神经–内分泌–免疫防御体系，才能随时在与微生物的博弈中胜出。立体赋能线粒体的药物要求、剂量计算、线粒体网络建设关键点如下。

（一）线粒体药物的要求

天然植物萃取物，无重金属及环境毒素，氧化压力低，抗原性低。尽量减少摄入化学合成药物以防机体氧化压力的进一步增加。

（二）线粒体药物的剂量计算

线粒体药物是以治疗疾病为目的，属于特殊医学用途，应当根据千克体重计算，以达到治疗剂量。

（三）立体靶向赋能线粒体药物关键点

1. 补充线粒体重要物质的方法

线粒体上有受体的激素有孕烯醇酮、DHEA、甲状腺激素、糖皮质激素、褪黑素、雌激素、雄激素、孕激素、多巴胺等，这些激素在氧化应激发生时可迅速反应，降低应激带来的损害。

在能量整合医学的治疗策略中，主要通过补充这些激素上下游的物

质来赋能线粒体。如可以通过补充硒、酪氨酸、B族维生素来促进机体合成甲状腺激素，这些原料可以帮助机体内生和循环再生甲状腺激素，以调控机体新陈代谢和维持内环境的健康稳定，且无不良反应。对无甲状腺切除史的患者，应避免补充化学合成的甲状腺激素如T_4等，化学物进入人体即是氧化剂，而且机体不能按照活动所需自行调节，常有不良反应。褪黑素具有调节昼夜节律、抗衰老、抗氧化、抗炎、调节免疫等多种生理功能，可以降低线粒体膜通透性，维持线粒体膜的稳定性，是机体中枢性抗氧化剂，随着脂溶性化学品对松果体的侵害，补充植物性萃取物很重要。黄体酮在保护女性生殖系统健康和防控乳腺癌、卵巢癌、子宫内膜癌等疾病中十分重要，建议补充黄体酮的前体激素孕烯醇酮，孕烯醇酮可在线粒体中按照自身所需转化内生成皮质醇、黄体酮和雌雄激素，无不良反应。如缺乏性激素，可补充其上游激素DHEA，在机体内转化成内源性的性激素，而且可按照机体的需要量和需要时间来进行转化，多余的原料物质可以参与其他的代谢过程，确保安全、有效、无不良反应，机体无不适。

2. 维持线粒体膜良好流动性的方法

线粒体膜双层磷脂结构具有很高的流动性，这是其高生产效能的保障。而其流动性取决于膜中不饱和脂肪酸的稳定性，线粒体内膜富含多不饱和脂肪酸，也是电子传递复合物的载体，氧化应激发生后还会作用于线粒体膜，过氧化的膜会大大降低线粒体的生产效能。保护线粒膜的流动性的主要方法包括：补充配比合适的不饱和脂肪酸，一般推荐补充DHA/EPA=4∶1，以提升内膜磷脂中的重要物质——心磷脂；同时补充抗氧化剂，以最大程度保护膜中的不饱和脂肪酸。

3. 保护线粒体电子呼吸链顺畅的方案

线粒体电子呼吸链和线粒体膜及大分子都需要抗氧化防御系统的保护，抗氧化防御系统会被过量积累的ROS减弱。能量整合医学的抗氧化组合物选择褪黑素、辅酶Q_{10}、硫辛酸或谷胱甘肽和维生素C，对保护膜的流动性十分重要，Ⅱ相酶可以催化内源性谷胱甘肽与许多潜在毒性化学药物、致突变剂、致癌剂等结合反应，从而加强有害物质的清除，保护生物大分子免受侵袭。辅酶Q_{10}和硫辛酸可以辅助激活Nrf2，缓解机体氧化应激，维生素C则能协同谷胱甘肽强化Ⅱ相酶的解毒作用，褪黑素是内源性、中枢性抗氧化剂，因此抗氧化组合物的选择既兼顾了机体自身抗氧化防御系统的完整性，也保证了外源性抗氧化的高效补充。

4. 立体重激活受损线粒体的方案

实现线粒体的全面赋能绝不是依靠单一营养素就可以实现的，要选择组合物来满足内环境稳态和线粒体多种代谢途径关键酶的级联需求，我们选取维持线粒体有氧呼吸枢纽性大分子健康运行所需关键物质的组合。正如中医用药配伍讲究君臣佐使，正确筛选出适合的线粒体功能修复药物进行组合，充分利用药物与药物间的协同作用、互补作用，联合使用使其相互配合，才能更好地恢复线粒体的功能。如抗氧化物与微生态维持的组合，内源性抗氧化剂内源性合成激素天然补充剂的组合，激素合成植物补充剂与抗氧化剂及健康微生态物的组合等。主编团队在此领域已获得两项国家发明专利："靶向线粒体预防癌症发生的药物组合物及其应用"（公开号：CN111110826B）、"靶向线粒体治疗早期癌症的药物组合物及其应用"（公开号：CN111000862B），原则是兼顾膜上受体激素及抗氧化系统与线粒体互作底物益生菌，目前市场上尚缺乏全面立体赋能线粒体、有效提升ATP的复方赋能药物。值得注意的是，在线粒体赋能中经常容易忽视的是贫血的纠正，内生的气血是线粒体最好的营养物质。血红素在线粒体中生成，血红素生物合成途径的特定酶直接依赖于组织中充足的维生素 B_6、铁、铜（Cu）、锌（Zn）和核黄素水平，同时也依赖生物素、硫辛酸和泛酸，纠正贫血与赋能线粒体相辅相成。

三、调整温度、湿度、氧分压

在漫长的进化过程中，线粒体已成为人类生命的核心。人类是恒温动物，只有在适于其生存的最佳温度、湿度、氧分压、正常作息并远离电磁场的情况下，才能使线粒体发挥正常的功能。

热环境中，CREB、MEF2和FOXO 1与PGC-1α启动子的结合减少，削弱了线粒体生成相关基因的表达，使线粒体的生成产生障碍。

冷环境下，机体通过一些解偶联蛋白（UCP-1）来消耗葡萄糖产生热量，使ATP产能下降，也就是说线粒体损失ATP的产出来为机体维持体温。

湿度较大时，人体的甲状腺激素及肾上腺素浓度相对较低。干燥环境中，因为水分的丢失，线粒体功能下降。

低氧压力下，HIF-1α和HIF-2α可以通过调控肿瘤细胞的代谢重编程来促进肿瘤细胞的生存、增殖；由贫血引发的细胞缺氧可引起线粒体功能受损以及氧化磷酸化解偶联引起ATP合成下降及耗氧效率降低。此外，缺氧还可导致细胞内钙超载，引起细胞线粒体膜通透性转换孔（mitochondrial permeability transition pore，mPTP）大量开放，线粒体膜的通透性增加，从而引起基质水肿、肿胀，线粒体膜电位降低，线粒体功能受到影响。再者，低氧条件导致细胞内钙超载还可引起线粒体空泡变性，大多数嵴断裂溶解，双层膜结构破坏及外层膜破损，导致许多凋亡因子被释放进入细胞质，导致线粒体凋亡。此外，缺氧还会引起线粒体自噬。

因此，保证居住环境的最佳温度、湿度，积极改善贫血，纠正缺氧，保证正常的昼夜作息对人体的线粒体网络建设非常关键。不健康的生活方式对机体造成的损伤会日积月累，最终会对机体造成不可逆的伤害。

（范理宏　夏　青）

第三节　跃升线粒体ATP，整合提升“线粒体ATP-神经-内分泌-免疫”网络效能

近年，*Science*的一篇文章揭示了ATP一种此前未知的功能。研究发现微摩尔浓度的ATP即可驱动酶促反应，但细胞质内ATP浓度高达毫摩尔级，细胞质中毫摩尔级ATP能够防止大分子的聚集或将凝集的大分子溶解，以维持蛋白的溶解度。此研究揭示了细胞内高浓度ATP的功能，即细胞利用ATP维持蛋白稳态。ATP结构符合助溶剂的特征，亲水的三聚磷酸基团和一个相对疏水的腺苷环使ATP具有双亲性。细胞质是极其黏稠的生物大分子溶液，其蛋白浓度超过100 mg/ml，如此高浓度的蛋白极易发生聚集，毫摩尔级别ATP浓度及其双亲性特质有助于蛋白的溶解，使细胞保持有效的动态变化状态。

新兴的相分离领域研究发现细胞内存在大量的相分离结构，又称为无膜细胞器（membraneless organelles）或者生物大分子相变。相变在细胞中广泛存在，而且发生十分迅速（秒尺度），相分离技术的出现为捕捉这一相变过程提供了可实现的方法。相分离不仅能形成液滴状的结构，还能继续转变为胶状物的形式。凝胶状态的相分离经常不可逆转，这也可能是阿尔茨海默病等病理状态下体内淀粉样蛋白聚集形成的原因。许多无膜细胞器的液体性质的维持依赖ATP浓度，ATP浓度可以调控暗物质的相分离，形成无膜细胞器。ATP浓度可以导致预期的表型，ATP浓度

下降促进凝集的“生物大分子”病理性沉淀，ATP浓度提升至毫摩尔级有利于病理性凝聚的“生物大分子”溶解，而“生物大分子”的异常凝集通常是一些疾病发生的主要原因。

机体通过神经–内分泌–免疫网络成为一个互相协同的有机整体，在神经细胞、内分泌细胞和免疫细胞中都有一类标配的细胞器——线粒体，线粒体ATP支持着神经递质、垂体激素、免疫因子的分泌及主动运输。因此，主编团队提出神经–内分泌–免疫网络背后的支持动能是线粒体ATP，并创新性地提出了线粒体ATP–神经–内分泌–免疫网络的理论学说（图5–1–4），并通过一系列的立体赋能方案重建失衡线粒体、跃升ATP能级，推动神经–内分泌–免疫网络逆升到上一个级别的稳态。跃升线粒体ATP效能可推动各子系统中异常凝集的“生物大分子”溶解，修复受损的神经细胞、内分泌细胞、免疫细胞，使机体获得高一级别的健康状态，这一过程需要线粒体ATP浓度和时间的累积，疾病越重所需时间越长，所以在治疗中还是需要以下系统支持。

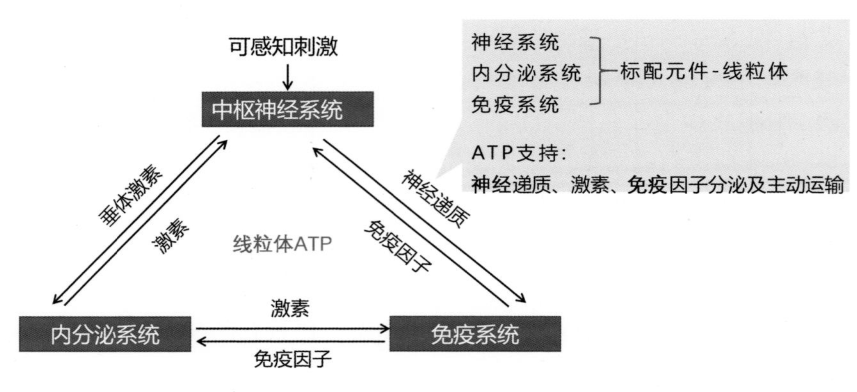

图5–1–4 线粒体ATP–神经–内分泌–免疫网络示意图

一、神经递质支持

真正的健康是身心的共同健康，临床上除器质性疾病之外更多是功能性疾病，包括不良情绪、睡眠障碍等。因此在线粒体支持的治疗中，需要关注神经递质系统的线粒体。积极的情绪，良好的创造力、记忆力，主要需要5–羟色胺、褪黑素和多巴胺等神经递质的支持。在建设线粒体的同时，给予合成这些神经递质的植物萃取原料，能够收到很好的临床效果。以血清素（5-羟色胺）为例，它由肠嗜铬细胞（enterochromaffin cells，EC）分泌，仅占肠上皮不足1%的肠嗜铬细胞分泌了超过人体90%的血清素。5-羟色胺是一种儿茶酚类的神经递质，广泛存在于多种组织，包括胃肠道、血小板及中枢神经系统。5-羟色胺作为一种重要的神经递质，几乎影响大脑活动的每个环节，如记忆、认知、睡眠、情绪调节等，特别在幸福感的获得方面。有了5-羟色胺才会有美好的情绪产生，色氨酸就是这个递质的前体物质。除了血清素，多巴胺也是非常重要的神经递质，是去甲肾上腺素的前体物质，是下丘脑和脑垂体腺中的一种关键神经递质，中枢神经系统中多巴胺的浓度受精神因素的影响，人的快感、创新能力及良好的学习能力都由多巴胺来维持。酪氨酸作为多巴胺的前体物质，在维生素B_6和铁的帮助下转化为多巴胺，体内80%以上的酪氨酸来源于肠道吸收。因此，我们一方面要积极修复肠道结构和功能，另一方面要注重外源性补充，帮助神经系统的功能恢复，同时也避免了直接服用抗抑郁、抗焦虑等药物的普遍性不良反应，如消化道不适、发胖等。在改善情绪和睡眠之后，患者的整体免疫状态都会得到明显提升，具体可通过神经-内分泌-免疫网络的调节及线粒体ATP跃升后对网络群的推动。

二、内分泌支持

机体的正性激素随着年龄的增长和氧化应激的不断消耗，其匮乏在人群中普遍存在。线粒体作为激素合成、发挥作用的重要场所之一，在其网络建设中，内分泌系统的支持是必不可少的环节之一。

按照生命需求的优先级，将激素大致分为三类。第一类：肾上腺素、甲状腺激素、生长激素；第二类：胰岛素、皮质醇；第三类：孕激素、雌激素、黄体酮、睾酮。不难发现，第一类激素维持生命体征，第二类激素对抗应激挑战，第三类激素支持生育繁衍。

胆固醇在线粒体中转化为类固醇激素，此过程需经过11个步骤的生物转化合成，并由多种酶参与，转化后产生的激素包括肾上腺皮质分泌的糖皮质激素（皮质醇、皮质酮）和盐皮质激素（醛固酮），性腺分泌的雌激素（雌二醇）、孕酮（孕酮）、雄激素（睾酮、二氢睾酮）及DHEA。类固醇激素合成的第一步在肾上腺皮质部位的细胞线粒体中完成，其合成需要先将胆固醇转运至线粒体，线粒体对类固醇激素的产生具有关键作用。胆固醇转化成类固醇的过程值得我们反思，如果治疗只是简单地降胆固醇数值，而不提升线粒体功能，就等于没有解决问题的关键。另外，节食减肥对线粒体来说等于釜底抽薪。线粒体功能下降将影响内分泌激素的正常稳态。

此外，线粒体上有很多激素的受体，这些激素包括孕烯醇酮、糖皮质激素、DHEA、雌激素、孕激素、雄激素、甲状腺激素、褪黑素等。以甲状腺激素为例，甲状腺激素是氧消耗和线粒体能量代谢的重要调节激素。线粒体膜上存在甲状腺激素T_3受体，包括P28及P43。P28存在于线粒体内膜上，在甲状腺激素作用下，可直接激活线粒体的有氧呼吸。P43存在于线粒体基质中，线粒体中的受体与P43可形成异二聚体，参与甲状腺激素对线粒体基因转录的调控，增加线粒体功能。甲状腺功能减退可使线粒体功能障碍。再以肾上腺素为例，肾上腺素的氧化、发挥生物学作用需要线粒体外膜上的单胺氧化酶实现。由此可见，线粒体ATP对于维持下丘脑-垂体-靶器官轴的稳定非常重要，线粒体网络ATP能量直接影响着机体神经-内分泌-免疫网络效能。

因此，在临床运用中，我们会根据患者的具体阶段、具体问题补充正性激素合成底物，高效立体重建失衡线粒体的网络能级。

三、免疫支持

线粒体ATP是免疫细胞成熟及机体先天性免疫和适应性免疫过程中的关键推动者，是免疫反应的能量来源，线粒体是免疫应答调节的中心。免疫细胞中的线粒体上存在着激素和神经肽的受体，这些激素和神经肽与线粒体上相应的受体结合后，可调节免疫反应影响免疫应答。线粒体不但推动着神经-内分泌-免疫网络，同时接受神经、激素的调节反馈，使机体各个子网络和谐统一。

当机体受到病毒侵犯时，线粒体外膜上的抗病毒信号蛋白（mitochondrial antiviral signaling protein，MAVS）富集并激活，以募集其他信号分子，包括肿瘤坏死因子受体相关因子6（TNF receptor associated factor 6，TRAF6），NF-κB和干扰素调节因子（interferon regulatory factor 3，IRF3和interferon regulatory factor 7，IRF7），以增强机体抗病毒能力。当线粒体受损时，线粒体上的MAVS无法募集与激活。

机体遭遇细菌侵犯时，Toll样受体（Toll-like receptor，TLR）受到刺激，线粒体Toll通路中进化保守的信号中间体（evolotionarily conserved signaling intermediate in Toll pathway，ECSIT）迁移至线粒体外膜，与TRAF6相互作用，影响线粒体复合物Ⅰ的活性，从而介导ROS生成增加。线粒体内膜上的线粒体UCP2可通过调节氧化磷酸化（OXPHOS）产生的ROS来介导抗菌反应，增加ROS的产生。线粒体效率低下或受抑制的线粒体在细菌攻击过程中产生的ROS过多或过少，分别具有自身氧化损伤或无法消除细菌攻击的风险。

在免疫反应中，线粒体处于持续耗能的状态，免疫系统能量供应是否能跟上，是机体防御并与入侵微生物博弈的关键。免疫反应中，若线粒体能量供应充足，则可以产生充足的免疫细胞、免疫因子对抗各种免疫入侵，就好比战争中战士、火力和相关物资充足是战争胜利的必要条件一样。因此，机体建立强大的免疫堡垒，才是最终治疗疾病的解决方案。在西医治疗中静脉输入外源性免疫细胞、免疫因子的方法，没有起到重建机体免疫力的作用，机体免疫的内生动力和机制没有得到恢复，这是治标不治本的临时方法。

以能量整合医学诊疗策略中补充的营养素维生素A为例。维生素A是维持机体正常免疫功能的营养物质，它参与机体免疫器官的生长发育，维生素A缺乏，则造成免疫器官的损伤。在细胞免疫过程中，它对抗体合成、T细胞繁殖、单核细胞吞噬功能都很重要。维生素A还能增强T细胞抗原特异性反应。维生素A同样对黏膜免疫十分重要，对四大开放性系统的健康尤为重要。此外，维生素A还参与体液免疫，可直接作用于B细胞，增强体液免疫功能，参与促进抗体的合成，促进淋巴细胞的转化，刺激白细胞介素和干扰素的分泌，诱导淋巴细胞的增殖。

再如补充维生素D_3，线粒体上存在维生素D_3的受体，维生素D_3对于维持细胞内线粒体活性十分重要。线粒体可以为肌肉收缩活动提供必需的化学物质磷酸肌酸，而磷酸肌酸消耗后的恢复速度则反映了线粒体的活性。适度补充维生素D_3有助于提高线粒体效率，让其补充磷酸肌酸“能源库”的速度加快。

由此可见，立体组合线粒体能量补充物可以赋能受损线粒体，无论对体液免疫、细胞免疫还是黏膜免疫都具有重要意义，可以帮助机体在免疫“战争”中保持优势地位，同时对线粒体ATP–神经–内分泌–免疫网络的效能提升有着深远的帮助。

（范理宏）

第四节　维持高级别线粒体ATP浓度与整合逆转疾病代谢重编程

创新的线粒体重激活技术能够达到改善了机体细胞间充质-细胞-线粒体轴系统的失衡、跃升线粒体ATP效能、整合提升线粒体ATP-神经-内分泌-免疫网络级别稳态和逆转疾病的代谢重编程和疾病内环境的效果。这是健康线粒体ATP高效能累积效应的结果（图5-1-5）。线粒体功能修复后其高效产能可以维持多久在很大程度上依赖摄入食物的产能高效性，建立和保持健康的生活方式是逆转亚健康、防大病、治未病的重要前提之一。

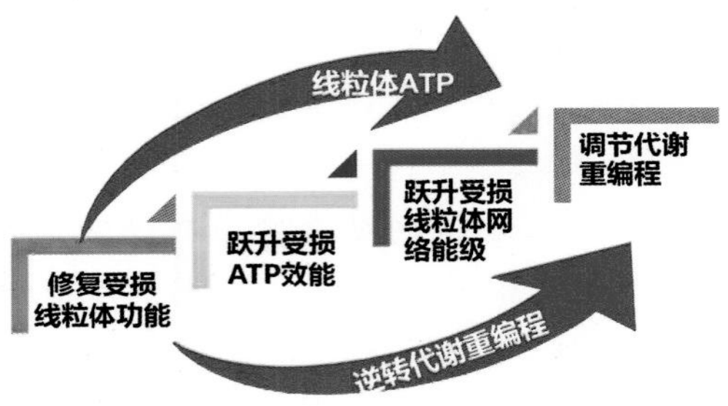

图5-1-5　维持高级别线粒体ATP浓度、整合逆转疾病代谢重编程

一、健康生活方式助力线粒体ATP的高效能续航

健康生活方式包括：健康的饮食习惯、良好的作息、做好压力管理和合理的运动。

（一）健康的饮食习惯

中医称“脾胃为后天之本”，能量整合医学认为胃肠道是线粒体燃料的最大来源地和加工厂，除食物的摄入、消化外，还需要建立健康的饮食习惯，包括：① 确保摄入食物的纯净性，少吃外卖和过度加工的食品，以减少化学品添加剂的摄入，确保线粒体产能的高效性和线粒体功能修复后的维持时间；② 晚餐八分饱，有利于线粒体修复；③ 戒烟戒酒，停止进食不耐受食物，从入口控制摄入的氧化压力和减轻线粒体负担。

在肠道修复过程中，我们常常运用“5R”法：第一个R，Remove，去除，使用抗菌、抑菌药物去除肠道致病菌；第二个R，Replace，替代，补充盐酸甜菜碱以改善胃酸不足，并且补充消化酶；第三个R，Reinoculate，再接种，饭前1 h或睡前补充益生菌、益生元；第四个R，Repair，修复，补充复合B族维生素为肠细胞提供优质的能量来源，帮助肠黏膜屏障的修复；第五个R，Rebalance，再平衡，重新建立肠道、免疫功能的平衡。

（二）良好的作息

睡眠占据了人一生三分之一的时间，深睡眠有助于加强记忆、提升学习能力和免疫修复，深睡眠时，大脑发出的脑电波是 δ 波，这种脑电波只产生于内生的深睡眠中。人工的安眠药不能带来 δ 脑电波。深睡眠是线粒体进行融合、修复、质量控制的最佳时期。另外，生长激素也只有在深睡眠时才会分泌，生长激素是一类正性激素，对线粒体生物功能的维持十分重要。在重大疾病的发生前期，患者大多会出现大便不成形和睡眠障碍等症状，因此在能量整合医学治疗中，睡眠障碍和消化道问题是首先需要解决的。

失眠的人痛苦不堪，常会导致抑郁症的发生。生活中脂溶性的污染物如农药、化学品添加剂和装修的苯、二甲苯等容易沉积在松果体上。因此在生活中应避免过度装修并且保证装修后的足够通风；另一方面，还可应用脂溶性的抗氧化剂去除松果体的致病因素。褪黑素是中枢性内源性抗氧化物，可以调节昼夜节律、提高免疫力，可以从氧化应激诱导的线粒体功能障碍中拯救线粒体，还可以通过保持电子传递系统的通畅和维持线粒体膜的稳定性增强ATP的产出活性，植物萃取褪黑素可作为去除松果体致病因素后的首选补充剂。

在生活方式上，要避免熬夜，长期晚睡、熬夜会破坏昼夜节律，也会导致免疫力降低，因为人体免疫因子大多在睡觉时形成，熬夜会导致交感–副交感失衡，逐渐产生高血压等问题，同时熬夜破坏了各个脏器的最佳调整期。还要减少与手机等电子产品的密切接触，尤其是夜间睡眠期间更需要减少手机、路由器对脑电波的干扰，避免昼夜节律的破坏，需要注意的是手机不能放在枕头边，路由器不能放在卧室。

（三）做好压力管理

正如“马克斯普朗克人类认知与脑科学”研究所的Lara Puhlmann博士所说，“我们需要努力以预防的方式抵抗慢性压力的不良影响”，而冥想正是一种可以抵抗慢性压力不良影响的预防方式。冥想可以稳定大脑边缘系统的情绪。

（四）合理的运动

运动会影响各种神经递质-激素化学物质的水平，身体会释放肾上腺素和去甲肾上腺素，从而增加更多的ATP产出。同时有氧运动可以最大程度地增加氧气循环，产生生理性ROS，加强机体抗氧化防御体系，使机体的氧化-还原达到高位平衡，运动也可说是对线粒体的训练，运动与冥想让线粒体有张有弛。

总之，去除引起线粒体失衡的物质，并适时补充植物萃取的线粒体复方赋能药物（脱重金属、脱环境毒素和脱敏）外，坚持健康生活方式可以有效维持线粒体ATP的高效能产出。

二、高效能线粒体ATP的治欲病及防大病效用

主编团队研究发现线粒体赋能最好在氧化应激发生前，因为ATP不能直接给予，不能像直流电电池一样，ATP储蓄在线粒体内膜两侧的电势差中，需要足够的储能，使用时才能产生足量的浓度，就像交流电一样。线粒体是细胞的产能细胞器，亦是机体炎症产生的枢纽，维护线粒体正常功能可以抑制炎症的出现，更可以防止炎癌转化；同时线粒体ATP的累积效应会更强大，达到治欲病、系统逆转疾病代谢重编程和疾病内环境、防大病的目的。所以线粒体赋能的概念如同疾病的预防。

（一）亚健康阶段

当线粒体ATP效能开始下降，内环境紊乱更加剧影响线粒体功能和产能，机体慢慢进入慢性病模式或出现各种低危结节、息肉、囊肿和增生等，也更容易被感染。这时，可选择的线粒体赋能药物包括：膜上受体相关物质（硒、褪黑素、孕烯醇酮）、抗氧化物质（硫辛酸、谷胱甘肽、辅酶Q_{10}）、微生态物质（双歧杆菌），此组方获得国家发明专利授权，具体产品可选择有专利的线粒体复方产品。

健康的线粒体可以表达抗病毒蛋白，病毒侵袭时，机体的线粒体功能强大，机体的抗病毒能力就强大，可以避免病毒感染，或感染后避免发展成重症。

线粒体赋能可以阻止癌变，避免病毒感染，阻止亚健康的出现。

（二）高危结节或原位癌阶段

以肺原位癌为例，此阶段积极地对原发病灶进行消融术，同时进行线粒体重激活（AMT法），在病灶完全清除的情况下，线粒体重激活药物的

选择可以参照上述组合。AMT法可无创去除原位癌病灶，同时赋能线粒体、增强抗肿瘤免疫、逆转代谢重编程和肿瘤内环境，抑制原位癌合并多发结节第二原发灶的出现。主编团队的相关论著是此领域首篇发表于国际高影响力杂志的原创性论文。

（三）晚期癌症阶段

对于处于晚期肿瘤阶段的患者，选择线粒体赋能药物目的是增强抗肿瘤免疫，同时抑制肿瘤的恶性程度。晚期肿瘤患者不可使用激发线粒体电子呼吸链第二复合物产能的物质，如辅酶Q_{10}及酪氨酸等，可选择的药物包括：褪黑素、硫辛酸、双歧杆菌，同时可以做消融姑息治疗以降低瘤负荷，改善症状和生活质量，延缓癌症转移和耐药的出现。主编团队的前期基础研究发现赋能线粒体的时间点很重要，提前给予能量组合物，能够更好地抑制小鼠肿瘤组织生长，对癌症的控制效果显著优于“成瘤后给药”和“成瘤同时给药”，这说明赋能线粒体越早，线粒体功能越早受到保护和加强，这对于防控重大疾病很关键。

三、高效能线粒体ATP整合逆转亚健康及回归高级别健康

通过立体赋能线粒体，提高线粒体网络ATP的能级，从而达到精气神同治的目的。主编团队积累了大量的逆转亚健康的组方经验和临床疗效，旨在帮助更多个体回归高级别的健康。逆转各亚健康器官的线粒体复方方案各有不同。在能量整合医学中所提到的线粒体复方正分子营养剂都是指医学特殊用途的天然动植物萃取物，有发明专利保护，通过FDA认证，针对重要脏器和高需能脏器，其门槛较高，国内尚没有此类产品的标准。在这里，编者在部分借鉴美国的脑能量复方的同时有所创新，举例说明此类产品的原则和意义。提升脑能力的产品需要兼顾高需能脑血管的能量供应及脑血流的分配与通畅，还需要重视大脑学习和记忆能力的不衰退，更需要重视持续拥有管理情绪和压力的能力。

（一）提升脑能力的整合组方

乙酰基左旋肉碱（乙酰基左旋肉碱盐酸盐）250 mg；

L–酪氨酸（游离形式）250 mg；

胆碱（L–α–GPC）50 mg；

DMAE（酒石酸二甲基氨基乙醇酯）100 mg；

Ω3　600 ～ 800 mg；

甘油磷脂酰胆碱（GPC）复合物（大豆）（标准为50% L-α-GPC）250 mg；

硒200 μg；

镁240 mg；

谷氨酰胺（游离形式）250 mg；

L-焦谷氨酸250 mg；

磷脂酰丝氨酸50 mg；

牛磺酸100 mg。

（二）提升脑能力组方方解

乙酰基左旋肉碱：肉碱是大脑能量的重要支持。它是一种类氨基酸物质，可以通过生物合成方法从赖氨酸及蛋氨酸两种氨基酸合成产生，在体内与脂肪代谢释放能量有关。每克脂肪会产生9 kcal的热量，这非常适合大脑高需能的需求。乙酰基左旋肉碱能将脂肪酸从胞质溶胶中运送到线粒体内，以防止脂肪酸积聚在细胞的胞质内，肉碱可促进线粒体内的长链脂肪酸的氧化，帮助脂肪高效燃烧，线粒体脂肪代谢产生能量远高于糖代谢和氨基酸代谢，从而满足大脑的高能量需求。

L-酪氨酸：L-酪氨酸是人体的条件必需氨基酸、生酮和生糖氨基酸，可以维持垂体、肾上腺和甲状腺的正常功能，刺激生长激素的释放。肾上腺素、多巴胺和去甲肾上腺素的合成需要酪氨酸和苯丙氨酸的参与，这些对于垂体轴的调控至关重要。同时酪氨酸作为多巴胺的前体物质，在大脑功能中也发挥着重要作用。

胆碱：胆碱是卵磷脂，特别是线粒体内膜心磷脂的组成成分，也存在于神经鞘磷脂之中，是机体乙酰胆碱的前体，可以促进脑发育和提高记忆能力，提高学习能力，保证信息传递、调控细胞凋亡，也是构成生物膜的重要组成成分，促进脂肪代谢。大脑是由大量脂肪、氨基酸、生物膜构成的器官，胆碱至关重要。成人一天应摄入500 ～ 900 mg的胆碱，而在正常饮食中常常无法足量摄取。胆碱在肝脏转化成乙酰胆碱和DMEA，乙酰胆碱和DMEA都可以通过血-脑屏障进入大脑。胆碱还能乳化血管斑块。胆碱是甲基化的重要物质，能够保护DNA，尤其是线粒体DNA（mtDNA）。

DMEA：DMAE可以增加乙酰胆碱的产量。由于乙酰胆碱在学习和记忆等许多大脑功能中起着关键作用，DMAE补充剂可以通过提高乙酰胆碱水平来促进大脑健康。DMAE还可以减少β-淀粉样蛋白（一种破坏认知功能的色素，与年龄相关的认知衰退有关）的积累，可以预防老年痴呆症，DMAE可以通过血-脑屏障。

Ω3：是一种多不饱和脂肪酸，可以降低血液中甘油三酯和胆固醇的含量，同时可以抑制血小板聚集，防止血栓形成，保证大脑血供，其中DHA的含量很重要，600 ～ 800 mg/d，DHA/EPA=4 ：1，Ω3对保护细胞膜及线粒体膜的流动性很重要。

硒：硒参与线粒体结构完整性和电子传递链（ETC）功能以及还原型谷胱甘肽过氧化物酶活性，增强线粒体的抗氧化能力。硒在维持正常的脑部功能，包括酶的活性、细胞氧化过程、细胞内信号传递及神经递质的功能方面起着重要的作用。硒可以改善由于应激引起的神经元损伤和抑郁行为。临床研究证实，每日添加100 ～ 150 μg硒，连续5 ～ 6周可明显改善患者的情绪。

镁：线粒体中的镁占细胞总量的近三分之一，镁以ATP复合物的形式存在于线粒体和细胞中，是膜和核酸的组成部分，镁离子是线粒体ETC复合物亚基中必需的辅助因子。镁有“心血管卫士”之称，影响钾离子和钙离子的转运，调控信号的传递，参与能量代谢以及蛋白质和核酸的合成；作为酶的激活剂，参与350种以上的酶促反应。

牛磺酸：牛磺酸位于线粒体中，其功能是准确地读取线粒体基因组中的交替密码子，其亦是线粒体中的主要缓冲物质，它可以调节线粒体氧化剂的产生。牛磺酸是维持大脑运作的重要物质，大脑皮质、小脑等区域都含有牛磺酸，其中尤以神经胶质细胞和突触系统的含量较为丰富。牛磺酸可以促进神经系统的生长发育和细胞增殖、分化，帮助电解质如钾、钠、钙、镁等在细胞中循环，从而增强脑部的机能。从不同年龄阶段的人来看，生长发育阶段的婴儿大脑中牛磺酸的含量最高。但随着脑发育的不断成熟，牛磺酸水平随之下降，至成年以后大脑中牛磺酸含量约为新生儿的1/3。牛磺酸对婴儿大脑发育具有重要的作用，牛磺酸通过提高机体对蛋白质的利用率，促进大脑细胞尤其是海马细胞结构和功能的发育。另外，作为神经细胞代谢活性因子，牛磺酸直接参与神经细胞大分子的合成代谢，促进人体大脑神经细胞增殖、分化、成熟和存活。

提升脑能量的药物整合组方需要包括维持能量的乙酰基左旋肉碱，维持正性激素的酪氨酸，维持记忆和学习能力的DMEA和维持血管能量的Ω3和中枢下丘脑-垂体分泌激素所需的氨基酸等。由此可见，线粒体复方赋能药物能够针对重要脏器和高需能器官，具有特殊医学用途，有相应的专利，并且获得FDA认证，因此门槛较高，国内尚无此类标准和产品。能量整合医学之路在中国刚刚开启，今后有很长的一段路需要社会各界共同努力！

（范理宏）

第五节　线粒体移植

除了上述重建失衡线粒体、实现线粒体ATP能级跃升的方案外，近年来，随着对线粒体功能和行为的理论认知的提升以及一系列动物与人体试验的开展，直接进行外源性线粒体补充——线粒体移植技术也显示出重要的临床应用前景。

新近研究表明，外源线粒体可在真核细胞间进行生理性转移，并可通过局部注射或静脉注射快速转移到动物或人体细胞内。线粒体移植是一种通过将正常有功能的外源性线粒体移植到具有线粒体功能障碍的细胞中的新策略。移植的线粒体在受体细胞内可发挥能量生成、维持自由基还原平衡、恢复细胞活力等功能，从而通过外源性直接补充线粒体的方法成为线粒体整合医学中重要的治疗环节之一。

一、线粒体移植的理论基础

近年来，随着线粒体整合医学的发展和人们对线粒体治疗认识的加深，逐步发现在一些严重的心脑血管疾病中，线粒体有大面积的坏死，其结构和功能出现了不可逆的损伤或破坏，需要运用线粒体移植方法来治疗。因此，向细胞内补充正常功能的健康线粒体可能是从根本上治疗大面积线粒体失能相关良性疾病的有效方法，因而线粒体移植技术应运而生。

线粒体移植治疗是从正常组织细胞分离线粒体，然后注入患者线粒体损伤或缺失的部位，使损伤细胞获得救治、器官功能得以恢复的全新干预技术。该技术的主要理论依据是线粒体传递（mitochondrial transfer）现象。线粒体起源的内共生学说认为，古线粒体作为一种需氧菌被原始真核细胞吞噬，在长期互利共生中演化成了现在的线粒体细胞器。这个假说提示了细胞具有触发细胞器交换的机制，以响应来自受累细胞的损伤信号。而线粒体传递现象正是指健康的线粒体可通过不同的方式进行正常细胞和线粒体缺陷细胞间的线粒体转移。目前认为，线粒体生理性转移机制主要包括三种：① 隧道纳米管（tunneling nanotube，TNT）；② 间隙连接（gap junction channels，GJCs）；③ 细胞外囊泡（extra-cellular vesicles，EVs）的释放。

以神经元为例，当大鼠皮层神经元受到氧和葡萄糖的双重剥夺时，神经元内ATP水平下降，神经元活力下降剧烈，线粒体功能出现障碍，即使之后再恢复氧和葡萄糖供应，神经元活性依旧下降甚至更加严重，而如果此时周围的星形胶质细胞释放含有健康线粒体的EVs进入受损神经元，ROS水平降低，线粒体功能改善，胞内ATP水平升高，神经元活性改善。

关于线粒体的内化，有多种假说，如肌动蛋白介导的内吞作用，巨胞饮作用等，目前尚不十分清楚。研究表明，线粒体加入到培养基后，可在短短10 min内进入细胞，且能持续存在4周。目前常采用小分子抑制剂来研究荧光标记的线粒体进入细胞的机制。例如秋水仙碱和细胞松弛素是常用的细胞内吞作用的抑制剂；而阿米洛利则是常用的巨胞饮作用的抑制剂，线粒体的荧光标记常采用依赖于膜电位的荧光探针（包括CMRos系列）和核编码的靶向线粒体的荧光蛋白等。通过上述两类内吞作用和巨胞饮作用抑制剂，Kitani等和Patel等的研究表明线粒体进入细胞的方式主要由巨胞饮作用介导；Sun等和Pacak等则报道线粒体是由肌动蛋白依赖性内吞作用进入细胞的。该研究分别使用细胞松弛素D抑制肌动蛋白聚合、使用甲基-β-环糊精阻止内吞作用，并使用诺卡多唑来阻断隧道纳米管的形成，结果显示这些抑制剂极大地抑制了细胞对线粒体的摄取，从而研究者推断线粒体进入细胞的途径主要是肌动蛋白依赖的内吞方式。当线粒体经内吞作用进入细胞后，形成的包含线粒体的微囊可能在细胞中破裂，释放出完整的线粒体发挥作用。

二、线粒体移植的技术方法、影响因素和安全性

目前线粒体移植技术的研究还是主要针对各器官缺血再灌注损伤、退行性病变（如肝纤维化、中枢神经系统疾病）领域。目前的动物器官缺血再灌注模型大多通过血管输送或直接注射的方法快速有效地完成线粒

体移植。研究表明，经腹腔静脉注射后，外源线粒体分布于小鼠脑、肝、肾、肌肉、心脏等多种组织。然而外源线粒体通过生理屏障（如血-脑屏障）的机制尚不清楚。最近的研究表明，人体血液中含有完整的线粒体DNA，但当机体出现肿瘤等疾病时，血液中线粒体DNA数量明显降低，因此推测游离的线粒体在机体中可能有重要的功能。研究发现，血管内的线粒体可快速穿过血管壁进入组织。微纳米级别的微囊或脂质体通透血管的方式一般有两种：转胞吞作用和细胞间的并行传输（paracellular transport）。其中转胞吞作用可更广泛地使微囊和微纳米颗粒从血管内皮细胞一侧快速转移到另一侧，因此推测线粒体可能采用转胞吞作用通过血管进入组织液。

线粒体以完整形态进入细胞后，就能够行使其正常功能。这已经得到明确的结果。不同实验室的生化测定均显示，在线粒体直接进入成体细胞后，外源线粒体在细胞中可以发挥物质和能量调节、ROS的生成和消除、凋亡和抗凋亡、融合-分裂、线粒体-细胞核相互联系等作用，其作为细胞内网络调节的重要细胞器，调控着细胞的存活或死亡。

线粒体治疗的效果受一些因素的影响，这些因素包括细胞选择性、线粒体剂量、自体或同种异体及异种线粒体等。线粒体进入不同细胞的效率有所不同（细胞选择性），即线粒体不能无差别地进入不同类型的细胞。推测受体细胞膜的特征会影响细胞与线粒体外膜的相互作用，从而增多或减少外源线粒体进入细胞的数量和效率。细胞类型和功能也可能与摄取有一定的联系：当细胞生长需要的能量较多时，其摄取线粒体的能力增强，线粒体治疗的效果可能较为显著。尽管如此，目前尚没有探寻出确切的有关线粒体移植的组织异质性或偏好性的规律。研究发现，在一定剂量下，线粒体与细胞活力呈量效关系，但到达阈值后，效果不再增加，细胞会通过自噬清除多余的线粒体。此外，临床和实验室研究中采用自体和同种异体的线粒体，均达到较好的结果，而自体线粒体移植没有伦理学的限制且疗效显著，已进入临床试验。

免疫排斥方面，通过观察小鼠自体和同种异体的线粒体移植产生的免疫排斥反应发现，不管是单次注射还是连续注射，不管是自体细胞还是异体细胞线粒体注射，与空白对照组相比，血清炎性标志物都无明显差异。结合古线粒体内共生来源学说，外源线粒体移植不易引起明显免疫排斥反应的现象有助于扩大线粒体供体源，这为推广异体线粒体移植治疗提供了可能。以上对于线粒体移植机制研究的发现为线粒体移植在临床疾病治疗上的探索奠定了理论基础，也对线粒体移植的临床应用范围提供了更多的思路。

三、线粒体移植的临床应用与急性心肌梗死治疗的“炉石假说”

线粒体移植技术的临床研究目前开展的极少，主要是集中在急性心肌梗死的缺血再灌注损伤领域。2017年，美国波士顿儿童医院首次开展线粒体移植的人体试验，该研究入组了5例有严重缺血性心脏病需体外膜氧合ECMO支持的患儿。研究者从患儿腹直肌提取功能完好的线粒体，在超声心动图定位下直接注射到10余个心肌缺血部位。移植后，患儿未发生心律失常、心肌内血肿或瘢痕等不良反应。患儿的心肌收缩功能均明显改善。移植后第2天，除1例患儿因肾衰竭并发症发生多器官衰竭外，其余患儿均成功脱离ECMO支持治疗。移植4 ～ 6天后，患儿心功能均显著改善。移植10天后，患儿心脏收缩功能均恢复正常，无局部运动障碍。随后，该研究小组在2020年进行一项单中心回顾性研究，研究者入组因心脏手术后缺血再灌注损伤而需要ECMO支持的患儿，比较10例移植自体线粒体的患者和14例未移植线粒体的患儿，研究结果显示线粒体移植的患者脱离ECMO的成功率更高，心脏功能恢复更快，心血管相关不良事件发生率更低。以上临床研究表明，线粒体移植技术在心肌缺血再灌注损伤的治疗中具有良好前景，值得期待。

在以上理论与研究基础上，主编团队创新性地提出了线粒体移植+血运重建治疗急性心肌梗死的新疗法，并提出了“炉石假说”。如果说急性心肌梗死患者出现冠状动脉缺血是对心肌组织的第一次打击，那么，当通过急诊手术或溶栓治疗开通闭塞的血管后，会发生严重的心肌缺血再灌注损伤，这就是引起心肌细胞死亡的第二重打击。在此心肌缺血再灌注损伤过程中，线粒体发挥了重要的作用。如果把线粒体比作可以独立燃烧的炉子，那么，组织的血供、氧供就是炉子燃烧产生热量（线粒体ATP）所必需的燃石。当发生心肌缺血时，其作为第一重打击，会造成局部心肌组织因突发急性缺血而导致燃石供给中断，“炉子”（线粒体）处于“空燃”状态而损伤。这不但会使能量（线粒体ATP）产生减少，也会造成“炉子”的功能失调（线粒体功能障碍）。在此时，如果立即恢复血供（燃石立即重新供给），原来处于“空燃”状态的“坏炉子”（功能失调的线粒体）则会在突然恢复的血供/氧供下产生过多的、有害的ROS，进而引发大量的细胞凋亡（坏炉子+燃石），带来缺血再灌注损伤的二重打击。因此，“炉石假说”认为：治疗急性心肌梗死相关的缺血再灌注损伤的关键在于第一步需要通过药物改善缺血组织的内环境（清除底物），同时迅速恢复血供（重新提供燃石），再对缺血心肌进行正常的线粒体移植（补充新炉子）。我们已经在动物水平进行基于“炉石假说”的急性心肌梗死新疗法的研究，期待该方案可以尽快进入临床验证阶段，成为能量整合医学急性心肌梗死精准化+整体化治疗的经典案例。

能量整合医学赋能线粒体需兼顾人体内环境和外部自然环境，具有自然观；跃升线粒体ATP能级，推升线粒体ATP-神经-内分泌-免疫网络至高一级别的稳态，具有标本兼治的系统整合观；持续维持高线粒体ATP效能，用中西医整合方法逆转疾病代谢重编程和疾病内环境，治欲病、防大病，具有防治结合观，能量整合医学将在健康中国的道路上开创一条崭新的理论体系和现实路径。

（张　毅）

参考文献

[1] Mirzoian E N. N. A. Umov's physicomechanical model of living matter (on the 150th anniversary of his birth)[J]. Izvestiya Akademii Nauk Seriya Biologicheskaya, 1997, (2): 243–248.

[2] Ou X, Lao Y, Xu J, et al. ATP can efficiently stabilize protein through a unique mechanism[J]. Journal of the American Chemical Society, 2021, 1(10): 1766–1777.

[3] Boija A, Klein I A, Sabari B R, et al. Transcription factors activate genes through the phase-separation capacity of their activation domains[J]. Cell, 2018, 175(7): 1842–1855.e16.

[4] Boeynaems S, Alberti S, Fawzi N L, et al. Protein phase separation: a new phase in cell biology[J]. Trends in Cell Biology, 2018, 28(6): 420–435.

[5] Zhu G, Xie J, Kong W, et al. Phase separation of disease-associated SHP2 mutants underlies MAPK hyperactivation[J]. Cell, 2020, 183(2): 490–502.e18.

[6] Mottis A, Herzig S, Auwerx J. Mitocellular communication: shaping health and disease[J]. Science, 2019, 366(6467): 827–832.

[7] Fasano A. Zonulin and its regulation of intestinal barrier function: the biological door to inflammation, autoimmunity, and cancer[J]. Physiological Reviews, 2011, 91(1): 151–175.

[8] Picard M, Shirihai O S. Mitochondrial signal transduction[J]. Cell Metabolism,

2022, 34(11): 1620–1653.
[9] Zhang L, Zhang W, Li Z, et al. Mitochondria dysfunction in $CD8^+$T cells as an important contributing factor for cancer development and a potential target for cancer treatment: a review[J]. Journal of Experimental & Clinical Cancer Research, 2022, 41(1): 227.
[10] Li M, Hao B, Zhang M, et al. Melatonin enhances radiofrequency-induced NK antitumor immunity, causing cancer metabolism reprogramming and inhibition of multiple pulmonary tumor development[J]. Signal Transduction and Targeted Therapy, 2021, 6(1): 330.
[11] Chen X, Hao B, Li D, et al. Melatonin inhibits lung cancer development by reversing the Warburg effect via stimulating the SIRT3/PDH axis[J]. Journal of Pineal Research, 2021, 71(2): e12755.
[12] Olek R A, Ziolkowski W, Kaczor J J, et al. Antioxidant activity of NADH and its analogue—an in vitro study[J]. Journal of Biochemistry and Molecular Biology, 2004, 37(4): 416–421.
[13] Poljsak B, Šuput D, Milisav I. Achieving the balance between ROS and antioxidants: when to use the synthetic antioxidants[J]. Oxidative Medicine and Cellular Longevity, 2013, 2013: 956792.
[14] Liu Z, Ren Z, Zhang J, et al. Role of ROS and nutritional antioxidants in human diseases[J]. Frontiers in Physiology, 2018, 9: 477.
[15] Pisoschi A M, Pop A. The role of antioxidants in the chemistry of oxidative stress: A review[J]. European Journal of Medicinal Chemistry, 2015, 97: 55–74.
[16] Blackburn K, Green D. The potential effects of microplastics on human health: what is known and what is unknown?[J]. Ambiology, 2022, 51(3): 518–530.
[17] Nepalia A, Singh A, Mathur N, et al. Assessment of mutagenicity caused by popular baby foods and baby plastic-ware products: an imperative study using microbial bioassays and migration analysis[J]. Ecotoxicology and Environmental Safety, 2018, 162: 391–399.
[18] Bocedi A, Noce A, Marrone G, et al. Glutathione transferase P1–1 an enzyme useful in biomedicine and as biomarker in clinical practice and in environmental pollution[J]. Nutrients, 2019, 11(8): 1741.
[19] Lykkesfeldt J, Michels A J, Frei B. Vitamin C[J]. Advances in Nutrition, 2014, 5(1): 16–18.
[20] Artun B C, Küskü-Kiraz Z, Güllüoğlu M, et al. The effect of carnosine pretreatment on oxidative stress and hepatotoxicity in binge ethanol administered rats[J]. Human & Experimental Toxicology, 2010, 29(8): 659–665.
[21] Salehi B, Berkay Yılmaz Y, Antika G, et al. Insights on the use of α–lipoic acid for therapeutic purposes[J]. Biomolecules, 2019, 9(8): 365.
[22] Davis P J, Goglia F, Leonard J L.Nongenomic actions of thyroid hormone[J]. Nature Reviews Endocrinology, 2016, 12(2): 111–121.
[23] Mushtaq I, Bashir Z, Sarwar M, et al. N-Acetyl cysteine, selenium, and ascorbic

acid rescue diabetic cardiac hypertrophy via mitochondrial-associated redox regulators[J]. Molecules, 2021, 26(23): 7285.
[24] Salimi A, Alyan N, Akbari N, et al. Selenium and L-carnitine protects from valproic acid-induced oxidative stress and mitochondrial damages in rat cortical neurons[J]. Drug and Chemical Toxicology, 2022, 45(3): 1150–1157.
[25] Schnedl W J, Enko D. Considering histamine in functional gastrointestinal disorders[J]. Critical Reviews in Food Science and Nutrition, 2021, 61(17): 2960–2967.
[26] Ellis J A, Kemp A S, Ponsonby A L. Gene-environment interaction in autoimmune disease[J]. Expert Reviews in Molecular Medicine, 2014, 16: e4.
[27] Ngo B, Van Riper J M, Cantley L C, et al. Targeting cancer vulnerabilities with high-dose vitamin C[J]. Nature Reviews Cancer, 2019, 19(5): 271–282.
[28] Arboleya S, Watkins C, Stanton C, et al. Gut bifidobacteria populations in human health and aging[J]. Frontiers in Microbiology, 2016, 7: 1204.
[29] Cerullo G, Negro M, Parimbelli M, et al. The long history of vitamin C: from prevention of the common cold to potential aid in the treatment of COVID–19[J]. Frontiers in Immunology, 2020, 11: 574029.
[30] Labarrere C A, Kassab G S.Glutathione: a samsonian life-sustaining small molecule that protects against oxidative stress, ageing and damaging inflammation[J]. Frontiers in Nutrition, 2022, 9: 1007816.
[31] Holford P, Carr A C, Jovic T H, et al. Vitamin C: an adjunctive therapy for respiratory infection, sepsis and COVID–19[J]. Nutrients, 2020, 12(12): 3760.
[32] Fraternale A, Paoletti M F, Casabianca A, et al. GSH and analogs in antiviral therapy[J]. Molecular Aspects Of Medicine, 2009, 30(1–2): 99–110.
[33] Scatena R. Mitochondria and drugs[J]. Advances in Experimental Medicine and Biology, 2012, 942: 329–346.
[34] Lee K K, Boelsterli U A. Bypassing the compromised mitochondrial electron transport with methylene blue alleviates efavirenz/isoniazid-induced oxidant stress and mitochondria-mediated cell death in mouse hepatocytes[J]. Redox Biology, 2014, 2: 599–609.
[35] Kimura S. Molecular insights into the mechanisms of M-cell differentiation and transcytosis in the mucosa-associated lymphoid tissues[J]. Anatomical Science International, 2018, 93(1): 23–34.
[36] Delon L, Gibson R J, Prestidge C A, et al. Mechanisms of uptake and transport of particulate formulations in the small intestine[J]. Journal of Controlled Release, 2022, 343: 584–599.
[37] Mu Q, Kirby J, Reilly C M, et al. Leaky gut as a danger signal for autoimmune diseases[J]. Frontiers Immunology, 2017, 8: 598.
[38] Nakamura Y, Kimura S, Hase K. M cell-dependent antigen uptake on follicle-associated epithelium for mucosal immune surveillance[J]. Inflammation and Regeneration, 2018, 38: 15.

[39] Gesualdo L, Di Leo V, Coppo R. The mucosal immune system and IgA nephropathy[J]. Seminars in Immunopathology, 2021, 43(5): 657–668.

[40] Lycke N Y. LgA B cell responses to gut mucosal antigens: do we know it all?[J]. Frontiers in Immunology, 2013, 4: 368.

[41] Kivimäki M, Steptoe A. Effects of stress on the development and progression of cardiovascular disease[J]. Nature Reviews Cardiology, 2018, 15(4): 215–229.

[42] Milligan Armstrong A, Porter T, Quek H, et al. Chronic stress and Alzheimer's disease: the interplay between the hypothalamic-pituitary-adrenal axis, genetics and microglia[J]. Biological reviews of the Cambridge Philosophical Society, 2021, 96(5): 2209–2228.

[43] Cui B, Peng F, Lu J, et al. Cancer and stress: NextGen strategies[J]. Brain, Behavior, and Immunity, 2021, 93: 368–383.

[44] Sprenkle N T, Sims S G, Sánchez C L, et al. Endoplasmic reticulum stress and inflammation in the central nervous system[J]. Molecular Neurodegeneration, 2017, 12(1): 42.

[45] Gogvadze V, Zhivotovsky B, Orrenius S. The Warburg effect and mitochondrial stability in cancer cells[J]. Molecular Aspects Of Medicine, 2010, 31(1): 60–74.

[46] Alan L, Scorrano L. Shaping fuel utilization by mitochondria[J]. Current Biology, 2022, 32(12): R618–R623.

[47] Banoth B, Cassel S L. Mitochondria in innate immune signaling[J]. American Journal of Translational Research, 2018, 202: 52–68.

[48] Giacomello M, Pyakurel A, Glytsou C, et al. The cell biology of mitochondrial membrane dynamics[J]. Nature Reviews Molecular Cell Biology, 2020, 21(4): 204–224.

[49] Chan D C. Mitochondrial dynamics and its involvement in disease[J]. Annual Review of Phytopathology, 2020, 15: 235–259.

[50] Roden M. Mitochondrial endocrinology: mitochondria as key to hormones and metabolism[J]. Molecular and Cellular Endocrinology, 2013, 379(1–2): 1.

[51] Gohil V M, Greenberg M L. Mitochondrial membrane biogenesis: phospholipids and proteins go hand in hand[J]. Journal Of Cell Biology, 2009, 184(4): 469–472.

[52] Liu X, Qiao Z, Chai Y, et al. Nonthermal and reversible control of neuronal signaling and behavior by midinfrared stimulation[J]. Proceedings of the National Academy of Sciences of the United States of America, 2021, 118(10): e2015685118.

[53] Edeas M. Strategies to target mitochondria and oxidative stress by antioxidants: key points and perspectives[J]. Pharmacological Research, 2011, 28(11): 2771–2779.

[54] Dutt S, Hamza I, Bartnikas T B. Molecular mechanisms of iron and heme metabolism[J]. Annual Review of Nutrition, 2022, 42: 311–335.

[55] Richardson R B, Mailloux R J. Mitochondria need their sleep: sleep-wake cycling and the role of redox, bioenergetics, and temperature regulation, involving cysteine-mediated redox signaling, uncoupling proteins, and substrate cycles[J].

Free Radical Biology And Medicine, 2022, S0891-5849(22)01013-9.

[56] Le Roy A, Mazué G P F, Metcalfe N B, et al. Diet and temperature modify the relationship between energy use and ATP production to influence behavior in zebrafish (Danio rerio)[J]. Ecology And Evolution, 2021, 11(14): 9791-9803.

[57] Luvisetto S, Schmehl I, Intravaia E, et al. Mechanism of loss of thermodynamic control in mitochondria due to hyperthyroidism and temperature[J]. Journal of Biological Chemistry, 1992, 267(22): 15348-15355.

[58] Yang X, Zhou Y, Liang H, et al. VDAC1 promotes cardiomyocyte autophagy in anoxia/reoxygenation injury via the PINK1/Parkin pathway[J]. Cell Biology International, 2021, 45(7): 1448-1458.

[59] Dragicevic N, Bradshaw P C, Mamcarz M, et al. Long-term electromagnetic field treatment enhances brain mitochondrial function of both Alzheimer's transgenic mice and normal mice: a mechanism for electromagnetic field-induced cognitive benefit?[J]. Neuroscience, 2011, 185: 135-149.

[60] Patel A, Malinovska L, Saha S, et al. ATP as a biological hydrotrope[J]. Science, 2017, 356(6339): 753-756.

[61] Zhao YG, Zhang H. Phase separation in membrane biology: the interplay between membrane-bound organelles and membraneless condensates[J]. Developmental Cell, 2020, 55(1): 30-44.

[62] Ahmad A, Uversky VN, Khan RH. Aberrant liquid-liquid phase separation and amyloid aggregation of proteins related to neurodegenerative diseases[J]. International Journal of Biological Macromolecules, 2022, 220: 703-720.

[63] Ren CL, Shan Y, Zhang P, et al. Uncovering the molecular mechanism for dual effect of ATP on phase separation in FUS solution[J]. Science Advances, 2022, 8(37): eabo7885.

[64] Taniue K, Akimitsu N. Aberrant phase separation and cancer[J]. FEBS Journal, 2022, 289(1): 17-39.

[65] Du J, Zhu M, Bao H, et al. The role of nutrients in protecting mitochondrial function and neurotransmitter signaling: implications for the treatment of depression, PTSD, and suicidal behaviors[J]. Critical Reviews in Food Science and Nutrition, 2016, 56(15): 2560-2578.

[66] Chen Z, Luo J, Li J, et al. Interleukin-33 promotes serotonin release from enterochromaffin cells for intestinal homeostasis[J]. Immunity, 2021, 54(1): 151-163.e6.

[67] Okaty B W, Commons K G, Dymecki S M. Embracing diversity in the 5-HT neuronal system[J]. Nature Reviews Neuroscience, 2019, 20(7): 397-424.

[68] Schultz W. Multiple dopamine functions at different time courses[J]. Annual Review of Neuroscience, 2007, 30: 259-288.

[69] Martin LA, Kennedy B E, Karten B. Mitochondrial cholesterol: mechanisms of import and effects on mitochondrial function[J]. Journal of Bioenergetics And Biomembranes, 2016, 48(2): 137-151.

[70] Wrutniak-Cabello C, Casas F, Cabello G. Mitochondrial T3 receptor and targets[J]. Molecular and Cellular Endocrinology, 2017, 458: 112–120.

[71] Novikova I N, Manole A, Zherebtsov E A, et al. Adrenaline induces calcium signal in astrocytes and vasoconstriction via activation of monoamine oxidase[J]. Free Radical Biology and Medicine, 2020, 159: 15–22.

[72] Klinge C M. Estrogenic control of mitochondrial function[J]. Redox Biology, 2020, 31: 101435.

[73] West A P, Brodsky I E, Rahner C, et al. TLR signalling augments macrophage bactericidal activity through mitochondrial ROS[J]. Nature, 2011, 472(7344): 476–480.

[74] Mailloux R J, Harper M E. Uncoupling proteins and the control of mitochondrial reactive oxygen species production[J]. Free Radical Biology and Medicine, 2011, 51(6): 1106–1115.

[75] Ross A C . Vitamin A and retinoic acid in T cell-related immunity[J]. American Journal of Clinical Nutrition, 2012, 96(5): 1166s–1172s.

[76] Ross A C, Chen Q, Ma Y. Vitamin A and retinoic acid in the regulation of B-cell development and antibody production[J]. Vitamins and Hormones, 2011, 86: 103–126.

[77] Iotti S, Borsari M, Bendahan D. Oscillations in energy metabolism[J]. Acta Biochimica et Biophysica Sinica, 2010, 1797(8): 1353–1361.

[78] Uygun D S, Yang C, Tilli E R, et al. Knockdown of GABA (A) alpha3 subunits on thalamic reticular neurons enhances deep sleep in mice[J]. Nature Communications, 2022, 13(1): 2246.

[79] Chow J, Rahman J, Achermann J C, et al. Mitochondrial disease and endocrine dysfunction[J]. Nature Reviews Endocrinology, 2017, 13(2): 92–104.

[80] Puhlmann L M C, Vrtička P, Linz R, et al. Contemplative mental training reduces hair glucocorticoid levels in a randomized clinical trial[J]. Psychosomatic Medicine, 2021, 83(8): 894–905.

[81] Alghannam A F, Ghaith M M, Alhussain MH. Regulation of energy substrate metabolism in endurance exercise[J]. International Journal of Environmental Research and Public Health, 2021, 18(9)：4963.

[82] Zorova L D, Popkov V A, Plotnikov E Y, et al. Mitochondrial membrane potential[J]. Analytical and Bioanalytical Chemistry , 2018, 552: 50–59.

[83] Longo N, Frigeni M, Pasquali M. Carnitine transport and fatty acid oxidation[J]. Acta Biochimica et Biophysica Sinica, 2016, 1863(10): 2422–2435.

[84] Brodnik Z D, Double M, España R A, et al. L-Tyrosine availability affects basal and stimulated catecholamine indices in prefrontal cortex and striatum of the rat[J]. Neuropharmacology, 2017, 123: 159–174.

[85] Blusztajn J K, Slack B E, Mellott T J. Neuroprotective actions of dietary choline[J]. Nutrients, 2017, 9(8)：815.

[86] Levin E D, Rose J E, Abood L. Effects of nicotinic dimethylaminoethyl esters on

working memory performance of rats in the radial-arm maze[J]. Pharmacology Biochemistry and Behavior, 1995, 51(2–3): 369–373.

[87] Lötscher J, Martí I L a A, Kirchhammer N, et al. Magnesium sensing via LFA–1 regulates CD8(+) T cell effector function[J]. Cell, 2022, 185(4): 585–602.e29.

[88] Liu D, Gao Y, Liu J, et al. Intercellular mitochondrial transfer as a means of tissue revitalization[J]. Signal Transduction and Targeted Therapy, 2021, 6(1): 65.

[89] Shanmughapriya S, Langford D, Natarajaseenivasan K. Inter and intracellular mitochondrial trafficking in health and disease[J]. Ageing Research Reviews, 2020, 62: 101128.

[90] Zhu L, Zhang J, Zhou J, et al. Mitochondrial transplantation attenuates hypoxic pulmonary hypertension[J]. Oncotarget, 2016, 7(31): 48925–48940.

[91] Pourmohammadi-Bejarpasi Z, Roushandeh AM, Saberi A, et al. Mesenchymal stem cells-derived mitochondria transplantation mitigates I/R-induced injury, abolishes I/R-induced apoptosis, and restores motor function in acute ischemia stroke rat model[J]. Brain Research Bulletin, 2020, 165: 70–80.

[92] Kitani T, Kami D, Matoba S, et al. Internalization of isolated functional mitochondria: involvement of macropinocytosis[J]. Journal of Cellular and Molecular Medicine, 2014, 18(8): 1694–1703.

[93] Patel D, Rorbach J, Downes K, et al. Macropinocytic entry of isolated mitochondria in epidermal growth factor-activated human osteosarcoma cells[J]. Scientific Reports, 2017, 7(1): 12886.

[94] Sun C, Liu X, Wang B, et al. Endocytosis-mediated mitochondrial transplantation: Transferring normal human astrocytic mitochondria into glioma cells rescues aerobic respiration and enhances radiosensitivity[J]. Theranostics, 2019, 9(12): 3595–3607.

[95] Pacak CA, Preble J M, Kondo H, et al. Actin-dependent mitochondrial internalization in cardiomyocytes: evidence for rescue of mitochondrial function[J]. Biology Open, 2015, 4(5): 622–626.

[96] 彭小红，姚安琪，周福祥 . 外周血游离线粒体DNA与肿瘤相关性的研究进展［J］. 临床肿瘤学杂志，2014，19（11）: 1048–1052.

[97] Ali Pour P, Hosseinian S, Kheradvar A. Mitochondrial transplantation in cardiomyocytes: foundation, methods, and outcomes[J]. American Journal of Physiology-Cell Physiology, 2021, 321(3): C489–C503.

[98] Emani S M, Mccully J D. Mitochondrial transplantation: applications for pediatric patients with congenital heart disease[J]. Translational Pediatrics, 2018, 7(2): 169–175.

[99] Guariento A, Piekarski BL, Doulamis IP, et al. Autologous mitochondrial transplantation for cardiogenic shock in pediatric patients following ischemia-reperfusion injury[J]. Journal of Thoracic and Cardiovascular Surgery, 2021, 162(3): 992–1001.

第二章
肺部疾病西医治疗的瓶颈及能量整合医学的优化治疗

第一节　早期肺癌的治疗优化

一、肺手术切除的治疗优化

（一）肺癌概述

肺癌是来源于支气管黏膜上皮的恶性肿瘤，故又被称为支气管肺癌，是当前危害人类生命和健康最严重的恶性肿瘤。肺癌患者中，男性居多，女性患者的数量近年来也出现了快速增长。

（二）发病因素

肺癌的病因尚未完全明确，其发病是多种危险因素共同作用的结果。

长期大量吸烟可能是肺癌发生发展最重要的危险因素。吸烟量越大、吸烟年龄越早、吸烟年限越长，则患肺癌的危险性越高。每日吸烟40支以上者，肺鳞癌和小细胞癌的发病率将增加4 ～ 10倍，近年CT表现为磨玻璃结节的肺癌在非吸烟女性的发病率明显增加。随着我国工业发展，空气污染日渐加重，加之老龄化和烟草流行，肺癌已成为我国发病率和死亡率最高的恶性肿瘤之一。

此外，石英粉尘、石棉、矿物油、镍、铬、砷、二氯甲醚、二氯乙醚等物质的职业接触可增加肺癌的发病率。污染的空气中致癌物质含量较高，可能是城市居民发病率高于农村居民的主要原因。因此，戒烟和防治空气污染是肺癌流行病学管控的关键之一。

肺癌存在家族聚集现象，这一现象表明遗传因素在人群与个体对环境致癌物的易感性中起重要作用。致癌基因中，*K-ras*、*C-myc*、*EGFR*、*HER-2*等与肺癌的发生、发展和转移有密切关系。

（三）肺癌分期

国际肺癌研究协会制订的第八版肺癌TNM分期对肺癌手术决策和预后评估具有重要指导意义。

T分期

T_0：无原发肿瘤。

T_{is}：原位癌。

T_1：直径≤3 cm。

T_{1a}(mi)：微浸润腺癌；

T_{1a}：直径≤1 cm；

T_{1b}：1 cm＜直径≤2 cm；

T_{1c}：2 cm＜直径≤3 cm。

T_2：3 cm＜直径≤5 cm；或肿瘤侵袭脏层胸膜、主支气管，肺门部肺不张。

T_{2a}：直径≤4 cm；

T_{2b}：4 cm＜直径≤5 cm。

T_3：5 cm＜直径≤7 cm；或直接侵犯胸壁、膈神经、心包；或同一肺叶出现孤立性癌结节。

T_4：肿瘤最大径＞7 cm；或侵及纵隔、心脏、大血管、隆突、喉返神经、主气管、食管、椎体、膈肌；同侧不同肺叶内孤立癌结节。

N分期

N_0：无区域淋巴结转移。

N_1：同侧肺门淋巴结及肺内淋巴结有转移。

N_2：同侧纵隔内及(或)隆突下淋巴结转移。

N_3：对侧纵隔、对侧肺门、同侧或对侧前斜角肌及锁骨上淋巴结转移。

M分期

M_0：无远处转移。

M_{1a}：恶性胸腔积液、心包积液或胸膜结节，或对侧肺结节。

M_{1b}：单发胸部外转移灶。

M_{1c}：单个或多个胸部外器官的多发转移。

（四）外科治疗

外科手术是肺癌综合治疗的重要手段，其适应证如下。

（1）Ⅰ期、Ⅱ期非小细胞肺癌。

（2）经过选择的$Ⅲ_A$期非小细胞肺癌，对于同侧纵隔淋巴结转移的患者，可考虑新辅助治疗。

（3）$Ⅲ_B$期、Ⅳ期的肺癌患者，需要根据具体侵犯和转移的部位及范围选择手术方案：①仅有局部侵犯的晚期肺癌，如癌肿累及隆突、部分心房（分期为T_4），且经全面评估能行R_0切除者可考虑手术治疗；② 孤立性脑转移病灶（分期为M_1）行γ刀或手术切除后的病例，肺内肿瘤可达R_0切除者可考虑手术治疗。

（4）除考虑肿瘤因素外，还需考虑患者的心、肺等重要器官功能能否耐受手术。

（五）手术治疗

术前要进行全面检查，评估病情。胸部CT不仅可以发现X线平片上难以发现的病变，还可以了解纵隔和肺门淋巴结情况、肿物和血管关系、确认是否存在胸腔积液及积液程度以及主要部位如隆突部的累及范围等。对于中央型肿物的检查，除CT以外，支气管镜检查必不可少。即便是周围型肿物，也可以借由支气管镜排除大支气管病变的存在，了解支气管黏膜的情况，从而判断R_0切除的可能性。纵隔镜和超声支气管镜可用于观察纵隔内淋巴结的转移情况，并可以采取活检或穿刺取得标本。因此，对于在影像学检查中发现可疑淋巴结影者，纵隔镜或超声支气管镜检查有重要意义。

年龄不是手术绝对的禁忌证，即使患者年龄在70岁以上，只要心肺功能良好，无慢性代谢性疾病，身体状态佳者都可争取手术治疗。对于老年慢性阻塞性肺疾病患者，由于高龄、全身代偿功能差、肺的顺应性和储备功能降低，应慎重考虑手术治疗。如果考虑手术，术前要全面评估心肺功能，控制基础病，并给予必要的术前治疗。术后要早期活动，加强监护，防止意外。此外，高龄患者应尽量避免全肺切除。

手术患者的肺通气功能、肺活量和最大通气量不得少于预计值的60%，第1秒肺活量不得少于1 500 ml。动脉血氧饱和度在90%以上，二氧化碳分压在50 mmHg以下者，通常可以接受剖胸手术。3个月内有心肌梗死病史、脑梗死病史者，不宜接受外科治疗。

$Ⅲ_B$期和Ⅳ期非小细胞肺癌并非绝对的手术禁忌，经合理的多学科综合治疗，部分病例仍能达到长期存活。对于病灶局限、有完全切除可能者，应当积极争取手术。膈肌麻痹、声音嘶哑、对侧肺或远处有转移、隆突固定增宽等均属相对手术适应证，需进行多方面（增强CT、支气管镜、MRI、PET/CT等）充分评估可切除性后，再进行手术。癌细胞源自段支气管及以上者为中央型肺癌，即使侵及隆突和主支气管，仍可以做支气管成型术或重建术取代全肺切除，而隆突受侵者可以采取合适的外科方法重塑大气道的通气功能。切除重建转移的淋巴结,无结外浸润,一般不累及大血管,都可以顺利剥离。肿瘤累及胸膜或胸壁应提倡大块切除,侵犯食管肌层者也可以进行局部肌层切除,但应注意保护黏膜层。

(六) 肺癌切除要点

(1) 肺叶切除是肺癌切除的标准术式。对于部分直径小且惰性的肿瘤(如以磨玻璃结节为影像学表现的腺癌),较多学者主张更多地保留健康肺组织而行肿瘤亚肺叶切除,即肺段切除或肺楔形切除,能获得不亚于标准肺叶切除术的生存率。但对于手术切缘的标准是一致的:通常应达到切缘距离肿瘤2 cm以上。目前的观点认为,亚肺叶切除术适用于早期病例,高龄、心肺功能差的患者以及周围型结节小于2 cm者,并满足以下条件:① 组织学类型为贴壁型或腺泡型腺癌,或处于浸润前程度;② CT显示磨玻璃成分多于50%;③ 倍增时间大于400天。跨肺叶病例则应根据病灶主体位置,选择主体肺叶切除加相邻肺的楔形切除。

(2) 根据肿瘤外科操作要求,推荐在肺门处理中优先离断肺静脉,以降低癌细胞转移风险。一般而言,先离断静脉并不会增加血液流失。右上肺叶切除时,需要认清中叶静脉,再处理结扎或闭合切割上叶静脉分支;同样,在下叶肺静脉离断前应辨认上叶肺静脉,谨防在静脉共干的情况下误伤邻近的肺静脉属支。肺动脉分支结扎时,可在支气管离断后处理后升支,它位于支气管的后方。血管不论大小都要双重结扎或缝扎,随着器械改良,细小分支也可使用超声刀进行闭合离断。一旦手术中遭遇血管损伤出血,应使用无损伤血管钳阻断出血,而后采用间断全层缝合进行修补。

(3) 淋巴结清扫对肺癌的完全切除和分期具有重要意义。外观正常的淋巴结也有转移的可能。不论是否受累,所有纵隔、肺门淋巴结和脂肪组织均需彻底清除。肺癌的系统性淋巴结清扫应包括至少3站的纵隔淋巴结。清除困难时,应用金属夹标记,作为术后放射定野参考。

(4) 肺静脉内发现有癌栓时可用无损伤止血钳夹住部分心房壁,先结扎房壁使癌栓退出心房腔,再切断缝扎肺静脉。心房壁可以部分切除,但心房腔不能小于2/3。心房壁的缝合采用连续来回缝合,加间断全层缝合。

(5) 恶性胸腔积液来源于癌细胞的胸膜转移。依据手术前胸腔积液检出的有无,可将胸膜转移病例分为干性和湿性病例。若多次细胞学检查不能找到恶性细胞,则可能为渗出液,应考虑做剖胸探查。对于手术中意外发现的胸膜转移病例,可行单纯肺叶切除术或亚肺叶切除的,切除原发病灶。此类病例中是否应行局部胸膜切除、广泛胸膜剥脱术、化疗药物留置目前尚无定论。受累淋巴结及肿瘤病灶的切除,均应遵守大块切除原则,尽量避免肿瘤的挤压和破损。

(七)能量整合医学在肺癌外科治疗中的应用

肺癌的传统外科治疗方式是通过开胸手术行肺叶切除术,但该方法创伤较大,会造成较长的住院周期和更高的并发症风险。随着外科技术不断发展,微创理念逐渐渗透到肺癌的外科治疗领域,出现了电视辅助胸腔镜手术(video-assisted thoracic surgery, VAIS)和亚肺叶切除术等改良技术。然而,这些技术仍存在一些问题,能量整合医学的出现为这些问题的解决提供了新思路,现已成为肺癌微创外科技术的重要补充。

(1)降低电视辅助胸腔镜手术并发症的发生风险

20世纪90年代,VATS开始应用于肺部疾病的诊断与治疗。相比于传统开胸手术,VATS具有创伤小、痛苦小、恢复快等优势。经过多年发展,更是演变出单孔胸腔镜手术、剑突下胸腔镜手术等创新方法。然而,VATS也存在手术视野狭小、操作空间局限和触觉反馈差等问题,如果患肺质量较差(如顺应性差、广泛肺气肿、胸腔粘连和血管脆性较高),更是容易出现肺内出血、长期气胸和神经损伤等并发症。

根据能量整合医学的基本原理,肺部质量较差反映了脏器储能的流失。而通过适当的内环境调节,肺部细胞内的线粒体将恢复能量代谢功能,从而加强细胞的能量供应,恢复肺组织韧性、血管弹性和神经活性,进而提升肺组织抵御外界刺激的能力,降低VATS相关并发症的发生风险。

(2)减少亚肺叶切除术后复发风险

如前文所述,肺叶切除术是治疗早期肺癌的标准术式。但随着肺部结节的发现率逐年提高,许多学者提倡实施亚肺叶切除术(肺段或楔形切除术)以实现更多的肺功能保留。但部分研究表明,亚肺叶切除术仍可能导致更高的术后复发风险,是否将该术式纳入肺癌外科治疗的标准流程仍存在争议。

能量整合医学的发展为亚肺叶切除术的推广奠定了基础。防止肺癌复发的关键在于维持细胞DNA稳定并促进机体免疫功能,而实现二者的基础是充足的细胞能量供给。通过重建患者内环境平衡,线粒体的供能效率会显著改善，维持细胞基因稳定，并恢复免疫系统对肿瘤细胞的监测与杀伤作用，从而有效降低早期肺癌在亚肺叶切除术后的复发风险。

（八）扩大肺癌外科治疗的适宜群体

肺癌的外科治疗是有创操作，患者必须有足够的应激耐受能力和机体修复功能才能接受手术干预。而当患者存在以下情况时，应谨慎考虑外科手术：① 高龄患者；② 合并间质性肺病、COPD 等疾病且导致肺功能严重丧失者；③ 全身状态不佳，如心、肺、肝、肾、凝血功能障碍者；④ 合并其他疾病，如糖尿病、甲状腺功能亢进症且无法有效控制者等。

根据整合医学理念，单一疾病的发生和全身状态不良均是机体的整体变化导致的，而能量整合医学能够恢复患者全身功能。其通过去除体内积聚的环境和代谢致病因素，调节菌群平衡，能够赋能细胞线粒体，从而恢复机体内部能量供给秩序，提高机体免疫功能并重整体液中的内分泌信号，改善原发病，提升机体自愈能力，从而扩大肺癌外科治疗适应群体，使更多肺癌患者获得治疗机会。此外，对于机体状态极差，经能量整合治疗后仍无法耐受手术治疗的肺癌患者，线粒体功能的调节也能够有效减缓肺癌的演进与发展，改善患者生存质量。

（九）加速肺癌外科术后康复

肺组织切除会造成肺部功能的不可逆性损伤，引起呼吸道分泌物清除功能受损。加之术后疼痛抑制了患者的自主咳嗽，可能导致肺不张、肺部感染和抑郁情绪。随着肺癌外科手术体量的日益加大，如何避免围术期并发症，加速肺癌患者的术后康复已成为亟待解决的难题。

根据能量整合医学的基本原理，手术损伤会导致机体内环境稳态的短期失衡，从而引发线粒体功能紊乱，能量代谢障碍，进而导致一系列围手术期并发症的发生。通过能量整合医学治疗，可为线粒体赋能，重建生理修复与更新的平衡状态，降低血清炎症因子，抑制炎症反应并促进组织再生。同时，细胞储能的改善也会重建患者的内分泌环境，有利于患者保持情绪稳定，缓解抑郁心境，降低术后疼痛影响，增强患者的自主咳嗽意愿，促进呼吸道分泌物的及时排出和残肺复张，实现肺癌外科术后的快速康复。

（十）延长肺癌术后生存时间

如前所述，外科治疗是早中期肺癌的首选，但术后仍存在较高复发风险。目前，放疗、化疗、靶向治疗等辅助治疗是预防肺癌术后复发的重要手段，但其效果存在显著个体差异，且可能导致骨髓抑制、消化道反应、谷丙转氨酶升高等不良反应。

癌症的复发、转移是多种因素参与的复杂病理过程。根据能量整合医学的基本原理，内环境稳态失衡是诱发肿瘤转移的重要因素。紊乱的内环境会干扰线粒体的能量供应，截断免疫系统的"燃料"供给，并最终使其进入迟缓甚至停滞状态，肿瘤转移、复发的风险也随之加大。能量整合医学治疗可重新激活线粒体功能，恢复固有免疫与特异性免疫的能量供给秩序，强化机体对异常细胞的监测与杀伤能力，进而有效降低肿瘤复发、转移的风险。此外，线粒体功能的重建也会显著提升机体对外来刺激的防御与适应能力，减少辅助治疗相关不良反应的发生，增进辅助治疗效果，最终全面改善肺癌患者术后生存状态。

（陈 昶 孙唯言）

二、治疗早期肺癌的创新线粒体重激活技术与策略

肺癌的死亡率居高不下，每年死亡人数是胃癌、结直肠癌、乳腺癌死亡人数的总和，严重影响着人们的生命健康。如何使肺癌的发病率下降，始终是全球肺癌诊治和防控领域的研究前沿。

肺癌多由高危肺结节发展而来，肺多发磨玻璃结节（multiple ground-glass nodules，mGGNs）指CT显示2个及以上的肺内密度增高影。随着CT技术的发展，在检出的肺磨玻璃结节中，有40%是mGGNs，并且呈现明显上升趋势。目前mGGNs的治疗多采用手术切除直径8 mm及以上的高危主病灶。术后病理为原位癌或早期肺癌的mGGNs患者，约有21%术后两年会出现第二原发性肺癌，不得不接受多次手术治疗，相当一部分患者因肺功能原因难以再次手术。目前尚缺乏预防结节癌变的系统性干预措施，西医的化疗、靶向治疗和免疫治疗不良反应大，显然不适合肺癌的预防。

线粒体功能异常是肿瘤发生发展的根本原因。线粒体在炎癌转化、肿瘤免疫微环境中发挥关键作用，解析修复受损线粒体的作用机制，对研发临床防治新策略具有重要价值。为此，主编团队创立了中西医重建受损线粒体功能、系统改善癌症微环境的新理论，构建"局部杀灭+系统重建"新方法，原创"西医精准消融+中西医药系统修复线粒体"体系，

即消融联合线粒体修复（ablation and mitochondrial therapy，AMT）新技术和消融联合中医药修复线粒体（ablation and mitochondrial therapy with traditional Chinese medicine，AMTC）新技术，开创性地建立了中西医结合防治mGGNs新策略，即评估分级–同轴活检–精准消融–中医药修复线粒体–再评估的一体化防治体系。主要理论创新和技术创新包括：① 阐明修复受损线粒体与系统性改善癌症内环境和代谢重编程的关键机制；② 阐明AMT新技术的重要机制；③ 研发AMT和AMTC新技术及mGGNs中西医防控新策略，并进行临床疗效验证。

AMT及AMTC新技术及新策略能够显著提升mGGNs的疾病控制率，主编团队已牵头发表专家共识。此研究成果被上海市医保局采纳，2021年此技术已进入上海医保报销目录，改变了此前消融治疗医保报销只适用于晚期肺癌的局面，填补了肺癌二级预防领域的国内外空白，对降低中国肺癌发病率产生了深远的影响。

（一）AMT新技术（线粒体重激活联合消融新技术）

主编团队揭示了修复受损线粒体逆转Warburg效应、产生远隔效应的新机制，提出了修复受损线粒体可以抑制肺癌发生发展的新理论，并阐明了关键机制。

1. 提出修复受损线粒体可以抑制肺癌发生发展的新理论，并阐明其关键机制

研究成果已发表在《Journal of Pineal Research》、《中华中医药》杂志、《Journal of Experimental Clinical Cancer Research》等期刊，并获得两项国家发明专利授权。同时，团队还开创性地研发和揭示了AMT技术在促进抗肿瘤免疫、防止肺癌恶变方面的重要作用，并进行了临床验证，取得了显著的临床疗效。

2. 揭示AMT技术可以促进抗肿瘤免疫、防止合并结节恶变的重要机制并取得临床验证

主编团队在前期理论创新的基础上，构建“局部杀灭+系统重建”新方法，创立系统修复线粒体+西医精准消融主病灶新技术。该技术在消融主病灶的同时，可以促进机体NK细胞抗肿瘤免疫，改善肿瘤微环境中的酸化和乏氧，抑制癌细胞的恶性与侵袭能力，抑制肿瘤细胞干性，从而抑制合并结节的恶变。在国际上首次发表高影响力论文阐明线粒体靶向药物褪黑素通过逆转Warburg效应抑制肺癌发展的机制。

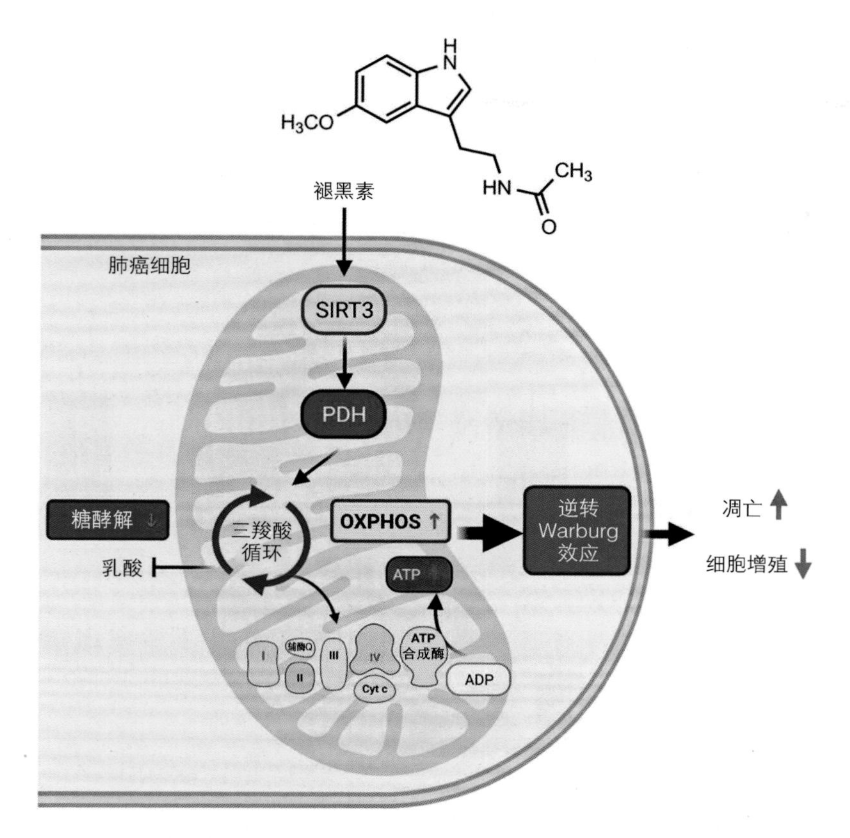

图 5-2-1 褪黑素通过激活 SIRT3/PDH 轴逆转 Warburg 效应抑制肺癌的发展

其中逆转肿瘤酸化微环境和逆转肿瘤代谢重编程的机制为通过降低溶酶体 ATP 5H 质子泵泌氢作用及抑制 HIF-1 通路；通过激活 P53 等抑癌通路，抑制肿瘤细胞恶性程度与侵袭能力；通过修复线粒体，促进 NK 细胞抗肿瘤免疫，从而抑制第二原发肿瘤的生成生长。

主编团队研发了线粒体重激活技术，赋能失衡线粒体，逆向提升其效能，防止肿瘤周围细胞失衡线粒体进一步失能转变为癌细胞。创新 AMT 方法运用消融术联合线粒体重激活术，既无创去除肿瘤，又对肿瘤周围细胞进行有效赋能、逆转其代谢重编程，达到防治结合的效果，消融术的优势是无创去除失能线粒体，联合的线粒体重激活技术可逆转癌症周围的失衡线粒体、逆转失衡线粒体细胞的代谢重编程和肿瘤内环境，此原创方法通过消融病灶——祛邪，通过赋能肿瘤周围失衡线粒体——扶正，系统化地提升线粒体ATP网络能级，帮助生命机体逆转无序性、恢复有序性，达到标本兼治的效果。

褪黑素（MLT）联合消融治疗早期肺癌合并多发结节，是线粒体重激活联合消融治疗的一个典型范例，主编团队开展的临床研究纳入21例RFA（射频消融）+MLT的患者（AMT组），与21例手术患者（手术组）比较，患者术后24个月的随访结果见图5-2-2：

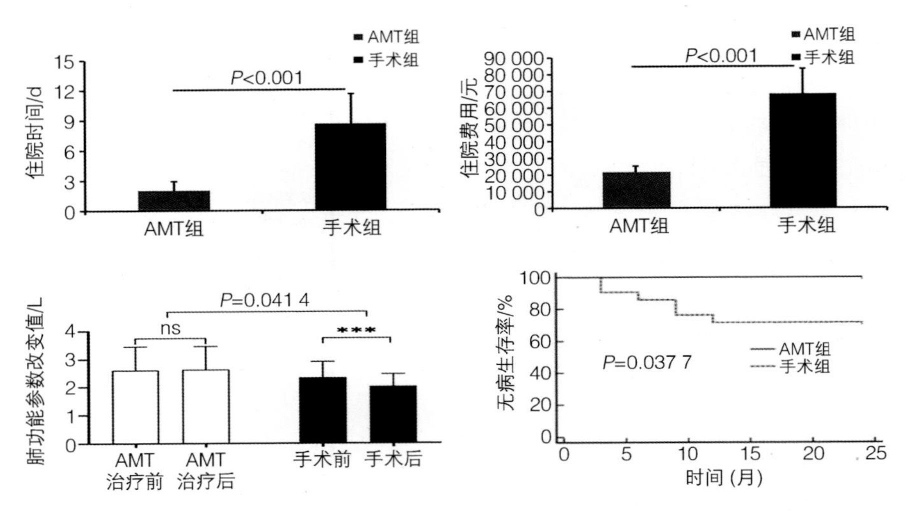

图5-2-2 AMT与手术比较，提升无病生存率，减少医疗费用，降低住院时间，肺功能无损伤

（1）AMT组患者的非消融区结节均无明显增大，而21例手术患者中，4例患者有新发结节或结节增大，其中2例经再手术诊断为侵袭性腺癌。与手术组比较，AMT技术将患者的两年无病生存率提高23.5%。

（2）AMT组住院时间缩短11天，均次住院费用减少4.6万元。

（3）AMT组患者的肺功能在消融术前后（24个月）无显著下降，而手术组在手术前后（24个月）有显著下降。

（4）AMT组未发生严重并发症，而手术组并发症发生率较高，21例均伴随胸痛，其中7例（80.95%）有胸腔积液。

上述临床研究结果显示：采用局部RFA+MLT治疗，可显著抑制早期肺癌合并多发结节患者非消融区肺结节的增大或恶变，防止肺原位癌第二原发灶的再发率，同时可以减少肺功能的损伤及并发症的发生率。

3. 小结

与传统手术相比，AMT法既实现了机体局部肿瘤的清除，又极大地保留了机体肺功能的完整性，同时减少了机体用于创口修复的能量消耗，是对目前外科手术治疗现状的重要突破。

与单一消融术相比，ATM技术兼顾了肿瘤微环境的改善和代谢重编程的逆转，能够全面提升线粒体能量，从而为神经–内分泌–免疫网络提供一个强有力的支撑，从根源上阻止肿瘤的复发和进展，达到形气神兼治的高度。

值得关注的是，线粒体修复技术包括多种靶向线粒体药物。主编团队聚焦线粒体领域开展了系列深入研究，例如：① MLT可以激活Sirt3，增强PDH活性，显著增强线粒体能量代谢，从而逆转Warburg效应，诱导肺癌细胞凋亡并抑制其增殖，从而起到控制肺癌肿块大小并抑制转移的作用。肿瘤细胞依赖有氧糖酵解供能，导致细胞内乳酸的产生增加，这为细胞创造了一个酸性的微环境，有助于侵袭和转移。靶向线粒体药物可以抑制肿瘤的糖酵解与丙酮酸代谢，促进氧化磷酸化，提高细胞产能。② 还原型谷胱甘肽能够抑制IL–6的炎癌变，IL–6是促进炎症发生的重要细胞因子，在慢性炎症到肿瘤的过程中发挥重要作用，还原型谷胱甘肽能够通过抑制PI3K/AKT/FoxO通路，恢复线粒体功能，逆转Warburg效应，抑制炎症因子IL–6的释放，从而抑制炎癌变的进程。③ 双歧杆菌通过“肠–肺轴”调控线粒体质量控制的关键蛋白酶ATP依赖Clp蛋白水解酶（ATP-dependent Clp protease，ClpP），ClpP通过清除错误折叠或受损的蛋白质，维持肿瘤细胞线粒体蛋白的稳态。双歧杆菌通过改变肠道菌群种类与丰度，增强小鼠肠道组氨酸代谢，并下调肿瘤细胞内CLPP的表达，提升肿瘤细胞对化疗药物的敏感性。

总之，上述系列研究表明，靶向线粒体药物能够通过维持线粒体膜电位、纠正线粒体代谢途径、调节免疫失衡、抑制炎癌变、正向调变“肠–肺轴”，从而修复线粒体功能，达到最大化地治疗以及预防结节恶变和肿瘤复发的防治结合效果。

基于以上基础研究，主编团队对线粒体重激活药物开展了系列临床验证研究。在三联线粒体药物干预防治5 ～ 8 mm中高危肺结节癌变的临床研究中，治疗组给予线粒体靶向干预药物（包括褪黑素、双歧杆菌、还原型谷胱甘肽）治疗6个月。复查发现治疗组患者炎症标志物（IL-4、IL-6、IFN-γ、TNF-α）明显低于治疗前，T细胞总数显著增加，而对照组无明显改变。在口服还原型谷胱甘肽治疗直径4 mm左右肺结节患者的临床研究中，发现有43%的患者肺结节直径缩小，肺结节平均直径由治疗前的4.33 mm缩小至3.83 mm（$P < 0.001$）。因此，无论是基础研究还是临床研究均证实线粒体靶向药物能抑制炎症水平，进而抑制肿瘤进展。可以预见，将上述线粒体靶向药物与局部消融联合后，可以充分发挥局部消融和全身重激活线粒体的协同效应，进一步提升治疗效果。

以上基础研究和临床研究证实，AMT技术同时具有局部消融和全身治疗的优势。一方面可以精准化和微无创化消融原位病灶，另一方面通过线粒体重激活技术，能够从根源抑制非消融区病灶的炎癌变恶化，增强抗肿瘤免疫，进而降低复发率。主编团队提出的线粒体靶向药物联合消融创新治疗方案，充分体现了本书反复强调的“局部精准治疗+整体赋能”这一全新理念，必然对早期肺癌合并多发结节的治疗模式产生深远的影响。该理念的提出，旨在提示我们以更加全面的视角看待各种疾病的治疗，不只是肺结节和肺癌的治疗，还可以延伸至其他系统的疾病。以心肌梗死为例，支架植入之后只是解决了局部问题，对于心肌梗死后的功能康复还需要进行线粒体重激活，以提升线粒体网络的效能，推动机体从无序状态向有序状态的转复。

（李　明　范理宏）

（二）AMTC新技术（中西医整合线粒体重激活新技术）

针对mGGNs患者主病灶为早期肺癌，手术后易再发的国内外临床难题以及建立中医药的修复线粒体及防控一体化的解决方案。主编团队在前期理论和技术创新的研究基础上，将德国“能量医学”赋予中国特色，研发益气散结方修复受损线粒体功能的新方剂，开发了具有中国特色的“西医精准消融主病灶+中医药系统修复线粒体”新技术，开创性地建立了中西医结合防治mGGNs新策略，集评估分级-同轴活检-精准消融-病理及基因检测-中医药修复线粒体-再评估的一体化防治体系。在系统性线粒体修复的保护下，开创消融替代手术治疗肺原位癌和早期肺癌合并多发结节的新模式，开创预防肺癌新方法（专家共识已发表）。

外科手术是去除mGGNs主病灶的主要西医手段，2021年4月前，消融技术只能用于晚期肺癌的姑息治疗，当时只有外科手术才可以医保报销（上海医保报销目录限制）。本团队于2015年开始研发“局部消融+中医药系统修复线粒体”新技术，具体如下。

1. 创建AMTC新技术

首届国医大师颜德馨教授经过多年的临床实践，提出气血学说。颜氏内科传人在其基础上发展，提出肺癌的病因病机乃气血失衡所致。气血失衡与线粒体功能失衡互为因果。主编团队深入研究中医药调变线粒体功能的创新方法与机制，发现黄精可以调控M2巨噬细胞线粒体的能量代谢，通过抑制AMPK/PDH信号通路，下调M2巨噬细胞的氧化磷酸化，从而抑制巨噬细胞的M2极化，促进巨噬细胞抗肿瘤免疫，并在此基础上研发益气散结方修复线粒体。益气散结方由黄芪、黄精、黄芩、桃仁、苍术、甘草组成，主要功效是补肺益气、健脾化湿、解毒活血，以达到增能散结的目的。益气散结方方解如下。

黄芪味甘、性微温，入肺、脾两经，长于补气健脾；黄精味甘、性平，入脾、肺、肾经，能益气养阴、健脾润肺益肾。两药配伍，培土生金、金水相生，肺脾肾三脏同治，培补先后天之本，共为君药。黄芪与黄精合奏填精增能之功，高效提升线粒体功能，提高机体ATP产出效能，减少炎症因子，提升人体抗肿瘤的免疫力。

黄芩味苦、性寒，入肺、胆、脾、大肠、小肠经，清热燥湿、泻火解毒，善清中上焦之湿热；桃仁味苦、甘，性平，归心、肝、大肠经，具有活血祛瘀、润肠通便、止咳平喘之功。基于“肺与大肠相表里”，肺肠同治，两药一清一活，共为臣药，能有效清除病理性产物，改善机体内环境，促进线粒体修复，预防炎癌转化。

苍术味辛、苦，性温，归脾、胃、肝经，燥湿运脾和中，为佐药。湿邪，尤其是湿热病邪，多是机体所产生的炎症反应。炎症反应损害线粒体内膜上ETC，使其调节氧化应激与能量代谢功能减弱，ATP合成受损。苍术可使机体津液运化、输布、气化有序，进一步恢复线粒体功能，增强ATP生成，从而促进炎性、免疫内环境和神经调节，达到扶正祛邪的作用。

甘草味甘、性平，归心、肺、脾、胃经，具有益气补中、清热解毒、祛痰止咳、调和药性等功效，本方中兼具攻补兼施、以达佐使之意。

AMTC技术在中医药系统修复受损线粒体的保护下用消融代替手术，适用于：① mGGNs患者，其中高危磨玻璃结节主病灶直径≥8 mm，② 多发肺结节病灶无法手术切除患者；③ 高龄或有基础疾病而无法耐受外科手术或胸腔镜手术者；④ 外科手术或胸腔镜手术后新发、多发结节病灶患者；⑤ 外科手术或胸腔镜手术后剩余多发结节病灶者；⑥ 拒绝接受外科手术者。此方法是对当前手术治疗的重大突破，中医药调变能量代谢的线粒体修复治疗，是一种应用中药组方重新激活线粒体功能的新方法，联合治疗在有效清除局部肿瘤的同时改善了肿瘤内环境，预防合并的中高危结节进展为原位癌。因此，线粒体修复联合消融治疗为mGGNs患者提供了一种创新、高效且微（无）创的治疗手段，彰显了中西医融合治疗的优势和特色。

2. 建立AMTC技术临床新策略

新策略集分级分类评估–同轴活检–精准消融–病理及基因检测–中医药修复线粒体预防–再评估于一体。

（1）创新影像分级及系统中高危分类评估方法

主编团队牵头发表《肺部多发磨玻璃结节中西医结合防治一体化专家共识》，采用前沿影像分级系统，创新机体系统性评估方法，创新建立mGGNs患者的危险度分层，提高癌前病变的检出率。肺结节恶性程度的影像学分类标准参照美国放射学院（American College of Radiology，ACR）2019年发布的Lung–RADS 1.1版标准。其中0类、1类和2类结节基本上为良性结节；3类中，肺结节的恶性概率为1%～2%，属于低危结节；4类中，4A类的肺结节恶性概率为5%～15%，属于中危结节，4B和4X类的肺结节恶性概率＞15%，属于高危结节。主编团队创新建立系统评估方案，系统辅助判别肺结节良恶性及发展趋势，包括线粒体相关酶、细胞因子、免疫相关指标和肿瘤标志物等，具体如下：①超氧化物歧化酶和单胺氧化酶等线粒体相关酶用于评估体内有氧化物损伤和炎症反应水平；② 促炎促癌因子（TNF–α、IL–6等）、抑炎因子（IL–10）和双相因子（IL–17）的表达异常辅助判断体内炎症状态；③ T细胞亚群、自然杀伤细胞、IgE等细胞体液免疫指标异常，多提示T细胞功能紊乱及免疫失衡；④ 癌胚抗原、鳞状细胞癌抗原等肿瘤标志物对肿瘤诊断具有预测价值。但是目前尚未发现敏感度和特异度均为100%的肿瘤标志物，仅表现为一定的相关性。因此，我们制订了创新性系统评估方案，整合肿瘤标志物、免疫相关指标、细胞因子和线粒体相关酶等指标，综合判断分类，并与影像分级联动，提高癌前病变检出率。

（2）创新同轴穿刺活检定位系统，提升活检阳性率和消融准确性，降低不良反应发生率

传统的CT引导下肺磨玻璃结节穿刺活检，受限于操作者熟练程度和患者呼吸活动体位的影响，阳性率仅为30%。主编团队发明无线电磁导航引导同轴穿刺技术（实用新型专利：活检穿刺定位针及系统），将阳性率提升至50%，消融准确性达到100%，极大地提升了穿刺活检和消融手术的成功率，技术成果已在高影响力的国际杂志上发表论文。

（3）中医药修复线粒体防止第二原发肺癌

中医临床实践显示，早期肺癌的产生与正气亏虚、气血失衡以及肺脾肾等脏腑功能紊乱相关，基本病机以正虚为本，邪实为标。基于“扶正祛邪”的学术思想，主编团队创立AMTC技术，即消融治疗mGGNs主病灶，联合益气散结方系统修复线粒体。消融术灭活靶区的肿瘤细胞，术后应用益气散结方，以其填精增能、运脾化湿、解毒活血等药物，共奏扶正祛邪、解毒散结的临床功效。AMTC技术通过修复受损线粒体、提升ATP效能，有效消除肿瘤，调节机体免疫，抑制合并结节发展为第二原发肺癌。

（4）局部与系统再评估

创新性的再评估方案：创新肺部影像学消融后主病灶清除率和疾病控制率再评估，分别评估主病灶成功消融并完全清除以及次要结节的预防和控制作用；创新系统性再评估方案，进行细胞免疫再评估、体液免疫再评估、炎症水平评估、血清肿瘤标志物再评估等。系统评价本创新策略对mGGNs的局部根治效果以及对系统修复线粒体、调节机体免疫和预防合并肺结节恶变的整体效果。

3. AMTC技术的临床验证

主编团队通过中西医协同攻关，发挥协同创新优势，创新中西医防治mGGNs的一体化策略。现将前瞻性随机对照临床研究结果阐明如下。

AMTC技术与单消融术对照的优势：① AMTC技术可将 $\mathrm{I_A}$ 期肺癌合并结节及肺原位癌合并高危结节的疾病控制率提升14.3%；② 显著提

升肺原位癌合并中低危结节的主病灶清除率达46.7%；③ 显著提升患者T细胞数，下调IL-6和IL-17A，降低神经元特异性烯醇化酶（NSE）水平。阐明益气散结方可以有效修复机体受损线粒体、降低炎症因子，调节机体免疫，抑制合并结节发展为第二原发肺癌（相关临床研究性文章已发表于国际期刊）。

绝大多数的肺原位癌/肺原位癌合并多发结节患者不需要手术，其分层治疗策略如下：① 肺原位癌合并高危结节：消融术联合益气散结方。② 肺原位癌合并中危结节：消融术联合益气散结预防方。③ 肺原位癌合并低危结节：消融术联合益气散结预防方（剂量根据辨病进行微调）。

对消融后的高危结节，我们用益气散结方来扶正祛邪。方中的黄芩可以去除癌症内环境中的热毒、痰毒、湿毒和瘀毒；方中的黄精能“补诸虚、填精髓”，作为线粒体所需的五谷精微中的顶级之品、补充线粒体产生ATP的“燃料”；黄芪补气固肺；苍术燥湿运脾，用于缓解因脾胃虚弱所致的营养不良和消化不良；甘草和中益脾，以加强脾胃运化增加线粒体ATP的“燃料”。此方注重用补血、运化、助推的方法增加线粒体产生ATP的“燃料”以及助推升阳，用燥湿的方法去除线粒体的湿气，保持适合线粒体的湿度；其扶正祛邪的整体作用即是在恢复了线粒体的最佳产能条件后，运化脾胃、滋阴以增加对线粒体产生ATP的“燃料”补充，跃升线粒体ATP的浓度及效能；线粒体ATP效能的跃升可带动机体神经-内分泌-免疫网络的效能提升，因此，我们在临床上运用了此方后不但能看到合并的高危结节缩小，还可以看到其他系统和脏器的功能恢复，如精神和体力恢复，睡眠改善等。此方可以治疗的疾病涉及神经、内分泌、免疫、呼吸、消化等多个系统、多个领域，达到形气神同调的效果。

对肺原位癌合并中、低危结节，主编团队在消融后用益气散结预防方“治欲病、防大病”，我们在对黄精和黄芩的基础研究中发现两药联用能够促使肺癌细胞发生铁死亡（与线粒体密切相关），显著抑制肺癌的发生、发展。不论在荷瘤小鼠的药物筛选实验中，还是在原位肺癌模式动物的药物筛选实验中，都证实了此两药联用的显著效果，肿瘤缩小的效果与顺铂（DDP）相同，但中药有更多DDP所达不到的作用，如对线粒体的修复和线粒体ATP浓度提升的作用以及对肿瘤细胞恶性程度逆转的作用（相关技术已申请专利。）所以不管是肺癌患者还是炎癌变的高危结节患者用此两药可以有更好的远期疗效(剂量需根据辨病进行微调)。

(三) 小结

(1) 主编团队在国际上首次发表原创性论文阐明修复受损线粒体可系统性改善癌症内环境和代谢重编程的新理论,并阐明其关键机制。

(2) 主编团队研发AMT技术,并在国际上首次发表高影响力论文揭示其重要机制。临床研究发现:与手术相比,AMT可将mGGNs患者术后两年无病生存率提升23.5%,住院时间缩短11天,住院费用减少4.6万元,且肺功能无损伤,术后并发症少。

(3) 主编团队研发修复线粒体益气散结新方剂,建立AMTC技术,创立mGGNs中西医防治一体化临床新策略,首次阐明AMTC新策略的临床效果,与单消融术相比,AMTC可将mGGNs的疾病控制率提升14.3%,达到防治一体化的效果。

(4) AMTC技术创新了中西医整合防治早期肺癌合并多发结节的高效新模式。中医药系统修复线粒体+局部消融代替手术切除,大大降低了手术切除带来的机体损伤,并实现防治一体化,解决了mGGNs第二原发肺癌的难题,此技术对改变当今的治疗模式和降低中国的肺癌发病率有着深远的意义,填补了肺癌二级预防领域的国内外空白。

(范理宏　陈英群　颜乾麟)

三、音乐治疗重塑癌症患者的情绪

心理情绪因素在疾病的发病过程中起着极其重要的作用。目前流行病学研究已证实一些特定的性格特征、负性情绪、不良生活习惯、负性生活事件与肿瘤的发生、发展及预后有关。上海市第十人民医院范理宏团队自2015年起先后与上海大学音乐学院、上海音乐学院合作,建立音乐治疗联合工作室,聘请德国慕尼黑音乐与艺术学院的音乐治疗家Wolfgang Mastnak教授担任工作室顾问,由此搭建音乐和医学相结合的平台,通过前期研究,该项目团队发现主动式音乐治疗不仅在患者的负性心理干预方面具有更好的效果,而且在治疗过程中的互动和创作行为能够有效地激发患者自身的潜能,对其认知功能、社会功能等方面的康复也有显著作用。

（一）抑郁障碍的病因分析

抑郁障碍患者病因和发病机制复杂，目前学术界的主要观点如下。

1. 遗传

遗传因素是抑郁障碍发生的重要因素之一。抑郁障碍患者的一级亲属罹患抑郁障碍的风险是一般人群的2～10倍，遗传度是31%～42%。

2. 神经生化

人类脑内主要有三大神经递质系统，分别是去甲肾上腺素（noradrenaline，NE）能、多巴胺（dopamine，DA）能和5-羟色胺（5-hydroxytryptamine，5-HT）能神经递质系统，它们在抑郁障碍的发病中均扮演了重要角色。此外，其他神经递质如肾上腺素、乙酰胆碱、组胺、γ-氨基丁酸等也与抑郁障碍的发病密切相关。

3. 神经内分泌

抑郁障碍患者的下丘脑-垂体-肾上腺（hypothalamic- pituitary-adrenal，HPA）轴功能异常，表现为血中皮质醇水平升高、应激相关激素分泌昼夜节律改变及无晚间自发性皮质醇分泌抑制等。下丘脑-垂体-甲状腺（hypothalamic-pituitary-thyroid，HPT）轴异常可能也参与了抑郁障碍的发病。

4. 神经影像学

随着磁共振成像技术的发展与普及，关于抑郁障碍脑结构和功能影像学的报道也越来越多，目前较为一致的发现主要涉及两个神经环路：一是以杏仁核和内侧前额叶皮质为中心的内隐情绪调节环路，包括海马、腹内侧前额叶皮质、前扣带皮质、背侧前额叶皮质等，该环路主要受5-HT调节；二是以腹侧纹状体/伏隔核、内侧前额叶皮质为中心的奖赏神经环路，该环路主要受DA调节。抑郁障碍患者的这两个环路都存在神经递质浓度、对负性/正性刺激的反应、静息功能连接、白质神经纤维、灰质体积、脑代谢等多个水平的异常，且这些物质的异常可能分别与抑郁障碍患者不同的临床症状相关。

5. 脑电图

对抑郁障碍患者的脑电图（electroencephalogram，EEG）研究发现，抑郁严重程度与患者左右脑半球平均整合振幅呈负相关，且抑郁障碍患者EEG异常有侧化现象，呈现出右脑半球的激活程度升高，多表现为右脑半球α波相对降低，α波的右/左比值降低及右半球快波波幅的相对增加，这种激活程度升高主要表现在额区，以右额叶为主，并认为与抑郁情绪产生有关。

6. 应激事件

一般来说，生活中的应激事件如亲人丧失、婚姻关系不良、失业、严重躯体疾病等是抑郁障碍发生的危险因素，均可能导致抑郁障碍的发生。

此外，有学者还提出了第二信使失衡假说、神经可塑性假说及抑郁障碍能量代谢假说等。然而，至今仍缺乏有效的抑郁障碍特异性诊断标志物，部分研究结果甚至难以重复验证，因此还需要更多的研究进一步探索抑郁障碍的病因和发病机制。

（二）线粒体代谢与精神障碍疾病的发病机制（以抑郁障碍为例）

精神疾病如情感障碍、精神分裂症多是慢性、易复发性疾病，虽然从传统上看属于神经化学性疾病，现在有研究提示这些疾病与突触可塑性和细胞修复能力降低有关。越来越多的研究表明，线粒体损害导致神经元可塑性损害和细胞修复能力下降，反过来又促进精神疾病的发展。同时，也有越来越多证据表明，线粒体功能障碍是影响精神障碍的因素之一。线粒体功能损害在情感障碍（如抑郁障碍）、精神分裂症和孤独症等精神疾病中起着重要作用。

抑郁障碍的线粒体能量代谢障碍不仅存在于中枢系统，如前额叶、基底节、海马、小脑等，在外周如肝脏、骨骼肌、腓肠肌、心肌、咬肌等均可见异常。研究显示，抑郁障碍的线粒体能量代谢障碍涉及多系统、多部位，是全身广泛性的损伤。中枢线粒体能量代谢障碍很可能与抑郁障碍的精神症状密切相关，而外周的线粒体能量代谢障碍很可能是抑郁障碍躯体症状的原因，这与抑郁障碍的多系统复杂症状不谋而合。肝脏、骨骼肌、心肌、神经都是高需能器官，更容易出现症状，出现如饮食及体重障碍、疲乏无力、头部背部或其他部位的躯体疼痛、心慌、胸闷、恶心、呕吐等多种表现。

1. 线粒体功能和形态异常

研究表明，抑郁障碍患者或模型动物体内线粒体功能和结构发生显著变化，具体表现为线粒体分布稀疏，内嵴紊乱或溶解消失，基质疏松，线粒体肿胀，部分呈空泡变性，这些变化可导致ATP含量降低、常规和非耦合呼吸指数异常（此处指线粒体内常规呼吸作用及不依赖ATP合成酶的非耦合呼吸能力下降），最终造成线粒体能量代谢障碍。线粒体结构和功能异常，在外周表现为疲劳等躯体症状，在中枢表现为神经损伤。部分研究证实，给予药物后，线粒体形态恢复，抑郁症状减轻，提示药物可能通过改善线粒体形态发挥抗抑郁作用，此结果支持了线粒体异常可导致抑郁障碍发生的学说。

2. 线粒体复合物活性改变

在细胞呼吸链中的电子传递有着严格的方向和顺序，即电子从氧化还原电位较低的传递体依次通过氧化还原电位较高的传递体逐步流向氧分子。除去这些电子载体外，有些还具有将质子跨膜传递到膜间隙的作用，通常将能够传递质子的复合物称为递氢体，或称递质子体。电子与质子的传递导致线粒体膜两侧产生电化学梯度，ATP的生成有赖于电化学梯度的建立，线粒体复合物（Ⅰ～Ⅳ）在此充当电子载体和递氢体的角色，故线粒体复合物（Ⅰ～Ⅳ）活性一旦发生改变，将直接影响ATP的产生，导致线粒体能量代谢障碍。抑郁障碍模型大鼠和临床患者的脑中线粒体复合物（Ⅰ～Ⅳ），尤其是线粒体复合物Ⅰ，其活性被显著抑制，且组成4种复合物的部分亚基表达量也发生了变化。抑郁障碍大鼠接受药物治疗后，抑郁症状改善，线粒体复合物活性增强。以上研究表明，线粒体复合物的改变可引起或治疗抑郁症。所以，线粒体复合物（Ⅰ～Ⅳ）活性改变与抑郁障碍发生发展有着密切的联系。

3. 酶水平变化

辅酶Q_{10}是一种脂溶性抗氧化剂，它除了具有抗氧化、清除自由基、提高人体免疫力等常规功能外，还具有通过递氢和电子传递进而控制能量代谢的功能，是线粒体ETC过程中一个必不可少的辅助因子。其不仅能改善慢性轻度应激（chromic mild stress，CMS）模型大鼠氧化应激行为，而且可增强线粒体复合物（Ⅰ～Ⅳ）的能力。研究表明，抑郁障碍模型大鼠体内辅酶Q_{10}水平发生变化，给予辅酶Q_{10}治疗后抑郁症状显著减轻，说明辅酶Q_{10}在抑郁的发生和治疗方面发挥着重要作用。

4. 线粒体能量代谢分子水平变化

（1）线粒体DNA缺陷和数量减少

大脑中线粒体DNA突变会影响大脑的神经功能。研究表明，抑郁障碍患者和模型动物体内线粒体DNA数量发生改变，且线粒体基因序列改变可导致抑郁障碍的发生。现有的文献表明，氧化应激和低效率的DNA损伤修复均存在可能导致抑郁障碍患者细胞内DNA损伤的增加，应激可使mtDNA数量增多，导致氧化磷酸化效率下降，使机体产生的ATP减少，从而影响细胞正常功能。HPA轴线粒体功能下降，递质传递功能减弱，进而引发抑郁情绪等症状。抑郁障碍患者DNA损伤的增加可能是氧化应激和DNA损伤修复效率降低共同作用的结果，这两个因素可能通过炎性小体NLRP3与炎症相互作用，而炎症是抑郁障碍发病的关键因素，抑郁障碍与炎症、氧化应激和DNA损伤相关疾病的共病间接证明这些机制可能参与了抑郁障碍的发病。

（2）ATP水平降低

大脑中ATP水平的变化可直接影响神经功能，从而改变机体的行为和认知活动，上述结果表明在抑郁障碍患者和模型动物体内普遍存在ATP产生速率和水平偏低的现象，且服用ATP后抑郁行为明显减轻，说明ATP水平的变化确实可导致抑郁障碍的发生与恢复。

（3）线粒体膜电位下降

线粒体膜电位下降可导致ATP合成终止，同时使细胞质内的ATP快速水解，从而导致ATP耗竭，钙离子内流，细胞凋亡。线粒体膜电位下降通过改变ATP水平间接导致抑郁障碍的发生。

（4）ROS产生过量

研究发现，外周血中氧化应激标志物浓度和抑郁障碍严重程度之间存在正相关关系。ROS主要在线粒体中产生，其过量产生可改变线粒体外膜的通透性，释放线粒体关键酶，引起线粒体损伤，进而影响线粒体的整体功能，使线粒体的产能作用降低，导致中枢神经系统供能不足，造成中枢神经损伤，最终加重抑郁障碍的发生、发展。

（三）音乐治疗及其干预机制

音乐治疗（music therapy）作为艺术治疗中发展相对成熟的一门独立学科，是一种新型的疾病辅助治疗手段。在传统的临床“药片”（药物）和“刀片”（手术）治疗之外，音乐治疗综合运用音乐元素和音乐活动解决心理、生理等健康问题，涉及许多相关专业，包括音乐学、音乐表演、医学、心理学、社会学、人类学、统计学等，流派丰富，应用广泛。世界音乐治疗联合会（The World Federation of Music Therapy，WFMT）对音乐治疗的定义是：音乐治疗是合格的音乐治疗师与来访者合作，运用音乐或者音乐要素（声音、节奏、旋律与和弦），通过设计的治疗程序，以达到建立和促进交流、交往、学习，调动来访者积极性、自我表达、促进团体和谐和其他相关治疗目的，从而满足身体上、情绪上、心灵上、社会和认知上的需求。音乐治疗的目的是激发潜能，恢复个体机能，以便来访者能够达到身心更好地统一，通过预防、复原或者治疗使得来访者的生活得到改善。

音乐治疗为何有效、如何起效、对什么有效、对谁有效？这是非常重要的问题，目前仍然存在许多不同的研究观点和解释。音乐治疗是一门涉及神经生物学、文化人类学、音乐学、医学、美学、社会学、心理学等跨学科内容的新兴学科，音乐治疗的作用机制包括神经可塑性、心理系统、大脑奖赏系统、副交感神经系统、身心平衡康复、默认模式网络、审美的潜能等多方面的内容。下文试图从以下五个方面来阐述音乐治疗的治愈力量和治疗机制。

1. 音乐治疗与脑功能

为更多了解音乐与大脑的紧密关系及音乐对大脑产生的影响，有必要深入探索大脑感知音乐的神经机制，分析感知音乐时大脑神经活动的情况，探索音乐治疗加工的神经机制。机制研究的主要方法包括脑电图（EEG）、事件相关电位（ERP）、脑磁图（MEG）及fMRI等。

（1）情绪加工的神经系统

大量研究显示，下丘脑、前额叶皮质、边缘系统及脑干网状结构是情绪调节的主要脑区。这些重要的脑区作为每一个节点所构成的互相联系形成各种神经回路参与情绪的表达（图5-2-3），当刺激这些部位时会产生快乐、紧张、恐惧、愤怒等情绪。

杏仁核是大脑情绪加工的重要场所（主要是负面情绪，如恐惧情绪等），包括12个亚核团，位于颞叶内侧，与海马前部相连，主要接受来自两方面的信息：一方面来自感觉皮层的信息，一方面来自皮层下核团的信息。早在1939年就有学者发现，猴子在杏仁核损伤后出现了异常情绪反应，其显著特征是失去了恐惧情绪，表现为对引发恐惧反应的物体不再产生回避行为。杏仁核的外侧核负责整合来自大脑多个区域的信息，使恐惧反射中的联结得以形成。外侧核则将信息投射到杏仁核的中心核。如果一个刺激被分析加工且置于适当情景，当它被确认代表的是某种威胁或潜在的危险时，到达中心核的这些投射就会引发情绪反应。

（2）情绪与神经网络

① 积极情绪

积极情绪涉及一种叫“奖赏回路”的大脑网络，包括皮质腹侧基底神经节系统，包括腹侧纹状体（VS）和中脑（即腹侧被盖区）。在奖赏回

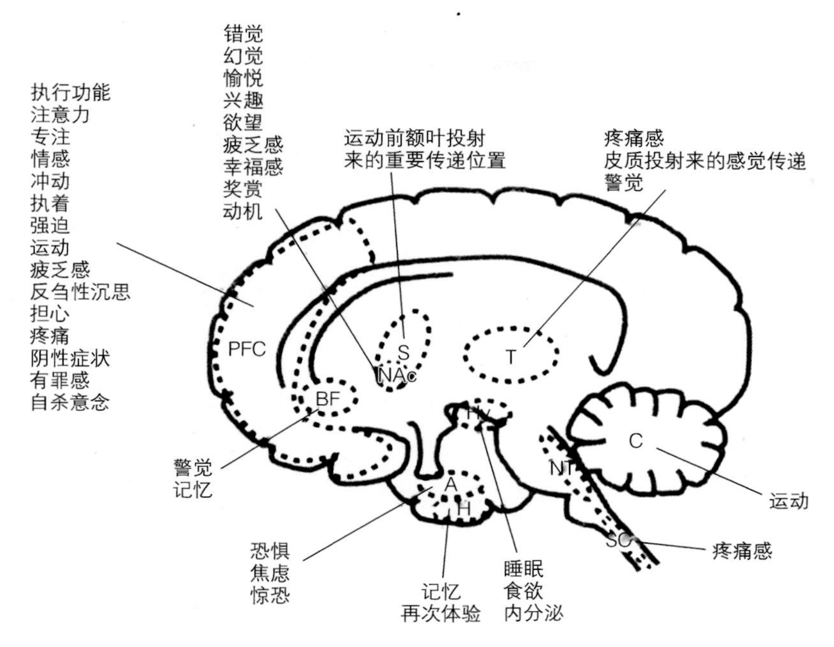

图5-2-3　与特定脑区相关的行为

路中，奖赏相关信息通过一个回路进行处理，该回路涉及来自眶额皮层（OFC）和前扣带回皮质（ACC）的谷氨酸能投射以及从中脑到VS的多巴胺能投射。在这种奖赏消费过程中，神经影像学研究注意到VS（包括伏隔核）在动物研究结果中的中心作用。在预期和消费奖励期间，VS持续激活。此外，VS在愉快经历时也被激活，包括药物滥用者使用药物、愉快的性接触、成功达成运动目标等。OFC被描述为大脑皮层处理的第一个阶段，在这个阶段中，奖励的价值和快乐被明确地表示出来。OFC与ACC、岛叶皮质、体感区、杏仁核和纹状体有很好的联系。OFC内的区域根据刺激的奖励性质或愉悦性调节其活动，并随着对这种奖励刺激的习惯或者刺激性质的变化而改变这种奖励反应。因此，饥饿的动物可能对食物气味有很强的眼眶反应，但随着进食量的增加，这种气味的愉悦度/回报值降低，这与OFC的反应一致（图5-2-4）。

除了VS和OFC外，其他多个脑区也参与奖赏处理，包括尾状体、壳核、丘脑、杏仁核、前岛叶、ACC、后扣带回皮质、下顶叶和除OFC以外的前额叶皮层（PFC）亚区。除了高层次的皮层表征，愉悦感似乎也在外周

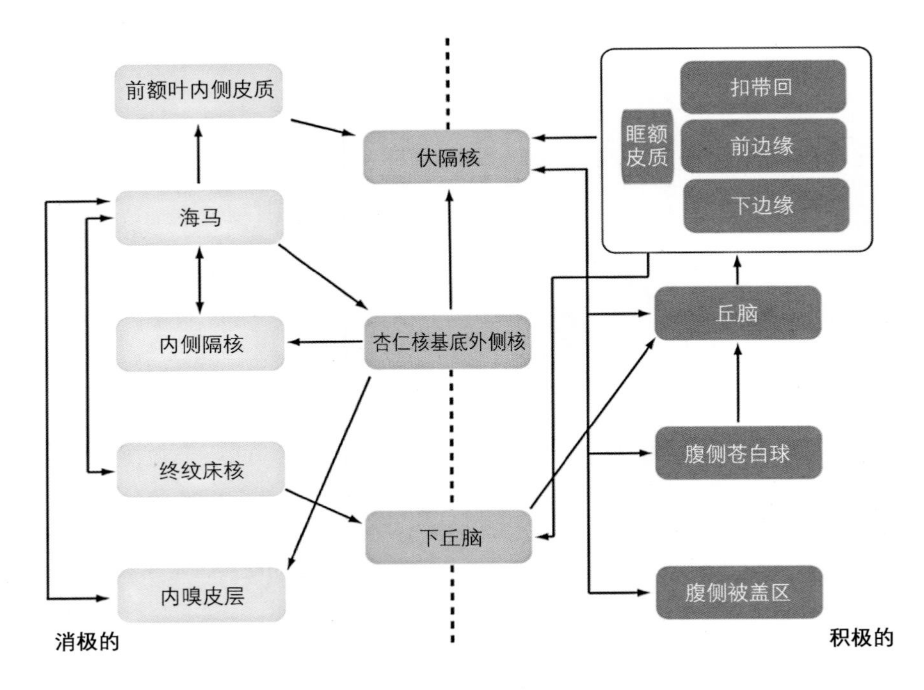

图 5-2-4　最常与消极情绪（如厌恶、焦虑、恐惧等）相关的区域于左侧显示为浅阴影，与积极情绪（如吸引、奖励）相关的区域于右侧显示为深阴影

感觉加工这种低层次里有编码。人类嗅上皮（嗅觉感受器，包括嗅细胞、支持细胞、基底细胞和Bowman腺，在嗅上皮中，嗅觉细胞的轴突形成嗅神经）对愉快气味和不愉快气味的反应存在电活性差异。

②消极情绪

根据动物实验，在与急性疼痛相关研究中，描述了一个分散式疼痛处理的大脑网络，其中情感体验和感觉处理是可以分离开来的。一般来说，这个网络包括丘脑、ACC、岛叶、初级（SI）体感皮质、次级体感皮质（SII）及PFC。其中外侧系统代表了疼痛的感觉辨别方面，SI和SII是其中的主要结构，内侧系统代表疼痛情绪动机方面，其主要结构包括ACC和岛叶。内侧PFC（包括部分OFC）和VS（包括NA）之间功能连接的改变已经被证明是从亚急性疼痛向慢性疼痛转变的预兆，表明处理负面情绪脑区与参与愉悦和奖赏处理的大脑区域有重叠。

除疼痛外，另一种可以导致强烈不快情绪的感觉是呼吸困难。呼吸困难的不同感觉品质包括空气饥饿感（即呼吸的冲动）、过度呼吸的感觉（即吸气阻抗增加）及与支气管收缩相关的胸闷感。岛叶皮层及边缘结构（包括ACC和杏仁核），会再在空气饥饿和过度呼吸时被激活。与呼吸困难没有强烈关联的不愉快感会在前岛叶和杏仁核中被处理。

大脑杏仁核区对于恐惧、奖励和焦虑等情绪处理来说是至关重要的。杏仁核外延的终纹床核（BNST）是连接杏仁核与下丘脑的区域，是边缘系统重要结构之一，参与内分泌、内脏活动及性行为等多种生理活动的调节。杏仁核代表心理本能，和大脑皮层关系密切，本能 > 心理；而终纹床核代表生理本能，和下丘脑、脑干关系密切，本能 > 生理。终纹床核BNST的作用是生理和心理的接口，把生理活动变成情绪和欲望或者反之。实验证明，和谐的音乐可能会刺激杏仁核背部血氧水平升高，同时与腹侧纹状体和前扣带回连接，产生积极正向的情绪反应，降低与恐惧、愤怒相关的活动，增强抑郁患者的愉悦情绪。不和谐的音乐则会增加刺激杏仁核中部的血氧水平，产生消极情绪反应，同时与颞叶、海马、海马旁回连接（大脑结构见图5-2-5）。

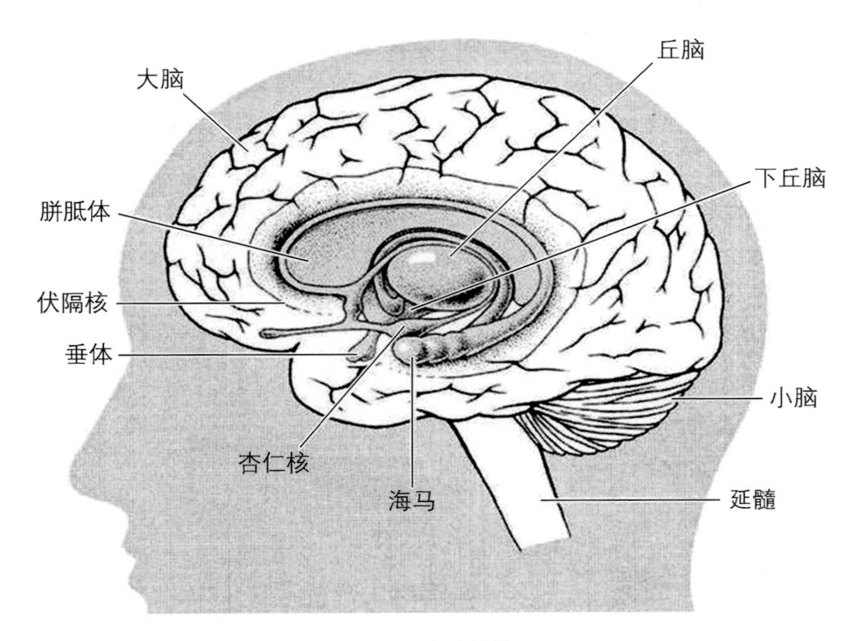

图5-2-5 大脑结构

中脑腹侧被盖区（VTA）和下丘脑外侧区（LH）是大脑奖赏、动机和警觉神经网络的关键节点。从终纹床核（BNST）到腹侧被盖区（VTA）和下丘脑外侧区（LH）的通路可以改善情绪、减轻焦虑。研究人员证实，通过音乐人为地增强这些通路的活性可以改善情绪、减少焦虑行为。音乐治疗常见的相关区域见图 5-2-6。

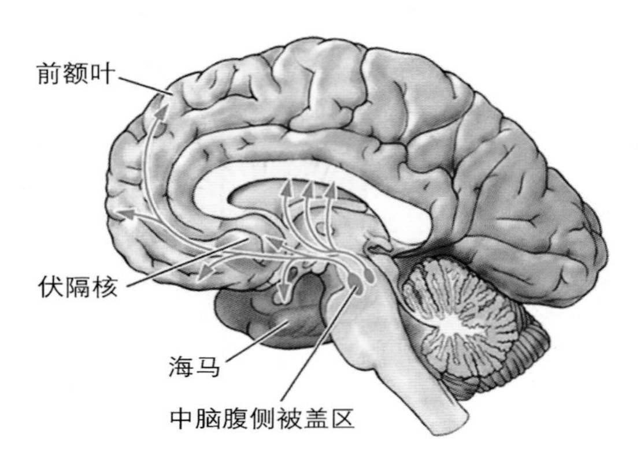

图 5-2-6　音乐治疗常见的相关区域

伏隔核位于基底核与边缘系统交界处，是基底前脑的一个较大的核团，是一组波纹体中的神经元。伏隔核被认为在大脑的快乐中枢对诸如食物、音乐等刺激有反应。伏隔核是大脑奖赏回路中非常关键的神经结构，调节释放多巴胺等多种神经递质的水平。研究表明，美妙的音乐可激活伏隔核，令大脑的全部注意力都集中在奖赏响应上。

大量的功能性磁共振成像数据显示，音乐能够调节多个边缘系统（包括海马结构、海马旁回及内嗅区、齿状回、扣带回、乳头体及杏仁核等）和旁边缘系统大脑结构的活动，特别是纹状体（例如伏隔核：大脑的快乐中枢，对诸如食物、性、音乐等刺激有反应）、背侧中脑（包括腹侧被盖区和中脑导水管周围灰质）、杏仁核（在形成和记忆情感反应起着重要作用）和海马（联想记忆和情景记忆形成和储存的重要场所）。

2. 音乐治疗与大脑可塑性

可塑性（plasticity）是大脑的主要属性之一。动物和人类的中枢神经系统均具有一定的可塑性。近年来，认知神经科学越来越注重从动态的视角来研究大脑，观察大脑在发展过程中的结构及功能的变化情况。大脑在发育和成熟阶段都具有极强的可塑性，大脑成熟以后，在受到一些经验和训练的影响下（例如运动训练、音乐训练等），会持续具有可塑性。宏观上，大脑结构的改变包括皮层厚度的变化、不同脑区勾回面积的变化等；微观上，大脑结构的改变包括树突长度的增加、突触结构与功能改变、神经元数量的改变及大脑皮层新陈代谢的变化等。

有研究发现，音乐训练可以改变大脑的功能和结构组织，结构成像研究发现音乐家比非音乐家的脑灰质体积更大。运动、听觉、视觉皮层和小脑等可能是与音乐技能相关的区域。音乐引起大脑区域的功能差异可能包括：手势运动技巧、听觉感知及情绪记忆方面的认知。对于预组与对照组的磁共振研究发现，音乐治疗可以引起海马的功能可塑性。音乐可以引起认知功能、大脑结构方面的变化，提示音乐治疗能够引起神经可塑性。

默认模式网络（default mode network，DMN）是静息状态脑功能网络研究中最受关注的领域之一。人体大脑约占人体总重量的2%，但消耗了人体能量的20%。Reichle把这种固定存在的神经活动称为大脑的“暗能量”，这些新陈代谢在特定的区域体现，并形成了一种默认模式网络，这些特定区域包括前扣带回皮质/楔前叶、内侧前额叶皮质等。在精神分裂症、焦虑症等精神疾病的研究中发现，患者的默认模式网络功能连接存在异常。精神分裂症患者两侧海马与前扣带回皮后、视皮层、中侧前额叶皮质等区域的功能连接减少，而这些脑区与事件记忆和情景记忆有关。抑郁障碍患者中该网络也存在异常情况。

有研究证明，音乐训练可以使DMN相关区域的协调能力增强，同步活动增强。音乐家DMN功能连接比非音乐家强，主要表现的区域包括顶叶、额中回、颞下回、颞中回。研究提示长期的音乐训练和治疗有助于提高DMN的功能连接性，也反映了音乐治疗对大脑可塑性的影响。

3. 神经生化：音乐治疗可以促进神经递质的分泌和转化

人的生理状态和精神状态无时无刻不处于体内各种激素的调控之下。节奏、音色、旋律、和声等各个音乐元素通过感官进入人的大脑，大脑边缘系统和脑干网状系统获取相应的信息，通过调节体液和神经促进多巴胺、5-HT等神经递质的分泌和转化，可以起到调节身体平衡，达到生理、心理平衡的康复效果。

（1）多巴胺（dopamine）

多巴胺是下丘脑和脑垂体中的一种关键神经递质，能直接影响人的情绪，同时中枢神经系统中的多巴胺浓度又受精神因素的影响，也与上瘾有关。多巴胺也是大脑的“奖赏中心”，又称多巴胺系统。这种脑内分泌主要负责大脑的情欲、感觉，能使人感到开心或兴奋。根据研究所得，多巴胺能够治疗抑郁障碍，而多巴胺不足则会令人失去控制肌肉的能力，严重者会令患者的手脚不自主地震动或导致帕金森病。

雷氯必利正电子发射断层扫描试验的数据显示，对音乐的强烈愉快反应可能与纹状体系统多巴胺的释放有关。多巴胺本身的活性受到内源性阿片类物质的调控，接触音乐（和其他愉快刺激，如食物等）时，这种多巴胺能的活动可能由内源性阿片样物质调节，阿片样物质的传出通路直接调节这种愉快的感觉和行为。

（2）5-羟色胺（5-HT）

5-HT最早是从血清中发现的，又名血清素。目前的研究认为，5-HT存在于大脑和消化道中，在各种调节过程中起着关键作用，可参与控制情绪，调节睡眠、体温、食欲、性行为、运动、心血管功能、痛觉等。脑内的5-HT作为神经递质，主要分布于大脑的松果体和下丘脑。5-HT能调节情绪，产生愉悦的心情，可以让大脑产生“满意感”“满足感”。当脑内的5-HT水平升高时，人会感觉开心、愉快，如果5-HT水平下降，人将会感觉糟糕、沮丧，情绪低落。

抑郁、焦虑是常见的心境障碍，多由心因性因素（如重大精神创伤或持久性精神紧张或不良环境、缺乏良好的生活习惯）、器质性因素（如躯体各种器质性疾病）等引起脑内去甲肾上腺素和5-HT含量降低导致。对于抑郁症患者而言，体内的5-HT水平降低，临床上常使用一些增加5-HT水平的药物。例如，SSRIs抑制突触前膜对5-HT的再摄取，SNRIs、三环类药物（TGAs）抑制对5-HT、去甲肾上腺素的再摄取。

对于抑郁症、焦虑症等心理情绪障碍的患者，除了用药之外，缓解抑郁、焦虑情绪不妨多途径进行。有研究证明，音乐治疗可以在药物治疗的基础上，进一步促进大脑神经递质分泌物质的分泌和转化，促进多巴胺、5-HT、血清胺、去甲肾上腺素、肾上腺素、乙酰胆碱、组胺、γ-氨基丁酸等神经递质的平衡。对于病症较轻的焦虑、抑郁状态的患者，有时候音乐治疗可以起到与药物治疗相同的效果。

4. 音乐治疗帮助线粒体在应激状态下恢复稳态

线粒体功能障碍是影响精神障碍的因素之一。目前，基因学、细胞生物学、影像学等研究数据都说明线粒体功能参与精神障碍的病理生理过程，但其具体机制不明，有待进一步研究探索。研究提示，抑郁和焦虑等精神障碍患者都有线粒体能量代谢水平变化、线粒体DNA缺陷及数量减少、ATP水平下降、线粒体跨膜电位下降、ROS过量等情况。这些进而影响线粒体的整体功能，使线粒体的产能作用降低，导致中枢神经系统供能不足，造成中枢神经损伤，最终加重抑郁障碍等精神障碍的发生、发展。线粒体在调整神经元环路突触长度、突触可塑性和细胞恢复能力及高级复杂大脑功能如认知、情感、行为等方面起着重要作用。因此，改善线粒体功能，为治疗精神障碍提供新的思路。

人体想要拥有健康的身体和心理状态，关键要素是保持线粒体功能正常。如果人体是车辆，线粒体便是发动机，线粒体优化就好比技工在做定期检查和保养。线粒体未折叠蛋白反应（UPRmt）等信号通路的缓冲作用可以帮助线粒体和细胞质恢复蛋白质稳态，但如果应激压力掩盖了线粒体自身的稳态系统，将使线粒体功能及细胞内蛋白质紊乱进一步恶化。慢性应激压力将最终导致细胞内蛋白质稳态崩溃，细胞凋亡。有研究表明，除了传统的药物、营养等治疗方式，音乐、运动和心理治疗等辅助方式，可以帮助线粒体更好地应对应激压力，启动UPRmt，使分子伴侣、蛋白酶等表达水平上调，帮助蛋白恢复正常构象，以重建线粒体蛋白稳态。

音乐治疗可以改善患者的心理状态和身体机能运行状态，通过聆听美妙的音乐，根据音乐的节奏、旋律进行身体律动、身心放松、肢体锻炼，可改善线粒体的健康状态，促进线粒体加速工作，使线粒体充满活力，从而影响线粒体的功能。部分研究证实，给予药物和营养治疗后，参与音乐治疗的患者与只接受传统治疗的患者相比，其线粒体形态恢复状态、抑郁和焦虑症状减轻效果更为明显。

5. 音乐可以产生物理共振和心理效应，构建人体内环境的稳态

现代医学认为，音乐之所以能防病治病，是因为人体机能由许多有规律的振动系统和多种生物信息符号构成。人的脑电波运动、心脏搏动、肺的舒缩、肠胃的蠕动及自律神经活动形成有规律的振动系统。音乐声波的频率和声压会引起生理上的反应。音乐的频率、节奏和有规律的声波振动，是一种物理能量，而适度的物理能量会引起人体组织细胞发生和谐共振现象，能使颅腔、胸腔或其他某一个组织产生共振，这种声波引起的

共振现象，会直接影响人的脑电波、心率、呼吸节奏等。

当一定频率的音乐节奏与人体内部器官的振动节奏一致时，就能使身体与音乐发生同步共振，从而影响低频率的振动，产生心理的快感，使身体的各部机能组织所形成的工作线处于和谐的运动（振动）状态。音乐治疗可以用特定的音乐频率、节奏产生的声波与人体组织细胞发生共振，放松人类的神经系统，促进人体新陈代谢，调整由于疾病、压力而产生的机能失调。音乐对于调节血流量、改善血液循环、增强胃肠蠕动、促进唾液等消化液的分泌、增强新陈代谢、构建人体内环境的稳态等都有重要作用。

（四）上海十院的音乐治疗系列临床实践案例

上海市第十人民医院（简称“上海十院”）范理宏团队注重患者的人文关怀和身心的全面康复。2015年4月，在世界肿瘤防治周启动仪式上，上海十院-上海大学音乐学院音乐治疗联合工作室正式揭牌成立，双方医学和音乐专家共同出席，正式成立上海十院-上海大学音乐治疗联合工作室。组建由医护人员、音乐治疗师、医务社工组成的跨学科音乐治疗专业团队，逐步形成了具有上海十院特色的团队协作式音乐治疗模式。上海十院音乐治疗团队先后赴德国、奥地利、俄罗斯、匈牙利交流音乐治疗的临床经验，参加了欧洲心理学大会、亚太地区音乐治疗论坛等国际论坛并做开幕式主题发言。

上海十院音乐治疗联合工作室以神经生物学的最新研究为理论基点，探讨音乐治疗与疼痛、焦虑、抑郁、情感障碍、生活质量等因素的关系。团队干预措施融合音乐治疗、康复治疗、心理治疗和社会工作方法等临床干预模式，综合运用接受式音乐治疗与主动式音乐治疗、个体治疗与团体治疗等音乐治疗方法，主要在肿瘤科、肾内科、放疗科、甲乳科、神经外科、心脏中心等科室开展音乐治疗临床实践：肿瘤科主要针对接受PICC（经外周静脉穿刺中心静脉）置管和海扶刀治疗的肿瘤患者，采用个体治疗、被动式的干预方法缓解患者的疼痛和焦虑情绪；肾内科主要选取血液透析室患者，采用个体音乐治疗和团体治疗相结合的方式，为血液透析治疗过程中的患者和家属缓解焦虑情绪；放疗科的音乐治疗以个体干预的主动式音乐治疗为主，减轻放疗对脑肿瘤患者的认知损伤；甲乳科主要针对乳腺癌患者开展团体主动式音乐治疗，缓解患者的焦虑和抑郁情绪，提高术后生活质量；神经外科主要针对脑卒中、失语症患者开展唤醒、语言和肢体功能康复等治疗；心脏中心通过音乐营造放松、适宜的氛围，影响患者的心率变异性、迷走神经兴奋性及血压。同时，音乐治疗在缓解心脏术后患者的焦虑情绪、增进身体机能恢复、提高生活质量等方面也发挥了积极作用。

2019年在前期4年的病房音乐治疗公益服务的基础上，为了服务更多的患者和市民，上海十院推出升级版团队协作式音乐治疗——"音乐治疗-心理联合门诊"。康复科、精神心理科、护理部、社会工作部等部门组成音乐治疗联合门诊团队，为有身心疾患和心理康复需求的患者提供以音乐治疗为主的一系列干预措施，全方位疗愈患者的身心创伤。诊疗对象包括心理障碍、睡眠障碍、早老性痴呆存在认知功能障碍、帕金森病存在肢体功能障碍等的患者。目前，上海十院音乐治疗联合门诊团队已经成功诊治青少年抑郁障碍、产后抑郁、恐惧症、双相情感障碍等众多心理疾病的患者，成功地挽救了一个又一个患者和家庭。

自2015年到2020年，历时5年多，上海十院音乐治疗团队累计为500余例患者开展音乐治疗个体治疗服务，为4 000余例患者开展音乐团体治疗活动，在缓解患者的焦虑和抑郁情绪、加速患者的康复进程、提高患者生活质量等方面起到了积极的作用。在历时5年的音乐治疗临床经验积累的基础上，上海十院音乐治疗联合工作室积极申报各类国家级、市级项目和荣誉，先后荣获2016年上海市志愿服务公益资助项目、2016年上海市教委文教结合项目、2017年教育部人文社会科学研究规划基金项目、2017年上海市卫生系统创新性志愿服务项目、2018年度中国生命关爱协会"人文品牌创新案例"等，并且已经在国内外期刊发表多篇相关论文。

音乐治疗有着非常悠久的起源，可以在世界各地的各民族传统中找到音乐治疗的元素。1919年哥伦比亚大学开设了第一个学术性音乐治疗课程，1959年伦敦和维也纳开设了世界范围内的音乐治疗研究中心。从此人们开始区分现代风格的音乐治疗和传统/民族学模式的音乐治疗。后来西方国家的一些医生、教育家和音乐家被治愈音乐的理念吸引，各种尝试催生了大量的音乐治疗概念、模式和流派。在首次将音乐应用于临床和特殊教育领域之后，人们开始更系统地考虑音乐治疗的方法。其中，比较具有影响力的有英国的"诺道夫-罗宾斯（Nordoff-Robbins）音乐疗法"，德国的格特鲁德·奥尔夫（Gertrud Orff）建立的"奥尔夫音乐疗法"（Orff Schulwerk Music Therapy）等。音乐治疗的方法虽然多，但大致可以分为以下三种。

(1)接受式音乐治疗：通过聆听音乐来达到治疗的目的，包括歌曲讨论、音乐回忆、音乐引导想象、音乐渐进式放松、音乐催眠等。

(2)再创造式音乐治疗：通过主动参与演唱、演奏现有的音乐作品，根据治疗的需要对现有的作品进行改编的各种音乐活动，如演唱、演奏、创作等来达到治疗的目的，具体包括歌曲创作、乐曲创作、音乐心理剧等技术。

(3)即兴演奏式音乐治疗：通过在特定的乐器上随心所欲地即兴演奏音乐的活动来达到治疗的目的，包括器乐即兴、口头即兴、身体即兴等方法。

音乐治疗的方法和技术众多，但我们不能孤立地谈论这些概念，也不能单独采取这些方法，然后说："这就是音乐治疗。"我们要从整体的角度考虑音乐治疗的理论背景和临床适应证，同时也要注重音乐治疗的个性化特点。对于不同的患者，应该根据病情及其民族、文化、兴趣、年龄、性别、性格等特点选择乐曲或治疗方式，不应该强迫患者反复听一首厌烦的乐曲，或参加不喜欢的治疗及交流活动，以免适得其反。本节将通过一些临床案例来呈现一些音乐治疗的具体方法和技术。

以下是上海十院在8年多的音乐治疗联合工作室和音乐治疗-心理联合门诊实践中的具体案例，供大家借鉴，其间德国 Wolfgang Mastnak 教授多次亲临上海十院指导，得到同行、上海十院医护及患者的高度好评。

案例一：音乐治疗干预肺癌患者的案例示例(个体治疗)

用音乐赋能　提高战胜癌症的勇气

——音乐治疗缓解肺癌患者焦虑和抑郁情绪的案例

每位患者的背后都有一个触动心灵的故事。可是，作为医生或者治疗师，我们到底知道多少呢？我们是否愿意去了解、去倾听呢？如果我们能够放缓忙碌的脚步，静下心来聆听患者的心声，了解他们的故事，也许会产生很多意想不到的收获。这是一个周五的下午，我(音乐治疗师)接到了一位外科医生的会诊电话，说是有一名肺癌术后患者，情绪十分不稳定，焦虑不安，希望我们音乐治疗团队能够及时介入干预。我挂电话后匆匆赶到病房，看到有两名护士正在努力地稳定患者的情绪。患者看上去面部表情紧绷，手足发抖，情绪的确有些激动。这是一位体形偏瘦、皮肤黝黑的上海老先生。我仔细看了他的病历，了解了相关病史。患者姓汪(下文统称“老汪”)，今年65岁，是一名肺癌术后患者。

我慢慢走到老汪身边坐下，一开始并没有马上与他交谈，只是静静地坐在他身边，感受他的情绪。老汪意识到了我的存在，开始跟我有了眼神的交流。他感觉到了我对他的关心和陪伴。由于是第一次见面，难免会有一些陌生感和距离感。初次接触，我跟他介绍自己是医院康复科的音乐治疗师，可以帮助他缓解焦虑和抑郁等不良情绪。他的眼神中闪过一丝欣喜，像是抓到了一根救命稻草。在交流的过程中，他能够流畅地回答我的大部分问题。他坦陈了自己患癌过程中的心路历程：从刚得知自己患有肺癌时的恐惧、无奈，再到慢慢接受，配合治疗，到现在术后康复阶段反而更加焦虑了。他觉得是因为自己太担心病情的反复和恶化，对未来的病情和生活充满了担心和恐惧，所以才会情绪起伏特别大。有时候，他会莫名其妙地感觉心慌气短、胸闷出汗、惴惴不安，仿佛自己掉入了一个情绪的漩涡，怎么都走不出来。我耐心地倾听完他的心路历程和自述状况，并且给予了同理回应：“听了你的心路历程，我觉得你从得知患病到手术，一路走来太不容易了。这过程中你经历了不少痛苦和煎熬。当然，我们也看到了你的勇气和坚强。我十分理解你对疾病的担心和焦虑的心情，很多术后患者跟你一样，都会有这些情绪反应。我们会竭尽所能地帮助你，让我们来共同面对焦虑情绪，共同对抗疾病。”老汪听后觉得原来他这些情绪反应挺正常的，而且有人能够这么感同身受地理解他的痛苦，还有这么多专业人士愿意帮助他，感觉安心了一些。他的眼神中透露着想要快点逃离焦虑的急切心情。

为了更精确地评估老汪的心理情绪状况，从而制订个性化的治疗方案，我让老汪填写了焦虑自评量表(SAS)与抑郁自评量表

(SDS)进行评估。他的焦虑自评量表得分为53分,应评定为轻度焦虑;抑郁自评量表得分为55分,应评定为轻度抑郁。通过评估,我还发现老汪的生理指标基本稳定,但是社会交往能力一般,容易焦虑烦躁,与他人相处不太融洽。根据对老汪的评估,我判断老汪主要是因为对疾病预后感到焦虑,并对疾病复发感到担忧,继而产生了一系列负性情绪。于是,我为他量身定制了治疗目标和治疗方案。短期治疗目标是要根据心理情绪治疗的周期性,减少老汪焦虑状态和抑郁状态发生的次数和时长。长期的治疗目标是要明显改善老汪的焦虑、抑郁状态,促进身心康复,改善社会交往和社会功能,提高生活质量。为了制订适合老汪的音乐治疗方案,我了解了一下他的音乐喜好:"汪先生,请问你平时会听音乐吗?喜欢什么类型的音乐啊?"老汪说十分喜爱沪剧,平常也会哼一哼。于是,我决定在他的音乐治疗中多运用沪剧元素,从而提高他的参与度和依从性。

作为一名音乐治疗师,要了解一名患者,首先需要与患者之间建立信任关系,第一次的见面和印象非常关键。经过了初次见面的交流和问询后,老汪再次看到我,态度明显比第一次熟络一些了。在第二次治疗时,我引导老汪拿沙蛋(一种小乐器)跟我问好,我先拿起了红色的沙蛋说:"红色的沙蛋代表的是我。现在,你可以叫我小红。"老汪随即拿起了蓝色的沙蛋说:"那我就是小蓝。"我摇了摇手中的红色沙蛋,微笑着打招呼:"小蓝,你好。"他也摇了摇手中的蓝色沙蛋,回以友好的微笑:"小红,你好。"撇开了原来固有的身份和名字,赋予了一个新的身份和名字,让老汪感觉到仿佛身边的一切都是新的。在"小红"和"小蓝"的问候和互动过程中,他仿佛忘记了原本的负性情绪和原本的身份。问好环节过后,我播放了一首老汪喜欢的沪剧音乐,我们一起进行音乐欣赏和演唱。在这个过程中,我让老汪不用在意演唱的技巧和效果,而是关注"此时此刻"的音乐体验和心情。这个环节之后,老汪反馈说非常享受这个过程和体验,有人陪伴和分享喜欢的音乐,感觉真好,而且感觉这种良好的体验可以在很长一段时间里代替自己的焦虑情绪。

在第三次治疗的时候，我先是陪伴老汪回顾并强化了上一次治疗的积极体验，然后鼓励他完整地演唱一首沪剧歌曲，并且教他用一些简单的小乐器伴奏，一边唱，一边演奏小乐器。最后，我让老汪分享他的感受。在这些治疗中，老汪体会到了歌曲演唱过程中那种酣畅淋漓的快乐。而且，他第一次学会了自己用小乐器来伴奏，体会到了音乐技能学习过程中的愉悦感，也增强了自信心和自我成就感。老汪表示愿意把这个过程中所获得的成功经验应用到日常生活中去。

在第四次治疗的时候，老汪一开始就主动反馈说，自己已经能够将这些积极的情绪体验应用到生活中，平时在家也会唱唱沪剧，感觉可以驱逐焦虑和抑郁的情绪。这次治疗，我让老汪尝试音乐引导放松和音乐引导想象等方法，学会一系列自我调节的技术来巩固治疗成果。为了给老汪营造安全和温馨的治疗环境，我关闭了灯光和门窗，让老汪闭上眼睛、调整呼吸，在音乐的陪伴和我的言语引导下，老汪逐步体验"肌肉渐进放松训练"和"音乐想象"。在这个过程中，我观察到老汪的面部表情和肢体逐步放松，在想象环节呈现出了惬意的神情，到最后逐渐达到了身体和精神的深度放松，甚至进入了浅睡眠的状态。结束治疗时，老汪反馈说感觉到从头到脚有一种"放松"和"发热"的感觉，并且跟随着治疗师的引导有了积极的想象，仿佛看到了蓝天、白云、海鸥、大海等美好的场景。我表示很欣慰，并且告诉老汪：长期的紧张焦虑状态会引起各种身心疾病，经常性地进行自我精神放松减压可以成为日常生活保健措施，是防止各种疾病发生的一个重要环节。我希望他以后能够运用这些音乐治疗的技巧和方法，学会自我调节、自我减压。老汪表示非常感谢，他认为这些方法对他帮助很大，音乐治疗的确很有力量，为他赋能，帮助他提高对抗疾病的信心和勇气。

案例分析：音乐治疗师通过观察、访谈并评价患者的反应，发现在音乐活动的实施过程中，患者从一开始的焦虑情绪和冷漠态度，变得慢慢地接受音乐治疗，配合音乐治疗，到最后能很好地跟随治疗师的指令并积极地参与和体验治疗。经过四次的音乐治疗干预之后，音乐治疗师对该肺癌患者老汪前后测数据进行对比分析，结果显示老汪的焦虑情况和抑郁情况都有所改善。其中，老汪的焦虑情况在进行音乐治疗干预后降低了2分，由53分降至51分。抑郁情况在干预后降低了3分，由55分降至52分，焦虑和抑郁状态均已消除，心理情绪状态已回归正常水平。除了前后测的量化数据，再加上治疗师对患者的行为观察量表和深度访谈等质性分析，表明音乐治疗在降低该肺癌患者的焦虑、抑郁负性情绪心理方面起到了良好的作用，而且在一定程度上实现了为患者赋能，提高了患者的自我认同感、创造力和自我效能感。

在老汪的治疗过程中，治疗师和患者之间能够建立信任和合作的关系，最关键的是成功实现了叙事医学里强调的要素：关注和同理心倾听。患者的种种痛苦和反常行为，不是因为他们脆弱、不够坚强，而是在他们痛苦无助的时候，找不到一个能够理解他们的人。他们在苦痛、迷茫、无助、孤独、承受很大压力的时候，希望能找到一个会倾听他们的人。倾听，不是简单地听对方说话，而是进行专业的同理心倾听。音乐治疗师首次见面就表现了对老汪非常有耐心的关注，积极地与患者同在。在沟通的过程中，音乐治疗师站在患者的立场设身处地地理解患者，准确地倾听并理解了患者当下的感受和痛苦，然后将所倾听和体会到的内容反馈给患者。通过专业的倾听和有效的反馈，让患者获得了安全感和信任感，毫无顾虑地将自己的困扰一吐为快；在感受到治疗师全然的接纳和理解中，患者获得了理解和支持，感受到了人与人之间的爱和温暖，从而也让他理清思路，找到力量，积极应对现实中的问题。

共情，在音乐治疗中尤为重要。音乐治疗师对患者的同理心倾听产生了共情之后，再帮助患者进一步审视自己的情绪问题，从而找到自己的治疗目标和需要。在治疗刚开始时，治疗师便引导患者把关注点放在音乐等美好的体验上，而不是一味地担心自己的病情或者陷入悲观之中。音乐治疗的过程，其实也是一个自我挖掘的过程。这期间，治疗师引导患者演唱喜欢的沪剧，学会用小乐器伴奏，让患者发现了他在音乐上的天赋，从而树立自信，挖掘潜能，获得了自我肯定和认同感。最后，治疗师帮助患者学会积极的人生观和生活方式，学会了适合他的音乐放松方法和情绪调节技巧，从而提高了战胜疾病的信心和自我效能感。有了音乐的陪伴，患者表示不再孤独，不再感觉自己是一个可有可无的人，将会更加勇敢地去面对疾病和未来的生活。

案例二：音乐治疗干预抑郁障碍患者的案例示例（个体+团体治疗）

历经风雨终有晴

——记一名抑郁障碍患者的蜕变

每逢音乐治疗联合门诊，都会见到很多新的心理疾病患者。这天，一个年约20岁的小姑娘在母亲的搀扶下走进了音乐治疗室，她的名字叫若云（化名）。她进门后神色明显紧张，手足无措。我（音乐治疗师）招呼她坐到访谈区的单人沙发上。她从头到尾没有说话，也不敢跟我对视，动作缓慢地坐下之后，用头发遮住两侧脸庞，头低得快贴到胸膛上了。我意识到她在这个陌生的环境中缺乏安全感，开始跟她聊一聊陪她来的母亲，希望能让她感觉轻松一些："今天陪你过来的是妈妈吗？""嗯。""妈妈看上去很关心你。""嗯。""是你自己想过来做音乐治疗，还是妈妈建议的？"聊到这里她眼中开始泛泪，手中不停撕纸，用略带气愤的语气告诉我："我没有病，她到处求医，她非得让我来。"

我通过交谈得知，若云的家庭成员有父母和弟弟。弟弟比她小4岁，姐弟俩关系不错，但是她与父母关系疏远，特别是不想和妈妈交流，因为父母觉得她有病。事件起因是有一次她回家后，一个人在房间里待了3天，不吃东西。从此之后，她会莫名其妙对父母发脾气，觉得父母过分关心她。聊到这里，我开始询问她的社交情况，希望能找到她身上积极资源的切入点。她告诉我说，她不仅不想跟父母在一起，也不想跟同学在一起，只想一个人独处。大一的时候，她短暂地住过集体宿舍，与室友发生争吵后换过一次宿舍，但是仍然无法适应宿舍的集体生活，从此不想跟任何人交流，后来搬出去自己独住，目前是休学的状态。针对她在社会功能方面的欠缺，我准备将自己与她的治疗关系作为建立社交的突破点，并建议她每天进行10 min的有氧运动。如果可能的话，我建议她也可以尝试走出家门寻找一些美食。对于这些建议，她没有拒绝，表示愿意都去尝试一下。

1周后，我再次见到若云，她依然喜欢低着头，用头发遮住两侧脸庞。我建议她将两侧头发夹到耳后，她没有犹豫便同意了。我称赞她这样看起来整个人很清爽。她有些开心，上扬了一下嘴角。我开始询问她这1周的生活。她告诉我，最近母亲不上班，在家做饭和陪伴她。以前的她是比较喜欢运动的，她最近会出去骑骑自行车，还养了一只小狗，名叫团团。母亲也很喜欢它。我接着问她："你对自己当下的生活状态感到满意吗？"她沉默了很久说："挺安逸的。"我决定这次给她使用沙盘治疗，主题是"现在的生活"，以便让她直观审视自己当下的生活状态。她在沙盘上摆放了代表父母的人偶，还摆了小狗、小草、高高架起的小木屋。我问她："如果满分是100分，让你给自己现在的生活状态打分，你会打多少分？"她回答说打70分吧，那缺少的30分是以后想做的事情而目前还没有达成。我紧接着问她以后有什么想做的事情。她思考良久，声音极其微弱地回答："希望回到学校。"她跟我的语言交流都是用单词或者短语表达，几乎无法说出完整句子。我给她布置了一个治疗练习，努力使说出的每一句话保持句式完整，要包含主谓宾。在治疗的过程中，她一直低着头，偶有视线交集也快速躲闪，在大多数时间里，她的目光都落在前方的地面上。她还是有些紧张和不安。在结束治疗时，我问她音乐治疗的体验如何，她说感觉还可以。

第三次见到若云，她已经把盖在面前的刘海夹到了耳后，整个人看起来精神了不少。我很开心她接受了我的建议。为了提高她的语言表达能力和自信心，我们进行了歌曲讨论。她挑选了一首最近喜欢的歌——海伦的《桥边姑娘》。我们共同聆听了一遍这首歌曲。我鼓励她表达一下选择这首歌的感受和原因。她思考了几秒钟后，说："我，觉得好听。"我能感受到她在努力使自己的句式表达完整。我肯定了她的改变和进步，并邀请她跟我一起进行乐器即兴演奏。她选择了三角铁和手鼓，而我则选择了非洲鼓。我们跟随《桥边姑娘》的节奏和旋律一起即兴演奏手中的乐器。歌曲开始时，她便放下三角铁，改用手鼓演奏。她的节奏不太稳定，我试着用非洲鼓给出了一些带有重拍的节奏。她尝试跟着我去演奏。几个小节后，她又开始了无节奏的演奏。歌曲结束后，我开始跟她探讨演奏过程中的感受。她觉得有点无聊。我问她为何不中途暂停，她回答："如果我停了，就只剩你一个人演奏了。"我说："我觉得你是一个会替别人着想的人。"她显然对我的称赞感到高兴。在我与她建立了良好的互动关系之后，我建议她加入团体治疗活动，让她尝试在多人环境下的社交活动。她想了一下问我："很多人吗？"我告诉她大概是7～8人的小团体活动。她沉默了一会儿说："好吧，可以参加。"

第四次见面，若云见到我时浅浅地笑了一下。我告诉她这次团体音乐治疗共有7名来访者参与，是同质性的小组，来访者都存在抑郁状态的情况。团体治疗的第一个部分是演唱《你好歌》，每位成员轮流演唱，是一个让大家相互熟悉的环节。我注意到若云明显比其他来访者要紧张和不安。她把头埋得很深，和跟我第一次见面时的状态很相似。随后所有来访者进行了才艺展示。她演唱了《桥边姑娘》。虽然演唱不太流利，声音微弱，但她还是坚持唱完了整首歌。演唱完毕，所有人给她鼓掌予以鼓励。她羞涩地低下头。在之后的环节中，她的参与度逐步提高。在团体治疗结束后，我问询了她参与团体活动的感受。她说："还可以，不排斥，下次再来参加也可以。"我看到了她愿意参与社交的良好开端，她也初步感受到了与他人互动中产生的良好体验。

第五次治疗时，若云再次加入团体治疗活动，她已经不再紧张。这次的活动内容是鼓圈，先是让大家挑选自己喜欢的乐器。我为来访者们讲解每样乐器的名字及如何演奏，随后示范"开始演奏、音量增加、音量减小、停止"等指挥动作。来访者们根据我的动作指令进行即兴演奏，然后随机挑选来访者站在鼓圈中心，担任指挥者带领全体成员演奏。若云的演奏声音一开始比较微弱，显得有些小心翼翼。经过几轮演奏之后，她敲打乐器的音量逐渐加大，逐渐融入到了团体的节奏和氛围里，而且在她的脸上还露出了开心的笑容。第二个环节，我让大家使用乐器即兴演奏一个主题——“我现在的心情”。她在这个环节表现平淡，没有过多激烈的情绪表达。但是，在分享感受的环节，若云表现得很活跃。她觉得其中一名来访者的大鼓表演很幽默，让她感到开心。这是我第一次看到她如此开心的笑容和勇敢的表达。

每周一次的见面，若云跟我交流的状态已经比较自然了，对我也产生了信赖和亲切的感觉。在后面几次的治疗过程中，她会主动告诉我，她感觉自己近期状态都不错。在最后一次治疗活动结束时，若云表示非常感谢音乐治疗师团队的帮助和陪伴，并主动提出要跟治疗师拥抱一下再道别。

经过8次的音乐治疗之后，若云不但从抑郁状态中走了出来，自信心有了明显的提升，自我表达能力也明显增强，而且她开始愿意跟母亲、同学相处，享受与他人沟通的快乐和成就感。治疗结束一段时间后，我电话联系她进行回访，得知她已经复学了，成功地重新融入了学校的集体生活。电话里听起来她现在整体的状态都非常不错。历经风雨终有晴。在历经了种种风雨后，我衷心希望她能继续保持这种良好的身心状态，在增加社会交往能力的同时，提升自我效能感，以更好的状态享受美好的大学生活和未来的人生。

案例分析：社会对抑郁障碍患者的一大误解是某人平时看起来很正常，能开心聊天，不愁吃穿，便不会患上抑郁症。这其实会加重抑郁患者的负面情绪，在社会融入与人际交往方面更显力不从心。这位患者能认识到最真实的自我，对她的治疗首先开展个体音乐治疗是很有必要的，并且非常有效。在所有改变的最初，觉察始终是第一步。当我们有一个清醒的内心认知后才能更好地调节自己，舒缓情绪。对于该抑郁障碍患者的治疗，在第一次治疗过程中，音乐治疗师采用了肌肉渐进式放松与音乐引导想象技巧，发挥了很好的效用，让患者感觉到放松和安全，并且愿意在治疗师的引导下坦陈心迹，帮助患者觉察到自己内心深处抑郁和孤独的情绪，直面自己的身心状态。基于第一次非常好的互信互助的医患关系，音乐治疗师对患者的情绪、心理、家庭关系、社会功能都有了比较全面的了解，接下来几次治疗采用了更专业的音乐治疗干预来帮助患者。第二次治疗中引导患者思考自己和母亲的10个优点，帮助患者纠正错误认知，用优势视角来正确看待自己和身边的人。通过沙盘治疗帮助患者直观审视她当下的生活状态，获得更多积极向上的正能量。后面几次采用团体治疗，其中的集体即兴乐器演奏，能够让患者在能力范围内学会未接触过的、不熟悉的知识和方法，引起患者的学习兴趣和演奏兴趣，提升其自信心和自我效能感，也增强了患者团体融入的兴趣和能力。经过近两个月的磨合与治疗，患者在情绪调节与表达方面都有了很大的进步。焦虑抑郁量表测试结果显示，患者的焦虑和抑郁状态都明显降低了，情绪问题和社会融入问题等均有所改善。

案例三：音乐治疗干预乳腺癌患者的案例示例（团体治疗）

该音乐治疗团队于2018年9月进行了乳腺癌患者负性情绪状况的调查（医院抑郁焦虑量表，HAD），结果显示参与调查的100例患者中，有35%的患者存在焦虑倾向，24.8%的患者存在抑郁倾向，显示出乳腺癌患者群体存在较高的负性情绪水平。该团队基于中国文化特色和患者的个性特点，通过主动式和被动式音乐治疗干预相结合的方法，帮助乳腺癌患者获得基于音乐的自我调节技术，从而控制情绪，提高自我效能，并且增强社会交往和社会融入功能。

1. 干预目标

1）总目标

（1）帮助乳腺癌患者获得基于音乐的自我调节技术，从而控制情绪，提高自我效能，缓解焦虑、抑郁等负性心理。

(2) 增强患者的社会交往和社会融入功能，树立康复信心，促进身心全面康复。

2) 具体目标

(1) 帮助患者掌握柯达伊手势操、八段锦和其他有助于乳腺癌术后康复的运动方式，有意识地进行乳腺癌术后康复锻炼。

(2) 帮助患者学会一种及以上的放松方式，使患者能够在家进行常态化的放松练习。

(3) 使患者焦虑和抑郁等负性心理状态得到改善，学会自我心理调适，保持积极乐观的康复心态，恢复正常的社会交往功能。

2. 干预频次

1) 每3周开展1次小组治疗活动，每次60 min左右。

2) 半年为第一个干预阶段。

3) 18个月内4次随访和巩固。

3. 干预过程

基于前测结果，考虑到乳腺癌患者的实际需求和现实情况，本团体关爱乳腺癌患者音乐治疗小组活动共分8节次进行，每节次60 min左右。每一节次为不同的主题，从小组初期到小组后期，由破冰到深入发展再至结束，各个节次逐渐深入，呈递进关系。综合采用主动式音乐治疗和被动式音乐治疗相结合的方式，在实施过程中根据每次活动情况调整下一节次活动方案。以下为活动总体安排（表5-2-1、表5-2-2）。

表5-2-1 关爱乳腺癌患者音乐治疗团体活动安排

小组节次	小组主题和目标
第一节	小组初期：音悦人心，相聚你我（鼓圈/破冰）
第二节	小组初期：全“心”疗愈助康复（即兴演奏与创作）
第三节	小组中期：“音”为有你，共伴康复（肢体康复训练：八段锦）
第四节	小组中期：“音”随心动，感受生命（肌肉渐进放松：柯达伊手势

（续 表）

小组节次	小组主题和目标
第五节	小组中期："音"为爱，常相伴（心理放松训练：音乐引导想象）
第六节	小组中期：直面情绪，爱享阳光（情绪控制：我是指挥家）
第七节	小组后期：悦纳自我，自信最美（歌曲创作，提升自我效能）
第八节	小组后期：感恩生命，拥抱未来（再见歌，巩固信心及改变）

表5-2-2 节次治疗活动示例——第一节：音悦人心，相聚你我

活动名称	步 骤	针对问题/目标	所需器材
1. 简短介绍与即兴演奏（20 min）	1. 自我介绍 2. 介绍乐器 3. 接龙（《你好歌》） 4. 我是演奏家（治疗师带领即兴演奏）	1. 破冰 2. 让成员熟悉音乐环境 3. 成员间互动	吉他、金杯鼓、水牛鼓、手鼓、铃鼓、木质乐器、散响乐器
2. 身体律动（10 min）	柯达伊手势操：7种手势和位置分别代表大调音阶的7个音符，将听觉转为视觉，把音符的高低关系具体表现出来	1. 注意力 2. 自我效能感 3. 上肢运动及扩胸运动 4. 气息练习	吉他或钢琴
3. 歌曲演唱（20 min）	1. 治疗师带成员演唱歌曲 2. 给成员分组 3. 创作歌词 4. 各组分别展示	1. 促进成员互动 2. 提高参与度 3. 提高自我效能	吉他、歌词（音响）
4. 结束歌（5 min）	治疗师乐器演奏（舒缓）	结束活动	吉他等乐器

本节次音乐治疗小组活动共分为五个环节，分别是"音乐接龙""我是演奏家""身体律动""歌曲演唱"和"歌词创作"。活动伊始，先由各位患者自由选择心仪的乐器，音乐治疗师向大家解释

各种乐器的演奏方式后，带领大家用手中的乐器以音乐接龙的方式与邻座组员打招呼，相互进行认识；接着音乐治疗师与各位患者一起进行了乐器演奏和创作，原本杂乱无章的音乐在音乐治疗师的带领下逐渐形成有节奏的乐曲，每一位患者俨然成了“演奏家”。“身体律动”环节，患者被分为两组，音乐治疗师用音乐节奏给出指令，两组患者分别做出相应的拍手或跺脚的动作，进行适量康复运动的同时也锻炼了患者的注意力；在带领患者们选择共同喜欢的歌曲《大海》进行演唱之后，治疗师引导患者对这首歌进行歌词改编和创作活动，从而提高患者的自信心、自我效能感和团队合作能力。最后，患者一起合唱了歌曲《月亮代表我的心》，治疗师用吉他伴奏，患者用《再见歌》一起结束了本次小组活动。

在分享环节中，两位患者分享道：“我每次来参加上海十院的活动觉得心情开阔，也一直坚持参加上海十院的病房志愿者服务，可以用项目组的经历给其他的姐妹多一点安慰，觉得自己对这个社会还是很有用的。”“我今天最大的感受就是看到很多的姐妹都非常开心，笑容非常多，我想到了以前我刚得病的时候，好长一段时间自己都郁郁寡欢，走不出来。今天的活动让我看到了不一样的地方，我觉得还是要多参加这样的活动，多跟别人交流。”

4. 效果评估

1）过程评估

该项目团队的过程评估主要采用音乐治疗师和医务社工观察和访谈的方式进行。

2）结果评估

结果评估是对目标的回应，主要为了确定经过音乐治疗的一系列干预，患者在负性情绪状态方面的改变程度。与干预前进行的前测结果形成对比。在进行八节次的音乐治疗干预后，项目团队对患者进行了后期测量，表 5-2-3 为患者干预前后的焦虑抑郁情况，显示出经过八节次的音乐治疗干预，患者在焦虑和抑郁情况方面的得分有所降低。

表 5-2-3　患者干预前后焦虑抑郁情况

	n	焦虑情况		抑郁情况	
		干预前	干预后	干预前	干预后
试验组	50	12.20 ± 3.02	7.48 ± 2.29	10.50 ± 2.76	7.08 ± 2.31
对照组	50	11.08 ± 3.01	10.9 ± 3.61	10.44 ± 2.52	9.94 ± 4.21
P		0.71	0.01	0.37	0.02

注：医院焦虑抑郁量表（hospital anxiety and depression scale，HADS）评分细则及标准：0 ～ 7分：无症状；8 ～ 10分：症状可疑；11 ～ 21分：肯定存在症状。

研究团队运用SPSS22.0对试验组和对照组干预前后的测量数据进行分析发现，接受音乐治疗干预前，试验组和对照组焦虑情况和抑郁情况方面并无显著差异（$P > 0.05$），音乐治疗干预后，试验组的焦虑情况和抑郁情况得分明显低于对照组，且两组数据存在显著差异（$P < 0.05$）。试验组患者的焦虑情况和抑郁情况均有所改善，其中患者的焦虑情况得分在干预后平均降低了2.9分，抑郁情况得分在干预后平均降低了2.2分。表明音乐治疗干预对于降低乳腺癌患者负性心理起到了良好的作用，有助于缓解乳腺癌患者焦虑抑郁情绪，促进康复，提升生活质量。

案例分析：本案例所采用的团体音乐治疗，倡导对患者社会功能、赋权（enpowerment）、自我效能（self-efficacy）和自尊（self-esteem）等方面的重视和保护，强调对患者焦虑抑郁等负性心理的缓解和同伴支持、社会功能的恢复。治疗师从集体即兴乐器演奏过渡到非随机性的独奏，能够让患者在较为安全的环境下尽量加入团体、参与活动，降低自我暴露的风险；治疗师能够在较长时段的即兴演奏过程中对每位成员进行初期评估；针对患者的生理需求进行上肢运动和气息练习的体验，让患者在能力范围内学会未接触过的、不熟悉的知识和方法，试图引起患者的兴趣，提升其自信心和自我效能感；在治疗师专业的引导词下进行音乐冥想与放松，可以让患者更深入地了解自己的内心与真实的情绪；分享环节可以让患者重获袒露心声的勇气，体验被倾听、被接纳、被尊重、被理解的快乐，从而舒缓内心、宣泄压力；通过“我是指挥家”“歌曲创作”等环节，帮助乳腺癌患者进一步提升自信心和自我效能感，获得基于音乐的自我调节技术以控制情绪，从而更广泛地对患者自我管理能力及其生活质量产生积极影响。

在本书呈现的3个案例中，通过音乐治疗结合心理治疗方法，使患者在音乐治疗师的参与下，通过各种专门设计的治疗活动，以旋律、节奏、声、调、拍子、音的强弱及与心理治疗方法相组合治疗疾病，往往能比单纯的心理治疗产生更好的治疗效果，从而帮助患者消除心理和身体机能障碍，保持平和、稳定、积极的身心状态，达到促进身心全面康复的目的。

（五）音乐治疗的临床应用现状与展望

作为医学辅助治疗手段的音乐治疗，在传统的临床“药片”（药物）和“刀片”（手术）治疗之外，可以运用音乐元素和音乐活动解决患者的心理、生理等健康问题，促进患者的神经康复、肢体康复和语言功能康复，推进患者身心全面康复。相较传统临床医学和心理咨询等方式，音乐治疗具有低风险、无不良反应等优势。音乐治疗在欧美的高校和医院已经发展得比较成熟，有专门的音乐治疗专业设置和行业认证。然而在中国，音乐治疗还是一种较新兴的疗法。目前，中国音乐治疗在临床上的应用涉及神经及精神科、心血管科、内分泌科、妇产科、儿科、骨科、皮肤科、肿瘤科等科室。主要治疗的疾病包括自闭症、抑郁症、焦虑症、失眠、高血压、脑卒中、帕金森病等。

1. 音乐治疗在临床应用中存在的问题及对策

目前，音乐治疗在国内尚处于起步阶段。关于音乐治疗的研究，研究者们更多地倾向于阐述音乐治疗的方法模式、具体技巧和治疗效果等，但对音乐治疗的神经生理机制及其与线粒体的相关性仍缺乏基础研究和临床验证。关于音乐治疗的临床应用，国内也仍存在一定的局限性和不足，具体问题及对策包括以下三个方面。

(1) 国内对音乐治疗的理解存在片面性，很多人把音乐聆听或欣赏等同于音乐治疗。音乐治疗不只是简单地倾听音乐就可以达到治愈的作用，音乐治疗应注重患者的参与和体验。治疗师可以让患者根据音乐所营造的氛围，用心体验自己的情绪或感受，也可以让患者演奏或者敲打乐器，体会演奏乐器带来的快感和美感，还可以通过引导患者主动参与演唱、演奏音乐作品，并根据治疗的需要对现有的作品进行改编，从而提高"实现自我价值"的成就感，促进患者内省自己的情感和行为，重新组织价值和行为模式。

(2) 国内大部分患者对音乐治疗的认知度和接受度不高。创造力和审美意识将个体从肉身中分离出来，是至关重要的品质。缺乏生活创造力、审美体验和对美学的追求是一种生活态度的不完整。音乐是唯一的一种在现实生活中没有原形的艺术，是人的内心世界的直接外化形式。创造力和美学在音乐治疗中起着至关重要的作用。音乐治疗具有矫正和治疗的潜力。培养患者对于美的想象和体验，提高患者的审美能力和对美的追求，可以作为音乐治疗在临床应用中的治疗目标之一。

(3) 国内的音乐治疗存在照搬西方、洋为中用的现象，缺乏民族特色和本土化特征（含中国的文化背景、社会内涵、民族音乐喜好和性格特征等）。中国的音乐治疗应结合中国的民族、文化、音乐及患者特点，积极探索本土化的音乐治疗之路。

2. 上海十院音乐治疗的临床实践

上海十院音乐治疗联合工作室的贡献是体现了多学科、跨专业合作的特点，医护人员、音乐治疗师、康复治疗师、心理治疗师及医务社工等专业人员协同合作，充分发挥多学科跨专业的优势，联合开展音乐治疗活动，形成了一套完整规范、可复制、可推广的具有上海特色的音乐治疗干预模式。在本书中呈现的上海十院音乐治疗案例，主要采用的音乐治疗方法包括以下两种。一种是以被动式音乐治疗的方式，在优雅、恬静的音乐环境下对精神过度紧张、身心失调的患者以音乐和声音为导引，引导患者进行调心、调息、调形，帮助患者养心安神、炼意调神、增强定力、缓解压力。以音乐意境合其情意，顺遂其欲，疏导气机，引导美好的想象，或者对患者的积极资源和情绪进行强化，以帮助患者增强应对糟糕场景和情绪的能力。治疗师根据患者的病情和情绪状态直接给以性质类同，感觉相近的音乐，得到共鸣后，引导患者步向良好状态。另一种是采用主动式音乐治疗的方法，将音乐与运动、绘画等治疗方式结合起来，在合适的音乐配合下，引导患者进行身体律动、即兴演奏、主动式创作，或结合太极拳、保健操、八段锦等运动，更容易使人主动参与式放松，提高自我效能感。在团体音乐治疗活动中，运用破冰、即兴演奏、歌曲创作等活动，提高患者的自信心和社会交往能力，促进患者重新融入社会。

上海十院音乐治疗注重个体治疗和团体治疗相结合、被动式音乐治疗和主动式音乐治疗相结合的方式，在帮助患者消除心理情绪障碍的同时，促进人体脑功能、神经生化和线粒体的协调和稳态，从而引导患者从焦虑、抑郁等心理障碍中走出来，重新获得体验幸福感的能力，最终恢复生理、心理和情绪的整体稳态。

3. 音乐治疗在临床应用中的未来展望

未来，中国的音乐治疗应该进一步开拓思路，考虑为更多患者带来生理–心理–灵性–社会全方位的关怀，充分挖掘音乐治疗在神经康复、心理康复、肢体康复、语言康复等方面的辅助作用，结合中国的民族、文化、音乐、患者特点，积极探索适合本土化患者的音乐治疗之路。具体设想如下：

（1）以患者为中心，制订个性化的音乐治疗方案。今后国内在开展音乐治疗时，不仅要对患者的病情有深入细致的了解，还需要对患者病前的生活史进行详细的询问，特别是要了解患者患病前的生活习惯、个人爱好、音乐素养和喜好，以便于制订个体化的音乐治疗方案。例如，应根据患者的病情和需求设计音乐治疗的目标和疗程，根据患者的乐理和器乐基础分别采用不同的音乐治疗方法；在对音乐的选择上，音乐治疗师应结合患者的审美差异、欣赏水平、病情、兴趣、爱好等选择适合患者的个性化音乐，形成个性化曲目库。采用患者熟悉和喜爱的乐曲，激发患者的共鸣，才能使音乐治疗发挥出更加显著的疗效。

（2）加强音乐治疗的专业人才队伍建设。相对于患者日益增长的对音乐治疗的需求，目前国内音乐治疗的专业人才仍严重不足。中国的音乐治疗人才队伍建设仍任重道远。除了拓展高校的音乐治疗专业人才培养规模，如何进一步加强高校和医院的互动和合作，为音乐治疗专业人才拓展临床实习平台，加强医护人员＋音乐治疗师＋康复师＋社工的跨学科合作，是培养高素质的音乐治疗师队伍的方向。此外，我们不仅需要为音乐治疗师的临床融入提供平台和渠道，同时也需要为音乐治疗师创造各种在职学习、培训和继续深造的机会，从而进一步提高音乐治疗师的专业素养，培养其专业忠诚度、爱心和责任心。

（3）加强音乐治疗与心理治疗、康复治疗等临床治疗的深度融合。音乐治疗作为心理治疗、康复治疗的一种方法手段，在临床应用中应加强与心理治疗、康复治疗等临床专业治疗的密切合作和深度融合。例如，针对昏迷、记忆减退和植物状态患者的唤醒或促醒治疗等临床治疗，音乐治疗要与康复治疗师密切配合，同步进行治疗。用音乐打通患者大脑的神经连接、恢复患者记忆张力和唤醒心灵深处的同时，需要控制患者增强的肌张力，抑制其四肢的病理反射和原始反射，避免患者在对音乐产生应答时，加重肢体的痉挛，影响肢体运动功能的恢复。针对精神心理障碍患者，患者的行为、情绪、心理受信念、兴趣、态度等认知因素的支配，因此要改变患者的不良行为和情绪，就必须先引导其认知的改变。用音乐治疗的方法帮助患者调整精神情绪时，如果用心理学的认知行为疗法加以引导，可以让患者的不良行为和认知得到改善。

（4）探索适合中国患者的本土化音乐治疗模式。在积极吸取国外音乐治疗先进经验的基础上，国内应结合中国文化特色、民族特点和患者情况，加强中国本土化音乐治疗临床应用的顶层设计和规范化、标准化操作，从而造福更多的中国患者。中国的音乐治疗可以考虑融入太极、八段锦、书法、民乐等具有民族特色的文化元素，形成具有中国文化特征的音乐治疗模式。例如，对中枢性损伤、脑血管性痴呆、阿尔茨海默病、帕金森病等老年人常见病，可以综合运用八段锦、五禽戏、五行音乐等方法，开发出具有中国特色的音乐干预与康复训练相结合的疗法。

（何平　Wolfgang Mastnak　范理宏）

四、冥想对精神系统的重塑

（一）冥想概述

应激（stress）也被称为压力，是机体的一种自然身体反应，以应对一系列威胁或挑战事件。然而，当应激负荷过强或应激时间过长，即处于慢性应激时，将产生许多不良心理和生理影响，例如，造成精神压力，使人产生紧张、焦虑，甚至恐惧、愤怒、抑郁等情绪，并在生理生化方面发生一系列变化，例如，血压升高、呼吸急促、皮质醇及肾上腺素释放增加等。肿瘤和慢性应激间的关系已得到学术界普遍认同。慢性应激会激活HPA和自主神经系统，导致神经内分泌系统和免疫系统的稳态失调，这些因素已被证实与肿瘤生长及发展密切相关。研究发现，大多数肺癌患者从被告知罹患癌症后就产生了巨大的精神压力，其体内的基因表达也发生了巨大变化。这种面对逆境所产生的基因表达变化称为“应对逆境的保守转录应答（conserved transcriptional response to adversity，CTRA）”。因此，如何针对肿瘤患者进行精神系统的重塑需得到重视。

目前，冥想（meditation）在缓解癌症患者的压力应激及精神重塑方面已展现其有益作用。一些欧美国家已将冥想列为癌症治疗的一种辅助疗法（complementary therapies），旨在通过向患者提供心理和情感支持缓解其压力应激，从而改善其健康状况并提高生活质量。

冥想起源于印度。作为一种精神修炼和自我疗愈法，冥想一直在各种文化的精神修行中占据重要地位。冥想的内容和流派众多，但其核心内容大同小异，主要是止（samatha）和观（vipassana）的精神训练，即通过止息杂念和观想诸法（宇宙本质，即道）的精神训练达到内在和谐和觉醒的状态。具体而言，冥想通过集中注意力，不做评判地观照、觉察当下既定目标（如呼吸、景象），其间任凭脑中想法来去，不追逐、不停留，觉知、接受，使大脑中纷繁复杂的想法渐渐停息，达到止心不乱的和谐、平静和觉醒的状态。这种不加主观意识的观察、观照、观修可通过不断训练而达到自动化的过程。

冥想文化根源于古老的东方传统，而在现代，冥想练习已从宗教和哲学领域中逐渐抽离出来，服务于大众医学和心理学，如正念冥想、超验冥想、内观冥想等。其中，正念减压治疗（mindfulness-based stress reduction，MBSR）已在肿瘤学领域中得到深入探索和发展。1979年分子生物学家乔·卡巴金博士于美国马萨诸塞大学医学中心首创了MBSR课程，并证实其对焦虑和慢性疼痛的有益作用。MBSR基于当下意识的原则，引导个人只关注当下，对下一个时刻出现的新情况不做判断。

（二）冥想的生理作用

最初冥想的科学研究仅调查了其对人体生理的影响，加利福尼亚大学的罗伯特·基思·华莱士（Robert Keith Wallace）是这类研究的先驱之一。他的研究发现，在冥想过程中，氧气消耗量和心脏频率降低，皮肤的耐电流性增加，脑电图显示α波占主导地位。这些生理变化与自主神经活动的变化相通，表明交感神经活动减少。这项研究证明了冥想可在临床医学中加以应用，开创了冥想领域科学研究的先河。近50年来，有关冥想的科学研究数量成指数型增长。临床医生和实验研究者努力将冥想逐渐转化、应用于临床干预措施中，并研究这种干预的生物学结局。MBSR已应用于疼痛管理、精神健康和行为治疗中。

1. 冥想对脑电波的影响

脑电波是大脑神经元活动产生的电信号，是在大脑活动时大量神经元同步发生的突出后点位的总和。人脑工作时常见的自发有节律的脑电波频率变动范围在每秒1～30次，按其频率变动范围由低频到高频，主要可划分为四个波段，即δ（0.5～3 Hz）、θ（4～7 Hz）、α（8～13 Hz）、β（14～30 Hz）。还有一种大于35 Hz的脑电波，命名为γ波。极低频δ波被认为是人的深度睡眠阶段的脑电波，δ波常出现在婴儿期或智力发育不成熟时，或者成年人极度疲劳、深睡眠、昏睡或麻醉状态时；θ波常出现于人睡眠的初期阶段，即睡意蒙眬时，介于全醒与全睡之间的过渡阶段；α波常出现于大脑处于放松但还清醒/专注的状态时，α波常与放松愉悦相关；高频β波通常是清醒状态下的脑电波，常出现在学习、逻辑思维、分析等意识活动时，或者专注执行某项任务时，例如解决问题和谈话，β波出现时，人会保持警觉、注意力集中、行动有效，β波也可能会出现在情绪波动或焦虑不安，甚至烦恼、气愤、恐惧、紧张及兴奋状态下；超高频波γ波，频率大于35 Hz，常呈短期、迸发式出现，在此情况下，人可能会找到高创造力与洞察力的焦点，甚至会有种超脱体外的感觉。有人认为，长期处于γ波状态下的人会有生命危险（其实不然）。

上海交通大学医学院附属精神卫生中心崔东红教授团队与上海交通大学生物医学工程学院童善保教授及美国卡内基梅隆大学贺斌教授在对长期冥想的藏传佛教僧侣的合作研究中发现：前额叶和顶枕叶高频的β波和γ波活动增加是进入深度冥想状态的生物标志物；冥想训练可降低大脑默认模式网络（default mode network，DMN）功能，并通过深度冥想状态时对γ波脑网络及长期冥想者自然静息状态时对θ波脑网络的重塑影响心脏节律；大脑后部的顶枕叶高频活动增加与心率和神经素-1的活性显著相关。该团队提出了冥想通过改善脑网络功能，影响脑-心轴的概念，为冥想是一种整合的身心训练提供了科学依据。

2. 冥想对身心压力的调节作用

冥想研究不仅展示了冥想练习对注意力、感知、情绪和认知的基本机制的影响，而且呈现了冥想对机体代谢、免疫、心血管功能等生理机制的作用。崔东红教授团队最新研究发现长期冥想可改变藏族僧人血液蛋白质组表达模式，尤其是对免疫、代谢和心血管功能相关的蛋白通路具有重要影响。冥想通过这些身-心调控机制达到有效的压力管理。

最近临床研究的荟萃分析也表明，MBSR在减轻疼痛、焦虑、压力、悲伤和抑郁方面均具有一定效果。冥想对精神系统具有强大的重塑性，崔东红教授团队研究发现8周正念冥想练习的干预可减少压力、减轻抑郁和焦虑、改善睡眠问题、增加幸福感。同时还能改善一些与代谢相关的生化指标，如尿酸、总胆固醇、高密度脂蛋白-胆固醇（HDL-C）、甘油三酯、载脂蛋白（Apo）A、ApoB、ApoE和血糖。不仅如此，他们团队另一项研究发现，8个月的正念冥想干预可明显减轻具有20多年病史的严重精神分裂症患者的幻觉、妄想等症状。此外，该团队还发现6周冥想训练可改善慢性精神分裂症患者认知功能、情感淡漠和社会功能衰退等阴性症状。

国外多项临床研究也显示，MBSR可显著改善癌症患者的睡眠情况、心理健康和生活质量。8周的正念冥想干预已被证实可有效减轻肺癌患者的症状负担并改善健康相关的生活质量（health-related quality of life，HRQOL）。随着肺癌患者生存期的延长，为其提供各种支持性资源以控制其症状并改善HRQOL变得越来越重要。冥想作为多模态整合疗法的一部分，其在肺癌患者中应用的安全性也值得推广。肺癌患者伴有许多“自觉症状”，诸如呼吸窘迫等，这些症状会干扰患者的正常肺部呼吸运动，影响其生活质量。虽然一些临床指南建议患者进行适当的运动和体育锻炼，但运动会造成呼吸急促，大部分患者可能不愿参加。8周标准化正念冥想干预报告参与者中呼吸困难的人数在练习前为25%～50%，在练习期间无明显增加，甚至有时会减少。患者血氧饱和度不会受到冥想练习的影响，生命体征保持稳定。

更重要的是，不仅是患者本人，家庭护理人员也可以从冥想训练中获益，提高其提供有效护理和支持的能力。在一项肺癌患者及其家庭护理人员的6周冥想训练中发现，端正的坐姿、简单轻柔的动作、受控的呼吸练习等冥想技巧，可增加双方的情感依恋、亲密感和同理心。冥想有利于重塑患者的精神健康，减轻护理人员的疲劳感，缓解双方的睡眠障碍。小样本的随机对照研究也初步证明了以肺癌患者家庭为基础的冥想方案的可接受性和可行性，大多数患者能抽出时间遵从标准化方案进行练习。

3. 冥想对线粒体能量的作用机制

尽管过去的几十年已开展了无数有关冥想对人体影响的研究，但对与冥想有关的生物学机制仍然知之甚少，尤其是冥想对线粒体及能量代谢的作用机制还具有很大的研究空间。

多项冥想相关研究也证实了神经免疫功能和心理过程间的联系，在肺癌等癌症患者中这一点尤为重要。长期的不良心理状态可能会对身体的稳态机制产生负面影响，从而阻碍肺癌患者后期的诊疗过程。一方面，精神状态会影响患者的身体激素水平，而冥想状态下的放松反应（relaxation response，RR）是一种与应激或战逃反应相反的生理和心理状态。研究结果表明，冥想通过诱导RR能减少慢性压力，增进健康。当一个人专注于一个单词、声音、短语、重复的祈祷或动作而不顾日常的想法时，就会产生RR。其诱发的生化变化包括耗氧量减少，血压、心率和呼吸频率改变，内分泌变化，心率变异性增加，皮层和皮层下脑区电活动改变。

通过比较长期冥想和短期冥想人群训练前后的变化，发现健康受试者冥想练习后基因组表达改变，其中与氧化磷酸化、抗原加工呈递及凋亡相关的基因表达持续变化。基因富集分析显示，细胞色素P450（*CYP450*）家族基因集上调，且在长期RR训练中其富集程度更高。*CYP450*酶家族参与多种化合物的氧化代谢，以调节ROS的产生，进而调节氧化应激以及许多其他信号转导途径和细胞功能。在与RR相关的复杂生物学通路中，ATP合酶亚基γ（*ATP5C1*）、cAMP依赖的蛋白激酶（*PRKACA*）和胰岛素基因是网络调控的核心基因，这些都与线粒体的能量产生和使用以及葡萄糖代谢调节相关。

另一方面，除了基因表达和相互作用的改变外，冥想通过调控胰岛素等内分泌机制对机体的能量稳态产生影响。能量稳态取决于能量摄入和支出间的平衡，这种平衡的生理控制涉及多种器官和系统，例如脑和白色脂肪组织。大脑可以整合饱腹或饥饿信号并调节葡萄糖代谢的胰岛素反应。胰岛素是控制血糖水平所必需的一种肽类激素，主要参与合成代谢。生理条件下胰岛素传递信号使肝脏、肌肉和脂肪细胞从血液中吸收葡萄糖参与新陈代谢。在一项对50例2型糖尿病患者进行的冥想研究中，单次冥想训练降低了餐后血浆葡萄糖水平。另一项针对103例冠心病患者的随机对照试验中，与健康教育相比，16周的冥想训练与胰岛素抵抗的改善相关。与胰岛素相比，有限的数据表明冥想似乎不会影响瘦素水平。鉴于瘦素是由脂肪细胞产生并与体脂相关，这些发现并不矛盾，因为冥想训练的做法不太可能导致体脂的损失，其低耗能耗氧的特点（相比于高能有氧运动等）也为在肺癌患者中应用的安全性提供了佐证。崔东红教授团队通过对藏地僧人的冥想研究，发现长期冥想可促进糖酵解，改善高原缺氧对机体的有害作用，并发现冥想训练使炎症相关蛋白表达降低，降低炎症水平，提示这些作用对癌症的康复也将具有积极作用。

在过去的十年中，由于多模式诊疗的出现，癌症患者的生存率迅速上升。常规治疗仅控制了癌症患者的主要临床症状，但伴随的呼吸困难、疼痛、疲劳、焦虑、抑郁和失眠等症状会严重影响其生活质量。通过冥想训练，有效应对压力，减轻焦虑、抑郁、恐惧情绪，并通过注意力训练，减轻疼痛。同时，冥想训练亦可有效改善免疫、代谢、心血管功能，提高癌症患者的自愈能力。基于最新的医学研究证据，医疗工作者了解冥想训练在肺癌临床人群中的实施方法及有效性，对于制订肺癌患者的综合性管理策略尤为重要。

（陈　茜　崔东红）

五、可预防、可参与、可预期的个性化健康生活方式调整

线粒体是人体的发动机，为全身细胞提供源源不断的能量。线粒体一旦受损衰老，便会造成细胞能量的缺乏。随之而来的，是人体内一系列微观环境的变化，如细胞功能障碍、炎症累积与细胞病理性死亡。长期的生理功能异常终将导致人体脏器功能障碍、衰老及退行性疾病等宏观层面的改变。因此，健康生活方式，就是要构建一个能够维持良好线粒体功能的生活方式。具体而言，就是通过调节饮食，合理运动，保证高质量睡眠，避免接触环境毒素等，全方位地去除影响线粒体功能的不良因素，重塑线粒体健康，从而达到预防、治疗和逆转慢性病的最终目标。下面会列举一些具体的建议，但难以穷尽覆盖所有。保护线粒体是所有健康生活的核心，以此原则为指导，相信健康生活会落到实处并让每一个人获益。

（一）健康的饮食结构

食物是人体获取能量最直接的方式。庞大的消化系统将食物转化

为可供线粒体获取的脂肪酸、氨基酸、维生素和碳水化合物等，并在线粒体内转化为可供细胞使用的能量。此外，线粒体还可利用从食物中获得的物质合成激素等。可以说，线粒体是食物转化能量过程中最为重要的“核心车间”。因此，我们饮食结构、饮食习惯与线粒体功能的优化有很大关系，摄入种类丰富且适量的营养是确保细胞能够全力工作的关键。

1. 少食与间歇性禁食

少食的意义在于一方面保证机体的食物摄入营养充足，一方面能够不过度消耗机体消化道黏膜屏障中的M细胞功能，从而过度刺激机体的免疫战争。帮助机体均衡能量以满足生命各个过程的能量供应，如免疫、消化、吸收、转运等，而避免顾此失彼的能量分布结果。

过量的食物摄入并不会全部转换成能量，反而会增加线粒体的脂肪酸和葡萄糖的负荷，从而促进乙酰辅酶A的产生，进一步导致三羧酸循环产生的NADH增加，NAD^+/NADH比值异常，破坏线粒体膜电位，同时产生过量的ROS，诱导细胞氧化应激。适当的热量限制会减少自由基的产生及氧化应激造成的线粒体DNA（mtDNA）损伤，从而影响能量的合成和分配。少食和间歇性断食（即两餐间隔12 h），可以给予消化道充分的修复时间，充分保障第一层免疫屏障——黏膜屏障的完整和功能。

2. 鼓励富硫食物的摄入

硫是保证线粒体完整性的关键元素之一。作为人体中不可缺少的常量化学元素之一，是构成还原型谷胱甘肽、氨基酸的重要组成部分，也是构成细胞蛋白、组织液和各种辅酶的重要成分。因此，膳食结构中应注意补充富含硫元素的食物，如大蒜、洋葱、西兰花等。同时，食物中的含硫物质还可以通过调节线粒体功能障碍的方式，修复细胞损伤。例如，对于过量游离脂肪酸暴露引起的胰岛素信号转导受损，西兰花中的硫代葡萄糖苷与其体内代谢物异硫氰酸烯丙酯（AITC）可以通过抑制肝糖异生、提高线粒体膜电位和增加线粒体DNA含量的方式，恢复细胞的正常功能。

3. 补充N-乙酰半胱氨酸（NAC）、辅酶Q_{10}（CoQ_{10}）、硫辛酸等线粒体营养素

线粒体不仅负责为全身细胞转化并输送能量，同时还是担负糖代谢、脂代谢、蛋白合成的重要任务。因此，只有拥有了健康的线粒体才能保证整个机体稳定运转。适量补充线粒体相关的特殊医学用途组合食物，对

于维护线粒体呼吸链的稳定十分重要。NAC、维生素E、CoQ_{10}、硫辛酸是线粒体呼吸链所需的营养物质，适量补充可以维护呼吸链的完整和稳定，预防复合物Ⅰ被抑制，从而保证线粒体的ATP产出，维持细胞活力。

4. 补充维生素C、维生素E和β-胡萝卜素

作为人体所必需的非酶促抗氧化剂，维生素C、维生素E及β-胡萝卜素可以有效拮抗ROS积累，并阻止致癌物质亚硝胺的形成，从而维持机体氧化——抗氧化平衡，当然在挑选抗氧化蔬菜时，应尽量选择有机蔬菜，以避免人为增加氧化因素（农药残留等）的摄入。

5. 避免亚硝酸盐的摄入

亚硝酸盐作为一种强氧化因素，会迅速导致机体氧化——抗氧化的失衡。作为一种常见的食品添加剂，它和我们密切相关。在一些传统食品，如泡菜、腌腊肉的制作工艺中，微生物大量繁殖，亚硝酸盐含量普遍偏高。亚硝酸盐在体内代谢较快，其代谢产物之一的亚硝胺却是一种致癌物质。多项研究已经表明，线粒体是硝酸盐-亚硝酸盐-亚硝胺的攻击靶点。多种硝酸盐衍生物会与线粒体相互作用。首先，NO会与氧气竞争，直接与细胞色素c氧化酶结合，从而抑制有氧呼吸。这种抑制作用会导致细胞生物能下降、无氧呼吸被大量激活及各级细胞号转导发生变异。此外，其他反应性氮氧化物（RNS）还会抑制线粒体复合物Ⅰ的活性、激活AMPK通路，改变细胞的能量状态，导致肿瘤的发生。

（二）良好的生活习惯

不良生活习惯都是机体强氧化因素的来源。线粒体在为细胞提供能量（ATP）参与抗氧化防御、脂肪氧化、代谢和介导细胞死亡过程中扮演了至关重要的角色。当健康细胞或生物体长期暴露于潜在有毒物质（包括酒精、吸烟、高脂饮食和某些药物等）时，细胞的氧化/硝化应激水平持续升高，线粒体功能受到抑制，核基因的部分功能受到影响。核基因的改变进一步导致细胞内部的大分子蛋白质、DNA和脂质经历不同的氧化修饰，使正常的生理功能受到破坏，器官开始进入衰老、退行性病变等病理状态。因此，戒烟戒酒、规律饮食及预防慢性病，减少药物摄入等生活方式是保护线粒体免受潜在有毒物质侵害的关键。

1. 戒烟

卷烟的烟雾中通常含有的许多氧化剂、毒性自由基和有机化合物，如超氧化物NO、焦油与尼古丁。长期吸烟使得体内毒性物质与毒性自

由基不断累积，刺激自噬途径相关信号分子发生变化，包括磷酸化AMPK和Unc-51样激酶（ULK）的增加及磷酸化哺乳动物霉帕雷素靶蛋白（mTOR）的减少。一旦肺上皮细胞内部的自噬信号被大量激活，就会加剧上皮细胞的衰老或突变，促进或加剧肺气肿、特发性肺纤维化、慢性阻塞性肺疾病（COPD）及肺癌等的发生和进展。

吸烟导致的不仅是肺部疾病。多项研究表明，吸烟会大幅降低骨矿物质的密度，引起骨质疏松等疾病。尼古丁及其体内代谢物质可替宁会抑制过氧化氢酶和谷胱甘肽还原酶等抗氧化系统的活性，进一步促进ROS的累积，大大增加罹患肺动脉高压、高血压、肿瘤等疾病的可能性。此外，电子烟并不是卷烟的“健康”替代品。在对电子烟烟雾的检测中，人们不仅发现了尼古丁，还检测到甲醛、乙醛和一些重金属、亚硝胺等有毒有害物质，同样危害人体健康。

2. 戒酒

肝脏是线粒体富集含量极高的脏器之一。人体的每个肝细胞内都含有近2 000个线粒体，其中就包含了天门冬氨酸氨基转移酶（AST）、丙氨酸氨基转移酶（ALT）、细胞呼吸酶、ATP等数种人体必需的酶与辅酶。同时，人体从食物中摄取的糖、蛋白质、脂肪三大基本营养物质的新陈代谢也都在肝细胞线粒体内进行。因此，当肝细胞受到伤害时，线粒体是首当其冲的受害者。

在因长期饮酒导致的酒精性脂肪肝疾病中，科学家们已经观察到与急性肝损伤相关的肝脏线粒体异常。结果显示，在酒精的作用下，肝细胞的ATP含量降低，脂肪堆积增加。持续的线粒体功能障碍和氧化应激增加使得肝细胞对坏死和凋亡的调控极度敏感，这一病理性改变激活了驻留在肝脏中的巨噬细胞——库普弗细胞，并募集大量的促炎因子与免疫细胞进入肝脏，介导炎症（脂肪性肝炎）发生。同时，肝星状细胞可以被激活并转化为成肌纤维细胞样细胞，产生促纤维化细胞因子，例如转化生长因子-β（TGF-β）和血小板衍生的生长因子（PDGFs），导致肝硬化和癌症的发生。

3. 高质量的睡眠

腺苷是机体最主要的代谢产物，而睡眠是清除这一最强内源性氧化因素的重要过程。同时，深睡眠时 σ 脑电波可与宇宙波同频共振，从而获得宇宙赋予人体的大能量。

此外，线粒体是高度动态平衡的一种细胞器，对外界环境极为敏感，尤其是对昼夜节律变化的感受，在线粒体能量代谢平衡中发挥了重要作用，包括线粒体基因表达、ATP产生及众多线粒体酶活性的改变，其中包括控制线粒体融合与裂变活动的关键蛋白动力相关蛋白1（Drp1）。研究表明，当处于睡眠状态时，DRP1更容易与线粒体结合，提高低效线粒体自噬效率，从而清除受损或衰老线粒体，保证能量代谢的高位平衡。相反，如果因药物或长期熬夜造成昼夜节律紊乱，线粒体网络也会失去节奏，导致细胞整体产能水平下降。由此可见，睡眠，尤其是深度睡眠，对于控制线粒体的整体质量与维持能量代谢的稳定十分重要。

中医非常强调健康生活的重要性，倡导天人合一，把人放在宇宙与自然中整体来看待，是全息的大生态医学理论，从整体角度把握生命规律，讲求动态的协调平衡，是全方位的、宏观的理论体系。中医认为健康要从整体来衡量，“法于阴阳，和于术数，食饮有节，起居有常，不妄作劳”，各种症状的出现都与内在脏腑的变化、整体气血的运行、个体思想变化及外在生活环境、个人的饮食作息密切相关。养成科学健康的生活方式是简单易行且获益明确的线粒体支持措施。

（范理宏　郑天盛）

六、肺的康复之路

原发性肺癌是当前全球病死率最高的恶性肿瘤，国家癌症中心数据显示，我国每年有超过400万人确诊为肺癌，肺部肿瘤发病率持续上升，占全球新发病例的22%。近年来，随着放化疗及靶向治疗药物的应用，肺癌诊治水平有较大的提高，但患者5年生存率仍不足15%。同时，肺癌患者的生存质量也并没有得到很多关注，肺癌患者的康复更是普及率极低，因此肺癌患者的5年生存率低、生存质量差的困境亟需改善。此节将从肺康复的角度浅谈康复对线粒体网络恢复的重要作用。

（一）癌症患者的康复需求

缺氧是恶性肿瘤的常见特征，是肿瘤存活、侵袭和药物抗性的关键驱动力。呼吸困难是造成癌症患者痛苦的症状之一，大约3/4的肺癌患者会在某个时间段出现呼吸困难，而这一比例在生命的最后1个月上升到近90%。在肿瘤对因治疗的同时，兼顾纠正缺氧，会发挥更好的抗肿瘤作用。

缺氧会同时累及心血管、中枢等多个系统，具有明显的肺外效应。肺癌患者会出现骨骼肌功能障碍（skeletal muscle dysfunction，SMD），一方面是因为癌症引起的脂肪分解和蛋白水解，导致体重减轻、肌肉萎缩、运动不耐受和功能障碍。另一方面，肺癌所致的缺氧是重要加重因素。骨骼肌是运动的执行器官，属高需能器官，慢性缺氧会导致骨骼肌细胞内线粒体电子呼吸链复合物失活，ATP合成能力降低，30% ～ 40%的患者在疾病早期即出现体重减轻及轻、中度的骨骼肌萎缩，不但活动受到限制，而且急性加重期患者的机械通气率、住院率和死亡率急剧升高。机体为了适应，患者可能会自我限制日常活动，这又使他们的呼吸肌中线粒体功能进一步退化，线粒体网络能量逐渐拉低，呼吸困难进一步加重，运动耐力和生活质量进一步下降，形成恶性循环。呼吸困难往往比疼痛更难治疗，对药物干预的反应更差，通常控制效果不佳，严重影响着患者的生活质量。

早在2013年美国胸科协会和欧洲呼吸学会指出，肺癌患者呼吸困难、活动耐力降低、恶病质以及焦虑、抑郁等严重影响其生活质量，这些症状又可加速肿瘤进展，缩短患者生存期。在重治疗、轻预防、杂康复的理念下，规范的康复方案和系统化的健康管理尚未普及。对10种常见癌症的幸存者进行评估发现，63%的人表示需要至少一项康复服务，其中对物理治疗需求最多占43%，但大部分人并未参与到康复中来。肿瘤成为中国公共卫生领域的难题，加强肿瘤的康复干预是肿瘤患者乃至全社会的期盼。

（二）肺康复

以改善功能为目标的肿瘤康复在最大程度地减少残疾和提高生活质量方面起着至关重要的作用。肿瘤康复内容主要包括体能锻炼、心理康复、合理饮食、躯体与功能器官康复、疼痛管理、生活指导、定期复查、不良反应处理、家庭和社会支持等。采用综合的康复方法，能最大限度地发挥康复效果，达到“多靶点”的康复目的。肺康复将运动训练和教育整合到个性化治疗计划中。呼吸训练和运动训练作为肺康复的核心，是首选的肺康复方法。有研究发现，肺康复训练可提高COPD患者呼吸肌肌力，增加运动耐力和运动能力，减轻患者呼吸困难程度，减少患者急性发作次数，提高患者的生存质量。

1. 运动训练

运动作为一种具有成本效益的干预策略在肿瘤的康复治疗中是有效

和可行的，抗阻训练、有氧训练或相互结合作为治疗癌症的运动手段在乳腺癌、肺癌、前列腺癌和肝癌的治疗中均有体现，在生理、病理、代谢、分子适应等方面也表现出积极影响。相比于其他癌症患者，肺癌患者运动训练受益更多。基础研究发现，运动可以提高患者的健康结局。骨骼肌是运动作用的直接靶向器官，运动引起的骨骼肌一系列适应性反应，其机制可能是运动可以增强骨骼肌功能，降低最大运动强度下的通气需求，调节循环代谢和性类固醇激素浓度，从而减少全身炎症和氧化损伤，抵抗癌症恶病质发展进程。

长期的运动训练对预防疾病的作用是通过调控线粒体稳态和氧化还原平衡而发挥出来的。有氧运动能够促进骨骼肌细胞线粒体自噬，有效清除受损线粒体，促进线粒体生物合成，产生健康线粒体，维持线粒体数量阈值和功能，提高机体适应力。长期运动训练可以促进线粒体生成和激活内源性抗氧化防御体系，从而提高线粒体功能和调控氧化还原平衡，运动可以帮助机体实现线粒体的自编辑，包括线粒体形态、结构、ATP输出方式、底物-能量代谢偶联方式、细胞信号转导模式等，诱导线粒体表型的重编程。对个体而言，运动可以对线粒体DNA序列、DNA甲基化、蛋白质修饰位点进行编辑，然后通过转录、翻译、信号转导和代谢的重编程可以开启一种全新代谢模式，对肿瘤等疾病进行有效的靶向防御和治疗。

运动通过缺氧、氧化应激和机械力等始动刺激因素激活机体内源性保护机制，通过激活PI3K-AKT-eNOS-NO为主的细胞生存信号和PGC-1α-AMPK-mTOR为主的代谢信号发挥健康效应，通过PGC-1α、IL-6以及泛素化重塑骨骼肌线粒体功能，加强线粒体生物发生和融合，抑制线粒体分裂与自噬，抵抗恶病质状态下骨骼肌的能量耗损、抑制骨骼肌炎症反应和肌量流失，通过重塑骨骼肌功能抵御癌症恶病质的发生发展。其中线粒体在运动促进健康效应中发挥关键作用。

运动训练作为一种低成本方法，相比于其他癌症患者，肺癌患者运动训练受益更多，可有效改善肺癌的症状和潜在后果。肺功能受损等待肺切除术的患者、肺功能受损肺癌术后患者、考虑手术并被认为是高风险的肺癌患者均可接受运动锻炼。目前关于肺癌患者围手术期最佳运动时间尚不清楚，现有的研究中术前运动的持续时间通常相对较短，但至少持续1周，而术后运动持续时间1～20周不等，因此无法确定运动最佳效益的时间。运动强度划分的标准，中高强度为60%～90%的最大心率、

50% ～ 85%的最大摄氧量（VO_{2max}）、45% ～ 85%的最大负荷重量、代谢当量 > 3。主观评价指标主要采用主观感觉运动负荷评分法（RPE）和Borg呼吸困难评分法，让参与者凭借运动时的自身感觉（心跳、呼吸、排汗、肌肉疲劳等）来估计运动时的强度，运动强度自我感觉在RPE11 ～ 16分或Borg评分3 ～ 6分。研究表明，在有监督的运动下，患者恢复速度更快，依从性更高，可能是因为受到更多的关注，患者会有意识地去改变运动方式。

2. 呼吸训练——增能呼吸法（metronomic breathing）

氧气是线粒体产能的重要原料，生命因呼吸开始，也因更好的呼吸而更加健康。呼吸是每个人都与生俱来的能力，但是呼吸有高效和低效之分。高效的呼吸法对于线粒体网络能级的跃升意义明确。呼吸具有自愿和自主的双重性，健康人的呼吸参数会时常发生变化，它的核心是控制。呼吸节律、潮气量、膈肌的活动、呼吸暂停、被动与主动呼气，不仅对呼吸效率有深远的影响，而且对心血管功能和自主神经功能有双向调节作用。考虑到迷走神经张力的作用，推荐采用“自主神经调控下的优化呼吸”，即以每分钟6 ～ 10次增能呼吸法，通过减慢呼吸频率，加大膈肌的运动，增加潮气量，肺部扩张至最大后再予缓慢的经口呼气，保证呼气流速降低，延长呼气时间，增加呼气肌的做功时间，减少呼气末肺部大量CO_2，不仅有利于优化通气、气体交换和动脉氧合、肺部的气体交换，为全身线粒体提供更为充足的氧气，支持线粒体产能、提升线粒体网络能级，并且通过呼吸改善肺部张力及呼吸肌肌力，增强肺功能，改善呼吸障碍，加强迷走神经张力，降低交感神经活性，保持副交感-交感的平衡，并在机体承受剧烈运动或精神压力时能及时调动心肺储备。

（1）增能呼吸法可促进心肺协同

呼吸节律会对血流动力学产生影响。训练健康人以每分钟20、15、10和6次的增能呼吸，呼吸节律可影响血压脉搏波的谐波，这与外周血管的阻力、主动脉的顺应性相关，能促进静脉的回流。节拍深慢呼吸导致脉搏与心跳节律同步。每分钟6次的节拍呼吸会引起静脉回流增加。膈肌连接和支撑着心脏，膈肌呼吸可进一步促进静脉回流，并为主动脉和下腔静脉的循环提供通路。而膈肌呼吸器控制下的节拍呼吸，提高了静脉回流的效率。膈肌的上下移动加强了正常呼气时下腔静脉的塌陷，从而充分配合气血交换，让机体最大程度上改善缺氧，为机体线粒体提供更为充分的氧气。

（2）增能呼吸法可调节交感–副交感平衡

增能呼吸法可降低交感神经的活性，提高副交感神经的功能，使自主神经系统更加协调工作。有意地增能呼吸法呼吸时，相对交感神经的调控作用更强，从吸气早期到呼气中期都可抑制交感神经的活性。为了保持机体长期处于副交感占主导的状态，必须长期坚持节拍呼吸，一般要训练3个月以上。

每分钟6次的增能呼吸训练（图5–2–7）并不是降低了交感神经的兴奋性，而是使交感–迷走平衡达到最佳状态，并增强线粒体网络对应激的自主反应。

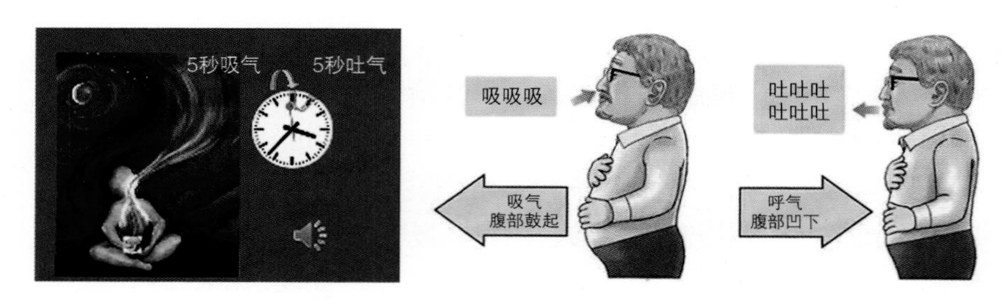
5秒吸气
5秒吐气
吸吸吸
吐吐吐
吐吐吐
吸气
腹部鼓起
呼气
腹部凹下

图5–2–7　每分钟6次的增能呼吸法（供参考）

3. 肺康复原则

肺癌患者的肺康复有3个关键要素：个体化的康复计划、多学科团队及对疾病所有要素的认识。对患者肺康复进行全面评估是制订适当的个性化康复计划的前提。患者应在开始运动训练前由专业人员进行全面的评估，无评估不治疗，评估和监测应该贯穿整个呼吸康复治疗的始终。运动能力、生活质量和呼吸困难应通过使用特定的测量工具进行评估，以指导运动处方和评估康复计划有效性。特别是术后第1秒用力呼吸末容积（FEV_1）或一氧化碳弥散量（DLCO）< 60%、VO_{2max} < 10 ml/（kg·min）或35%等指标可评估患者是否可以进行运动锻炼，还需要评估治疗（手术、放疗或化疗）给患者带来的影响，如接受具有神经毒性化疗的患者需评估其跌倒风险。医师和专职医疗保健专业人员（包括护士、呼吸科专科医生、康复治疗师、营养师和社会工作者）在康复计划中均扮演着重要角色。对于肺癌患者，除身体因素外，还需要充分考虑患者的心理、情感和社会因素。

虽然运动干预对癌症的具体效应尚未明确，美国癌症协会仍建议癌症患者治疗期每周进行150 min中等强度或75 min高强度运动。术前有氧运动和术后稳定期患者以中高强度运动为宜，围手术期最佳运动方案应联合有氧运动、抗阻运动、呼吸运动3种运动方式，至少应包括有氧运动。非小细胞肺癌患者运动干预强度也可承受中高强度的运动。

运动强度评估时可综合主观和客观评价结果，同时注意进行效果评价。峰值摄氧量（VO_{2peak}）是评价健康受试者心肺功能的“金标准”，是非小细胞肺癌术后死亡率和发生率、健康相关生活质量和长期生存率的可靠预测指标。我们应当重视运动的效果评价，并根据结果及时调整运动方案。第二篇第二章中，我们就曾针对运动给出具体建议，可供参考。

深慢的增能呼吸法呼吸对机体的影响是多方面且极其深远的，它对机体线粒体网络的帮助是直接而即刻起效的。它不仅有利于优化通气、气体交换和动脉氧合以及肺部的气体交换，并且通过呼吸改善肺部张力及呼吸肌肌力，增强肺功能，改善呼吸障碍，还能加强迷走神经张力，降低交感神经活性，保持副交感–交感神经的平衡，对心血管功能、自主神经功能、情绪的调节都有明显益处，并在机体承受剧烈运动或精神压力时能及时调动心肺储备。与肺功能相比，运动能力的提高潜力更大，要鼓励患者坚持参加长期的运动训练计划。持续合理的运动是机体一个强大的催化剂，能够增加刺激脂肪燃烧的酶活性，稳定线粒体网络高位平衡。专业精准的肺康复会给越来越多的人带来帮助和惊喜，让大家活得久也活得更好。

（许　钢　夏　青　范理宏）

第二节　晚期肺癌的治疗优化

一、化学治疗优化

自从20世纪40年代氮芥被用于治疗血液肿瘤，肿瘤的化疗经过半个多世纪的进展，实际已经是非常重要的治疗策略。对于肺癌而言，化疗仍然是整合治疗中重要的治疗手段。无论是靶向耐药后还是联合免疫治疗，化疗都是肺癌综合治疗的基石，和手术及放疗等经典治疗手段的结合更加密不可分。

首先，肺癌化疗需要根据临床病理类型进行选择，非小细胞肺癌和小细胞肺癌的化疗方案有所区别，而非小细胞肺癌中也需分为鳞癌和非鳞癌选择相应的治疗方案。非小细胞肺癌的标准化疗方案药物依然是20世纪90年代以后三代药物，如吉西他滨、紫杉醇类的药物，包括紫杉醇或者多烯紫杉醇联合铂类为基础。到了21世纪，新的化疗药物应运而生，其中具有代表性的就是培美曲塞，因其毒性反应较低，疗效确切而在非鳞非小细胞肺癌的一线、二线尤其是维持治疗中得到了广泛的应用。除了培美曲塞，通过生物纳米技术合成的白蛋白结合型紫杉醇可以获得更高的有效率和较低的过敏反应发生率而被应用于肺鳞癌的治疗。

小细胞肺癌作为对化疗敏感的病理类型，其一线的标准治疗仍然是依托泊苷联合铂类，有效率可以达到60%～80%，伊立替康联合铂类则作为替代方案。尽管对化疗敏感，但小细胞肺癌出现耐药后其治疗手段却非常有限，目前的标准二线治疗药物为拓扑替康，但其不良反应较大。近年来，氨柔比星及白蛋白紫杉醇在难治性小细胞肺癌的治疗中呈现了较好的效果。

单纯的化疗在肺癌的应用中已经遇到了瓶颈，一线化疗方案的有效率也仅为20%～30%，和靶向治疗及选择性的免疫治疗存在一定的差距，迫切需要新的化疗药物提高疗效，在这种情况下，抗体化疗药物偶联剂应运而生。抗体药物偶联物（ADC）包含高亲和力抗体和通过合适接头偶联的细胞毒性药物，可选择性和持续性地将细胞毒性药物递送至肿瘤。目前临床已获批多种抗体药物偶联物应用于肿瘤的治疗，例如Trastuzumab Emtansine（T-DM1）经FDA批准用于HER2（人表皮生长因子受体2）阳性乳腺癌。而在肺癌中，针对高表达DLL3的小细胞肺癌的ADC药物Rovalpituzumab Tesirine（ROVA-T）尽管在Ⅱ期研究中取得成功，却在Ⅲ期研究中遭遇滑铁卢未获得阳性结果；U3-1402是一种潜在的HER3靶向ADC，用于HER3蛋白高表达的*EGFR*突变的转移性非小细胞肺癌患者，取得了客观有效率25%、肿瘤控制率100%的结果，中位无进展时间和总生存时间仍不成熟；另一种ADC药物DS-1062是一种潜在的TROP2靶向ADC，用于晚期非小细胞肺癌治疗，部分患者达到了部分缓解，有待研究数据的进一步公布。

化疗能够延长一部分患者的生存时间，但是目前肺癌的化疗仅是根据肿瘤的病理学特征来进行方案的选择，缺乏确切的化疗药物生物标志物，一线化疗药物的有效率为40%左右。靶向药物则只能对特定驱动基因阳性的患者有效，即使应用了相应的靶向药物，有效率仅为70%～80%，并且最终仍会产生耐药性。此外，化疗的严重不良反应不但影响患者生存质量，也是终止治疗的重要因素。因此，如何提高疗效、减轻不良反应，需要从整体宏观进行联合。

大部分的癌细胞在线粒体基因组（mtDNA）中具有体细胞突变和（或）mtDNA含量发生改变，并不是完全关闭线粒体能量代谢和功能，而是通过“线粒体功能失调”导致线粒体功能障碍。不同类型的癌细胞可能会发生不同的生物能变化，有些发生更多的糖酵解，有些发生更多的氧化。这些不同的代谢特征可能共存于同一肿瘤组织内（肿瘤内异质性），因此可以基于不同代谢事件而开发潜在治疗策略，包括糖酵解、谷氨酰胺分解、氧化磷酸化和逆行信号转导。因此，可以考虑将调节代谢的药物和化疗、靶向联用从而克服由于肿瘤异质性所导致的耐药。氯霉素（chloramphenicol，CAP）是特异性的线粒体蛋白质合成抑制剂，可抑制线粒体功能和促进细胞凋亡，研究显示CAP与顺铂联用可显著增强对肺腺癌细胞的毒性作用，其作用机制是：CAP可使*Bax*基因上调，促进癌细胞凋亡；使16S rRNA基因的下调，降低线粒体氧化磷酸化功能，使癌细胞对化疗药物的敏感性增强。小檗碱又称黄连素，是一种异喹啉类生物碱，天然产物，无不良反应。研究发现，小檗碱可以通过抑制肿瘤细胞增殖、诱导肿瘤细胞分化和细胞凋亡、抑制肿瘤转移等实现抗肿瘤效果。小檗碱以离子形式透过线粒体磷脂双分子层，并且在线粒体内聚集，具有良好的线粒体靶向抗肿瘤潜能。主编团队的甲状腺激素与化疗联合方案可获得更好的化疗疗效的基础研究，双歧杆菌通过“肠–肺轴”调控肺癌细胞线粒体质控蛋白酶CLPP增加化疗敏感性的基础研究，黄芩、黄精联合增强化疗疗效的基础研究，以上研究均说明了主编团队研发的靶向线粒体药物（有国家发明专利）能逆转Warburg效应，增加化疗的敏感性；主编团队的双歧杆菌通过“肠–肺轴”延长晚期肺癌患者生存期的随机、双盲、多中心临床研究验证了基础研究的发现，为线粒体药物提升化疗疗效提供了创新的理论依据和临床治疗方案。

探究线粒体靶向药物改善化疗和靶向耐药性是目前抗肿瘤研究的重点和热点之一。目前，已有大量研究，发现以线粒体特异结合位点为靶点、或以线粒体结构功能的变异为靶点的小分子化合物，基于目前的细胞和动物实验结论，相信靶向线粒体药物一定能在肿瘤治疗领域发挥越来越重要的作用。

（周彩存　陈晓霞）

二、放射治疗优化

放射治疗是通过将射线聚焦在病灶部位，杀死肿瘤的局部治疗手段。随着放射治疗技术的进步，放射治疗在肺癌的各个阶段都有着潜在的治疗价值，在晚期肺癌的治疗中，主要体现在以下几个方面：① 局部晚期肺癌的根治性治疗，通常是同期放化疗；② 潜在可以手术治疗的部分患者的术前治疗；③ 部分手术患者的术后辅助治疗；④ 局限复发和转移患者的放射治疗；⑤ 无法治愈的肺癌患者的姑息性治疗。

放射治疗在肺癌治疗中占有重要地位，但在小细胞肺癌（SCLC）和非小细胞肺癌（NSCLC）中的处理有所不同，下面分而述之。

（一）局部晚期NSCLC的放射治疗

1. 根治性放射治疗

根治性放射治疗是不可手术组的NSCLC的主要治疗手段，适用于局限在一侧胸腔内的肺癌。大多为Ⅲa和Ⅲb。对于不可手术的局部晚期NSCLC，同步放化疗可以延长总生存时间，降低局部复发率，急性并发症有所增加，远期并发症和相关死亡率无显著差别。

根治性放射治疗的禁忌证包括：① 两肺或全身广泛转移；② 恶性胸腔积液；③ 肿瘤巨大，累及心包或心脏；④ 伴有严重感染；⑤ 严重心肺疾患；⑥ 一般状况差，KPS评分 < 60 分。

2. 术后放射治疗

NSCLC在诊断时仅仅约20%的患者可以接受根治性手术切除，虽然手术技术随器械日益进步，但NSCLC术后总生存率长期维持在15% ～ 45%，局部复发和远处转移是主要的失败原因。

目前，随着放射治疗设备和技术的进步，放疗的不良反应较前明显减少，多项临床研究结果显示，采用直线加速器及3D适形放射治疗或调强放射治疗技术普及后，放疗的不良反应较钴-60治疗机时代大为减轻。对于切缘阳性的患者，只要可以耐受，一般鼓励进行术后同期放化疗。

3. 术前放射治疗

由于放射治疗引起的不良反应会对手术产生一定影响，目前很少进行术前放射治疗，仅对于少数患者，如T3-4肺上沟瘤的患者，实行术前放疗。

（二）远处转移的晚期NSCLC患者的放射治疗

对于出现远处转移的晚期NSCLC，放射治疗多数用于缓解症状，或对部分转移病灶的控制。主要包括：① 局部或区域复发病灶的治疗，如胸内病灶复发或区域淋巴结转移；② 孤立或局限的转移病灶（通常原发灶控制良好）的根治性治疗，如脑、肾上腺、骨、肺等；③ 寡进展病灶的根治性或姑息性治疗；④其他转移病灶的姑息性治疗，如止痛、止血、缓解梗阻等。

（三）SCLC的放射治疗

SCLC的非手术患者通常分为局限期（LS-SCLC）和广泛期（ES-SCLC）。

1. LS-SCLC仅仅是高度选择的Ⅰ期患者可以接受手术治疗，大部分局限期患者，铂类为基础的同期放化疗是标准治疗方案。常规同期放化疗方案是VP16加顺铂的化疗联合45Gy/30Fx/3周，1天放疗2次的超分割方案，在3周内完成，两次放疗间隔要大于6 h。对于肿瘤负荷较大患者，可以先做1 ～ 2次诱导化疗，然后尽早开始放疗。总化疗疗程4 ～ 6周期。

2. ES-SCLC的放射治疗，广泛期的SCLC以系统治疗为主，但是1年内约有70%以上的患者发生局部复发。化疗后胸内病灶和胸外寡转移灶对化疗反应者获益最大。

总之，对于大部分局限期SCLC患者和部分广泛期SCLC患者来说，同步放化疗是患者首选，对于肿瘤负荷太大者，局限期患者可以先行1 ～ 2个疗程化疗后再行局部超分割同步放化疗。建议尽早开始放疗。而广泛期患者则应尽可能完成4 ～ 6个疗程化疗，序贯同期局部（包括）转移灶放疗，可以提高2年生存期和PFS（无进展生存期）。对颅外疾病控制良好患者，预防性全颅照射可以改善预后，提高生活质量。

然而，目前放疗敏感性及放疗相关的放射性肺炎等不良反应依旧是临床未突破的瓶颈。针对这些瓶颈，我们提出了能量整合医学优化方案。

（四）能量整合医学的优化

1. 改善线粒体功能，纠正癌组织缺氧，增加肺癌放疗的辐射敏感性

线粒体是含有DNA的自主性细胞器，是真核细胞的主要细胞器，是

诱导细胞凋亡的关键细胞器，还是辐射诱导内源性ROS产生的主要来源。辐射可以导致线粒体DNA数下降，线粒体DNA（mtDNA）损伤，膜结构受损，ROS的产生，代谢能量稳态破坏等一系列异常，其中线粒体DNA在辐射下很容易发生突变，因为线粒体几乎不存在非编码区，辐射诱导 mtDNA突变很可能被错误地转录，导致辐射敏感性的变化。线粒体功能障碍可能导致癌细胞对放疗产生抵抗。Wei等在肺癌细胞中发现mtDNA的缺失，肺癌细胞主要通过增加NF-κB/PI3K/AKT2/mTOR通路的磷酸化水平，激活从线粒体至细胞核的反向信号通路，通过使线粒体功能发生障碍诱导辐射抵抗。线粒体能量代谢与辐射敏感性密切相关，在NSCLC细胞株中研究发现电离辐射后，F1FoATP酶表达增加，水解ATP的能力增强，F1FoATP酶抑制剂可通过促进细胞凋亡，破坏线粒体质量控制等提高辐射敏感性。因此，通过整合改善放疗后所致癌组织内线粒体能量代谢失衡，降低线粒体DNA的损伤等方面，达到提高肺部放射敏感性的作用。

2. 修复正常组织线粒体功能，降低放疗后肺损伤

放射性肺损伤一方面来自电离辐射能量直接作用于DNA，另一方面来自水分子受激发和电离后产生大量ROS间接作用导致蛋白质、核酸等生物大分子的氧化损伤，直接影响一系列基因的转录与表达，最终导致细胞损伤或死亡。其中，后者在电离辐射中发挥重要作用。ROS可以通过诱导炎症因子的释放，参与放疗后急性损伤，同时ROS在纤维化进程中具有同样重要的作用，其可以促进肺泡上皮细胞的上皮间充质转化（EMT）和肺成纤维细胞的纤维化表型的形成，促进成纤维细胞的活化及胶原的产生。因此，抗ROS治疗可能是抑制放射性肺损伤的关键。线粒体是内源性ROS产生的主要场所。根据能量整合观念，通过去除体内积聚的环境和代谢致病因素，调节菌群平衡，能够使细胞线粒体赋能，维持体内线粒体代谢平衡，ROS产生平衡，降低放疗后肺损伤。

3. 提前赋能线粒体，提高患者一般状况，增加放疗耐受性

一般晚期肺癌患者放疗耐受性差，患者可因放疗不良反应及自身情况较差而中止放疗，因此减轻放疗不良反应，提高机体免疫力在晚期肺癌放疗中具有重要作用。研究发现，线粒体除具有氧呼吸外，还具有参与机体免疫应答的重要作用，线粒体损伤后释放的mtDNA、ATP、ROS等成分，能够作为损伤相关模式分子参与机体天然免疫反应，可加重放疗不良

反应，同时ROS还是机体杀伤病原体的主要武器，参与调节自然杀伤细胞的活性。低浓度ROS可以促进淋巴细胞活化、增殖、分化，促进机体免疫激活；高浓度ROS则诱导淋巴细胞凋亡，促进免疫终结。因此，结合线粒体ATP整合观念，我们提出了“提前赋能线粒体”的理念，具体见本章第一节，以此减轻放疗所致的线粒体损伤，增强患者放疗的耐受性。

（林　清）

三、靶向治疗优化

（一）靶向治疗的进展

和化疗相比，靶向治疗真正开启了肺癌的精准治疗时代，其机制是在肿瘤分子分型的基础上，针对其中的特异性分子异常，设计出特异的靶向药物，选择合适人群进行针对性治疗，从而提高疗效、延长患者生存期的药物治疗方法。自靶向治疗面世以来，从最初的EGFR到ALK、ROS1，再到HER2、MET等，越来越多的靶点被发现，许多靶向药被研发并应用在临床上，取得了巨大的成就，这和肺癌分子分型技术的进步密不可分。本节拟对肺癌的靶向治疗现状进行总结并对未来进行展望。

EGFR是NSCLC最常见的突变驱动基因，中国等东亚国家*EGFR*突变概率更是高达30%以上，在腺癌患者中高达60%左右。*EGFR*突变主要发生在18 ～ 21号外显子，其中19号外显子的缺失突变和21号外显子的L858R点突变是常见的突变亚型，占所有突变类型的90%。目前，EGFR抑制剂根据其分子特征分为第一代的吉非替尼、厄洛替尼和埃克替尼，第二代通过不可逆的共价结合方式结合激酶区的阿法替尼和达克替尼以及可以抑制最常见的耐药基因突变的第三代药物奥希替尼。这三代药物在*EGFR*突变型肺癌的治疗中起到重要的作用，第一代药物尽管疗效略逊于二代和三代药物，但其治疗性价比高，可及性强，第二代药物对EGFR的抑制作用更好、更强，可以提高敏感突变的总生存期，但没有解决*T790M*耐药突变的问题，第三代药物可以有效地治疗一、二代常见耐药的*790M*突变，同时不良反应较小，对脑转移疗效优于其他的EGFR抑制剂，临床上应根据患者的具体情况加以选择。

EML4-ALK基因融合是NSCLC的第二常见致癌基因。EML4-ALK基因融合在中国NSCLC患者中的表达阳性率在3.3% ～ 6.1%，尽管发生率低，但ALK融合突变患者往往整体疗效较好，生存期较长。ALK抑制剂也分为三代，其中第一代的克唑替尼及第二代的色瑞替尼和阿来替尼均已在国内上市，第二代的布加替尼和第三代的劳拉替尼尚未在国内获批适应证。第一代药物克唑替尼作为ALK、ROS1及c-MET抑制剂首先于2011年被批准应用于ALK融合突变阳性患者的治疗，被多个指南推荐作为一线的标准治疗药物，但由于无法有效突破血-脑屏障导致颅内控制率差，且易出现耐药；第二代药物的有效率更高，可以抑制继发性的耐药突变，因此其有效时间更长，其中阿来替尼的PFS达到了34.8个月，同时颅内有效率更是高达81%；第三代药物劳拉替尼是一种靶向ALK/ROS1的强效抑制剂，在ALK融合突变患者治疗中总体缓解率ORR为90%，颅内缓解率为75%，成为第一代、第二代抑制剂耐药患者的新希望。

*ROS1*融合型肺癌虽然只占NSCLC的1%左右，但肺癌患者的庞大基数使得ROS1抑制剂的研发引起重视。目前唯一被批准用于*ROS1*突变患者的靶向药物是克唑替尼，其客观缓解率为71% ～ 72%，除此以外，色瑞替尼、布加替尼及劳拉替尼等均对*ROS1*融合型肺癌患者有一定疗效，但在国内外均未获批。

除了常见的EGFR、ALK及ROS1突变，还有许多少见突变的靶向药物在研发当中，并且取得了较好的疗效。例如近些年来热门的NTRK融合突变，靶向药物Larotrectinib，对NTR1，2，3融合的各种癌症的有效率达到75%；其他罕见突变及相应的靶向药还包括BLU667和LOXO292治疗RET融合基因，Pozitinib、TAK78、吡咯替尼和单克隆抗体TDM-1治疗HER2基因突变以及Sovalitinib和 Crizotinib等治疗cMET 14外显子跳失突变等。而对于既往认为导致靶向药物原发耐药的KRAS突变，AMG510治疗KRAS G12C突变的NSCLC ORR为17.2%，DCR为79.3%，取得了突破性的进展。

（二）目前的瓶颈及优化

随着靶向治疗的不断普及，临床也面临了难以突破的瓶颈：一定时间后发生耐药，甚至“诱发”肿瘤生长，对耐药缺乏有力应对，但内在分子机制仍不清楚。如何延缓耐药仍是目前迫切需要突破的瓶颈。

靶向药物耐药的机制很复杂，其中一个原因是基因突变。用药后产生的基因突变使药物不能与肿瘤驱动靶标分子再进行结合，进而导致耐药。更为重要的原因就是生物系统的重新编程。用药后机体组织的微环境，包括肿瘤细胞自身、微环境基质细胞的基因组学都发生了变化，以逃避药物对肿瘤细胞的攻击。这就是所谓的生物系统的重新编程。例如，机体中的一些旁路激酶只有使用药物后会被异常激活，导致药物失效。此外，细胞因子和表观遗传异常等因素也会导致耐药。当然，更多的因素还在研究中，例如，肠道菌群变化也对靶向药物耐药起到非常重要的作用。

中医学认为肿瘤的发生是在正气亏虚的基础上，外感六淫或内伤七情等因素共同作用的结果。脏腑失调，精气亏虚，气滞血瘀，痰湿凝聚，毒邪内蕴是肿瘤形成的主要病机。“辨证论治”是中医学理论的核心，“扶正祛邪”是中医治疗肿瘤的基本原则。大量临床证据表明，中医药在提高肿瘤患者生活质量、增效减毒、抗肿瘤耐药和增强免疫力等方面发挥了重要作用。随着现代医学的不断进步和发展，我们发现肿瘤的发生发展是一个复杂、动态、多种机制相互作用的过程，仅针对某一靶点进行分子检测和治疗很难克服和逆转耐药的发生。因此，对不同信号通路或同一信号通路中不同分子的靶向药物联合应用是解决靶向治疗耐药问题的重要方法，也是靶向药未来的研究方向。中药及其有效成分多靶点、安全有效的作用特点为增加靶向药敏感性和克服耐药提供了新的可能。目前研究发现，β-榄香烯、白藜芦醇、雷公藤甲素、蟾蜍灵等中药单体在增加吉非替尼、奥希替尼等靶向药敏感性方面可发挥重要作用。

因此，我们相信线粒体ATP能量中西医整合的策略会为增强肿瘤治疗的敏感性和抑制肿瘤靶向治疗耐药带来新的希望。

（周彩存　陈晓霞）

四、免疫治疗优化

近些年来，针对程序性死亡受体-1及其配体（PD-1/PD-L1）单抗为代表的多种ICIs在多种癌症中进行临床试验相继取得成功而获批上市，为患者获得长期生存带来了希望的曙光。其作用机制为利用针对PD-1或PD-L1设计特定的蛋白质抗体与PD-1或PD-L1结合，从而阻止T细胞表面PD-1和肿瘤细胞PD-L1的免疫抑制作用，进而部分恢复T细胞功能，从而增强T细胞杀死肿瘤细胞的作用。基于其作用机制，免疫治疗一旦起效，持续缓解时间长，同时不良反应轻微，成为抗肿瘤药物的研发热点。

因此，在肺癌的整合治疗中，ICIs治疗正扮演越来越重要的角色，无论是单药治疗还是和化疗及抗血管靶向药物等联合治疗都在多项临床研究中得到阳性结果，并且在NSCLC及SCLC中均获批适应证。目前临床上市的ICIs主要包括：纳武利尤单抗（Nivolumab）、帕博利珠单抗（Pembrolizumab）、阿特珠单抗（Atezolizumab）、德瓦鲁单抗（Durvalumab）、伊匹木单抗（Ipilimumab）及国内自主研发的PD-1/PD-L1单抗。纳武利尤单抗、帕博利珠单抗及阿特珠单抗先后在肺癌二线治疗研究中取得成功，在晚期肺癌的一线治疗也取得了显著疗效，获批临床应用。本部分就肺癌中的免疫治疗应用情况进行梳理，为临床应用提供依据。

（一）驱动基因阴性晚期NSCLC的免疫治疗

众所周知，晚期NSCLC的分子靶向治疗是具有驱动基因突变患者的标准治疗，而对于驱动基因阴性的患者而言，在免疫治疗应用于临床前，化疗及抗血管靶向治疗成为他们唯一的选择，然而总体的疗效并不尽如人意。ICIs治疗为晚期肺癌的治疗开拓了新的方向，纳武利尤单抗和帕博利珠单抗在初治的晚期 NSCLC均进行单药免疫与标准含铂双药头对头比较的探索即Checkmate-026研究及 Keynote-024研究。两项研究均入组驱动基因阴性的复发转移的Ⅳ期NSCLC，Checkmate-026入组要求PD-L1 ≥ 5%，Keynote-024要求PD-L1 ≥ 50%，两个研究均以PFS为主要研究终点且均为优效性设计。Checkmate-026为阴性结果，PFS（*HR*=1.15，*P*=0.251 1），但通过肿瘤突变负荷（tumor mutation burden，TMB）回顾性分析发现高TMB组患者使用纳武利尤单抗治疗优于标准化疗；Keynote-024则证实在PD-L1 ≥ 50%的晚期NSCLC中帕博利珠单抗单药优于含铂双药化疗客观缓解率（ORR，45% vs. 28% *P*=0.001 1），PFS（*HR*=0.5，*P* < 0.01），OS（*HR*=0.6，*P*=0.005）。接下来进行的Keynote-042研究则纳入PD-L1 肿瘤比例评分（TPS）≥ 1%、驱动基因阴性的晚期NSCLC患者，相较化疗组，帕博利珠单抗组的总生存期（OS）得到显著延长，亚组分析显示，PD-L1 TPS ≥ 50%的患者，OS获益更为显著，也再次验证了Keynote-024研究的结果。这几项研究提示ICIs一线单药治疗需在生物标志物指导下选择优势人群。

研究显示免疫治疗联合其他治疗方法，效果可能会更加理想。针对驱动基因阴性的晚期非鳞NSCLC患者，Keynote-189研究显示，在标准化疗培美曲塞/铂类基础上联合帕博利珠单抗，该研究证实无论PD-L1表达高低，培美曲塞铂联合帕博利珠单抗能延长患者PFS（9.0月 vs. 4.9月，P=0.000 1），OS（22.0月 vs. 10.7月，$P < 0.000\ 1$），基于该研究的阳性结果，且ORR明显提高，安全性能够接受。因此，NCCN指南将帕博利珠单抗联合培美曲塞卡铂/顺铂作为ⅠA类推荐治疗晚期非鳞NSCLC中PD-L1 ≥ 50%的患者，针对晚期非鳞NSCLC患者，免疫联合化疗应成为标准治疗模式。

肺鳞癌相对非鳞癌临床常用治疗手段疗效更差且治疗选择更少，Keynote-024和Keynote-042中的鳞癌患者从免疫单药治疗中同样获益，而Keynote-407是一项帕博利珠单抗联合紫杉醇卡铂或白蛋白紫杉醇卡铂对比安慰剂联合化疗的随机Ⅲ期临床研究，最终分析证明，帕博利珠单抗+化疗与单纯化疗相比，可改善先前未经治疗的晚期肺鳞癌患者的OS（17.1月 vs. 11.6月，HR=0.71，95% CI：0.58 ～ 0.88）、PFS（8.0月 vs. 5.1月，HR=0.57，95% CI：0.47 ～ 0.69）、ORR和缓解持续时间（DOR），且显示出可控的安全性。因此，对于晚期肺鳞癌，免疫联合化疗同样是标准的治疗模式。

（二）晚期SCLC的免疫治疗

最近20余年晚期/广泛期SCLC的中位生存期仍然只有12个月左右，2年生存率不足5%，自1985年EP方案、1999年EC方案获批成为SCLC一线治疗标准，1996年拓扑替康成为SCLC标准二线治疗标准以来，治疗手段仍很匮乏。直至2018年Checkmate-032研究表明，既往至少接受两种方案治疗的SCLC从纳武利尤单抗单药的治疗获得11.9%的ORR和17.9个月的应答持续时间，纳武利尤单抗成为首个打破SCLC治疗僵局的药物和第一个SCLC三线标准治疗选择。而Keynote-028/158两项研究中帕博利珠单抗三线及以上治疗SCLC汇集分析中ORR为16%，中位的PFS和OS分别为2.0个月和7.7个月，应答持续时间超过18个月，使得帕博利珠单抗获批SCLC三线及以上治疗适应证，也让免疫治疗在SCLC中看到了应用前景。而在一线治疗中无论分子靶向药物、抗血管生成药物，还是CTAL-4免疫抑制剂等的尝试均以失败告终，直至2018年世界肺癌大会（World Conference on Lung Cancer, WCLC）上报道的Impower133研究获得阳性结果，这也是首个免疫治疗在广泛期SCLC一线治疗中获得OS获益的Ⅲ期临床研究，与标准化疗相比，阿特珠单抗联合化疗中位OS延长2个月，降低30%的死亡风险，中位PFS也由4.3个月延长到5.2个月，降低23%的疾病进展风险。另一项一线免疫治疗联合化疗的CASPIAN研究中，相较于单纯化疗组的OS（10.3个月），德瓦鲁单抗联合化疗组的OS达到了13.0个月（HR=0.73，P=0.004 7），单纯化疗组的12个月OS率为39.8%，而德瓦鲁单抗联合化疗组为53.7%，提高了13.9%。单纯化疗组的ORR为57.6%，德瓦鲁单抗联合化疗组为67.9%，提高了10.3%。正是依据这两项研究结果，2020年NCCN-SCLC指南将阿特珠单抗及德瓦鲁单抗联合化疗作为广泛期SCLC一线治疗推荐用药，奠定了免疫联合化疗疗法在晚期SCLC的一线治疗地位。

（三）能量整合医学在肺癌免疫治疗中的应用

尽管目前ICIs在晚期肺癌的治疗中取得了令人瞩目的疗效，同时为部分患者带来了长期的生存获益甚至治愈的可能。然而只有部分患者能够从免疫治疗中显著获益，其总体有效率仅为10%～30%。目前尚缺乏精准的分子标志物来筛选获益人群或免疫不良反应高危人群，即使是PD-L1高表达患者，治疗的有效率也仅在40%～50%，仍有一半的患者不能从免疫治疗中得到收益。TMB对于免疫治疗的预测疗效的功能各大研究目前不一致，并不是非常推荐的一个预测指标，另外对于免疫耐药的机制及治疗也缺乏循证依据。

目前越来越多的研究表明，线粒体是先天性和适应性免疫过程的关键媒介，免疫系统必须具有完善的线粒体功能，才能保障免疫信号转导的正常运行。线粒体的结构对调节免疫细胞的新陈代谢至关重要，调节线粒体的形状可增强免疫细胞识别和破坏肿瘤细胞的能力。激活的效应T细胞拥有分裂的线粒体，而记忆T细胞维持它们的线粒体为融合网状物，融合提升的激活T细胞产生了记忆T细胞的特征，这类经处理的细胞获得了更长的寿命及更强的控制肿瘤生长的能力。同时，融合促进事件作为一种信号，驱动了有氧糖酵解。2017年，研究人员发现，Miga2（FAM73b）作为线粒体外膜蛋白在巨噬细胞极化过程中，在对线粒体形态的改变中具有重要作用。敲除FAM73b会导致线粒体分裂，并特异地上调IL-12的表达。当自身线粒体呈现持续分裂状态时，巨噬细胞能够促进T细胞产生IFN-γ，并显著增强其抗肿瘤免疫的能力。线粒体形态学改变上调了Parkin的表达，并将其招募到分裂的线粒体。聚集的Parkin通过K48泛素链调节CHIP-IRF1轴来调控其稳定性。此研究表明，线粒体形态可以作为抗肿瘤免疫或自身免疫性疾病治疗的潜在新靶点。

目前对线粒体的相关基础研究比较多，但进入临床研究的数据较少。IR-780是一种靶向线粒体的小分子，起着免疫原性细胞死亡（ICD）诱导剂的作用并表现出优异的抗肿瘤活性，特异性聚积在肿瘤细胞中，体内外引发ICD从而有效抑制肿瘤生长和肺转移，并且增强了实体瘤模型中小鼠实体瘤的过继T细胞治疗作用，机制可能是树突状细胞成熟协同效应T细胞，并与肿瘤浸润相关。在OAK研究中[一项比较阿特珠单抗（PD-L1单抗）和多西他赛在NSCLC二线及后线治疗疗效的Ⅲ期临床研究]，回顾性分析描述了OAK研究中糖尿病患者口服二甲双胍（线粒体抑制剂）对PD-L1抗体和多西他赛疗效的影响，研究发现服用二甲双胍的患者，接受阿特珠单抗或多西他赛治疗的ORR都有所提高，但未达到统计学差异。但是非糖尿病患者服用二甲双胍能否增强免疫治疗疗效呢？目前还是个未知数，仍需要前瞻性研究验证。目前也有很多线粒体抑制剂联合免疫治疗在实验室和临床进行中。

未来肺癌的免疫治疗的重点研究方向包括：① 探寻更加特异精准的分子标志物或组合作为免疫疗效的预测指标；② 尝试更多的联合治疗模式，包括小分子TKI、局部治疗等，扩大免疫治疗获益人群；③ 探索新型免疫制剂如TIM3、LAG3抗体及双抗等在临床中的应用；④ 深入探索免疫治疗耐药机制并研究耐药应对的最佳治疗策略；⑤ 加强对免疫治疗不良反应的监测研究，探寻不良反应的分子标志物；⑥ 中西医整合医学理论指导下的整体合作，而不是单一地抑制某个免疫检测点。

（周彩存　陈晓霞）

第三节　感染性疾病的治疗优化

一、慢性阻塞性肺疾病的治疗优化

慢性阻塞性肺疾病（简称慢阻肺，COPD）已经成为全球范围内严重威胁患者身心健康及生命安全的常见慢性病之一，以持续呼吸系统症状及小气道疾病（阻塞性支气管炎）和肺实质破坏（肺气肿）共同引起气流受限为特征，其发病机制包括炎症、蛋白酶和抗蛋白酶失衡、氧化损伤和抗氧化损伤失衡、自身免疫、凋亡等。急性加重是COPD患者就诊及住院的主要原因，是COPD主要致死原因，也是造成庞大医疗费用的主要因素。目前针对COPD的主要治疗药物有糖皮质激素、长效β受体激动剂、抗胆碱能药物、磷酸二酯酶4抑制剂、茶碱、大环内酯类抗生素、疫苗及急性加重时的抗生素治疗等。主要治疗目的是预防和控制COPD的症状，减少急性加重的频率和严重程度，提高患者运动耐力和生活质量。

（一）COPD传统治疗方法

临床上根据疾病分期以确定治疗方案，COPD的传统治疗分为稳定期和急性加重期的治疗。

1. 稳定期的治疗

（1）教育和管理：通过教育与管理可以提高患者及有关人员对COPD的认识和自身处理疾病的能力，更好地配合治疗和加强预防措施，减少反复加重，维持病情稳定，提高生活质量。

（2）药物治疗：支气管舒张剂：是控制COPD症状的主要治疗措施。短期按需应用可缓解症状，长期规则应用可预防和减轻症状，增加运动耐力，但不能使所有患者的FEV_1都得到改善。与口服药物相比，吸入剂不良反应小，因此多首选吸入治疗。① 抗胆碱药：短效的有异丙托溴铵，长效的有噻托溴铵；② $β_2$受体激动剂：短效的有沙丁胺醇，长效的有沙美特罗、福莫特罗；③ 甲基黄嘌呤类：茶碱。糖皮质激素：对于伴有急性加重或中-极重度的COPD患者，ICS联合LABA（长效$β_2$受体激动剂）对于改善肺功能及健康状况以及减少急性加重比其单一组分更有效。三联治疗（ICS/LABA/LAMA）相较于ICS/LABA或LABA/LAMA或单用LAMA（长效抗胆碱药物）能更好地改善肺功能、其他症状及身心健康状况，并降低急性加重率。但长期规律使用ICS治疗会增加肺炎风险，特别是在重症患者。祛痰药（黏液溶解剂）：应用祛痰药有利于气道引流通畅，改善通气。抗氧化剂：应用抗氧化剂如N-乙酰半胱氨酸可降低疾病反复加重的频率。但目前抗氧化剂药物种类有限，需进一步研究。免疫调节剂：对降低COPD急性加重严重程度可能具有一定的作用。疫苗：流感疫苗可减少COPD患者的严重程度和死亡。中医中药治疗。

（3）非药物治疗：① 长期家庭氧疗（LTOT）；② 康复治疗；③ 增强体质，加强免疫，预防感染。

（4）手术治疗：① 肺大泡切除术：有指征的患者，术后可减轻患者呼吸困难的程度并使肺功能得到改善。② 肺减容术：是通过切除部分肺组织，减少肺过度充气，改善呼吸肌做功，提高运动能力和健康状况，但不能延长患者的寿命。③ 肺移植术：对于选择合适的COPD晚期患者，肺移植术可改善生活质量，改善肺功能。

2. 急性加重期（AECOPD）的治疗

（1）药物治疗：COPD急性加重期的药物治疗包括三大类：支气管扩张剂、全身糖皮质激素和抗生素。① 支气管扩张剂：单一吸入短效β_2受体激动剂，或短效β_2受体激动剂和短效抗胆碱药联合吸入，通常在急性加重时为优先选择的支气管扩张剂。这些药物可以改善症状和FEV_1，使用MDI（气雾剂）和雾化吸入没有区别，但后者可能更适合于较重的患者。② 急性加重时，长效支气管扩张剂合并吸入糖皮质激素是否效果更好尚不确定。茶碱仅适用于短效支气管扩张剂效果不好的患者，不良反应较常见。全身应用糖皮质激素和抗生素能够缩短康复时间，改善肺功能（FEV_1）和动脉血氧分压（PaO_2），并降低早期复发的危险性，减少治疗失败的概率和缩短住院时间。③ 当AECOPD（慢性阻塞性肺疾病急性加重）具有三个症状即呼吸困难、痰量增加、脓性痰时，推荐使用抗生素，如果仅有两个症状且其中一个是脓性痰时也推荐使用，包括病情危重需要机械通气的患者。抗生素类型应根据当地细菌耐药情况选择。

（2）氧疗：是急性加重住院的重要治疗，根据患者血氧情况调整并使患者血氧饱和度维持在88%～92%。

（3）机械通气：① 无创正压通气：可以改善二氧化碳潴留，降低呼吸频率和呼吸困难程度，缩短住院时间，减少死亡和插管。② 有创通气：可以降低呼吸频率，改善PaO_2、$PaCO_2$和pH，降低死亡率，降低治疗失败的风险。

（二）能量整合医学在COPD治疗中的应用

由于传统的治疗方法对于减少及治疗COPD急性加重、控制疾病进展仍不尽如人意，且不可避免地存在不良反应。因此，亟需开发疗效确切、不良反应较小的新疗法或药物。COPD的发病机制与氧化/抗氧化失衡关系密切，而氧化应激除损伤COPD患者气道上皮导致气道结构破坏外，还损伤气道平滑肌。周围肌肉功能异常也是COPD的主要全身损害之一，导致运动耐力和生活质量的下降。因此，提高机体抗氧化能力对

COPD患者的康复具有重要意义。基于这一发病机制，COPD的治疗可以通过提高机体内源性抗氧化酶或增加非酶抗氧化剂来实现。

能量整合医学致力于重建线粒体功能，调节肠道微生态平衡，重构人体内环境稳态，去除体内积聚的环境和代谢毒素，提高机体免疫功能和重整体内的内分泌秩序，以此维护个体的健康，治疗、预防甚至逆转疾病的发生发展，是COPD预防及治疗的新方向。

1. 防止COPD的发生、发展，改善肺功能

COPD的特征之一是高氧化应激。从COPD的发生、发展过程来看，减轻氧化应激及提高体内抗氧化水平，减少炎症，修复和逆转皮质类固醇抵抗等，可能对COPD的管理及治疗有益。遗憾的是，目前GOLD COPD指南提倡的治疗手段尚不能有效缓解体内氧化应激。

（1）N-乙酰半胱氨酸（NAC）

N-乙酰半胱氨酸是一种已知的黏液溶解剂，可有效降低痰液黏度和弹性，改善黏液纤毛清除功能并调节炎症反应。体外和体内研究证实，NAC还具有直接和间接抗氧化特性，对COPD患者长期管理可能具有重要意义。NAC通过充当游离基清除剂（细胞内一种主要的含硫基抗氧化剂）及还原型谷胱甘肽的前体而发挥直接和间接抗氧化效应；进而调整COPD患者中促炎基因的氧化还原反应敏感性细胞信号转导和表达，促成抗炎效应。NAC可减少上皮细胞中过氧化氢诱导的损坏，减弱气道壁上皮增厚及减少分泌细胞增生。NAC能够恢复细胞内氧化还原状态，抑制氧化敏感型细胞信号转导和促炎基因表达，调节COPD炎性通路。NAC还可能在宿主先天免疫应答中发挥作用。在人体肺模型中，显示香烟提取物可抑制RIG-1（病毒介导的维甲酸可诱导的基因）活化，这是一种激活抗病毒反应的重要识别受体。NAC可通过恢复RIG-1敏感性而以剂量相关方式恢复抗病毒反应。研究发现，高剂量NAC（600 mg，2次/d）耐受性良好，能够显著降低小气道黏性阻力（改善FEF 25%～75%和FOT参数），降低稳定期COPD患者的急性加重率。

（2）维生素

维生素D很有可能与气道重塑及糖皮质激素抵抗有关。维生素D调控多种基因的表达，在免疫应答、细胞增殖、分化、凋亡及炎症中发挥重要作用。补充维生素E可以降低大鼠蛋白羰基化及丙二醛（MDA）的水平、延缓肺气肿形成。补充维生素C和维生素E可能会改善COPD患者的肺功能。

（3）植物和多酚

历史上，最成功的潜在抗氧化药物来源是天然产物（natural products，NPs），在1981年至2014年期间，半数新批准的药物源于NPs或根据其结构进行设计。药用植物及其活性成分的抗氧化作用已被广泛认识。研究发现NPs可以调节COPD的多个生化进程，减轻COPD诱导的氧化应激和相关的细胞变化。有证据表明，服用多种抗氧化剂可以更有效地治疗COPD，在这方面，植物多酚是众所周知的消炎和抗氧化剂，如果定期服用，可以降低患COPD的风险。近年来，NPs被认为是有效对抗氧化应激治疗COPD的创新药物。

姜黄素为二酮类化合物，具有降血脂、抗肿瘤、抗炎、利胆、抗氧化等作用。姜黄素可以抑制气道炎症，预防COPD的发生和进展。最近的研究结果表明，姜黄素通过抑制NF-κB信号和COX-2抑制卷烟烟雾（CS）诱导的COPD小鼠气道炎症和气道重塑，可能是治疗COPD的潜在药物。遗憾的是多酚过低的生物利用度及胃肠道转化限制了它的功效。

氧化应激可能是COPD患者发展的始动因素，氧化应激不仅损伤了患者的气道上皮组织，同时损伤了肺组织，使患者肺部炎症进一步加重。然而，非目标抗氧化剂有时缺乏有益的效果，甚至可能使疾病恶化。线粒体靶向的抗氧化剂可能为COPD患者的治疗策略提供重要价值，值得进一步开展相关研究。线粒体失衡和失能导致COPD的发生发展，而能量整合医学治疗为线粒体赋能，恢复机体的能量供应与储备，能从源头防止COPD的发生、发展。

2. 预防AECOPD

AECOPD是由于感染和烟雾等因素导致患者气道氧化/抗氧化失衡，氧化应激引起气道炎症及气道的损伤，患者临床表现为喘息加重、咳痰，同时会出现支气管内黏液分泌量增多，一系列的体内外实验都说明，氧化应激能够引起患者气道内大量的炎症细胞聚集，例如中性粒细胞、淋巴细胞、巨噬细胞等，活化的树突状细胞可诱导适应性免疫应答，包括辅助性（Th1和Th17）$CD4^+$ T细胞、$CD8^+$ T细胞和B细胞的免疫应答，导致淋巴滤泡增生，诱发持续性的肺组织慢性炎症。上述大量的炎症细胞可以释放大量的ROS，这些ROS可以促使气道分泌复合糖，削弱黏膜的防御功能，内皮细胞的通透性增加，肺泡Ⅱ型上皮细胞遭到破坏，另外尚可以促进气道内局部组织释放前列腺素和白三烯，白三烯和前列腺素能够进一步加重气道炎症和气道的损伤，导致气道功能的异常改变。因此，早期应用能量整合医学治疗COPD患者能纠正患者气道氧化/抗氧化失衡，增强机体免疫力及气道抗氧化能力，避免因吸入外源性ROS导致的AECOPD发生，对于患者病情的发展起到一定的遏制作用。

3. 减轻骨骼肌功能障碍，提高患者生活质量

COPD合并骨骼肌功能障碍会明显影响患者的生活质量、机体功能状态、住院次数及存活率。长期使用激素、全身炎症和低氧血症是COPD患者骨骼肌功能异常的主要原因，氧化应激也是COPD患者骨骼肌功能异常的重要原因。肌肉纤维内产生过多的ROS和(或)一氧化氮合酶NOS主要作用于线粒体和肌丝引起肌细胞凋亡、线粒体呼吸链功能异常和肌丝收缩功能下降。能量整合医学可以改善线粒体膜功能、呼吸链的功能和氧化代谢，可降低ROS的生成量和改善肌细胞内线粒体功能，有效地防止运动诱发的肌肉氧化应激，增强肌肉功能，提高患者的生活质量。此外，COPD患者骨骼肌营养不良会导致患者生活质量下降，住院次数增加，预后不良。骨骼肌质量和功能状态与COPD严重程度相关，故COPD患者遵医嘱根据个体化规律用药控制病情进展尤为重要，另外，增加锻炼、增强营养等干预措施也有助于骨骼肌代谢，从而改善COPD患者的生活质量及预后。

4. 总结

COPD治疗是对重大公共健康卫生的挑战能量整合医学治疗针对线粒体机制障碍及其中的关键靶点进行干预，是COPD治疗干预有效的新策略，更具体的方法可以参照治疗原则章节。

（李秋红　高蓓兰）

二、肺炎的治疗优化

肺炎是威胁人类健康的最常见感染性疾病之一。肺炎消耗了大量医疗资源。肺炎致病原的组成和耐药特性在不同地区有着明显差异，而且随着时间的推移而不断变迁。因此，全世界不少国家都制订了适合自己国情的指南以指导临床合理诊治。近年来，由于社会人口的老龄化、免疫损害宿主增加、病原体变迁和抗生素耐药性上升等原因，肺炎的诊治面临许多新问题。

（一）现有治疗措施

肺部感染是一个非常常见的疾病，目前的治疗流程包括：① 评估严重程度；② 确定病原体；③ 治疗。其具体治疗主要包括：① 针对病原体进行抗菌治疗；② 支持治疗：包括补充足够的蛋白质、热量及维生素，同时运用对症治疗药物；③ 并发症的处理：伴有脓胸、胸腔积液、心包炎等并发症时需要处理相应的并发症。

其预后取决于三个方面：① 致病细菌的种类、数量、毒力；② 经验性或针对性抗感染药物的选择是否恰当，药物的药代/药效动力学、不良反应及剂量、疗程等；③ 宿主的一般状态、免疫力。

（二）治疗展望

肺炎作为常见病，治疗原则相对而言较为简单，主要针对感染。但在临床工作中我们经常会发现治疗过程中及治疗后患者会有各种不适：腹泻腹胀、食欲差、乏力、易疲劳等，并且还有一些患者会反复感染肺炎。这启发我们不断深入思考，是不是可以在这些治疗的基础上，预防性地、支持性地给予相应的治疗，一是可以对冲治疗性药物所带来的不良反应，二是可以增强抵抗力、缩短康复周期，三是可以不断提升线粒体ATP能级，更好地建设好线粒体ATP–神经–内分泌–免疫网络，避免反复感染，起到治欲病、防大病的作用。

（三）能量整合医学在肺炎治疗中的应用

1. 去除细胞间充质–细胞–线粒体轴系统致病物质，整合逆转疾病微环境

（1）加强抗氧化：在运用抗生素的同时，对于细菌和病毒感染的患者，需积极运用维生素C和还原型谷胱甘肽。维生素C可以帮助抑制脂质过氧化、减轻炎症充血、提高细胞膜完整性，帮助病毒感染后恢复、阻止重症进展。病毒入侵人体时，短时间内会产生大量氧自由基，还原型谷胱甘肽可迅速对氧自由基、有机氢过氧化物及亲电子剂进行灭活。在病毒感染的机体内，特别是患者下呼吸道的谷胱甘肽含量会明显下降。因而，现已证明，通过各种途径补充谷胱甘肽可以增强下呼吸道抗氧化能力，可预防和治疗各种与病毒感染有关的呼吸系统疾病。

（2）改善微生态，为线粒体网络提供最佳互作环境。对于感染性疾病，在运用抗生素的同时，还要兼顾微生态的平衡，适当补充益生菌和益生元，为线粒体网络提供更好的互作环境。

致病菌等氧化压力去除后，仍需长期坚持益生菌、益生元的补充，帮助维护优势有益菌群，保持微生态长期平衡。以双歧杆菌为例，摄入双歧杆菌制剂，一方面可以激活血清中超氧化物歧化酶（SOD），消除氧化自由基；另一方面可以提高机体抗体水平，激活巨噬细胞吞噬活性，提高机体抗感染能力，对于维护黏膜微生态及黏膜相关免疫功能都非常重要。

2. 赋能失衡线粒体跃升 ATP，整合提升线粒体 ATP–神经–内分泌–免疫网络效能

线粒体网状组织是一个高度动态的结构，其在细胞内不断分裂、融合、运动并形成网状结构。在应对感染时，线粒体通过持续的融合、分裂、自噬以达到最佳适应环境的生存方式，线粒体能量充足时形成高度融合的线粒体、抑制分裂，当内环境紊乱、线粒体营养缺乏时，线粒体分裂，当线粒体受损时就发生线粒体自噬现象，所以线粒体的营养情况决定了线粒体网络结构与功能的强度。只有在线粒体网络功能储备充足的情况下，才能构建强大的线粒体–神经–内分泌–免疫防御体系，才能随时在与微生物的博弈中胜出。

（1）线粒体供氧赋能——增能呼吸法

肺是机体氧气的最重要来源，充足的氧气可以促进线粒体更高效产出 ATP，我们推荐反复练习增能呼吸法来增加机体携氧量。

（2）内分泌支持

以肺炎后失眠为例，可以适当补充褪黑素，褪黑素以高浓度存在于线粒体中，大大超过了褪黑素的血浆浓度。由于其具有清除自由基的能力，且可以间接影响抗氧化酶的表达，一方面可以充当抗氧化剂，另一方面褪黑素可以帮助线粒体恢复重要的节律功能，提高线粒体 ATP 的浓度。

（3）免疫支持

在与微生物的免疫战争中，线粒体处于持续耗能的状态。线粒体功能正常产出的 ATP 浓度可达毫摩尔级，线粒体有氧呼吸的高效能产 ATP 模式，可以为机体提供充足的免疫细胞和免疫因子以对抗各种病菌入侵、为机体胜利提供保障，但如果持续一段时间后线粒体的燃料供应不上，免疫细胞随即转为糖酵解的低产能模式，当免疫系统 ATP 供能出问题时，机体的防御无法清除入侵的病菌，出现感染加重。线粒体整合医学会建议适当补充维生素 A 及一些线粒体赋能物质，维生素 A 在细胞免疫过程中可促进抗体合成、T 细胞繁殖、单核细胞吞噬，还能增强 T 细胞抗原特异

性反应。此外，维生素A还参与体液免疫，可直接作用于B细胞，增强体液免疫功能，参与促进抗体的合成，促进淋巴细胞的转化，刺激白细胞介素和干扰素的分泌，诱导淋巴细胞的增殖。

综上，在能量整合医学观下，肺炎治疗并不是仅仅解决病原体感染的问题，同时还需要注意到线粒体ATP-神经-内分泌-免疫网络的整体修复和能级提升，采用能量整合医学的方法，修复肺炎后的免疫力对预防复发及大病具有重要的意义。

（夏　青　范理宏）

三、特发性肺纤维化（IPF）的优化治疗

（一）IPF的诊断要点

根据2018年ATS/ERS/JRS/ALAT指南，IPF的诊断需符合以下三点：① 除外已知病因所致的间质性肺疾病，如职业接触、室内外环境暴露、结缔组织病和药物性肺损害等；② 未行外科肺活检的患者，胸部HRCT（高分辨率CT）表现为肯定UIP型；③ 行外科肺活检的患者，结合HRCT和外科肺活检符合特定的类型。

（二）现有治疗措施

由于IPF预后不佳，大多数专家建议除非有禁忌证，否则所有患者均应早期干预。IPF的治疗手段分为药物治疗和非药物治疗两部分。

1. 药物治疗

（1）NAC：IPF的发病机制与氧化应激失衡有关，而NAC是一种经典的抗氧化药物。已有基础研究证实NAC能够通过其抗氧化作用发挥抗纤维化的作用。2005年，在一项发表于NEJM的多中心双盲临床试验（IFIGENIA）中，将高剂量NAC作为治疗IPF的治疗手段。由于该研究显示NAC对IPF有较好疗效，其被广泛接受并用于IPF的治疗。而在PANTHER-IPF试验中，与安慰剂相比，NAC单一疗法对IPF患者未显示任何益处，也有学者认为这一结果可能与样本量小（每组130例左右）及入组人群不同有关（多数患者来自欧洲及美洲）。事后分析也证实NAC的疗效可能与患者不同的*TOLLIP*基因型有关。

（2）吡非尼酮：TGF-β参与调节多种细胞活动，包括细胞迁移、上皮细胞间充质转化、细胞外基质沉积等。在纤维化等疾病中，TGF-β常呈持

续性过量表达。在纤维化过程中，损伤的肺泡上皮细胞释放大量包括TGF-β在内的致纤维化因子，并通过后者调节成纤维细胞的活动，吡非尼酮具有抗TGF-β及抗炎、抗氧化、抗纤维化等多重作用，具体作用机制尚不清楚。在肺损伤发生的同时进行吡非尼酮干预，可以明显降低肺组织的炎症反应及羟脯氨酸含量。但在肺纤维化已形成的动物模型中，吡非尼酮虽然能减少肺组织羟脯氨酸的合成，但不能逆转已经形成的纤维化。

（3）尼达尼布：酪氨酸激酶信号通路在纤维化的发生及进展中起着重要的作用，故以酪氨酸激酶为靶点的抗纤维化治疗具有很好的发展前景。尼达尼布是一种多生长因子的酪氨酸激酶抑制剂，包括血管内皮细胞生长因子、血小板源性生长因子和成纤维细胞生长因子。多项研究表明，尼达尼布对IPF患者有治疗作用。

但是，以上针对IPF的药物在临床中并未取得令人满意的疗效，可能与IPF发病机制尚未完全明确，未能针对关键发病环节进行药物研发有关。

2. 非药物治疗

（1）氧疗：氧疗可减轻劳力性呼吸困难和改善患者运动耐量，若静息、运动或睡眠期间血氧饱和度为88%或更低，则应立即开始家庭氧疗。

（2）肺康复治疗：适当合理的肺康复可提高患者的运动能力，对提高患者的生活质量有帮助。

（3）肺移植：肺移植可以延长生存期，使少数特定患者生活质量得到改善，但需考虑到肺移植的成功率及术后并发症的发生。

（4）干细胞移植：该方法目前处于研究阶段，临床真实世界能否使患者获益存在争议。多项研究结果为骨髓干细胞分化成肺上皮细胞提供了确凿证据。Ortiz等将来源于博莱霉素抵抗的雄性小鼠间充质干细胞注入对博莱霉素依赖的雌性小鼠体内，发现雄性小鼠DNA约占雌性小鼠全部肺组织DNA的2.21/100万，由此获得的细胞全部为Ⅱ型肺泡上皮细胞，并且发现MSCs减弱了博莱霉素引起的炎症反应和胶原沉积。

（三）IPF急性加重的处理

IPF患者的自然病程异质性明显，大部分患者病情进展缓慢，可存活数年，也有部分患者在病程中出现短时间内的呼吸困难加重和肺功能急剧下降，这种突发的病情恶化有些可由已知原因如急性左心衰、肺栓塞、肺部感染等所致，而有些查不到明确的原因则被定义为IPF急性加重（AE-IPF）。AE-IPF的年发病率为1%～20%，是IPF患者死亡的主要原因。2015年，ERJ专家共识对AE-IPF重新定义，即任何原因导致的患者呼吸困难急性恶化，病理学上表现为弥漫性的肺泡损伤（DAD），主要根据临床和影像学表现诊断。所谓“特发性”的AE-IPF与已知原因所致的急性加重IPF患者的临床表现和预后相似，强调应更加注重其共有的病理学改变：DAD。随后2016年AE-IPF国际工作小组正式修订AE-IPF定义，即新近发生的广泛肺泡异常，临床表现为严重的呼吸功能恶化，同时更新了诊断标准。新的AE-IPF定义和诊断标准不再强调原因不明，不再强调排除感染，强调包括能导致两肺新出现的磨玻璃和实变影的各种原因，但需排除心力衰竭和体液负荷过重，同时提出触发急性加重的因素包括感染、误吸、空气暴露、有创的侵入性操作等。对于已发生AE-IPF患者，目前尚无有效的治疗方法，主要是针对急性肺损伤（ALI）的综合治疗方法，包括糖皮质激素、广谱抗生素、氧疗、机械辅助通气、免疫抑制剂等对症支持治疗。日本的一项单中心回顾性研究发现，早期使用糖皮质激素（5天内）较晚期使用（超过5天）可以明显提高AE-IPF患者救治成功率。也有相关报道提出静脉注射重组人可溶性血栓素、免疫球蛋白、利妥昔单抗、多黏菌素B固定纤维柱灌流和血浆置换等治疗方案能提高AE-IPF患者的救治成功率。对于重症AE-IPF患者还可使用体外膜氧合技术帮助患者度过危险期，等待肺移植。

（四）治疗展望

针对IPF的治疗，不管是药物还是非药物治疗手段，其疗效均无法令人满意。且IPF患病率逐年上升，如何尽早识别IPF并予以积极干预，值得思考。目前部分医务人员对IPF认识不充分，提高医务人员对IPF的认识是第一步，当IPF患者得到甄别及诊断后，针对不同严重程度的IPF患者选择合适的综合治疗（包括药物治疗及非药物治疗）是目前能够做出的较为妥善的选择。IPF发生急性加重是导致该类患者死亡的重要原因，因此预防急性加重的发生至关重要，但是目前并无确切证据表明如何减少IPF急性加重。但是我们可以推测，维持机体各种微环境的平衡也许有助于预防IPF急性加重的发生。

（五）线粒体ATP中西医整合医学在IPF治疗中的应用

目前能量整合医学在呼吸系统疾病中用于肺癌的补充治疗较为多

见，用于IPF的治疗还刚起步。基于能量整合医学的理念，去除影响线粒体功能的各种因素，例如环境因素、代谢因素、人体微生态平衡、侵入微生物如病毒等使人体内环境紊乱的因素，重建内环境，使得机体免疫机能得到自我修复，可能有助于阻止IPF的进展，尤其AE-IPF的发生。如果在现有治疗手段的基础上，加上能量整合医学治疗手段，恢复受损线粒体功能，有助于该类患者的恢复，并降低其死亡率。线粒体的结构和能量在慢性气道疾病中的作用见图5-2-8。

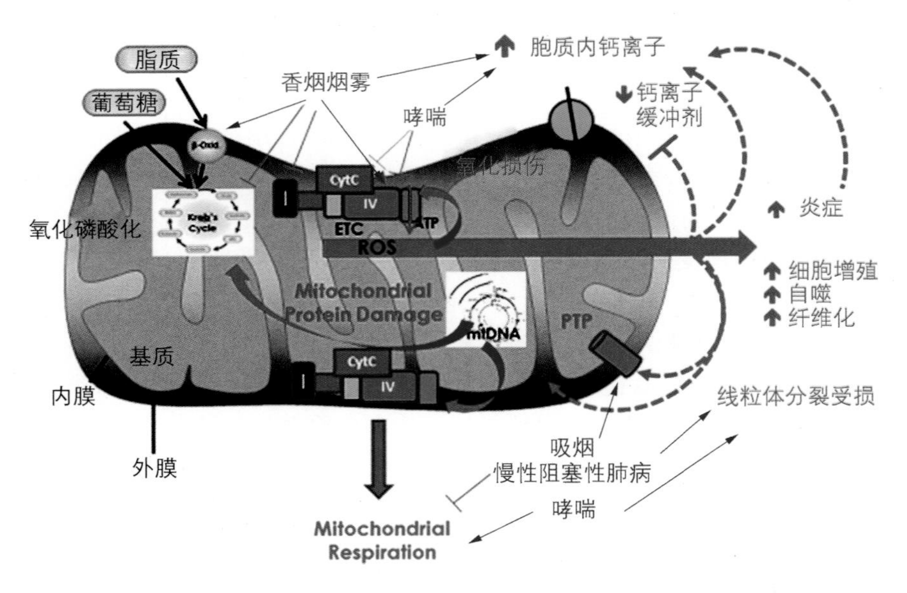

注：线粒体有一个面向细胞质的外膜和一个高度折叠的内膜，内膜含有ETC和氧化磷酸化的酶及线粒体DNA。ROS是线粒体呼吸的产物。在COPD和哮喘等疾病过程中，吸烟和炎症等刺激影响正常线粒体呼吸链，导致ROS增加，促进炎症反应发生，破坏mtDNA完整性，影响胞质Ca^{2+}调节以及细胞增殖和凋亡。

图5-2-8　线粒体的结构和能量在慢性气道疾病中的作用

1. 线粒体钙转移与肺纤维化治疗

线粒体在物理结构上与内质网结合，以协调细胞器间的钙转移，肺囊性纤维化时会出现内质网-线粒体串扰，导致炎症过度和疾病进展。研究发现，肺囊性纤维化过程中，细胞通过稳定VAPB-PTPIP51（囊泡相关膜蛋白-B蛋白酪氨酸磷酸酶相互作用蛋白51）锚连，增加囊性纤维化支气管细胞中内质网-线粒体的联系，影响自噬。自噬受损诱导线粒体去折叠蛋白反应和NLRP3炎性小体激活，从而导致过度炎症。VAPB-PTPIP51在囊性纤维化中调节自噬的机制涉及线粒体钙单转运体的钙转移。线粒体钙单转运体抑制纠正了自噬，减轻了体内外的炎症反应，为囊性纤维性肺疾病提供了一种有效的治疗策略。

2. 线粒体氧化应激与IPF的治疗

以线粒体为靶点治疗气道疾病已得到广泛认可。例如，运用维生素C和维生素E等抗氧化剂清除线粒体ROS。线粒体抗氧化剂，如甲磺酸米托醌（MitoQ）选择性地在带负电荷的线粒体中积累，抑制ROS的产生，保护线粒体免受氧化损伤。另一种线粒体特异性抗氧化剂MitoTEMPO已被证明在纤维化和哮喘小鼠模型中有效。

3. 线粒体代谢重编程与IPF的治疗

研究发现，在IPF肺组织的各种细胞（肺泡上皮细胞、成纤维细胞、巨噬细胞）中发现了线粒体功能障碍和代谢重编程，导致肺弹性下降，激活促纤维化反应。运用结合质谱代谢组学分析和微阵列衍生基因表达的方法，De Perro团队发现，IPF肺组织样本显示代谢产物发生改变，关键酶表达下调，这些代谢途径涉及糖酵解和重要的线粒体相关途径，如线粒体β-氧化和三羧酸循环。线粒体中糖酵解和脂肪酸氧化改变在调节细胞外基质沉积方面具有交互作用。在IPF中，肌成纤维细胞糖酵解过程是启动其分化并促进纤维化进展所必需的。肌成纤维细胞的促纤维化表型受代谢重编程的影响，TGF-β促胶原合成依赖于葡萄糖摄取。以上结果表明糖代谢在肺纤维化中的重要作用；体内研究显示，减弱低氧诱导因子-1α（HIF-1α）/PDK1介导的糖酵解重编程能减少博莱霉素诱导的肺纤维化损伤。最近，利用小鼠模型详细研究了AEC Ⅱ损伤线粒体的潜在作用。线粒体融合蛋白（mitofusin，Mfn）是一种对线粒体融合和分裂动力学平衡至关重要的蛋白质家族，研究发现该蛋白在IPF的Ⅱ型肺泡上皮细胞中表达上调。Ⅱ型肺泡上皮细胞缺乏Mfn1或Mfn2的小鼠对博莱霉素诱导的肺纤维化有更高的易感性；而在同一细胞类型中，这两种基因的缺失会导致自发性肺纤维化。

综上所述，大量基础研究表明各种因素引起的氧化应激会启动线粒体有氧呼吸功能的损伤，包括钙离子调控、代谢重编程等，线粒体在肺纤维化中发挥重要作用，完整具体的能量整合医学的治疗方法可以参照治疗原则章节，我们期待将这些有价值的基础研究向临床研究转化，使IPF

患者从中获益。

（徐金富）

四、肺结核的治疗优化

目前肺结核的治疗是以化学治疗为核心，辅以外科治疗、免疫治疗、中医治疗、介入治疗等综合治疗。敏感结核病的化疗治疗成功率高，但最新的WHO报告数据显示耐多药结核病（MDR-TB）/RR-TB（利福平耐药结核病）的治疗成功率全球仅为56%，因此耐药结核病是结核病的防控难点及关键。由于趋磁细菌（MTB）的不断进化，MTB与人体之间的相互作用也在发生着微妙的变化，如初治肺结核发生耐药者不在少数，合并糖尿病、器官移植、免疫抑制剂服用人群基数的庞大等因素，即使是初治肺结核使用短程化疗方案的总体治疗有效率也在下降。虽然已有少数抗结核化疗新药上市，但仍不能阻止这些新药在未来的几十年内发生耐药。随着生物信息技术的开发及使用，表观遗传学、转录组学、代谢组学在结核病中得到了一定程度的研究，人们注意到除了开发抗结核新药，研发免疫治疗等新型治疗的靶点具有可行性及需求性，将对结核病的控制、对未来防止或扭转结核病疫情的“死灰复燃”起到关键的作用，将成为结核病治疗的重要研究方向。

（一）目前结核病的化学治疗

从临床角度，肺结核的治疗目的为杀灭结核分枝杆菌、促进结核病灶愈合、消除患者的症状及防止复发。我国提出结核病化疗的原则需要遵从“早期”“联合”“规律”“适量”“全程”。该“十字”方针对肺结核的化疗起着关键的指导作用。结核病由于缺少疫苗及有效的抗结核药物在20世纪初称为“十痨九死”的痨病，在抗结核化学药物问世，也就是从1944年的链霉素到随后的一系列一线及二线药物研发成功，使用一线抗结核药物（异烟肼H、利福平R、乙胺丁醇E、吡嗪酰胺Z、链霉素Sm）组成的短程化疗方案（2SHRZ/4HR，2HREZ/4HR）大大提高了结核病的治愈率，初治敏感肺结核的治愈率达90%以上。

对于耐药结核病的化学治疗方案只能选择二线抗结核药物，2014年WHO指南将所有的抗结核治疗药物分为五类：一线抗结核药物（H、R、E、Z、利福喷丁、利福布汀）、注射类抗结核药物（Sm、卷曲霉素、阿米卡星、卡那霉素)、氟喹诺酮类药物(左氧氟沙星、莫西沙星、加替沙星)、二线口服抑菌类抗结核药物(丙硫异烟胺、环丝氨酸、特立齐酮、对氨基水杨酸、对氨基水杨酸异烟肼)、其他类抗结核药物(贝达喹啉、德拉马尼、利奈唑胺、氯法齐明、阿莫西林/克拉维酸、亚胺培南/西司他汀、美罗培南、氨硫脲、克拉霉素)。对耐多药结核病的治疗,国内外指南提出根据上述药物的分类顺次选择药物组成有效方案进行治疗,但疗程长、不良反应大、治愈率低、治疗费用高,总体治疗情况并不乐观。耐药结核病新方案的研究正在国内外进行。

(二)治疗前沿——免疫治疗

结核病的免疫治疗是指通过免疫制剂的使用,提高结核病患者对MTB的免疫保护效应,提高化疗的疗效、缩短疗程。免疫治疗制剂包括临床已经使用的制剂及尚处于研究阶段、尚未上市的制剂。已在临床广泛使用的免疫制剂有母牛分枝杆菌菌苗、IL-2、IFN-γ、胸腺肽、胸腺五肽、乌体林斯等。新型的免疫制剂包括抗体、抗菌肽、细胞治疗、细胞因子及基因治疗,治疗适用人群可为化学治疗失败或耐药的人群等。与如火如荼的肿瘤免疫治疗的方兴未艾相似,现有的免疫制剂远不能满足临床治疗需要,结核病的免疫治疗研究正在进行中。目前有14个进入临床研究阶段的治疗性疫苗或结核病疫苗,包括病毒载体、MTB蛋白与佐剂、分枝杆菌全细胞或抽提物、活的分杆菌。许多新型的技术包括纳米技术、新型的细胞因子、HDT(host directed therapy,宿主导向治疗)策略正处于研究阶段,后者定义为通过多种机制及途径提高宿主对MTB的免疫保护反应,包括通过活化或提高宿主的固有免疫及适应性免疫保护效应、或提高免疫记忆功能等的辅助治疗以提高患者的化疗效果。HDT包括一系列已广泛使用的药物(其他用途)、生物制剂、营养制剂、细胞治疗、使用患者的免疫细胞及间充质干细胞,研究发现这些药物在应用于其他疾病的同时,也能用于结核病的免疫治疗,可以作为提高宿主的免疫效应的治疗药物。

目前国际一致认为HDT理念的T细胞治疗在传统抗结核治疗失败后耐多药肺结核的管理及治疗中具有潜在的应用前景。目前有一系列的HDT治疗方法在进行临床研究,包括左旋咪唑、维生素D_3、二甲双胍、间充质干细胞等。所有的免疫治疗的最终目的均是提高宿主免疫细胞的免疫保护效应的发挥、同时减少免疫病理损伤,达到提高抗结核疗效的目的。用于肿瘤的免疫治疗有效的PD-1抑制剂同样也在结核病中进行着免疫治疗研究。

（三）能量整合医学在结核病治疗中的潜在应用前景

1. 宿主的免疫与线粒体、甲状腺功能之间的关系

主编团队研究发现，结核病患者外周血单核细胞经过结核特异性抗原刺激后$CD4^+$ T细胞的比值及$CD4^+$ T细胞分泌的IFN-γ水平差异很大，部分患者的$CD4^+$ T细胞的活化、增殖功能下降明显、IFN-γ分泌水平也下降，这部分患者的临床特征多表现为肺部病灶广泛、空洞巨大。深究潜在的调控机制发现，一些重要的分子可通过多种机制调控$CD4^+$ T细胞的增殖及免疫效应的发挥，影响$CD4^+$ T细胞功能的分子及调控网络非常复杂，可能是已在恶性肿瘤领域研究很多的分子，也可能是更多的未知分子。长期带菌的慢性肺结核患者，患者的免疫细胞长期受到MTB的刺激，可表现为一定程度的T细胞耗竭，主编团队的研究发现活动性肺结核患者外周血$CD4^+$ T细胞的PD-1/PD-L1表达明显升高，经过有效的抗结核治疗后其表达随之下降。

纵观结核病的化学治疗、免疫治疗、营养治疗、代谢研究，所有的研究目的均为找到能杀灭MTB的有效方法。在研究中，主编团队发现结核病患者在结核病变发展的过程中免疫细胞的功能可出现下调，免疫细胞功能的下调除了表现为细胞耗竭，是否与细胞的能量代谢不足导致免疫活性下降有关？能量代谢的改变是否与细胞的线粒体功能失调有关？线粒体可释放氧自由基，对组织的氧化损伤及功能失调可起到保护作用。线粒体内存在甲状腺激素受体，包括P28及P43。P28存在于线粒体内膜上，在甲状腺激素作用下，可直接激活线粒体的有氧呼吸，P43存在于线粒体基质中，线粒体中的受体与P43可形成异二聚体参与甲状腺激素对线粒体基因转录的调控。已有研究发现，有7.83%及1.74%的耐多药结核病患者发生甲状腺功能减退及功能亢进。甲状腺功能减退者可影响线粒体功能障碍，甲状腺功能亢进会影响免疫细胞正常功能的发挥，但是否会直接影响到结核病患者T细胞、B细胞、巨噬细胞等免疫细胞功能的发挥，将通过未来的深入探索，找到结核病治疗的新方法、新思路。

2. 结核菌治疗对宿主线粒体毒性的影响

对于已经广泛使用的抗结核治疗中，同样贯穿着抗结核药物对线

粒体功能的改变。假如能纠正线粒体毒性及功能障碍，可能会减少抗结核药物对人体的毒性作用、缓解不良反应、提高患者对化学药物的耐受性。异烟肼是结核病预防和一线抗结核药物之一。患者服用异烟肼在体内发生的毒性不良反应也比较明显，在微观上主要体现在脑和肝，深入阐明异烟肼毒性的分子机制有助于改善异烟肼治疗。异烟肼肝毒性（hepatotoxicity）和神经毒性（neurotoxicity）都与线粒体毒性有关。在Hep-G2细胞实验中，异烟肼以浓度依赖的方式诱导细胞凋亡、诱导氧化应激，并抑制线粒体复合物Ⅱ的功能。异烟肼可以与线粒体呼吸链相互作用，抑制呼吸链活性，增加ROS及脂质的过氧化（lipid peroxidation），使得线粒体膜电势消失。机体在高浓度异烟肼的作用下，谷胱甘肽氧化耗尽ATP以及脂质过氧化和释放细胞色素c都表现得更加明显。在小鼠中，异烟肼的毒性与*CYP2E1*的关系不大，但可诱导线粒体的β-氧化（beta-oxidation）。利福平和吡嗪酰胺的肝毒性虽未发现与线粒体DNA的多态性有关，但也有研究提出利福平的肝毒性可能与线粒体功能失调和动力相关蛋白Drp1（dynamin related protein 1）介导的线粒体分裂有关。

治疗耐多药结核病的重要药物利奈唑胺毒性则与患者16S rRNA遗传多态性有关。在一项肝移植研究中，发现长期使用利奈唑胺造成患者的乳酸性酸中毒与其线粒体 DNA A2706G多态性有关。结核病患者中，这个多态性位点与利奈唑胺毒性的关系尚有待研究。

抗结核新药贝达喹啉（Bdq）通过同时靶向c-亚基和 ε-亚基来抑制结核分枝杆菌的ATP合成酶，具有解偶联活性，可以治疗耐药TB。真核生物的线粒体可能起源于细菌，因此，该药物也可能对线粒体具有一定的作用。在MCF7乳腺癌细胞中，贝达喹啉抑制异常细胞线粒体的氧消耗及糖酵解、诱导氧化应激。但对于正常的成纤维细胞，贝达喹啉则显著增加其氧消耗，这点与结核病患者对该药的耐受性佳相一致。

抗结核新药SQ109作用的靶点是MTB的MmpL3，目前国际上正在进行抗结核疗效的$Ⅱ_b$/Ⅲ期临床试验，其也有有效抑制或杀死锥虫成虫期的效应，IC_{50}为（50±8）nmol/L。该化合物对墨西哥利什曼原虫也有效，其作用与耗尽菌内线粒体膜电势、改变胞内钙离子（Ca^{2+}）浓度有关。

乙胺丁醇对于线粒体DNA突变的患者可导致Leber遗传性视神经病变（Leber's hereditary optic neuropathy）。EMB导致基因缺陷患者的细胞线粒体偶联缺陷（mitochondrial coupling defect）、线粒体复合物Ⅳ活性下降25%。因此，对于线粒体遗传缺陷的患者，乙胺丁醇可能容易导致视觉损伤（ocular injury）。

3. 结核病的营养代谢研究

核酸类物质（NAS）因具有遗传、介导和催化生化反应、提供或转移能量等多种生物功能，被认为是生物体内极其重要的一类分子，一些条件型营养物质对高等动物的生长、新陈代谢、免疫、肠和肝脏等器官的更新或修复等发挥着重要作用。结核病是一种消耗性疾病，大部分的结核病患者均存在程度不等的营养不良，包括矿物质、微量元素、蛋白质能量的不足及脂代谢紊乱。随着营养代谢研究逐渐被重视，结核病的营养治疗作为独立的结核病治疗方法之一逐渐被业内认可。结核病营养风险评估、营养制剂的补充、营养干预的科学评估与研究正在国内得到发展。此外，肺结核的“肺-肠轴”及肠代谢失调也同样影响着结核病患者的治疗转归，因此，结核病的营养代谢研究已在悄然开始并得到重视。肺结核患者营养不良的发生与能量代谢失调具有一定的联系，营养不良、能量代谢失调与线粒体功能失调、免疫调节失调之间是否具有一定的相关性？从理论上推测，患者免疫细胞功能失调可能源于细胞的能量代谢供给下降、可能与细胞的线粒体功能低下存在上下游的调控关系，免疫保护效应下调后宿主清除体内的MTB能力下降，结核病菌在体内残存量增加导致结核患者能量消耗增多、更容易导致营养不良的发生，如此可能形成免疫、能量、代谢、营养之间网络调控的恶性循环。在未来的结核病治疗方法中，线粒体营养治疗将作为结核病的重要组成部分。更具体的可以参考第五篇治疗观。通过线粒体ATP与代谢组学研究，可能发现影响结核病患者疗效的代谢分子产物，通过基础研究的转化最后将可能发现靶向线粒体ATP的结核病治疗的靶点。

4. 结核病重在预防

传统的结核病预防性方案是以化学药物治疗为主的，对结核病高危人群给予化学药物治疗，减少或防止结核菌潜伏感染人群转变成活动性结核病患者。随着结核病的免疫学研究及营养代谢、宿主线粒体功能及调控机制等的深入研究，未来可能通过多种预防及治疗，达到提高宿主的免疫功能、减少线粒体功能障碍从而达到预治结核病的目的。

（范　琳）

第四节 过敏性哮喘的治疗优化

整合医学的核心是“以人为本”和“以患者为中心”，不仅要关注患者疾病的诊断和治疗，同时不能忽略心理、精神和社会及生活环境因素的作用。在整合医学思想指导下，过敏性哮喘的治疗也应从多维度展开。

（一）教育与管理

教育的目的是提高患者对治疗的依从性，使其熟练掌握装置使用技巧，并提高自我管理水平。

1. 提高治疗依从性

如何改善患者的依从性成为当前临床实践的难点。解决这一难点首先需要判断患者依从性状态，分析导致患者依从性差的原因，并根据患者存在的问题制订针对性的解决方案，以提高其依从性。此外，开发具有漏吸提醒功能的吸入装置，推广应用交互式语音应答（IVR）系统和移动互联网医疗平台，可有效提高患者的依从性。

2. 掌握吸入装置的使用方法

吸入装置种类繁多，使用不当会导致哮喘控制不佳，增加哮喘急性发作的风险及吸入药物的不良反应，甚至使患者产生抵触气雾剂的情绪，因此掌握吸入制剂的正确使用非常重要。为确保有效使用吸入装置，要基于不同药物、不同患者选择适合的吸入装置，最好鼓励患者参加装置的选择过程。

3. 提高自我管理水平

由健康教育团队（包括医生、药师和护士）有效指导的哮喘自我管理可大大降低哮喘患者的致残率，能减少1/3 ～ 2/3的哮喘相关住院、急诊就诊和非预期就医、误工/误学时间及夜间憋醒等情况。由医生帮助制订哮喘行动计划有助于达到上述目标。一份好的“行动计划”应包括自我监测、对治疗方案和哮喘控制水平周期性评估、在症状和（或）简易峰流速仪（PEF）提示哮喘控制水平变化时如何及时调整治疗方案以达到并维持哮喘控制、如何及时接受治疗等方面。常用的评估和监测工具有哮喘控制测试（asthma control test, ACT）、PEF和哮喘日记。正确使用PEF和准确记录哮喘日记可有效预防和减少哮喘发作的次数。通过日志获得的信息有助于医生及患者对哮喘严重程度、控制水平及治疗的反应进行正确的评估，可以总结和分析发作与治疗的关系及规律，并据此选择和调整药物。

（二）环境控制

1. 有效避免变应原

① 屋尘螨：每周用热水洗涤床单和毯子，用烘干机干燥或在太阳下晒干。枕头和垫子加上密封罩。用地板而不用地毯。② 尽量不养带毛宠物：使用空气过滤器；至少带毛宠物不要留在卧室中。③ 蟑螂：经常彻底清扫房屋。使用杀虫气雾剂，但需确保使用杀虫剂时患者不在家中。④ 室外花粉和霉菌：当花粉浓度较高时，关闭门窗，待在室内；出门时适当佩戴口罩；有条件时变换生活居住环境。⑤ 室内霉菌：降低室内的湿度，经常清洁任何潮湿的地方。⑥ 职业性致敏原：确定职业性致敏原后，及时避免接触，以免病情恶化。

2. 减少或避免空气中有害刺激因子

如氮氧化物、臭氧、二氧化硫、酸性气溶胶、甲醛和生物污染物（如内毒素）等。

3. 戒烟

吸烟可能改变气道炎症进程，并使之对糖皮质激素敏感性下降；烟草烟雾暴露与哮喘预后不良有关。因此，应建议每一位吸烟的哮喘患者戒烟。

（三）心理治疗

1. 一般心理疗法

（1）认知重建：认知过程是情感的中介，适应性不良情感与适应性不良认知有关。帮助患者改变对疾病、家庭、社会及生活事件的不正确认识，可以减轻或消除患者的心理障碍。

（2）疏导疗法：了解患者的心理状态，使其对哮喘的病因、目前治疗水平和预后有清晰的认识，并对其进行安慰，消除顾虑，树立战胜疾病的信心。

（3）家庭心理疗法：家庭成员，特别是哮喘儿童的父母或哮喘成人的配偶，应避免对患者的厌烦和歧视，但也不能对患儿过分的宠爱，以免产生依赖心理。

2. 药物疗法

对于一般疗法无效的心理障碍患者可加用抗焦虑或抗抑郁药物，以降低负面情绪，有助于哮喘的控制。

（四）药物治疗

1. 糖皮质激素

糖皮质激素是最有效的抗变态反应性炎症的药物，其作用机制包括抑制多种炎症细胞和气道上皮细胞的活化及功能、抑制白细胞介素等多种细胞因子的产生，抑制NOS、磷脂酶A_2、白三烯等炎症介质的产生和释放。糖皮质激素用于治疗哮喘主要有两种方式：吸入及全身使用。

（1）吸入型糖皮质激素（inhaled corticosteroid，ICS）：由于吸入激素的剂量较小且易在气道中形成一定的有效浓度，从而对气道产生直接作用，全身不良反应较少，因此ICS成为治疗哮喘的最基本药物。临床较常见的ICS有布地奈德、氟替卡松和丙酸倍氯米松。一般而言，哮喘患者吸入糖皮质激素剂量越大，抗炎作用越强，对于激素依赖性哮喘患者，吸入大剂量激素可减少口服激素维持量，从而减少激素的全身不良反应。但ICS的剂量–疗效反应存在个体差异，若ICS剂量过大，可能引起肾上腺皮质功能受抑制和儿童生长延迟等不良反应。

（2）全身使用：全身使用激素的途径主要有口服和静脉注射。已经使用大剂量ICS维持治疗，哮喘症状仍未控制的重度哮喘患者常需加用口服激素作为维持治疗。对于激素依赖型哮喘患者，应确定最低维持剂量，长期口服糖皮质激素。常用口服激素有泼尼松和泼尼松龙等。对于重度和危重度哮喘急性发作时或口服激素不耐受者可静脉应用激素，常用激素有甲泼尼龙和琥珀酸氢化可的松。全身糖皮质激素的使用与骨折和白内障风险增加相关。全身激素应用后的体重增加不利于哮喘的控制。因此，长期使用全身激素和大剂量ICS时，应对患者的体重、血压、血糖、眼、骨密度和哮喘儿童的生长状况进行监测。

2. β_2受体激动剂

属于扩张支气管和改善症状的药物。β_2受体激动剂主要通过激活呼吸道平滑肌细胞膜上的β受体并有效活化蛋白激酶A，提高环腺苷酸水平，达到抑制肌浆球蛋白的磷酸化，促使气管平滑肌达到舒张和松弛的功效。短效β_2受体激动剂（short-acting inhaled β_2-agonists，SABA）具有作用迅速、用药剂量小及不良反应少等优点，在哮喘急性发作治疗中广泛应用。长效β_2受体激动剂（long-acting inhaled β_2-agonists，LABA）具有高度亲脂性，吸入后其舒张呼吸道平滑肌的作用可持续12 h以上，主要应用于防治清晨及夜间哮喘发作。单独使用过多β受体激动剂时，可能导致哮喘恶化，故哮喘患者不建议单独使用β_2受体激动剂。在哮喘的治疗中，长效β_2受体激活（LABA）联合ICS的复方吸入制剂的疗效明显优于单用ICS。目前临床上较为广泛应用的ICS和LABA的复方吸入制剂包括布地奈德/福莫特罗、氟替卡松/沙美特罗和丙酸倍氯米松/福莫特罗。

3. 抗胆碱能药物

抗胆碱能药物可有效阻断节后迷走神经传出支，使迷走神经张力下降，达到舒张支气管的效果。短效抗胆碱药异丙托溴铵气雾剂可减轻重度哮喘患者的气喘症状，并能减少因β受体激动剂过量使用所致的震颤和心悸等不良反应。对于已经应用中–高剂量ICS伴/不伴LABA的重度哮喘患者，长效抗胆碱药（LAMA）噻托溴铵可减少气道陷闭，减少急性加重，改善肺功能。

4. 茶碱

茶碱类药物可通过抑制机体内磷酸二酯酶，增加环磷酸腺苷在细胞内的含量，扩张支气管平滑肌，缓解患者临床症状，同时抑制细胞因子的合成和释放而达到抗炎效果。在吸入糖皮质激素、β_2受体激动剂后仍未能达到预期治疗目的的情况下，可用茶碱与抗炎药联合使用。对于重症哮喘患者，茶碱联合ICS治疗可使得哮喘容易控制。对于吸烟伴激素不敏感的哮喘患者，茶碱联合低剂量ICS可明显提高呼气峰流速和哮喘控制程度。茶碱安全窗较窄，长期使用者需要检测血药浓度，并注意监测其潜在不良反应。

5. 白三烯调节剂

白三烯受体拮抗剂具有抗炎、舒张支气管平滑肌、降低气道高反应性、抑制气道增生和重塑、抑制细胞因子释放和诱导细胞凋亡的作用。可作为轻度患者的替代治疗和中重度哮喘联合治疗用药。多项关于未使用LABA的中重度哮喘患者的研究结果显示，ICS联合白三烯调节剂对改善肺功能具有一定疗效。

6. 生物靶向药物

针对难治性哮喘，除上述哮喘治疗药物，近年来开发的多种生物靶向治疗药物为其治疗提供了更多的选择，以下为几种代表性的生物靶向药。

（1）抗IgE单抗：能够特异性地与游离IgE的Fc ε RI位点结合，从而阻断IgE与肥大细胞、嗜碱性细胞等靶细胞上Fc ε RI位点结合，抑制IgE介导的肥大细胞和嗜碱性细胞活化、脱颗粒。奥马珠单抗（Omalizumab）是第一个上市，用于哮喘治疗的抗IgE单抗。随机对照临床试验和真实世界的研究均证实，奥马珠单抗可以减少重症哮喘的急性加重率，减少口服激素的使用，改善生活质量、哮喘症状和肺功能等。长期使用奥马珠单抗治疗的安全性良好，主要不良反应为注射部位的局部反应。

（2）抗IL-5/5R单抗：IL-5是嗜酸性细胞在骨髓中分化、生成及在体内增多过程中最重要的细胞因子。抗IL-5单抗或抗IL-5受体单抗的作用就是通过阻断IL-5的作用，抑制体内的嗜酸性细胞增多。抗IL-5单抗可以明显减少嗜酸性细胞型难治性哮喘的急性加重，减少急诊或住院率，还可以减少口服激素剂量，改善哮喘控制和肺功能等。抗IL-5单抗（美泊利单抗和瑞利珠单抗）和抗IL-5受体单抗（贝那利珠单抗）等已在国外被批准用于重症嗜酸性粒细胞型哮喘的治疗。

（3）抗IL-4R单抗：IL-4和IL-13都是重要的Th2细胞因子，在哮喘的发生发展中起重要作用。抗IL-4受体单抗（Dupilumab）可特异性地与IL-4受体的α亚基结合，从而阻断IL-4和IL-13的生物学作用。研究发现，Dupilumab可以改善难治性嗜酸性粒细胞型哮喘患者的肺功能，减少急性加重，显示出非常好的治疗效果。

（五）支气管热成形术

支气管热成形术（bronchial thermoplasty，BT）是一项在支气管镜下进行的非药物治疗技术，能够减少气道平滑肌的数量、降低气道平滑肌收缩力、改善哮喘控制水平、提高患者生活质量并减少药物的使用。我国于2014年3月正式批准将该技术用于治疗重症哮喘，但其长期疗效与安全性仍需更长期的随访结果和大样本且设计严谨的随机双盲试验及临床患者的登记性研究来证实。

（六）临床瓶颈以及治疗优化

目前哮喘的免疫调节治疗主要针对2型嗜酸性粒细胞型炎症机制，如糖皮质激素和针对特定细胞因子的抗体等。然而，这些治疗策略对于没有明显2型炎症证据的患者和尽管采用这些治疗但仍表现出持续的嗜酸性粒细胞炎症的患者无效。提高对不同哮喘表型潜在的生物学驱动因素的理解，将有助于更精确地为特定的哮喘患者确定最佳治疗方案。考虑每个患者的治疗效果时都应该同时考虑潜在的不良反应。例如，除了已知的糖皮质激素的临床不良反应外，新的证据表明即使仅吸入糖皮质激素6周也会改变支气管微生物群。因此，如何减少对于激素的依赖、帮助控制哮喘一直都是哮喘治疗的瓶颈。

能量整合医学的理念认为，呼吸道疾病与机体微生物内环境密切相关，新近的研究也已证明，呼吸道和肠道微生物群失衡在哮喘的发生、发展过程中扮演着重要角色。目前针对微生物的调控主要包括使用膳食营养、益生菌、益生元。这些口服制剂不仅能够影响肠道微生物群，同时也可能影响呼吸道微生物群，因此可能在哮喘的治疗中发挥重要作用。呼吸道和肠道微生物群调控很可能成为哮喘治疗中很重要的一部分，但仍需更多的临床研究进一步证实。

此外，线粒体功能失调是哮喘病理生理学的一个重要方面，如在哮喘患者气道上皮细胞中发现线粒体超微结构的改变。另外，线粒体的生物合成是平滑肌肥大细胞、成纤维细胞增生的重要环节，两者都将导致气道高反应性。此外，线粒体在细胞氧化、细胞凋亡、钙离子平衡中起重要作用。以线粒体为靶点的抗氧化剂减轻哮喘发作的相关研究，再次说明线粒体与哮喘的发生具有关联性。

提高对线粒体的保护是缓解哮喘的努力方向。以线粒体为靶点的抗氧化剂在哮喘中的作用正在研究，用香豆素类、维生素E、大剂量的维生素C等治疗变应性小鼠后，其线粒体的结构和功能出现可逆性改变。香豆素可减轻变应性小鼠哮喘发病特征，如气道高反应性、气道炎症、Th2应答、嗜酸细胞趋化因子的活化等。另外，辅酶Q_{10}可以减少哮喘患者对皮质类固醇激素的用量。另外，孕烯醇酮在线粒体中转化成内生性皮质醇，可以帮助患者减少对外源性补充皮质醇激素的依赖、帮助控制哮喘；孕烯醇酮与抗氧化剂及益生菌联用的赋能受损线粒体方案将会为突破哮喘西医治疗的瓶颈带来曙光。线粒体保护在哮喘防治中的作用可参考第五篇，更深入的研究需进一步开展。

总之，对于过敏性疾病的治疗，应该从人的整体出发，除了关注局部的病痛也应关注社会、环境、心理因素的作用，并从整体上对机体进行调节，以期达到最好的诊疗效果。

（金美玲）

参考文献

[1] Chen W, Zheng R, Baade P D, et al. Cancer statistics in China, 2015[J]. CA-A

Cancer Journal for Clinicians, 2016, 66(2): 115–132.
[2] Li Y, Zhang T, Zhang H, et al. Clinical significance of p16 gene methylation in lung cancer[J]. Advances in Experimental Medicine and Biology, 2020, 1255: 133–142.
[3] Harrison P T, Vyse S, Huang P H. Rare epidermal growth factor receptor (EGFR) mutations in non-small cell lung cancer[J]. Seminars in Cancer Biology , 2020, 61: 167–179.
[4] Travis W D, Asamura H, Bankier A A, et al. The IASLC lung cancer staging project: proposals for coding T categories for subsolid nodules and assessment of tumor size in part-solid tumors in the forthcoming eighth edition of the TNM classification of lung cancer[J]. Journal of Thoracic Oncology, 2016, 11(8): 1204–1223.
[5] 王瑞，姚烽，陈春基，等.《中华医学会肺癌临床诊疗指南（2019版）》外科治疗解读［J］. 中国胸心血管外科临床杂志，2020，27（11）：1265–1268.
[6] Bulgarelli Maqueda L, García-Pérez A, Minasyan A, et al. Uniportal VATS for non-small cell lung cancer[J]. General Thoracic and Cardiovascular Surgery, 2020, 68(7): 707–715.
[7] Divisi D, De Vico A, Zaccagna G, et al. Lobectomy versus sublobar resection in patients with non-small cell lung cancer: a systematic review[J]. Journal of Thoracic Disease, 2020, 12(6): 3357–3362.
[8] Ghosh P, Vidal C, Dey S, et al. Mitochondria targeting as an effective strategy for cancer therapy[J]. International Journal of Molecular Sciences, 2020, 21(9)：3363.
[9] Larson-Casey J L, He C, Carter A B. Mitochondrial quality control in pulmonary fibrosis[J]. Redox Biology, 2020, 33: 101426.
[10] Wood S L, Pernemalm M, Crosbie P A, et al. The role of the tumor-microenvironment in lung cancer-metastasis and its relationship to potential therapeutic targets[J]. Cancer Treatment Reviews, 2014, 40(4): 558–66.
[11] Wallace D C. Mitochondria and cancer[J]. Nature Reviews Cancer, 2012, 12(10): 685–98.
[12] 毛宇，赵素清. 无症状健康体检者胸部低剂量CT在早期肺癌筛查中的实用价值［J］. 中华胸部外科电子杂志，2019，6（4）：7.
[13] Yang W, Qian F, Teng J, et al. Community-based lung cancer screening with low-dose CT in China: results of the baseline screening[J]. Lung Cancer, 2018, 117: 20–26.
[14] 廖俊蕾，柳弥. 健康体检人群胸部低剂量螺旋CT检出肺部结节及肺癌情况研究［J］. 临床肺科杂志，2020，25（11）：4.
[15] Kopinski P K, Singh L N, Zhang S, et al. Mitochondrial DNA variation and cancer[J]. Nature Review Cancer, 2021, 21(7): 431–445.
[16] Zhang L, Zhang W, Li Z, et al. Mitochondria dysfunction in CD8^{+}T cells as an important contributing factor for cancer development and a potential target for cancer treatment: a review[J]. Journal of Experimental & Clinical Cancer Research, 2022, 41(1): 227.

[17] Li M, Hao B, Zhang M, et al. Melatonin enhances radiofrequency-induced NK antitumor immunity, causing cancer metabolism reprogramming and inhibition of multiple pulmonary tumor development[J]. Signal Transduction and Targeted Therapy, 2021, 6(1): 330.
[18] 费鸿翔，王菲，申长兴，等. 扶正运化方联合消融治疗肺部多发磨玻璃结节的前瞻性随机对照研究[J]. 肿瘤，2022，42(7): 8.
[19] 史景云，孙奋勇，刘海鹏，等. 肺部多发磨玻璃结节中西医结合防治一体化专家共识[J]. 肿瘤，2022，42(7): 15.
[20] Chen X, Hao B, Li D, et al. Melatonin inhibits lung cancer development by reversing the Warburg effect via stimulating the SIRT3/PDH axis[J]. Journal of Pineal Research, 2021, 71(2): e12755.
[21] Nunnari J, Suomalainen A. Mitochondria: in sickness and in health[J]. Cell, 2012, 148(6): 1145–1159.
[22] 侯亚琴，李明，岳利多，等. 黄精对白细胞介素-4诱导M2巨噬细胞能量代谢和极化的作用与机制[J]. 中华中医药杂志，2022，37(8): 5.
[23] 李斌，纪立金，闵寅，等. 从《黄帝内经》的思维方法探讨“气”和能量的相关性[J]. 中华中医药杂志，2019，34(11): 5033–5036.
[24] 韦豪华，张红玲，李兴太. 芪参补气药茶保护线粒体及其机制[J]. 大连民族大学学报，2017，19(3): 216–221.
[25] Kim Y, Vadodaria KC, Lenkei Z, et al. Mitochondria, metabolism, and redox mechanisms in psychiatric disorders[J]. Antioxidants & Redox Signaling, 2019, 31(4): 275–317.
[26] Aalbers S, Fusar-Poli L, Freeman R E, et al. Music therapy for depression[J]. Cochrane Database of Systematic Reviews , 2017, 11(11): Cd004517.
[27] Galińska E. Music therapy in neurological rehabilitation settings[J]. Psychiatria Polska, 2015, 49(4): 835–846.
[28] Schlaug G. Musicians and music making as a model for the study of brain plasticity[J]. Progress In Brain Research, 2015, 217: 37–55.
[29] Usui C, Kirino E, Tanaka S, et al. Music intervention reduces persistent fibromyalgia pain and alters functional connectivity between the insula and default mode network[J]. Pain Medicine, 2020, 21(8): 1546–1552.
[30] 王旭东. 方兴未艾的中国音乐治疗学[C]. 中国音乐治疗学会第七届学术交流会，2005: 53–71.
[31] Reschke-Hernández A E. History of music therapy treatment interventions for children with autism[J]. Journal of Music Therapy, 2011, 48(2): 169–207.
[32] Wielgosz J, Goldberg S B, Kral T R A, et al. Mindfulness meditation and psychopathology[J]. Annual Review of Clinical Psychology, 2019, 15: 285–316.
[33] Jiang H, He B, Guo X, et al. Brain-heart interactions underlying traditional Tibetan buddhist meditation[J]. Cerebral Cortex, 2020, 30(2): 439–450.
[34] Guo X, Wang M, Wang X, et al. Progressive increase of high-frequency EEG oscillations during meditation is associated with its trait effects on heart rate and

proteomics: a study on the Tibetan buddhist[J]. Cerebral Cortex, 2022, 32(18): 3865–3877.

[35] Tian X, Yi L J, Liang C S, et al. The impact of mindfulness-based stress reduction (MBSR) on psychological outcomes and quality of life in patients with lung cancer: a meta-analysis[J]. Frontiers Psychology, 2022, 13: 901247.

[36] Schellekens M P J, Van Den Hurk D G M, Prins J B, et al. Mindfulness-based stress reduction added to care as usual for lung cancer patients and/or their partners: a multicentre randomized controlled trial[J]. Psychooncology, 2017, 26(12): 2118–2126.

[37] Morsch A, Wisniewski E, Luciano T F, et al. Cigarette smoke exposure induces ROS-mediated autophagy by regulating sestrin, AMPK, and mTOR level in mice[J]. Redox Report, 2019, 24(1): 27–33.

[38] Meyer C, Meindl-Beinker N M, Dooley S. TGF-beta signaling in alcohol induced hepatic injury[J]. Frontiers Bioscience (Landmark Ed), 2010, 15(2): 740–749.

[39] Cieza A, Causey K, Kamenov K, et al. Global estimates of the need for rehabilitation based on the Global Burden of Disease study 2019: a systematic analysis for the Global Burden of Disease Study 2019[J]. Lancet, 2021, 396(10267): 2006–2017.

[40] Hood DA, Memme JM, Oliveira AN, et al. Maintenance of skeletal muscle mitochondria in health, exercise, and aging[J]. Annual Review of Physiology, 2019, 81: 19–41.

[41] Codima A, Das Neves Silva W, De Souza Borges A P, et al. Exercise prescription for symptoms and quality of life improvements in lung cancer patients: a systematic review[J]. Support Care Cancer, 2021, 29(1): 445–457.

[42] Cavalheri V, Granger C. Preoperative exercise training for patients with non-small cell lung cancer[J]. Cochrane Database of Systematic Reviews , 2017, 6(6): Cd012020.

[43] Wang Y, Hou Q, Xiao G, et al. Selective ATP hydrolysis inhibition in F1Fo ATP synthase enhances radiosensitivity in non-small-cell lung cancer cells (A549)[J]. Oncotarget, 2017, 8(32): 53602–53612.

[44] Moloney J N, Cotter T G. ROS signalling in the biology of cancer[J]. Seminars in Cell & Developmental Biology, 2018, 80: 50–64.

[45] Da Cunha Santos G, Shepherd F A, Tsao M S. EGFR mutations and lung cancer[J]. Annual Review of Phytopathology , 2011, 6: 49–69.

[46] Zhang S S, Nagasaka M, Zhu V W, et al. Going beneath the tip of the iceberg. Identifying and understanding EML4–ALK variants and TP53 mutations to optimize treatment of ALK fusion positive (ALK+) NSCLC[J]. Lung Cancer, 2021, 158: 126–136.

[47] Li F, Cui H, Jin X, et al. Triptolide inhibits epithelial-mesenchymal transition and induces apoptosis in gefitinib-resistant lung cancer cells[J]. Oncology Reports, 2020, 43(5): 1569–1579.

[48] Zhu Y, He W, Gao X, et al. Resveratrol overcomes gefitinib resistance by increasing the intracellular gefitinib concentration and triggering apoptosis, autophagy and senescence in PC9/G NSCLC cells[J]. Scientific Reports, 2015, 5: 17730.

[49] Gao Z, Li Y, Wang F, et al. Mitochondrial dynamics controls anti-tumour innate immunity by regulating CHIP-IRF1 axis stability[J]. Nature Communications, 2017, 8(1): 1805.

[50] Afzal M Z, Dragnev K, Sarwar T, et al. Clinical outcomes in non-small-cell lung cancer patients receiving concurrent metformin and immune checkpoint inhibitors[J]. Lung Cancer Management, 2019, 8(2): Lmt11.

[51] Yuan J, Liu R, Ma Y, et al. Curcumin attenuates airway inflammation and airway remolding by inhibiting NF–κB signaling and COX–2 in cigarette smoke-induced COPD mice[J]. Inflammation, 2018, 41(5): 1804–1814.

[52] Gomez-Suaga P, Paillusson S, Stoica R, et al. The ER-Mitochondria tethering complex vapb-ptpip51 regulates autophagy[J]. Current Biology, 2017, 27(3): 371–385.

[53] Chung K P, Hsu C L, Fan L C, et al. Mitofusins regulate lipid metabolism to mediate the development of lung fibrosis[J]. Nature Communication, 2019, 10(1): 3390.

[54] Scatena R. Mitochondria and drugs[J]. Advances in Experimental Medicine and Biology, 2012, 942: 329–346.

[55] Black P A, Warren R M, Louw G E, et al. Energy metabolism and drug efflux in mycobacterium tuberculosis[J]. Antimicrobial Agents and Chemotherapy, 2014, 58(5): 2491–2503.

[56] Kerstjens H A, Disse B, Schröder-Babo W, et al. Tiotropium improves lung function in patients with severe uncontrolled asthma: a randomized controlled trial[J]. Journal of Allergy and Clinical Immunology, 2011, 128(2): 308–314.

[57] Bhatraju N K, Agrawal A. Mitochondrial Dysfunction Linking Obesity and Asthma[J]. Annals of the American Thoracic Society, 2017, 14(Suppl_5): S368–S373.

第三章 浅述能量整合医学对相关系统疾病的认识及治疗要义

第一节 心脑血管系统疾病

一、房颤

（一）心房颤动的流行病学特点

心房颤动（atrial fibrillation，AF，简称“房颤”）是一种室上性快速心律失常。该疾病以心房快速无序的收缩为特征，增加心力衰竭、卒中及猝死等风险，是全球心血管疾病领域面临的严峻挑战之一。AF的心电图特征包括：① 不规则的R–R间期（房室传导未受损时）；② 无明显重复的P波；③ 不规则的心房激活。在全世界范围内，AF是成人中最常见的持续性心律失常，其大量的发病率和死亡率给患者健康、社会和经济发展带来了巨大负担。

统计数据显示，目前成人AF的患病率在2%～4%，但随着一般人群寿命的延长与对未确诊AF人群的不断研究，AF的患病率可能被低估，真实的患病率可能是现统计值的2.3倍左右。

研究表明，年龄的增加是房颤的主要危险因素，< 60岁者房颤患病率约为1%，75～84岁者患病率上升至12%，80岁以后可超过1/3。但同时年龄也增加了包括高血压、糖尿病、心力衰竭、冠状动脉疾病（CAD）、慢性肾脏疾病（CKD）在内的其他共病的负担。而这些共病同时作为可改变的危险因素，共同促进了房颤的发生发展。

统计数据显示，在50～90岁的人群中，AF的累积发病率存在性别差异，男性稍高于女性，且在统计人群中欧洲白种人1/3的AF终身风险约为37%（34.3%～39.6%），高于其他人种。房颤的发病具有明显的遗传倾向性。研究发现，与无房颤家族史的个体相比，合并房颤家族史的受试者发生房颤的风险增加2.17倍。

（二）能量整合医学观下的发生机制及目前临床治疗瓶颈

房颤是临床上最常见的持续性心律失常，虽然大量研究表明，房颤的发生及维持与心房电重构、心房结构重构关系密切，但具体机制仍不明确。临床上许多“轻症”的心律失常，例如窦性心律不齐、窦性心动过速、偶发早搏等，医生会嘱咐观察随访，而无具体处理措施。有的患者可能会自行好转，但更多患者的发作却越来越频繁，最终发展到频发房早、房颤、永久性房颤。

目前西医关于房颤的发病机制有四大学说，如转子、多发子波折返、局灶触发和房颤巢，但因此指导的治疗手段均不能完全治愈和预防房颤发生。能量整合医学的视角似乎提供了新的思考方向。

由于致病因素的存在（病毒、化学品食品添加剂），使线粒体功能受损、活性氧（ROS）增高、细胞间质/内环境紊乱，细胞能量供给不足、多种氧化应激产物及炎症因子增加。这一过程可产生强烈的正反馈，致使体内氧化应激水平继续增高，线粒体受损加重、更多的ROS产生，而一旦当ROS超过人体抗氧化防御体系的清除能力时，线粒体有氧呼吸功能失衡，线粒体的有氧电子传递链呼吸功能降低，线粒体ATP产出下降。传导束是高需能组织，ATP的变化即会导致心率的改变，这时临床上表现为早搏或心动过速，此时进行血液生化检查，可见炎症因子水平升高［肿瘤坏死因子（TNF）、白细胞介素-6（IL-6）］以及线粒体酶指标的异常。若不去除氧化应激源，增多的ROS积累并逐渐变成毒性ROS，线粒体逐渐失能，线粒体ATP产出持续下降，糖酵解代偿增强，线粒体将信号逆转导至细胞核，核基因表达发生改变，糖酵解信号通路激活，如低氧诱导因子（HIF）、腺苷酸活化蛋白激酶（AMPK）等，组织细胞内蛋白表达异常，患者临床症状加重，此时传导束结构会发生异常改变（重构），临床表现进展为频发早搏、房颤或持续性房颤，这时采用电生理检测，能发现传导束结构异常所在的部位。

由此可见，人体健康或疾病就是机体抗氧化防御能力与氧化应激博弈后对线粒体ATP效能影响的结果。年轻患者的抗氧化储备功能较强、氧化应激累积较低，线粒体ATP效能影响较小，一般临床出现轻症如窦性心动过速、偶发早搏；老年患者因衰老与氧化应激较高的影响，线粒体ATP浓度下降明显，临床出现的症状比较重，如房颤等。显然，线粒体ATP效能的下降程度与疾病的严重程度呈正相关，传导束细胞线粒体ATP衰变程度不同、受累组织从功能异常发展到组织重构，临床症状从窦性心动过速发展为早搏–房颤–持续性房颤的进行性加重过程。

目前，临床常用抗心律失常药物治疗，此类药物往往聚焦于各离子通道，停服后会出现复发；射频消融术是治疗房颤常用的方法，射频高温摧毁异常的传导束细胞，但面临术后复发等问题，比例不低，目前临床的西医治疗方法遇到了瓶颈。不管是西医还是中医，对房颤的认知都不是终点，需要我们继续探索，打开新的认知领域。

（三）能量整合医学治疗策略

能量整合医学治疗策略包括去除内环境中线粒体受损物质、逆转疾病内环境，赋能失衡线粒体、跃升线粒体ATP效能，维持高效能线粒体ATP、逆转代谢重编程。

1. 去除体内致病因素，逆转疾病内环境

这一策略的主要目的是对抗体内的高氧化应激水平（熬夜、过量食用垃圾食品、病毒感染等），去除有氧化应激产生的过量ROS，给线粒体提供良好的内环境，供给细胞充足的能量以降低机体内炎性因子水平。我们会选用抗氧化物增强人体抗氧化防御体系，以保护电子呼吸链。健康的线粒体有氧氧化依赖于其中关键酶（如PDC、IDH3等）的高效运作，而人体抗氧化防御系统对线粒体关键酶具有保护作用，可以保护有氧氧化高效产出ATP。所以应当选择对有氧氧化中的关键酶具有重要保护作用的物质，以保证有氧氧化的正常进行。通常采用足够剂量的硫辛酸、谷胱甘肽、褪黑素、辅酶Q_{10}、大剂量维生素C等抗氧化剂，同时还需注意足量使用抗氧化剂，否则也无法达到真正的抗氧化目标。实际操作时要根据病情按照千克体重来计算剂量，达到治疗疾病的目的。

此外，还应兼顾炎症因子。我们建议炎症因子水平较高的患者补充一些皮质醇的前体——孕烯醇酮来帮助皮质醇的转化合成，从而促进自身的皮质醇合成利用，并且能避免直接补充皮质激素的多种不良反应，如Cushing综合征、骨质疏松等。

2. 赋能线粒体、跃升线粒体ATP效能

必要时可予以消融术，去除异常的重塑组织，即去除不能逆转的失能线粒体部分，同时系统化地赋能线粒体网络、跃升ATP效能，就能推动机体网络跃升到高一能级。在精准消融治疗去除了局部病灶即失能线粒体后，能更好地帮助整合线粒体ATP网络效能的跃升，帮助机体提升大系统和各子系统的线粒体ATP支持效能。此精准干预+整体赋能的理念正契合了高效能线粒体ATP推升机体到高一级别健康状况的治本理念。

关于赋能线粒体，我们有以下建议：

（1）首先要保证燃料充足。有选择地补充能够穿透线粒体的营养物质糖类、氨基酸、脂肪酸等原料物质，同时还需要增加线粒体代谢过程中必要的催化物质，如Mg、维生素D、辅酶Q_{10}、B族维生素等，最好是富含以上物质的去重金属的植物萃取物。这些物质可以保证电子呼吸链的完整、顺畅运行。同时深呼吸以增加红细胞携氧量，保证组织供氧。

（2）提供最适合线粒体工作的温度。线粒体在最适温度下工作效率最高，而在低温状态下机体ATP产能下降，同时机体会促进解偶联蛋白工作，增加产热以维持体温，因此，需要物理性的保暖，以保证线粒体的工作效率。

（3）保护了线粒体的ATP高产出，传导束线粒体ATP浓度上升，会溶解异常蛋白在传导束的局部沉积，抑制异常起搏点的再次形成，可有效减少消融术后的复发。

3. 维持高效能线粒体ATP、逆转代谢重编程

我们从线粒体ATP-神经-内分泌-免疫网络效能提升，促逆转代谢重编程方面进行阐述。

为提升线粒体ATP-神经-内分泌-免疫网络的效能，我们会对神经系统、内分泌系统、免疫系统进行针对性支持。

激素的补充对于线粒体是至关重要的。在应激状态及女性更年期后，激素的补充在心血管系统线粒体赋能中起到重要作用。当机体面对应激时，分泌增加的皮质激素可与线粒体内外膜上的受体结合、快速反应，帮助机体应对应激改变，但同时糖皮质激素及原料也会快速消耗，若不及时补充，线粒体在反复应激后会快速进入无能状态，心脏储备功能耗竭。补充激素不只是为了对抗损害因子，更重要的是增加线粒体功能，增强机体应对各种改变的能力。

对于免疫系统的支持，我们通过积极补充消化道黏膜线粒体所需物质来实现。守住黏膜防线是守住机体免疫的首要环节。这也是线粒体建设过程中的各器官、系统的协同机制的表现之一。此外，在细胞与病毒博

弈中，线粒体系统受损，ATP效能降低亦会降低机体抗病毒能力，这也是临床上病毒感染复发的重要原因。因此，要补充抗病毒过程中线粒体供能所需要的物质来建设线粒体，这对于心肌细胞抗病毒免疫能力的增强有重要意义，对于病毒相关性心律失常尤为重要。

针对抑郁等情绪问题相关的心血管疾病的患者，我们尝试补充了神经递质，并收到了很好的临床效果。在未来心血管疾病患者的诊治中，我们要同样关注患者的情绪问题，适当补充神经递质如血清素、多巴胺合成所需物质，帮助维持线粒体ATP网络的高效能。

在精准修复线粒体以及神经-内分泌-免疫网络后，恢复线粒体ATP的高效能，加上时间的累积效应，高效能的线粒体ATP浓度可以溶解异常沉积的"生物大分子"、抑制异常表达的信号通路，进行性逆转房颤的代谢重编程。

（四）健康生活方式维持高效能线粒体ATP

通过饮食与生活方式预防等方式实现物质摄入的洁净与低害化，可以帮助维持高效能线粒体ATP。认识了人体健康"能量工厂"，才会理解健康生活方式的深刻内涵，让健康生活方式不再是一些空洞的口号。

为了减少高氧化性物质的摄入和暴露于氧化应激环境，配合抗氧化治疗策略，我们有如下建议：① 少吃外卖及过度加工食品，减少食品添加剂的摄入，对于食品原料的选择，尽量选择应季蔬菜水果来减少各种农药的接触。② 戒烟、戒酒，避免摄入不耐受食物。③ 避免熬夜，减少与手机等电子产品的密切接触，尤其是夜间睡眠期间更需要减少与手机、路由器的密切接触以避免昼夜节律被破坏。相信很多年轻患者都会有熬夜后心律失常发作频繁的经历。④ 避免过度装修并且保证装修后的足够通风。因为装修耗材中的甲醛等有害物质缓慢释放需要数十年。临床中心律失常的年轻患者追问病史时，常常有近期换办公环境、居住环境的经历。⑤ 对于水污染、空气污染较严重的地区，可以选用净水器、室内空气净化器，尽可能地减少水污染、空气污染造成的氧化应激。⑥ 机体出现乏力、感冒、咳嗽等异常信号的时候，不应第一时间乱服药物，加重机体氧化压力，而是需要及时调整饮食作息，观察自身症状，注意休息，及时就诊。

综上所述，目前西医遇到的瓶颈将在此ATP整合医学治疗策略下获得答案并有所突破。西医治疗不论是服抗心律失常药还是消融术都是局部治疗，缺乏对机体线粒体ATP-神经-内分泌-免疫网络效能的治疗，缺少对疾病内环境和代谢重编程的认知和系列治疗方法，但这些都是疾病根源的关键问题。ATP整合治疗策略通过ATP效能跃升整合逆转疾病内环境、整合逆转代谢重编程；逆转患者的心动过速和停药后的复发问题；同时解决房颤患者射频消融术后复发的临床瓶颈问题。线粒体ATP整合治疗策略可以优化目前治疗方案，帮助突破瓶颈，是未来的发展趋势。

二、冠心病

（一）流行病学特点

冠状动脉粥样硬化性心脏病（简称“冠心病”），是指冠状动脉粥样硬化使血管腔狭窄或阻塞，或（和）因冠状动脉功能性改变（痉挛）导致心肌缺血、缺氧或坏死而引起的心脏病。冠心病是动脉粥样硬化导致器官病变的最常见类型，也是严重危害人类健康的常见病。随着社会经济的发展以及城市化和老龄化水平的进展，人们的生活方式发生改变，导致心血管疾病的发病率和死亡率进一步升高。据流行病学调查，中国心血管病现患人数3.30亿，其中冠心病1 139万。《中国卫生健康统计年鉴2019》显示，2018年中国城市居民冠心病死亡率为120.18/10万，农村居民冠心病死亡率为128.24/10万，呈现继续2012年以来的上升趋势。其中，更为严重的急性心肌梗死的死亡率也呈快速增长趋势。China PEACE研究发现，在2001—2011年，因STEMI（ST段抬高性心肌梗死）住院患者的人数增加了3倍。根据2010—2014年我国基本医疗保险参保住院患者抽样数据库，我国城镇急性心肌梗死患者的中位住院费用为3.1万元，其中接受冠状动脉介入治疗患者的中位住院费用为5.2万元，溶栓治疗的费用为2.0万元，保守治疗的费用为1.3万元。由此可见，冠心病严重危害国民的健康，同时加重了个人和家庭的经济负担。

（二）能量整合医学观点下冠心病的发生机制及目前临床治疗瓶颈

1. 心肌对ATP能量的需求

心脏是人体内能量需求最高的器官之一。心脏消耗的大部分ATP（约95%）来自线粒体中的氧化代谢，线粒体约占成年心肌细胞体积的1/3，俗称“能量工厂”。如果在健康的人心脏中停止ATP的合成，体内储存的ATP只能维持心脏搏动数秒。因此，必须保证ATP的消耗与合成速率维持平衡。既往大量研究显示，各种病因导致的冠心病均伴随着显著的线粒体功能障碍。尽管这种功能障碍被认为是一种机体在病理状态下的适应性改变，但线粒体功能障碍与心肌缺血的发生、发展之间的特定联系机制仍然很复杂，尚未完全明了。起初，人们认为线粒体功能障碍主要导致能量供应减少。然而，最近的研究进展表明，除能量代谢障碍以外的线粒体功能障碍也可导致缺血性心肌病、心力衰竭的进展，并且其中部分发病机制已得到解释。

2. 线粒体功能障碍与冠心病

ATP的生成主要通过线粒体中脂肪酸的氧化代谢来完成。线粒体功能障碍后，葡萄糖糖酵解功能的比例显著增加，而脂肪酸氧化功能则明显下降。产出的ATP逐渐减少，无法推动血液快速循环，血液黏滞，同时脂肪酸代谢异常，血液中的过量脂质沉着在原本光滑的动脉内膜上，在动脉内膜脂类物质堆积而成斑块，这些斑块渐渐增多造成冠心病。冠心病发生后，会进一步加重心肌缺血，代谢重编程开启，冠脉逐步向梗死方向发展。

另一方面，血管狭窄会导致心肌血供下降，心肌细胞能量供给不足，缺血心肌细胞会处于“冬眠”状态，称为“心肌顿抑”。顿抑的心肌会导致心脏泵功能下降，未顿抑心肌为了代偿泵功能而增加收缩力。因此，心脏的整体能量消耗反而显著增加，对线粒体的产能需求增大。这些变化使心脏能量代谢压力增大，导致受损线粒体进一步向失能发展。目前临床会对症应用一些药物来对抗症状，包括：降低心脏能耗的治疗措施如β受体阻滞剂等药物，但这都只是权宜之计，并不能恢复高效的ATP产出、不能带来健康的心功能，也不能逆转代谢重编程。

大部分冠心病患者的ATP含量会始终维持相对略低于正常水平直到终末期缺血性心肌病。这种现象的一种解释是机体通过“自适应”机制维持心肌能量状态，但对于这些所谓“自适应”机制的本质，即线粒体失衡还处于代偿范围以内，在心肌缺血早期阶段，努力维持能量的中位稳态，但随着线粒体功能的受损程度加重，线粒体失能，ATP产能下降到低位，冠心病即向心肌梗死演进。

因此，在线粒体失衡的阶段若是使用正性肌力药增加能量消耗，则会加速耗竭线粒体ATP，恶化患者的远期预后。若是不能阻止线粒体失衡向失能的进程发展，则会有更多的心肌细胞死亡，增加现存细胞的工作量只会加速现存细胞死亡，所以只有赋能失衡线粒体，跃升线粒体ATP能级，逆转代谢重编程的进程。

目前临床治疗的方法主要依靠降低心脏耗能的方式来对抗症状，无法真正修复受损线粒体、跃升ATP效能，同时不能逆转代谢重编程，阻止冠心病的进展，所以说目前的治疗只是随访等待。面对此瓶颈，能量整合医学提出了更优化的治疗策略。

（三）能量整合医学治疗策略

1. 去除体内致病因素，重建人体健康内环境稳态

这一策略的主要目的是对抗体内的高氧化应激水平，去除有氧化应激产生的过量ROS，给线粒体提供良好的内环境，供给细胞以充足的能量以降低机体内炎症因子水平。因此，在进行病因治疗时，我们会运用谷胱甘肽对内环境致病因素进行螯合，用硫辛酸帮助恢复电子呼吸链的通畅以及维生素C来修复血管内膜下弹性纤维，防止斑块进一步沉积，同时运用Ω3来保护线粒体的内膜帮助恢复线粒体的产ATP效率。对于炎症因子水平较高的患者，我们建议补充一些皮质醇的前体——孕烯醇酮来帮助皮质醇的转化合成，从而促进机体内生皮质醇，并且能避免直接补充皮质激素的多种不良反应，如Cushing综合征、骨质疏松等。清理机体内环境，运用抗炎、抗氧化和恢复线粒体ATP高效能的立体方案是治疗冠心病的重要手段。

2. 赋能线粒体，跃升线粒体ATP效能，提升机体最高网络群能级

能量整合医学针对冠心病有立体赋能的方案，兼顾了线粒体膜上受体的需求、抗氧化平衡体系、线粒体膜的流动性、提高脂肪代谢效能，组方包括：肌醇、维生素B、辅酶Q_{10}、维生素E、Ω3、肉碱、褪黑素、益生菌、吡咯喹啉醌（PQQ），必要时根据情况进行神经递质、激素、免疫因子的补充，提升整体线粒体ATP效能，逆转代谢重编程，改善心肌重构。

除了上述重建失衡线粒体、实现线粒体ATP能级跃升的方案外，针对进展到心肌梗死的患者，可直接补充外源性线粒体——线粒体移植。外源性线粒体可在真核细胞间进行生理性转移，并可通过局部注射或静脉注射快速转移到动物或人体细胞内。移植的线粒体在受体细胞内可发挥能量生成、维持自由基-还原平衡、恢复梗死的心肌细胞活力等功能，外源性直接补充线粒体的方法成为线粒体整合医学中重要的治疗环节之一。

3. 中医中药治疗在冠心病治疗中的应用

近期研究认为，中药在冠心病患者线粒体功能恢复中发挥作用。例如，黄连碱有极高的抗氧化活性，能够维持细胞膜的完整性，改善线粒体

功能，对心肌缺血具有保护作用；绞股蓝总苷作为中药绞股蓝的提取物可减轻氧化应激，改善线粒体功能；天麻的有效成分天麻素在心肌缺血-再灌注损伤中的保护作用也可能与改善线粒体功能相关。大样本的随机对照试验（RCT）实验数据已经表明，长期服用麝香保心丸可以改善心肌缺血、有效缓解患者症状、提高患者生活质量。通心络可改善线粒体有氧呼吸功能，益气活血，从而改善心肌供血，延缓冠心病进展。

4. 健康生活习惯助力维持线粒体ATP高效能，逆转代谢重编程

冠心病与生活习惯具有密切关系。冠心病患者应注意培养健康的生活习惯。例如，戒烟和减少二手烟的吸入是治疗冠心病的基石。除此之外，饮食上建议少吃油腻、高盐、高糖食物，以减少线粒体损害，保持体内均衡能量代谢，减少线粒体的功能损害。同时多食用富含Mg、辅酶Q_{10}、B族维生素等元素的食物，有助于维持电子呼吸链的功能完整，清除氧化因子，保护心血管的微循环稳态。每周2～3次的有氧运动同样有助于改善心肺功能，改善冠状动脉的微循环稳态，改善冠状动脉的能量代谢水平，改善心肌线粒体功能障碍，是目前所有冠状动脉治疗的重要补充。

综上，通过立体赋能方案重建失衡线粒体、跃升ATP能级，推动神经-内分泌-免疫网络逆升到上一个级别的稳态。跃升线粒体ATP效能可推动各子系统中异常凝集的“生物大分子”溶解，将受损的心肌、血管细胞状况逆转，随着线粒体ATP浓度和时间的累积效应，逐渐逆转心血管的代谢重编程，预防心肌梗死的发生。

（彭文辉　唐　恺　夏　青）

第二节　胃肠道系统疾病

一、流行病学现状

全球癌症统计结果显示，中国消化系统恶性肿瘤如食管癌、胃癌、肝癌等恶性肿瘤的发病和死亡人数约占全球癌症死亡人数的一半。2015年，中国关于恶性肿瘤流行情况报道显示，发病率排序前5位高发恶性肿瘤中，消化系统恶性肿瘤占了3位，死亡率排序前5位恶性肿瘤中，消化系统恶性肿瘤占了4位，中国癌症治疗总支出中，消化系统恶性肿瘤治疗支出占比超1/4，消化道恶性肿瘤的发生严重影响了人们的生活质量。

除了消化道恶性肿瘤以外，消化道一些常见良性疾病的现状也不容乐观。我国幽门螺杆菌（HP）感染率为50% ～ 90%，而幽门螺杆菌已被世界卫生组织列为Ⅰ类致癌物，由此可见，幽门螺杆菌的高感染率与我国胃恶性肿瘤高发病率密切相关。另外，我国成年人的便秘患病率为7.0% ～ 20.3%。老年人便秘的总体发生率则更高，大致为30.4%，门诊因便秘就诊的患者越来越多，便秘正严重影响普通民众的生活质量。目前基于内镜诊断的慢性胃炎患病率接近90%。由于质子泵抑制剂（PPI）的滥用及潜在耐药风险的形成，导致症状控制有限。而胃肠道息肉更是普遍发生，由于一般胃肠道息肉并无特异性症状，容易被患者忽略，错过最佳治疗时间，导致恶变发生。

虽然现代医学不断发展，消化道疾病治疗新方法新技术层出不穷，但是肿瘤性疾病治疗现状并不理想。便秘、肠易激综合征、HP感染性慢性胃炎、胃肠道息肉等常被忽略，这也是大肠癌发病率上升的原因。目前便秘反复发作、肠息肉摘除后再发成为临床治疗的瓶颈，都提示目前的治疗理念里存在被忽视的关键点。

二、能量整合医学观下的发生机制及目前临床治疗的瓶颈

机体是一个线粒体 ATP–神经–内分泌–免疫网络，线粒体网络所需的养分、养料均经消化道吸收。人们在很早以前就已经意识到了肠道对健康的重要性，例如古代中医中提到：“肾为先天之本，脾胃为后天之本。”现代的医学研究也进一步证实了肠道健康对人整体健康的决定作用。目前已被视为人体后天的一个重要“器官”，影响着我们的代谢系统、免疫系统、神经系统等。近年来，随着人类对肠道菌群的研究不断深入，“肠–肺轴”、“肠–肝轴”、“肠–脑轴”等逐渐被揭秘，机体整体微生态的平衡依赖于健康的肠道，菌群平衡为机体整体线粒体网络提供了充足的互作底物，因此，肠道健康对线粒体网络的高位平衡意义明确。

线粒体网络和肠道健康之间相互依存，而肠道疾病的发生常常提示线粒体 ATP–神经–内分泌–免疫网络的效能降低。

三、能量整合医学视角下的胃肠道

西方医学之父希波克拉底也曾说过：“所有疾病，始于肠道。”现代的医学研究也进一步证实了肠道健康对人整体健康的决定作用。

消化道对于机体整体线粒体ATP网络有着重要作用：① 维持黏膜屏障，阻止潜在致病菌入血，产生炎症因子，破坏机体细胞间充质–细胞–线粒体轴系统；② 消化食物和吸收营养的主要场所，为生产ATP提供原料，利用可发酵的膳食纤维产生短链脂肪酸，同时合成一些重要的维生素，为线粒体网络产能提供参与要素；③ 参与免疫细胞的活化；④ 调节肠道内分泌细胞分泌激素、神经递质等调控免疫、内分泌及中枢神经系统等。

胃肠道是人体线粒体ATP–神经–内分泌–免疫网络的重要孵化器。

（1）肠道与神经内分泌的信息交换作用

肠道不仅是人体最大的免疫器官，而且分布着一定量的神经内分泌细胞，与大脑间有复杂的沟通，被形象地称为“第二大脑”。这个“第二大脑”中存在着超过一亿个的神经元，其数量完全可以和大脑中的神经元数量相媲美。目前已知由肠道生成的神经递质超过30种，例如，被称为“快乐激素”的血清素，在人体内90%以上都是由肠道内的肠嗜铬细胞合成的，还有多巴胺、GABA（γ–氨基丁酸）这些已经被证实与人的情绪、行为方式密切相关的激素都和肠道有着密切的关系。信息交互是一个高度需要能量支持的过程。

肠道菌群、肠道神经和中枢神经系统有着复杂的交互作用，互相影响，例如，心理和生理的压力可影响肠道微生物菌群的组成和代谢活动。反之，通过改变肠道微生物也能影响大脑情感行为和相关系统。由此推断，改变肠道菌群对人类大脑相关的疾病如自闭症、焦虑、抑郁、帕金森病、阿尔茨海默病及慢性疼痛等也能发挥一定的作用。

（2）肠道与心血管系统的相互作用

肠道菌群通过多种途径影响糖脂代谢，诱导慢性炎症反应、免疫激活等。其主要的作用机制包括：三甲胺（TMA）/氧化三甲胺（TMAO）途径，TMAO水平升高，可影响心肌细胞线粒体的修复和心肌代谢，使急性心肌梗死的发生风险和严重程度明显增加，诱导慢性炎症反应；影响肾素分泌，从而影响血压水平；调节胆汁酸影响胆固醇的转化利用；导致一些有毒代谢产物如多酚、硫酸吲哚酚等产生增加等。

（3）肠道与免疫系统的相互作用

肠道作为人体最大的外周免疫器官，其主要作用由肠黏膜发挥。肠黏膜屏障由肠黏膜上皮、肠道内菌群、肠道内分泌物、肠相关免疫细胞组成。肠黏膜每3天脱落更新1次，是高需能结构，需要线粒体不断产能支持。

肠黏膜间质中的T淋巴细胞和浆细胞在抗原刺激下产生大量的分泌型sIgA；肠道内还存在着一种M细胞，它是肠壁上唯一具有通透性的上皮细胞，是黏膜免疫系统中一种特化的抗原转运细胞，散布于肠道黏膜上皮细胞间。M细胞的主要作用是摄取并转运腔内的抗原。能将抗原由肠腔转运到上皮下的淋巴组织，从而诱导黏膜免疫应答或免疫耐受。M细胞在肠黏膜表面有短小不规则的微绒毛，可以直接吸附并吞噬外来抗原性物质。M细胞功能受损，则抗原、细菌、病毒可通过这一薄弱环节侵入体内，肠黏膜屏障是人体免疫的第一道防线；若抗原物质穿过肠壁进入门静脉或淋巴管到达肝脏或肠系膜后，肠壁和肠系膜的淋巴组织及肝、脾内网状内皮系统可起到吞噬和解毒作用，网状内皮系统为人体免疫的第二道防线。在免疫系统受损时，侵入的细菌及内毒素进入体循环和组织。免疫过程是一个需要能量高度支持的过程。

正常情况时，肠黏膜表面生长着大量的厌氧菌，肠黏膜约有500万个绒毛，总面积约10 m^2，是高需能的重要屏障，若是线粒体失衡，ATP能级降低，黏膜完整性被破坏，细菌及毒素通过此破损处直接侵入肠系膜淋巴结、门静脉等，机体发生细菌（内毒素）移位、抗原抗体复合物外溢，进入血液循环中四处沉积，破坏间充质-细胞-线粒体轴系统，细菌和内毒素又反过来再作用于肠黏膜，进一步加重肠黏膜屏障受损，导致肠道黏膜通透性继续增高，如此形成了恶性循环，过度激活体液免疫、消耗细胞免疫，黏膜细胞线粒体ATP产出减少，ATP被细胞免疫消耗，自身免疫性疾病、肿瘤悄然发生。

（一）便秘发生的内在逻辑

各种原因（熬夜、长期压力、幽门螺杆菌感染等）所致的胃酸不足后，消化酶活化不完全、消化不完全；胆囊胰腺分泌消化液失衡，胃肠道各器官都有自身的pH值，当胃酸分泌不足时，下游器官的pH值就会出现偏移，这种胃肠道的pH联动机制十分重要，一旦遭到破坏，肠道失去最佳pH值环境，益生菌、致病菌失衡。乙酸、乳酸等优质短链脂肪酸生产减少，肠道腐败菌过度生长、有毒代谢产物形成，直接作用在肠黏膜上皮，导致肠黏膜上皮细胞间充质-细胞-线粒体轴系统失衡，线粒体ATP产出减少，肠道乏力蠕动减弱，从而水分过度吸收，结肠碱化，开始发生便秘。

若不及时纠正便秘，代谢产物、过量的胆汁酸在肠道内反复沉积，代谢产物多酚等在细胞间充质内积蓄麻痹肠壁，同时促进肠道内产生过量脂多糖（LPS），LPS被吸收入血，诱导炎症反应，肠黏膜细胞肠壁细胞水肿，氧化应激超过线粒体代偿能力，线粒体失衡导致ATP效能进行性下降，无法为肠黏膜运作供能，结肠进一步碱化，开始发生顽固性便秘。

因此，便秘的治疗不是多喝水、多运动这种简单的生活方式指导或使用泻药对症处理就可以治愈、解决的，而是需要从胃肠道pH值联动机制、肠道菌群和肠动力整合分析，运用能量整合医学综合治疗。正常的大便应该是香蕉便、每天1次、没有恶臭的。

（二）肠息肉发病的内在逻辑

肠息肉的发生和不良基因的表达密切相关，在能量整合医学中，抑制潜在不良基因的表达是可以实现的。线粒体的信号逆行转导会影响核基因的表达，线粒体失能后ATP效能进行性下降，会促进异常蛋白沉积于细胞组织中，触发致病基因及通路，代谢重编程逐渐加剧，肠息肉逐渐产生。因此，保护线粒体功能，提升线粒体ATP效能，可以减少肠息肉的发生。

致病菌、过量胆汁酸、代谢产物多酚、饮酒后产生的乙醛等，这些氧化应激反复刺激肠道上皮细胞，产生病理性ROS、突破抗氧化防御体系，直接导致肠上皮细胞线粒体失衡，线粒体受损信号逆行转导至细胞核，引起核基因*APC*突变、COX2过度表达、炎症因子水平升高，同时ATP产出减少导致细胞内的蛋白质病理性凝集，进一步刺激肠黏膜过度增生从而发生早期腺瘤，这时，线粒体功能失衡、ATP浓度进行性下降，导致无精症相关基因、磷酸化原活化蛋白激酶、G1/S−特异性同期蛋白−D1和p53等蛋白的病理性沉积进行性加重，逐渐形成晚期腺瘤，刺激核基因*KRAS*突变，肠癌发生。

因此，在肠息肉的治疗上，内窥镜下息肉摘除只是局部治疗，术后的反复发作与逐渐的恶变倾向都是目前临床的治疗瓶颈，显然肠息肉目前的治疗方案存在思维和方法的缺陷。

四、能量整合医学治疗策略

纠正便秘和肠息肉，能量整合医学有整套的修复方案，围绕去除细胞间充质−细胞−线粒体轴系统致病物质逆转疾病微环境、精准赋能线粒体、整合提升线粒体ATP−神经−内分泌−免疫网络效能以及维持高级别线粒体ATP浓度、整合逆转疾病代谢重编程的总的治疗原则展开，但也有肠道疾病的治疗侧重点。以下展开肠道疾病中的一些治疗重点。

胃肠道恢复五步法：移除致病物质、补充系统重要物质、重建健康内环境、线粒体ATP重激活、逆转代谢重编程。

（一）移除致病物质

移除致病物质指的是去除胃肠细胞间充质-细胞-线粒体轴系统致病物质，帮助恢复线粒体内环境的稳态，例如：过敏和不耐受的食物以及它们所产生的组胺、病原菌群（如幽门螺杆菌、梭状芽孢杆菌等）、环境压力源（如污染物等）、压力（精神压力、熬夜作息等）。具体临床方案包括：去除过敏食物的饮食方案、植物抗菌或抑菌或杀菌药物（选用小檗碱这样的天然生物碱，不但可以抑制胃肠道有害菌，还可以调节葡萄糖和脂肪代谢），清除病理性ROS及组胺（选用槲皮素这种强大的天然生物类黄酮，保护细胞和组织清除ROS；同时联合应用维生素C和Mg，促进组胺代谢，支持解毒过程和胶原蛋白合成）。

（二）补充系统重要物质

根据胃肠道的pH值联动机制，首先恢复胃酸的最佳pH值，然后调节整个消化道的内环境，临床方法包括：补充胃酸所需的Cl^-（我们选用植物萃取的盐酸甜菜碱，可以促进最佳胃酸，支持蛋白消化吸收）；补充各种消化酶（如菠萝蛋白酶、淀粉酶、乳糖酶、脂肪酶和胰酶等的混合物，有助于蛋白质分子的适当分解）；补充膳食纤维以支持胃肠功能；补充接种有益的胃肠菌群（益生元、益生菌），如双歧杆菌、乳杆菌菌株等；还可补充低聚半乳糖这种有利于肠道微生物群平衡的菌种以及β-葡聚糖以增强先天免疫，两者共同调节免疫反应，支持适应性免疫功能，是一个很好的益生元组合，并且适合所有年龄。

益生元和益生菌的补充需要同时进行，益生元之于益生菌就像土壤，有了土壤，益生菌才能有更好地生长。以补充的双歧杆菌为例，双歧杆菌可以通过调整肠道菌群，并通过产生乙酸、乳酸等短链脂肪酸来抑制肠道腐败菌的生长和有毒代谢产物的形成，刺激肠蠕动，从而减少水分的过度吸收而缓解便秘症状。双歧杆菌在人体肠内发酵后可产生乳酸和醋酸，能提高机体对矿质元素如钙、铁的利用率，促进铁和维生素D的吸收。双歧杆菌发酵乳糖产生半乳糖，是构成脑神经系统中脑苷脂的成分，与婴儿出生后脑的迅速生长有密切关系。双歧杆菌可以产生多种B族维生素及丙氨酸、缬氨酸、天冬氨酸和苏氨酸等人体必需的营养物质，对人体具有重要的营养作用。

（三）重建健康内环境

通过上述多维度的重要物质补充与置换，疾病内环境得以逆转，胃肠道黏膜得以修复、愈合与再生，尤其是支持肠道黏膜中M细胞等兼免疫和结构功能的重要细胞。临床常常补充的物质包括：① 有助于胃肠道修复和愈合的营养物质：精氨酸、维生素D、锌、泛酸、维生素E；② 黏膜分泌支持：磷脂酰胆碱；③ 支持免疫分泌相关功能：乳铁蛋白、乳清蛋白；④ 补充营养和天然消炎药：二十碳五烯酸和二十二碳六烯酸，以达到重建健康肠道内环境的目的。

（四）线粒体ATP重激活

去除了破坏胃肠道黏膜线粒体的致病因素、补充了线粒体所需物质、重建了线粒体网络的内环境后，会逐渐纠正线粒体失衡，并恢复ATP产能和效能，恢复至微摩尔浓度的ATP即可驱动酶促反应；恢复至毫摩尔级即可溶解凝集的致病大分子，使细胞保持在有效的动态状态。临床方法包括：立体建设线粒体，同时考虑线粒体膜上受体，线粒体膜的流动性和电子呼吸链的流畅性，如补充褪黑素、硒、谷胱甘肽、双歧杆菌等，处方组合可以因症状而异，也可以选择复方赋能产品，应在线粒体ATP整合医师的指导下，并坚持量变的积累从而促进质变，不断帮助线粒体ATP重激活，跃升线粒体ATP能级。

（五）逆转代谢重编程

纠正失衡的生活方式，以维持线粒体ATP的高效能，逆转代谢重编程。临床方法包括：注意饮食，摄入纯净的食物，少吃外卖和过度加工的食品以减少化学品添加剂的摄入，确保线粒体产能的高效性；晚餐八分饱，有利于线粒体修复；戒烟戒酒，停止食用不耐受食物，从入口控制氧化压力的摄入和减轻线粒体负担。同时保持运动，增加全身肌肉的携氧量，从而促进胃肠道肌肉的蠕动，加强机体抗氧化防御体系，使机体的氧化-还原达到高位平衡。能量整合医学通过重建胃肠道健康内环境和赋能线粒体、跃升ATP能级的系列方法，助溶疾病相关关键“生物大分子”的异常凝集，阻断致病基因和通路的启动，逆转肠息肉的代谢重编程，切断向肠癌进展的趋势。

便秘患者可以反复运用五步法改善症状直至彻底治愈便秘，因为疾病的逆转需要线粒体ATP的累积效应，即ATP浓度和维持的时间。

对于肠息肉，我们建议运用局部摘除术+五步法综合治理。目前在内窥镜下进行息肉摘除术是局部治疗，对机体来说需要整体改善利于肿瘤生长的土壤和增加细胞线粒体ATP动能，这样才能一劳永逸。

能量整合医学治疗策略可以治理导致疾病的内环境，逆转疾病的代谢重编程，可以突破目前临床幽门螺杆菌治愈后复发、难治性便秘无法根治，以及难治性息肉不能根治的系列瓶颈问题，可作为目前西医治疗最有效的理论和方法补充。

由此可见，便秘和息肉不是一个“小问题”，是线粒体失衡后ATP浓度降低，并随着时间的累积效应而形成的癌前病变，这时，细胞的代谢重编程悄然开始、癌症内环境悄然起步，所以了解了能量整合医学可以提高民众的健康素养，健康理念是健康的重要组成部分。

（吴　维　夏　青）

第三节　男性泌尿生殖系统疾病

一、勃起功能障碍

（一）勃起功能障碍的流行病学

勃起功能障碍（erectile dysfunction，ED）是困扰男性的最常见的病症之一。一般是指由于阴茎不能正常勃起，或勃起不坚、坚而不久，以致不能完成正常性交的一种病症，病程在3个月以上。目前，临床上多将ED分为心因性和器质性两类。虽然心因性ED在中青年患者中更为普遍，但研究发现至少有15% ～ 20%的男性有器质性病因。中国11个城市医院门诊的ED患者中，30 ～ 50岁的ED患者占60%以上，中度和重度分别占42.9%和29.9%。

（二）能量整合医学观点下勃起功能障碍的发生机制

1. 勃起功能与ATP

阴茎勃起是由生物活性因子和激素进行调控的神经、血管性生物活动；其由下丘脑、边缘系统和大脑皮质联合调控，刺激信息被传递到脊髓勃起中心促进勃起。在阴茎勃起过程中，海绵体平滑肌和动脉的平滑肌在勃起过程中起关键作用。大脑直接将刺激信息传达到脊髓勃起中枢，引起外周儿茶酚胺水平升高，平滑肌张力增加，使平滑肌不能足够松弛，以此来勃起。阴茎勃起分为启动、充盈及维持3个阶段，是神经发动、动脉供血与海绵体储血的综合结果，在此期间，任何一个环节出现问题均可能引起勃起的异常或失败。有研究认为ED的病因是多方面的，包括内分泌、神经、血管、全身性疾病、局部阴茎疾病、营养、心理因素及与毒品有关。激素分泌、神经元和平滑肌等细胞的线粒体能量参与勃起功能的各个环节，调控正常的勃起功能。

男性勃起的生理过程，是高耗能的生理过程，对能量有极高的需求。线粒体是细胞动力之源，ATP产生的主要场所。作为多种细胞信号通路的重要组成部分，线粒体在阴茎海绵体血管内皮能量代谢调节、细胞周期、细胞凋亡、ROS的产生和钙稳态等方面发挥着同等重要的作用。而钙泵的工作是血管内皮舒张实现勃起的重要核心机制。因此，线粒体功能受损是ED的发病机制之一。

2. 线粒体功能障碍与ED

内皮损伤或功能障碍及修复内皮损伤的能力受损被认为是导致ED和血管反应性障碍男性系统性血管疾病的可能病理生理机制。有研究采用ED男性的血清体外培养健康男性离体冠状动脉内皮细胞，发现具有抑制作用，线粒体功能障碍相关的细胞凋亡激活可以部分解释这一现象。

（三）能量整合医学治疗策略

1. 体外低能量冲击波通过修复间充质-细胞-线粒体轴治疗ED

通过低能量冲击波剪应力，激活血管内皮细胞内、外反应。刺激内皮型一氧化碳合酶（eNOS），释放血管内皮生长因子（VEGF），生成增殖细胞核抗原（PCNA），促进血管新生。同时，冲击波剪应力可以募集和活化自体间充质干细胞（MSC），通过修复和改善间充质-细胞-线粒体轴系统，进而修复神经纤维、血管内皮细胞、平滑肌细胞。

在治疗ED时使用的冲击波是由一种短暂的脉冲（5 μs）所构成的瞬时上升到峰值的正声压力，这被称为“冲击”。接着是持续较长时间的负压力。负压力的振幅总比峰值的正压低很多。这种上升又快又高的正向冲击力与较低的负压构成了对组织细胞产生有效微创的剪应力（剪切力），它可以聚集激活内源性干细胞，促进血管新生、血运重建。由此，局部靶器官的线粒体被赋能，血管内皮功能得到改善，从而改善勃起功能。

通过低能量冲击波在上述作用下改善并修复间充质-细胞-线粒体

轴，并通过该机制作用于阴茎海绵体，可以刺激血管组织，导致新生血管生成，更多血液灌注到阴茎海绵体内导致海绵体内压（ICP）增加、海绵体内血液充盈，导致阴茎勃起。此外，低能量冲击波还可以募集和活化MSC，修复受损的阴茎组织，如神经、平滑肌、血管内皮等。这更加说明了修复间充质-细胞-线粒体轴在治疗ED中的重要价值。

2. 立体赋能线粒体治疗ED

ED男性的血清线粒体功能障碍阻碍CACs（冠状动脉钙化积分）促进内皮损伤修复的血管修复机制。用抗氧化剂Trolox治疗阻止了血清诱导的半胱天冬酶-9和半胱天冬酶-3的激活，提示氧化应激在介导血清对离体扩增CACs的促凋亡作用中起关键作用。此外，抗氧化剂Trolox还能防止晚期动脉硬化患者血清诱导的人脐静脉内皮细胞凋亡，因而我们建议积极使用谷胱甘肽、硫辛酸等抗氧化剂，恢复机体抗氧化平衡，赋能线粒体，提升间充质-细胞-线粒体轴功能而改善其勃起功能，进而提升生活质量。

健康的生活方式也是促进赋能线粒体的有效方法：① 避免过度加工食品、塑料包装食品，并减少食品添加剂的摄入。减少各种农药接触。从食物源头上减少对线粒体功能的损害。② 减少烟酒的摄入，鼓励戒烟戒酒。③ 作息规律，睡眠充分。④ 缓解焦虑情绪，ED患者往往伴有焦虑、应激，甚至紧张、自卑等情绪。⑤ 避免久坐，以免引起会阴部压迫导致前列腺缺血，并损伤阴茎脚海绵体的内皮功能。⑥ 避免频繁性生活、避免过度手淫等。频繁性生活可以导致海绵体内皮频繁充血等，产生毒性ROS，破坏线粒体功能，加重ED。

通过多种手段改善细胞间充质-细胞-线粒体轴系统内环境，重建失衡线粒体功能，提高ATP光子产量，通过ATP浓度和时间的累积效应，提升ATP效能，修复内皮、海绵体平滑肌和动脉平滑肌功能，实现治愈ED的目标。

二、男性不育症

（一）不育症的流行病学

随着当今社会经济文化的飞速发展，人们的物质生活水平已经有了很大的提高，可是因精子质量差、不育而到医院就诊的男性患者比率也呈现逐年增多趋势，这与疾病的影响、环境的改变、毒物接触、人们生活习惯的改变等密切相关。线粒体是生命活动的能量工厂，其损伤及功能障碍与多种疾病存在相关性，包括男性不育症。

不孕不育在人群中发病率约为15%，已经成为困扰我国育龄夫妇的严重问题。其中因男方因素引起者约占一半。男性不育的定义为婚后男女双方同居1年以上，有规律的性生活，在未采取任何避孕措施的情况下，因男方的某些因素而导致女方未能受孕的不育症。男性不育病因比较复杂，且个体差异大，目前研究发现与之相关的疾病主要有精索静脉曲张、隐睾、泌尿生殖道感染、内分泌疾病、ED、逆行射精及不射精、精道梗阻、弱精子症、无精子症及畸形精子症等，但是70%不育症患者的病因及机制仍不明确。

（二）能量整合医学观点下不育症的发生机制

1. 精子参与正常的生育过程需要线粒体供能

正常的精子在穿过女性生殖道获能后进一步在子宫宫腔内完成顶体反应才具有与卵细胞结合的能力，从而形成受精卵。这一过程需要精子的线粒体提供大量能量来支持。精子的线粒体位于其中段的线粒体鞘内，精子运动所需能量由线粒体生成的ATP直接提供。精子尾部的鞭毛是精子的动力结构，它由9+2微管组成，决定了精子的运动能力。微管滑动学说认为：纤毛蛋白臂附着于二联体微管上，在ATP酶的作用下，利用ATP的降解将化学能转化为机械能提供精子的运动。

精子活力是判断男性生育能力的一项最常用指标，弱精子症患者因前向运动精子的百分比率低下而生育能力受损，甚至不育。目前男性不育就诊的患者中，19%是弱精子症导致的，弱精症已经成为导致男性不育最常见的因素之一。

线粒体内膜上存在数量众多的质子泵及载体通道，由三羧酸循环产生的ATP是电子呼吸链传递的动力，同时也是质子泵逆浓度差将质子由内膜基质侧转运到外侧的动力，以保持内负外正的电势差，从而形成线粒体膜电位（MMP）。正常的MMP是维持氧化磷酸化，使线粒体不断产生ATP的先决条件，是细胞各种代谢活动得以正常进行的保证。当各种因素导致MMP降低时，氧化呼吸链无法经正常路径传递电子，从而使三羧酸循环受到影响导致ATP产生障碍。而精子正是依靠其中段的线粒体鞘产生的ATP而获得前向运动的能力，线粒体受损与弱精子症呈明显相关。

2. 线粒体功能与男性不育症

线粒体作为机体生命活动的能量供应枢纽，其功能状态与男性生育能力密切相关。精子尾部游动所需的能量主要由线粒体氧化磷酸化产生的ATP直接提供，与精子活力密切相关。线粒体微结构的正常是男性保持精液质量正常的基础，而当其因各种因素受到损伤时，则从多方面影响男性生育能力。除了在ATP产生中的作用，线粒体还参与许多其他过程，如钙（Ca^{2+}）稳态、脂质代谢、凋亡和类固醇生成，整合了对精子功能重要的几种代谢和信号通路。

（1）线粒体DNA损伤与男性不育症

线粒体的损伤及功能障碍与多种疾病存在相关性，包括男性不育症、退行性疾病、肿瘤的发生、衰老及多种线粒体疾病等。随着人们年龄的增长，生殖细胞基因突变常随着人体所处环境的改变而发生（如激素、重金属的蓄积、氧分压、吸烟的影响等）。mtDNA的突变可能在生精细胞起源或精子成熟发育过程中累积，从而损害精子的活力和功能。

（2）线粒体氧化应激与男性不育症

在机体内，适量的ROS产生是一种正常的生理过程，它与精子的运动、获能及顶体反应相关。在各种病理情况下，ROS产生过多，则对组织细胞造成损伤。ROS可间接引起生物大分子如脂类、蛋白质、DNA结构异常，而这些大分子结构正常是保证功能活动正常进行的基础。

正常情况下，分子氧是呼吸链电子传递终端的受体，参与氧化磷酸化过程，与此同时适量的电子可发生侧漏，生成ROS。分子氧是参与氧化磷酸化还是生成ROS主要取决于能得到几个电子。接受4个电子时，则参与氧化磷酸化生成水，否则将生成自由基。精子线粒体含有丰富的磷脂、酶蛋白及DNA，这常常是ROS最常攻击的对象，因此，线粒体既是ROS的产生部位，同时也是受攻击的对象，当损伤不可逆时，常进入损伤的恶性循环，最终导致弱精子症、畸精症，甚至不育。

在过多的ROS环境下，ROS损伤精子相关结构如脂膜酯质、线粒体、DNA等，破坏精子正常的结构，从而导致弱精子症的发生。精液中的白细胞来自感染的男性附属腺体，常见的有前列腺炎、精囊炎、附睾炎的急性或慢性炎症。当有病原微生物感染或在其他因素的刺激下，白细胞受趋化因子的作用而游走到附属腺体之中，使精液中的白细胞增多，而白细胞常常是ROS的重要来源。研究发现泌尿生殖系统发生感染时，白细胞参与机体免疫应答清除免疫原的过程中，白细胞活化产生大量ROS，这与精子活力下降及精子代谢性改变有关。受损线粒体是炎症因子的最大来源。

(3)线粒体介导的凋亡通路与男性不育症

线粒体既是细胞的能量供应中心，同时也是凋亡控制中心，与精子发育成熟、精子质量、精子受精能力密切关联。线粒体介导的凋亡通路与BCL-2蛋白家族有关，BCL-2与Bax互为配体和受体。主要表达在线粒体上的BCL-2蛋白通过控制ROS的生成和抑制氧化应激反应而发挥抗凋亡作用；Bax蛋白可直接嵌入到线粒体膜激活相关信号而诱导细胞凋亡。这两种蛋白彼此维持平衡来控制线粒体膜通透性转换孔(mitochondrial permeablity transition pore，mPTP)的开放与关闭，从而调控MMP。当促凋亡蛋白Bax表达增多时，mPTP开放引起离子及小分子自由通过线粒体，从而导致MMP下降。细胞色素c进入胞质后与凋亡蛋白激活因子(AIF)相结合，进一步激活caspase-9和caspase-3通路而引起细胞凋亡。目前认为MMP下降是凋亡的早期指标，早期质膜(PS)外翻以及DNA损伤，当MMP消失时，凋亡不可避免。正常的精子凋亡有利于维持适量的精子数量，当凋亡增多时，则会影响男性生育能力，导致精子活力下降，密度降低，甚至导致不育。

(三) 能量整合医学治疗策略

1. 立体赋能线粒体，提升男性生育力

为精子的线粒体提供充足的营养支持，建设和赋能线粒体，需要提供大量能穿越线粒体、线粒体产能所需的营养物质，包括微量元素、维生素、氨基酸等，例如，Fe、Cu、Mg、B族维生素、维生素A、辅酶Q_{10}等。

所有人类精液的精浆中均含有内源性抗氧化剂，通过预防、拦截和修复三种机制保护精子免受ROS的影响。通过酶类抗氧化系统和非酶类抗氧化系统，这些抗氧化剂作为ROS清除剂发挥作用来维持精液的氧化还原反应保持动态平衡。目前已有部分口服抗氧化剂用于治疗男性不育症，L-肉碱、硒、N-乙酰半胱氨酸、辅酶Q_{10}、泛醌、维生素E、维生素C等抗氧化剂在改善男性不育症患者的精子质量上发挥积极作用。

不育症与体内锌元素含量、睾酮的体内合成与胆固醇摄入也密切相关，高脂及高胆固醇饮食对男性精液质量有害。研究表明，高脂饮食会导致精液质量减退，活力明显降低，液化失常从而使男性不育。因此，备育男性注意在饮食方面进行调整，控制脂肪、糖、盐的过量摄入，可以有效预防不育症的发生。但也要保障一定量胆固醇的摄入，因胆固醇可在肾上腺皮质和性腺的线粒体内转化成雄性激素。

2. 去除细胞间充质–细胞–线粒体轴系统致病物质，整合提升男性生育力

随着工业化进程的推进，环境毒素，特别是那些具有激素干扰效应的毒素，构成了一个重要的关注点，并且也是密集研究努力的目标。减少环境中化学毒素、辐射等理化有害因素的暴露能有效改善细胞间充质–细胞–线粒体轴系统，恢复线粒体功能，从而改善精子活力。

具体措施包括：① 少吃外卖食品、避免塑料包装食品，并减少食品添加剂的使用，增加有机食物摄入，从食物源头上减少对线粒体功能的伤害；② 鼓励不育症男性戒烟戒酒，从而赋能线粒体，改善生育力；③ 作息规律，睡眠充分；④ 缓解焦虑情绪，男性不育症患者往往伴有焦虑、紧张，甚至自卑等情绪，上述情绪损害线粒体赋能；⑤ 避免久坐，引起会阴部压迫导致前列腺缺血，损害精道器官的线粒体功能，并且久坐升高阴囊温度，使精子发生条件被破坏，ROS释放累积，损害线粒体ATP效能，从而加重不育；⑥ 加强锻炼，改善心肺功能和大血管功能，改善局部供氧，赋能线粒体，提升男性生育力。

通过去除线粒体的失衡因素，立体重建线粒体功能、跃升线粒体ATP能级，最终改善精子质量，治愈不育。

三、前列腺炎

（一）前列腺炎的流行病学

前列腺炎是常见的男性泌尿系统疾病之一，特别是40岁以上的男性。而前列腺炎又分为急性和慢性，大约有10%的急性前列腺炎转变为慢性前列腺炎。前列腺炎已经成为广大男性同胞共同关注的问题。在我国，男性患前列腺疾病的总人数接近男性成年人一半，前列腺炎给他们带来了很大痛苦和精神负担。随着时间推移，加上生活习惯等诸多因素的影响，前列腺细胞会被氧自由基侵害，从而导致前列腺炎症反复发作。最新研究表明，45%以上的前列腺炎患者难以治愈，且反复发作。

1995年，美国国立卫生研究院（NIH）制订了一种新的前列腺炎分类方法。Ⅰ型：相当于传统分类方法中的急性细菌性前列腺炎；Ⅱ型：相当于传统分类方法中的慢性细菌性前列腺炎；Ⅲ型：慢性前列腺炎/慢性盆腔疼痛综合征；Ⅳ型：无症状性前列腺炎。其中非细菌性前列腺炎远较细菌性前列腺炎多见。

（二）能量整合医学观点下前列腺炎的发生机制

1. 前列腺对能量的需求

前列腺是一种外分泌腺，位于膀胱底部的尿道周围，分泌微碱性液体来滋养和保护精子。成人前列腺包含基底和腔上皮细胞及罕见的神经内分泌细胞。腔细胞排列在腔内并产生分泌蛋白，如人前列腺特异性抗原，表达细胞角蛋白8和雄激素受体，并对雄激素有反应。基底细胞排列在基底膜和腔细胞层之间，表达CK5、CK14和干细胞转录因子p63。神经内分泌细胞是最不典型的群体，是雄激素非依赖性的，通过神经内分泌分化标志物如色粒蛋白A和突触素的表达来鉴定。前列腺有多达15～30条导管开口于精阜两侧，前列腺上皮又有很强的分泌功能。前列腺在完成生理过程中，对ATP能量有极高的需求，线粒体是细胞动力之源，ATP产生的主要场所。作为多种细胞信号通路的重要组成部分，线粒体在前列腺能量代谢调节、细胞周期、细胞凋亡、ROS的产生和钙稳态等方面发挥着同等重要的作用。因此，线粒体参与前列腺炎的发病过程中。

在上述前列腺局部能量代谢紊乱，微循环障碍的基础上，只有少数患者有急性病史，多数患者表现为慢性、复发性经过。Ⅰ型及Ⅱ型前列腺炎主要致病因素为病原体感染，致病菌以大肠埃希菌、克雷伯杆菌、变形杆菌及铜绿假单胞菌为主，病原体随尿液侵入前列腺，导致感染。病理解剖证实前列腺炎病变一般局限于外周带，此处腺管与尿流垂直线逆向开口于后尿道，易致尿液反流，而中央带及移行带腺管走向与尿流方向一致，不易发生感染。Ⅲ型前列腺炎发病机制未明，病因学十分复杂，存在广泛争议。多数学者认为其主要病因可能是病原体感染、排尿功能障碍、精神心理因素、神经内分泌因素、免疫反应异常、氧化应激学说、下尿路上皮功能障碍等。Ⅳ型前列腺炎缺少相关发病机制的研究，可能与Ⅲ型前列腺炎的部分病因与发病机制相同。

2. 线粒体功能与前列腺炎

当机体处于疲劳、久坐等状态下，全身或局部能量功能异常，可导致前列腺局部的微循环障碍，进而影响前列腺细胞中线粒体的功能。而线粒体是细胞内产生ROS的主要场所，当线粒体功能异常时，线粒体膜上离子泵功能发生了障碍，线粒体膜通透性增加，细胞膜仍稳定，氧原子获得电子数目增加，导致ROS的显著增加。在此基础上，如果合并存在输精管等导管受压和闭塞，因局部微循环障碍引起充血和分泌物淤积，极易引发急性细菌感染或形成慢性前列腺炎症。

另一方面，前列腺炎患者在炎症和疼痛的情况下也会出现全身性氧化应激。而异前列腺素是前列腺素的立体异构体，主要由ROS对花生四烯酸的非酶促过氧化作用形成。根据最新研究，前列腺炎与氧化应激和（或）氧化应激相关的基因多态性有关。氧化应激与线粒体损伤有关，线粒体不仅是细胞凋亡所必需的，而且是炎症反应所必需的。因此，前列腺炎可进一步影响全身或局部的线粒体功能障碍水平，加重全身或局部的能量代谢紊乱。

同时，前列腺产生过多的ROS，可通过损伤精子相关结构如脂膜酯质、线粒体、DNA等，破坏精子正常的结构，从而导致弱精子症的发生。精液中的白细胞来自感染的男性附属腺体，常见的有前列腺炎、精囊炎、附睾炎的急性或慢性炎症。当有病原微生物感染或在其他原因的刺激下，白细胞受趋化因子的作用而游走到附属腺体之中，使精液中的白细胞增多，而白细胞常常是ROS的重要来源。研究发现泌尿生殖系统发生感染时，白细胞参与机体免疫应答清除免疫原过程中，白细胞活化产生大量ROS，这与精子活力下降及精子代谢性改变有关。线粒体受损是体内炎症因子的最大来源。

致病因素的存在（感染、食品化学品添加剂、尿液反流、应激状态、久坐等局部压迫导致缺血、频繁性生活导致充血等）使线粒体功能受损、ROS增高、细胞间质/内环境紊乱，细胞能量供给不足，多种氧化应激产物及炎症因子增加。研究表明，该生理或存在正反馈调节，因此正反馈可以致使体内氧化应激水平继续增高，线粒体受损加重，从而产生了更多的ROS。而当ROS一旦超过人体抗氧化防御体系的清除能力时，线粒体有氧呼吸功能发生失衡，线粒体有氧呼吸的电子传递链降低，线粒体ATP产出下降，进一步加重了该正反馈。前列腺血供丰富、其上皮细胞需要持续供能。ATP能量的变化即会导致其病理生理学状态的改变，导致前列腺炎的发生。若不去除氧化应激源，增多的ROS积累并逐渐变成毒性ROS，线粒体逐渐失能，糖酵解代偿增强，线粒体ATP产出持续下降，大分子蛋白异常沉积，异常信号通路被激活，进一步加重了前列腺炎的症状。

（三）能量整合医学治疗策略

1. 微能量整合医学手段赋能线粒体，治疗前列腺炎

磁振磁电治疗作为微能量整合医学在前列腺局部治疗的一种应用形式，独创性地将振荡磁场、磁振波、机械波、低频声波、低频脉冲电刺激完美结合，作用于人体骨盆、会阴、阴囊及相关穴位，其物理作用转化为一系列生物学效应作用于人体局部。其具体作用包括：

（1）增强前列腺局部组织细胞的生物活性和生物膜的通透性，改善前列腺局部微循环，引流前列腺液，改善线粒体功能和前列腺局部微环境，激活局部免疫系统功能。

（2）调节前列腺局部血管的舒缩功能，促进炎性物质吸收消散，去除影响线粒体功能的不利因素，松解炎症引起的粘连，解除腺小管炎性梗阻。

（3）磁场、低频脉冲电刺激对足三里和三阴交穴位的刺激，调整经络，增强生殖系统免疫功能，达到缓解会阴部疼痛、改善排尿、改善生活质量的临床功效。

不难看出，上述三种机制均可以修复线粒体并赋能线粒体。通过改善局部生物膜的通透性，可以及时清除氧自由基，从而改善线粒体功能，赋能线粒体。生物膜通透性的改善保证了腺体细胞燃料充足。补充能够穿透线粒体的营养物质如糖类、氨基酸、脂肪酸等，同时还增加线粒体代谢过程中必要的催化物质，如Mg、维生素D、辅酶Q_{10}、B族维生素等。这些物质可以保证电子呼吸链的完整、顺畅运行，保证组织供氧。

前列腺局部血管的舒缩功能改善，也可以清除致病性因素，提升局部获能条件。从中医角度足三里和三阴交的刺激则可以改善经络功能，提升线粒体获能条件。

上述过程，即为整合医学语境下线粒体赋能的过程，包括去除内环境中线粒体受损物质、逆转疾病内环境，赋能失衡线粒体、跃升线粒体ATP效能，高效能线粒体ATP维持、逆转代谢重编程。

2. 中医中药在前列腺炎治疗中的应用

研究认为，部分中药成分也有助于局部线粒体功能恢复，维持能量代

谢的平衡，重建前列腺抗炎体系。例如，川芎嗪、蝙蝠葛碱可通过清除自由基，抑制脂质过氧化反应，改善线粒体膜结构和功能，发挥抵抗线粒体功能障碍，改善微循环的作用。而益母草碱、大豆异黄酮等可促进线粒体膜结构稳定，抑制细胞凋亡发生。

3. 赋能线粒体，建立健康生活习惯，去除细胞间充质–细胞–线粒体轴系统致病物质，逆转前列腺炎微环境

前列腺炎患者特别是慢性前列腺炎的患者，应注意培养健康的生活习惯。例如，饮食上建议少吃油腻、高盐、高糖食物以减少对线粒体的损害，保持体内均衡能量代谢，减少线粒体的功能损害。多吃富含Mg、辅酶Q_{10}、B族维生素等微量元素的食物，或靶向线粒体增能萃取物组合，从而保证电子呼吸链的功能完整，清除氧化因子，保护前列腺局部的微循环稳态，减少易感因素对前列腺局部的损害。

除此之外，应避免久坐、手淫过多等不良的生活习惯，保持前列腺局部内环境的稳态，避免因前列腺局部的导管压迫或反复充血而破坏局部线粒体及能量代谢功能的平衡，导致前列腺炎的发生或反复加重。

改善生活习惯、去除治病要素的主要目的是去除体内的高氧化应激水平源头（严重睡眠不足、频繁食用垃圾食品、尿液反流、局部缺血及局部充血等），去除由氧化应激产生的过量ROS，给线粒体提供良好的内环境，供给细胞以充足的能量以降低机体内炎性因子水平。

通过改善饮食与生活方式等方式实现摄入低害化物质，可以帮助维持高效能线粒体ATP。认识了人体健康"能量工厂"，才会理解健康生活方式的深刻内涵，真正地达到健康生活方式的要求。

为此，生活中应注意：① 尽量避免食用外卖食品、过度加工食品，减少食品添加剂的摄入，减少各种农药接触；② 避免烟酒暴露；③ 避免熬夜，减少手机等电子产品依赖和成瘾；④ 装修后要保持足够的通风，行业报道认为装修耗材中的甲醛等有害物质缓慢释放需要数十年；⑤ 雾霾、沙尘暴等污染预警气象条件下，选用净水器、室内空气净化器，尽可能减少水污染、空气污染造成的氧化应激；⑥ 避免久坐，以免引起会阴部压迫导致前列腺缺血；⑦ 避免频繁性生活，避免过度手淫等，频繁性生活可以导致前列腺充血，产生ROS，破坏线粒体功能。

通过去除细胞间充质–细胞–线粒体轴系统致病物质，整合逆转前列腺炎的微环境，去除线粒体的失衡因素，立体重建线粒体功能、跃升线粒

体ATP能级及高位稳态的维持，最终实现恢复健康的目的。

（郭三维　姚旭东）

第四节　儿童保健疾病

一、注意力不集中

（一）多动症的流行病学

注意缺陷多动障碍（attention deficit and hyperactive disorder，ADHD）又称为儿童多动症，是一种常见的慢性神经发育障碍，起病于童年期（多在3岁左右），影响可延续至成年，其主要特征是与发育水平不相称的注意缺陷和（或）多动冲动。全球儿童发病率约为7.2%，60% ～ 80%可持续至青少年期，50.9%持续为成人ADHD。约65%的患儿存在一种或多种共患病。ADHD不仅损害学习功能，还存在其他多方面、涉及生命全周期的损害。

多动症的病因和发病机制至今不明，目前认为与遗传因素、社会环境因素、脑损伤和脑发育异常、神经递质代谢异常及体质因素等有关。ADHD具有高度遗传性，40%多动症儿童父母或同胞有多动症病史，近年来，ADHD分子遗传学研究也取得了许多新进展，其中以多巴胺（dopamine，DA）系统基因、5-羟色胺（5-hydroxytryptamine，5-HT）系统基因、去甲肾上腺素转运体（norepinephrine transporter，NET）基因、儿茶酚胺-O-甲基转移酶（catechol-O-methyl transferase，COMT）基因等被认为是与儿童ADHD发生发展密切相关的基因位点。社会心理因素、产前和围产期危险因素、营养因素、家庭因素等生命早期应激可影响下丘脑-垂体-肾上腺（hypothalamic-pituitary-adrenal，HPA）轴的高位调节，中枢海马区神经细胞的增殖分化是促成ADHD样症状的重要环境因素。近10年来，许多影像学研究发现ADHD儿童存在一些脑部结构或者功能的异常，背外侧纹状体DA能神经元损伤可造成黑质部DA能神经丢失、纹状体及前额叶皮质部单胺平降低及短时记忆的障碍。右侧纹状体体积的减少是ADHD的核心特征之一。围绕ADHD进行的神经递质研究主要是涉及单胺类递质，包括去甲肾上腺素（NE）能、DA能和5-HT能神经递质系统，它们的代谢水平在ADHD的发病中扮演了重要角色。

综上，ADHD病因和发病机制尚不完全清楚，目前大多认为ADHD的发生是在生命早期由复杂的遗传易感性与暴露环境多种不利因素协同作用的结果。近期已有研究表明线粒体的功能状态在ADHD的发病过程中起关键作用。

（二）能量整合医学观看ADHD

ADHD的发病受多因素影响，且发病机制尚未明确，为临床治疗ADHD带来了巨大挑战。每个患者基础器质条件和生活环境不同，因此，ADHD异质性大，表面无从下手干预，但是如果从线粒体整合医学角度出发，分析ADHD的发病机制，研究者们会有意义非凡的发现：线粒体功能状态对于活跃神经回路的形成和维持是必要的，轴突中的线粒体运输对于神经系统的形成和功能至关重要。线粒体与突触病变的多个神经发育过程有关，包括神经元分化、生长、皮层迁移和突触发生。研究发现，线粒体功能障碍（mitochondrial dysfunction，MD）是ADHD发病机制的基础。脑发育过程中的生物能量危机、线粒体形态异常，线粒体DNA（mtDNA）突变或缺失、线粒体代谢活性改变、氧化应激等引起的线粒体损伤均可发展为线粒体功能障碍。

1. 氧化应激恶性循环

社会心理因素、产前和围产期危险因素、营养因素等生命早期应激是导致ADHD样症状的重要环境因素，可影响HPA轴的高位调节中枢海马区神经细胞的增殖分化，可能导致ADHD的发生。正常的氧化–还原反应发生在细胞代谢过程中，产生毒性代谢产物ROS，生物体产生抗氧化剂来抵消ROS的有害影响。当机体的抗氧化系统不足以对抗毒性ROS时，就会发生氧化应激–ROS–炎症因子的恶性循环。氧化应激通过破坏脂质、蛋白质和核酸以及破坏膜脂完整性来破坏蛋白质和染色质结构，加重线粒体的损伤，进而激活线粒体的透化作用，释放线粒体能关键酶，影响线粒体的整体功能，导致ATP的合成减少及ROS的过度产生，再通过干扰突触可塑性和引起神经毒性从而影响行为，因此氧化应激导致的MD被认为是ADHD发病的最可能机制。

2. 线粒体ATP产能障碍

人脑对能量的需求很高（约占人体代谢总消耗的20%），大脑以ATP形式消耗的大部分能量是由线粒体氧化磷酸化产生的，大脑中ATP水平的变化可直接影响神经功能，从而改变机体的行为和认知活动，在ADHD

患者和模型动物体内普遍存在ATP产生速率和水平偏低的现象，且服用三磷酸腺苷二钠后ADHD行为明显减轻，说明线粒体ATP效能的降低确实可影响ADHD的发生与发展。

ADHD患儿在完成所交代的持续注意任务时，特定脑区域及全脑的生化水平及大脑兴奋性较正常儿童偏低。人脑内主要有三大神经递质系统，分别是去甲肾上腺素（NE）能、DA能和5-HT能神经递质系统，它们在ADHD的发病中扮演了重要角色。神经系统传递信号时，神经递质聚集到突触传递到下一个神经元，这一过程需要消耗大量的ATP，因此，神经元的突触上聚集了大量的线粒体，当线粒体功能障碍时，ATP水平降低，神经递质的传递受到阻碍，便易引起多动症。

线粒体在Ca^{2+}稳态中扮演着重要的角色，Ca^{2+}浓度对于调节脑内神经传递、短期及长期的神经可塑性都至关重要。线粒体膜电位下降，可导致ATP合成终止，同时使细胞质内的ATP快速水解，导致ATP耗竭，钙离子内流，细胞凋亡。有研究表明ADHD患者的神经元细胞线粒体膜电位较低，氧化应激水平较高，线粒体膜电位的改变可通过ATP水平间接影响ADHD的发生。

综上所述，线粒体功能失衡所致的ATP效能降低与ADHD的发病机制息息相关，或可成为今后ADHD发病机制及治疗的新突破口。

3. 能量整合医学治疗策略

ADHD是一种发育性神经精神障碍，它始于儿童早期，如不及时治疗，会持续贯穿患者的一生，影响未来的生活和身心健康，其发病与多种因素相关，目前发现普遍存在中枢神经的结构和功能发育受损，目前ADHD的治疗焦点多集中在增加自我控制和行为“抑制能力”，降低破坏行为，发展有效的社会交流能力，控制儿童在学校、家庭及社会的ADHD症状，尚无有效治疗方法促使受损神经功能的恢复，也不能使ADHD的核心症状消失。

能量整合医学的理念为ADHD的治疗提供了一种新思路，正如前文所述，线粒体ATP效能降低参与了ADHD的病理生理过程。多项研究指出，环境、代谢、药物、内环境及应激等各种致病因素均可导致线粒体功能障碍，因此，从能量整合医学的角度出发，通过改善ADHD患者线粒体功能状态，恢复线粒体ATP效能，可达到治疗ADHD的目的。

（1）去除细胞间充质-细胞-线粒体轴系统致病物质，整合逆转疾病微

环境

通过对抗体内的氧化应激水平（社会心理因素、产前和围产期危险因素、营养因素、家庭因素等生命早期应激），去除由氧化应激产生的毒性ROS，给线粒体提供良好的内环境，供给细胞以充足的能量以降低机体内炎性因子水平。我们可以选用抗氧化物增强人体抗氧化防御体系，以保护电子呼吸链。健康的线粒体有氧氧化依赖于其中关键酶的高效运作，而人体抗氧化防御系统对线粒体关键酶具有保护作用，可以保护有氧氧化高效产出ATP。所以应当选择对有氧氧化中的关键酶具有重要保护作用的物质，以保证有氧氧化的正常进行。通常采用足够剂量的谷胱甘肽、辅酶Q_{10}、大剂量维生素C、硫辛酸等抗氧化剂，达到抗氧化、保护线粒体电子呼吸链通畅性的目的。

（2）精准立体赋能线粒体，跃升ATP能级

线粒体的立体赋能，不但需要有良好的内环境，还要给线粒体补充产能的燃料。线粒体的建设需兼顾失衡线粒体的立体需求：恢复线粒体电子呼吸链的通畅、恢复线粒体膜的流动性以及兼顾线粒体膜上的激素受体的饱和度等。

① 原料补充：首先要保证燃料充足。有选择地补充能够穿透线粒体的营养素糖类、氨基酸、脂肪酸等原料物质，同时还需要增加线粒体代谢过程中必要的催化物质，如维生素D、辅酶Q_{10}、B族维生素等，这些物质可以保证电子呼吸链的完整、顺畅运行。同时深呼吸以增加红细胞携氧量，保证组织供氧。我们可通过补充膳食补充剂来改善ADHD症状，ADHD患儿可适量补充必需脂肪酸、维生素、微量元素等。研究发现，Ω3多不饱和脂肪酸（Ω3 LCPUFA）缺乏会导致神经发育障碍，海洋生物中含Ω3 LCPUFA丰富，经常食用鱼油的ADHD患儿症状相对较轻。B族维生素、维生素D参与单胺类神经递质的合成及脂肪酸的代谢，其缺乏可能对认知产生负面影响，此外，还可通过对母亲进行补充或治疗以达到疾病预防的目的。

② 提供最适合线粒体工作的环境。线粒体在适宜的环境下工作效率较高，保证居住环境的最佳温度、湿度，远离电磁场，晚上更应该尽量远离手机等电子产品，保证正常的昼夜作息对于线粒体网络建设非常关键，这些细节对孩子的脑健康都十分关键。

（3）跃升ATP能级，整合提升线粒体ATP–神经–内分泌–免疫网络

效能

神经递质的补充是构建能量-神经-内分泌-免疫网络的重要一环，ADHD患儿多存在神经递质的缺失，尤其是单胺类，线粒体供能不足便是神经递质缺失的源头。因此，在补充神经递质合成所需物质的同时，抗氧化并补充线粒体能量药物能更好、更系统地治疗多动症。临床使用的哌醋甲酯（MPH）就是一种DA再摄取抑制剂，被批准用于治疗多动症，大脑能量需求高，含有大量的线粒体，长期服用这种药物会增加线粒体呼吸链酶的活性，提高线粒体代谢能力，改善脑功能。能量整合医学中，十分重视恢复肠道菌群健康，因为5-HT等很多重要脑活性物质都在肠道内合成吸收，通过修复肠道黏膜、纠正胃肠道紊乱菌群模式，调节“肠-脑轴”的功能对恢复ADHD儿童的脑健康具有十分明确的意义。

（4）健康生活方式助力维持线粒体ATP的高效能

对于ADHD的患儿，健康生活的指导有助于维持线粒体ATP的高效能。

① 健康饮食习惯：避免吃被化学品污染的食物，避免在使用手消毒剂后立刻用手进食。在临床实践中，我们还发现很多ADHD患儿都有着不良的饮食习惯，胃肠道是线粒体燃料的最大来源地和加工厂，除物质的消化外，需要建立健康的饮食习惯来配合，包括：摄入纯净的食物，少吃外卖和过度加工的食品以减少化学品添加剂的摄入，确保线粒体产能的高效性；晚餐八分饱，有利于线粒体修复，帮助“肠-脑轴”的修复。

② 良好睡眠：有助于加强记忆、提升学习能力和免疫修复，深睡眠是线粒体进行融合、修复、质量控制的最佳时期，对于生长发育期的儿童、青少年尤为重要。

③ 合适的运动：运动会影响各种神经-激素化学物质的水平，身体会释放肾上腺素和NE，从而增加更多的ATP产生。同时有氧运动可以最大程度地增加氧气循环、产生生理性ROS，加强机体抗氧化防御体系，使机体的氧化-还原达到高位平衡。青少年时期是建立最佳神经兴奋性模式的关键期，需要不断地通过运动让患儿神经“放电”，以及充分的休息让患儿恢复，才能保持更加健康的神经兴奋性模式。

总之，ADHD的病因学和病理生理学尚未完全了解，还有许多研究领域值得研究，但目前已发现线粒体在ADHD的发病、治疗的过程承担重要的角色。从能量整合医学角度出发，提高线粒体ATP效能，加之以健康的生活方式，恢复神经最佳兴奋性，为研究ADHD的发病机制及以线粒体为基础的新型治疗策略提供参考。

二、腺样体肥大

（一）流行病学

腺样体又称增殖体或咽扁桃体，是位于鼻咽顶壁与后壁交界处的淋巴组织，从属人体外周免疫器官，正常生理情况下，儿童2～6岁时增生最显著，10～12岁左右逐渐萎缩，成人基本消失，若腺样体增生，并引起相应症状者称为腺样体肥大（adenoid hypertrophy，AH）。

腺样体肥大是患儿耳鼻咽喉科的常见病和多发病，容易导致患儿上气道阻塞，造成鼻阻、打鼾、张口呼吸、憋醒、睡眠不安等，长期的气道阻塞可影响睡眠，严重时出现阻塞型睡眠呼吸暂停低通气综合征（obstructive sleep apnea syndrome，OSAS），同时腺样体肥大患儿因多呼吸不畅长期处于缺氧状态，OSAS及慢性缺氧可影响到机体各个系统，出现嗜睡、易激惹、认知障碍、注意力不集中、生长发育缓慢、反复呼吸道感染等多种并发症。

由此可见，小儿腺样体肥大的危害是多方面的，近年来，AH导致的上气道阻塞与慢性缺氧也长期影响着儿童的身心健康。

（二）能量整合医学观点下的发病机制及目前临床治疗瓶颈

腺样体位于鼻咽顶壁与后壁交界处，因其位置特殊，是呼吸道的第一道防御门户，易受外来各种抗原、变应原及自身炎症的反复刺激，炎症因子等不能及时被清除，促进局部组织增生、重构，导致腺样体肥大。腺样体肥大可引起鼻部、耳部、咽喉、呼吸道症状，还可引起一些全身症状。AH最主要的危害是可导致儿童OSAS，OSAS可影响到机体神经系统、内分泌系统、心血管系统等多个系统，应引起注意。

儿童期是呼吸道黏膜免疫建立和稳固的重要阶段，这里淋巴细胞的数量比其他部分的总和还要多，60% T细胞的工作岗位在黏膜。黏膜免疫长年无休地工作，免疫细胞时刻处于消耗状态，若是线粒体ATP-免疫网络不够坚固，则各种抗原、变应原及自身炎症刺激呼吸道后，局部组织会被大量炎症因子充斥，并且会进入毒性ROS-线粒体失衡-炎症因子不断增加的恶性循环之中，鼻咽顶壁与后壁交界处的淋巴组织持续被刺激，增生肿胀。而腭咽肌也因长期处于紧张状态，使局部血流动力学改变，导致局部营养神经、肌肉的小血管及毛细血管密度降低、灌注不足、炎症细胞浸润等，导致局部微循环下降、线粒体有氧代谢受损进一步加重，神经肌肉功能障碍，并导致上呼吸道阻塞。

上气道阻塞、通气障碍发生后，造成低氧血症，进而导致机体处于慢性缺氧状态，线粒体ATP效能明显降低，导致儿童在生长发育的重要阶段缺乏ATP，出现生长发育迟缓，线粒体ATP-神经-内分泌-免疫网络效能降低，导致认知障碍、发育迟缓、多动症、注意力不集中、免疫力低下等一系列问题。

临床上，腺样体与扁桃体的炎症病变总是并存，若二者同时增生肥大，则使得咽腔更加狭窄，易致OSAS，即睡眠过程中频繁发生部分或全部上气道阻塞，扰乱患儿正常通气和睡眠结构而引起一系列病理生理变化。OSAS患者睡眠时反复发生通气不足和过度通气，由此引起的间歇缺氧（intermittent hypoxia，IH）类似于缺血再灌注，可导致ROS生成增多。毒性ROS破坏机体抗氧化平衡，不断打击受损的线粒体网络，促进代谢重编程。

目前，临床治疗AH存在很多瓶颈，除抗炎及抗过敏等对症治疗外，基本处于等待状态，等到闭塞到一定程度再通过手术来改善呼吸道阻塞及缺氧状态，从而改善全身症状及防止远期并发症，患儿痛苦较大，家长接受度也低。如何在必须手术之前，有效阻止腺样体肥大进行性加重，是我们不断努力的方向。

（三）能量整合医学相关治疗策略

正如前文所述，线粒体的失衡、失能与腺样体肥大、OSAS等的病理生理过程密切相关，我们可以从能量整合医学的角度出发，通过去除线粒体失衡因素、立体重建线粒体功能、跃升线粒体ATP能级等方式，维持线粒体ATP-神经-内分泌-免疫网络高级别稳态，阻断腺样体肥大的发展，是腺样体肥大治疗的新思路。

1. 去除细胞间充质-细胞-线粒体轴系统致病物质，整合逆转AH微环境

腺样体肥大的主要原因之一为反复炎症刺激（接触变应原、反复呼吸道感染等），导致腺样体病理性增生。线粒体ATP网络整合医学抗氧化方法是找出致病因素（炎症因子、毒性ROS等）并去除，帮助净化机体内生态系统。给患儿养成戴口罩、勤洗手的习惯，减少罹患呼吸道感染的概率，不反复刺激黏膜免疫高耗能，从而给黏膜免疫更多修复的时间，帮助建立稳固的呼吸道免疫系统。

同时，健康饮食，拒绝问题食品，减少化学添加剂的摄入。建议多补充一些外源性的抗氧化物质帮助机体抗氧系统高效运行和再生。因此，可以适量补充水溶性小分子抗氧化剂、脂溶性抗氧化剂及人体复合微量营养素等，同时为避免反复发生呼吸道感染，需要积极地运用维生素C，维生素C可以安全地应用于儿童。维生素C可以帮助抑制脂质过氧化、减轻炎症充血、提高细胞膜完整性，帮助感染后恢复、阻止重症进展。现已证明通过补充维生素C可以增强呼吸道抗氧化能力，帮助机体恢复线粒体功能，恢复氧化还原平衡，净化内环境，重建失衡线粒体功能，从而达到治疗并阻止腺样体肥大加重的目的。

2. 线粒体赋能-增氧、增强黏膜免疫

线粒体的建设和赋能，不但需要有良好的内环境，还需要给失衡线粒体补充氧气及营养物质，氧气是线粒体有氧呼吸的必要因素，充足的氧气可以促进线粒体更高效产出ATP，我们可以通过以下方法，来改善机体慢性缺氧状态，增加机体携氧量。

目前方式：① 口腔矫正器，口腔矫正器可通过扩大上气道和减少上气道塌陷来改善睡眠时上气道的通畅性，从而改善上气道肌张力，是辅助非手术治疗AH的方法，② 增能呼吸法（具体见第五篇第一章治疗原则），教患儿反复运用增能呼吸法来提高机体的携氧量，帮助提高线粒体ATP效能。

此外，精准赋能增强黏膜免疫对于阻止腺样体肥大的加重意义重大。黏膜免疫提升后可以更好地抵抗外来微生物等的刺激，及时清除病原体及炎症因子，减轻对局部的炎症反应。应根据缺乏情况选择补充适量维生素A，维生素A对黏膜免疫十分重要，对四大开放性器官的健康尤为重要。此外，维生素A还参与体液免疫，可直接作用于B细胞，增强体液免疫功能，参与促进抗体的合成，促进淋巴细胞的转化，刺激白细胞介素和干扰素的分泌，诱导淋巴细胞的增殖。

同时给儿童积极补充维生素D_3，鼓励增加日晒，线粒体上有维生素D_3的受体，补充维生素D_3对于维持细胞内线粒体活性十分重要。线粒体可以为肌肉收缩活动提供必需的化学物质磷酸肌酸，而磷酸肌酸消耗后的恢复速度则显示出线粒体的活性。适度补充维生素D_3有助于提高线粒体效率，让其补充磷酸肌酸“能源库”的速度加快。

由此可见，腺样体肥大的发生对儿童来说并不是一个随机事件，而是儿童呼吸道免疫低下的重要信号，及时运用能量整合医学的方法，提高黏膜免疫，增强呼吸道应对病原体等的能力，及时控制炎症反应；同时为患儿不断提高线粒体ATP–神经–内分泌–免疫网络效能，支持儿童更好地生长发育，建立更强固的免疫系统。

（陈艳杰　贡玉娇　杨　蓉）

第五节　神经精神系统疾病

一、认知障碍

（一）阿尔茨海默病（AD）的流行病学

据不完全统计，我国老年人的比例达22%，已经成为全球老年人口最多的国家，预计到2050年这一比例可达31%。AD是一种常见的老年病，随着人口老龄化，AD的患病率越来越高，已成为发达国家的第4位死因，仅次于心脏病、癌症和脑卒中，是各国面临或将要面临的主要卫生和社会经济问题。根据其病因，AD主要分为脑变性疾病引起的阿尔茨海默病（Alzheimer's disease，AD）、脑血管病引起的血管性AD及混合型AD三大类，其中以AD最为常见。

AD是一种起病隐匿的进行性发展的神经系统退行性疾病，主要表现为进行性记忆缺损、智能和人格障碍及言语障碍等，严重影响社交、职业和生活功能。目前，我国65岁以上的老年人约有1.2亿，估计AD的患病人数在300万～400万。据世界卫生组织统计，中国国家卫健委2022年9月20日公布的数据，我国老年期AD患病率为5.56%。在65岁以上的老年人中，重度AD的患病率平均在5%，89岁以上的人群患病率多在20%以上。AD已成为60岁以上老年人主要的致残因素，给个人、家庭、社会带来沉重的经济负担和社会问题。

（二）能量整合医学观点下看AD传统发病机制

AD的病理标志是以β–淀粉样蛋白（amyloid β–protein，Aβ）的沉积和Tau蛋白病理学的发展为特征。在这一过程中，线粒体处于重要的位置：一方面，线粒体是细胞内ATP和ROS产生的主要部位，与神经元的氧化损伤有重要的关系；另一方面，目前已有研究显示线粒体的功能损伤能引起Tau蛋白的过度磷酸化。目前，阿尔茨海默病的发病机制主要以β-淀粉样蛋白瀑布学说、Tau蛋白假说、氧化应激假说为主，还包括胆碱能假说、神经血管学说等。

1. 氧化应激

氧化应激与多种神经退行性疾病（AD、帕金森病等）的发病有关。在氧化应激中线粒体发挥主要作用，产生过量的ROS和活性氮自由基（reactive nitrogen species，RNS），使细胞的抗氧化机制失衡，同时过量的ROS会进一步损伤线粒体功能，使AD进一步恶化。在AD发病早期，尚未形成神经原纤维缠结（neurofibrillary tangles，NFT）前即可观察到8-羟化脱氧鸟苷（8-hydroxy deoxyguanosine，8-OHDG）与8-OHG的升高，而8-OHDG是敏感的DNA氧化损伤标志物，8-OHG是RNA氧化损伤的标志物。此外，AD患者的脑脊液、血液和尿液中的异前列烷含量明显升高，而异前列烷是体内脂质过氧化的特异性标志物，其质量浓度与疾病的严重程度相关，说明氧化应激与AD有明确的相关性，甚至可以作为AD的一个早期指标。除此之外，AD患者体内糖基化、羰基化及硝基化等氧化应激标志物的水平也较高。这些标志物不仅损伤细胞核内的基因，更会影响对外界环境敏感的线粒体基因。氧化应激可以随时发生，如病毒感染等。

2. 线粒体功能障碍与AD

线粒体动力学中关键调节位点如线粒体动力蛋白相关蛋白1（dynamin-related protein 1，Drp1）、线粒体融合蛋白（Mfn）1/2、视神经萎缩蛋白1（optic atrophy 1，Opa1）及Miro/Milton等，精密调控着线粒体的分裂/融合平衡。AD患者大脑中线粒体Mfn1、Mfn2和Opa1等蛋白的表达较正常人减少，而Drp1、线粒体动力学调控蛋白Fis1等蛋白的表达则显著增加，线粒体动力学稳态失衡。进一步研究发现，海马CA1区*Drp1*基因敲除小鼠出现CA1区细胞体的线粒体肿胀、海马萎缩、突触传递和记忆缺陷等损伤，当能量需求增加时，该区域的线粒体无法维持轴突中ATP的正常水平，表明其轴突线粒体在ATP生成方面存在障碍。这与AD患者的病理不谋而合，AD伴随着线粒体生物能量学中所涉及的酶的表达及活性降低，线粒体内ETC复合物活性受损，包括丙酮酸脱氢酶复合物（PDHC）、α-酮戊二酸脱氢酶复合物（KGDHC）和ETC复合物Ⅳ等，最终导致ATP合成减少，细胞供能不足。*Drp1*突变体的过表达则会导致线粒体在核周聚集并使线粒体间连通性受损，从而导致线粒体动力学失衡。在AD模型中，Aβ产生增加与Drp1相互作用是导致线粒体碎片化、线粒体动力学失衡和突触受损的关键因素，而且磷酸化Tau蛋白表达增加导致Drp1错误定位于线粒体外，影响线粒体分裂而导致线粒体动力学失衡，最终导致AD的发生。

线粒体动力学的另一关键环节是线粒体的转运，运输系统是由细胞骨架（微管、微丝）、马达蛋白（驱动蛋白、动力蛋白、肌球蛋白）和衔接蛋白（Miro、Milton等）组成，在去除老化和受损的线粒体以及将功能正常的线粒体转运至远端神经元方面发挥着至关重要的作用。有学者结合小鼠模型和原代细胞培养来探讨哺乳动物Miro1的生理作用，结果表明Miro1在上运动神经元发育和线粒体轴突逆行转运中具有重要作用，神经元特异性*Miro1*敲除小鼠模型提示，仅线粒体转运和分布异常就足以导致神经系统病变。

3. 线粒体ATP浓度与Aβ异常沉积

Aβ是机体内β淀粉样蛋白前体蛋白（β-amyloid precursor protein，β-APP）剪切得来的，正常情况下，Aβ的产生和降解处于平衡状态。当β-APP剪切位点改变导致其代谢异常时，会产生大量不可降解的有神经毒性的Aβ沉积在脑内。Aβ的异常沉积对神经元的毒性作用在AD发病中有重要影响。当外周环境压力升高时，线粒体功能下降，细胞内产能不足，淀粉样蛋白会在胞内聚集。胞内可溶的淀粉样蛋白寡聚体对AD的发病起了更重要的作用。能量整合医学认为，线粒体失衡失能，导致ATP效能降低，当ATP浓度低于毫摩尔级时会促进蛋白质大分子（如Aβ等）异常沉积，促进大脑的代谢重编程加剧，使AD发生、发展。

4. 线粒体ATP浓度与Tau蛋白过度磷酸化

正常机体内，Tau蛋白的磷酸化与去磷酸化处于平衡状态。当机体出现异常时，会使得Tau蛋白发生过度磷酸化，此时去磷酸化速度低于磷酸化速度，导致机体内磷酸化Tau蛋白增加。关于磷酸化Tau蛋白导致AD的相关机制，目前认为是由于磷酸化Tau蛋白形成了双螺旋纤维丝，影响了微管的结构和功能，以及在神经元内形成NFT导致神经元损伤。有研究显示，正是因为Aβ可以和卷曲蛋白受体结合，激活糖原合成激酶-3β（glycogen synthesis kinase-3β，GSK-3β），作为上游机制导致Tau蛋白过度磷酸化形成NFT这一病理过程。而大脑内线粒体功能的损伤，线粒体ATP效能降低，当ATP浓度低于毫摩尔级时会促使Tau蛋白过度磷酸化并进一步形成NFT。

值得注意的是，在AD病理标志Aβ和Tau蛋白出现之前可观察到轴突肿胀和线粒体轴突运输减少，提示线粒体轴突转运功能障碍可能是AD发病更早期阶段的表现。此外，磷酸化Tau蛋白可单独或协同Aβ导致线粒体转运功能发生障碍。Tau蛋白是一种微管相关蛋白，其对轴突转运、细胞骨架排列和轴突生长等具有重要作用。神经元中磷酸化Tau蛋白的过度表达可导致轴突转运障碍和线粒体数量的减少。AD小鼠大脑中异常磷酸化Tau蛋白可通过控制微管间距而对线粒体运动产生重要影响，该位点的高度磷酸化可通过破坏线粒体转运而导致轴突变性。最新研究表明，ATP具有调控蛋白质大分子相分离的能力，也就解释了细胞质内的ATP浓度远高于维持体内新陈代谢所需要的量，正常细胞质内ATP浓度在毫摩尔级，而要维持体内新陈代谢的ATP浓度在微摩尔级即可。因此，当线粒体ATP减少可能导致细胞内高浓度的蛋白大分子相分离的失调，异常Tau蛋白在神经元胞质内的大量聚集，破坏了神经细胞内微管系统的正常结构及调控功能。最新运用相分离技术的研究显示这些Tau蛋白病的核心病变都是病理性Tau的凝集沉积。

因此，线粒体功能障碍可能是Aβ聚集和p-Tau蛋白的始动因素，而Aβ的聚集和p-Tau蛋白可进一步加剧线粒体功能障碍，因此形成了AD病理学中的“恶性循环”。线粒体失衡、失能后，ATP浓度降低，Aβ蛋白和p-Tau蛋白异常沉积，Aβ沉积和NFT形成，AD逐渐发生；能量整合医学通过重建失衡线粒体功能、提高ATP光子产量，通过ATP浓度和时间的累积效应，形成多个细胞量子态，达到多光子驱动的高效能，可以将“Aβ和p-Tau蛋白”的病理性沉淀溶解，可以成为阻止AD发生、发展的重要突破口。

（三）目前常规治疗下的瓶颈

AD的治疗药物按照作用机制主要有4类：胆碱酯酶抑制剂（AChEI）、非竞争性N-甲基-D-天冬氨酸（NMDA）受体拮抗剂、作用于Aβ和Tau蛋白的药物。目前临床应用较多的是前两类，AChEI如多奈哌齐、加兰他敏和卡巴拉汀，非竞争性NMDA受体拮抗剂如盐酸美金刚。这4类药物均以改善AD的临床症状，延缓疾病发展为主，但无法逆转或阻止病情的进展。

（四）能量整合医学治疗策略

近20多年来，美国FDA仅批准6个AD的治疗药物，即他可林、多奈哌齐、利斯的明、加兰他敏、盐酸美金刚和美金刚多奈哌齐复方制剂，这些药物只能控制或改善认知和功能症状6～12个月，不能阻止或显著延缓病情的进一步发展。能量整合医学的理念正好可以帮助我们解决目前的窘境，指导我们制订更好的治疗策略。

1. 去除细胞间充质-细胞-线粒体轴系统致病物质，整合逆转疾病微环境

当下环境中的不良因素随处可见，食物不耐受、农药残留、化学品食品添加剂等，均可诱导机体氧化应激产生毒性ROS和炎症因子，破坏线粒体平衡。因此，去除因食物不耐受、农药残留、化学品食品添加剂引起的毒性ROS和炎症因子，给线粒体提供好的内环境是AD治疗的先进思路。常规治疗AD的药物，不仅存在疗效一过性的劣势，还会打破原有的平衡，增加机体的氧化压力。

2. 精准赋能线粒体

线粒体的建设需兼顾失衡线粒体的立体需求：需要恢复线粒体电子呼吸链的通畅、恢复线粒体膜的流动性以及兼顾线粒体膜上的激素受体，如性激素受体、糖皮质激素受体等。同时保护电子呼吸链产能生产线（抗氧化）选用抗氧化物增强人体抗氧化防御体系。健康的线粒体有氧呼吸依赖于其中关键酶的高效运作，因此我们常常运用足够剂量的谷胱甘肽、褪黑素、辅酶Q_{10}、大剂量维生素C、NAD^+等维持线粒体ATP的高产能。植物提取的天然抗氧化物相比于化学合成药，对机体的氧化压力更小，从降低ROS的角度出发，天然抗氧化物明显更优。

此外，还可以运用改善脑能量的药物组合，包括维持能量的肉碱，维持正性激素的酪氨酸，维持记忆和学习能力的胆碱、DMEA、牛磺酸，维持血管能量的Ω3、Mg和中枢下丘脑-垂体分泌激素所需的氨基酸等。AD发生的根源是神经系统乙酰胆碱的分泌不足，线粒体供能不足便是神经递质缺失的源头。因此，在补充神经递质如血清素、多巴胺合成所需物质的同时，抗氧化并补充线粒体能量药物能更好、更系统地治疗AD。

3. 调整生活方式持续跃升ATP，整合提升线粒体ATP-神经-内分泌-免疫网络效能

为了维持人体“能量工厂”的正常运转，首先要从生活方式做起，尽

量避免机体产生氧化压力。① 减少食品添加剂的摄入和过度加工食品，减少农药接触；② 戒烟酒，停止不耐受的食物；③ 良好作息，避免破坏昼夜节律，AD与昼夜节律紊乱具有双向关系，睡眠障碍会导致Aβ蛋白增加及Tau蛋白积累；④ 尽可能地减少水污染、空气污染造成的氧化应激，可以适当选用净水器和空气净化器。以上的健康生活方式都是为了维持内环境–线粒体轴稳态，从而持续维持能量–内分泌–免疫稳态，达到防病治病的目的。

鉴于AD的发生及发展机制存在多种假说，治疗AD药物的开发也存在不同的方向，大致的治疗靶点包括胆碱酯酶、NMDA 受体、Aβ蛋白、Tau蛋白4类。目前已经准许进入临床应用的胆碱酯酶和NMDA受体拮抗剂以改善症状为主，而真正能阻止疾病进展或彻底治愈AD的药物尚未问世。因此，要攻克这个疾病，需要运用能量整合医学的思维进行更加深入的研究以明确其发生发展过程，不断跃升线粒体ATP效能，溶解异常沉积的生物大分子，逆转代谢重编程，才能为AD的治疗带来曙光。

二、抑郁障碍

（一）流行病学

由于抑郁障碍的定义、诊断标准、流行病学调查方法的不同，导致不同国家和地区所报道的患病率差异较大。据世界卫生组织统计，全球约有3.5亿抑郁障碍患者，平均每20人就有1人曾患或目前患有抑郁障碍。国际精神疾病流行病学联盟对来自美国、欧洲及亚洲共计10个国家的37 000名受试者进行了调查，发现大多数国家抑郁障碍的终生患病率在8% ～ 12%，其中美国为16.9%。这些流行病学调查结果也说明社会文化因素对抑郁障碍的表现、诊断及研究方法的潜在影响。

我国早期的流行病学研究常常将单相抑郁障碍和双相抑郁障碍合并分析，且既往我国精神病学界对心境障碍的诊断过于严格，使得与国外调查研究结果差异较大。随着我国精神医学的发展和国际诊断标准在国内的推广和普及，我国抑郁障碍的流行病学数据也在不断更新。2003年，北京安定医院马辛等以国际疾病分类第10版（ICD–10）精神与行为障碍分类中抑郁障碍的诊断标准为依据，调查了抑郁障碍在北京市15岁以上的人群中的流行情况，结果显示抑郁障碍患者的终生患病率为6.87%，其中男性终生患病率为5.01%。女性终生患病率为8.46%。费立鹏等在2009年对中国4省市进行的流行病学调查资料显示，抑郁障碍的患病率为2.06%，恶劣心境为2.03%。北京大学第六医院黄悦勤等2019年发表的最新流行病学调查研究结果显示，在中国，抑郁障碍的终身患病率为6.9%，抑郁障碍的年患病率为3.59%，根据这个数据估算，中国有超过9 500万的抑郁障碍患者。

（二）线粒体与抑郁障碍的发病机制

线粒体运输的协调调节对于活跃神经回路的形成和维持是必要的，轴突中的线粒体运输对于神经系统的形成和功能至关重要。该细胞器产生所有细胞中能量需求功能所必需的ATP，但是神经元尤其依赖线粒体来维持其去极化状态。去极化后，依赖ATP的离子泵使细胞重新极化并为另一种动作电位做准备。据估计，仅在静止状态下，神经元每秒就消耗47亿个ATP分子。由于需要大量的ATP，因此，需要线粒体适当地聚集在高离子流入区域，例如突触。线粒体疾病是由生物化学级联功能障碍引起的，线粒体ETC的损伤被认为是一系列神经精神障碍发病的重要因素，如双相情感障碍、抑郁障碍和精神分裂症等。抑郁障碍患者的线粒体能量代谢障碍不仅存在前额叶、基底节、海马、小脑等中枢系统，在外周也可见异常，如肝脏、骨骼肌、心肌等。研究显示，抑郁障碍患者的线粒体能量代谢障碍涉及多系统、多部位，是全身广泛性的损伤。中枢线粒体能量代谢障碍很可能与抑郁障碍的精神症状密切相关，而外周的线粒体能量代谢障碍很可能是抑郁障碍躯体症状的原因，这与抑郁障碍的多系统复杂症状不谋而合。肝脏、骨骼肌、心肌、神经都是高耗能器官，因此都会有症状，出现如饮食及体重障碍、疲乏无力、头部背部或其他部位的躯体疼痛、心慌、胸闷、恶心、呕吐等多种表现。

1. 线粒体形态异常

抑郁障碍模型动物体内线粒体形态发生了显著变化，具体表现为分布稀疏，内嵴紊乱或溶解消失，基质疏松，线粒体肿胀，部分呈空泡变性，这些变化可导致ATP含量降低、常规和非耦合呼吸指数异常，即线粒体内常规呼吸作用及不依赖ATP合成酶的非耦合呼吸能力均下降，最终造成线粒体能量代谢障碍。

2. 氧化应激

一般来说，生活中的应激事件如亲人丧失、婚姻关系不良、失业、严重躯体疾病等是抑郁障碍发生的危险因素，均可能导致抑郁障碍的发生。线粒体是细胞内产生ROS的主要细胞器，上述应激事件往往会使线粒体产生过量ROS，外周血中氧化应激标志物浓度和抑郁障碍严重程度之间存在正相关关系。过量的ROS会改变线粒体外膜的通透性，释放线粒体能关键酶，影响线粒体的整体功能，使线粒体的产能降低，导致中枢神经系统供能不足，造成中枢神经损伤，最终加重抑郁障碍的发生、发展。

3. 线粒体复合物及酶活性变化

在细胞呼吸链中，电子传递有着严格的方向和顺序，即电子从氧化还原电位较低的传递体依次通过氧化还原电位较高的传递体逐步流向氧分子。除这些电子载体外，有些复合物还具有将质子跨膜传递到膜间隙的作用，通常将这些能够传递质子的复合物称为递氢体，或递质子体。电子与质子的传递导致线粒体膜两侧产生电化学梯度，ATP的生成有赖于电化学梯度的建立。线粒体复合物（Ⅰ～Ⅳ）在线粒体内充当电子载体和递氢体的角色，故这些复合物活性一旦发生改变，将直接影响ATP的产生，导致线粒体能量代谢障碍。而在抑郁障碍模型大鼠和临床患者脑中，线粒体复合物（Ⅰ～Ⅳ），尤其是线粒体复合物Ⅰ的活性被显著抑制，且组成4种复合物的部分亚基表达量也发生了变化。如果给予抑郁障碍模型大鼠药物治疗，则发现线粒体复合物活性增强，抑郁症状改善。所以，线粒体复合物活性的变化与抑郁障碍的发生、发展有着密切的联系。

线粒体内除复合物外，酶也在能量代谢中起着不可或缺的作用。辅酶Q_{10}是一种脂溶性抗氧化剂，它除了具有抗氧化、清除自由基、提高人体免疫力等常规功能外，和线粒体复合物相同，也具有通过递氢和电子传递进而控制能量代谢的功能，是线粒体ETC过程中一个必不可少的辅助因子。抑郁障碍模型大鼠体内辅酶Q_{10}水平比正常大鼠有明显变化，在给予辅酶Q_{10}治疗后，抑郁症状显著减轻，说明辅酶Q_{10}在线粒体能量代谢方面发挥着重要作用。因此，线粒体电子呼吸链不通畅与抑郁障碍密不可分。

4. ATP效能降低

神经系统传递信号需要消耗大量的ATP，大脑中ATP水平的变化可直接影响神经功能，从而改变机体的行为和认识活动。上述3个因素也多会影响线粒体内ATP效能。当线粒体功能降低时，ATP水平降低，神经递质去甲肾上腺素（NE）、多巴胺（DA）、5-羟色胺（5-HT）等的传递受到阻碍，便会诱发抑郁障碍。例如当线粒体膜电位下降时，可导致ATP合成终止，同时使细胞质内的ATP快速水解，从而导致ATP耗竭，Ca^{2+}内流，而Ca^{2+}浓度对于调节脑内神经传递、短期及长期的神经可塑性都至关重要。许多研究均表明在抑郁障碍患者和模型动物体内普遍存在ATP产生速率和水平偏低的现象，服用ATP后抑郁行为明显减轻，说明ATP水平的变化确实与抑郁障碍的发生与恢复密切相关。

综上所述，抑郁障碍患者的病因和发病机制较多且复杂，然而线粒体在患者的病因和发病机制的诸多假说中起到不可或缺的作用，简言之，抑郁障碍患者常常缺乏线粒体ATP能量，因此，保护线粒体，恢复线粒体ATP高效能，对抑郁障碍的预防和治疗至关重要。

（三）常规抑郁障碍治疗的瓶颈

到目前为止，抑郁障碍的发病机制包括了诸多假说，根据这些思路，目前临床运用的抗抑郁药物有很多，主要可以分为3类：单胺氧化酶抑制剂（如异丙嗪等）、三环类（如丙咪嗪、阿米替林等）和5-HT选择性重摄取抑制药（SSRI，如氟西汀、帕罗西汀、舍曲林、氟伏沙明、西酞普兰等）。此外，还有四环类及选择性5-HT及NE再摄取抑制剂（SNRIs）。但是，这些药物的治疗效果并不理想，且部分有较大的不良反应。单胺类氧化酶抑制剂因出现与某些食物和药物相互作用，引起高血压危象、急性黄色肝萎缩等严重不良反应而被淘汰。三环类药物在阻断单胺类递质再吸收的同时也会抑制多种其他受体，会导致诸多不良反应，如视力模糊、窦性心动过速、便秘、尿潴留、直立性低血压、头昏、反射性心动过速、嗜睡、内分泌改变等不良反应。而常规SSRIs的临床治愈率均不高。STARD研究显示，只有1/3患者能够在6周的单药常规剂量治疗中达到临床治愈。即使达到临床治愈的患者，平均仍存在两个以上残留症状，常见的为睡眠障碍（44%）、精力缺乏、认知削弱等，这常常导致疾病的慢性化、复燃、社会心理功能难以康复。因此，抑郁障碍的治疗在现阶段仍是难题。

（四）能量整合医学治疗抑郁障碍的策略

在了解了抑郁障碍线粒体发病机制的基础上，能量整合医学的理念可以帮助我们深刻理解抑郁障碍出现的根源，为抑郁障碍的研究提供了一种新的思路。如前文所述，由于各种致病因素致使线粒体无能，长期的线粒体功能失衡则会导致神经递质减少，正性激素匮乏，甚至细胞凋亡。因此，从能量整合医学的角度出发，帮助抑郁障碍患者线粒体复能，纠正整体的疾病状态，恢复机体内生5-HT、褪黑素和多巴胺等神经递质的正常水平，以调节患者的记忆、认知、睡眠、情绪。支持神经系统的功能恢复的同时，也避免了常规抗抑郁药物的普遍性不良反应。

1. 去除细胞间充质-细胞-线粒体轴系统致病物质，整合逆转疾病微环境

重建人体内环境稳态最重要的是对抗氧化压力，清理机体内炎症内环境。抑郁障碍患者的氧化压力往往来自社会心理压力及生活中的应激事件。当我们面临一个重大选择或者亲人丧失、婚姻关系不良、失业、严重躯体疾病等应激事件时，所有这些事件都会导致体内应激反应——fight or flight（逃跑或者迎战）。在这个应激的过程中，人体线粒体会代偿性增加产能，但在提高ATP产量的同时也会产生过量的毒性ROS，反过来进一步加剧线粒体失衡、失能。若不及时修复、支持线粒体，线粒体从失衡进行性加剧至失能，会加重降低ATP效能，神经信号缺乏能量无法传递，直接导致抑郁障碍的发生。因此，我们常常运用足够剂量的谷胱甘肽、褪黑素、大剂量维生素C等对抗毒性ROS及炎症因子，治理细胞间充质-细胞-线粒体轴的内环境。

此外，还会积极调节肠道的微生态。肠道不仅是人体最大的免疫器官，而且分布着一定量的神经内分泌细胞，与大脑间有着复杂的沟通，被形象地称为“第二大脑”。目前已知由肠道生成的神经递质超过30种，例如被称为“快乐激素”的血清素，在人体内90%以上都是由肠道内的肠嗜铬细胞合成的，还有多巴胺、γ-氨基丁酸（GABA）这些已经被证实与人的情绪、行为方式密切相关的激素都和肠道有着密切的关系。信息交互是一个高度需要能量支持的过程。通过改变肠道微生物也能影响大脑情感行为和相关系统，改变肠道菌群对改善抑郁障碍有积极的作用。因此，建议联合补充益生元和益生菌，通过“肠-脑轴”改善机体微生态，帮助改善抑郁障碍症状。

2. 赋能线粒体，跃升ATP能级，整合提升线粒体ATP-神经-内分泌-免疫网络效能

健康的线粒体有氧呼吸依赖于其中关键酶的高效运作，人体抗氧化防御系统保护线粒体有氧呼吸，防止其向糖酵解漂移，所以应当选择对有氧呼吸有保护作用的关键酶（如PDC、IDH3等）有重要作用的物质，以保证有氧呼吸的正常进行。因此，适量补充合成线粒体关键酶的原料，如氨

基酸（酪氨酸、甘氨酸）至关重要。同时有选择地补充能够穿透线粒体的营养素（如Mg、维生素D、辅酶Q_{10}、B族维生素等）。这些物质可以保证电子呼吸链完整、顺畅地运行，帮助恢复线粒体ATP的效能。神经递质的补充是构建线粒体ATP-神经-内分泌-免疫网络的重要一环。抑郁障碍患者多存在神经递质的缺失，尤其是单胺类和多巴胺类。在既往的前期的临床治疗中，给抑郁障碍患者补充了神经递质及其原料如血清素、多巴胺合成所需物质L-酪氨酸、胆碱等收到了很好的临床效果。

通过平衡机体微生态，治理机体内环境，立体赋能线粒体，促进各器官协同，跃升ATP能级，可以整合提升线粒体ATP-神经-内分泌-免疫网络效能，提升机体健康能级，改善能量不足所致的抑郁障碍。

所有的能量整合医学方法都是帮助患者或亚健康人群重新实现线粒体赋能，重新开启自身健康的线粒体ATP-神经-内分泌-免疫网络的稳态，患者才能更好地走出抑郁障碍的大门。

（龚　骊　魏小怡　申　远）

第六节　内分泌疾病

一、肥胖症

（一）流行病学

肥胖症（obesity）指体内脂肪堆积过多和（或）分布异常导致的体重增加，是遗传和环境等多种因素相互作用所引起的慢性代谢性疾病。有研究表明，儿童、青少年时期的肥胖很有可能延续至成年，并且与许多慢性病，如高血压、高脂血症、糖尿病、动脉粥样硬化性心脏病等有非常密切的关系，从而导致这些疾病的患病率和病死率急剧上升。

世界卫生组织（WHO）全球疾病负担（GDB）研究的一项最新分析显示，自1980年以来，全世界肥胖/超重的成年人比率增长了28%，儿童增长了47%。2015年，全球肥胖儿童大约有1.077亿，肥胖成人大约6.037亿，儿童和成人的肥胖率分别为5%和12%。流行病学调查显示，我国成人超重率为32.1%、肥胖率为9.9%，并且逐渐呈现年轻化倾向。肥胖这一严峻的公共卫生问题已不仅是发达国家的社会问题，而且也开始影响发展中国家。肥胖症已逐渐成为严重的世界性健康问题。

（二）能量整合医学观点下的发病机制及目前临床治疗瓶颈

肥胖是长期能量摄入超过能量消耗导致体内过多的能量以脂肪形式聚集达到损害健康的状态。现在已经明确肥胖可能由多种原因引起，包括特定的药物、内分泌失调和各种遗传综合征。此外，肥胖也伴有体内抗氧化防御机制的减弱，进而导致肥胖患者氧化应激增加，参与肥胖相关并发症的发生。体内堆积的脂肪组织中氧化应激的增加可能是肥胖引起一系列问题的病因。

肥胖是氧化应激的独立相关因素。肥胖患者体内氧化应激水平与多种因素相关，其中线粒体功能改变起决定作用。正常情况下，ROS是线粒体呼吸链的副产物，高碳水化合物或高脂饮食情况下，过多的葡萄糖或脂肪酸生成丙酮酸、乙酰辅酶A（CoA）等还原性代谢产物，上述底物进入线粒体氧化，使线粒体呼吸链活性增强，单电子转移增多，ROS产生增加。肥胖或高脂饮食可致多种组织中还原型辅酶Ⅱ（NADPH）氧化酶活性升高，许多抗氧化应激系统酶表达减少、活性降低，导致机体清除氧自由基能力降低，当体内ROS产生超过机体的清除能力时，线粒体的有氧呼吸能力减弱，ATP生成减少，体内糖脂代谢产物不能有效利用或清除，这就会导致肥胖患者体内出现糖脂代谢的紊乱，例如肥胖患者常伴有胰岛素抵抗、糖耐量异常和甘油三酯水平升高等。若体内的氧化应激水平得不到有效清除，糖脂代谢毒性进一步增加，肥胖患者糖脂代谢紊乱逐渐加重，进展为糖尿病、高脂血症等。

已有研究表明，从肥胖的小鼠模型附睾脂肪组织分离的脂肪细胞中，线粒体的数量减少了一半。此外，肿瘤坏死因子-α是肥胖症中增加的一种炎症细胞因子，可引起线粒体功能障碍，导致线粒体更小、更密集，并抑制3T3-L1脂肪细胞中ATP的合成。在各种病理条件下，脂肪细胞中线粒体的氧化能力、生物发生、密度和动态可能被破坏，从而导致肥胖和代谢性疾病的发展。脂肪细胞中线粒体的主要功能是产生ATP以支持各种代谢途径，包括甘油三酯合成、糖异生和脂肪酸再酯化。线粒体失调破坏了氧化能力，最终无法高效产生ATP。据报道，肥胖受试者的皮下脂肪组织中线粒体膜电位和呼吸链复合物的活性显著降低。此外，在肥胖个体中，涉及脂肪酸氧化、三羟酸循环、生酮、酮分解和支链氨基酸降解等线粒体氧化途径的基因的表达受到抑制。一项研究表明，肥胖受试者的脂肪组织中氧化磷酸化（OXPHOS）复合物Ⅲ、Ⅳ和Ⅴ的蛋白质水平也降低了。在人体脂肪组织中，体重指数与线粒体呼吸能力之间存在负相关关系。此外，在肥胖受试者的脂肪组织中，线粒体DNA（mtDNA）复制数和OXPHOS复合蛋白表达显著降低。因此，以上研究表明脂肪细胞中的线粒体氧化能力与全身能量代谢之间存在相关性。

越来越多的证据表明，氧化应激被认为是肥胖的始动因素。肥胖初期，体内氧化应激水平增加，ROS累积得不到有效的清除，就会导致肥胖患者糖脂代谢紊乱，如果氧化应激刺激持续存在，线粒体失能，持续性低产出ATP，就会导致肥胖并发症，如糖尿病、高脂血症的发生。

目前临床治疗肥胖的方法主要包括改变生活方式、药物治疗和手术治疗。虽然目前治疗肥胖的方式多种多样，肥胖症的治疗仍存在巨大挑战。减重药物较低的有效性、安全性及较长的用药周期，是患者和医生抵制或放弃药物减重的原因之一。尽管生活方式干预是所有减重计划的基础，但减重幅度有限，且易出现体重反弹，仅以生活方式干预，难以达到有效持久的减重效果。手术治疗虽效果显著，却存在风险。大多数肥胖患者也不想仅仅为了减轻体重而选择做手术。因此，这促使我们从新的角度来探讨肥胖的发病机制，从而有效地治疗肥胖症。

（三）能量整合医学治疗策略

目前，我国肥胖症发病率继续攀升，而治愈率与治疗手段则有待提升。尽管对肥胖的发生和发展机制有了一定的了解，但它仍然是全世界健康领域的主要挑战之一。由于最近应用的肥胖治疗方法显示出一定的局限性和不良反应，因此，调节细胞中线粒体活性，用能量整合医学的理念可以帮助我们深刻理解目前治疗现状的根源，指导我们制订更好的治疗策略。

1. 去除细胞间充质–细胞–线粒体轴系统致病物质，整合逆转疾病微环境

由线粒体功能障碍引起的氧化应激–炎症因子恶性循环是肥胖症的重要病因。因此，以线粒体为靶点的抗氧化剂可能是与线粒体功能障碍有关的肥胖症的潜在疗法。在3T3–L1脂肪细胞中，用线粒体靶向的抗氧化剂R–α–硫辛酸处理，可以增加耗氧率和脂肪酸氧化，并促进线粒体生物发生相关基因（如转录辅助活化因子*PGC–1*α，线粒体转录因子A）的表达。此外，其他线粒体抗氧化剂如泛醌（CoQ）、维生素C和还原型谷胱甘肽已用于治疗线粒体功能障碍，纠正机体高炎症内环境线粒体失衡、失

能的发生，减轻代谢并发症。

此外，还需联合补充益生菌、益生元，帮助维护优势有益菌群，保持微生态长期平衡，适时补充消化酶，帮助机体不断降低氧化压力，为线粒体网络提供最佳互作环境。

2. 精准赋能线粒体

研究表明，调节脂肪细胞中线粒体活性是治疗肥胖症的新策略。通过增加能量消耗，棕色脂肪组织（BAT）中的线粒体激活已成为一种安全的预防和控制肥胖的方法。在具有增加的BAT和BAT移植的遗传模型中，BAT移植可减轻体重。因此，通过BAT激活增加能量消耗可能是战胜肥胖的有效策略。

我们可以坚持用简单的增能呼吸法收获很好的减重效果，氧气是线粒体进行有氧呼吸的必要因素，充足的氧气可以促进线粒体更高效产出ATP，因此我们推荐反复练习增能呼吸法来增加机体携氧量，帮助线粒体恢复代谢稳态。在此基础上，加上合适的运动，促进恢复各种神经-激素化学物质的水平，运动促进释放的肾上腺素和去甲肾上腺素，可以增加ATP产生。同时有氧运动可以最大程度地增加氧气循环、产生生理性ROS，加强机体抗氧化防御体系，使机体的氧化-还原达到高位平衡，运动对线粒体而言是一种很好的提升线粒体ATP效能的方式。同时建立健康的生活方式，减少源头炎症因子的产生。

迄今为止，线粒体的重要性已被广泛研究，不仅在能量供应方面，而且在维持代谢稳态方面。高活性线粒体对于脂肪细胞功能至关重要。我们希望这将有助于开发有效的肥胖症治疗方法，从能量整合观念出发，建立健康生活方式，提高机体抗氧化能力以治理机体炎症内环境，精准赋能线粒体，提升线粒体ATP效能，不仅会减少肥胖症及其并发症的发生，而且能帮助收获高能量级别的健康。

二、多囊卵巢综合征

（一）多囊卵巢综合征的流行病学

多囊卵巢综合征（PCOS）是育龄期女性最常见的内分泌疾病，患者常表现为排卵功能障碍、高雄激素血症和多囊卵巢形态，临床上具有高度异质性。现代社会中PCOS具有较高的患病率，在育龄期女性中为5%～10%；在不孕人群中，约为1/3；而在无排卵不孕症中，PCOS的比例更是高达75%。

PCOS通常伴随着高胰岛素血症、胰岛素抵抗及血脂水平异常等临床表现，而对于育龄期女性来说，更重要的关注点在于它还是临床上无排卵性不孕的重要元凶之一。部分PCOS患者可能仅表现为月经不规律，在合理膳食、控制体重、体育锻炼等一系列生活方式干预或联合药物治疗后，其症状可以明显好转。但仍有部分患者会伴随有稀发排卵或无排卵，这会增加妊娠风险，甚至导致不孕。因此，PCOS研究对女性健康有着非常重要的意义。

（二）能量整合医学观点下的发病机制及目前临床治疗瓶颈

PCOS患者排卵异常的发生与卵母细胞的生长发育障碍密切相关。卵母细胞的发育微环境由卵泡液（FF）、卵丘细胞（CCs）和卵母细胞组成。卵泡液是卵母细胞生长发育的液体环境；卵丘细胞是卵母细胞周围的特化细胞，和卵母细胞之间存在着密切的信息和物质交流；而卵母细胞只有在正常发育成优势卵母细胞后才会具有后续排卵受精的能力。这三者相辅相成，在卵泡成熟、排卵、受精和受精卵后续发育过程中发挥着重要的作用，任何一方出现问题都可能造成不孕风险的增加。而接下来我们将从能量整合医学的角度来审视PCOS的发病机制。

1. 线粒体失衡–氧化应激–线粒体失能

当外在致病因素（病毒、环境等）或内在致病因素（高雄激素血症、线粒体基因突变等）作用于机体时，卵泡和卵母细胞线粒体功能受损，引发微环境中发生一系列代谢紊乱，包括糖酵解上调伴随乳酸增多，支链氨基酸（BCAA）分解代谢和脂肪酸β–氧化下调及三羧酸循环失调等。线粒体功能受损后，既无法消除环境毒素，还会因代谢紊乱产生大量的炎症因子和代谢毒素。这些毒素可以通过表观遗传修饰（如组蛋白修饰、DNA甲基化）和翻译后修饰等过程进一步加重线粒体功能障碍，氧化还原电位失衡，并加重氧化应激；而氧化应激的发生又会进一步破坏线粒体功能，形成恶性循环，加剧线粒体失衡向失能进展，线粒体ATP能级下降，代谢重编程逐渐加重。

对于卵母细胞而言，氧化应激反应增强会促进卵母细胞的凋亡，直接影响卵母细胞发育为优势卵母细胞的过程，严重影响卵泡的发育周期，在临床上就会表现为月经失调。若氧化应激没有得到及时处理，反而继续累加，会对卵母细胞内的线粒体产生毒性作用，引起线粒体分布、结构和功能异常，从而影响卵泡发育、排卵和受精，在临床上则表现为无排卵和不孕。

另外，PCOS患者常伴有的胰岛素抵抗及高雄激素血症也会成为加重线粒体损伤的因素。高雄激素血症可以诱导胰岛素抵抗的发生，降低线粒体数量并减少ATP产生。而胰岛素抵抗也会增强体内氧化应激反应，进一步加重卵母细胞损伤。临床中发现伴有高雄激素血症或胰岛素抵抗的PCOS患者也更容易出现排卵异常，甚至不孕。在能量整合医学中，伴或不伴胰岛素抵抗及高雄激素血症是疾病动态发展过程中不同严重程度的阶段。

因此，PCOS患者排卵异常和线粒体功能异常之间存在重要关联。初期氧化应激压力增加会影响卵泡发育周期，临床上会表现为月经失调。而当线粒体条件进一步恶化，线粒体失能后，线粒体分布、结构和功能受到严重破坏，卵母细胞失去了发育成为优势卵母细胞的条件，则会因无排卵导致不孕的发生。

2. 当前传统治疗策略的瓶颈

传统的治疗方法主要是对症治疗，首先要对患者进行生活方式的干预，其次针对不同临床特征的患者进行相应的对症药物治疗，对高雄激素血症的患者可以使用达英-35，对胰岛素抵抗的患者可以使用二甲双胍，对有排卵异常的患者可以选用促排卵药物。然而，PCOS的治疗目标应该是帮助有生育需求的患者实现正常妊娠，而不仅是改善各种临床症状。对症治疗过程中的药物干预，如使用人工合成的激素等药物，这种治疗只是模拟了激素周期，本身并不利于线粒体功能的改善、不能促进机体内生雌性激素，无法从根本修复卵母细胞功能；此外，临床常用的二甲双胍等药物还会直接损伤线粒体功能。因此，非对因的治疗往往会造成个体治疗差异大，病情反复的结果。因此，治标不治本仍是当下PCOS治疗的一个重要的难题。

（三）能量整合医学治疗策略

线粒体失能、失衡既是PCOS的病因又是病变的结果，精准赋能线粒体改善卵母细胞自身功能，能量整合医学或将为PCOS的治疗提供新的视角。

1. 去除细胞间充质-细胞-线粒体轴系统致病物质，逆转卵母细胞致病微环境

胰岛素抵抗是线粒体功能失衡、失能的重要标志。线粒体失衡后糖

酵解增加，而机体的所需能量是一定的，糖酵解这样的低效能模式会促使血糖升高，胰岛素会反应性升高，血糖升高和胰岛素反应性升高会反复制衡，最终为保证供应机体的能量需求，血糖升高占上风，胰岛素抵抗形成。

改善胰岛素抵抗最重要的方法是去除细胞间充质–细胞–线粒体轴系统致病物质，改善线粒体功能，恢复线粒体ATP的高效能。高雄激素血症同样会引起女性体内内分泌代谢的紊乱，造成体内氧化应激压力的增加。雄激素有对抗体内炎症内环境的作用，体内炎症水平升高时，雄激素会反应性升高，因此，降低雄激素的关键是治理机体的炎症内环境。一方面，可以通过维生素C、硫辛酸、还原型谷胱甘肽、褪黑素等联合抗氧化，去除机体内毒性ROS，降低炎症因子水平；另一方面，运动等生活方式的调整是改善卵母细胞内环境的重要、有效的措施，运动可促进线粒体生物发生，改善线粒体呼吸功能，提高线粒体有氧呼吸储备，改善机体的代谢功能。过度使用冷空调、经常喝冷饮、吃寒食、穿露脐装等，都会导致激素、酶的利用率降低，引起线粒体产能下降，因此，在日常生活中需要嘱咐患者重视保暖工作。

2. 精准赋能线粒体，重焕卵母细胞新活力

对于PCOS的治疗，能量整合医学常常给出综合处方，其中改善饮食、运动、睡眠等针对生活方式的建议，其机制上体现为提供良好的内环境，帮助恢复线粒体电子呼吸链的顺畅运行，给线粒体补充足够的营养物质，也就是线粒体产能的燃料，由此重建内环境稳态和赋能线粒体。该策略的本质在于帮助恢复线粒体电子呼吸链，纠正线粒体失能、失衡，跃升ATP水平，逆转卵母细胞发生发展微环境及自身功能。具体我们会予以维生素D联合Ω–3脂肪酸治疗，可以显著降低PCOS患者血清丙二醛（MDA，MDA含量是反映机体抗氧化潜在能力的重要参数，可以反映机体脂质过氧化速率和强度，也能间接反映组织过氧化损伤程度）水平，提高血浆总抗氧化能力（三羟酸循环）。补充硒和益生菌，硒可以通过减少ROS的形成和调节细胞信号通路来预防氧化应激和炎症，而益生菌可通过抗炎和缓解胰岛素抵抗，改善机体抗氧化能力和激素紊乱。两者联合使用可以有效提高三羟酸循环和总谷胱甘肽水平。补充辅酶Q_{10}（CoQ_{10}），CoQ_{10}是一种抗氧化成分，补充CoQ_{10}可以改善卵母细胞中的线粒体分布，并降低MDA水平。

由此可见，PCOS并不是一个局部疾病，而是线粒体ATP–神经–内分泌-免疫网络效能降低后的系统代谢性疾病，若是不及时纠正，任由胰岛素抵抗、高雄激素血症进展，将会发生的不仅是不孕，高血压、高血糖、高脂血症、肿瘤等慢性病，大病也会悄然而至。而运用整合观提升线粒体ATP效能不仅可以纠正不孕的机体内环境，改善胰岛素抵抗、高雄激素血症，还可以治愈病，当然，找到氧化应激的源头十分重要，建立健康生活方式，远离问题食品和有化学品污染的环境是获得高级别健康的前提。

（钱春花　马慧慧　曾将萍）

第七节　口腔疾病

牙周病

（一）牙周病的流行病学状况

牙周病是人类最古老、最普遍的疾病之一，被公认为是许多系统性疾病的危险因素。牙周病是引起成年人牙齿丧失的主要因素，也是危害人类牙齿和全身健康的主要口腔疾病。世界卫生组织（WHO）提出，可能会导致牙齿脱落的严重牙周病影响到全球近10%的人口。而2015年全国第四次口腔健康流行病学调查显示，我国牙周病患病率高，成人各年龄组的牙周健康率均不足10%。我国13亿人口中至少有9亿牙周病患者，患者从未就诊看病，不知道牙周病可防可治。在我国，大力开展和推广牙周病的防治工作非常必要，任务艰巨。

（二）牙周病的发病机制及治疗瓶颈

牙周病是由牙菌斑中的微生物引起的慢性感染性疾病，在局部刺激因素和全身促进因素作用下，由长期存在的慢性牙龈炎向深部牙周组织发展，导致牙周支持组织的炎症和破坏，如牙周袋形成、进行性附着丧失和牙槽骨吸收，最后导致牙齿松动脱落。菌斑微生物是引发牙周病的始动因子，是造成原牙周病的必需因素。但是牙周病的许多组织破坏，不是由感染微生物直接引起的，而是宿主在对感染微生物及其毒性产物的免疫应答过程中产生间接的免疫病理损伤，因此宿主的免疫反应决定牙周病发展速度和严重程度。

1. 牙周微生物致病机制

口腔是人体五大菌库（口腔、肠道、皮肤、鼻腔和阴道）之一，口腔细菌密度高、数量大。人类口腔大约寄居着700种以上微生物，有需氧菌、兼性厌氧菌和专性厌氧菌，还有螺旋体、真菌、支原体、病毒等其他微生物，称为口腔微生物群。正常情况下就在口腔的许多细菌以错综复杂的共栖方式，保持着菌群之间的相对平衡，同时保持着菌群和宿主之间动态平衡。越来越多的研究证实，口腔微生物群组成和丰度的变化与口腔疾病乃至全身系统性疾病的发生发展都具有非常密切的联系。

牙周病是一种多微生物的复合感染，它由口腔内微生物群中潜在的、致病的微生物的丰度增加引起，这些微生物能够介导炎症反应，并改变口腔微生物群的基础营养环境从而致病。

2. 牙周病发病的菌群失调学说

关于牙周病牙菌斑生物膜的致病机制，多年来学者们分别提出过非特异性菌斑学说、特异性菌斑学说，形成对立的两大学派。而近年来逐渐倾向于菌群失调学说，即牙周病不是由于某种特定细菌作用而成，而是由于口腔菌群平衡被打破，进而引起免疫失调。失衡的微生物群由原来的共生状态转变为致病状态，诱导免疫细胞产生细胞因子和其他炎症因子，随之而来的组织破坏主要由感染过程中宿主的免疫保护和免疫破坏机制不平衡所致。

3. 口腔牙周微生态与全身疾病和健康的关系

口腔微生物是改变口腔及全身健康与疾病之间平衡的重要组成部分，口腔微生物之间的相互作用有助于人体抵御外界不良刺激的侵袭。然而，微生物菌群失调会导致口腔疾病和全身疾病，包括龋齿、牙髓炎、根尖周炎、牙周病、心血管疾病、消化系统疾病、呼吸系统疾病、神经系统疾病、糖尿病、类风湿性关节炎、艾滋病、不良妊娠结局等。牙周微生态失衡，牙周致病菌的菌群丰度和多样性增加，引起局部炎症和全身免疫反应。作为口腔微生物环境重要组成部分，牙周微生态环境失衡与全身系统性疾病的相关关系备受关注。

4. 牙周病传统治疗局限性

牙周病的传统治疗主要是机械治疗、药物治疗和手术治疗。其中机械治疗为首选，包括龈上洁治、龈下刮治和根面平整。它会扰乱生物膜，然而多次用力处理会导致牙周袋过深，使得致病菌入侵牙周组织，还会伤害牙体组织，使得新附着形成障碍等。药物治疗则会进一步导致菌群紊乱，产生耐药株、反复感染等。牙周病牵系全身，仅局部治疗往往无法解决本质问题，需以整合医学观这一新视角做进一步探索。

（三）能量整合医学观点下看牙周病的发病机制

整合医学理念的提出者樊代明院士这样定义整合医学："整合医学就是将医学各领域最先进的知识理论和临床专科最有效的实践经验加以有机整合，并根据社会环境、心理的现实进行修正调整，使之成为更加符合、更加适合人体健康和疾病治疗的新的医疗体系。"2017年，中国整合医学大会整合口腔医学论坛在西安召开，这一理念提出将引领医务工作者以更加开放的胸怀和视野、更广博的知识和技术展开更高层次的医疗实践，以获得最佳医疗结果，改变"看病不看人""见牙不见人"的状况。能量整合医学精准靶向线粒体、以重建失衡线粒体、跃升线粒体ATP能级为核心，以高效能ATP为驱动源，整合提升线粒体ATP–神经–内分泌–免疫网络到高一级别稳态，从而推动亚健康机体进入高一级别的健康状况。口腔疾病中最为常见的牙周病与全身系统性疾病关系密切，以新视角探索牙周病防治机制是未来研究的热点。

1. 氧化应激

研究报道牙周病患者的线粒体功能存在异常，牙周病患者成纤维细胞的凋亡表现出明显的线粒体破碎、畸形等。氧化应激会引起线粒体质量控制失衡，直接或间接参与是导致牙周组织破坏的关键因素。牙周病不仅是氧化应激相关的全身疾病的局部表现，也可以通过氧化应激来促进这些疾病的进展。在研究牙周病与全身疾病如肥胖症、糖尿病、动脉粥样硬化等相互关系中发现，细胞水平的氧化应激和线粒体功能障碍是疾病间相互关系的共同基础。慢性牙周病牙周组织炎症状态持续存在，可能与全身氧化应激状态和整体抗氧化能力降低有关。

2. 线粒体失衡、失能与牙周病的关系

当细菌及其代谢产物产生炎性介质破坏牙周组织时，中性粒细胞等免疫防御系统会释放ROS，从而破坏线粒体导致其质量控制失衡及功能破坏。线粒体的生物发生处于失衡状态时，线粒体生物发生的主要调节因子过氧化物酶体增殖物激活受体协同（PGC–1）表达降低，无法通过自身的生长和分化产生新的健康的线粒体、无法促进牙周组织的骨再生并改善炎症。另外，线粒体动力学中的融合和裂变，不断改变着线粒体形态以响应机体代谢和周围环境变化。研究发现，牙周病患者牙周组织中线粒体裂变融合失衡，功能障碍，导致牙周组织损伤进一步加重。口腔内外环境紊乱造成的应激还会导致线粒体自噬失调，过量的自噬导致牙周细胞凋亡和组织损伤。

牙周致病菌对线粒体直接的损伤，导致其膜电位破坏、线粒体DNA（mtDNA）突变等，这些都会导致线粒体失能，继而牙周组织代谢失调，氧化应激陷入恶性循环，为致病菌提供“温床”。

3. 能量整合医学观与牙周病

牙周感染能否成立，实际上是由细菌、宿主、环境三方面条件决定的，影响动态平衡一些局部刺激因素，如牙石、食物嵌塞、不良修复体、不良口腔习惯等，会增强细菌的积聚和侵袭力，破坏了机体线粒体互作的最佳微生物环境。当宿主线粒体受损时，ATP浓度下降，机体系统供能不足。免疫系统往往是牙周致病菌肆虐的突破口。同时宿主的免疫反应虽然在早期是保护性的，但在防御反应过程中产生的炎症细胞因子和基质金属蛋白酶等可介导牙周软硬组织破坏，当伴有全身促进因素如遗传因素、内分泌失调、吸烟、免疫缺陷等时，会加重炎症反应导致更严重的牙周组织破坏。持续的刺激导致线粒体ATP网络受损，打破了菌群、牙周微生物与宿主之间的平衡，口腔生态失衡便可发生牙周病。

4. 能量整合医学观下的牙周病治疗策略

牙周病的治疗相对复杂，仅仅围绕如何减少牙菌斑的存在、降低有害菌比例展开治疗难以解决根本问题，还会产生牙体组织损伤、耐药菌群出现等问题。

从线粒体赋能着手，增强宿主防御能力，逆转正常菌群–牙周微生物–宿主之间的生态失调，防治牙周病。另外，增强改变牙周组织中线粒体稳态，改善线粒体生物质量控制，通过平衡线粒体生物发生、自噬及动力学改变，促进牙周组织的修复。提高线粒体代谢产能，降低氧化应激–炎症水平，减少牙周组织损伤。

在能量整合医学全局观、整体观的指导下，牙周病治疗策略将在目前口腔局部治疗的基础上，结合线粒体赋能以增强宿主全身免疫功能、牙周组织局部平衡问题及牙周组织自我修复。目前口腔的局部治疗有：牙周基础治疗、牙周手术治疗、牙周正畸修复联合治疗，但这些都不能从本质上提升线粒体功能。提升线粒体ATP–神经–内分泌–免疫网络效能的治疗可去除内环境中线粒体受损物质、逆转疾病内环境，赋能失衡线粒体、跃升线粒体ATP效能，维持线粒体ATP的高效能、逆转代谢重编程等，将牙周病治疗提高到机体更高级别的治疗水平。

（1）逆转牙周微生态失衡，重建口腔及全身内环境稳态

益生菌一般来源于正常微生物菌群，可调节口腔局部生态平衡，改善全身免疫状况，常用于调节胃肠道微生态紊乱。在牙周病治疗中，益生菌以通过对牙周致病菌的影响改变牙周病症反应，可作为一种替代性、补充性的生物制剂，通过调节牙周菌斑代谢，控制牙周病进展，在牙周病防治中展现了较好的应用前景。

能量整合医学以全局观、整体观的理念，应用益生菌制剂逆转机体内菌群稳态，为线粒体网络提供更好的互作环境，使有益菌群的优势稳定，保持微生态长期平衡，守住机体第一道免疫重大防线-胃肠道黏膜屏障。口腔-肠道微生物群轴在调节人类疾病的发病机制中发挥重要作用，肠道微生物群稳态有助于口腔微生物平衡重建。应用能量整合医学治疗理念和方法，为逆转牙周微生态失衡，重建口腔及全身内环境稳态提供新的治疗思路。

（2）赋能线粒体，跃升ATP效能，增强口腔局部和宿主全身免疫功能

在逆转生态稳态的同时，还要赋能局部及全身的线粒体，从根本上去除牙周致病危害并提高牙周组织自我修复能力。我们通过予以大剂量维生素C及足量谷胱甘肽等纯天然抗氧化物质，可以有效降低活性氧（ROS），打破氧化应激-炎症之间的恶性循环。同时予以褪黑素、辅酶Q_{10}等修复线粒体ETC提高ATP效能，修复线粒体生物质量控制功能，从而增强局部牙周组织自我修复及全身免疫系统稳态。

在精准修复线粒体，及神经-内分泌-免疫网络后，恢复后的线粒体ATP高效能，帮助建成更加稳固的口腔黏膜系统及健康的口腔微环境。这些治疗方法通过提高宿主全身免疫功能，增强机体组织修复能力，维护内环境微生物群稳态，同时也为局部口腔微生态平衡提供机体免疫能力保障。

如何改善和提高国人口腔健康状况，一是高度重视牙周病的危害和风险，二是及时治疗、尽量将病情控制在早期阶段。让患者了解牙周病的局部和系统危害、隐蔽性、持续性和效益差异，树立起科学的口腔健康意识，尽量做到早期预防才是改善国人口腔状况的关键和根本。中西医结合能量整合医学治疗策略可以优化目前治疗方案，以能量整合医学的理

念，建设健康口腔内环境的同时，收获全身的健康，将会为未来牙周领域、口腔疾病与全身疾病的关系提供更为开阔的治疗新思路。

（张 旭）

第八节 皮肤疾病

一、过敏性疾病概况

（一）流行病学特点

过敏性疾病是一种常见病、多发病，又称为“变态反应性疾病”，包括过敏性哮喘、鼻炎、结膜炎、过敏性皮炎、湿疹、荨麻疹等。随着物质生活水平的提高，全球过敏性疾病的发病率呈逐年上升的趋势。尽管人类对过敏性炎症与治疗药物机制的研究不断深入，但尚未完全克服过敏性疾病，其严重影响着人们的生活质量，被世界卫生组织（WHO）列为21世纪重点防治的三大疾病之一。过敏性疾病往往具有明显的遗传倾向，环境因素如大气污染和室内环境污染等与过敏性疾病的关系密切，能启动并加剧过敏反应。

（二）能量整合医学观点下的发生机制

机体接触某种或多种致敏物质（过敏原）后产生大量IgE，IgE会与肥大细胞和嗜碱性粒细胞上的高亲和力IgE受体（Fc ε RI）交联，释放组胺、前列腺素和白三烯等介质，当这些介质从细胞中释放出来，就会产生过敏性疾病的典型症状，包括组织肿胀、支气管收缩和血压下降等。但也有某些过敏性疾病与IgE的关联并不明显，以非IgE依赖性的方式导致肥大细胞和嗜碱性粒细胞脱颗粒，引起介质的选择性释放，导致过敏反应，这些方式包括IgG免疫复合物、补体产物、神经肽等。过敏性疾病的发生、发展与机体免疫系统有关，其中2型免疫应答机制在变态反应性疾病中起着重要作用。

近年研究表明，哮喘、过敏性皮炎、荨麻疹等过敏性疾病的病理生理学机制与氧化应激下线粒体功能障碍密切相关。皮肤是人体最大的器官，是最重要的防御屏障，较机体其他器官可更多更直接地受到外界各种刺激，也是内、外源性氧化应激作用的靶点。以哮喘为例，其发病率与死亡率逐年上升。最新进展提示，哮喘的发病机制除了既往公认的Th1/

Th2失衡，Th2细胞因子增多诱导气道中的炎症细胞募集和活化外，线粒体的功能紊乱及氧化应激在哮喘的发生、发展中发挥了重要作用。

机体长期暴露于外源性的氧化物和过敏原，会诱发气道炎症，导致组胺和白三烯等促炎介质的释放，进一步激活嗜酸性粒细胞、中性粒细胞、淋巴细胞、巨噬细胞等各种炎症细胞，这些炎症细胞释放各种自由基，当炎症持续存在，自由基的累积过量，气道上皮细胞的线粒体清除能力不足，导致线粒体失衡，使线粒体超微结构发生改变，包括线粒体肿胀和嵴的减少，特定的线粒体呼吸链-复合蛋白的氧化损伤，而致线粒体功能紊乱，ATP产生减少，导致纤毛摆动所需能量不足，而致纤毛摆动减弱，纤毛摆动的频率是否正常直接决定了呼吸道能否发挥正常的生理功能。线粒体功能异常导致过量的活性氧（ROS）产生，诱导线粒体膜电位快速去极化，进一步加重呼吸链损伤，最终导致线粒体失能，过量的ROS可以导致支气管上皮细胞的凋亡及嗜酸性粒细胞的增多，上皮细胞凋亡导致气道黏液高分泌，进而加重气道高反应性的一系列炎症反应，最终导致组织损伤、气道重塑，从而进一步导致了临床上喘息、气急、咳嗽等临床症状的出现。随着患者年龄的增长，线粒体功能逐渐下降，随之纤毛摆动频率及黏膜纤毛清除率逐渐下降，于是导致哮喘症状逐年加重。

荨麻疹是IgE介导的Ⅰ型超敏反应，既往认为，自身免疫应答异常被认为与慢性荨麻疹的发生密切相关。现有研究认为，慢性荨麻疹与氧化-抗氧化的失衡有关，且氧化损伤程度与患者病程及病情相关。慢性特发性荨麻疹患者病变皮损中氧化应激指标超氧化物歧化酶（SOD）、谷胱甘肽（GSH）等明显升高，表明氧化应激在慢性荨麻疹中有着重要的作用。

线粒体膜电位在过敏性疾病的细胞代谢和免疫功能中也发挥了关键作用。有研究发现，抗肿瘤药物卡培他滨能降低线粒体膜电位，诱导角质形成细胞凋亡，从而使角质层脱落，诱发皮肤过敏及手足综合征；对苯二胺（PPD）和对叔丁基邻苯二酚（PTBC）等毒性物质能够作用于成纤维细胞，提高ROS，降低线粒体膜电位，致线粒体失衡，导致个体变态反应性接触性皮炎的出现。

线粒体作为一种独立的细胞器，是营养物质氧化及释放能量的场所，其主要功能是合成ATP提供能量，此外，线粒体还参与Ca^{2+}信号转导和细胞凋亡等许多关键生化过程。一系列研究提示，线粒体Ca^{2+}转运可以通过改变线粒体膜电位而调控肥大细胞脱颗粒，并影响哮喘、变应性接触性皮炎、荨麻疹的发生，也预示了维持线粒体的良好功能在过敏性疾病中的广阔前景。

（三）能量整合医学观下的治疗策略

1. 当前治疗瓶颈

过敏性疾病是影响全球数百万人生命的主要健康问题，是所有年龄段中常见的慢性病之一，目前的治疗以消除诱因及对症抗过敏治疗为主，其中抗过敏药物是靶向过敏性疾病和过敏反应的一大类药物，通过抑制炎症介质对靶细胞的作用或阻止炎症介质的释放而发挥作用。抗过敏药主要包括抗组胺药物、肥大细胞膜稳定剂、免疫抑制剂、激素类药、中医中药等。现有治疗仅能在一定程度上缓解过敏症状的发生，改善患者生活质量，仍无法有效避免过敏的复发甚至治愈。能量整合医学观念对过敏性疾病机制的理解给我们提供了新的治疗思路。

2. 去除细胞间充质-细胞-线粒体轴系统致病物质，整合逆转疾病微环境

（1）脱离可疑致敏原：避免接触食入性、吸入性、接触性等过敏原，避免氧化应激反应，保护好线粒体功能。

（2）避免诱发因素：避免接触环境污染物、精神压力、滥用药物等。室内尘螨与室外$PM_{2.5}$可引起气道平滑肌细胞氧化应激增加，导致DNA损伤，线粒体膜电位降低，线粒体失衡，细胞供能不足，影响细胞正常功能。长期依赖于激素类药膏等，致使ROS生成过量，促进细胞的氧化性损伤，从而损伤和扰乱线粒体功能，诱发器官损伤。

（3）调节肠道菌群：维持肠道微生态平衡以维持机体的氧化还原平衡状态，调控线粒体甚至整个机体的免疫反应。益生菌能够对过敏性疾病起到预防和治疗的作用，尤其是在生命早期，降低宿主患过敏性疾病的概率，或者使患者的过敏症状减轻甚至消除。近来研究表明，补充双歧杆菌可能缓解特异性皮炎的症状。

3. 线粒体赋能

（1）提高线粒体效能：维生素C有较强的抗氧化作用，能帮助人体清除自由基，保护人体组织细胞免受自由基的破坏和损伤。钙剂（维丁胶性钙、葡萄糖酸钙）的摄入可以维持线粒体膜和线粒体膜电位完整性，保护线粒体功能，抑制肥大细胞脱颗粒，控制荨麻疹等多种过敏性疾病的发展。辅酶Q_{10}属自由基清除剂，能改善线粒体呼吸功能，抑制线粒体的过

氧化，从而保护细胞膜功能，减轻或避免过敏反应。维生素E的治疗可降低线粒体功能紊乱的程度及缓解哮喘的特征，包括降低气道高反应性，减少嗜酸性粒细胞趋化因子，减轻气道炎症。

（2）线粒体靶向抗氧化剂：抗氧化剂对降低哮喘患者的氧化应激反应有重要作用。但天然抗氧化剂和营养素对过敏的治疗效果尚无定论，有研究认为，天然抗氧化剂没有有效到达自由基产生的位点，相对于天然抗氧化剂，靶向线粒体的抗氧化剂能更加有效地降低线粒体源性的氧化应激。以三苯基磷为基础的抗氧化剂（MitoQ、MitoVitE、MitoPBN）和具有细胞透过性特点的抗氧化肽（SS-02、SS-31、SS-19和SS-20），有望成为过敏性疾病的潜在有效治疗药物。其中，SS-31是以线粒体为治疗靶点的高细胞渗透性抗氧化短肽，具有抗氧化应激、抗炎及保护线粒体等作用。通过减少线粒体源性ROS，抑制线粒体膜通透性转换孔开放，预防线粒体肿胀，并减少钙离子高负荷应答性细胞色素c释放，对线粒体功能的维持起重要作用，有望在过敏性疾病的治疗中发挥作用。

（3）激素的补充：在急性应激状态下，如过敏性休克或急性哮喘发作等危急情况下，糖皮质激素的补充对于线粒体赋能尤为重要。当线粒体失能达到一定程度时，激素的补充可以使线粒体膜电位恢复，线粒体功能尽快恢复，从而缓解急性症状，增强机体的免疫防御机能。待线粒体功能恢复，症状缓解后，适时减量或停用激素，避免长期应用而致继发性线粒体失衡、失能。

过敏性疾病的发生与线粒体功能紊乱密切相关，随着对过敏性疾病机制研究的不断深入，我们有机会建立更为完善的治疗策略，通过去除细胞间充质-细胞-线粒体轴系统致病物质，整合逆转疾病微环境，加上立体化赋能线粒体，包括肠道微生态建设，提升肠道内M细胞和黏膜细胞内线粒体ATP效能，同时建立健康生活方式，避免致敏源以及诱发因素，降低过敏反应的发生率，为过敏性疾病患者带来福音。

二、银屑病

（一）流行病学特点

银屑病，俗称“牛皮癣”，是一种由遗传、免疫和环境因素共同介导的慢性、炎症性、系统性自身免疫性疾病，典型临床表现为红色丘疹或斑块基础上的多层白色鳞屑。本病的病情顽固、易诊难治，不仅累及皮肤，常伴发其他共病，如心血管疾病、代谢综合征、炎症性肠病等，严重影响患者的生活质量并加重其经济负担，也耗费了大量的医疗资源，给社会经济带来了沉重的负担，是近年来皮肤科领域研究的难点与热点之一，被世界卫生组织列为最严重的非传染病之一。

银屑病可发生于任何年龄段，无明显性别差异，30%患者有家族史。银屑病的发病率在世界各地差异较大，与种族、地理、环境等因素有关。欧美国家的患病率为1% ～ 3%。1984年，我国流行病学调查显示，银屑病的患病率为0.123%，2008年，中国6省市的流行病学调查显示银屑病的患病率达0.47%，虽然低于欧美国家，但发病率逐年上升趋势明显。

（二）能量整合医学观下的发生机制及目前临床治疗瓶颈

目前研究认为，银屑病是以角质形成细胞（KC）过度增殖、异常分化及炎症细胞浸润为主要病理特征，Th17细胞及其炎症因子在病理状态的形成中发挥了重要作用，但其确切发病机制尚不十分清楚。现有的治疗方案尽管有效却无法令人满意，仍有大量患者在治疗过程中出现疗效衰减、停药后病情复发甚至加重等，这一直是困扰着医患的一大难题。因此，不断完善银屑病的发病机制并寻找安全有效的治疗新靶点至关重要。近年来研究发现，银屑病的发病与线粒体呼吸链障碍、氧化应激有着密不可分的关系，能量整合医学为银屑病的发病机制带来了新的视角。

1. 氧化应激

目前大量研究表明，银屑病患者存在氧化还原状态失衡，银屑病患者的抗氧化防御能力明显降低，且其下降程度与疾病严重程度明显相关。当受到外界刺激时，银屑病皮损中浸润的T淋巴细胞、中性粒细胞、单核细胞及巨噬细胞等通过呼吸爆发产生过多的ROS，导致或加重氧化应激，氧化应激又可以诱导KC细胞趋化因子及血管内皮细胞等表达黏附分子、趋化因子，从而进一步诱发或加重银屑病的炎症反应。

此外，调控银屑病发病的信号通路有促分裂原活化蛋白激酶/激活蛋白1（MAPK/AP-1）、核因子（NF）-κB、JAK激酶/信号转导和转录活化因子（JAK/STAT），均具有较强的氧化还原敏感性，ROS可以作为第二信使调控上述通路活化，从而触发相关炎症介质的释放，最终作用于KC，形成了KC异常增殖分化及炎症细胞浸润的病理相。由此，氧化应激在银屑病的发病中发挥了重要作用，但氧化应激在银屑病的发展中是因还是果，仍待进一步研究探讨。

2. 线粒体功能障碍

线粒体呼吸功能障碍是导致氧化应激的主要原因。KC线粒体呼吸链障碍而致细胞氧化磷酸化受损，产能不足、ROS增高，加之银屑病个体本身的抗氧化防御能力减弱，ROS的产出超过人体抗氧化防御的清除能力，表皮产能不足而致表皮中线粒体代偿性增多，体积增大，线粒体的有氧呼吸功能失衡，从而导致表皮细胞从基底层至角质层循环反复的正常更替需能不足，促进了KC的糖酵解代偿性增强，启动了糖酵解信号通路激活，线粒体ATP产出持续下降，导致了KC异常增殖与分化异常，使得原本需要28天的表皮更替时间缩短为3～4天，临床表现为厚层鳞屑。

随着疾病的进展，氧化应激能力逐渐下降，ROS进行性堆积，线粒体ATP产出持续不足，导致线粒体膜电位降低，从而导致线粒体逐渐失能，而KC的过度增殖需能增加，致使糖酵解成为KC产能的主要方式，缺氧促使KC中缺氧、低氧诱导因子-1α（HIF-1α）水平升高，继而上调糖酵解相关蛋白白细胞分化抗原147（CD147）、葡萄糖转运蛋白1（GLUT1）、HK2及关键酶PKM2的表达，进一步促进了KC的糖酵解能力。因此，银屑病患者KC的糖酵解能力较正常人升高。随着线粒体的失能，ROS的毒性蓄积致使炎症因子释放，从而攻击各靶器官组织，进而出现其他银屑病的共病，如代谢综合征、心血管疾病、肥胖、关节病型银屑病等。

随着银屑病病程的进展，线粒体效能逐渐下降，氧化应激防御能力逐渐下降，致KC过度增殖所需能量高度依赖于糖酵解代谢。因此，随着病程的延长，临床上银屑病的病情严重程度逐渐加重，合并症的发生率也逐渐升高。

多项研究表明，银屑病皮损的表皮细胞中参与线粒体氧化反应的重要酶——琥珀酸脱氢酶和苹果酸脱氢酶活性均下降，表明表皮线粒体的功能障碍导致了有氧氧化功能明显降低，从而导致了KC的异常增殖与分化。此外，线粒体除了作为细胞内能量生成的关键细胞器，还参与细胞凋亡、自由基生产、脂质代谢等过程，可能在银屑病共患病的发病中发挥了重要作用。

3. 肠-免疫-皮肤轴

皮肤和肠道是血管密集、神经功能丰富的器官，具有重要的免疫调节、防御、神经内分泌功能。作为人类与外部环境联系的主要接口，这两个器官对维持生理平衡至关重要。越来越多的证据表明，肠道和皮肤之间存在密切的双向联系，胃肠健康与皮肤的平衡稳态有关。“肠-皮肤轴”学说为肠道微生态与皮肤疾病相关性研究提供了依据，银屑病患者与炎症性肠病患者的肠道菌群失调模式非常相似，可见，肠道与皮肤有着紧密的关联性。既往多项研究表明，肠道菌群可以通过改变T细胞反应来控制咪喹莫特诱导的银屑病皮肤炎症，这提示肠道菌群影响了银屑病的发病机制，肠道菌群紊乱在银屑病的发生、发展中有着重要意义。肠道微生物与肠道细胞线粒体功能之间的关系十分密切。肠道微生物可直接或间接通过短链脂肪酸、硫化氢和一氧化氮等代谢产物影响与线粒体相关的能量代谢过程，调节线粒体ROS的产生，以维持机体的氧化还原平衡状态，调控线粒体甚至整个机体的免疫反应。应激诱导的微生物菌群的改变可以增加肠壁通透性，从而导致肠上皮细胞线粒体功能紊乱，进一步诱发了全身性或局部皮肤免疫反应，进而导致炎症出现。

由此可见，基于微生物群对银屑病的进一步研究，可能为银屑病的发病机制提供新的认识，也为银屑病的防治提供更多的依据。

（三）能量整合医学下的治疗策略

目前，银屑病的治疗目的仅在于控制和稳定病情，避免复发或诱发加重的因素，尚无法治愈。尽管当前治疗银屑病的药物种类较多，包括局部治疗、物理治疗和系统治疗等，既往的传统系统治疗如甲氨蝶呤、维A酸类药物及环孢素等，虽获得了一定疗效但药物本身的不良反应限制了其长期使用。近年来，免疫靶向制剂的应用使银屑病的疗效得以跃升，但由于人体免疫系统的自我记忆及反馈调控，停药后病情复发甚至加重的情况时常发生，因此，亟需寻找一种长期有效的银屑病的治疗方案，能量整合医学的理念从抗氧化及线粒体赋能等角度为银屑病的治疗带来了新的方向。

1. 重塑健康的内环境，保护线粒体功能

（1）避免接触有害物质：减少接触有害物，避免线粒体损伤的因素，提供线粒体功能所需的最佳营养状态。导致线粒体损伤的因素非常广泛，如吸毒、吸烟，饮酒等，香烟的烟雾和焦油中存在大量的自由基。注重肠道保养，定期清除宿便，避免抗生素滥用，维护好肠道菌群平衡；坚持有氧运动，每天半小时左右，保护好线粒体机能。

（2）健康的生活习惯：压力会导致血液循环不良，呈现缺氧状态，刺激自由基的产生，导致氧化应激，从而加重银屑病的病情。因此，消除精神紧张因素，避免过于疲劳，保持舒适放松的心情，对预防和缓解银屑病的病症有一定的益处。昼夜节律钟对角质形成细胞的增殖和分化具有调控作用，隐花色素CRYs蛋白的缺乏可引起生物节律系统的紊乱，从而加剧细胞应激水平，导致银屑病相关的炎症细胞因子的持续表达。因此，保证规律的作息，从“时间医学”角度管理患者有望为防治银屑病提供新的思路。

（3）调整饮食结构：对银屑病患者进行饮食建议和管理选择，不仅可以控制和预防疾病的发展，且有利于他们的整体和长期健康。高热卡饮食摄入增加了氧耗费，增加了线粒体产能负荷，因此，避免高糖、高脂饮食，切忌盲目忌口。素食为主，多吃蔬菜，少吃加工食品；主食以全谷物为主，注意补充新鲜水果和蔬菜等抗氧化剂，以提高患病个体的抗氧化能力。

2. 线粒体 ATP 赋能

靶向线粒体是一种缓解银屑病进展的良好策略，向细胞内补充正常功能的健康线粒体可能是从根本上治疗线粒体疾病的有效方法。

（1）抗氧化剂的应用：抗氧化剂增强了清除体内自由基的能力，减轻了线粒体的工作负担。以二甲基延胡索酸为主要活性成分的口服药物富马酸二甲酯（dimethylfumarate，DMF）应用于银屑病患者，已取得满意疗效。还原型谷胱甘肽可改善机体氧化应激状态，增强抗氧化能力。

此外，抗氧化剂如辅酶Q_{10}、维生素E、硒等的使用，可以使抗氧化酶活性趋于正常，进一步说明了用抗氧化剂治疗银屑病思路的可行性。

（2）提升线粒体ATP效能：线粒体氧化磷酸化为细胞提供绝大部分的能量，高效能线粒体越多，内生的抗氧防御体系中和自由基的能力也越强，身体各方面的机能也就越好。

辅助因子被认为是“线粒体营养素”，如α-硫辛酸、辅酶Q_{10}和左旋肉碱等，可改善线粒体功能，降低氧化应激。维生素C是一种有效的防氧化剂，可能有助于确保线粒体正常运作。人体可能需要足够的维生素C水平来合成左旋肉碱。核黄素可能是重要的线粒体酶如FMN和FAD所必需的，这些“辅酶因子”可能是线粒体产生能量分子ATP所必需的。

银屑病与体内微量元素的改变密切相关。银屑病患者血硒含量降低，硒有抗氧化作用，可以清除自由基，参与辅酶Q的合成，与维生素E有抗氧化协同作用。

此外，中医中药在提升线粒体ATP效能方面作用亦不容小觑。人参提取物中发现了丰富的SOD、过氧化氢酶（CAT），这些成分都是清除自由基、控制炎症、阻止炎症风暴的重要力量。凉血消风汤中的白芍皂苷、知母皂苷、牛蒡子多糖具有很好的抗氧化活性，能缓解氧化应激作用。能够纠正银屑病线粒体呼吸链障碍，从而改善银屑病患者的临床症状。

3. 调节肠道菌群

肠道菌群紊乱参与了银屑病的炎症性和免疫性的病理生理过程，肠道细胞内的低效线粒体过多，也会导致肠瘘及进一步的自身免疫性问题。纠正肠道菌群失调、保持肠道微生态平衡是预防和治疗银屑病的新靶点。目前，治疗措施包括以下几方面：

（1）补充益生菌及益生元：益生菌是一类通过调节肠道微生态平衡对宿主产生有益菌的活性微生物，在免疫调节、代谢和神经内分泌等方面发挥重要作用。通过益生菌来选择性地增强肠道微生物群，或益生元来积极地促进生长，从而调节肠道微生物群。益生菌、益生元对皮肤具有免疫调节作用，通过降低皮肤细菌负荷和拮抗侵袭性共生，增强皮肤屏障修复功能。益生菌、益生元对缓解临床症状有积极作用，可作为银屑病的一个战略性治疗策略，但还需要大样本的临床证据来支持其在银屑病中的治疗作用。

（2）粪菌移植技术（FMT）：FMT是增加患者肠道有益菌、恢复肠道菌群平衡结构、重建肠道内环境最直接的方式，改变肠道菌群可能为银屑病的治疗带来新的策略。

随着对银屑病研究的不断深入，我们将探索出更多治疗方法，减少患者的病痛与经济负担，从而使银屑病得到更好的控制。从被动地以疾病为中心的模式转变为主动地以健康为中心的模式，最终将更具成本效益。

（于 倩 史玉玲）

第九节 自身免疫性疾病

一、流行病学现状

自身免疫性甲状腺疾病（autoimmune thyroid disease，AITD）是一种

多基因、多因素型复杂综合征，主要包括Graves病（GD）、慢性甲状腺肿型淋巴细胞性甲状腺炎（又称桥本甲状腺炎，HT）、自身免疫性萎缩性甲状腺炎、产后甲状腺炎、无痛性甲状腺炎。AITD的发病率为每年千分之0.3 ～ 1.5，女性居多，是男性发病率的4 ～ 10倍。其中最常见的是桥本甲状腺炎，占甲状腺疾病的20% ～ 25%，而且每年呈5%的递增，是导致甲状腺功能减退最常见的病因。不同的碘摄入地区的研究发现，碘充足地区甲状腺过氧化物酶（thyroid peroxidase，TPO）抗体阳性率在10.6%左右，在碘适量地区，TPO-Ab阳性为8.4%。

二、AITD的发病机制及治疗瓶颈

AITD是一种以自身甲状腺组织为抗原的慢性自身免疫性疾病，细胞免疫和体液免疫均发挥作用，导致甲状腺组织结构和功能的改变，同时易伴发其他自身免疫性疾病和甲状腺腺体外器官、系统的损害。自身免疫性甲状腺炎的主要特点是淋巴细胞浸润甲状腺组织，甲状腺组织被逐渐取代，进一步导致组织纤维化和甲状腺细胞萎缩。

甲状腺容易发生自身免疫性病变与以下原因有关：① 遗传因素，如HLA-DR（人类白细胞抗原DR）、细胞毒性T淋巴细胞相关因子、Tg（甲状腺球蛋白）、促甲状腺激素（TSH）受体基因等；② 环境因素，如摄入碘过多、硒缺乏、药物、感染、应激、吸烟、环境污染等；③ 内源性因素，如青春发育、妊娠、分娩、绝经等。

目前认为先天性免疫监视的缺陷，组织器官特异的抑制性T淋巴细胞数量或质量的异常是引起HT的免疫因素。Treg细胞是一群能对潜在的具有伤害性的自身反应性T细胞进行调控的细胞群，HT发生的原因可能为Treg细胞功能下降，导致Th1比例相对增多，细胞免疫活跃，辅助性T细胞刺激B细胞产生抗甲状腺抗体，破坏甲状腺细胞，腺体纤维组织增生并形成分隔，残存的上皮组织结节性增生，甲状腺激素相对不足，继而TSH升高，残存的甲状腺细胞增生，引起肿大。

目前对AITD的治疗尚缺乏统一认识，清除甲状腺抗体及异常的甲状腺抗原是治疗的主要环节。但很多患者都进展到了合并肾病综合征，大量蛋白尿又造成甲状腺结合球蛋白的丢失，加重甲减。国外文献报道免疫抑制剂和甲状腺切除可能对亚甲炎有效。但目前的治疗无法有效阻止病情进展，更无方法治愈。

三、能量整合医学观点下的自身免疫性甲状腺炎的发病机制

在能量整合医学的观点中，甲状腺轴在内分泌代谢中发挥重要作用，并与能量代谢、基础线粒体功能密切相关。线粒体功能的完整是内分泌系统包括甲状腺轴功能正常的保障。

1. 线粒体与甲状腺激素的合成

有研究发现线粒体与甲状腺轴的相互作用需要基础元素镁和铁的支持。在甲状腺中，镁离子-ATP在碘摄取、亚铁血红素蛋白过氧化物酶在甲状腺激素的合成中发挥重要作用。这一过程与类固醇激素摄取胆固醇作为合成的原料类似，都是能量依赖的步骤。镁离子在甲状腺疾病临床症状的表现中发挥重要作用。在镁离子缺陷诱导的线粒体功能缺陷模型中，氧化呼吸链的复合物Ⅴ出现功能障碍。补充镁离子，甲状腺的形态和功能恢复正常。尽管没有确切的数据，我们推测甲状腺疾病伴随的乏力等症状与线粒体功能障碍有关，线粒体功能的正常化才能维持最基础的能量亚单位。其他的单个元素，包括铁、辅酶Q_{10}（CoQ_{10}）、硒和锌的参与协调作用，共同维持线粒体和甲状腺轴的功能。

铁在甲状腺生态环境中发挥关键作用。甲状腺过氧化物酶是血红蛋白的一种。血红蛋白在线粒体中的合成需要铁的协助，而铁是通过肠道吸收，再转运到线粒体的。甲状腺也可以通过调节铁蛋白mRNA铁反应元素和铁调节蛋白的相互作用影响铁的代谢。除血红素铁蛋白外，线粒体还合成铁硫蛋白，铁硫蛋白与铁在细胞内的相互转运相关。血红素铁蛋白作为呼吸链复合物Ⅱ、Ⅲ、Ⅳ的组成成分，参与多电子的运输和催化。其中一部分的铁硫蛋白也是类固醇激素合成的重要原料。总之，细胞内的铁参与线粒体合成的调节，线粒体的GTP、NAD和ATP为铁蛋白的合成供能。

2. 内环境对甲状腺功能的影响

心理压力对甲状腺疾病的影响是明确的，也是治疗甲状腺疾病的一个思路。精神压力大在甲状腺疾病的患者中非常常见，一些患者表现为焦虑、恐惧，甚至需要特殊的方式如针灸、药物等来缓解压力的状态。长期压力过大导致的内环境紊乱是甲状腺功能异常的推手。

下丘脑-垂体-甲状腺（hypothalamic-pituitary-thyroid，HPT）轴在压力相关内环境的调节中发挥重要作用，同时也参与线粒体功能的调节。下

丘脑分泌促甲状腺激素释放激素（TRH）导致TSH的分泌，TSH进一步刺激甲状腺分泌甲状腺激素，包括甲状腺素（thyroxine，T_4）和三碘甲腺原氨酸（triiodothyronine，T_3）。长期压力过大会破坏HPT轴腺体中线粒体功能，导致HPT轴的激素如TRH、TSH和甲状腺激素分泌紊乱，进一步影响下游T_3、T_4的分泌和功能。甲状腺激素分泌紊乱后，又会进一步加重线粒体失衡，刺激线粒体基因表达和线粒体的生物合成，刺激线粒体活性增加。若不及时纠正，线粒体失衡逐渐向失能发展，线粒体ATP–神经–内分泌–免疫网络效能降低，“生物大分子”可以在多个器官内形成病理性沉淀，沉淀至肾脏会导致蛋白尿，沉淀至甲状腺会导致抗体逐渐升高加重甲状腺的破坏，沉淀至肺会导致间质性肺病。疾病的多米诺骨牌模式开启，自身免疫相关的症状逐渐增多，为重大疾病埋下隐患。

四、能量整合医学治疗策略

目前对于AITD的治疗仅根据甲状腺功能的状态进行相关治疗，如果为甲状腺功能亢进则进行抗甲状腺药物治疗，如为甲减则进行甲状腺激素替代/补充治疗，但没有真正意义上的病因治疗方法。能量整合医学认为，可通过整合治理机体内环境，为线粒体赋能，提高“线粒体ATP–神经–内分泌–免疫”网络效能，改善“生物大分子”的病理性沉淀，为甲状腺疾病的治疗提供新的策略。

1. 去除细胞间充质–细胞–线粒体轴系统致病物质，整合逆转疾病微环境

压力对于各脏器不良影响的具体机制仍未完全透彻，但较为公认的是长期慢性应激刺激产生大量炎症因子的理论。炎症因子水平在一定范围内会积极调动皮质醇参与应对，是一个消耗皮质醇的过程，同时也是激活线粒体进行炎症免疫的过程，一旦皮质醇储备耗竭，炎症因子无法控制，外周免疫也会进行性衰弱。能量整合医学的治疗观点和方法是调整压力源头，同时对压力人群补充植物萃取的孕烯醇酮，它是皮质醇的上游激素，在线粒体内转化成机体内生的皮质醇，自身的皮质醇安全高效，从而更加游刃有余地应对压力和炎症，减少压力对HPT轴的破坏。

此外，还需维护间充质–细胞–线粒体轴的微生态，最新的关于肠–甲状腺轴的研究已经提示，肠道健康密切影响甲状腺的微环境，长期坚持补充益生菌、益生元，帮助维护优势有益菌群，保持微生态长期平衡，适时补充胃酸、消化酶，支持胃肠道功能的同时，保证黏膜完整性，建设好胃肠道黏膜能够帮助全身黏膜免疫向好发展。

2. 线粒体赋能

HT患者的甲状腺表现为嗜酸性细胞（oncocytic cells，OCs）的浸润，也被称为Hürthle 细胞，OCs的浸润被认为是预测HT进展为甲状腺功能减退的标志之一。电镜下可见嗜酸性细胞中有大量线粒体积累，线粒体存在于细胞质内，通过氧化磷酸化作用（oxidative phosphorylation，OXPHOS）形成ATP，细胞90%左右的能量通过线粒体供应。线粒体呼吸链的复合物Ⅰ～Ⅳ和ATP合成酶Ⅴ构成了呼吸链的核心。氧化呼吸链复合物Ⅰ缺陷或功能下降与HT及甲状腺细胞发生转移化生密切相关。在HT研究中发现，甲状腺样本中普遍存在嗜酸性损伤，呼吸链复合物Ⅰ的缺陷比例达到87%，OXPHOS的缺陷及赋能障碍可能是HT发生发展的重要机制。重建线粒体网络环境，恢复ATP效能可能从根本改善疾病的病理状态。

线粒体的生物合成与甲状腺激素的合成密切相关。铁缺乏降低甲状腺过氧化物酶的活性。甲状腺过氧化物酶是一种血红蛋白，血红蛋白在线粒体内合成，肠道摄入铁，铁转运进入细胞质再进入线粒体。此外，线粒体也是合成铁硫蛋白的主要场所。血红蛋白是呼吸链复合物Ⅱ、Ⅲ、Ⅳ的组成成分，发挥电子转运的作用。锌含量下降与线粒体的解偶联作用相关，锰元素与NAD^+类似，在维持细胞昼夜节律过程中发挥能量平衡作用。

碘过量和硒缺乏都易造成甲状腺的损伤。硒缺乏可以导致昼夜节律的丢失和线粒体电子转运功能的损伤。辅酶Q_{10}在甲状腺危象中的浓度下降，辅酶Q_{10}是线粒体的成分，被认为是细胞色素C的连接分子。辅酶Q_{10}与3Fe-4S形成团簇促进复合物Ⅱ上电子的有效转运。由此可见，运用线粒体赋能药物组合能够提升线粒体ATP浓度，从而提升神经-内分泌-免疫网络效能。

养成健康的生活习惯，保持良好心态，避免焦虑、抑郁情绪困扰，构建良好睡眠规律。调节好机体线粒体网络互作的微生态环境，补充含铁、锌、锰、硒、辅酶Q_{10}、B族维生素的复合线粒体药物，修复线粒体电子呼吸链，恢复线粒体ATP效能，高浓度的ATP可以溶解异常沉积的生物大分子逐渐修复甲状腺细胞，恢复HPT轴稳态。能量整合医学的肠道建设可以从源头减少免疫复合物的形成，线粒体赋能后，高浓度的ATP可以溶解自身免疫复合物的病理性沉淀。这种治疗策略对银屑病可以达到标本兼治的效果，同时防止疾病带来的全身损伤。

（尹嘉晶　曲　伸）

参考文献

[1] Kornej J, Börschel C S, Benjamin E J, et al. Epidemiology of atrial fibrillation in the 21st century: novel methods and new insights[J]. Circulation research, 2020, 127(1): 4–20.

[2] Mankad P, Kalahasty G. Antiarrhythmic drugs: risks and benefits[J]. The medical clinics of North America, 2019, 103(5): 821–834.

[3] Murphy E, Ardehali H, Balaban R S, et al. Mitochondrial function, biology, and role in disease: a scientific statement from the american heart association[J]. Circulation research, 2016, 118(12): 1960–1991.

[4] Chistiakov D A, Shkurat T P, Melnichenko A A, et al. The role of mitochondrial dysfunction in cardiovascular disease: a brief review[J]. Annals of medicine, 2018, 50(2): 121–127.

[5] Stefely J A, Pagliarini D J. Biochemistry of mitochondrial coenzyme Q biosynthesis[J]. Trends in biochemical sciences, 2017, 42(10): 824–843.

[6] Chen W, Zheng R, Baade P D, et al. Cancer statistics in China, 2015[J]. Cancer statistics in China, 2016, 66(2): 115–132.

[7] Quigley E M M. Microbiota-brain-gut axis and neurodegenerative diseases[J]. Current neurology and neuroscience reports, 2017, 17(12): 94.

[8] Agirman G, Yu K B, Hsiao E Y. Signaling inflammation across the gut-brain axis[J]. Science, 2021, 374(6571): 1087–1092.

[9] Witkowski M, Weeks T L, Hazen S L. Gut microbiota and cardiovascular disease[J]. Circulation research, 2020, 127(4): 553–570.

[10] Corthésy B. Role of secretory IgA in infection and maintenance of homeostasis[J]. Autoimmunity reviews, 2013, 12(6): 661–665.

[11] Jackson D N, Theiss A L. Gut bacteria signaling to mitochondria in intestinal inflammation and cancer[J]. Gut microbes, 2020, 11(3): 285–304.

[12] Zhang Y, Zhang J, Duan L. The role of microbiota-mitochondria crosstalk in pathogenesis and therapy of intestinal diseases[J]. Pharmacological research, 2022, 186: 106530.

[13] Celik H T, Bilen M, Kazancı F, et al. Serum adropin as a predictive biomarker of erectile dysfunction in coronary artery disease patients[J]. Central European journal of urology, 2019, 72(3): 302–306.

[14] D'andrea S, Micillo A, Francavilla F, et al. Serum from patients with erectile

dysfunction and vascular risk factors triggered an oxidative stress-dependent mitochondrial apoptotic pathway in ex vivo expanded circulating angiogenic cells of healthy men[J]. The journal of sexual medicine, 2016, 13(7): 1063–1070.
[15] Barbonetti A, Vassallo M R, Cinque B, et al. Soluble products of escherichia coli induce mitochondrial dysfunction-related sperm membrane lipid peroxidation which is prevented by lactobacilli[J]. PloS one, 2013, 8(12): e83136.
[16] O'neill K L, Huang K, Zhang J, et al. Inactivation of prosurvival BCL–2 proteins activates Bax/Bak through the outer mitochondrial membrane[J]. Genes & development, 2016, 30(8): 973–988.
[17] Amaral S, Ramalho-Santos J. Aging, mitochondria and male reproductive function[J]. Current aging science, 2009, 2(3): 165–173.
[18] Verma P, Singh A, Nthenge-Ngumbau D N, et al. Attention deficit-hyperactivity disorder suffers from mitochondrial dysfunction[J]. BBA clinical, 2016, 6: 153–158.
[19] Rizzuto R, Bastianutto C, Brini M, et al. Mitochondrial Ca^{2+} homeostasis in intact cells[J]. The Journal of cell biology, 1994, 126(5): 1183–1194.
[20] Kline C L. Use of methylphenidate for attention deficit hyperactivity disorder[J]. CMAJ: Canadian Medical Association journal, 1990, 142(8): 817–818.
[21] Ivanov S M, Atanasova M, Dimitrov I, et al. Cellular polyamines condense hyperphosphorylated Tau, triggering Alzheimer's disease[J]. Scientific reports, 2020, 10(1): 10098.
[22] Yan Q W, Zhao N, Xia J, et al. Effects of treadmill exercise on mitochondrial fusion and fission in the hippocampus of APP/PS1 mice[J]. Neuroscience letters, 2019, 701: 84–91.
[23] Niescier R F, Hong K, Park D, et al. MCU interacts with Miro1 to modulate mitochondrial functions in neurons[J]. The Journal of neuroscience: the official journal of the Society for Neuroscience, 2018, 38(20): 4666–4677.
[24] Novack G V, Galeano P, Castaño E M, et al. Mitochondrial supercomplexes: physiological organization and dysregulation in age-related neurodegenerative disorders[J]. Frontiers in endocrinology, 2020, 11: 600.
[25] Alonso A, Zaidi T, Novak M, et al. Hyperphosphorylation induces self-assembly of tau into tangles of paired helical filaments/straight filaments[J]. Proceedings of the National Academy of Sciences of the United States of America, 2001, 98(12): 6923–6928.
[26] Hotamisligil G S, Shargill N S, Spiegelman B M. Adipose expression of tumor necrosis factor-alpha: direct role in obesity-linked insulin resistance[J]. Science, 1993, 259(5091): 87–91.
[27] Arruda A P, Pers B M, Parlakgül G, et al. Chronic enrichment of hepatic endoplasmic reticulum-mitochondria contact leads to mitochondrial dysfunction in obesity[J]. Nature medicine, 2014, 20(12): 1427–1435.
[28] Kim M S, Park J Y, Namkoong C, et al. Anti-obesity effects of alpha-lipoic acid

mediated by suppression of hypothalamic AMP-activated protein kinase[J]. Nature medicine, 2004, 10(7): 727–733.
[29] Smith R A, Murphy M P. Animal and human studies with the mitochondria-targeted antioxidant MitoQ[J]. Annals of the New York Academy of Sciences, 2010, 1201: 96–103.
[30] Jamilian M, Samimi M, Mirhosseini N, et al. The influences of vitamin D and omega-3 co-supplementation on clinical, metabolic and genetic parameters in women with polycystic ovary syndrome[J]. Journal of affective disorders, 2018, 238: 32–38.
[31] Ben-Meir A, Burstein E, Borrego-Alvarez A, et al. Coenzyme Q_{10} restores oocyte mitochondrial function and fertility during reproductive aging[J]. Aging Cell, 2015, 14(5): 887–895.
[32] Liu J, Wang Y, Shi Q, et al. Mitochondrial DNA efflux maintained in gingival fibroblasts of patients with periodontitis through ROS/mPTP pathway[J]. Oxidative medicine and cellular longevity, 2022: 1000213.
[33] Michaeloudes C, Abubakar-Waziri H, Lakhdar R, et al. Molecular mechanisms of oxidative stress in asthma[J]. Molecular aspects of medicine, 2022, 85: 101026.
[34] Eskandari M R, Moghaddam F, Shahraki J, et al. A comparison of cardiomyocyte cytotoxic mechanisms for 5-fluorouracil and its pro-drug capecitabine[J]. Xenobiotica; the fate of foreign compounds in biological systems, 2015, 45(1): 79–87.
[35] Yao Q, Qu X, Yang Q, et al. Blockage of transdifferentiation from fibroblast to myofibroblast in experimental ovarian cancer models[J]. Molecular cancer, 2009, 8: 84.
[36] Bowler R P, Crapo J D. Oxidative stress in allergic respiratory diseases[J]. The Journal of allergy and clinical immunology, 2002, 110(3): 349–356.
[37] Jones W A, Helwig E B, Harman L E. Oxidative enzyme activity in the skin of patients with psoriasis: a histochemical study[J]. The Journal of investigative dermatology , 1965, 44: 189–195.
[38] Cioffi F, Senese R, Lanni A, et al. Thyroid hormones and mitochondria: with a brief look at derivatives and analogues[J]. Molecular and cellular endocrinology, 2013, 379(1–2): 51–61.
[39] Bauer M, Priebe S, Kürten I, et al. Psychological and endocrine abnormalities in refugees from East Germany: Part I. Prolonged stress, psychopathology, and hypothalamic-pituitary-thyroid axis activity[J]. Psychiatry research, 1994, 51(1): 61–73.
[40] Libert F, Ruel J, Ludgate M, et al. Thyroperoxidase, an auto-antigen with a mosaic structure made of nuclear and mitochondrial gene modules[J]. The EMBO journal, 1987, 6(13): 4193–4196.

第四章
叙事医学

一、病例 1. 慢性阻塞性肺疾病（COPD）+ 肺结节

（一）气喘怯动身，秋冬不胜寒

钱老先生，62岁，一名退休的机械工人。离开了充满汽油味和轰隆隆作响的工厂，他的退休生活却没有得到丝毫清净。

"两年前，我就开始又咳又喘，还有黏糊糊的白痰，吐也吐不尽。最怕到了冬天，连平时呼吸的声儿都跟打呼噜似的，弄得我不得清净啊！"钱老先生诉苦道，"日子久了总感觉气儿不够用的，人总是疲惫懒动。从今年年初开始，情况更加糟糕，一动就喘，爬楼上不了一层，平地走不了两分钟，弄得我没法出门，也没法去享受灿烂的阳光和活动筋骨的养生之乐。晚上的胸闷更是折磨人，弄得辗转反侧难以入睡。天天休息不好，人就变得昏昏沉沉。"

钱老先生的女儿看着父亲，眼里泛着泪光补充道："时间久了，他的情绪也受到影响了，时而烦闷暴躁时而郁郁寡欢，对什么事情都提不起兴趣来。记性也变差了，不知道是不是缺氧导致的？"

本该"有钱有闲"的退休生活，因为身体出了状况不再美好。钱老先生说他非常幸运，无助时偶然在电视上看到范教授的采访，对拥有健康高质量的老年生活重燃了信心，于是第二天就来到了范教授的门诊。钱老先生不仅症状严重，检查出的客观指标也不容乐观，肺功能 FEV_1/FVC 只有 60.2%（图 5-4-1 左图），有着严重的通气障碍和弥散功能障碍，两肺多发结节，最大结节直径 12 mm，体内氧化应激水平和炎症因子水平也是非常高。

（二）肺心如藤蔓交织，中西助血气熠辉

钱老先生的病始于肺，肺是直接开放于外界的器官，机械加工工厂中

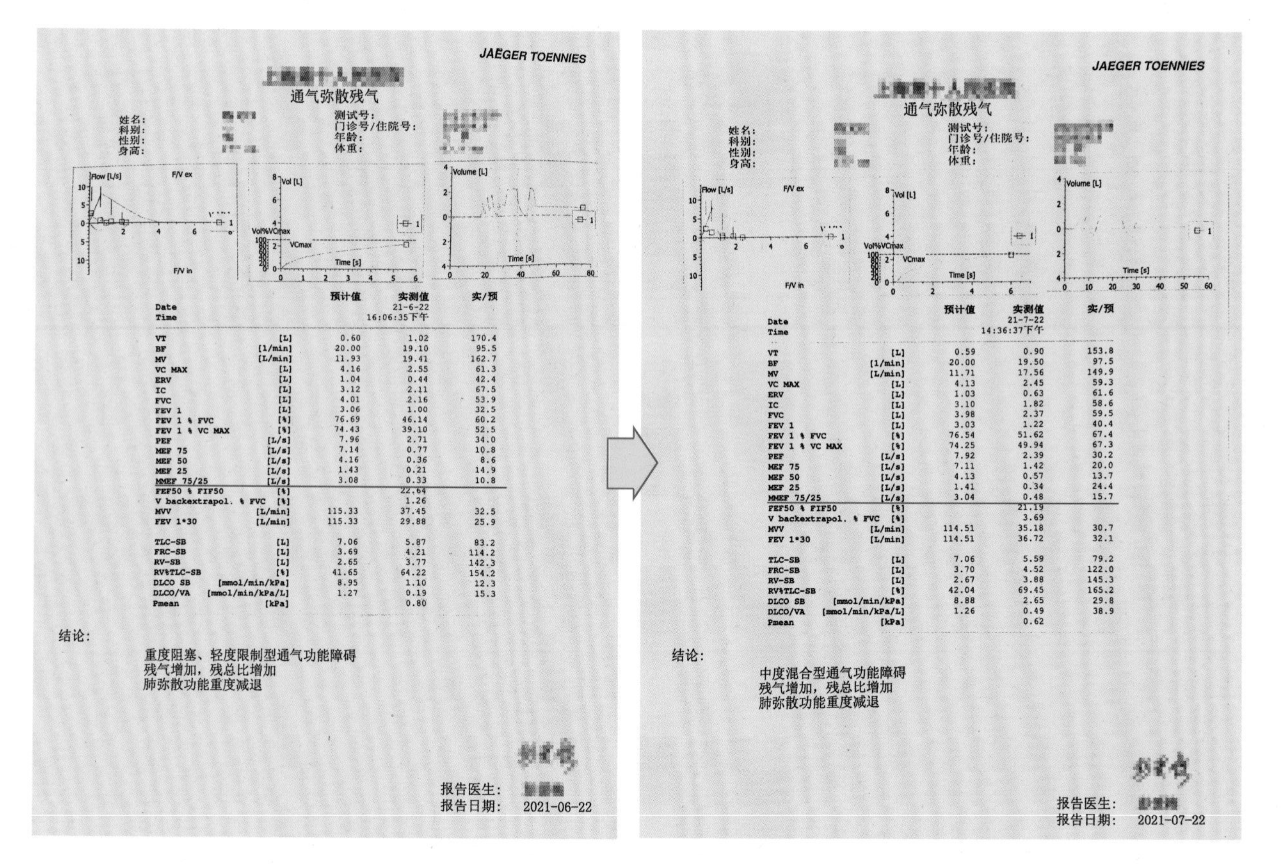

JAEGER TOENNIES

通气弥散残气

姓名：
科别：
性别：
身高：
测试号：
门诊号/住院号：
年龄：
体重：

		预计值	实测值	实/预
Date			21-6-22	
Time			16:06:35下午	
VT	[L]	0.60	1.02	170.4
BF	[1/min]	20.00	19.10	95.5
MV	[L/min]	11.93	19.41	162.7
VC MAX	[L]	4.16	2.55	61.3
ERV	[L]	1.04	0.44	42.4
IC	[L]	3.12	2.11	67.5
FVC	[L]	4.01	2.16	53.9
FEV 1	[L]	3.06	1.00	32.5
FEV 1 % FVC	[%]	76.69	46.14	60.2
FEV 1 % VC MAX	[%]	74.43	39.10	52.5
PEF	[L/s]	7.96	2.71	34.0
MEF 75	[L/s]	7.14	0.77	10.8
MEF 50	[L/s]	4.16	0.36	8.6
MEF 25	[L/s]	1.43	0.21	14.9
MMEF 75/25	[L/s]	3.08	0.33	10.8
FEF50 % FIF50	[%]		22.64	
V backextrapol. % FVC	[%]		1.26	
MVV	[L/min]	115.33	37.45	32.5
FEV 1*30	[L/min]	115.33	29.88	25.9
TLC-SB	[L]	7.06	5.87	83.2
FRC-SB	[L]	3.69	4.21	114.2
RV-SB	[L]	2.65	3.77	142.3
RV%TLC-SB	[%]	41.65	64.22	154.2
DLCO SB	[mmol/min/kPa]	8.95	1.10	12.3
DLCO/VA	[mmol/min/kPa/L]	1.27	0.19	15.3
Pmean	[kPa]		0.80	

结论：

重度阻塞、轻度限制型通气功能障碍
残气增加，残总比增加
肺弥散功能重度减退

报告医生：
报告日期： 2021-06-22

JAEGER TOENNIES

通气弥散残气

姓名：
科别：
性别：
身高：
测试号：
门诊号/住院号：
年龄：
体重：

		预计值	实测值	实/预
Date			21-7-22	
Time			14:36:37下午	
VT	[L]	0.59	0.90	153.8
BF	[1/min]	20.00	19.50	97.5
MV	[L/min]	11.71	17.56	149.9
VC MAX	[L]	4.13	2.45	59.3
ERV	[L]	1.03	0.63	61.6
IC	[L]	3.10	1.82	58.6
FVC	[L]	3.98	2.37	59.5
FEV 1	[L]	3.03	1.22	40.4
FEV 1 % FVC	[%]	76.54	51.62	67.4
FEV 1 % VC MAX	[%]	74.25	49.94	67.3
PEF	[L/s]	7.92	2.39	30.2
MEF 75	[L/s]	7.11	1.42	20.0
MEF 50	[L/s]	4.13	0.57	13.7
MEF 25	[L/s]	1.41	0.34	24.4
MMEF 75/25	[L/s]	3.04	0.48	15.7
FEF50 % FIF50	[%]		21.19	
V backextrapol. % FVC	[%]		3.69	
MVV	[L/min]	114.51	35.18	30.7
FEV 1*30	[L/min]	114.51	36.72	32.1
TLC-SB	[L]	7.06	5.59	79.2
FRC-SB	[L]	3.70	4.52	122.0
RV-SB	[L]	2.67	3.88	145.3
RV%TLC-SB	[%]	42.04	69.45	165.2
DLCO SB	[mmol/min/kPa]	8.88	2.65	29.8
DLCO/VA	[mmol/min/kPa/L]	1.26	0.49	38.9
Pmean	[kPa]		0.62	

结论：

中度混合型通气功能障碍
残气增加，残总比增加
肺弥散功能重度减退

报告医生：
报告日期： 2021-07-22

图 5-4-1　经治疗后肺功能改善

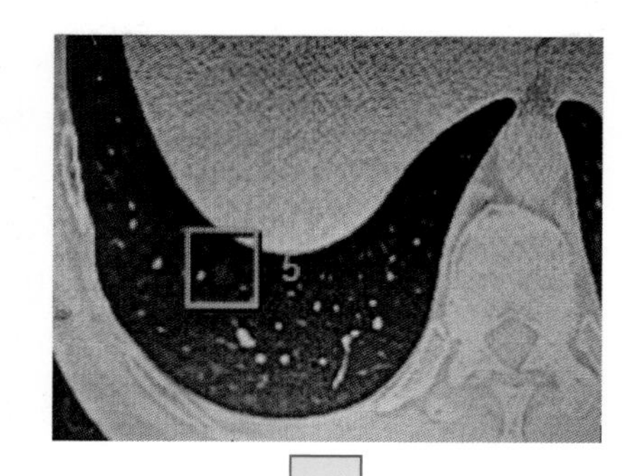

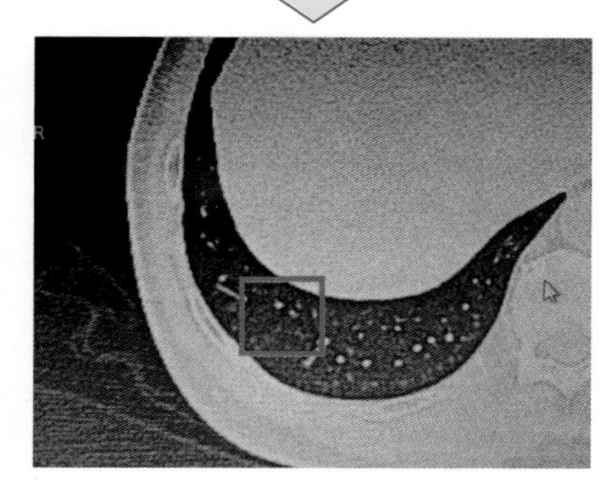

图 5-4-2　经治疗后肺结节缩小

大量的污染气体和粉尘通过肺进入体内，引起直接损伤和氧化应激，损伤气管、支气管、肺泡等组织，通过血气交换进入心脏并泵到全身。西医根据人体解剖特点认为，心肺交织于一体。中医认为“心主血，肺主气，血气生命之根本也”，肺和心脏紧密联系、相互影响，所以钱老先生治疗方案的制订不仅要考虑肺脏还要考虑心脏及全身多脏器的综合干预。经过3个月的能量中药治疗及增能呼吸法康复训练，钱老先生的变化巨大，可以从家走到医院（路程20 min），爬上三楼时还能帮妻子拎包提菜。憋喘、胸闷的症状逐渐消失后，钱老先生也愿意活动起来，出门感受夏日阳光、蝉鸣和微风。晚上入睡不再是问题，良好的休息和清醒的大脑，带来的是积极生活的心态和智慧的头脑。复查的肺功能结果也令人惊喜：FEV_1/FVC升至67.4%（图5-4-1右图），经治疗后肺结节缩小（图5-4-2）。

“我现在能量老高，身体有活力了，自然是吃嘛嘛香，干啥啥有劲儿！”钱老先生一抹3个月前的阴霾，兴高采烈地和大家分享着自己的变化。他口中的“能量老高”听起来神秘，其实是通过综合治疗提高了线粒体网络效能，增加了ATP生成。线粒体ATP不仅是机体活动的能源，也是蛋白工作不可或缺的润滑剂！

常年受“咳、痰、喘”折磨的老年人非常多，环境、饮食、生活方式等多因素刺激着直接开放于外界的支气管黏膜，引起的氧化应激直接损伤线粒体及各种大分子物质如蛋白质、脂质、核苷酸，破坏细胞功能和呼吸系统结构，产生的炎症因子在异常免疫状态下也会攻击自身肺组织。肺实质破坏导致呼吸功能直接受损，人体得不到充足的氧气供应，此时线粒体处于失能、失衡状态，进一步加重了能量负荷，这时就需要心脏加大做功，加快血液流速，携氧供应各组织。就像一台耗油、耗时、效率低下的老机器，滋滋冒着火星隆隆作响。机体长期处于能量负平衡的状态，会连累其他组织器官。而更本质的原因是线粒体ATP低下，导致的器官组织功能紊乱，失代偿后导致疾病发生。

我们团队通过中医调节“气、血”，修正产能的线粒体功能和代谢状态，提高能量水平、降低全身炎症因子及氧化应激水平。同时辅以呼吸康复，通过增能呼吸法的训练，帮助人体锻炼副交感神经的自律功能，使人们科学呼吸、提升能量、增强免疫力、抗抑郁、保护心脑、保持健康。氧气是线粒体制造能量的关键因素，呼吸康复提高了氧气利用率，改善了血气循环，能够减少心脏等其他器官压力。通过中西医整合的治疗手段赋能线粒体网络，能够帮助更多的老年人让他们在退休后有矫健的身体去享受自己的时光，在人生的新阶段开启充满活力的篇章。

（三）中医vs.西医

钱老先生的女儿对于中医的看法：“一直感觉中医高深莫测，玄乎奥妙，在西方医学的冲击和真正中医精髓失传的情况下，已经很难找到靠谱的中医大师了，往往跟随大多数人去看西医。从没想到如今是中西医整合救了自己的父亲。非常感谢范教授，在中西医整合医疗方面的拓展创新，切切实实为患者解决了问题。”

中西医结合其实在华佗给关云长刮骨疗伤时便已存在，只是一直以来没有经过系统化整合，缺少底层逻辑去支持更广阔的应用和发挥。单纯接受过一方教育的医生很容易形成较为固化的思维模式，两方常常会有学术上的争辩。但是从历史长河中回看中西医的整合案例也是有的，两者作为现代科学技术和传统知识的相融是能发挥一加一大于二的效果的。最近的一次实践就是新冠肺炎疫情期间，中西医整合做出了巨大贡献，也带给我们巨大的信心。中医是全世界的传统医学中最系统、最具科学性的医学财产，需要我们去继承并发扬光大。中西医整合是个自然而然、顺应发展的过程。

二、病例2. 肥胖

（一）身胖勿心宽，险象已渐现

蔡女士，41岁，酒量惊人、叱咤商场的生意人。近两年，蔡女士体重直线上升，170 cm的身高体重达100 kg。

“走两步就喘，更甭提干点儿家务了，简直要命！”蔡女士分享了肥胖带来的苦恼，痛苦溢于言表，“除了干啥都费劲儿，睡觉打鼾还经常把自己憋醒。再后来，开始出现乳房胀痛，经前期特别严重。现在脸上痘痘比青春期的时候还多，一波未平一波又起。脸上粉底液涂得老厚，有时候都不好意思和客户交流了，唉！”沉重的叹息声后，蔡女士情绪有些激动，掩面平复后从包里拿出一大堆检查单。

检查报告上可以看到，炎症因子指标有一排向上指的箭头，肝酶异常，血糖异常。甲状腺结节：右叶2.4 mm× 4.1 mm，左叶3 mm×5 mm（实性部分伴液化及结晶）TI-RADS 3类。双侧乳房左侧乳房低回声3 mm×5 mm，右侧2 mm×3 mm（实性结节）。肺部多发结节等（图5-4-3）。问题很多。

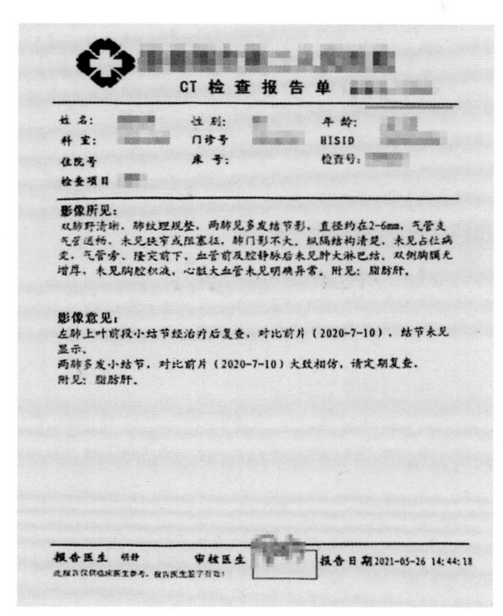
CT 检查报告单

姓名：　　性别：　　年龄：
科室：　　门诊号　　HISID
住院号　　床号：　　检查号：
检查项目

影像所见：
双肺野清晰，肺纹理规整，两肺见多发结节影，直径约在2-6mm，气管支气管通畅，未见狭窄或阻塞征，肺门影不大，纵隔结构清楚，未见占位病变，气管旁、隆突前下，血管前及腔静脉后未见肿大淋巴结，双侧胸膜无增厚，未见胸腔积液，心脏大血管未见明确异常。附见：脂肪肝。

影像意见：
左肺上叶前段小结节经治疗后复查，对比前片（2020-7-10），结节未见显示。
两肺多发小结节，对比前片（2020-7-10）大致相仿，请定期复查。
附见：脂肪肝。

报告医生　　审核医生　　报告日期2021-05-26 14:44:18

图5-4-3　外院CT报告：肺多发结节

“我以前即使体检了，也很少去看报告，有逃避的心理。”蔡女士说道，“我也经常自欺欺人，一边熬夜、吃炸鸡、喝可乐，一边泡枸杞、党参养生，就是不敢看体检报告。”

茨威格说：“一个人年轻的时候，总以为疾病和死神只会光顾别人，但死神向来公平。”开始害怕的蔡女士找到了我们团队。我们团队建议蔡女士要控制体重，并补充建议道：“不要简单粗暴地节食减肥，这样做非常不科学，而且长期来看，节食减肥不仅不能有效降低体重，改善健康，还会存在营养不良、报复性暴饮暴食、精神障碍等风险。近年来，许多女性追求骨感美而减重，出现闭经、不孕、抑郁而来医院看病的非常多见。这是在追求健康的道路上，用错了方法，本末倒置。真正要做的是要改变现在的生活方式，治理身体的内环境、重新赋能我们的能量源头——线粒体”，这番话及时阻止了当时打算粗暴节食的蔡女士，并将其引导到了科学健康的道路上。

（二）正本清源赋能，飒爽轻姿如雁

很多人认为胖从口入，然而蔡女士饭量并不大，体重却不断攀升。大家不明所以，那么“胖”从何处来呢？

“肥胖的原因有很多，‘吃的多、消耗的少、身体利用障碍’都是表象原因，所以无法解释吃的不多却变胖的问题本质。我们团队在不断研究学习的过程中，发现线粒体功能失调可以解释这个问题。”我们团队耐心地分析后直接指出，“针对蔡女士的情况，三大杀手就是：酒精、饮食和糟糕的作息。”

“咱们老百姓都知道‘喝酒伤肝’，还真搞不懂酒和胖的渊源。后来把范教授的讲座和采访视频反复地看，现在搞得么‘清清桑桑’，”蔡女士激动得上海话都出来了，“酒精主要通过肝脏代谢，肝细胞中的线粒体暴露于乙醇及其代谢物后，代谢及功能被严重影响：一方面乙醇会代替脂肪酸在肝脏中代谢导致脂肪在肝脏中异常沉积，所以很多人体型并不臃肿却有中重度脂肪肝；另一方面，乙醇对于线粒体的损伤严重干扰了柠檬酸循环，减少脂肪酸氧化，从源头改变了机体代谢状态。同时酒精对线粒体的损伤不仅导致了肥胖的发生，还加剧了内脏脂肪的堆积，为健康埋下重大隐患。线粒体受损导致炎症因子大量释放，脂肪滞留体内。代谢持续紊乱、器官功能细胞产能不足。这些变化都是在悄无声息地不断发生，很多人都像我一样，在自我感觉良好的情况下喝酒应酬，突破了人体自我调节的限度：糖脂代谢紊乱，心肺功能损害，呼吸效率低下夜间尤为严重，也是医学上所说的‘阻塞性睡眠呼吸暂停低通气综合征’，伴有皮质醇、肾上腺素等内分泌失调。这些改变互相影响，成为一个恶性循环，身体不变坏才怪。”

“另一个健康杀手——外卖，虽然色、香、味俱全，但有些无良商家利用味蕾诱惑，利用化学合成的调味料使饭菜更加鲜美，也可掩盖一些不新鲜的味道。另外外卖的用油量很大，热量超标。近年来央视多次揭露的食品卫生问题，多是出自各种外卖背后脏、乱、差的厨房。还有碳酸饮料，它会损伤骨骼造成钙磷失调。线粒体内钙库则要不断调节电解质稳态，持续大量的钦用必然会破坏线粒体功能，导致线粒体失衡。另外，碳酸饮料在胃内产生大量二氧化碳对胃肠道菌群是具有损伤作用的，破坏消化系统，引起胃肠功能紊乱；各种化学添加剂对机体造成很大的氧化压力。而长期熬夜会严重影响松果体正常的分泌节律，影响肝脏代谢，影响免疫力，对心脑血管系统造成负担，影响自主神经功能。”蔡女士称自己爱钻研，更何况是自己的健康问题，所以反复思考范教授的话，学习并分享给身边的朋友家人。

“最后就是紊乱的作息、不规律的饮食和高强度的压力。它们虽不是一下子就表现出来的，然而千里之堤溃于蚁穴，持续性的压力通过增强氧化应激，发生氧化性DNA损伤，氧化性蛋白损伤，氧化性脂质损伤，从而影响神经、消化、循环等系统。另一方面，微生态的平衡对于维持人体健康非常重要。当微生态失衡时，有害菌过度繁殖，导致内环境紊乱。人体需要线粒体网络超量供能，调动神经-内分泌系统进行调节补救。长期的不良作息、饮食习惯会破坏胃肠道菌群平衡，影响全身的免疫系统及内分泌系统，内外源性的代谢毒素持续破坏体内线粒体网络。我肺上的‘满天星’和报告上的上上下下箭头也得到了很合理的解释。”

（三）错综复杂觅根由，整合赋能显神通

“我第一次去范教授门诊的时候，已经在使用胰岛素控制血糖3个月了，内分泌功能和呼吸、睡眠都一塌糊涂。当时范教授就帮我建立了正确的健康理念和‘葆青春’的方式：从戒酒、规律饮食作息开始，去除不断伤害线粒体的因素（酒精），同时对线粒体进行修复调节治疗，将体内的恶性循环从根源阻截并逆转为正性循环，使得机体恢复活力，改善代谢脂肪利用。线粒体结构功能正常后炎症因子、激素水平也会恢复正常。”蔡女士仅仅3个月的时间变化就非常大，“我这3个月正常饮食的情况下，体重轻了5 kg，停用了胰岛素，血糖也是正常的。最明显的就是睡觉不再打鼾，睡眠质量明显改善，因此无论是工作效率还是情绪都高涨起来了，生命更有了活力。哈哈！”经治疗后各项指标改善（图5-4-4）。

现在便利的生活中存在着很多健康杀手：工业时代饮食文化一直挑战着我们的健康，随着技术工艺的发展，一些非常神奇持久的食品层出不穷。为了生产出多姿多味的食品，各种食品添加剂、防腐剂等化学成分逐渐占据食品的成分列表。同时中国“酒文化”盛行，被视为思想文化和情感的综合载体。因此很多人喜欢酒桌上谈感情、谈生意。近年来，借酒消愁助眠的青年人也多了起来。时间久了这些人也成了医院的“常客”。我们团队不仅关心就诊患者的不适主诉，更加关心患者的生活方式及饮食习惯和精神状态。通过细致的问诊去了解不断损伤身体的危险因素。因为仅仅“亡羊补牢”是不够的，还要消灭不断破防的因素，才能真正保卫健康。我们看到蔡女士的改变如此巨大也是非常开心，因为高能量级别的健康可以为家庭生活，为社会，为国家带来更多正能量和创造力。这样医学不再是“修补丁”，而是为“健康”固垒建营！

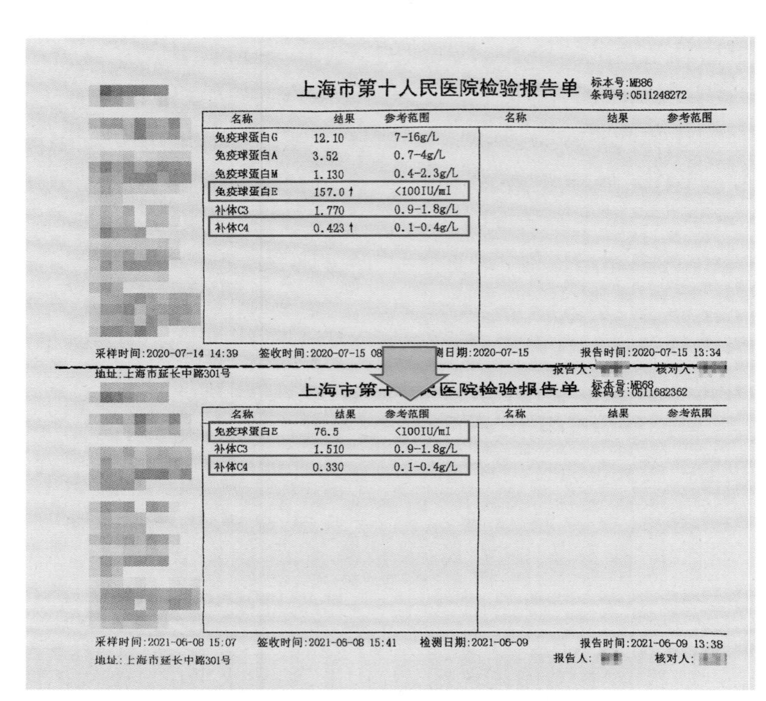

上海市第十人民医院检验报告单 标本号:MB86 条码号:0511248272

名称	结果	参考范围	名称	结果	参考范围
免疫球蛋白G	12.10	7-16g/L			
免疫球蛋白A	3.52	0.7-4g/L			
免疫球蛋白M	1.130	0.4-2.3g/L			
免疫球蛋白E	157.0 ↑	<100IU/ml			
补体C3	1.770	0.9-1.8g/L			
补体C4	0.423 ↑	0.1-0.4g/L			

采样时间:2020-07-14 14:39 签收时间:2020-07-15 08 [illegible] 测日期:2020-07-15 报告时间:2020-07-15 13:34

地址:上海市延长中路301号 报告人: 核对人:

上海市第十[illegible]民医院检验报告单 标本号:MB68 条码号:0511682362

名称	结果	参考范围	名称	结果	参考范围
免疫球蛋白E	76.5	<100IU/ml			
补体C3	1.510	0.9-1.8g/L			
补体C4	0.330	0.1-0.4g/L			

采样时间:2021-06-08 15:07 签收时间:2021-06-08 15:41 检测日期:2021-06-09 报告时间:2021-06-09 13:38

地址:上海市延长中路301号 报告人: 核对人:

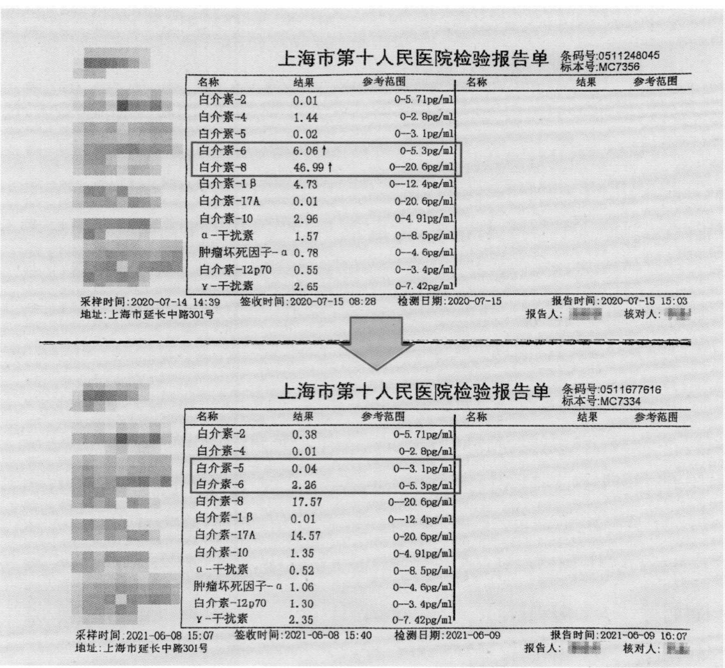

上海市第十人民医院检验报告单 条码号:0511248045 标本号:MC7356

名称	结果	参考范围	名称	结果	参考范围
白介素-2	0.01	0-5.71pg/ml			
白介素-4	1.44	0-2.8pg/ml			
白介素-5	0.02	0--3.1pg/ml			
白介素-6	6.06 ↑	0-5.3pg/ml			
白介素-8	46.99 ↑	0--20.6pg/ml			
白介素-1β	4.73	0--12.4pg/ml			
白介素-17A	0.01	0-20.6pg/ml			
白介素-10	2.96	0-4.91pg/ml			
α-干扰素	1.57	0--8.5pg/ml			
肿瘤坏死因子-α	0.78	0--4.6pg/ml			
白介素-12p70	0.55	0--3.4pg/ml			
γ-干扰素	2.65	0-7.42pg/ml			

采样时间:2020-07-14 14:39 签收时间:2020-07-15 08:28 检测日期:2020-07-15 报告时间:2020-07-15 15:03

地址:上海市延长中路301号 报告人: 核对人:

上海市第十人民医院检验报告单 条码号:0511677616 标本号:MC7334

名称	结果	参考范围	名称	结果	参考范围
白介素-2	0.38	0-5.71pg/ml			
白介素-4	0.01	0-2.8pg/ml			
白介素-5	0.04	0--3.1pg/ml			
白介素-6	2.26	0-5.3pg/ml			
白介素-8	17.57	0--20.6pg/ml			
白介素-1β	0.01	0--12.4pg/ml			
白介素-17A	14.57	0-20.6pg/ml			
白介素-10	1.35	0-4.91pg/ml			
α-干扰素	0.52	0--8.5pg/ml			
肿瘤坏死因子-α	1.06	0--4.6pg/ml			
白介素-12p70	1.30	0--3.4pg/ml			
γ-干扰素	2.35	0-7.42pg/ml			

采样时间:2021-06-08 15:07 签收时间:2021-06-08 15:40 检测日期:2021-06-09 报告时间:2021-06-09 16:07

地址:上海市延长中路301号 报告人: 核对人:

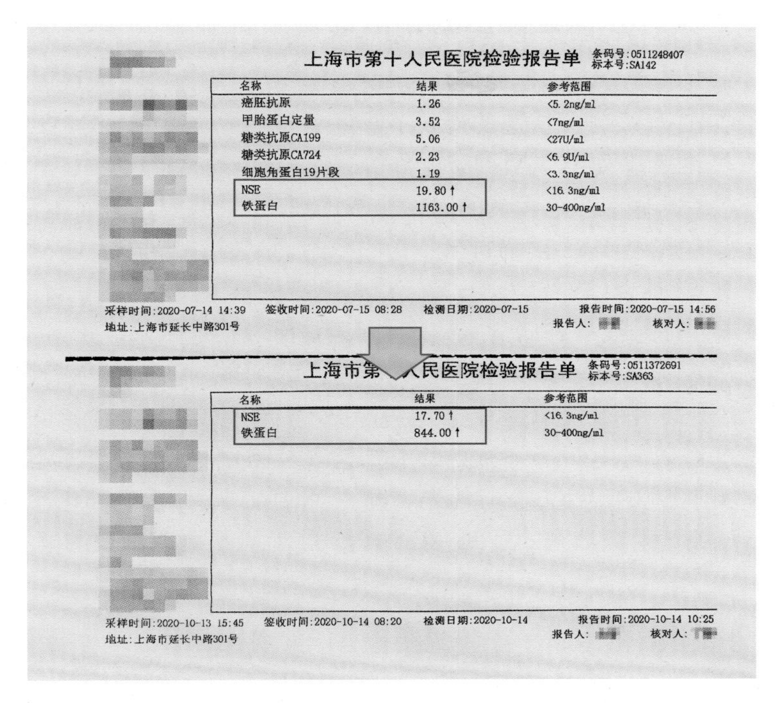

上海市第十人民医院检验报告单 条码号:0511248407 标本号:SA142

名称	结果	参考范围
癌胚抗原	1.26	<5.2ng/ml
甲胎蛋白定量	3.52	<7ng/ml
糖类抗原CA199	5.06	<27U/ml
糖类抗原CA724	2.23	<6.9U/ml
细胞角蛋白19片段	1.19	<3.3ng/ml
NSE	19.80 ↑	<16.3ng/ml
铁蛋白	1163.00 ↑	30-400ng/ml

采样时间:2020-07-14 14:39 签收时间:2020-07-15 08:28 检测日期:2020-07-15 报告时间:2020-07-15 14:56
地址:上海市延长中路301号 报告人: 核对人:

上海市第十人民医院检验报告单 条码号:0511372691 标本号:SA363

名称	结果	参考范围
NSE	17.70 ↑	<16.3ng/ml
铁蛋白	844.00 ↑	30-400ng/ml

采样时间:2020-10-13 15:45 签收时间:2020-10-14 08:20 检测日期:2020-10-14 报告时间:2020-10-14 10:25
地址:上海市延长中路301号 报告人: 核对人:

图5-4-4 经治疗后各项指标改善

三、病例3. 射频消融治疗早期肺癌

（一）彷徨恐惧不安，迷茫寻觅求诊

56岁的何先生是一家房产公司的工程总监，工作顺遂，家庭和睦幸福，平时空闲时间爱好打乒乓球。然而一份单位的体检报告让何先生变得忧心忡忡。肺部CT显示左肺上叶尖后段7 mm磨玻璃结节。

何先生说："我当时很害怕，去网上搜索一下更是吓出了一身冷汗：磨玻璃结节很可能是肺癌，这可是了不得的事，单位的一个同事就是得了肺癌不幸去世。我当时吓得没了主意，家人知道后也着急，亲戚朋友倒是介绍了一些医生。前前后后跑了好几家医院，每个医生的建议都不同，有说是早期肺癌要手术的，有说是良性肿瘤可以先观察的，有说是炎症要消炎的，有说要做PET/CT的，又说要3个月复查一次。心理压力非常大，一时不知何去何从。后来我是在微信朋友圈上看到别人转发的，范教授团队能量整合医学治疗早期肺癌、肺结节的报道，于是去了范教授的门诊。"

（二）天降良医范先生，结节遏制消遁

何先生继续分享了他的诊疗过程："我来到上海市第十人民医院后，预约肺结节门诊，方便快速的得到了诊疗。完善了薄层CT的检查（图5-4-5A）、三维重建及AI大数据智能分析，评估结节的直径、体积、密度、形态及良恶性的概率。范教授的问诊非常详细，也让我发现平时生活中这么多危害健康的因素：因为自己工作的原因，频频接触到二手烟，而且经常在外出差，饮食以外卖为主，熬夜更是常有的事，平时有反复腹泻和失眠的情况。还好没有肿瘤的家族病史，但是血液检查结果显示多项肿瘤标志物升高（图5-4-5B）。还进一步检测了免疫相关指标、多项炎症因子指标异常升高（图5-4-5C和D），这些都提示身体处在慢性炎症的状态。"

经过对何先生病情细致的评估，范教授制定了"能量整合医学治疗+射频消融"的治疗方案。何先生说："当时听到不用手术和化疗，我非常开心。关于射频消融的疑问在门诊得到了范教授耐心细致的解答：射

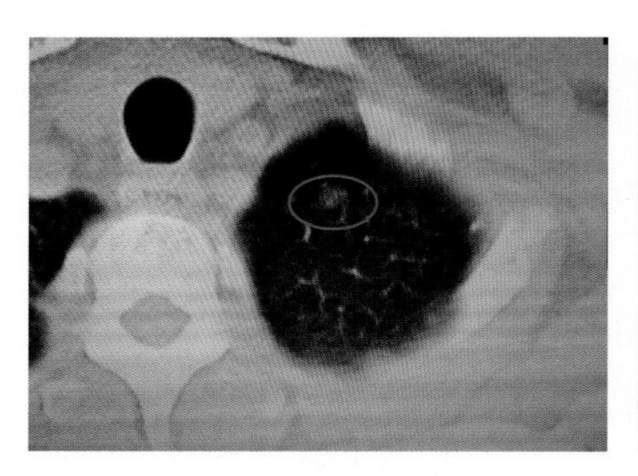

A. CT示左肺上叶尖后段磨玻璃结节

检验项	检验结果值	单位	参考范围	异常标识	检验时间
甲胎蛋白定量	1.07	ng/ml	<7		2018-4-13 00:00
糖类抗原CA125	10.18	U/ml	<35		2018-4-13 00:00
糖类抗原CA153	34.92	U/ml	<25	↑	2018-4-13 00:00
糖类抗原CA199	36.39	U/ml	<27	↑	2018-4-13 00:00
细胞角蛋白19片段	3.46	ng/ml	<3.3	↑	2018-4-13 00:00
糖类抗原CA724	1.26	U/ml	<6.9		2018-4-13 00:00
游离PSA	0.401	%	占PSA10-25		2018-4-13 00:00
NSE	19.23	ng/ml	<16.3	↑	2018-4-13 00:00
前列腺特异抗原	1.470	ng/ml	<=4.4		2018-4-13 00:00
癌胚抗原	6.13	ng/ml	<5.2	↑	2018-4-13 00:00

B. 肿瘤标志物异常

检验项	检验结果值	单位	参考范围	异常标识
白介素-2	12.49	pg/ml	0-5.71	↑
γ-干扰素	5.13	pg/ml	0-7.42	
白介素-10	5.18	pg/ml	0-4.91	↑
白介素-17A	6.79	pg/ml	0-20.6	
肿瘤坏死因子-α	41.62	pg/ml	0-2.31	↑
白介素-4	8.85	pg/ml	0-2.8	↑
白介素-6	3.61	pg/ml	0-5.3	

C. 细胞因子异常

检验项	检验结果值	单位	参考范围
T辅助/诱导细胞	592	个/ul	414-1440
T抑制/细胞毒细胞	496	个/ul	238-1250
总T细胞	1166	个/ul	770-2860
CD4/CD8	1.19		0.7-2.87

D. 免疫细胞结果

图5-4-5　检查发现肺部结节及血液指标异常报告

频消融是应用消融电极，在CT引导下经皮穿刺，使射频电极进入实体肿瘤组织，通过射频输出，加热高温来杀灭肿瘤组织病变组织发生凝固性坏死，最终形成液化灶或纤维化组织，从而达到局部消除肿瘤组织的目的。后来我的病理报告最终显示结果为原位癌，还好及时处理掉了，真的非常幸运。

回忆起射频消融的过程，何先生则显得十分轻松："当时就躺在操作台上，配合医生的指示，局部麻醉，就和平时打针一样，刚开始有点痛，后面就几乎没有感觉了。等到医生扶我起来，我才知道已经完成了，我就好像躺在床上休息了一会儿。由于射频消融创伤小的优势，在术后的检查排除了气胸等并发症后，第二天就可以出院了，很快回到了工作岗位。"

"范教授让我意识到自己的身体健康出现了问题，肺部结节只是其中的一个表现，我的身体里已经形成了疾病的环境。范教授不吝赐教，也让我了解到了以下可能的病因。① 环境：空气污染的问题，空气受到了汽车尾气、工业排放的污染。杀虫剂、除草剂等化学物质对环境造成了污染（如水源、土壤、粮食、蔬菜）等，这些有害物质会在人体中富集。香烟中的有害物质会对细胞造成损害，引起细胞的异常凋亡、癌变等，吸烟是明确的致癌因素。何先生因为工作的原因也是接触了不少的二手烟。② 代谢因素：过多摄入不能耐受的食物、食物中的添加剂等，会损害肠道的屏障功能，有害菌及未消化的大分子通过肠黏膜间隙"漏出"到肠外，刺激体内炎症水平升高，诱发疾病。何先生也是下定决心不再吃外卖和垃圾食品。③ 内分泌因素：由于现代社会生活节奏快，工作压力大等，不规律的作息习惯等，常常会导致人体内激素水平紊乱。适宜的激素水平在维持人体健康中发挥着重要作用。何先生承认自己的工作压力确实比较大，加班熬夜也是常有的事。"

（三）能量医学研究，从来妙手回春

射频消融帮助何先生解决了局部的问题，我们团队还针对其全身进行系统性的治疗，改善他体内滋生疾病的土壤：采用能量整合医学全身系统性治疗，调节人体微生态，改善线粒体功能，增强人体免疫力，逆转人体从疾病到健康状态，并且坚持维护健康状态。此后何先生定期来到整合医学门诊就诊，接受医生的指导和教育。他调整了作息和工作习惯，尽量避免了吸二手烟和吃外卖。

谈起治疗效果，何先生侃侃而谈，显得异常兴奋。他说:“首先我觉得自己精神状态非常好，对生活充满了信心。我觉得自己好像又年轻了几岁，做事充满了干劲。现在把桶装水扛到3楼，都不会气喘吁吁。特别是睡眠有了极大的改善，以前我的睡眠状况很差，现在一觉都能安稳睡到天亮。白天精神抖擞，满面红光，工作也顺利了许多。以前一起打乒乓球的朋友现在都不是我的对手了。”

在随后的随访中，高分辨率CT上显示4个月后病灶完全消失，也没有肺功能的损伤，说明了射频消融的有效性(图5-4-6)。肿瘤标志物异常指标一直处于下降的趋势中(表5-4-1)，各项免疫细胞也都在正常的范围内(图5-4-7)，特别是异常的炎症因子指标也回归了正常，说明何先生机体回归了正常的免疫状态。

何先生目前仍在我们团队的门诊随访，每次至门诊除了常规的检查，也和我们分享自己最近的情况。他常感慨，自己真的是很幸运，能够接受能量整合医学治疗，不手术治愈早期肺癌，还把身体多年的腹泻、失眠的老毛病都一起看好了，现在浑身充满了能量。他写了一首词表达自己的心情:

西江月·希望

彷徨恐惧不安，迷茫寻觅求诊。
天降良医范先生，结节遏制消遁。
能量医学研究，从来妙手回春。
指导团队抖精神，救起黎民苍生。

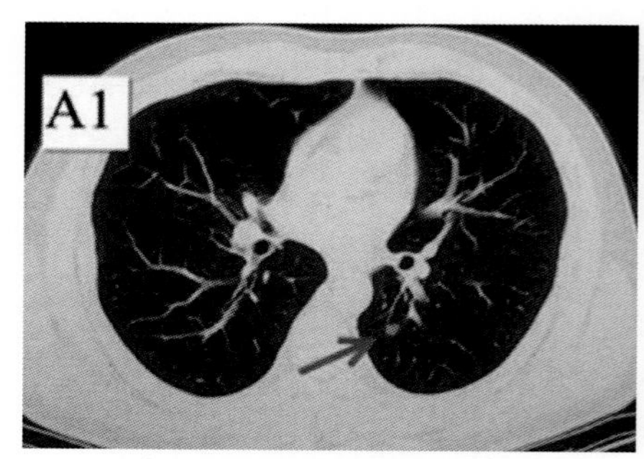

A. 射频消融治疗前

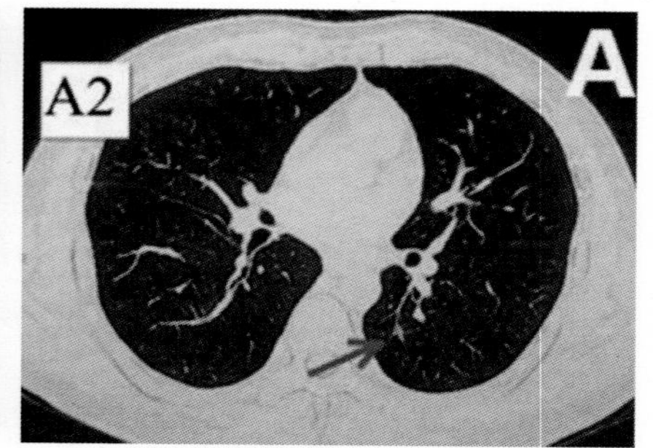

B. 射频消融治疗4个月后

图5-4-6　射频消融治疗前后肺部改变

表5-4-1　术前、术后和随访肿瘤标志物数值

肿瘤标志物	术前（2018年4月）	术后（2018年8月）	随访（2019年10月）	参考范围
癌胚抗原CEA（μg/L）	6.13	6.67	4.68	< 5.2
糖类抗原CA125（μ/ml）	10.18	10.7	8.3	< 35
糖类抗原CA199（μ/ml）	36.39	33.69	26.44	< 27
糖类抗原CA153（μ/ml）	34.92	25.51	24.55	< 25
细胞角蛋白19片段（ng/ml）	3.46	3.06	3.54	< 3.3
神经元特异性烯醇化酶NSE（ng/ml）	19.23	14.01	20.46	< 16.3

检验项	检验结果值	单位	参考范围	异常标识	检验时间
白介素-2	0.10	pg/ml	0-5.71		2019-10-11 15:04
白介素-4	0.64	pg/ml	0-2.8		2019-10-11 15:04
白介素-6	3.39	pg/ml	0-5.3		2019-10-11 15:04
白介素-10	3.49	pg/ml	0-4.91		2019-10-11 15:04
肿瘤坏死因子-α	1.14	pg/ml	0-2.31		2019-10-11 15:04
γ-干扰素	2.41	pg/ml	0-7.42		2019-10-11 15:04
白介素-17A	8.83	pg/ml	0-20.6		2019-10-11 15:04

检验项	检验结果值	单位	参考范围	异常标识	检验时间
总T细胞	70	%	55-84		2019-10-11 00:00
T抑制/细胞毒细胞	26	%	13-41		2019-10-11 00:00
B细胞	17	%	6-25		2019-10-11 00:00
T辅助/诱导细胞	38	%	31-60		2019-10-11 00:00
CD4/CD8	1.42	%	0.8-3.6		2019-10-11 00:00
NK细胞	11	%	5-27		2019-10-11 00:00

图5-4-7　治疗后血液指标恢复正常

四、病例4. 冠心病

（一）昔征商场霍霍，今余心戚戚

吴先生，58岁，叱咤商场数十年，是家人和员工心中的超人。然而超人在2014年突然倒下，当时的场景吴先生历历在目："那段时间为了赶项目非常忙碌，胸口一直发闷，晚上前胸后背会剧烈绞痛，真的要痛晕过去了。半夜叫的救护车，送至医院后医生诊断：急性心肌梗死，一张张的病危通知书、手术知情告知书把家属吓得双腿直发软。自己也没想到平时生龙活虎的，突然要在鬼门关走一遭。当时情况还蛮严重的：我的一支冠状动脉（给心脏供血的重要管道）堵塞95%以上，植入了支架撑开才恢复血供，另外还有一支堵塞40%左右。"

吴先生虽然死里逃生，但放了支架后，需要长期服用阿司匹林，伴随而来的还有无法摆脱的异物感，和频繁出现的心悸："这种异物感却让我夜不能寐。虽不痛不痒，却总能干扰到我，一度怀疑自己患上了焦虑症。一系列健康问题也是接踵而至：睡眠障碍，后来需要服用地西泮帮助入眠；血压逐渐高了起来，即使服用降压药，也很难控制得很好；鼻炎经常犯，白天头昏昏沉沉，甚至连嗅觉都受到了影响。今年年初健康体检，又发现了新问题：24 h心电图提示早搏次数1 288次，最快心跳达168次/min，肺部多发结节3 mm，细胞角蛋白19片段异常升高。我夫人看了报告，便要拉着我来范教授的门诊。我夫人自从在电视上看了范教授的采访，就变成了范教授的粉丝，对于范教授的健康理论非常感兴趣，恰巧肺部疾病又是范教授擅长的领域。"

（二）医患浅交如水，健心如付春晖

吴先生问了一个问题："我这所有毛病是不是都因心脏不好引起的啊。"

范教授摇摇头，说："不是你所想的那样。心肌梗死不是原因，它是事件的结果。当我们发现疾病时往往属于事件发展的晚期。在异常生命事件积累爆发之前，身体内环境往往已经发生紊乱，其中发挥关键效应的是线粒体。"

范教授以吴先生这个例子，给患者和自己的学生进行了具体分析："虽然心血管疾病（cardiovascular disease，CVD）风险是在40岁逐渐显见，但是心血管系统的早期损伤和病变在此之前早已出现，美国密歇根大学心血管研究中心实验室的研究团队发现年轻人群中代谢紊乱与CVD

的发生相关。那么代谢紊乱的原因是什么呢？我们团队经过学习探索研究发现：线粒体不仅是细胞的动力装置，它与代谢更是息息相关。其中脂代谢的平衡最重要，正常的脂代谢不但能保证能量有效利用和储存，也保障了细胞膜及线粒体膜的形态及功能稳定性，此外，脂代谢紊乱还会导致内分泌紊乱。当肝脏内线粒体受损后，进行脂肪酸氧化和酮体生成的主要场所"罢工"，脂肪无法正常转化，在肝细胞内堆积进一步破坏肝细胞，形成恶性循环，血脂和血液黏稠度升高，损伤血管内皮，进一步导致粥样斑块形成血管堵塞，心肌缺氧又缺血，线粒体产能急剧减少，无法满足心脏的高能量需求，吴先生出现逐渐加重的胸痛。作为生命体'能量泵'的心脏和作为细胞'能量泵'的线粒体相互影响，产能不足导致全身器官的能量不足。虽然支架植入后改善了心脏的血供情况，却没有修复受损的线粒体，这便是后继各种毛病接踵而至的根源。"

"范教授针对根源'线粒体'进行了6个月的治疗，我现在睡觉质量很好，不再需要依赖地西泮了；近半年再也没有发过鼻炎，偶尔胸闷异物感也很久没有出现了。异常心律失常减少了（图5-4-8）。最开心的是复查的肿瘤指标，全部恢复了正常！"吴先生掰着手指头细数着自己的种种变化。"范教授的治疗理念从概念落实到身体上的改变：以线粒体为靶点进行底物补充及电子呼吸链的"修补"，改善线粒体膜的结构及功能，和线粒体关键酶及复合物的功能。同时清除既往累积的氧化压力，改善体内的整体内环境。现在真是无病一身轻松！"

（三）及时止损，勿以纤芥伤气和

在工业快速发展的过程中必定会有破坏大自然带来的"反噬"，无声无息破坏了我们与外界以及自身内的平衡状态，毒素通过氧化应激、直接或间接损害线粒体，影响能量生成、细胞信号转导等，导致机体开始走向失衡，在最开始人类可以通过代偿抵消掉不适感，因此早期的变化无法通过检查手段发现。同样疾病往往是多个早期事件发展后爆发的结果，如果我们能够将对"结果"的关注转移到早期事件并予以干预，那么健康将会取代疾病，幸福将会取代痛苦。其实中医早已强调了"治未病"的重要性和必要性。中医先贤们代代传承下来，其暗含"及时止损"的概念。管理健康是抓住时机及时治疗，最大程度上保存能量，不让各种亏损继续下去，以至于最终达到一种无法挽回的地步。如今加班、熬夜、久坐不动、快节奏的生活让很多人处于低能量状态。长期的疲劳感、失眠等问题逐渐

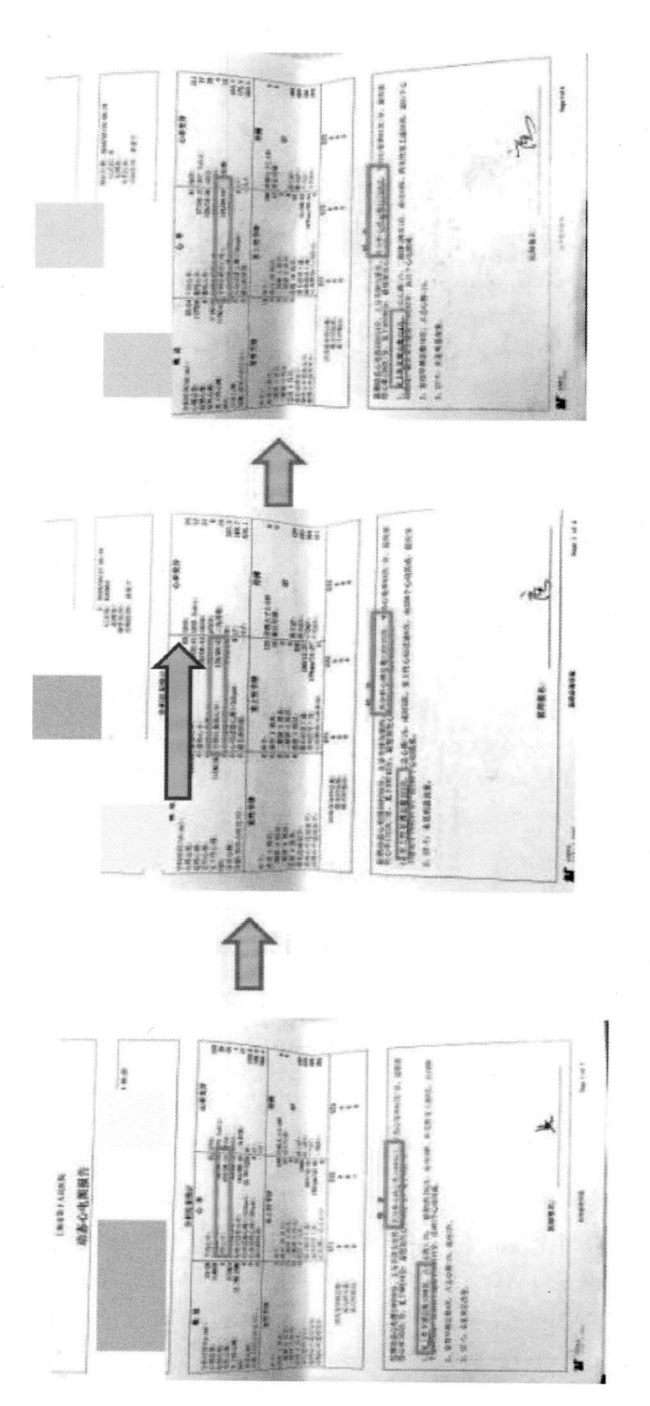

图 5-4-8　经治疗后异常心律减少

发展到疾病的例子越来越多，如果实行“早重视、早干预”健康管理理念，无疑可以助力健康中国，恢复并保持每个人生命的活力，从而使我们的社会更具活力。

五、病例5. 更年期综合征

（一）夫去周年自茫茫，邪来侵肺晕潮上

王女士，50岁，一名部队退伍军人。两年前体检时发现右肺结节9 mm，在随访过程中长大至13 mm。至医院就诊，2次气管镜检查后仍无法明确肺结节的良恶性，医生建议王女士进行手术干预。王女士坚决拒绝“动刀动枪”的操作。

“我母亲是个非常坚强的女性，一直在为家庭和工作奉献，1年前我父亲去世，经过了巨大悲痛后还在继续操持家务，照顾家里人。但自己的身体开始出现了各种问题。母亲拒绝手术的想法肯定出于对家庭深切的爱和责任心，使她不敢随便冒险。”王女士的儿子讲道，后来根据王女士身体情况及诉求综合考虑，李医生介绍她来中西医整合医学科来解决健康问题。彼时，王女士已有面部潮红、经期延长、月经淋漓不尽等不适半个月之久。难以入眠、易醒、盗汗、易疲乏、情绪失控、肩关节疼痛致抬臂受限等诸多不适接踵而至。于是王女士在外院吃了1个月的中药进行调理，但问题都没有得到解决。

王女士儿子补充道：“当时我母亲还有个异于常人的表现：双颊持续性发红，在外院断断续续治疗了1年，脸色都没有明显好转，虽然不痛不痒却看着令人忧心。她也会胡思乱想担心自己是不是得了什么疑难杂症。第一次去门诊的时候，范教授按了按母亲的红颊，笑了笑说：‘按之可褪色，无硬肿。这个高原红不是什么疑难杂症，能治好！’算是给母亲吃了颗定心丸，母亲便耐下心来接受治疗。”

（二）怒兮郁兮皆有因，雅渡更年仁医助

“经过和范教授交流后，我才认识到母亲很多症状是源于‘更年期’。因为缺少了解，我们对更年期预警信号反应也非常迟钝。作为子女没有及时帮助母亲度过这个特殊时期。”王女士的儿子后悔道。

了解王女士的问题后，我们向她和儿子指出：“围绝经期便是我们女性谈之紧张的更年期，而它又是每个女性的必经之路。当今，女性承担的社会压力甚至超过男性。然而能正确认识、面对更年期的群众并不多。

当卵巢功能衰退，雌激素、孕激素大幅度波动且急剧减少，直接导致下丘脑-垂体-卵巢轴的紊乱，通过反馈机制还扰乱了下丘脑-垂体-其他腺体轴，继而出现胰岛素抵抗加重、瘦素等激素失调，出现血糖升高、体重增加；还会导致中枢神经递质紊乱、带来心脑血管疾病及精神神经疾病的风险。更年期女性早期易先出现心理和生理功能失调，引发一系列复杂多样的症状和亚临床疾病，严重影响着女性的健康和生活质量。因此需要从能量整合医学的角度，综合心理因素、家庭因素、社会因素和环境因素，对患者进行综合化管理，为女性重建健康秩序。”

“王女士丈夫的去世作为一个生活应激，持续损伤着其体内线粒体，导致垂体-肾上腺轴的高反应性，神经-内分泌-免疫网络稳态受到冲击。这时线粒体属于超负荷状态，不仅无法产生足够充足的能量去处理应激带来的损伤，还在不断消耗着。这样的状态持续不改善后，王女士的健康级别不断降低，开始出现情绪低落、免疫力下降后反复感冒、肺结节短时间内快速增大至13 mm、甲状腺结节等问题。”

关于面颊潮红问题，范教授分析解释道：“面颊皮肤发红，简单来看就是局部的毛细血管扩张的表现，异常持续发红是机体发出的信号。面部潮红多见于神经内分泌系统、心血管系统、血液系统疾患，或是绝经期女性的内分泌紊乱等原因导致。但是交流下来，王女士既往体健，没什么基础疾病，检查结果也无法定性以上疾患。但我们仍不能忽视这样的信号。身心一体的概念从本科医学课本中就已出现，但是我们很多医生还是将“心”“身”分开来看。精神应激加上继而持续低迷的情绪不断干扰着神经-内分泌-免疫系统，会导致垂体-肾上腺的高反应性，皮质类固醇水平缓慢升高，进而表现为王女士体内多种炎症因子及免疫系统异常。激素水平异常和神经相互影响，破坏心脑及全身周围血管系统的平衡；情绪的改变还会影响我们体内的氧化应激水平。氧化应激过程中产生的自由基主要源自线粒体，直接影响着线粒体电子呼吸链功能，破坏“线粒体ATP-神经-内分泌-免疫”网络的功能，进而表现在面颊、肺部、甲状腺等。所以任何疾病都不是凭空出现的。我们找到了根由也就找到了治疗疾病的突破口。”

经过线粒体的赋能治疗和肺结节的射频消融治疗，短短5个月，王女士的变化显而易见，面色恢复正常（图5-4-9），氧化应激水平、炎症水平及NSE等肿瘤标志物都恢复了正常（图5-4-10），治疗过程也没有影响日常

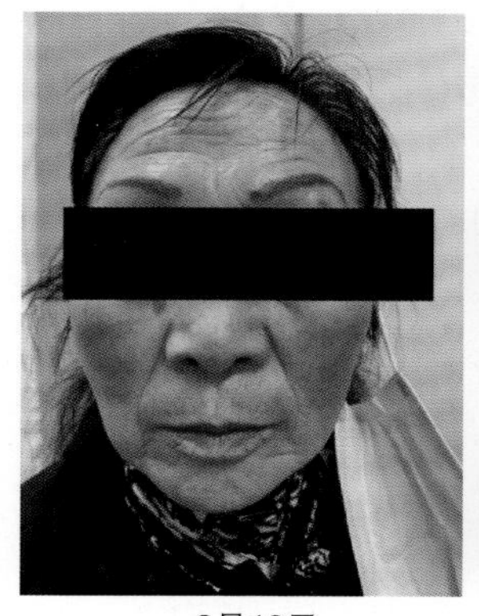

3月18日

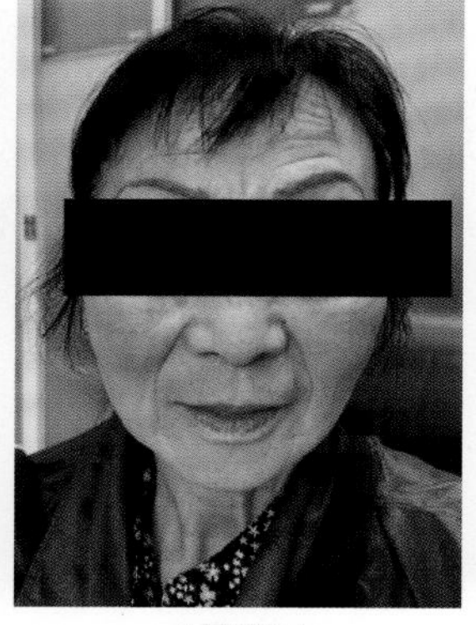

5月20日

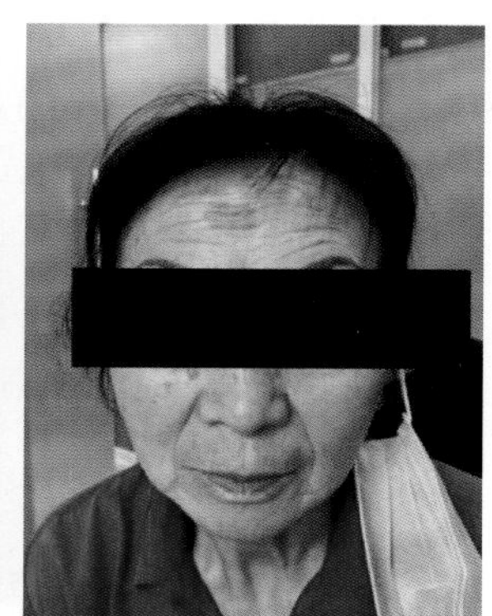

8月5日

图 5-4-9　面部潮红逐渐改善

细胞分子
门诊
上海市第十人民医院
异常报告
病历号:52412678
科室:呼吸内科门诊
性别:男　床号:
年龄:56岁
标本:血(免疫1)
诊断:肺气肿
备注:
本次结果仅对本标本负责，若有疑问请及时联系

名称	结果	参考范围
白介素-2	16.92↑	0-5.71pg/ml
白介素-4	3.48↑	0-2.8pg/ml
白介素-5	0.24	0--3.1pg/ml
白介素-6	9.29↑	0-5.3pg/ml
白介素-8	68.70↑	0--20.6pg/ml
白介素-IL1β	28.86↑	0--12.4pg/ml
白介素-17A	60.19↑	0-20.6pg/ml
白介素-10	3.78	0-4.91pg/ml
α-干扰素	16.44↑	0--8.5pg/ml
肿瘤坏死因子-α	41.98↑	0--4.6pg/ml
白介素-12p70	0.49	0--3.4pg/ml
γ-干扰素	5.36	0-7.42pg/ml

采样时间:2020-07-23 09:52　签收时间:2020-07-23 14:15　检测日期:20

门诊
上海市第十人民医院
转为正常报告
性别:
年龄:
编号:
科室:呼吸内科门诊
床号:　呼吸内科门诊
标本种类:血(免疫1)
临床诊断:
本次结果仅对本标本负责。

项目	结果	参考值
白介素-2	1.26	0-5.71
白介素-4	2.11	0-2.8
白介素-5	1.06	0--3.1
白介素-6	3.66	0-5.3
白介素-8	11.66	0--20.6
白介素-1β	1.87	0--12.4
白介素-17A	10.29	0-20.6
白介素-10	2.34	0-4.91
α-干扰素	1.47	0--8.5
肿瘤坏死因子-α	2.33	0--4.6
白介素-12p70	1.17	0--3.4
γ-干扰素	2.11	0-7.42

肺部阴影　检测日期:20201104　报告日期:

图 5-4-10　经治疗后肿瘤标志物改善

生活，王女士的心情也开始愉悦起来。最激动的还是王女士的儿子，“平日工作繁忙，忽视了母亲的感受和健康，还好遇到了范教授团队，及时赋能，帮助母亲恢复了健康。”

（三）不以善小而不为，不以规久而墨守

随着女性承担的社会角色越来越多，女性健康得到了更多的关注。女性具有不同于男性的生理结构，独特的生长发育特点需要在不同时期予以不同的关注，而其中更年期对女性来说往往是道坎儿。需要女性自己、家人和社会的共同关注和理解，最重要的是科学对待。这个阶段随着生殖系统的衰退，带来激素水平剧烈改变，进而影响全身代谢和各个系统。如若忽视这个阶段的健康问题，任由异常情绪、关节疼痛、肥胖、疲乏等问题发生发展，带来的是糖尿病、阿尔茨海默病、肥胖症、骨质疏松症、心脏病等多系统的疾病。而这个阶段产生的很多健康问题将伴随终生，无法获得一个健康有活力的中老年生活，这对一个家庭甚至社会都是非常大的损失。我们团队一直致力于女性健康的相关工作，定期去妇女协会及通过各种媒介科普女性健康问题，并呼吁更多人关注，让女性在每一个阶段都能勇敢追梦，绚丽绽放。

六、病例6. 皮肌炎

（一）疾病总是悄悄地，出其不意地到来

唐朝大医学家孙思邈就说："善养性者，则治未病之病，是其义也"，"是以圣人消未起之患，治未病之疾，医之于无事之前，不追于既逝之后"。治未病对于我们而言，就是在疾病到来之前做好预防，防止疾病的发生，但是疾病总是在不经意间到来。贺女士从事对外贸易，工作压力大，平时并不注重养生，生活中养成了不健康的习惯：① 睡眠不规律，经常熬夜。② 饮食不规律，喜欢吃甜食，喜欢吃零食，喜欢吃不健康食品外卖等。③ 缺乏运动。

谈起疾病的起源，贺女士回忆说："一次出差回来后，未能按时吃饭，虽然疲惫还是连续工作。正常工作到晚上12点左右，感到十分疲劳，估计免疫力极度下降，之后就感冒咳嗽，咳嗽一直不好。起初觉得自己只是普通的感冒，并不以为意，相信只要休息一段时间，凭着自己的免疫力疾病就会好。"往往这个时候只是疾病的初期，身体向我们发出了警告，可是我们却因为各种原因不以为意，最后疾病只能越来越重，当然如果贺女士能早点来到整合医学门诊，早期干预，及时调整，就没有之后的故事了。然而病情并没有如贺女士料想的那样慢慢好转，反而逐渐加重了。

贺女士具体的症状如下：① 持续咳嗽、咳痰。② 全身无力、乏力、肌无力。例如打不开矿泉水的瓶盖；不能下蹲，或下蹲了自己站不起来；坐低的椅子或沙发，要站立起来时，也一下子站不起来；下楼梯时膝关节痛等。③ 手心皮肤持续粗糙、蜕皮。④ 脸上特别是额头容易发疹子；颈部以下也经常发皮疹，而且很痒。⑤ 睡眠不好，夜里容易惊醒，深度睡眠更是不够。⑥ 经常腹泻，大便不成形。

这个时候贺女士也意识到自己的身体出了问题，便开始来医院看病。治疗前CT和血液报告如图5-4-11所示。在上海市第十人民医院挂号网

患者姓名：　　性别：　　年龄：　　科别：
门诊号：　　住院号：　　床号：　　放射学检查号码：
临床诊断：　　送检医生要求：

检查部位和名称：胸部CT平扫　　序号：1-1
检查方法：　从肺尖向下取52层，层厚5mm，螺距1.375:1

放射学表现：
两肺纹理增多、增粗、紊乱，两肺下叶为主胸膜下见网格样改变，部分内见片絮状渗出影，两肺上叶胸膜下见散在小于0.5cm的粟粒、小结节灶，边界欠清，余两肺内未见明显渗出、实变影；诸支气管通畅，两肺门不大；纵隔区内未见明显占位性病灶及肿大淋巴结；两侧胸腔内无明显异常。两侧腋窝内见多个直径约0.3-1.5cm的淋巴结。

放射学诊断：
1. 两肺下叶间质纤维化，伴炎症性改变，请结合临床随访。
2. 两肺上叶胸膜下多发粟粒、小结节灶，请随访复查。
3. 两侧腋窝多发淋巴结，请结合临床随访。

书写医师：　　审核医师：
检查时间：2018-08-27 15:26:13　　报告书写时间：2018-08-27 18:19:59　　报告审核时间：2018-08-28 09:26:14

检验项	检验结果值	单位	参考范围	异常标识	检验时间
CK-MB	40	U/L	<25	↑	2018-9-11 00:00
谷草转氨酶	53.0	U/L	女：13-35	↑	2018-9-11 00:00
AST线粒体同工酶	12.2	U/L	<16		2018-9-11 00:00
磷酸肌酸激酶	941	U/L	40-200	↑	2018-9-11 00:00
同型半胱氨酸	16.6	umol/L	6-16	↑	2018-9-11 00:00
乳酸脱氢酶	374	U/L	120-250	↑	2018-9-11 00:00
HCY-1	参考范围值		<10umol/L		2018-9-11 00:00

图5-4-11　治疗前CT报告及血液检查报告

站上看到了我们团队的介绍，便来到了整合医学门诊。

（二）能量整合医学治疗初体验

在了解了贺女士的病情后，我们团队从整体出发探究疾病的源头，根据患者的机体情况和环境暴露实际情况，整体评估患者的致病因素，并开具了针对性的检查单。

在整合医学门诊，贺女士也慢慢了解到了自己患病的原因：生活中所接触的化学品，人体应激压力，会使机体产生大量的自由基。当压力超过了抗氧化防御体系的缓冲能力，会严重损害线粒体功能，并进一步影响器官功能。还有人体摄入的各种有毒有害物质及无法耐受的食物，会影响肠道的完整性。

人体对于食物出现不耐受的主要原因是机体内缺乏相应的消化酶，

导致食物无法被完全消化分解，常以大分子的形式存在肠道内。与此同时，由于机体的不耐受，消化道内的肥大细胞和嗜碱性粒细胞就会脱颗粒释放出组胺。组胺主要作用于黏膜和平滑肌细胞表面的接受器，可以使胃肠平滑肌痉挛、分泌腺分泌活动增强，破坏肠道屏障。组胺大量增加会使原来紧密连接的肠道细胞缝隙增大，肠道大分子物质进入血液中，机体对不应出现在血液中的大分子物质无法识别，产生相应的IgG抗体，形成抗原抗体复合物，沉积在血管内、骨髓内、肾小球内等，从而发生自身免疫性疾病。针对贺女士的情况，需要予以她全面的评估和治疗。

由于贺女士对整合医学的理解不够深入，后来又去皮肤科治疗皮肌炎，根据医生建议一开始每天服用10粒"甲泼尼龙片"，先以较大剂量的激素冲击治疗，随后激素逐渐减量，最后每天服用半粒。虽然激素在逐渐减量，但是长期激素使用的不良反应还是令她苦不堪言。

没有哪种药物会像糖皮质激素一样，让人又爱又恨又无可奈何地广泛应用。对于激素的不良反应，贺女士深有体会：① 脸由一开始轻微肿，后来变成了满月脸。这让爱美的贺女士十分沮丧。② 免疫力下降，经常一不小心就感冒了。③ 睡眠变得更差了。④ 胃口也变差了。这是因为糖皮质激素抑制胃肠道前列腺素合成，促进胃酸和胃泌素分泌，抑制胃黏液分泌，降低黏膜的屏障作用，阻碍组织修复，并诱发胃黏膜糜烂及出血。

贺女士想起我曾经对她讲过的，人之所以会生病，身体内环境一定出了问题。激素虽然暂时缓解了自己的症状，但是自己身体的方方面面都受到了影响，而且也没有改变她身体的内环境，没有去除真正的因，医生还告诉她，激素停用后还有复发的风险。这让贺女士觉得自己的疾病并没有被治愈，反而越来越复杂。用糖皮质激素对抗炎症反应，而忽略了机体免疫失衡导致的病因，思索一番，贺女士再次来到整合医学门诊。

（三）柳暗花明又一村，重新来到整合医学就诊

我们建议贺女士首先养成良好的生活习惯，从根源解决问题：① 不吃不耐受食物（例如面食、甜食、过敏的水果等），杜绝外卖、奶茶等。② 三餐按时定量吃，饮食清淡，避免油腻。③ 每天去公园有氧散步1.5 h。④ 多晒太阳，按时休息不熬夜。

从源头采取针对性措施后，还需要改善机体内环境。我们从整体出发，给予了改善内环境，调节机体免疫的治疗方案。恢复线粒体的功能（抗氧化保护电子呼吸链、提供充足高效无杂质线粒体原料），而将线粒体网络能量推向平衡。同时使用肠道益生菌，恢复肠道功能，同时减少损伤性药物，如激素的摄入。

在经过2个月治疗后，贺女士就自觉“能量满满”，感觉身体轻松很多，以前的乏力感没有了。咳嗽、咳痰也逐渐减少，食欲和睡眠也明显好转。她惊喜地说：“在今年换季的时候自己都没有感冒，免疫力明显变好了。大便不成形的情况也消失了。而且现在停掉了激素，皮肌炎的病情也没有反复。”

能量整合医学为很多疑难疾病的患者提供了有效的治疗措施。它有别于目前的治疗，目前治疗只是在横向维持生命，只会看到机体健康活力的逐渐丧失；而能量整合医学是纵向提升生命活力维度，带来的是ATP能量维次的跃升、机体高级别健康的回归。其手段是中西医整合方法，目前西医、中医的认知不是终点，需要我们探索以跃升线粒体ATP效能为目的的中西医整合认知，打开一个崭新的领域。

七、病例7. 亚健康+乳腺结节

（一）曲折的就诊经历，等待时间证明一切

张女士，46岁，工作生活充实，家庭幸福，是周围朋友同事羡慕的幸福女人。

然而张女士也有自己不为人知的烦恼：“我经常失眠、感到疲惫、面色也是暗黄，这让我充满危机感。后来慢慢的又出现胃口差、腹泻，整个身体好像都在向我发出信号：你病了。我便到医院把全身上下的检查差不多做了个遍，也发现了不少的问题：冠状动脉狭窄，肺上多发3～5 mm的结节，乳腺结节4a类以及一些异常的炎症免疫血液指标。当时也很茫然，所幸在医院总能遇到同病相怜的小马，她也是肺结节的患者。从小马那里了解到了范教授的能量整合医学门诊，于是抱着‘死马当活马医’的心态去瞧一瞧。”

张女士的就诊经历一波三折：“第一次怀着将信将疑的心情来到范教授门诊。印象很深的是：门诊门口的志愿者就是范教授曾经的患者，将就诊的患者安排得井然有序。人多却不嘈杂。当时范教授详细地问了我一些问题，从生活习惯到工作环境的一些细节，并分析我的情况。按照范教授的治疗服用了1周的能量药后，发现没有明显的改善，于是自己停掉了药物又各处求医。直到后来小马又和我分享她治疗后的改变：状态好

得不得了，气色精神好了，做事情有兴趣了，关节也不疼了，神奇的是又少又细软的头发也变得浓密了。于是我又再次来到范教授门诊。”

（二）人生五大事，赋能治疗后终归正常！

张女士的人生五大事——吃喝拉撒睡，经过两个月的赋能治疗，都得到了非常惊人的改善。张女士说：“我原来胃口不佳，吃啥都不香，常常喝中药调理仍没有任何改善，而现在规律的三餐吃得津津有味，家里的餐桌上多了很多欢声笑语。另外我之前经常腹泻，且与温凉、甜辣无关，找不到原因所以也没法避免。因此我经常处于有气无力、虚脱的状态。而现在已经快1个月没有出现腹泻了，气色也好了很多。以前最折磨我的是睡眠问题。我睡眠非常浅，多梦，一晚上会醒3 ～ 4次，醒来后人会非常疲惫，时间久了也变得非常焦虑和忧郁。而现在是一觉睡到天亮，饱满的精神自然而然就拥有了。经过半年治疗后，更令我和家人惊喜的复查结果是，肺结节消失（图5-4-12），NSE恢复正常（图5-4-13），4a类的乳腺结

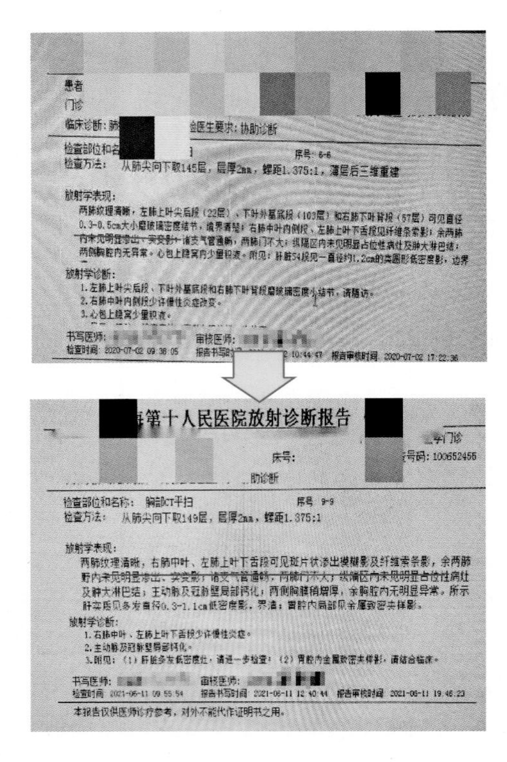

患者
门诊
临床诊断：肺 　医生要求：协助诊断
检查部位和名 　序号：6-6
检查方法：　从肺尖向下取145层，层厚2mm，螺距1.375:1，薄层后三维重建

放射学表现：
两肺纹理清晰，左肺上叶尖后段（22层）、下叶外基底段（103层）和右肺下叶背段（67层）可见直径0.3-0.5cm大小磨玻璃密度结节，境界清楚；右肺中叶内侧段、左肺上叶下舌段见纤维条索影；余两肺内未见明显渗出、实变影；诸支气管通畅；两肺门不大；纵隔区内未见明显占位性病灶及肿大淋巴结；两侧胸腔内无异常。心包上隐窝内少量积液。附见：肝脏S4段见一直径约1.2cm的类圆形低密度影，边界

放射学诊断：
1. 左肺上叶尖后段、下叶外基底段和右肺下叶背段磨玻璃密度小结节，请随访。
2. 右肺中叶内侧段少许慢性炎症改变。
3. 心包上隐窝少量积液。

书写医师： 　审核医师：
检查时间：2020-07-02 09:36:05 　报告书写时 　2 10:44:47 　报告审核时间：2020-07-02 17:22:36

第十人民医院放射诊断报告
门诊
床号： 　号码：100652455
助诊断

检查部位和名称：　胸部CT平扫 　序号 9-9
检查方法：　从肺尖向下取149层，层厚2mm，螺距1.375:1

放射学表现：
两肺纹理清晰，右肺中叶、左肺上叶下舌段可见斑片状渗出模糊影及纤维索条影，余两肺野内未见明显渗出、实变影；诸支气管通畅，两肺门不大；纵隔区内未见明显占位性病灶及肿大淋巴结；主动脉及冠脉壁局部钙化；两侧胸膜稍增厚，余胸腔内无明显异常。所示肝实质见多发直径0.3-1.1cm低密度影，界清；胃腔内局部见金属致密夹样影。

放射学诊断：
1. 右肺中叶、左肺上叶下舌段少许慢性炎症。
2. 主动脉及冠脉壁局部钙化。
3. 附见：（1）肝脏多发低密度灶，请进一步检查；（2）胃腔内金属致密夹样影，请结合临床。

书写医师： 　审核医师：
检查时间：2021-06-11 09:55:54 　报告书写时间：2021-06-11 12:40:44 　报告审核时间：2021-06-11 19:46:23

本报告仅供医师诊疗参考，对外不能代作证明书之用。

图5-4-12　治疗后肺结节消失

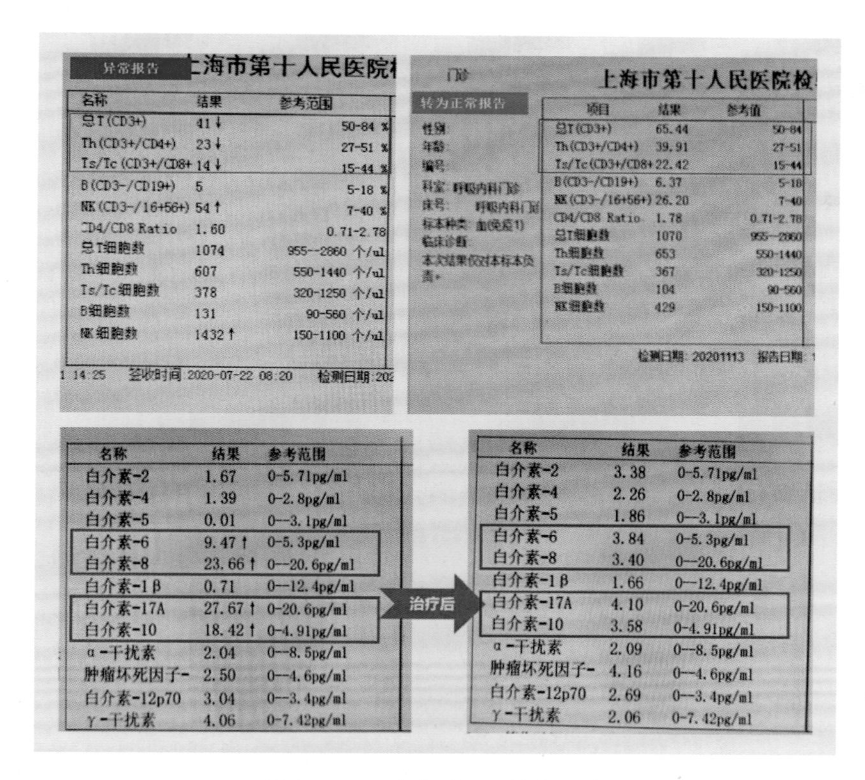

异常报告　上海市第十人民医院

名称	结果	参考范围
总T(CD3+)	41↓	50-84 %
Th(CD3+/CD4+)	23↓	27-51 %
Ts/Tc(CD3+/CD8+	14↓	15-44 %
B(CD3-/CD19+)	5	5-18 %
NK(CD3-/16+56+)	54↑	7-40 %
CD4/CD8 Ratio	1.60	0.71-2.78
总T细胞数	1074	955--2860 个/ul
Th细胞数	607	550-1440 个/ul
Ts/Tc细胞数	378	320-1250 个/ul
B细胞数	131	90-560 个/ul
NK细胞数	1432↑	150-1100 个/ul

14:25　签收时间:2020-07-22 08:20　检测日期:202

门诊　上海市第十人民医院

转为正常报告

性别:
年龄:
编号:
科室:呼吸内科门诊
床号:　呼吸内科门诊
标本种类:血(免疫1)
临床诊断:
本次结果仅对本标本负责。

项目	结果	参考值
总T(CD3+)	65.44	50-84
Th(CD3+/CD4+)	39.91	27-51
Ts/Tc(CD3+/CD8+	22.42	15-44
B(CD3-/CD19+)	6.37	5-18
NK(CD3-/16+56+)	26.20	7-40
CD4/CD8 Ratio	1.78	0.71-2.78
总T细胞数	1070	955--2860
Th细胞数	653	550-1440
Ts/Tc细胞数	367	320-1250
B细胞数	104	90-560
NK细胞数	429	150-1100

检测日期:20201113　报告日期:

名称	结果	参考范围
白介素-2	1.67	0-5.71pg/ml
白介素-4	1.39	0-2.8pg/ml
白介素-5	0.01	0--3.1pg/ml
白介素-6	9.47↑	0-5.3pg/ml
白介素-8	23.66↑	0--20.6pg/ml
白介素-1β	0.71	0--12.4pg/ml
白介素-17A	27.67↑	0-20.6pg/ml
白介素-10	18.42↑	0-4.91pg/ml
α-干扰素	2.04	0--8.5pg/ml
肿瘤坏死因子-	2.50	0--4.6pg/ml
白介素-12p70	3.04	0--3.4pg/ml
γ-干扰素	4.06	0-7.42pg/ml

治疗后

名称	结果	参考范围
白介素-2	3.38	0-5.71pg/ml
白介素-4	2.26	0-2.8pg/ml
白介素-5	1.86	0--3.1pg/ml
白介素-6	3.84	0-5.3pg/ml
白介素-8	3.40	0--20.6pg/ml
白介素-1β	1.66	0--12.4pg/ml
白介素-17A	4.10	0-20.6pg/ml
白介素-10	3.58	0-4.91pg/ml
α-干扰素	2.09	0--8.5pg/ml
肿瘤坏死因子-	4.16	0--4.6pg/ml
白介素-12p70	2.69	0--3.4pg/ml
γ-干扰素	2.06	0-7.42pg/ml

图5-4-13　治疗后NSE恢复正常

节变成了3类(图5-4-14)。我的精神状态及心态的巨大改变,让周围的家人朋友都为我开心。这就是第二次到门诊时范教授说的,让时间证明一切。"

(三)关注女性健康,赋能治疗提高生命质量

张女士的经历不仅证明了能量整合医学的显著效果,还提醒了大家经常忽视的一个群体,就是亚健康人群。亚健康是一种状态,一种介于健康与疾病之间的状态。20世纪80年代初,西方学者提出:健康与疾病之间存在第三种状态,称为亚健康状态,全球人口调查显示,75%的人处于亚健康状态。

作为观察者,我们总是更加关注检查单上的指标和结果,往往忽略患者的个人感受。而在长期内外不利因素的作用下,人们出现的不舒服往往在医院检测不出来,无法明确疾病,但是这些人的生活质量却受到非常

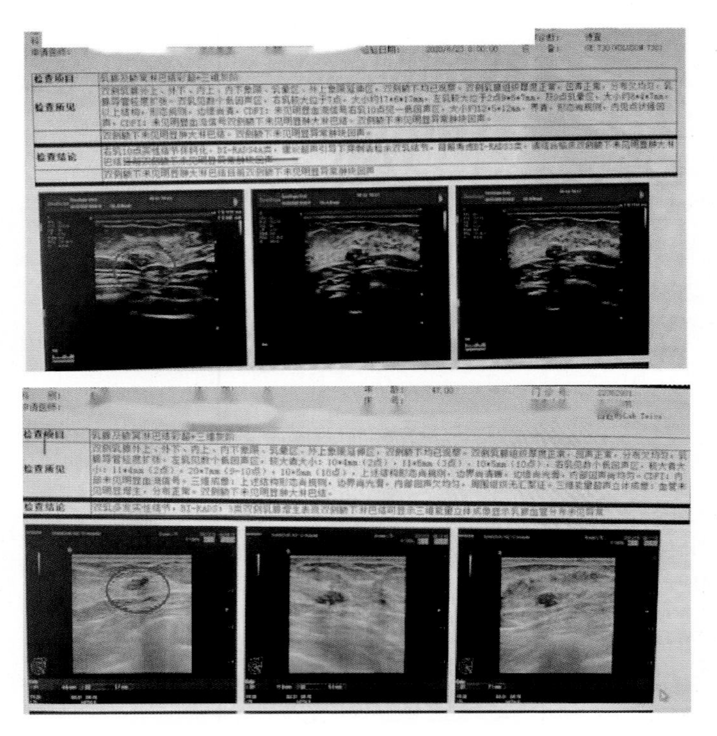
检查项目
检查所见
检查结论
检查项目
检查所见
检查结论

图 5-4-14 治疗后乳腺结节由 4a 类变为 3 类

大的影响。有些人选择听之任之，直到真正跨入“病人”的行列，也有些人过度紧张焦虑，四处寻医查资料。范教授门诊上经常有这样的就诊者，我们安慰患者一是这并没有那么可怕，二是要关注它，不要让它继续发展成为疾病。范教授还会鼓励患者，说他们是非常幸运的。因为疾病的最好的干预时机是它未形成或刚形成时，如《黄帝内经》中所说“不治已病治未病”。这种观点与传统西医治疗理念不同，传统西医往往有各个专科疾病的诊断原则，符合标准后再按照指南予以治疗，而在多种危险致病因素共同作用、损伤机体时，机体会通过线粒体供能进行代偿，同时发出信号，从细胞传达至全身。这个时候线粒体处于代偿期，一旦线粒体功能失代偿，炎症因子的源头就是线粒体损伤，恶性循环开始，各种慢疾病、肿瘤加速发生。所以我们如果能在早期进行干预，可以减少不良结局的发生。

范教授关注女性健康也已很久，带领团队也在探索像张女士这样的围绝经期的女性为何会有这么多的不适和身体上的改变？

范教授发现:“雌孕激素水平紊乱只是表象,只靠外源性的化学合成激素补充,不仅会干扰自身神经激素轴的反馈系统,而且外源化学合成激素补充难以恢复机体内生激素的自然功能。修复卵巢自身分泌内生激素功能及提高机体自身能量可以帮助更年期女性更好地度过这个特殊时期。减少激素紊乱引起的心血管疾病、血栓、焦虑、抑郁甚至乳腺癌等风险。线粒体是细胞的‘动力装置’,卵巢工作的基础是线粒体产能代谢调节功能来保证的。通过修复线粒体支持功能并修复损伤的线粒体,能够减少线粒体功能障碍引起的氧化应激及炎症对卵巢的伤害。黄体酮具有双向调节作用,一方面可以防止健康乳腺组织发展成肿瘤,另一方面可以限制雌激素受体阳性的乳腺癌生长,甚至促进肿瘤体积缩小。同时黄体酮可以改善子宫内膜功能,调节月经,帮助更年期女性在围绝经期避免‘失血过多’或‘毒素淤积’的情况。”

我们团队从微观线粒体着手,通过纠正紊乱的内环境,支持赋能线粒体,提升线粒体网络ATP的效能,跃升健康能级,从而保护更年期女性获得高能量等级的生活。希望张女士的分享,可以让更多的女性关注自身健康,科学认识不同阶段的自己,给不同阶段的自己不同的保护和支持。

(四)在开创的路上行走总是比别人艰难。

可是这种富有创新的临床治疗理念,在当前“治已病”的大环境下实行,是非常艰难的,甚至会有人质疑。

我们每每遇到这样的患者,除了做好仔细的解释外,更加希望的是以最终的治疗结果说事。我们也开展了基础及临床研究,长期随访观察“治已病”“治欲病”两组人群的生存质量及预后。如果能从根本上改变大家的健康理念,那么在这条路上付出的艰辛都是值得的。

八、病例8. 湿疹、黑眼圈

(一)诸病有症亦有因,浅病深求除痛疑

王先生,52岁,从事财政工作。烟龄30年,既往体健,自称没什么大病但活得并不舒服。

“我这几十年就没住过院,身体没什么大毛病,就是活得不适意!”王先生大吐苦水道。“从2015年开始,我就经常感冒,家里抗生素不断。这几年问题更严重了,身上开始出现皮疹,异常瘙痒,严重的地方会糜烂流水。紧接着开始出现黑眼圈,又大又黑,亲朋好友见了都会关心我的睡眠问题。”

从2015年开始，感冒次数明显变多。身上开始出现散在的皮疹，异常瘙痒，严重时还伴有糜烂渗出。随之而来的还有日益严重的黑眼圈。王先生的黑眼圈范围大且颜色非常深，是典型的"熊猫眼"，每每见到亲朋好友，都被关心睡眠问题。王先生的"熊猫眼"真的是因为通宵熬夜造成的吗？还是因为家族遗传？任何表象都是源于内在环境的改变，而内在环境与外界因素又是相互影响的。"去皮肤病专科医院开过各种各样的药膏，皮疹仍是反复发作不见好转。黑眼圈用了女儿的眼膜、眼霜，甚至去过美容院做眼周皮肤护理，一点儿都不起效。"无奈的王先生养成了出门戴墨镜的习惯。

"后来范教授和我讲，我这些表现源于一个主要原因：免疫力低下。重建免疫力后一切问题将迎刃而解。这给了我莫大的信心去积极面对之后的生活。"王先生说道。

（二）双眼黑黢黢，赋能人熠熠

"治疗3个月后复诊的时候，我不是来看病的，是来报喜的，哈哈！"王先生豪迈地笑起来，非常有感染力，"我整个人都'支棱'起来了！折磨我那么久的皮疹都没了，再也不用整天瘙痒得坐立难安了，以前冒黄水的皮肤现在都愈合了。最神奇的是我的黑眼圈也变浅、变小了。范教授医术真是高超啊！"

我们团队避开了局限性思维，利用能量整合医学的整体观去解读了王先生的改变："王先生30年的吸烟史其实是原罪，香烟烟雾直接进入肺中，通过气液交换进入血液中直接损伤免疫系统。氧气是线粒体呼吸产能最重要的因素之一，吸烟破坏了氧气的高效利用，导致线粒体产能直接受损。线粒体同时还是炎症免疫反应的重要枢纽，当线粒体功能受损后，不仅是能量不足，还会发生免疫攻击反应，长达30年的持续外源刺激通过干扰线粒体间接或直接地破坏着机体的防线——免疫系统。紊乱的免疫系统失去了保护机体不受外界各种病原体侵犯的能力，还会攻击机体自身。机体线粒体ATP效能降低后，王先生感冒的次数增多，生物大分子在皮肤中异常沉积，皮肤作为免疫系统异常反应攻击的靶点而出现迁延难愈的湿疹。而黑眼圈是湿疹的并发症，黑眼圈的范围变大和颜色加深直接反映了机体免疫系统的情况。"

健康宣教是集社会因素和人文关怀的综合干预，是整合治疗中非常重要的环节。花点时间和精力为患者解疑答惑,让患者理解香烟的危害及戒烟的必要性,才可以得到患者的配合,这时治疗已经事半功倍。同时予以线粒体修复支持治疗,改善机体的内环境,提高机体免疫力,解决困扰王先生的健康问题。

(三)简单是长期努力工作的结果,而不是起点(弗里德里克·迈特兰德)

"找范教授看病,不仅身体受益,思维也受益!范教授讲病跟讲哲学似的。"问到王先生最受益的地方,他这样回答。

范教授平时会鼓励自己的学生在钻研专业领域的同时,广泛涉猎相关领域:"当我们试图去理解分析一个看似独立的疾病时,经常会发现它和宇宙中的其他一切都存在着联系。所以医学是研究与万物具有联系的生命的学科,生物学并不是医学的单一主流内容,而自然科学、社会科学、人文科学等都是医学的重要支持,另外法律、逻辑学、人文、艺术都是我们医生所要了解和学习的。分析生命健康问题,我们要关注每个生命体所处的整个生态系统,一个生命会受环境、气候、饮食、文化习惯、社会压力、家庭支持甚至是工业时代大背景等多重因素的影响,所以多元化思维是分析疾病时的重要思维,需要有一个完备且不断扩充的知识体系,看似繁冗笨拙,但是可以为我们的后续治疗干预提供非常明晰的途径。疾病在发展过程中有不同的症状和体征,如果缺少多元化思维的分析,不深入理解疾病的根源,我们往往局限于表现和局部,容易"头痛医头,脚痛医脚",最后根源问题得不到解决。希望能量整合医学从繁至简,通过多元深入分析找到疾病要害,予以干预后取得像王先生一样众病全消的效果。"

九、病例9:胃食管反流症+肠壁通透性增加

(一)家家有本难念经,祸不单行雪加霜

钟女士,65岁,一名鞋厂的退休工人。常年在家照顾因自己妊娠期高血压——出生就患上脑瘫的女儿,生活一直压着她无暇喘息。

钟女士和丈夫唯一的期望就是身体强壮,可以多照顾女儿几年,但是事实不遂人愿。钟女士说:"我在10年前就开始出现咳嗽,咳起来非常剧烈,脸憋得通红,晚上最严重。经常因为剧烈干咳无法平躺,彻夜难眠。这几年还经常出荨麻疹。真是尝遍了各种苦口良药,剧咳的情况都没有

得到改善。雪上加霜的是，我从2018年开始经常腹胀、腹痛，反酸，胃口变得很差，照顾女儿也是力不从心，血压变得忽高忽低难以控制。”

钟女士因寝食难安，日渐虚弱的状态无处遁形。钟女士丈夫通过互联网关注到了范教授团队，于是带钟女士来到了我们团队的门诊。检查结果反映出的问题不出所料地棘手：左肺近心膈角处有一12 mm的磨玻璃结节，甲状腺结节4a类，胃镜提示胃反流性食管炎及十二指肠溃疡，肿瘤标志物CA724、NSE、铁蛋白都出现了不同程度的升高。

钟女士回想：“当时常感叹命运的不公，困惑自己怎么变得多病缠身。范教授非常同情我的遭遇和经历，每次门诊都会耐心解答我的困惑。”

首先呼吸系统和消化系统是两个直接与外界相通的系统。呼吸道和肠道也是一道屏障，将体外与体内隔绝开来。它们的免疫负担非常大，需要不断抵御着外来毒素、污染物、细菌、病毒等的入侵。此时线粒体作为产能及质量控制的细胞器尤为重要。线粒体首先需要生产大量能量满足机体系统工作，同时线粒体动力学、线粒体自噬及生物合成三者相互作用进行质量控制，既满足机体能量需求，也减少受损大分子累积对肠道上皮细胞、肺泡上皮细胞造成的损伤。而钟女士长年累月在鞋厂工作，持续吸入含苯的刺激性气体及长期的精神压力造成持续性的损伤。线粒体超负荷做功后出现失能失衡，肠壁细胞受损，细胞紧密连接被破坏后出现细胞松散，肠壁通透性增加。肠壁细胞结构受损后，天然的保护滤过屏障受损，大分子物质及细菌直接透过肠壁进入机体内部，沉积于组织和器官各处，引起炎症及免疫系统异常反应攻击自身，所以钟女士会出现荨麻疹及腹泻症状。另外，钟女士需要照顾脑瘫女儿，非常不容易，长期处于慢性压力中，机体会不断释放促肾上腺皮质激素，会增加肠道敏感度、炎症释放，加大肠壁通透性。当肠道这道屏障被打破，肠道菌群发生紊乱，免疫功能也会受损。同时循环系统通过肠-脑轴及肠-肺轴，导致炎症因子及细菌毒素进入神经系统损伤认知功能，进入肺部引起肺泡细胞线粒体功能失衡，累积成肺结节并促使其快速发展恶变。另外，经过肠漏进入体内的大分子抗原物质及细菌，会直接攻击甲状腺，引起甲状腺病变，也会间接引起免疫反应，产生抗体攻击自身甲状腺。

钟女士说：“当时范教授劝我，若不想让情况继续恶化下去，拆除体内的‘定时炸弹’，我首先要做到的是改变生活方式和饮食习惯。然后她再帮我赋能线粒体。”钟女士非常配合，这让我们后续的治疗非常顺利，包括通过调节线粒体功能，改善长期的消耗及炎症因子负担，支持线粒体功能改善由肠漏引起的免疫失调和营养不良。从修复线粒体、去除环境毒素带来的氧化压力、线粒体功能支持、调节肠道菌群改善肠道功能等多环节支持治疗，最终帮助钟女士走出了阴霾。

（二）雨后彩虹，前路勇前行

钟女士高兴地分享道：“经过3个月的治疗，我非常明显地感受到了身体状态的改变：咳嗽的次数越来越少，剧烈咳变成了轻轻干咳，胸痛气喘消失不见，晚上我们夫妻俩都能睡个安稳觉了。反酸、腹痛也消失了，胃口好了起来。这些改变给了我很大的信心，后来复查了CT，发现原来12 mm的肺结节缩小至3 mm（图5-4-15），肿瘤标志物NSE恢复了正常（图5-4-16）。”

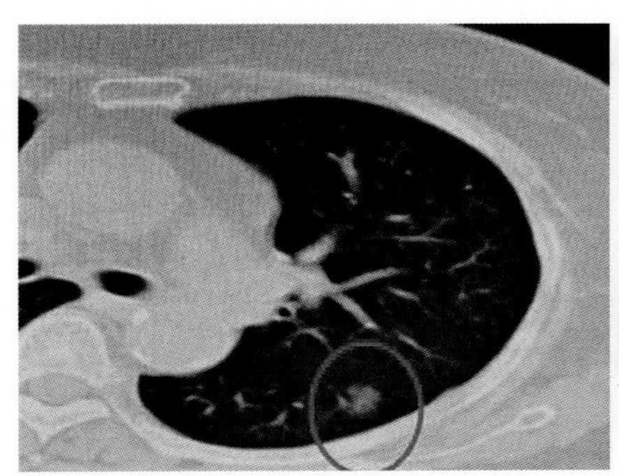

A. 2019年07月

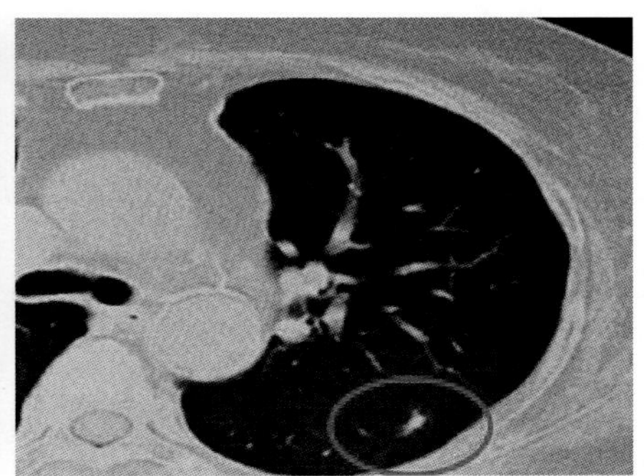

B. 2020年10月

图5-4-15　经治疗后肺结节缩小

钟女士喜极而泣，激动地感恩道：“这辈子不知道哭了多少次，因为感到幸福幸运的好事儿屈指可数。上次喜极而泣，还是发生在5岁的脑瘫女儿终于喊出了人生中的第一个字‘妈’时。当时忍不住痛哭流涕，那是这三十几年来最幸福的时刻，也是支持我义无反顾地走下去的力量。而近几年身体的不舒服真让我打起了退堂鼓，做什么都力不从心。直到遇到范教授，我再次有了继续努力生活的希望和动力。”

所有幸福的家庭都一样，而不幸的家庭各有各的不幸。我们团队希望能够尽自己所长去帮助这些需要帮助的人，让能量整合医学能为他们的健康保驾护航，帮助他们渡过难关，迎来人生的彩虹。

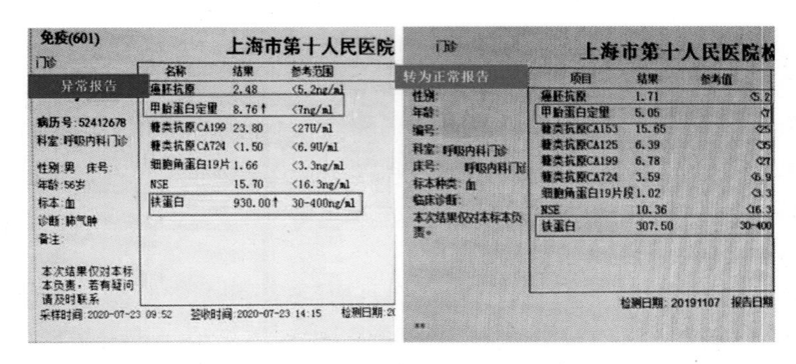

免疫(601)
上海市第十人民医院
门诊
异常报告

名称	结果	参考范围
癌胚抗原	2.48	<5.2ng/ml
甲胎蛋白定量	8.76↑	<7ng/ml
糖类抗原CA199	23.80	<27U/ml
糖类抗原CA724	<1.50	<6.9U/ml
细胞角蛋白19片	1.66	<3.3ng/ml
NSE	15.70	<16.3ng/ml
铁蛋白	930.00↑	30-400ng/ml

病历号:52412678
科室:呼吸内科门诊
性别:男 床号:
年龄:56岁
标本:血
诊断:肺气肿
备注:
本次结果仅对本标本负责，若有疑问请及时联系
采样时间:2020-07-23 09:52 签收时间:2020-07-23 14:15 检测日期:2

门诊
上海市第十人民医院检
转为正常报告
性别:
年龄:
编号:
科室:呼吸内科门诊
床号: 呼吸内科门诊
标本种类:血
临床诊断:
本次结果仅对本标本负责。

项目	结果	参考值
癌胚抗原	1.71	<5.2
甲胎蛋白定量	5.05	<7
糖类抗原CA153	15.65	<25
糖类抗原CA125	6.39	<35
糖类抗原CA199	6.78	<27
糖类抗原CA724	3.59	<6.9
细胞角蛋白19片段	1.02	<3.3
NSE	10.36	<16.3
铁蛋白	307.50	30-400

检测日期:20191107 报告日期

图 5-4-16　经治疗后肿瘤标志物指标改善

十、病例10.疼痛+疫苗后不适

（一）事业女强人面临健康难题

傅女士，54岁，事业上的女强人。“勇于进取，不断攀峰”是周围人对她的评价。但女强人也有脆弱的一面。

“我是3年前开始出现的膝关节疼痛，今年突然加重，上下楼梯时更严重。我一开始还忍着照常工作生活，直到后来必须要放慢速度才可以勉强下楼的时候才跑去医院看病。但做了检查没有发现严重问题就不了了之了。除此之外，腰酸背痛颈椎痛也是常有的事儿。平时工作强度比较大，没心思去理会，就一直拖着。这半年来心慌和多梦也经常出现。慢慢身体问题使我没有充足的精力继续进行高强度的工作，常常感到力不从心。”傅女士袒露出自己真实的状态。

她还说道：“由于新冠肺炎疫情，我在今年4月前后注射了两针新冠疫苗。注射完第二针疫苗后，我的反应非常大，胸闷、压迫感、声音嘶哑、咳嗽一一出现。本以为只是一过性的不舒服，也就没有在意。可症状持续了3个月后不见任何缓解，这对于浑身疼痛的我来说，实属雪上加霜。直到机缘巧合听了范教授的讲座，我才专门腾出时间去她的门诊看病。”

“范教授给我最大的影响是，改变了我的健康观：健康问题是不能忽视的，一旦任其发展到不可挽回的地步，一切事情都没有意义可言。因为我们在给生命做加法的时候，生命是前面的那个‘1’，事业、爱情、亲情只是后面的‘0’。”

（二）有健康才有财富，能量整合医学助力身心健康

很多患者都和傅女士有类似的情况，胸痛、背痛、腿痛、脖子痛、头痛

找不到病因，但是疼痛是真实存在的。他们可以是身体发出的一些预警信号，也可以是疾病的前期事件得不到解决，却时时刻刻困扰折磨着患者。对于这些疼痛，往往找不到病因，也没有明确的疾病名称可以用于诊断，更没有合适有效的治疗方法。线粒体的失能失衡导致的ATP效能降低是疾病的根本原因，这不是我们一下子顿悟出来的，也是经过了多年的探索和实践才发现的。

线粒体功能障碍后机体内氧化应激水平会增高，氧化应激过程中的主要产物ROS会反过来继续损伤线粒体、DNA、细胞及神经。受到氧化应激损伤的线粒体陷入恶性循环，损伤不断累积，ATP产能下降；DNA损伤积累则会引起癌变；细胞损伤则会诱发以炎症因子的释放、影响破坏细胞为基础的组织器官功能障碍；神经损伤后则会引起神经纤维的损害。神经纤维受破坏后会异常放电，人们则会产生痛觉，氧化应激和炎症因子跟随血液循环到达全身各处。傅女士经过完善检查后，的确发现体内的炎症因子异常升高。当线粒体功能失衡时，心脏传导系统在氧化应激和炎症的持续损伤下，也会出现异常放电影响心跳节律，导致心脏功能出现紊乱。因此傅女士心慌的情况是有因可循的，这使得我们的治疗也有理可依。而傅女士在接种疫苗后不适反应持久而强烈，也是有原因的。不同人免疫力有强有弱，对疫苗的反应都是不同的：要么体内没有产生保护性的抗体，疫苗等于白接种；要么机体对疫苗产生了过度的反应，大量的抗体产生，部分抗体损害了机体自身，随之也会产生发热、过敏等不适。根据分析的病因，我们团队首先通过净化线粒体网络内环境，平衡氧化-抗氧化，降低傅女士机体氧化应激水平，同时修复支持线粒体功能，打破“氧化应激-炎症-疼痛”的恶性循环。

另外还有个困扰傅女士多年的问题，就是她易过敏的体质。“我经常拉肚子，曾去医院查过敏原，查出了一大堆，包括牛肉、香菜、牛奶、羊肉等。我不仅对食物过敏，还对物理震动摇晃非常敏感。因为工作需要经常坐飞机，每次坐飞机都是噩梦般的体验。起飞降落时都头晕目眩，耳朵闷胀感十分明显。”

这其实是一元问题的多种表现，傅女士这些反应是由于机体能量不足，而无法适应内外环境改变并做出调整，出现的失衡状态。具体表现在，疫苗注射到体内，机体免疫系统无法很好地识别并作出适当的调节反馈；外源性食物进入体内，机体丧失识别营养物质还是毒素的能力，引起免疫反应群起攻之时，伤害到了自身组织；产生振动、摇晃的刺激时，体内耳迷路缺乏能量而不能很好地适应和调节机体的平衡，从而出现眩晕、耳内闷胀感。遇到这种情况，无论是患者还是医生，往往都是选择逃避这些机体无法很好适应的东西，例如不去吃牛肉、香菜、牛奶、羊肉，不去坐飞机，不去接种疫苗。但这并不能解决根本问题。我们选择的是从根本上支持患者线粒体功能，使其产生足够的能量，去支持系统精准地识别外在刺激并做适当的反应。我们利用中西结合的优势，在博大精深的中医中钻研出了一套更具现代化特点的线粒体能量支持治疗体系。利用中药为傅女士进行多成分、多环节、多方位的支持线粒体功能赋能。

（三）磨刀不误砍柴工，善事须得能量高

傅女士来复诊说的第一句话是“现在的感觉太好了！”经过短短3个月的治疗，傅女士的改变非常大。复查的炎症指标已经全部恢复正常（图5-4-17），免疫标志物改善（图5-4-18），免疫功能增强（图5-4-19），膝盖的剧烈疼痛及全身的不适全部消失，心慌也很少出现了，胸痛、闷胀感消失了，更为神奇的是，这次从北京飞到上海时，头晕耳胀的感觉也没有出现，声音嘶哑也被铿锵有声取代了，整个人都“焕然一新”！傅女士选择继续随诊，因为疼痛的消失作为正向反馈吸引她继续关注健康问题。之前傅女士总感觉去医院非常浪费时间，挂号、排队、缴费等太浪费时间，

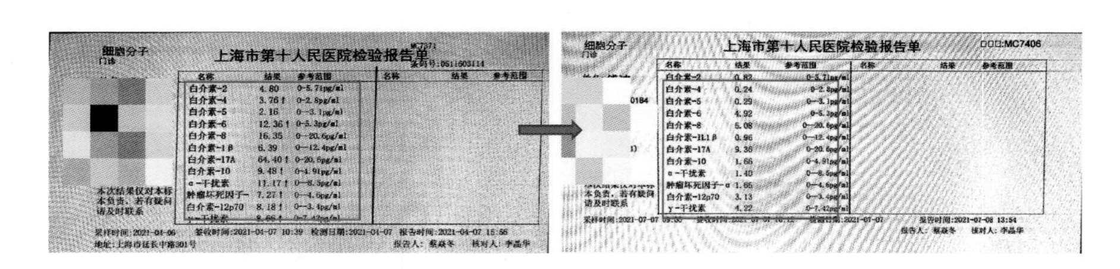

细胞分子 门诊
上海市第十人民医院检验报告单 MC7371 条码号:0511603114

名称	结果	参考范围
白介素-2	4.80	0-5.71pg/ml
白介素-4	3.76↑	0-2.8pg/ml
白介素-5	2.16	0--3.1pg/ml
白介素-6	12.36↑	0-5.3pg/ml
白介素-8	16.35	0--20.6pg/ml
白介素-1β	6.39	0--12.4pg/ml
白介素-17A	64.40↑	0-20.6pg/ml
白介素-10	9.48↑	0-4.91pg/ml
α-干扰素	11.17↑	0--8.5pg/ml
肿瘤坏死因子-	7.27↑	0--4.6pg/ml
白介素-12p70	8.18↑	0--3.4pg/ml
γ-干扰素	8.66↑	0-7.42pg/ml

本次结果仅对本标本负责，若有疑问请及时联系

采样时间:2021-04-06 签收时间:2021-04-07 10:39 检测日期:2021-04-07 报告时间:2021-04-07 15:56
地址:上海市延长中路301号 报告人:蔡淼冬 核对人:李晶华

细胞分子 门诊
上海市第十人民医院检验报告单 □□□:MC7406

名称	结果	参考范围
白介素-2	0.82	0-5.71pg/ml
白介素-4	0.24	0-2.8pg/ml
白介素-5	0.29	0--3.1pg/ml
白介素-6	4.92	0-5.3pg/ml
白介素-8	5.08	0--20.6pg/ml
白介素-IL1β	0.96	0--12.4pg/ml
白介素-17A	9.36	0-20.6pg/ml
白介素-10	1.66	0-4.91pg/ml
α-干扰素	1.40	0--8.5pg/ml
肿瘤坏死因子-α	1.65	0--4.6pg/ml
白介素-12p70	3.13	0--3.4pg/ml
γ-干扰素	4.22	0-7.42pg/ml

本负责，若有疑问请及时联系

采样时间:2021-07-07 09:30 检测日期:2021-07-07 报告时间:2021-07-08 13:54
报告人:蔡淼冬 核对人:李晶华

图5-4-17　经治疗后炎症因子下降

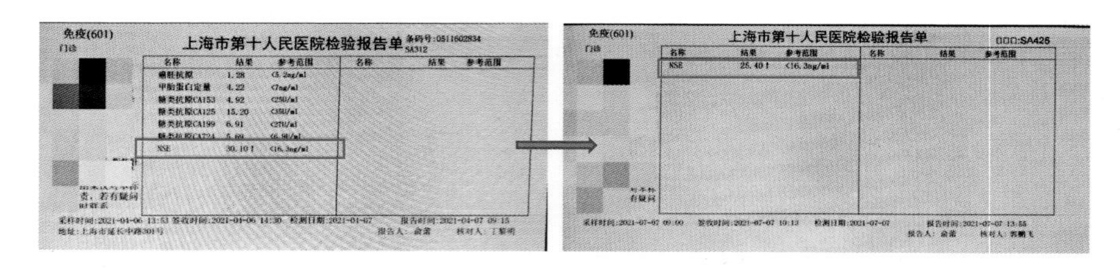

免疫(601) 门诊
上海市第十人民医院检验报告单 条码号:0511602834 SA312

名称	结果	参考范围
癌胚抗原	1.28	<5.2ng/ml
甲胎蛋白定量	4.22	<7ng/ml
糖类抗原CA153	4.92	<25U/ml
糖类抗原CA125	15.20	<35U/ml
糖类抗原CA199	6.91	<27U/ml
糖类抗原CA724	5.69	<6.9U/ml
NSE	30.10↑	<16.3ng/ml

责，若有疑问 时联系

采样时间:2021-04-06 13:53 签收时间:2021-04-06 14:30 检测日期:2021-04-07 报告时间:2021-04-07 09:15
地址:上海市延长中路301号 报告人:俞蕾 核对人:丁黎明

免疫(601) 门诊
上海市第十人民医院检验报告单 □□□:SA425

名称	结果	参考范围
NSE	25.40↑	<16.3ng/ml

有疑问

采样时间:2021-07-07 09:00 签收时间:2021-07-07 10:13 检测日期:2021-07-07 报告时间:2021-07-07 13:55
报告人:俞蕾

图5-4-18　经治疗后免疫标志物改善

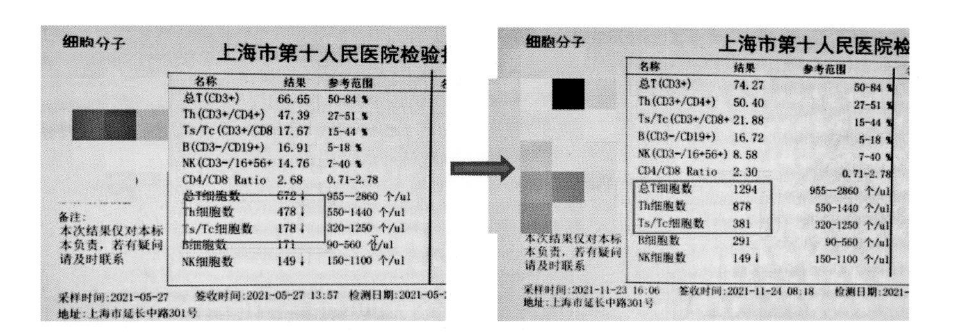

细胞分子

上海市第十人民医院检验

名称	结果	参考范围
总T(CD3+)	66.65	50-84 %
Th(CD3+/CD4+)	47.39	27-51 %
Ts/Tc(CD3+/CD8	17.67	15-44 %
B(CD3-/CD19+)	16.91	5-18 %
NK(CD3-/16+56+	14.76	7-40 %
CD4/CD8 Ratio	2.68	0.71-2.78
总T细胞数	672↓	955--2860 个/ul
Th细胞数	478↓	550-1440 个/ul
Ts/Tc细胞数	178↓	320-1250 个/ul
B细胞数	171	90-560 个/ul
NK细胞数	149↓	150-1100 个/ul

备注:
本次结果仅对本标
本负责，若有疑问
请及时联系

采样时间:2021-05-27　签收时间:2021-05-27 13:57　检测日期:2021-05-

地址:上海市延长中路301号

细胞分子

上海市第十人民医院检

名称	结果	参考范围
总T(CD3+)	74.27	50-84 %
Th(CD3+/CD4+)	50.40	27-51 %
Ts/Tc(CD3+/CD8+	21.88	15-44 %
B(CD3-/CD19+)	16.72	5-18 %
NK(CD3-/16+56+)	8.58	7-40 %
CD4/CD8 Ratio	2.30	0.71-2.78
总T细胞数	1294	955--2860 个/ul
Th细胞数	878	550-1440 个/ul
Ts/Tc细胞数	381	320-1250 个/ul
B细胞数	291	90-560 个/ul
NK细胞数	149↓	150-1100 个/ul

本次结果仅对本标
本负责，若有疑问
请及时联系

采样时间:2021-11-23 16:06　签收时间:2021-11-24 08:18　检测日期:2021-

地址:上海市延长中路301号

图 5-4-19　经治疗后免疫功能增强

但是这次就医体验让她深切体会到“磨刀不误砍柴工”的深层智慧。轻松有活力的健康状态，不仅能够带来工作上的高效能和创造力，还能带来真正的幸福感。

（范理宏　翟　红）

第六篇

能量整合医学之延老与治欲病观

第一章
线粒体 ATP 与端粒酶、端粒

第二章
线粒体 ATP 与干细胞

第三章
能量整合医学与重大疾病防控新策略

第一章
线粒体 ATP 与端粒酶、端粒

从古至今，人类一直在追求延长寿命，甚至逆转衰老。随着生物学和医学的不断发展，科研人员对衰老机制的研究逐渐深入。目前针对衰老机制有多种不同的学说，包括端粒学说、自由基学说、代谢学说等，其中端粒学说逐渐成为衰老研究领域的主流学说。在本章中，我们从端粒学说的基础——端粒和端粒酶讲起，并重点讲述端粒酶与能量整合医学的中心——线粒体的关系；然后，讲述端粒酶活性下降与衰老和线粒体功能的关系，并简要介绍端粒酶激动剂 TA-65 的临床前研究结果。这项研究给以端粒学说为基础的抗衰老治疗策略提供了有力支撑。

一、端粒与端粒酶

（一）端粒

19 世纪 30年代，美国遗传学家 Muller和美国生物学家 Mcclintock 开创了端粒生物学领域。他们分别通过果蝇和玉米的实验模型，观察到细胞染色体的末端存在一种特殊结构，这种天然的末端结构与染色体断裂形成的末端不同，Muller 将它命名为端粒（telomere）。端粒是真核细胞染色体末端的 DNA-蛋白质复合物，由端粒 DNA 和端粒结合蛋白组成。真核生物的端粒在结构和功能上都是高度保守的。端粒 DNA 是由简单且数目精确的非编码串联重复 DNA 排列而成，富含鸟嘌呤。人端粒 DNA 的重复序列是 TTAGGG 六核苷酸。不同物种之间端粒的长度差异很大，同一物种不同组织之间端粒长度也不同，人类细胞的端粒平均长度约 15 kb。端粒结合蛋白是能够与端粒 DNA 特异序列结合的蛋白质及其调节蛋白，目前已发现数十种端粒结合蛋白，人类主要的端粒结合蛋白是端粒蛋白复合物（Shelterin，包括 TRF1、TRF2、TIN2、POT1、TPP1 和 RAP1）。

端粒 DNA 和端粒结合蛋白一起形成特殊的环形结构（D-loop 和 T-loop）以及富 G 序列形成的分子内或分子间鸟嘌呤四联体（G 四联体）来稳定端粒。

端粒可以防止染色体结构基因的缺损，从而保证染色体的完整性。另外，它也是维持染色体稳定性，防止染色体端-端融合的重要结构。研究表明，端粒还能维持细胞的正常分裂，对细胞增殖有调控作用。此外，端粒长度与细胞衰老、凋亡、癌变等密切相关。

（二）端粒酶

19 世纪 80年代，美国分子生物学家 Greider 和美国生物学家 Blackburn 从四膜虫的核提取物中发现了用于复制端粒的酶——端粒酶的存在。端粒酶是一种自身携带模板的反转录酶，由 RNA 和蛋白质亚基组成。人的端粒酶由端粒酶 RNA（telomerase RNA，TR 或 TERC）、端粒酶相关蛋白质（telomerase-associated protein，TP）和端粒酶逆转录酶（telomerase reverse transcriptase，TERT）3 个亚单位构成。它是一种自身携带模板的反转录酶，能够在缺少 DNA 模板的情况下以自身 RNA 为模板合成端粒 DNA 序列，延长端粒末端，弥补细胞分裂过程中丢失的端粒末端。端粒酶的活性取决于它的 RNA 和蛋白质亚基。除了具有反转录活性外，端粒酶还具有核酸内切酶的功能。

端粒酶的主要功能是合成染色体末端的端粒序列，从而抵消因细胞分裂而导致的端粒 DNA 损耗并维持端粒的长度。在大多数正常的人体细胞中并不能检测到端粒酶的活性，这可能最终制约了细胞的增殖能力。而当外界环境的刺激使端粒酶的表达增加后，能够无限期地延长细胞的复制周期，甚至癌变。因此，从端粒酶着手可能是延长人类寿命的潜在策略。

二、线粒体与端粒酶

（一）端粒酶的非依赖端粒功能

大量研究表明，端粒酶除了有维持端粒长度的作用外，还有其他的生理功能，这些生理功能被称为端粒酶非依赖端粒功能。端粒酶参与多种基因转录的调控，许多在新陈代谢中起重要作用的酶的编码基因，如

GLS、AK3、丙酮酸脱氢酶激酶4（PDK4）等，在衰老细胞中上调，在过表达TERT的细胞中下调。此外，通过靶向端粒酶的siRNA抑制端粒酶活性后，可以上调细胞周期相关基因和凋亡相关基因，导致细胞凋亡。除了可以调控细胞凋亡相关基因，端粒酶还可以通过其他方式抑制多种损伤因素引起的细胞凋亡。细胞核DNA损伤是一个导致细胞凋亡的主要因素，可以激活P53、BCL-2等，并导致线粒体损伤，诱发凋亡级联反应。研究发现，TERT可以通过抑制诱发凋亡级联反应所必需的核信号的释放，发挥其凋亡抑制作用。此外，在凋亡细胞中，凋亡诱导因子（apoptosis inducing factor，AIF）会从线粒体中释放到细胞质中，并进一步重新定位于细胞核，引起核内DNA凝集并断裂成50 kb左右的片段，而TERT也可以抑制AIF的核移位。端粒酶参与调控细胞增殖和组织分化。增殖细胞核抗原（proliferating cell nuclear antigen，PCNA）存在于正常细胞和肿瘤细胞中，与DNA的合成密切相关，在细胞增殖的启动上起重要作用，是评价细胞增殖状态的主要指标之一，在细胞中，PCNA的表达水平随端粒酶活性增强而增高。研究发现，端粒酶还可以通过影响促生长基因的表达来调控细胞增殖。此外，过表达鼠TERT可以以端粒非依赖方式提高鼠胚胎干细胞的增殖和分化能力。除了上述功能外，端粒酶还具有保护线粒体的生理功能，该功能与端粒酶在应激条件下的核外转移有关。

（二）端粒酶的核外转移和线粒体移位

端粒酶可以在细胞内的不同亚细胞器之间移动。TERT有核定位，核输出及线粒体定位信号，其中核输出信号在TERT的C-端，线粒体定位信号在TERT的N-端。而信号蛋白14-3-3与TERT结合后能使端粒酶定位于细胞核，当TERT上14-3-3蛋白表达阴性时，TERT从细胞核移出，在细胞质出现。在正常条件下，TERT主要存在于细胞核中，此外各20%左右的TERT分别存在于细胞质和线粒体中。而在氧化应激条件下，线粒体中的TERT水平会以一种剂量依赖型的方式不断升高，当氧化条件被撤除后，线粒体中的TERT水平立刻降低，因此，TERT线粒体移位是一个动态调节过程。那么这个动态调节过程是如何发生的呢？研究发现，在氧化应激的条件下，酪氨酸蛋白激酶Src将TERT上的707位酪氨酸磷酸化，并与核输出受体CRM1/exportin 1相作用，抑制TERT与信号蛋白14-3-3的相互作用，TERT的核定位性下降，核输出信号增强，进而使TERT从细胞核转入线粒体(图6-1-1)。而酪氨酸磷酸酶(Shp-2)可以去除TERT上的707位酪氨酸磷酸化,进而消除TERT的核输出。近期研究发现,使用哺乳动物雷帕霉素靶蛋白(mTOR)抑制剂雷帕霉素喂养小鼠后,可增加小鼠脑内TERT线粒体移位,改善线粒体功能,减少ROS的生成。并且当使用酪氨酸蛋白激酶抑制剂来抑制TERT的线粒体移位后,雷帕霉素对小鼠细胞线粒体功能的改善作用消失。上述结果说明TERT线粒体移位对线粒体有保护作用,且mTOR通路影响TERT线粒体移位,但mTOR影响TERT线粒体移位的具体机制目前还不清楚。

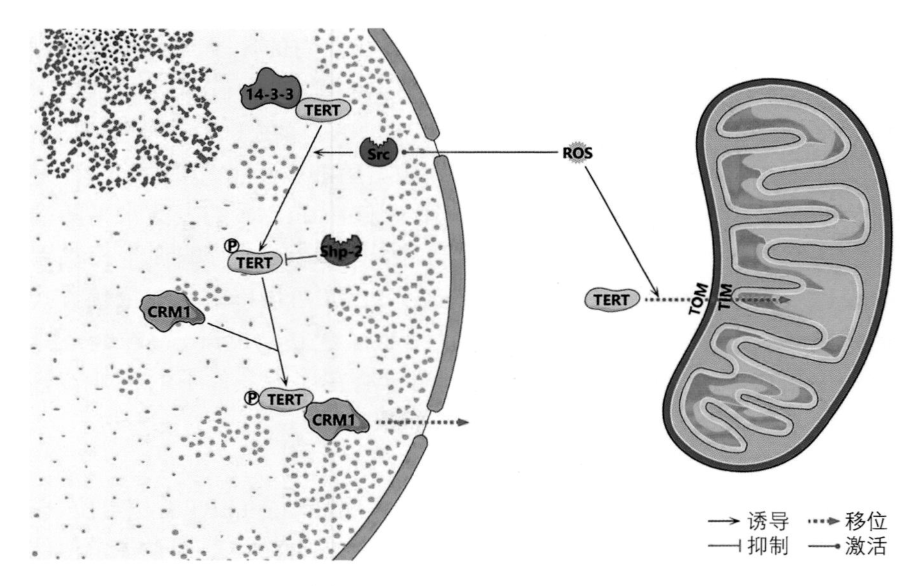

图6-1-1　在氧化应激条件下TERT从细胞核移位到线粒体

TERT线粒体移位可以对线粒体起到保护作用。有研究发现TERT可以抑制紫外线和溴化乙锭诱导的线粒体基因组(mtDNA)损伤。TERT通过线粒体膜上的TOM和TIM进入线粒体基质,并与编码线粒体复合物Ⅰ中ND1和ND2亚基的mtDNA结合,促进这两个基因的转录,从而提高复合物Ⅰ的呼吸效率。而敲除TERT的动物心脏中复合物Ⅰ的活性显著降低。沉默TERT基因表达后,线粒体内ROS水平升高。而其他科学家的研究同样证实过表达TERT可以在急性或慢性氧化应激刺激下保护mtDNA,降低线粒体内过氧化物的产量,使细胞内ROS维持在较低水平。

同时TERT还可以增强线粒体偶联，抑制线粒体功能障碍所致的逆行反应，保护线粒体功能。此外，在氧化应激条件下，TERT基因过表达可以抑制线粒体膜电位的变化，表明端粒酶线粒体转位对线粒体内外膜电位的维持也有一定作用。而将TERT核输出信号相关位置突变，阻止TERT从细胞核移位到线粒体后，在表达该突变基因的细胞中，细胞内ROS维持在较高水平，并会导致线粒体功能障碍。

近期的研究发现，除了TERT，TERC也可以进入到线粒体中，并在线粒体内被加工成较小的产物TERC-53，然后再回到细胞质中。研究还发现细胞TERC-53的水平与线粒体功能相关，但对线粒体功能无直接影响。此外，有研究表明，TERC-53的产生和功能与细胞衰老和组织衰老有关。

（三）其他对线粒体功能有调节作用的端粒蛋白

除了端粒酶外，一些端粒结合蛋白同样对线粒体功能具有调控作用。Shelterin参与维持端粒结构，调节端粒功能。其中，RAP1蛋白除了与TRF2形成异源二聚体，和端粒序列TTAGGG发生作用外，还可以与其他转录因子结合，和不包含TTAGGG的其他DNA区域相互作用。在RAP1结合的63个人类基因组区域中，有两个属于mtDNA的调控区域。研究同时发现，RAP1基因敲除小鼠与PGC-1α基因突变小鼠具有相似表型，即明显的代谢紊乱和胰岛素抵抗。在STZ诱导的糖尿病模型中，过表达RAP1b可以明显上调该模型中PGC-1α的水平，并且改善肾小管线粒体功能异常、氧化应激和细胞凋亡。此外，PGC-1α的水平在RAP1$^{-/-}$小鼠中变少。由于PGC-1α在线粒体的生成和功能调节方面起重要作用，上述研究提示RAP1对线粒体的生成和功能有调节作用。研究显示，除了RAP1以外，其他Shelterin蛋白如TIN2同样可以调控线粒体功能。TIN2的N末端包含有线粒体和端粒共有的靶向序列，因此TIN2也能被转位至线粒体，并且该转运过程可以被TTP1控制。TIN2定位到线粒体后，通过翻译后修饰被进一步切割，并产生对线粒体有害的活性。过表达TIN2的细胞出现功能受损的球形线粒体，ROS产生增加，膜电位改变及ATP产生减少。而抑制TIN2表达后，糖酵解被抑制，ROS水平降低，同时ATP产生增加。与之一致的是，当细胞过表达缺失线粒体靶向信号突变型的TIN2后，TIN2对线粒体的调节被抑制。

三、线粒体、端粒酶与衰老

（一）端粒缩短与细胞衰老

20世纪60年代，美国微生物学家Hayflick在对成纤维细胞和成纤维样细胞进行体外培养时发现：在体外对这两种细胞进行连续培养时，这两种细胞在经过一段快速生长期后，即出现形态变化，停止有丝分裂，最终死亡。这种正常人体细胞在体外培养时，分裂潜能受到限制的现象被称为复制衰老，而正常人体细胞在体外培养时的有限分裂次数被称为"Hayflick极限"。细胞的复制衰老是指体外连续培养的细胞在有限次数的细胞分裂后，丧失合成DNA及分裂的能力，最后导致增殖能力的丧失，但基本代谢过程仍能维持的现象。复制衰老的发生基础是细胞群体倍增的次数，而不是培养时间，因此它是细胞分裂所导致的细胞衰老。目前已有的研究认为，可分裂的细胞中除极少数外，均会发生复制衰老。人类中可能只有3种细胞具有不受限制的分裂潜能，分别是生殖细胞、干细胞、肿瘤细胞。由于大多数肿瘤细胞可以无限复制，因此复制衰老还被认为可能是体内的一种肿瘤抑制机制。1973年，生物学家Olovnikov提出细胞衰老的端粒学说来解释"Hayflick极限"。该学说的主要内容为：每条染色体的两端都有一段特殊序列的DNA，称为端粒。端粒DNA序列在每次细胞分裂后会缩短。随着细胞分裂次数的增加，端粒缩短到一个极限长度，造成染色体不稳定，端粒内侧正常基因的DNA序列受到损伤，某些重要基因丢失，结果使细胞活动异常，最终导致细胞的衰老死亡。1990年，美国生物学家Harley等发现正常细胞在衰老时端粒会丢失。而将端粒酶基因导入正常细胞中，使端粒酶过表达，而过表达端粒酶的细胞端粒序列异常延长，细胞旺盛增殖，细胞寿命大大延长。上述研究为细胞的复制衰老在染色体水平提供了解释：端粒在染色体末端起保护作用，当端粒在DNA复制过程中被耗尽时，染色体无法正常分裂，细胞停止增殖。因此端粒的长短很可能反映细胞分裂能力的大小。而在生殖细胞和肿瘤细胞中，由于端粒酶的存在，其端粒的长度不会缩短，因此可以无限增殖。

综上所述，端粒的长短在人类体细胞增殖中起重要作用，一定程度上可以通过细胞端粒长度与同龄同种细胞端粒长度平均值的差异来判断细胞的生长状态。端粒酶可以合成染色体末端的端粒序列，维持端粒长度，延长细胞寿命。因此，以端粒学说为基础为人类开发用来预防、治疗衰老相关疾病，并延迟衰老的临床治疗提供了新思路。目前有四种端粒疗法相关的策略，包括使用端粒酶激活剂激活自身细胞的端粒酶，将端粒酶蛋白导入自身细胞，使用端粒酶mRNA增加自身端粒酶数量，使用脂质体或病毒载体将端粒酶基因导入自身体细胞。研究发现，对老年小鼠使用端粒酶活化剂TA-65可使端粒长度轻微延长，改善包括葡萄糖耐量、骨质疏松等一系列老化相关参数，并且没有增加其患癌风险。

（二）细胞衰老时端粒缩短对线粒体功能的影响

如前所述，在氧化应激条件下，正常细胞中的TERT能够从细胞核输出到细胞质，并重新定位于线粒体，对线粒体起到保护作用。然而，当细胞衰老时，端粒酶活性下降，端粒受损，而这又能使线粒体功能受损，ROS浓度增加，并进一步损伤DNA。端粒受损会导致DNA损伤修复被激活，进而激活p21，并通过激活MAPK14/GRB2/TGFβ信号通路导致线粒体功能障碍。另外还有几条通路涉及抑制线粒体生成。首先是p53-PGC轴，当细胞内端粒酶活性下降后，端粒受损，由于DNA缺乏端粒的保护而受损，p53被激活，进而抑制PGC-1α和β的启动子，从而通过抑制PGC-1α和β来抑制线粒体生成。另一条是NAD^+-SIRT1-PGC-1α轴，端粒过短时，PARP1使双链断裂，这个过程会消耗NAD^+，进而抑制SIRT1活性，最终抑制PGC-1α表达来调节线粒体生成。除此之外，SIRT1还可以通过SIRT1-HIF-1α-Myc-TFAM通路抑制线粒体转录因子A（TFAM）来破坏线粒体内稳态。除了抑制线粒体生成和功能外，端粒缩短导致的线粒体生成增加对衰老进程也有影响。端粒缩短会导致DNA损伤，激活ATM，并进一步激活AKT/mTOR通路，调节PGC-1β活性，导致线粒体生成和ROS增加，最终导致细胞衰老。上面的研究说明，端粒酶活性下降，端粒损伤导致的线粒体生成过多、过少以及线粒体功能障碍均能导致ROS的增加，使本就受损的线粒体功能雪上加霜，最终细胞ATP合成不足，机体发生器官萎缩、功能衰退。因此，改善端粒酶功能对减轻DNA损伤，恢复线粒体功能及重建内环境稳态十分重要。

（三）端粒、端粒酶与癌症

提到端粒酶与无限增殖，人们必然会想到肿瘤细胞。虽然单纯激活端粒酶并不会造成癌症，但端粒酶的活化的确与癌症密切相关。大量的实验证明，约90%的恶性肿瘤组织如前列腺癌、乳腺癌、结肠癌等都存在端粒酶激活，而大多数的良性肿瘤组织和90%以上邻近恶性肿瘤的正常组织缺乏端粒酶。这些结果将端粒酶与肿瘤的形成密切联系在一起。进一步的研究发现，肿瘤细胞的端粒比周围正常细胞的端粒要短得多。因此推测，这种端粒的极度缩短可能通过某些机制激活端粒酶，从而导致肿瘤细胞的无限增殖。端粒酶除了对癌症形成十分重要外，在癌症治疗中也有重要作用。研究发现，在肿瘤细胞中过表达TERT会增加肿瘤细胞的耐药性，减少细胞凋亡。而在表达14-3-3蛋白突变型TERT的肿瘤细胞中，其耐药性降低，细胞凋亡增加。此外，如果抑制TERT的转录，可以以线粒体依赖的方式导致肿瘤细胞的死亡。总之，这些研究说明抑制端粒酶活性有望成为治疗肿瘤的一个新策略。

在本章中，我们讨论了端粒酶活性和衰老的关系，并探讨了端粒酶活性和线粒体损伤的关系。研究发现，正常细胞在ROS刺激下，其端粒酶会发生移位并保护线粒体功能，降低ROS水平。而在衰老细胞中，端粒酶活性的下降会导致端粒缩短与DNA损伤，并进一步导致线粒体损伤，细胞ATP合成不足，机体内环境发生紊乱，衰老进程加速。因此，提高端粒酶活性、延长端粒长度被认为是一个延缓衰老的可行策略。在恶性肿瘤细胞中，端粒的极度缩短会通过一系列致癌机制导致端粒酶激活，最终致使肿瘤细胞无限增殖，而抑制恶性肿瘤细胞中的端粒酶活性已经成为癌症治疗的潜在策略。但同时，端粒、端粒酶和癌变的关系也为癌症的预防提供了一个新思路，即在端粒还没有被极度缩短时激活端粒酶，以达到延长端粒，防止细胞癌变的效果。综上所述，调节端粒酶活性，可能是延缓衰老，预防肿瘤发生的新策略，而关于端粒酶激活剂TA-65的研究为这一策略提供了支持。

（王　钊　曾晨叶）

参考文献

[1] Pomatto L C D, Davies K J A. Adaptive homeostasis and the free radical theory of ageing[J]. Free Radical Biology & Medicine. 2018, 124: 420-430.

[2] Bernadotte A, Mikhelson V M, Spivak I M. Markers of cellular senescence. Telomere shortening as a marker of cellular senescence[J]. Aging, 2016, 8(1): 3-11.

[3] Anderson J J. The relationship of mammal survivorship and body mass modeled by metabolic and vitality theories[J]. Population Ecology, 2018, 60(1-2): 111-125.

[4] Muller H J. The remaking of chromosomes[J]. The Collecting Net, 1938, 13: 181–198.
[5] McClintock B. The stability of broken ends in chromosomes in zea mays[J]. Genetics, 1941, 26: 234–282.
[6] Moyzis R K, Buckingham J M, Cram L S, et al. A highly conserved repetitive DNA sequence, (TTAGGG)n, present at the telomeres of human chromosomes[J]. Proceedings of the National Academy of Sciences of the United States of America, 1988, 85(18): 6622–6626.
[7] Pinto A R, Li H, Nicholls C, et al. Telomere protein complexes and interactions with telomerase in telomere maintenance[J]. Frontiers in Bioscience (Landmark edition), 2011, 16(1): 187–207.
[8] Lange T. Shelterin: the protein complex that shapes and safeguards human telomeres[J]. Genes & Development, 2005, 19(18): 2100–2110.
[9] Rhodes D, Giraldo R. Telomere structure and function[J]. Current Opinion in Structural Biology, 1995, 5(3): 311–322.
[10] De Lange T. How telomeres solve the end-protection problem[J]. Science, 2009, 326: 948–952.
[11] Calado R T, Young N S. Telomere diseases[J]. The New England Journal of Medicine, 2009, 361: 2353–2365.
[12] Greider C W, Blackburn E H. Identification of a specific telomere terminal transferase activity in Tetrahymena extracts[J]. Cell, 1985, 43: 405–13.
[13] Greider C W, Blackburn E H. The telomere terminal transferase of *Tetrahymena* is a ribonucleo-protein enzyme with two kinds of primer specificity[J]. Cell, 1987, 51: 887–898.
[14] Zhdanov D D, Pokrovsky V S, Orlova E V, et al. Intracellular localization of apoptotic endonuclease endog and splice-variants of telomerase catalytic subunit hTERT[J]. Biochemistry (Mosc), 2017, 82(8): 894–905.
[15] Zvereva M I, Shcherbakova D M, Dontsova O A. Telomerase: structure, functions, and activity regulation[J]. Biochemistry (Mosc), 2010, 75(13) 1563–1583.
[16] Kim N W, Piatyszek M A, Prowse K R, et al. Specific association of human telomerase activity with immortal cells and cancer[J]. Science, 1994, 266(5193): 2011–2015.
[17] Ghareghomi S, Ahmadian S, Zarghami N. Biochimie fundamental insights into the interaction between telomerase/TERT and intracellular signaling pathways[J]. Biochimie, 2021, 181: 12–24.
[18] Liu T, Biddle D, Hanks A N, et al. Activation of dual apoptotic pathways in human melanocytes and protection by survivin[J]. The Journal of Investigative Dermatology, 2006, 126(10): 2247–2256.
[19] Kelman Z. PCNA: structure, functions and interactions[J]. Oncogene, 1997, 14: 629–640.
[20] Saretzki G. Telomerase, mitochondria and oxidative stress[J]. Experimental

Gerontology, 2009, 44(8): 485–492.

[21] Seimiya H, Sawada H, Muramatsu Y, et al. Involvement of 14–3–3 proteins in nuclear localization of telomerase[J]. The EMBO Journal, 2000, 19(11): 2652–2661.

[22] Miwa S, Saretzki G. Telomerase and mTOR in the brain: the mitochondria connection[J]. Neural Regeneration Research, 2017, 12(3): 358–361.

[23] Cheng Y, Liu P, Zheng Q, et al. Mitochondrial trafficking and processing of telomerase RNA TERC[J]. Cell Rep 2018;24(10): 2589–2595.

[24] Zheng Q, Liu P, Gao G, et al. Mitochondrion-processed TERC regulates senescence without affecting telomerase activities[J]. Protein Cell, 2019, 10(9): 631–648.

[25] Xiao L, Zhu X, Yang S, et al. Rap1 ameliorates renal tubular injury in diabetic nephropathy[J]. Diabetes, 2014, 63(4): 1366–1380.

[26] Chen L Y, Zhang Y, Zhang Q, et al. Mitochondrial localization of telomeric protein TIN2 links telomere regulation to metabolic control[J]. Molecular Cell, 2012,47(6): 839–850.

[27] Hayflick L. The limited in vitro lifetime of human diploid cell strains[J]. Experimental Cell Research, 1965, 37: 614–636.

[28] Sahin E, Colla S, Liesa M, et al. Telomere dysfunction induces metabolic and mitochondrial compromise[J]. Nature, 2011, 470(7334): 359–365.

[29] Chandrasekaran K, Anjaneyulu M, Choi J, et al. Role of mitochondria in diabetic peripheral neuropathy: influencing the NAD^+-dependent SIRT1–PGC–1α–TFAM pathway[J]. International Review of Neurobiology, 2019, 145: 177–209.

[30] Dratwa M, Wysoczańska B, Łacina P, et al. TERT-regulation and roles in cancer formation[J]. Frontiers in Immunology, 2020, 11: 589929.

第二章
线粒体 ATP 与干细胞

衰老是生命永恒的节奏。头发变白、牙齿脱落、出现皱纹等，这是我们看得见的衰老，而内脏器官机能的衰退、反应迟钝、记忆力变差、抵抗力减弱等，这是我们看不见的衰老。人体衰老所表现的组织器官结构退行性变化和机能降低，其本质是细胞衰减，而细胞的衰减又主要由干细胞衰减所致。

按增殖分化能力，干细胞可以分为全能干细胞、亚全能干细胞、多能干细胞、寡能干细胞和专能干细胞；按组织来源，干细胞可以分为胚胎干细胞（embryonic stem cell，EPC）、胎盘脐带等围产期干细胞、骨髓干细胞、心脏干细胞、脂肪干细胞等不同组织干细胞；按生理功能，干细胞可以分为造血干细胞、神经干细胞、血管干细胞、皮肤干细胞等。另外还有一类被广泛承认的干细胞，是按一定比例存在于肿瘤组织中负责肿瘤恶性转化的具有无限复制潜能的细胞，称为肿瘤干细胞。多潜能干细胞（pluripotent stem cell，PSC）主要包括胚胎干细胞和诱导多能性干细胞（induced pluripotent stem cell，iPSC），具有无限增殖、自我更新的特点，能被诱导分化成各种类型的功能细胞，在器官再生、修复和疾病治疗方面极具应用价值，同时在畜牧业中用于克隆和转基因动物生产方面亦具有广阔的应用前景。因此，PSC 是当前生命科学领域的研究热点之一，关于 PSC 的大量研究主要集中在细胞干性特点及调控自我更新、分化及重编程的机制等方面。近年来 PSC 代谢、线粒体的结构和功能变化也逐渐成为研究重点。已有研究表明，干细胞的多能性（干性）受到包括线粒体融合分裂在内的多种因素调控。线粒体是真核生物重要的细胞器，不仅通过氧化磷酸化为细胞生长发育提供能量，而且在氨基酸生物合成、脂肪酸和类固醇代谢方面亦发挥了重要作用，同时也参与了细胞钙离子稳态、ROS水平、凋亡及信号转导的调控。目前，许多研究发现PSC线粒体具有独特的性质，其在维持PSC多能性、诱导分化及重编程等方面发挥了重要作用，并且该领域取得了大量的研究进展。因此，本章节主要以PSC为例，阐述线粒体形态结构、合成代谢、氧化还原状态的平衡、分化及重编程调控PSC多能性等代谢作用，为深入了解线粒体调控干细胞干性及在器官衰老中的作用提供理论基础。

一、线粒体的融合分裂与干细胞干性

（一）干细胞线粒体的形态结构特点

线粒体是一种动态变化的细胞器，通过不断地融合和分裂维持其网络结构的稳态，该种动态平衡在调控干细胞多能性和生存方面发挥了重要作用。目前，普遍认为体细胞线粒体呈成熟的细长状，嵴数量多、基质密度高。然而，ESC相对于体细胞线粒体具有独特的超微结构，线粒体数量少、不成熟、呈球状分布于细胞核周围，而且线粒体结构幼稚、嵴缺乏、基质密度低。随着ESC分化，多能性降低，线粒体形态结构将发生变化。例如，研究发现，在人类ESC体外培养分化期间，线粒体变为细长网状结构，并且线粒体嵴呈成熟的超微结构。这类研究结果说明，线粒体较低的活性和不发达的网络结构是PSC重要的特点。

目前普遍认为体细胞诱导为iPSC的重编程期间，经历了广泛的表观遗传重塑，同时iPSC线粒体特性也发生了巨大变化。人们使用绿色荧光探针标记技术对体细胞诱导的iPSC线粒体活性进行研究，发现线粒体活性较强的细胞主要位于iPSC集落的边缘，这些细胞一般认为是分化的细胞，揭示iPSC含有数量较少的活性线粒体。随后许多研究发现，iPSC线粒体不成熟，也呈球状分布于细胞核周围、嵴不发达，这与EPC相似，同时发现iPSC相对诱导前的体细胞线粒体数量较少。

（二）线粒体的融合分裂的调控及对干性的影响

如前所述，线粒体的融合分裂是一个动态变化的过程，包括线粒体分裂和线粒体融合。线粒体分裂是线粒体的网状结构断裂，形成独立存在的小线粒体的过程。线粒体融合则恰恰相反，是散在存在的小线粒体重新融合，形成线粒体网状结构的过程。线粒体分裂与线粒体融合共同组成线粒体的动态结构网络，参与能量供应、细胞凋亡及干细胞多能性调节等重要生命活动过程。例如,融合实现线粒体网络结构的均一化,利于线粒体膜电势的传递、遗传物质的修复与交换,并促进能量的及时释放。与融合相比,分裂产生不同形态结构及命运的线粒体,这对介导细胞色素c(cyt c)释放诱导凋亡和自噬,清除线粒体等方面起着关键作用,还可以加速线粒体的更新速度,有利于细胞内稳态的维持。总之,线粒体的融合分裂对于细胞的命运至关重要。为应对复杂多变的胞外环境,线粒体自主改变融合分裂的状态,保障其正常功能的发挥。线粒体的融合分裂主要受融合分裂相关蛋白的调控。其中,融合主要受线粒体融合蛋白(mitofusin, Mfn)和视神经萎缩蛋白1(optic atrophy 1, OPA1)的调节。就哺乳动物而言,Mfn主要存在两种亚型,分别是Mfn1和Mfn2。在接到融合信号后,Mfn1/2大量聚集在融合位点,并在其他多种蛋白的协调下,两个或多个线粒体上的Mfn1/2连接彼此C端HR2结构域来介导线粒体外膜的融合。OPA1定位于线粒体内外膜之间的膜间隙及线粒体的内膜上,通过改变内膜上的嵴结构来调节线粒体内膜的融合,线粒体的分裂主要受以下5种蛋白的调控,分别是动力样蛋白1(dynamin-like/related protein 1, DLP1),线粒体分裂蛋白1(mitochondrial fission 1, FIS1),线粒体分裂因子(mitochondrial fission factor, MFF)以及线粒体动力蛋白49和51(mitochondrial dynamin, Mi49和Mi51),其中,DLP1存在于细胞质中,是调节线粒体分裂的关键性分子,当接收到分裂信号后,大量的DLP1从细胞质中转移到线粒体的外膜上,与定位在线粒体外膜上的FIS1、MFF、Mi49、Mi51相结合,共同介导线粒体的分裂过程。

大量研究数据表明,干细胞多能性同样受线粒体融合分裂的调节。干细胞的干性主要体现在干细胞自我更新的能力及分化为特定组织或器官的潜能。线粒体融合分裂主要调控干细胞的干性几个方面:① 线粒体融合分裂通过细胞周期调节干细胞多能性,线粒体融合通过激活cyclinE的表达促进G1期向S期转化,进而介导细胞的快速增殖。相关研究进一步发现,这种由线粒体融合所促进的细胞增殖主要通过下调DLP1的表达得以实现。DLP1的持续下调引起cyclinE的聚集,除了DLP1下调引起cyclinE的聚集外,Hippo途径的缺失也会激活cyclinE的表达,而Hippo途径是一种经典的抑制细胞增殖的信号通路。果蝇卵细胞发生过程中,线粒体融合所调节的细胞增殖促进干细胞的自我更新,而MARF-1下降介导的线粒体分裂促进细胞脱离细胞周期而走向分化。② 线粒体融合分裂通过核转录因子调控干细胞干性，核转录因子Oct4、SOX2、Nrf2、NFkb、Klf4、cMYC等在内的多种转录因子也都参与干细胞多能性的调节过程，在大鼠脑神经干细胞中发现，将融合相关蛋白Mfn1/2敲除后，细胞内ROS水平增加，相应地，将线粒体分裂蛋白DLP1敲除之后，ROS水平下降。ROS作为一种重要的第二信使，通过直接影响下游与干性保持及分化相关的核转录分子的表达及介导的多种信号通路，调节神经干细胞的分化。③ 线粒体融合分裂调控干细胞多能性的其他机制。自噬是机体清除胞内受损细胞器及其他代谢废物的主要途径。在细胞正常生理代谢或病理过程中，会产生大量多余的产物或一些损失的细胞成分，这种情况下，胞内溶酶体选择性降解受损细胞成分的过程，称为自噬。自噬包括细胞水平的自噬及线粒体水平的自噬，二者通过及时清除冗余细胞成分的方式，加速细胞的自我更新进程，促进细胞内稳态的维持，从而增强细胞对生存环境的适应。线粒体水平的自噬与线粒体的融合分裂紧密相关，一方面自噬及时清除损失的线粒体膜结构，介导了线粒体分裂后的选择性融合，保障线粒体融合分裂周期正常进行，这一过程，在维持干细胞的静息状态下，线粒体数量少，短棒状同样重要。此外，使用线粒体自噬刺激因子提高了体细胞诱导为iPSC的重编程效率。这些研究结果说明，体细胞诱导为iPSC期间线粒体数量减少可能与线粒体自噬有关。最新研究发现，iPSC诱导过程中非依赖于自噬相关蛋白Atg5。

二、线粒体功能代谢与PSC干性

处理线粒体融合分裂调控干细胞干性以外，多能性基因（Nanog、Oct4和SOX2）高表达也是干细胞维持自我复制能力的主要特征，线粒体功能代谢与干细胞的多能性密切相关，在调控细胞多能性方面发挥了关键作用。研究发现，厌氧刺激糖酵解或抑制线粒体呼吸促进了PSC维持多能性，相反抑制糖酵解或增强线粒体功能削弱了PSC的多能性，能够抑制EPC的增殖能力，引起细胞凋亡。PSC相对于体细胞线粒体发育不成熟，具有独特的形态特征，尽管电子传递与能量产生解偶联，产能效率低，但呼吸链活性较高，保障了细胞内NAD^+/NADH的平衡。基于此，有研究提出将线粒体的形态、定位、数量及功能作为评价PSC是否具备多能性的标志。在成体干细胞研究方面，实验技术已将依据线粒体形态特征染色用于造血干细胞的丰富度。

（一）线粒体与PSC合成代谢

目前许多研究认为PSC主要通过糖酵解途径维持细胞增殖，乳酸产量高，耗氧量低，产能少，而分化后的细胞主要依赖氧化磷酸化提供能量。研究表明，PSC也利用葡萄糖通过磷酸戊糖途径产生代谢产物合成核酸和脂质，而且其分化前调控糖酵解和磷酸戊糖代谢途径的相关基因相对于体细胞表达较高，进一步说明糖酵解是PSC能量代谢的主要特征。为了阐明PSC依赖糖酵解的代谢机制，许多学者对其进行大量的研究。例如，研究发现PSC乳酸脱氢酶、己糖激酶等调控糖酵解代谢相关的酶表达量较高，且哺乳动物雷帕霉素靶蛋白（mTOR）和磷脂酰肌醇3激酶（PI3K）信号调控了这些酶的表达。研究人员认为PSC解偶联蛋白表达增加抑制了丙酮酸转运至线粒体的氧化代谢，促进了糖酵解。Prigione等发现，PSC低氧诱导因子1α诱导了丙酮酸脱氢酶激酶1表达，抑制了丙酮酸脱氢酶的活性，使丙酮酸氧化为乙酰辅酶A的量下降，导致三羧酸循环代谢能力水平较高，促进了磷酸烯醇丙酮酸向丙酮酸转化，进一步增强糖酵解的代谢能力。但目前关于PSC依赖糖酵解代谢的机制尚不十分明确，仍需深入研究。

尽管PSC主要利用糖酵解代谢产能，但其仍保持较低的氧化代谢能力，可以提供一些代谢产物用于生物合成或作为酶的底物和共激活因子调控表观遗传修饰。能量代谢底物在线粒体内代谢产生乙酰辅酶A进入三羧酸循环，其中间代谢产物α酮戊二酸、柠檬酸等能够合成脂肪酸和氨基酸，促进PSC增殖；其中α酮戊二酸是Fe^{2+}依赖的Jumonji类组蛋白去甲基化酶和TET蛋白家族DNA去甲基化酶的共激活因子，调控了PSC的表观修饰，柠檬酸进入细胞质后在ATP-柠檬酸裂解酶作用下转变成乙酰辅酶A（细胞质内乙酰辅酶A的主要来源），进入细胞核后能够使组蛋白乙酰化。另外，PSC线粒体呼吸链复合物装配与体细胞相似，且一直具有代谢功能，但PSC呼吸链复合物偶联作用较差，产生较低水平的ROS，这不仅能够抑制干细胞的分化和基因组的破坏，而且可能有利于维持PSC多能性。

此外，葡萄糖、脂肪酸及一些氨基酸在线粒体内代谢产生的乙酰辅酶A被转运至细胞质，进入细胞核后能够增加组蛋白乙酰化。氨基酸在线粒体内代谢后产生的S-腺苷乙酰化甲硫氨酸是DNA甲基化的供体，在iPSC内含量较高。综上所述，线粒体相关的代谢产物可能广泛参与了

PSC基因组及表观组的调控，影响PSC的基因表达。

（二）线粒体与PSC的分化

PSC多能性维持期间，由糖酵解产生的ATP进入线粒体基质后被ATP裂合酶水解，产生的能量将质子从线粒体基质内泵到膜间隙维持较高的膜电位，促进多能性干细胞增殖、提高其生存能力。而PSC分化后的细胞维持不同的组织功能需要较多的能量，将要求代谢底物转化为ATP供能的效率更高。因此，PSC分化后线粒体形态结构逐渐发育成熟，线粒体延长成网状结构，均匀分布在细胞质内，线粒体基质密度高、嵴数量多且结构成熟，通透性转换孔关闭。线粒体膜通透性转换孔关闭是其成熟的标志，可使用化学试剂或通过遗传的方法关闭通透性转换孔促进PSC的分化。另外，PSC分化后线粒体代谢功能发生了很大的变化，三羧酸循环代谢途径相关酶、呼吸链复合物亚基基因表达上调，耗氧量和ROS产量增加，糖酵解代谢途径相关酶基因表达下调，糖酵解代谢能力下降，能量代谢由糖酵解向氧化磷酸化转变。目前认为PSC糖酵解与氧化磷酸化偶联能力较差，分化初期，PSC内解偶联蛋白（UCP）表达减少，同时伴随糖酵解向葡萄糖氧化代谢转变，UCP2敲低后降低了PSC经糖酵解代谢的乳酸产量，UCP2过表达抑制了氧化磷酸化，阻止了PSC的分化。

（三）线粒体代谢信号通路对干性的调节

多项研究表明mTOR信号通路作为细胞代谢的关键调控因素之一，通过抑制线粒体合成维持造血干细胞（hematopoietic stem cell，HSC）静息状态，ATM-BID-MTCH2通路也可通过抑制线粒体氧化磷酸化来维持HSC静息状态。多个研究组根据线粒体在HSC中特殊的形态及代谢状态，使用线粒体数量、活性作为阴性标志实现了HSC进一步纯化。

三、线粒体与氧化还原状态的平衡对PSC干性的调控

细胞内氧化还原状态的平衡对维持机体细胞的生理机能极为重要，ROS参与了该过程的调控，对细胞产生了重要的影响。线粒体氧化磷酸化是细胞内产生ROS的主要途径。研究已表明，适量ROS参与细胞多种信号转导调控过程，过量的ROS则氧化破坏细胞内的DNA、蛋白质和脂质，细胞内抗氧化酶系统能够清除过多的ROS。PSC为了保证生存和增殖能力，对氧化还原状态的失衡特别敏感，细胞内DNA、蛋白质和脂质氧

化修饰水平较低，具有较高抗氧化胁迫能力和严格的氧化还原状态调控机制，这对最大程度确保基因组的稳定性具有重要意义。研究证明，PSC抗氧化胁迫基因（UCP2、SOD2和GPX2）表达较高，通过降低底物氧化和呼吸耦合能力，平衡ROS的产量。研究发现，糖酵解能够降低线粒体呼吸，减少ROS的产量，而且增强葡萄糖经由磷酸戊糖途径代谢，产生还原因子NADPH激活抗氧化酶，说明糖酵解代谢不仅有利于干细胞增殖，也有利于调控氧化还原状态。相关报道称，相对于低氧环境，常氧环境采集HSC会影响移植物中长周期造血能力，主要由于显著高于体内环境的氧浓度会增加线粒体膜通透性，ROS水平升高而损害HSC自我更新潜能。综上，干细胞的代谢变化影响了氧化还原状态，但氧化还原状态变化后调控干细胞命运和信号转导的具体分子机制尚不清楚，有待进一步研究。

（岳利多）

参考文献

[1] Crow D. Could iPSCs enable “off-the-shelf” cell therapy?[J]. Cell, 2019, 177(7): 1667−1669.

[2] Youle R J, Van Der Bliek A M. Mitochondrial fission, fusion, and stress[J]. Science, 2012, 337(6098): 1062−1065.

[3] Jia Z W. Mitochondria and pluripotent stem cells function[J]. Yi Chuan, 2016, 38(7): 603−11.

[4] Salemi S, Yousefi S, Constantinescu MA, et al. Autophagy is required for self-renewal and differentiation of adult human stem cells[J]. Cell Research, 2012, 22(2): 432−435.

[5] Hom J R, Quintanilla R A, Hoffman D L, et al. The permeability transition pore controls cardiac mitochondrial maturation and myocyte differentiation[J]. Developmental Cell, 2011, 21(3): 469−478.

[6] Meacham C E, DeVilbiss A W, Morrison S J. Metabolic regulation of somatic stem cells *in vivo*[J]. Nature Reviews Molecular Cell Biology, 2022, 23(6): 428−443.

[7] Wanet A, Arnould T, Najimi M, et al. Connecting mitochondria, metabolism, and stem cell fate[J]. Stem Cells and Development, 2015, 24(17): 1957−1971.

[8] Teslaa T, Teitell M A. Pluripotent stem cell energy metabolism: an update[J]. The EMBO Journal, 2015, 34(2): 138−153.

[9] Folmes C D, Nelson T J, Martinez-Fernandez A, et al. Somatic oxidative bioenergetics transitions into pluripotency-dependent glycolysis to facilitate nuclear reprogramming[J]. Cell Metabolism, 2011, 14(2): 264−271.

[10] Prigione A, Rohwer N, Hoffmann S, et al. HIF-1α modulates cell fate reprogramming through early glycolytic shift and upregulation of PDK1-3 and PKM2[J]. Stem Cells, 2014, 32(2): 364-376.
[11] Cai L, Sutter B M, Li B, et al. Acetyl-CoA induces cell growth and proliferation by promoting the acetylation of histones at growth genes[J]. Molecular Cell, 2011, 42(4): 426-437.
[12] Tan D Q, Suda T. Reactive Oxygen species and mitochondrial homeostasis as regulators of stem cell fate and function[J]. Antioxidants & Redox Signaling, 2018, 29(2): 149-168.
[13] Zhang Y, Marsboom G, Toth P T, et al. Mitochondrial respiration regulates adipogenic differentiation of human mesenchymal stem cells[J]. PLoS One, 2013, 8(10): e77077.
[14] Wellen K E, Hatzivassiliou G, Sachdeva U M, et al. ATP-citrate lyase links cellular metabolism to histone acetylation[J]. Science, 2009, 324(5930): 1076-1080.
[15] Varum S, Momcilović O, Castro C, et al. Enhancement of human embryonic stem cell pluripotency through inhibition of the mitochondrial respiratory chain[J]. Stem Cell Research, 2009, 3(2-3): 142-156.
[16] Maryanovich M, Zaltsman Y, Ruggiero A, et al. An MTCH2 pathway repressing mitochondria metabolism regulates haematopoietic stem cell fate[J]. Nature Communications, 2015, 6; 7901.
[17] Lees J G, Rathjen J, Sheedy J R, et al. Distinct profiles of human embryonic stem cell metabolism and mitochondria identified by oxygen[J]. Reproduction, 2015, 150(4): 367-382.
[18] Ren C, Sun H, Wang L, et al. Reprogramming mechanism and genetic stability of induced pluripotent stem cells (iPSCs)[J]. Yi Chuan, 2014, 36(9): 879-887.
[19] Yamanaka S. Pluripotent stem cell-based cell therapy-promise and challenges[J]. Cell Stem Cell, 2020, 27(4): 523-531.
[20] Mantel C R, O'Leary H A, Chitteti B R, et al. Enhancing hematopoietic stem cell transplantation efficacy by mitigating oxygen shock[J]. Cell, 2015, 161(7): 1553-1565.

第三章
能量整合医学与重大疾病防控新策略

第一节　如何保持机体线粒体三级网络的强度

作为一种具有高度动态性的细胞器，线粒体在细胞内不断进行着转运、融合、分裂和自噬等过程，这些动态过程对于维持线粒体正常的形态、数量和细胞定位有着重要的意义，也是线粒体发挥正常功能的前提。线粒体在细胞内、器官内及机体整体中形成的各级网络的高效稳态是机体健康的基础。

借用生物物理学中的生命系统“有用”能量概念：

$$F = E - TS$$

F度量了系统“有用”能量，E表示进入生命这个开放系统的能量，T为系统温度，S表示的是“熵”（无序度），TS表示不断损失的能量。能量流过系统可以使系统的有序性增加，这就是生命的奥秘。无论是动物还是植物，生命都在消耗有序，而不是能量。生命不能无中生有创造有序，生命捕获有序。

人体与TS相关度最大的是线粒体网络，能量整合医学的核心就在于聚焦去除不断消耗生命有序性的因素，找到增加能量恢复生命有序性的方法。

一、线粒体三级网络结构

（一）器官细胞内线粒体网络——第一层结构

线粒体在细胞内的数量、形态和功能是相对稳定的。每个线粒体由内外膜组成，外膜包含一个通道蛋白，称为“孔”，它能使小于约5 000 Da的分子自由通过；与此相反，内层膜仅允许不带电荷的小分子物质通过，包含许多褶皱以增加其表面积，独特的四酰基链的磷脂含量高，有助于保持嵴结构和ETC。内外层膜不同的渗透性是电化学梯度建立的基础，这也是氧化磷酸化过程和ATP产生的基础。每个细胞都包含成百上千的线粒体，新陈代谢更活跃的细胞尤甚。

线粒体沿着细胞骨架运动，定位到需要大量能量的地方，细胞内线粒体处在一个不断融合和分裂的大网络中。当线粒体遇到外界较小的挑战，而线粒体的储备足够时，线粒体往往发生融合，由定位于线粒体外膜上的线粒体融合蛋白1（Mfn1）和线粒体融合蛋白2（Mfn2）调节。这些蛋白质与线粒体之间建立紧密的联系，促进线粒体内外部的融合。线粒体融合使线粒体间连接增多，有利于线粒体之间的能量传递、信号交流和 DNA 互补。当外界挑战较大时，或线粒体储备不够时，线粒体由动力相关蛋白1（dynamin-related protein 1, Drp1）调节发生裂变。Drp1驻留在细胞质中，是线粒体分裂的关键“分子开关”，当它被激活时，会定位在线粒体外膜上，形成多聚体，将线粒体分成更小的细胞器。此时必须给线粒体提供充分的营养，让这些更小的细胞器可以迅速成熟发挥作用，增加线粒体数量、保护其他细胞器的分裂和遗传，线粒体分裂可以清除受损线粒体、抵御外来挑战。线粒体的这种分裂、融合和自噬过程被称为线粒体动态网络（dynamic network），器官线粒体网络为机体线粒体网络的第一层结构——底层结构，该网络的平衡意味着器官细胞内线粒体之间的高效协作统一，在需要能量的地方共同驻留、构成协作供应能量的网络。

（二）系统内多器官线粒体网络——第二层结构

器官受到打击时，器官内各细胞所有线粒体组成一个线粒体网络共同抵御各种致病因素的入侵。例如，心血管线粒体包括位于质膜下的肌膜下线粒体和位于肌原纤维之间的纤维间线粒体及血管细胞线粒体。当心脏受到病毒攻击时，心脏心肌细胞中和心肌细胞之间的所有线粒体都会被调动起来，分裂产生更多线粒体产能调节细胞应激途径，对抗病毒对心肌的损伤。若心脏线粒体储备强大，线粒体迅速达到分裂、融合的平衡状态，保证能量代谢的高位平衡、产生更多有功能的线粒体，帮助心脏顺利度过病毒攻击。若是心肌细胞中线粒体储备不足，出现Drp1调控失灵、线粒体有丝分裂失败，导致下游线粒体形态发生改变（呈长条状），氧化磷酸化水平和ATP的生成均受到抑制、钙处理异常、心肌炎症的激活，促进心肌细胞凋亡，进而导致心律失常、心力衰竭、心室重构等一系列病理改变。此为系统多器官内线粒体网络为机体线粒体网络的第二层结构。当然，此网络的平衡建立在第一层网络的平衡基础之上。

（三）机体多系统线粒体网络——第三层结构

线粒体这种小小的细胞器会把人们吃的食物和吸入的空气转化成ATP，从而驱动DNA复制或蛋白质合成等一系列至关重要的生命过程。虽然单个细胞内的线粒体对机体的影响很小——这也正是细胞核在研究领域受重视、线粒体被忽视的原因，但如果从更加广义的角度来看，整个机体的生命活动是靠各线粒体子网络链接成大网络，产生ATP的能量积聚而完成。

医学研究对于线粒体不重视的很大原因：一方面是由于生物热力学是一门偏僻又深奥难懂的学科，懂此学科并深知其重大意义的人少之又少，而且线粒体是动态的，ATP又是以光子形式进行能量传递，此现象在近两年才被物理学界证明玄妙之极；另一方面，目前医学教科书上的学科分类以脏器命名，当神经科医生或呼吸科医生做出诊断时当然认为是脏器出了问题，而不会认识到是背后的隐形推手——线粒体出了问题，因为目前医学教科书上还没有这个知识点。“线粒体与器官”的关系比“电力与流水线”的关系还重要，而目前都专注于研究下游流水线五脏六腑的问题，没有研究“电力与流水线”的系统性关系。可以想象，如果没有电力的供应，再精美的流水线（器官）都不能发挥正常作用。癌细胞被称为是线粒体依赖的活性丧失。

机体不同的器官对线粒体供能的依赖程度各有不同，高需能的器官，如眼底、内耳、心脏、血管、大脑、骨骼肌中的线粒体是线粒体网络中最发达的部分，机体线粒体系统网络优先大量布局在高需能器官中，优先供应重要器官以维持人体的生存。机体是个生命体，有呼吸、消化、生殖、泌尿四大开口系统与外界相通，当肺部有病毒入侵，线粒体网络优先对肺部进行能量供应，以持续给肺部的免疫战争供能，迅速清除病毒，所以机体的线粒体网络是机体内的命运共同体，机体线粒体网络不但负责各器官间能量的统筹协调，还在应对外部挑战时发挥积极的作用，此为第三层系统网络。由此组成机体最重要的“线粒体ATP-神经-内分泌-免疫”网络群,其效能级别直接关系到人体的健康级别。

可见线粒体的三大网络是彼此依赖和递进的,第一层网络的平衡及第二层网络的平衡是基础,可以保护各个细胞和器官,它们组成机体防御网络,保护健康。所以任何一个器官的感染都将引发机体能量的集中供应以迅速清除致病菌、保护机体,在机体为此器官集中输送能量时,其他器官即发生线粒体网络的短板效应,其他器官的能量值(网络坚固度)被拉低,三级网络的动态平衡是机体整体观治欲病、防大病的真正奥秘所在。而三级网络的动态平衡是从线粒体的动力学稳态开始的,因此为保持人体线粒体ATP的高效性,线粒体网络应有足够的线粒体数量和质量,线粒体建设是时刻都需要的。

(四)线粒体网络动力学(三级网络之间的互作)

线粒体网络动力学稳态的关键在于内环境和线粒体功能是否健康,线粒体功能决定了有效线粒体数目的稳定、融合和分裂的平衡、细胞内最佳位置以进行信息传递、精准调控细胞生长和凋亡,使得体内线粒体三级网络无短板漏洞,高效融合运作,有外界因素影响时能够调动机体网络共同抵御风险,并且及时修复恢复。若是机体吸收营养和供氧不足,动力学过程功能障碍,则有效线粒体数量减少、排列紊乱、融合清除功能障碍,则线粒体整体分裂状态无法共同协作,短板效应导致疾病发生。

线粒体功能的影响因素之一是线粒体营养,主要分氧气和营养物质。下面将从提供氧气和营养物质最相关的器官开始,展开叙述线粒体营养对于维持线粒体网络动态高位稳定,从而进一步影响机体线粒体网络强度的机制。

二、线粒体营养供应

中医认为,生命的一切活动源自机体的生命能量(气血),若生命能量充足,则生机盎然。能量整合医学则认为,气血充足则线粒体营养充足,动能稳定,高效融合,“线粒体ATP-神经-内分泌-免疫”网络达到高效能。

(一)气——肺、血液(氧合和孵化)

中医认为,脉气流经,经气归于肺,肺朝百脉,输精于皮毛。意思是肺在十二官中属相傅之官,主气、主治节。肺有全方位的管理职能,它是心的贯彻者、执行者和体现者，因此，它不光可以管理自己的肺气，还可以在心的授权下代替心管理心所主的血脉。

氧气交换为线粒体有氧呼吸高效供能提供了基础，肺部健康对于线粒体的重要性不言而喻，线粒体网络的健康也离不开肺部的健康。对线粒体供氧影响最大的疾病显然是缺氧相关性疾病，包括慢性阻塞性肺疾病（COPD）、间质性肺炎、阻塞性睡眠呼吸暂停低通气综合征（OSAHS）等，当然还包括不被充分重视的空气污染。

空气污染对人群健康的影响已成为重要的公共卫生问题。空气污染会损害心血管系统健康、与各系统的肿瘤发病率升高呈正相关，其主要致病机制是介导肺和全身的炎症反应、直接进入循环系统、影响自主神经系统等方面。

细颗粒物（particulate matter，PM）可以透过肺泡上皮细胞，产生过量的ROS和氧自由基，诱导氧化应激反应，迅速损伤肺泡上皮内的线粒体网络。然后进入循环系统，这些ROS和氧自由基又会引起血管内皮细胞损伤，进而导致整个呼吸道的泛血管损伤，线粒体第二层网络结构破坏。$PM_{2.5}$即直径在2.5 μm以下的细颗粒物，空气中高浓度的$PM_{2.5}$暴露会触发由PM介导的肺部炎症反应，进一步通过影响肾素-血管紧张素系统、内皮素系统和凝血机制，升高炎症、凝血功能和氧化应激反应的血清学标志物水平，干扰全身的血管稳态，第三层网络结构也终被破坏。由空气污染触发的线粒体损伤，从局部开始，若是不加干预及时纠正，整体网络的瘫痪只是时间问题。

COPD的发生也和空气污染密切相关。当人们长期生活在不良的环境中（空气污染严重、吸烟）时，正常肺组织细胞内的线粒体会遭到破坏，细胞会产生炎症反应。当中性粒细胞聚集活化后，会释放出弹性蛋白酶等多种活性物质，引起慢性黏液高分泌状态并破坏肺实质。在疾病发生的早期，局部小气道线粒体功能优先受累，病变会局限在细小气道，黏液淤积在小气道时，会出现闭合容积增大（呼气性呼吸困难），引起小气道弹性阻力和动态顺应性降低，此时线粒体第一层网络结构受损。当大气道的线粒体受损时，病变累积到大气道，会引起肺通气功能障碍，随着病情的进一步发展，正常肺细胞线粒体受损，肺的弹性会日益减退，肺泡持续扩大，出现肺气肿，此时系统内的多器官线粒体第二层网络结构瘫痪。扩大的肺泡会挤压正常肺组织中的毛细血管，使肺组织正常的换气功能发生障碍，无法获取肺泡中的氧导致低氧血症，机体其他器官正常组织细胞中的线粒体无法获取原料，线粒体会进一步受损，线粒体分裂蛋白过度表达，线粒体分裂、自噬，细胞凋亡，从局部线粒体受损进展到机体整体线粒体网络失衡，使疾病进入加速阶段。

再以OSAHS为例，这是一种由上气道阻塞导致反复出现低通气和呼吸暂停，进而引起间歇性低氧血症及睡眠结构紊乱的疾病，老年人群中发病率高达49%。在发生OSAHS之后，血氧交换减少，当线粒体处于缺氧状态，出现无氧呼吸增加，ROS积累，一氧化氮生物利用度降低、促炎症因子释放等一系列病理生理过程，都进一步促进内环境紊乱，进而如多米诺骨牌一样，层层击破，从细胞内线粒体到器官内线粒体，再到影响各脏器内线粒体，三层线粒体网络逐渐沦陷，机体高需能的脏器先后出现功能紊乱，高血压、记忆力减退、心律失常、耳鸣等随之发生。

贫血也会导致细胞缺氧，引起线粒体功能受损，氧化磷酸化解偶联引起能量合成下降，此外，缺氧还可导致细胞内钙超载，引起细胞线粒体膜通透性转换孔（mPTP）大量开放，线粒体膜的通透性增加，从而引起基质水肿、肿胀，线粒体膜电位降低，线粒体功能受到影响。再者，低氧条件导致细胞内钙超载还可引起线粒体空泡变性，大多数嵴断裂溶解，双层膜结构破坏及外层膜破损，线粒体分裂蛋白表达，导致线粒体无法融合，分裂成无功能的线粒体进而自噬，启动细胞凋亡。此危害不再是从局部到整体逐渐发生，而是迅速发生在整个机体的线粒体三层网络瘫痪，导致机体系统性供能障碍。因此能量整合医学对于贫血的纠正十分积极，积极补充造血所需原料，解除贫血原因。

综上，氧气的供应是线粒体营养的核心之一，为了保证线粒体网络的高效完整性，任何可能导致缺氧的因素都要尽可能规避，保证线粒体有氧呼吸链的完整，从而保障机体线粒体整体网络的完整性。

（二）血液养分——心脏（动力）、血液、胃肠道

除了氧气，线粒体的重要营养都来源于血液循环的供应，稳定的血液循环保障了各类养分的运输，为健康的线粒体网络提供了基础。

1. 心脏的泵功能

心脏作为全身血液循环的中央动力泵，对于体内物质运输、体液调节、内环境稳态、免疫都有重要作用。心脏作为体内线粒体数目最多的器官，其功能的维护和线粒体功能是相辅相成的，心脏功能的稳定依赖于线粒体网络的高效融合运作，线粒体功能也依赖于心脏血液循环提供的氧气和营养物质。心律失常、心血管狭窄都会导致心脏供血能力和稳定性下降，血液中的营养物质和氧气无法及时运输，导致各器官细胞缺氧状态，线粒体结构破坏、分裂加速，无效线粒体数目增加，融合蛋白表达被抑制无法高效融合运作。线粒体第二层网络损伤后机体系统性损伤发生，血管的损伤逐渐导致血管部分狭窄，供血相对不足，机体慢性缺氧拉低机体整体线粒体网络的能量供应；进行性发展到血管完全性梗死，心肌线粒体全面凋亡，进而发展到恶性心律失常、心脏骤停等致死性局面。可见，心脏的线粒体网络失衡会迅速导致机体整体网络的瘫痪，因此心脏的建设对于线粒体网络建设不可或缺，能量整合医学的心脏建设兼顾了心血管和传导束的共同建设，具体见第五篇第三章。

2. 胃肠道的维护

胃肠道作为营养物质吸收的唯一场所，是蛋白质、氨基酸、维生素等营养物质的唯一来源，是机体生命活动燃料的源头。因此，维护好胃肠道是为建设健全线粒体网络提供优质燃料。胃肠道的黏膜系统与免疫、吸收、合成、全身内环境稳态都关系密切，一方面要维护好胃肠道黏膜系统，另一方面要提供优质的食物，还要有意识地补充日常生活中无法足量获取的线粒体营养素以保证线粒体营养的全面供应。

当然，胃肠道作为机体线粒体“燃料”的源头，可以吸收“优质燃料”帮助机体线粒体网络高效产能，也会吸收“劣质煤”影响机体线粒体的健康。因此，源头上切断“劣质煤”的来源，也是线粒体网络健康的关键要素。只有一方面阻断“劣质煤”的来源，一方面加强“优质燃料”的供应，才能让线粒体这个“能量工厂”更高效地产出能量。

食物经胃肠道消化吸收后进入血液流经肝脏，进行解毒、合成作用，形成机体线粒体网络所需的营养物质，继而血液经过肺脏的氧合作用，动脉血给线粒体各级网络提供氧气和营养物质，线粒体产出ATP支撑“神经-内分泌-免疫”网络，线粒体通过三级网络使机体成为一个互相协同的有机整体。立体赋能线粒体方案可以将线粒体的三级网络逐级赋能，重建失衡线粒体功能、跃升ATP能级，推动“神经-内分泌-免疫”网络逆向提升到上一个级别的稳态，实现逆转机体日渐下行的健康状况，获得高一级别的健康稳态。

（三）内环境健康稳态——各个脏器的线粒体电子传递链通畅

正常机体有氧呼吸过程中的大部分电子首先沿着呼吸链传递到达末端，然后与分子氧结合并且在复合物Ⅵ的催化下失去4个电子最终转变为4分子水。此外，ETC其他的氧化还原中心——复合物Ⅰ和Ⅲ也能够漏出少部分的电子提供给分子氧，使其发生还原，生成具有较强氧化还原反应能力的超氧阴离子作为细胞中超氧化物产生的最初来源。适量的ROS参与调控细胞的增殖、分化、凋亡等相关的信号通路，最终在一系列水溶性和脂溶性的自由基清除剂及抗氧化剂的作用下及时得到清除，从而维持细胞的正常运转。但是，当机体内的ROS没有及时得到清除时，过剩的ROS则通过氧化细胞的蛋白、脂质、核苷酸而诱发细胞功能的紊乱或细胞的死亡，最终引发疾病或癌症。各种导致内环境稳态失衡的因素都会导致线粒体电子呼吸链的断裂。

内环境失衡常常是从呼吸道、消化道、泌尿生殖道开始，感染作为最强的氧化应激来源，常常是从氧化还原失衡开始。感染首先引起人体局部的氧化应激反应，损伤局部线粒体呼吸链上的复合物，使其产生大量的ROS。当局部组织的ROS水平持续升高，会进一步促进感染的损伤作用，炎症因子、ROS等循环入血，扩大影响范围，进而导致整个机体线粒体网络的失衡，甚至将微生物基因组整合到宿主细胞，最终导致肿瘤的发生。

若是不及时去除内环境中过量ROS，ROS生成的增加引发抗氧化系统的缺陷，造成线粒体和细胞质的氧化损伤，与此同时线粒体呼吸链的氧化损伤又进一步加重了ROS的累积，形成了一个“ROS-氧化损伤”的恶性循环。在此过程中，又进一步刺激各细胞产生炎症因子，形成炎症因子瀑布。炎症因子又会刺激ROS进一步释放，此级联式产生的ROS、炎症因子通过血液循环运送到机体其他脏器，进而攻击其他的脏器并不断扩大影响范围，神经-内分泌-免疫网络逐渐塌陷，其宏观的表现就是基因短板的脏器首先发病，慢性病、血管损伤相关性疾病、肿瘤接连发生。这也就是“久病必瘀”的现代医学解释。

因此，内环境的稳态恢复首先依赖于ROS和炎症因子的清除。包括积极守住四大氧化应激的器官入口减少感染、全面抗氧化、重视睡眠、补充正性激素和神经递质等（具体见第五篇第一章）。

当有重大传染性疾病发生时，轻重症患者的区别本质在于免疫力的不同,免疫力的不同取决于能量供应的不同,能量供应的差异则取决于线粒体三层网络是否健康、储备是否充足。

机体内环境中的"垃圾"是由器官-器官系统-机体多系统逐级汇聚,清理内环境时也遵循三级网络逐步治理的原则,从一级网络逐渐修复至三级网络。修复器官的线粒体,阻止器官中毒性ROS蓄积,跃升一级线粒体网络ATP效能可以推动受损神经细胞、内分泌细胞、免疫细胞的修复,并随着线粒体ATP浓度和时间的累积效应,二级至三级线粒体网络能级才逐渐恢复,三级网络密切关联、相互影响。

综上所述,维持机体能量的高效能,保证机体"有用"能量的关键就是增加流入机体的能量E,同时减少熵(无序性),人体每一级线粒体的损伤都级联式地放大熵(无序性)的量级。人体线粒体系统网络的稳定依赖于线粒体赋能、减少线粒体损伤(内环境炎症因子的控制)、跃升线粒体ATP以实现线粒体ATP-神经-内分泌-免疫网络的高效能。

请记住这个生命系统"有用"能量的公式:F=E−TS。要获得F(机体有用能量——线粒体网络能量)的高效能,关键是减少线粒体损伤,降低TS;如增加线粒体损伤,则F(线粒体网络能量)即陷入低效能能级。对健康背后的隐性支撑系统——线粒体网络的认知是最具穿透力的认识提升;对线粒体网络的系统思维是走出当今医疗局限性思维的新方法论。

(夏　青　范理宏)

第二节　如何选择不损伤线粒体的健康食品用品和环境

人类80% ~ 90%肿瘤的发生和环境因素有关,其中化学因素占90%以上。环境因素包括饮食、饮水、生存环境等。消化道、呼吸道、泌尿道、皮肤等都会吸收有毒有害物质进入体内,增加机体氧化压力,破坏内环境稳态,导致线粒体失衡失能,ATP浓度低下。因此,能量整合医学非常关注进入人体物质的属性及其产能的高效性。

大气污染中的煤烟、焦油、粉尘、一氧化碳、硫氧化物、氮氧化物,浮游的纯碳及无机物等,会诱发肺癌、食管癌、胃癌、肠癌及肝癌等。与生活有关的医药、化妆品、农药、杀虫剂也会造成环境污染,引起癌症水质。水质受农药、杀虫剂、家庭和工业排放污水污染,使水中含有各种有机和无机致癌化合物,可能引起肝癌和其他癌症。在污染水中还可能含有许多致癌物质。土壤的污染主要是由大量使用农药,生活垃圾的堆放、废气排放、大量矿渣堆放等公害造成的。这些化学致癌物质的作用机制主要是迅速导致内环境紊乱,促进线粒体失衡失能,信号逆转导至细胞核,从而促进基因突变致癌,包括基因水平的突变与蛋白质的水平突变。二者均可导致调控细胞生长、死亡和基因稳定的关键蛋白发生变化,从而引起肿瘤的发生。如果DNA的损伤修复发生错误或者未经修复,DNA的复制可能会发生突变,从而导致肿瘤的发生。

食品、饮用水、空气等相关的环境毒素致癌机制已非常明确,但在我们的生活中氧化压力仍然巨大,人们对其熟视无睹的原因,还是主动健康的理念未形成,工业化进程给人类的健康带来了灾难,当下需要每一位消费者掌握一些主动健康的观念以及减少氧化应激、保护线粒体ATP产出的具体方法。

一、健康食品

食品是人类赖以生存和发展的最基本的物质条件、人们身体健康的保证,然而现代食品中都含有大量的化学添加剂,例如火腿肠中就含有谷氨酸钠(增味剂)、山梨酸钠(防腐剂)、亚硝酸钠和硝酸钠(护色剂)、红曲红(染色剂)等多种食品添加剂。这些添加剂会随着食物进入人体,在机体内大量蓄积,导致机体内环境紊乱和炎症的发生,线粒体受损会导致糖类、脂质代谢出现异常,出现肥胖、各种囊肿、甲状腺结节、乳腺结节、甲状腺癌、肝癌等多种良恶性病变。

(一) 添加剂

化学添加剂包括提高食物鲜味的增味剂(如谷氨酸钠、鸟苷酸二钠、天门冬氨酸钠、琥珀酸二钠)、延长食品保存期限的防腐剂(如苯甲酸、苯甲酸钠、山梨酸和山梨酸钾)、保持食物颜色艳丽的护色剂和染色剂(如亚硝酸钠和亚硝酸钾)、使饮料等液体更加均匀的塑化剂(如邻苯二甲酸酯等)、使食物松软酥脆可口的膨化剂(硫酸铝钾、硫酸铝铵)、使食物变白的漂白剂(如亚硫酸盐),这些化学合成的各种添加剂,让我们的食物变得面目全非,提供营养的食物变成了毒物进入体内的载体,携带着大量氧化压力直接进入机体，直接破坏黏膜屏障、导致炎症发生、抑制呼吸链酶的活性，导致内环境紊乱、线粒体功能失衡。

（二）农药残留

研究发现，农药的利用率大约只有10%，而剩下90%的其中一大部分会直接吸附在瓜果、蔬菜和谷物表面，另外一部分则会进入土壤和水源中，通过农作物和食物链逐渐蓄积，最终进入人体。经调查发现，国内大部分的茶叶、水果、蔬菜、大米、肉、蛋等食品中的农药残留均超出国家标准，目前，常见的农药有DDT、硫丹、六氯苯酚、阿特拉津、敌敌畏、马拉硫磷、对硫磷、艾氏剂、狄氏剂等。因我国南北气候差异，农药的使用也存在明显的差异。我国北方城市常使用敌敌畏、马拉硫磷等农药，而我国南方城市则使用阿特拉津等农药。

现我国使用最为普遍的农药是草甘膦，它属于有机磷类农药，常用于茶树、玉米、甘蔗、柑橘树、苹果树等农作物。进入体内会持续性兴奋神经，消耗大量能量，导致神经细胞的线粒体超负荷工作产生大量ROS，ROS进一步损伤神经细胞导致神经系统损伤，增加老年痴呆的患病概率。同时胆碱能神经兴奋会刺激胃黏膜中的壁细胞分泌大量胃酸，导致胃黏膜糜烂、溃疡、出血甚至是癌变。因此，农药的使用对于人类健康的不良影响是不可忽视的。

（三）转基因食物

转基因技术通过细菌、质粒、病毒等载体系统，将目的基因转移至受体内，载体本身对受体而言也是外源基因，在受体内表达可能会产生不可控的特性，从而对其他生物或环境产生危害。同时，转基因技术的不成熟性使外源基因的表达有很大的随机性，而且基因转移和表达的精确度也受到了一定的限制，出现了基因粗放和误表达等一系列现象，从而产生危害。关于转基因食品对人体健康的潜在风险主要包括三个方面：① 转基因食品的代谢产物：转基因食品被人体摄入后，当其与肠道微生物相遇时，其代谢产物对于肠道微生物都属于陌生的异物，时间久了会破坏肠道菌群的模式，通过肠-脑轴、肠-肝轴、肠-肺轴等破坏机体线粒体网络的微生态互作环境。② 转基因食品的致敏性：导入基因的来源与序列以及氨基酸的序列都可能与已知致敏原存在着同源性或产生新的致敏原，转基因食品有违人类的先天进化设置，会大大提高机体的过敏概率，刺激机体产生过量毒性ROS，破坏机体细胞间充质-细胞-线粒体轴系统。③ 抗生素的抗性：基因转移过程中大量使用抗生素标记基因，会增加机体的耐药性。

（四）食物的器皿

塑料的消耗量日益增加，外卖的塑料餐盒、塑料奶瓶、医疗输液皮条、药物袋、保鲜膜等，塑料餐具经过高热、油和液体接触，会释放出大量双酚A，反复消毒后会磨损老化，溶出的双酚A就会增多。过热的食物直接盛入塑料盒中，会迅速释放双酚A进入食物中，这在外卖中非常普遍。它有类似雌激素的效果，即使很低的剂量也能使动物产生雌性早熟、精子数量下降、前列腺增生等作用，还会抑制机体正性激素的分泌。此外，有资料显示双酚A具有一定的胚胎毒性和致畸性，可直接破坏胚胎干细胞和精子、卵子的线粒体呼吸链复合物。可明显增加动物卵巢癌、前列腺癌、白血病等癌症的发生。同时，研究显示，双酚A与小白鼠患哮喘相关，初步人体试验显示孕妇在妊娠早期受到双酚A影响可能会使其婴儿罹患哮喘。

（五）饮用水

除了食物，水是生命和良好健康的一个根本成分。干净的饮用水能帮助身体更好地代谢，然而工业化高度发达的国家，几乎所有的水都被污染了。从垃圾填埋场的外泄物、下水道污染物、印制电路板和乙烯基氯等工业化学品、农业外泄物（农药、杀虫剂）、汽油贮藏罐的漏出物和其他污染物的毒素污染着我们的水源，水也会被氯、氟等消毒剂处理后再经过城市管道输送，这个过程中又增加了铅、镉等污染的风险。

人体近70%由水组成，饮用水的污染直接导致了细胞间充质的污染，其远期影响不言而喻。

（六）饮酒

酒精可以直接改变线粒体的形态结构及线粒体DNA（mtDNA）的数量等，明显影响线粒体的功能，可以导致胃肠道黏膜线粒体、肝细胞线粒体肿胀，功能下降，抑制线粒体DNA的复制，减少细胞总线粒体的数目，从而导致全身性疾病，尤其是消化、心血管这些高需能的系统更加明显。

尽管很多研究都表明少量饮酒有益健康，尤其是含多种抗氧化剂的红酒，但是在能量整合医学的理论中，我们不建议饮酒，红酒中的抗氧化剂可以用更好的线粒体抗氧化药物来替代，从而规避酒精的风险而全面获益。

因此，我们给出的饮食建议是，从食物的原材料开始挑选，选择应季食物、有机食物从而减少农药残留的摄入，加工过程尽量简单，不过度烹饪及添加过多调味料，避免选择塑料及有涂层的器皿等制品。并以此为指导原则，减少外卖及在外就餐等，在可控范围内尽可能减少一切氧化应激因素的摄入。

二、生活相关用品

（一）染发剂

按其成分，染发剂可分为植物型染发剂、无机型染发剂和氧化型染发剂。氧化型染发剂是市面上最为普遍的一种，主要成分为芳香胺类和苯酚类化合物，如对苯二胺、对氨基苯酚、间苯二酚等，这些有机物都有明确的致敏、致畸和致癌性，是重要的氧化压力来源。使用染发剂和化学直发剂的女性比不使用这些产品的女性有更高的患乳腺癌风险。

因此，如果一定要选择染发剂，我们会建议使用植物染发剂。植物染发剂就是指从植物（如油梨果、指甲草、何首乌等）的花茎叶提取的物质。化学染发改变的是头发的自身结构，整个染发过程是腐蚀头皮的过程，会发生氨腐蚀和侵害毛囊；而植物染发是物理过程，染发剂像一层膜一样附着在头发和头皮上，像切开的苹果有氧化膜覆盖一样，植物染发就是利用物理的氧化过程使滋养成分附着在头发和头皮上。虽然保持的时间较化学染发短，但危害明显降低。

（二）消毒剂

卫生的概念已经被大家过度解读，时时刻刻进行消毒的意识已经越来越普遍，这是一种进步，但也是高风险行为之一。消毒液、消毒凝胶、消毒喷雾等过度使用不但影响了机体本身的菌群平衡，破坏了机体黏膜屏障，导致过敏等疾病高发；这些消毒剂本身对于机体也是一种强氧化应激，如过氧乙酸、酒精等都可挥发，被呼吸道、皮肤吸收，触发炎症反应，也会破坏机体自身的抗氧化酶超氧化物歧化酶（SOD），从而产生过多ROS导致线粒体失衡，触发各种疾病的导火索。

在能量整合医学的理论中，我们建议用水直接清洗来代替过度消毒，一方面保护菌群平衡、黏膜屏障，另一方面减少化学制剂直接带来的氧化压力。特别在对婴幼儿和儿童手消毒后一定要清洗干净，以免小手与口腔接触，使强氧化剂进入体内，引起神经系统的一系列症状，在临床上见到一系列的疑难杂症，细问病史都与之有关。

三、环境

（一）空气

空气污染对人群健康的影响已成为重要的公共卫生问题。流行病学证据表明，空气污染会损害心血管健康、与各系统的肿瘤发病率升高呈正相关，其致病机制主要是直接进入循环系统、介导肺和全身的炎症反应、影响自主神经系统等三个方面。

PM可以透过肺泡上皮细胞，进入循环系统，可以产生过量的ROS和氧自由基，诱导氧化应激反应，而这些ROS和氧自由基又会引起血管内皮细胞损伤，进而导致泛血管损伤。同时PM诱导的氧化应激反应和Ca^{2+}浓度升高导致了线粒体渗透性转换孔开放，引起线粒体渗透转变，加速细胞凋亡。高浓度的$PM_{2.5}$暴露可触发由PM介导的肺部炎症反应，并且通过影响肾素-血管紧张素系统、内皮素系统和凝血机制，使炎症、凝血功能和氧化应激反应的血清标志物水平增加，干扰肺组织和全身的血管稳态。

因此，健康的空气也是健康生活的重要环节。虽然无法改变大环境的空气，但是可以选择空气较好的地方居住，也可以在室内加用空气净化器，有意识地减少接触污染空气。对于新装修的住房，尽可能选择环保材料的同时，也务必在装修好后空置3个月以上，减少接触甲醛等有害气体。

（二）电磁场

电磁场对人体的影响与线粒体息息相关。一项极低频电磁场研究中显示：极低频电磁场能导致脑海马的线粒体氧化应激损伤，该研究以雄性ICR小鼠为模型动物，建立动物体内ELF-EMF损伤模型，其条件为50 Hz，场强8 mT，连续辐射28天，每天4 h。与对照组相比，模型组小鼠脑线粒体SOD活性和抗O^{2-}能力下降，ROS和Ca^{2+}含量上升，线粒体功能受损，部分细胞死亡。并且神经退行性病变与线粒体损伤和电磁场也相关。另一项研究表明，射频电磁场可能会导致神经元线粒体功能的损害，这种损害只在最大呼吸和额外的应激因素（如葡萄糖剥夺）下表现出来。由于线粒体损伤与神经退行性疾病的发病机制密切相关，射频电磁场对线粒体功能的影响还需要进一步研究。

（三）垃圾场、化工厂附近

环境污染物中二噁英类物质（dioxin-like compound，TCDD）是目前已知的世界上最毒的化学物质，其具有持久性、长距离迁移性和致癌、致畸、致突变等生物学毒性。二噁英主要来自城市垃圾焚烧、工业废料、纸浆漂白和汽车尾气。人可通过直接吸入汽车尾气和暴露于被二噁英污染的空气、土壤等接触到二噁英，有害元素通过生物富集和集体蓄积而使体内含量显著增加，二噁英在人体中不能降解不能排出，并且TCDD类物质在暴露结束后很长一段时间内，人体的血清中仍可保持较高的毒性，具有较高的生物富集性。为此国际癌症研究中心已将它列为人类一级致癌物。二噁英有强脂溶性，进入机体后可直接破坏线粒体膜，导致线粒体破裂并释放出细胞色素C、凋亡诱导因子等进入膜外，进而激活caspase蛋白，从而直接启动细胞凋亡级联反应，导致细胞凋亡。对于机体健康是摧毁性的伤害。

（四）霉菌环境

霉菌和霉菌孢子是自然环境的一部分，在人们的日常生活和生产中随处可见。但霉菌过度生长形成霉菌环境会严重影响健康。霉菌的生长通常由水分、营养供应和温度三个因素决定。霉菌几乎能以任何物质为养料并生长，例如木材、木制品、纸张、纸箱、壁纸、黏合剂、合成材料、塑料、硅胶、地毯、各种材料的地板、瓷砖、涂料、油漆、皮革等。如果存在一定的水分（相对湿度80%左右），只要空气中的有机物质和灰尘沉淀在表面，霉菌甚至可以在没有任何营养成分的材料上（如玻璃）生长。湿气凝结的物体表面也是霉菌理想的生长环境。霉菌通过微小的孢子进行传播、繁殖。霉菌孢子会飘浮在室内外空气中，不断蔓延、散播。根据大小和形状不同，孢子在室内空气中可以悬浮数小时甚至几天。霉菌孢子在极少数情况下危害较小，但随着数量增加，孢子会导致过敏反应和其他的健康问题，尤其是对体质敏感的人（某些类型的霉菌，被称为有毒霉菌，会释放霉菌毒素）。霉菌所致的过敏反应包括：鼻塞、打喷嚏、鼻炎、结膜发炎、荨麻疹、哮喘、头痛、发热和腹泻。免疫系统薄弱的人（婴儿、老人、患者等）的呼吸系统会受到孢子的危害，吸入孢子可能会引起严重的肺部感染（霉菌病）。长期暴露在霉菌环境中还会破坏细胞间充质–细胞–线粒体轴系统，不断降低ATP的产出和效能，逐渐拉低“线粒体ATP–神经–内分泌–免疫”网络的效能，引起疾病。

工业化进程带来的巨大氧化压力给我们的健康埋下了很多隐患，此节旨在给读者带来一些具体的关于主动健康的做法，积极主动地避免会破坏机体抗氧化系统的物质及环境等，减少氧化应激、保护线粒体ATP产出。只有认识到并去除氧化应激的源头，加之以精准的线粒体赋能，恢复抗氧化体系完整性，才能全方位净化内环境，帮助重建失衡线粒体功能，跃升线粒体ATP的网络能级，拥有高级别的健康。

（范理宏　夏　青）

第三节　如何在病毒大流行中稳如泰山

病毒是地球上除了类病毒以外最简单的生物，病毒感染则是威胁人类健康的重要因素之一，病毒相关性传染病已经成为影响人类命运共同体的最重要公共事件。在重大突发传染病肆虐的背景下，多数患者预后良好，死亡病例多见于老年人和有慢性基础疾病者，提示机体的免疫应答在疾病的发生发展中发挥着至关重要的作用。

一、病毒侵犯的靶标——线粒体

宿主代谢在病毒复制和感染过程中起到了关键性作用。由于病毒没有进行能量代谢的生理机制，因此它们必须寄生在宿主细胞内才能完成繁殖与传播。病毒蛋白合成和组装所需要的能量和生物合成前体均是由宿主细胞提供的，病毒本身无法产能维持其复制，病毒会应用其自身独特的生理机制来调节线粒体的产能以便提高病毒的自我复制能力。因此宿主线粒体是病毒的攻击靶点。

线粒体在抗病毒感染中至关重要，抗病毒信号蛋白（mitochondrial antiviral signaling protein，MAVS）是线粒体上的一种接头蛋白，在调节宿主天然免疫信号通路过程中扮演重要角色。Toll样受体（Toll-like receptor，TLR）和RIG-Ⅰ样受体（RIG-Ⅰ like receptor，RLR）等细胞模式识别受体识别入侵的病原体并将信号传递给MAVS，MAVS通过刺激下游的TBK1复合物和IKK复合物分别活化NF-κB和干扰素调节因子3（interferon regulatory factor 3，IRF3）等信号通路，进而激活干扰素α/β表达，诱发细胞内抗感染天然免疫反应。

冠状病毒已发展出独特的策略来激活MAVS信号，从而减少早期先天免疫应答，MAVS抗病毒信号传递的一个显著特点是它依赖于线粒体的动力学。调节线粒体融合的线粒体融合蛋白与MAVS相互作用，这对于正确的抗病毒反应至关重要。表明线粒体网络的完整性和持续的呼吸能力对于早期抗病毒的先天免疫反应很重要。

冠状病毒一般通过呼吸道进入机体，首先占领上呼吸道黏膜上皮的线粒体网络，若黏膜固有免疫线粒体无法迅速融合一级网络对抗病毒，则一级线粒体网络沦陷，进而向肺泡上皮细胞进展，肺泡壁和间质血管扩张充血，免疫细胞及细胞因子等迅速募集，若是线粒体网络无法融合供能迅速结束免疫战争，则上皮细胞死亡脱落，连同渗出的单核巨噬细胞、蛋白性渗出物在肺泡腔内聚集导致肺实变，肺泡氧合功能受损进一步加重、导致肺泡上皮线粒体缺氧，毒性ROS聚集，发生恶性循环，阻止线粒体产能对抗病毒感染。肺泡上皮线粒体到呼吸系统多器官二级线粒体网络先后沦陷、触发机体全面缺氧机制，进而机体高需氧器官如肾脏、肝脏、心脏、大脑等先后因缺氧、炎症因子风暴触发机体整体线粒体网络供能障碍，机体免疫全面沦陷，重症病毒性肺炎由此发生。

因此，线粒体是病毒感染机体的攻击靶标，机体感染的进程就是线粒体网络逐渐沦陷的过程。

二、病毒占领宿主线粒体导致宿主线粒体ATP能量及免疫能级下降

（一）冠状病毒对于线粒体的改造

冠状病毒必须有效地控制细胞能量代谢过程以进行生物合成和病毒体生产。冠状病毒编码的RNA位于宿主线粒体中，该RNA与线粒体复合物Ⅰ相互作用，保护细胞免于凋亡并维持细胞ATP含量。RNA-线粒体相互作用是病毒一项重要的策略，因为它可以快速调节线粒体功能并确保病毒复制。同时，病毒表达的凋亡抑制因子（如vMIA等）与参与抗病毒作用的蛋白viperin相互作用，并将后者重新定位于线粒体，这种重定位降低了脂肪酸氧化和ATP含量，导致肌动蛋白细胞骨架破坏，从而让线粒体无法融合。

冠状病毒感染机体后，线粒体ATP产能下降，早期通过低氧诱导因子（HIF）-1介导启动糖酵解通路，使糖酵解增加从而维持ATP的浓度，但这只能暂时维持ATP的含量。这种糖酵解的ATP低效能模式对病毒而

言是最佳的，对机体而言持续性糖酵解则为肿瘤的发生发展提供了环境。相关代谢组学和通量组学研究分析也提示冠状病毒感染期间改变了线粒体的功能，增加了糖酵解。

正常情况下，病毒感染后会产生适量ROS从而增强MAVS向IRF-3和NF-κB的下游信号转导，限制了病毒复制。线粒体（通过自噬选择性去除线粒体）还通过去除功能异常的线粒体来减弱ROS的产生，也是重要的控制加剧的免疫反应的手段。然而，当机体线粒体网络功能欠佳时，冠状病毒一方面会控制病毒复制产生的ROS数量，抑制MAVS向IRF-3和NF-κB的下游信号转导，解除线粒体限制病毒复制的功能。另一方面，冠状病毒还可以抑制受损线粒体的凋亡，抗凋亡或促凋亡的病毒蛋白共同选择宿主线粒体来调节基质金属蛋白酶（MMP，MMP是调控细胞凋亡的中心点），有效控制细胞死亡的策略，从而影响线粒体生物能的有效流动，使其处于低位平衡，维持着病毒复制所需能量，而再无法供应机体免疫战争的高需求。从而导致免疫系统全面沦陷、病毒疯狂复制的局面。

正常情况下线粒体ATP产能需要达到毫摩尔级浓度，以调动免疫器官、免疫细胞孵化成熟、主动分泌主动运输细胞因子等全面应对病毒入侵，免疫战争需要消耗大量的ATP。而线粒体一旦被病毒攻占改装，线粒体能量代谢、产能模式会全面适应病毒复制的低产出，而无法高效融合、无法自噬受损线粒体，机体线粒体网络将进入持续性低位模式，此时的ATP浓度可能在微摩尔级，宿主免疫系统的供能岌岌可危。

（二）线粒体在机体病毒免疫应答中的关键作用

在抗病毒感染中，机体的免疫系统起着重要保护作用，主要通过三大途径进行抗病毒免疫应答，即抗病毒固有免疫应答，抗病毒细胞免疫应答和抗病毒体液免疫应答。但无论是固有免疫、细胞免疫还是体液免疫，免疫战争中的任何角色都离不开线粒体的支持。

1. 固有免疫系统

固有免疫也称先天性免疫，包括黏膜免疫、固有免疫细胞和免疫分子，对病毒广泛抵抗，可以阻止或抑制病毒的初期感染；且通过抗原提呈启动适应性免疫，通过识别不同种类病原体，产生不同细胞因子影响适应性免疫应答的类型，还可协助适应性免疫应答产物发挥作用。机体受到病毒感染时，会刺激细胞质胞苷/尿苷单磷酸激酶2（cytidine/uridine monophosphate kinase 2，CMPK2），转导给mtDNA，从而刺激激活炎性小体NLRP3，进而激活炎症反应产生白细胞介素（IL）-1、IL-6、IL-12、肿瘤坏死因子（TNF）-α等促炎因子，发挥作用消灭病毒。mtDNA是固有免疫中激活炎性小体刺激炎症反应的关键调控因素。

健康的皮肤黏膜可对病原体起到直接的阻挡防御作用。机体各器官的细胞（包括肺上皮细胞、肠道黏膜上皮细胞等）均有一定的天然抗病毒能力，是机体的自我保护机制，可阻止病毒的快速复制，这可能是一些冠状病毒感染潜伏期长的部分原因。因此保证黏膜屏障的健康对于抗病毒的作用十分明确。因此，能量整合医学关注黏膜中M细胞和其他黏膜细胞的线粒体支持意义在于更好地维持黏膜屏障，从而在病毒来袭时有更好的免疫屏障。

抗病毒的固有免疫细胞主要有吞噬细胞、树突状细胞（DC）、NK细胞等。固有免疫细胞通常使用模式识别受体（pattern recognition receptor，PRR）识别病原体相关分子模式（pathogen-associated molecular pattern，PAMP）来感知病毒。病毒通过与受体的相互作用进入被感染细胞后可进一步促进固有免疫细胞分泌IL-1、IL-6、IL-18、干扰素（IFN）-Ⅰ等细胞因子和趋化因子，并激活炎性小体参与机体免疫应答。mtDNA是固有免疫细胞激活炎性小体刺激炎症反应的关键调控因素。机体内广泛分布的吞噬细胞可对病毒颗粒进行吞噬与降解，NK细胞可以产生颗粒酶、穿孔素及诱导凋亡杀死病毒感染细胞，并分泌细胞因子与DC相互作用来抵御病毒感染。此外，成纤维细胞、上皮细胞和内皮细胞等组织细胞，也可以通过产生细胞因子如IFN-Ⅰ和IL-1等，表达PRR并对病毒做出反应。机体免疫细胞主动分泌的细胞因子、趋化因子、酶、穿孔素等都是大量消耗免疫细胞ATP的过程，免疫细胞ATP的耗竭是固有免疫细胞功能沦陷的标志。

2. 适应性免疫

机体的适应性免疫系统由抗体介导的体液免疫应答和T细胞介导的细胞免疫应答组成。抗体通常结合游离在细胞外的病毒颗粒发挥作用，阻断宿主细胞的感染；而T细胞的作用主要是识别和破坏病毒感染的细胞及诱发炎症反应。由于病毒在细胞内复制，且许多病毒可以在细胞间直接传播，因此适应性免疫系统的抗病毒感染能力更多地依赖于T细胞介导的细胞免疫应答。

细胞免疫应答：冠状病毒引起的免疫应答是一把“双刃剑”，这种免疫应答一方面具有清除感染细胞内病毒的作用，另一方面过度的免疫应答又会造成肺部自身免疫损伤。与正常人相比，冠状病毒感染患者的外周血$CD4^+$和$CD8^+$ T细胞数量均显著减少，恢复期可恢复正常。且老年患者疾病晚期T细胞各亚群绝对数均低于中青年患者，重症患者低于轻症患者，提示冠状病毒感染患者发病初期细胞免疫功能受到明显损害，老年、重症患者的损害更为显著，外周血$CD3^+$、$CD4^+$、$CD8^+$ T细胞下降的程度可作为病情轻重和预后判断的指标之一。免疫细胞的孵育、成熟是细胞免疫应答的基础，孵育、成熟这些高度消耗ATP的过程都依赖于线粒体的支持。对比有活力的T细胞和衰老T细胞，本质区别就在于线粒体的"单碳代谢"（发生在细胞线粒体中的一系列化学反应以产生对细胞复制至关重要的氨基酸和核苷酸产生的蛋白质），有活力的T细胞的单糖代谢高了近35%，因此细胞免疫的实力差异本质就是线粒体的实力差异。

体液免疫应答：体液免疫也由线粒体推动，线粒体不但为抗体的合成和分泌及体液免疫其他耗能过程提供能量，还调控着体液免疫应答的各个环节。

B细胞增生的早期与活化的过程中，新陈代谢的需求很高，线粒体质量和数量都会增加，氧化磷酸化增加，来推动B细胞增生与活化。记忆B细胞必须在静止状态下长期存活与快速恢复之间取得平衡。这需要对细胞周期和分化程序进行积极而严格的抑制，是一个耗能的过程，而这一过程也是由线粒体操控和支持，线粒体通过BCL-2家族蛋白调控线粒体凋亡改变其自身代谢程序，以延长记忆B细胞存活并保持其静止，使其以最佳状态保持免疫应答。

同时，当线粒体网络沦陷，线粒体无法自噬功能障碍的线粒体，会导致浆细胞分化和自体抗体的产生受损，从而抑制体液免疫的高效应答。可见，体液免疫的应答依赖于线粒体的供能及融合分裂平衡，线粒体网络的稳固对于维持体液免疫高效应答必不可少。

事实上，无论是固有免疫还是适应性免疫，背后的推手都是线粒体，线粒体呼吸链产能、分裂、融合等直接决定了机体在免疫战争中的实力，免疫力的本质就是线粒体的储备实力。

三、"线粒体ATP-神经-内分泌-免疫"网络，ATP光子是驱动

神经、内分泌和免疫三大系统广泛分布于体内，共同调节机体其余各

个系统的活动，参与机体防御及生长和发育调控。三大系统内在紧密关联，病毒的感染和炎症反应是机体线粒体ATP–神经–内分泌–免疫网络共同参与的过程。神经系统、内分泌系统及免疫系统共同使用的生物学语言是细胞因子、肽类激素和神经递质及某些其他因子。细胞因子、肽类激素和神经递质通过和它们各自的受体结合起作用，使神经、内分泌和免疫系统之间密切关联，帮助机体在不同条件下维持稳态，线粒体ATP以光子的形式传递能量，以供最高网络高效使用，高效能线粒体ATP需要ATP浓度与持续时间的累积效应。

免疫细胞中产生的内分泌激素有：生长激素、甲状腺激素、雌激素、β–内啡肽等，近年来由于采用放射自显影、放射受体分析法等已经证明免疫细胞上有很多神经递质和内分泌激素的受体，包括类固醇受体、儿茶酚胺受体、组织胺受体、阿片受体、胰岛素受体、胰高血糖素受体、血管活性肠肽受体、促甲状腺素释放因子受体、生长激素受体、催乳素受体、生长抑素受体、P物质受体等。再精准定位这些激素、神经递质的受体在细胞中的具体位置，发现有些激素、神经递质受体定位在线粒体外膜上，如雌激素、雄激素、甲状腺激素等。可以认为大多数神经递质及内分泌激素受体都可以在免疫细胞上找到；所有的免疫细胞上都有不同的神经递质及内分泌激素受体。这些受体的存在说明神经内分泌系统释放的激素及由免疫系统释放的激素可以通过免疫细胞线粒体上的受体影响免疫功能。

神经内分泌系统与免疫系统之间存在一种相互作用的双向调节，免疫细胞在被激活后可以产生多种因子（包括淋巴因子和单核因子），对自身的活动进行调节并做出相应的反应，这些因子又称为免疫调节物，它们还可以作用到神经内分泌系统，从而影响全身各系统的功能活动。这些免疫调节物多属蛋白质一类的大分子物质，很难通过弥散自动进入脑内，目前认为脑内有一些部位缺乏血–脑屏障，这些脑区可能是它们进入的途径，中枢内某些部位的脉络丛可吸收它们进入中枢。中枢有些部位血–脑屏障上的肥大细胞可释放某种介质，提高血管膜的通透性，帮助它们进入中枢。此外，脑室的内皮细胞、小胶质细胞和星形细胞及某些部位的神经元都可合成和释放多种免疫调节物。因此，免疫调节物对中枢神经系统具有调节作用。

神经–内分泌–免疫网络运行，无论是细胞因子、肽类激素和神经递质及某些其他因子的合成、分泌、主动运输，还是作用在免疫细胞后的增殖、活化，这些过程都是大量消耗ATP的，而冠状病毒感染后首先攻占的目标就是线粒体，通过改造线粒体的融合分裂、产能方式来掠夺线粒体能量，使得线粒体无法融合分裂、高效地有氧呼吸产能来支援免疫战场。

机体的线粒体网络虽分为三级：器官线粒体（一级网络）、系统多器官线粒体（二级网络）、多系统线粒体（三级网络），但是病毒在攻击线粒体时却无明显界限，被病毒占领的线粒体越多，所产生ATP的浓度就下降，神经-内分泌-免疫网络的推动力就越小。器官线粒体-系统线粒体一旦失代偿，就无法高效融合迅速调动免疫系统集中杀灭病毒，病毒一旦成功改造线粒体，三级网络就会逐级瘫痪，患者会逐渐从轻症向重症发展。

因此，“线粒体ATP-神经-内分泌-免疫”网络的支撑原力就是线粒体，线粒体网络的高效性决定了“神经-内分泌-免疫”网络的能级。

四、极其重要的“线粒体ATP-神经-内分泌-免疫”网络强度

在一些重大突发传染病流行期间，我们看到了许多无法全面解释的现象：不同人感染同样的病毒，却有不同的预后，有的是隐性携带者，有的是无症状感染者，有的重症甚至死亡，有的人治愈后发生复阳等。其实这背后都有着一个解释：机体免疫力的差异。而自身免疫力差异的本质就是面对病毒挑战时，线粒体功能及ATP效能的差异。

病毒入侵机体时，若是固有免疫屏障——黏膜屏障完整，呼吸道黏膜上皮细胞、肠道黏膜上皮的天然抗病毒能力强大，可阻止病毒的快速复制，就会出现长期潜伏，这就是隐性携带者。若是机体黏膜屏障出现破损，则长期潜伏的病毒会迅速突破黏膜屏障入血，进行下一步攻击。而治愈的患者不代表机体黏膜吸附的病毒也被全部清除，当机体黏膜屏障出现破损后，吸附在黏膜表面的病毒会再次入血，复阳因此发生。

健康或感染是人体免疫力与病毒博弈的结果，免疫力与病毒博弈的背后是线粒体功能及ATP浓度，若线粒体三级网络功能强大，机体线粒体会在病毒侵入的第一时间迅速融合并高效ATP供能，启动细胞免疫、体液免疫，迅速清除病毒，则此时会出现一过性的病毒感染症状，此为普通轻症型；若线粒体功能有失衡或网络存在漏洞，如有慢性病或慢性感染灶等，机体线粒体在病毒入侵后被病毒占领并成功改造，沦为糖酵解低供能模式，只够病毒复制，此时病毒会迅速繁殖，危害机体各个系统，重症患者多为此类型。

由此可见，机体免疫力差异的本质是面对病毒挑战时，线粒体功能及其网络群强度的差异。线粒体及其三级网络的建设是提高免疫的关键。线粒体网络建设包括：① 维持线粒体最佳供氧；② 保证线粒体燃料的补充；③ 抗氧化，保证内环境健康、电子呼吸链的完整性和膜的流动性；④ 维持线粒体最佳温度；⑤ 健康生活，守住氧化应激的入口。具体理论和方法可参考线粒体网络的建设。

此外，除了肺纤维化等常见并发症，焦虑、抑郁、神经性疼痛等问题也多发，这背后的原因并不只是疾病给人的心理带来的创伤，更是病毒对于机体神经–内分泌–免疫网络的整体损伤，包括网络群的使者如细胞因子、肽类激素和神经递质等。其中内分泌系统线粒体功能受阻，激素分泌不足，会有乏力、精力变差等表现，神经系统线粒体功能受损会有神经痛、心情低落、睡眠障碍、学习能力下降等表现，报道有一部分患者表现出精神错乱。当机体线粒体网络整体处于低效能时，病毒可以入侵任何一个系统器官的线粒体子网络，受累系统器官即会表现出其生理功能的紊乱，由此可见，病毒感染后遗症的严重程度是因受累线粒体的程度和范围而定的，因此在新冠肺炎疫情下，机体线粒体ATP–神经–内分泌–免疫网络的能级极其重要。

机体线粒体网络修复先从底层网络（呼吸道、消化道）开始，呼吸道、消化的黏膜屏障逐渐修复，5–羟色胺（5–HT）等肠道分泌的神经递质得以恢复；进而修复神经及内分泌的线粒体二级网络，激发机体的自愈力，自行分泌多巴胺、血清素、γ–氨基丁酸（GABA）及多肽类神经活性物质等，从而恢复神经–内分泌网络的各项功能，这时内分泌各器官不再疲于应激生产各类激素如皮质醇、雄激素、肾上腺素、血管紧张素等，免疫系统也不再疲于消耗性的免疫战争，修复会从黏膜屏障的固有免疫开始，全身免疫器官及免疫细胞融合协作；之后三级线粒体网络开始修复，随着ATP的高效能产出，推升神经–内分泌–免疫网络能级进入高一级别，这时机体内的病毒才会被彻底清除，机体的各系统功能才会完全康复。

在线粒体还未完全修复的情况下，我们可以同时补充孕烯醇酮、甲状腺激素合成物、5–HT等，一方面支持线粒体的修复，给线粒体网络充分的修复时间；另一方面通过跃升线粒体ATP–神经–内分泌–免疫网络的效能，迅速改善患者的精神及激素状态，消除乏力等，从而促进机体三级线粒体网络达到高级别稳态，实现机体线粒体ATP–神经–内分泌–免疫网络的高效能协同。

立体建设线粒体三级网络的过程是加强机体内生激素、神经递质的合成和分泌的过程，对于机体是自愈的过程，而无不良反应。并且需要按照具体需求、机体状态进行个体化调节，帮助线粒体ATP-神经-内分泌-免疫网络不断推向高位稳态，并且在病毒到来之前加强线粒体网络的强度，在疫情之中守住机体的免疫防线。

（夏　青　范理宏）

第四节　亚健康信号的预警和逆转

一、失眠

在我国大概有45.5%的人群存在不同程度的睡眠问题，其中失眠是最常见的一种睡眠问题，失眠以持续睡眠时间过短、易醒及入睡困难为主要的3个症状。其中约50%的患者同时表现出两个及两个以上的症状，严重影响患者的情绪、社会功能及生命质量，失眠是抑郁症、心血管疾病、糖尿病等慢性疾病的重要影响因子，失眠是恶性肿瘤的独立预测因子。

（一）人体的昼夜节律由谁掌控

关于失眠，近几百年的研究达成的共识就是：昼夜节律是控制我们睡眠的最高指令。在生命还未诞生时，地球已在进行24 h的自转。日出山头，日落山西，光与影的变换是世界的初始条件。在35亿年前，当地球上的第一个单细胞诞生时，它就开始受到自然选择的影响。几十亿年的时间，地球的大环境沧桑巨变，但唯一不变的就是昼夜的交替。在漫长的演化中，生物们进化出了一套与昼夜同步的生理机制，即昼夜节律。它一次又一次地拨动进化的齿轮，并且周而复始，永不停息。它让不同的生物，拥有了同样的底层规律——这就是地球的自转。

昼夜节律深深地扎根于地球生命的基因里的。在微小蓝细菌中，就拥有kaiA、kaiB和kaiC等生物钟基因。而所有的真核生物，不论是植物、动物还是人类，都携带着生物钟基因的发条。在人体中，生物钟基因就有至少6种：BMAL、CLOCK、Per、Cry、NR1D1/2，这些生物钟基因与线粒体有紧密的联系，例如，在线粒体中的NAD^+，是生物钟基因的上游，NADH可调控CLOCK、BMAL1和NPAS2的表达，这两种是对生物昼夜节律控制至关重要的基因。在这些基因的作用下，人体的每一个细胞都跟随日夜交替，表现出昼夜节律。

昼夜节律是改善睡眠、增强消化、稳定各物质代谢、平衡免疫的底层逻辑。控制昼夜节律的生物学装置为生物钟，在19世纪70年代早期确定位于下丘脑两侧对称的视交叉上核（suprachiasmatic nucleus，SCN）是哺乳动物控制昼夜节律的起搏器，SCN含有以略长于24 h为周期自主振荡的细胞，调控着核心体温、睡眠-觉醒及某些激素（褪黑素和皮质醇等）的分泌，由此发出的信息控制机体的行为和生理节律，包括运动、睡眠、体温和内分泌等节律活动。SCN自身节律性具有内在的遗传基础，同时又受到环境中光信号及一些化学物质的诱导和影响。人类昼夜节律周期平均约为24.2 h，为了维持自身昼夜节律与自然界明—暗周期同步化，人类需要通过外界刺激来引导每日节律轻度前移，这些外界刺激被称为“授时因子”，能够“引导”SCN与自然界明-暗周期同步。在所有的授时因子中，光照最为重要，对人体有着无法替代的影响。古人总结的“日出而作，日落而息”，说的就是顺应光照这种授时因子而实现的天人合一。对于校准生物钟，最重要的两个因素是：光线和进食。光线能够帮助校准中枢生物钟，而进食则能够校准周围生物钟。

目前的研究认为，视网膜感受到光刺激后通过视网膜下丘脑通路将这些信息传输给SCN，再经复杂神经通路上的神经节向松果体发出信号来抑制褪黑素的分泌。缺乏光照时，这种抑制被解除，松果体分泌褪黑素。SCN中密布着MT1和MT2两型褪黑素受体，褪黑素与SCN神经元MT1受体结合时，SCN警觉信号减弱，促进睡眠。因此，SCN和松果体相互作用，SCN白天通过光照抑制褪黑素的分泌，产生警觉信号有助于维持清醒状态，夜晚通过松果体分泌褪黑素与SCN神经元MT1受体结合，减弱警觉信号有助于保障睡眠。

（二）睡眠增加免疫细胞线粒体功能

1. 睡眠——免疫战争的主时段与免疫细胞的峰值时刻

大脑在睡眠期间，神经元活动变得不那么激烈，血液会周期性地从脑部流出，即脑脊液，脑脊液可流入大脑并有节奏地冲洗大脑。脑脊液对于大脑而言是一种“清洗剂”，有助于β淀粉样蛋白（会导致阿尔茨海默病发生的蛋白）的清除，这一清除工作只能在深睡眠阶段进行。深睡期中，脑电波是一种长脉冲，这些长脉冲脑电波被称为 δ 波。当我们不能获得充足的深度睡眠时，我们的学习能力会受到抑制，细胞再生和身体机能的修复也会受到影响。深度睡眠让我们将白天的经历转化为长期记忆，衰老时，我们将很可能不再有这些可再生的 δ 波。此外，深睡眠时脑电波 δ 波与宇宙的波可以同频共振，是机体接受宇宙大能量的重要通道。可以说，深度睡眠和 δ 波是生理年轻的一大标志。

睡眠还可以提高免疫功能。睡眠时，人体免疫系统才能全面扩充力量增加兵力，才能更好地抵御病毒、细菌和寄生虫的感染，监视维持抑癌基因和癌基因的平衡。

各种免疫细胞是人体的防护兵，例如T细胞、B细胞和自然杀伤细胞（NK细胞）。而在入夜后，T细胞和B细胞会被大量生产——在人体循环中的量会达到峰值。随着夜的推进，这些免疫细胞会被送入各个淋巴器官中，来抵御各种潜在或已发生的感染。

以T细胞对抗病毒为例。T细胞的“战斗力”只有处于睡眠时，才能被充分发挥。我们知道，病毒感染细胞后，将被感染的细胞变成病毒工厂。T细胞的作用就是清除被感染的细胞，从而阻止病毒的扩张。而清除细胞需要三步：① 识别出被感染者；②“黏上”被感染者；③ 清除它。其中，第②步是非常关键的。要“黏上”被感染者，T细胞需要激活一种叫做“整联蛋白”的蛋白质——用它来抓住被感染的细胞。但问题是，在清醒的时候，我们身体内的肾上腺素和去甲肾上腺素都会抑制整联蛋白的激活，这就使得T细胞无法有效地工作。清醒，削弱了T细胞的战斗力。而只有当我们睡着后，清醒激素才会下降。这时，T细胞就能更有效地黏附被感染的细胞，从而进行更有效的杀灭。当睡眠缺乏时，T细胞的数量会下降，它产生的免疫因子也会变少——每晚睡眠时间小于6 h的女性，她们初始T细胞的量明显更少。与此同时，如果睡眠不够，抗击病毒感染的NK细胞的“战斗力”也会被削弱——每晚睡眠时间小于7 h的成人，其NK细胞的活性是降低的。并且值得强调的是，一次整夜的缺觉，就可能带来长期的免疫失调。一次通宵带来的免疫细胞的缺少，在1年后仍然无法完全恢复。不让人睡觉会导致死亡，而这背后最主要的原因是，免疫系统崩溃，招来致命的感染。

我们都有过体验：当我们在出现感冒发热后，通常都会更加的疲劳，更加的困倦，也就需要更多睡眠。人体的症状，很多时候都是身体的自我保护。而增加的睡眠，就是为了能帮助我们更好地打赢抗感染的战斗。

与此同时，每个人可能都发现：流鼻涕、咳嗽、喉咙痛这些症状，往往都是在睡眠后得到极大改善的。因为睡眠创造了更有利于免疫细胞的战场；而身体的胜利更可能出现在这个夜间的战场上。

2. 昼夜节律和免疫战争的主导者——线粒体

各授时因子作用于SCN和松果体进而调控昼夜节律，任何有害SCN和松果体的因素都会破坏昼夜节律，导致失眠。我们将这些被称为“授时因子”的外界刺激细分为三大类：呼吸道进入（刺激性气体、氧气等）、消化道进入（药物、饮食等）、周围环境来源（光照、湿度、温度、社会压力）。当各种氧化因素经过三大入口进入机体时，可以直接（如光照、温度等）或间接（如缺氧、食物等经过呼吸道、消化道进入的物质）影响SCN和松果体功能，进而破坏生物节律，诱发失眠。因此，这些授时因子密切影响着线粒体的功能，不难发现昼夜节律的真正主导者是SCN和松果体线粒体。

人类的睡眠十分脆弱，环境的改变会迅速直接导致失眠。光照不足、温度过低会直接导致SCN、松果体细胞线粒体呼吸链受损，线粒体内多种功能酶无法激活发挥作用，迅速进入失衡状态，若是不及时去除诱因，则会导致SCN、松果体局部线粒体一级网络的瘫痪，直接导致失眠；若是持续性刺激SCN、松果体细胞线粒体，则会影响生物钟基因（如BMAL、CLOCK、Per、Cry、NR1D1/2）的表达，导致持续性失眠。例如，当平原的人进入高原寒冷环境时，寒冷和过度的光照会迅速刺激我们的SCN、松果体线粒体发生氧化应激，产生大量ROS，毒性ROS则会氧化细胞的蛋白、脂质、核苷酸而导致线粒体DNA损伤、诱发SCN和松果体细胞功能的紊乱或细胞的死亡。若是不及时改变极端环境，此过程就依次发生，失眠也会从偶发失眠发展为习惯性失眠。

氧化物质（各种化学品）通过呼吸道、消化道进入机体后，首先攻击的是黏膜细胞的线粒体，线粒体即发生氧化应激，产生大量ROS。ROS产生的氧化压力与机体抗氧化防御体系的平衡被打破。毒性ROS不但会氧化局部消化道、呼吸道细胞的蛋白、脂质、核苷酸而导致线粒体DNA损伤，一级线粒体网络沦陷；还会形成“ROS-氧化损伤”的级联放大现象，过量的毒性ROS和刺激产生的炎症因子、过量的皮质醇等共同入血液循环至SCN、松果体，进一步诱发SCN、松果体器官三级线粒体网络沦陷。SCN、松果体细胞的供能受损，ATP合成减少，导致大量消耗能量的节律行为和褪黑素等主动分泌行为受阻，破坏昼夜节律引发失眠。昼夜节律紊乱后机体免疫系统线粒体三级子网络受损，感染、慢性病、肿瘤等悄然发生。由此可见，线粒体是维持昼夜节律的关键，是稳定免疫网络的源头。

3. 失眠的健康代价——各系统不良影响

失眠对于机体是各系统的全面影响，这是因为人体的各个器官都具有内在的节律性。

失眠会导致胰岛素敏感性降低，瘦素分泌减少，胃饥饿素增加，引发炎症因子水平升高，激素水平紊乱，迷走、交感神经紊乱，导致肥胖、糖尿病、高血压、心血管疾病及代谢相关疾病的发生；失眠会破坏胃、胰腺、胆囊等这些具有严格节律的消化器官的分泌，从而影响消化液的分泌和消化道联动协作的功能，导致肠易激综合征、便秘、胃动力不足、慢性胃炎等功能性以及器质性消化道疾病的发生；失眠和抑郁作为两个有着重叠发病机制的疾病，会相互促进、形成恶性循环……这些都是线粒体网络中的“多米诺骨牌”现象，一旦 SCN 和松果体线粒体被破坏，线粒体整体网络就有了突破口，之后各个子系统都会逐级受影响，慢性病、肿瘤等将会逐步发生。

4. 逆转失眠、通向幸福之门

目前用镇静安眠药来治疗失眠，随着病情的加重、用药剂量不断的加大，并且用药种类增加，以此来保障睡眠时间，这种治疗并没有对实际的发病原因进行治疗，所以通过镇静安眠药无法实现深度睡眠脑波的出现。由此可见，当机体发出失眠的亚健康信号时，应及时去除影响 SCN、松果体线粒体的致病因素，并堵住氧化压力进入体内的源头，同时赋能线粒体，才是恢复机体各器官昼夜节律的正确方案。

去除环境毒素，遏制脂溶性毒素这些容易吸附在松果体、SCN 的氧化因素进入机体，增加线粒体能量，并在过渡阶段增加神经递质，提升线粒体 ATP-神经-内分泌-免疫网络的能级，才能逐渐修复机体各级子网络，改善失眠。

5. 防大病、治慢病

只有赋能了线粒体功能、恢复了机体的昼夜节律，诱发出深睡眠，才会为机体的免疫器官、免疫细胞、免疫因子等提供“优势战场”，时刻保持机体免疫系统防御、监视、自稳的完整功能，高效能的线粒体 ATP 推动机体神经-内分泌-免疫网络的能级提升，让机体拥有健康自由度，实现防控重大疾病的目标。

二、便秘

便秘主要是指各种排便障碍，包括连续多天不排便，排便时腹痛甚至出血，大便干燥发硬结球等，都是属于典型的便秘现象。医学上定义的便秘：1周内排便次数少于3次，且排便过程困难。在我国，成年人便秘的患病率为7.0%～20.3%。其中，老年人便秘的总体发生率更高，大约为30.4%。且75%的患者属于慢性便秘。作为亚健康的信号之一，便秘严重影响普通民众的生活质量，然而其并未引起国民的足够重视。经临床与基础研究发现，便秘除了会引起痔疮、贫血等常见疾病外，更有甚者会使代谢产物久滞于消化道，细菌的作用产生大量如甲烷、酚、氨等的有害物质，这些物质部分扩散进入中枢神经系统，对大脑功能造成干扰，使记忆力下降、注意力分散、思维迟钝等。长期便秘甚至会诱发消化道肿瘤。长期便秘的患者为缓解自身症状，往往口服果导片、硫酸镁等泻药。而此类药物刺激性大，且常因剂量问题出现脱水风险。长期服用致泻药物的患者易产生依赖性与耐药性，导致身体机能进一步恶化。

（一）便秘的病因与机制

目前认为，便秘的发生与多种因素有关，包括：① 进食量少或食物缺乏纤维素或水分不足，对结肠运动的刺激减少。② 工作紧张、生活节奏过快、工作性质和时间变化、精神因素等干扰了正常的排便习惯，导致结肠运动功能紊乱。③ 腹肌及盆腔肌张力不足，排便推动力不足，难于将粪便排出体外。④ 滥用泻药，形成药物依赖。⑤ 老年体弱、活动过少、肠痉挛或结肠冗长等。而在这些病因中，肠道系统的酸碱度（pH值）和氧化-还原电位（oxidation-reduction potential，ORP）的破坏，导致肠道系统的菌群失调，进而肠道系统发生的异常发酵是导致便秘的重要机制之一。异常发酵不仅产生大量的“自由基”，而且还产生氨气、硫化氢、苯酚等含有大量毒素的有害物质。这些毒素极强的有害物质不仅伤肝，污染血液，还导致便秘。便秘又使毒素反流入血液在体内反复吸收，形成恶性循环，随着毒素的不断累积，使肠道内的炎症因子水平提高，使正常的肠上皮细胞内的线粒体功能受损，产生氧化应激损伤、Ca^{2+}紊乱。线粒体失衡导致ATP效能进行性下降，无法为肠黏膜运作供能，结肠进一步碱化，顽固性便秘开始发生。

因此维持人体肠道系统正常的pH值和ORP，使菌群平衡是防治便秘、维护健康的重要保证。通过健康的生活和饮食方式来调节肠道系统酸碱平衡，可大幅度减少肠道内环境紊乱、消化系统功能受损的可能，从而避免便秘的发生。

（二）便秘如何逆转：源头是整个消化道的pH联动+肠道内环境

前文我们提到，许多国民为缓解便秘的痛苦，选择果导片等致泻药物治疗。然而，长期运用泻药不仅会产生依赖性，还会加重肠道内环境的紊乱、水电解质与酸碱失衡，使病情“雪上加霜”。因此，通过有效手段调节消化道的pH与水电解质平衡，逆转紊乱的肠道内环境才是真正利于患者健康的治疗方法。因此，我们提出通过5R法来调节肠道微环境稳态，代谢降解氧化自由基，保护支持细胞线粒体功能，调节肠道系统酸碱平衡，从而抑制肠道菌群异常发酵，从根本上解决便秘的重要机制问题。

1. 便秘治疗五步法

胃肠道恢复五步法：移除致病物质、补充系统重要物质、线粒体ATP重激活、重建健康胃肠道内环境并长久维持、纠正失衡的生活方式。

（1）移除致病物质：指的是去除胃肠细胞间充质-细胞-线粒体轴系统致病物质，帮助恢复线粒体内环境的稳态，例如：过敏和不耐受的食物以及它们所产生的组胺、病原菌群（如幽门螺杆菌、梭状芽孢杆菌等）、环境压力源（如污染物等）、压力（精神压力、熬夜习惯等）。具体临床方案中包括：去除过敏食物的饮食方案、植物抗菌或抑菌或杀菌药物（选用小檗碱等天然生物碱，不但可以抑制胃肠道有害菌，还可以调节葡萄糖和脂肪代谢），清除病理性ROS及组胺（选用槲皮素等强大的天然生物类黄酮，保护细胞和组织清除ROS；同时联用维生素C和Mg，促进组胺代谢，支持解毒过程和胶原蛋白合成）。

（2）补充系统重要物质：根据胃肠道的pH联动机制，首先恢复胃肠的最佳pH值，然后调节整个消化道内环境。我们临床方法包括：补充胃酸所需的Cl^-（我们选用植物萃取的盐酸甜菜碱，可以促进最佳胃酸，支持蛋白消化吸收）；补充各种消化酶（如菠萝蛋白酶、淀粉酶、乳糖酶、脂肪酶和胰酶等的混合物，有助于蛋白质分子的适当分解）；补充膳食纤维以支持胃肠功能；补充接种有益的胃肠菌群（益生元、益生菌），如双歧杆菌、乳杆菌菌株等；还会补充低聚半乳糖，有利于肠道微生物群的平衡转移到更有益的物种以及β–葡聚糖以增强先天免疫，二者共同调节免疫反应，支持适应性免疫功能，这是一个很好的益生元选择，并且适合所有年龄。

益生元和益生菌的补充需要同时进行，益生元之于益生菌就像土壤，有了土壤益生菌才能有附着地更好生长。以补充双歧杆菌为例，其可以通过调整肠道菌群，并通过产生乙酸、乳酸等短链脂肪酸来抑制肠道腐败菌的生长和有毒代谢产物的形成，刺激肠蠕动，从而减少水分的过度吸收而缓解便秘症状。双歧杆菌在人体肠内发酵后可产生乳酸和醋酸，能提高机体对矿物质元素如钙、铁的利用率，促进铁和维生素D的吸收。双歧杆菌发酵乳糖产生半乳糖，是构成脑神经系统中脑苷脂的成分，与婴儿出生后脑的迅速生长有密切关系。双歧杆菌可以产生维生素B_1、维生素B_2、维生素B_6、维生素B_{12}及丙氨酸、缬氨酸、天冬氨酸和苏氨酸等人体必需的营养物质，对于人体具有重要的营养作用。

（3）线粒体ATP重激活：去除了破坏胃肠道黏膜线粒体的致病因素、补充了线粒体所需物质、重建了线粒体网络的内环境后，线粒体会逐渐纠正失衡，并恢复ATP产能和效能，恢复至微摩尔浓度的ATP即可驱动酶促反应；恢复至毫摩尔级即可溶解凝集的致病大分子，使细胞保持在有效动态。临床方法包括：立体建设线粒体，同时考虑线粒体膜上受体，线粒体膜的流动性和电子呼吸链的流畅性，如褪黑素、硒、谷胱甘肽、双歧杆菌等，组合可以因症状而异，也可以选择复方赋能产品，应在线粒体ATP整合医师的指导下，并坚持量变的积累从而促进质变，不断帮助线粒体ATP重激活，跃升线粒体ATP能级。

（4）重建健康胃肠道内环境并长久维持：通过上述多维度的重要物质补充与置换，疾病内环境得以逆转，胃肠黏膜得以修复、愈合与再生，尤其是支持肠道黏膜中M细胞等兼免疫和结构功能的重要细胞。临床常常补充的物质包括：① 助胃肠道修复和愈合的营养物质：精氨酸、维生素D、锌、泛酸、维生素E；② 黏膜分泌支持：磷脂酰胆碱；③ 支持免疫分泌相关功能：乳铁蛋白、乳清蛋白；④ 补充营养和天然消炎药：EPA和DHA，以达到重建健康肠道内环境的目的。

（5）纠正失衡的生活方式，以长久维持线粒体ATP的高效能，临床方法包括：注意饮食，摄入纯净的食物，少吃外卖和过度加工的食品以减少化学品添加剂的摄入，确保线粒体产能的高效性；晚餐八分饱，有利于线粒体修复；戒烟戒酒，停止不耐受食物，从入口控制氧化压力的摄入和减轻线粒体负担。同时保持运动，增加全身肌肉的携氧量，从而促进胃肠道肌肉的蠕动，加强机体抗氧化防御体系，使机体的氧化还原达到高位平衡。能量整合医学通过重建胃肠道健康内环境和赋能线粒体、跃升ATP能级的系列方法，纠正便秘，阻断致病基因和通路的启动，治“欲病”。

（三）防大病，重视机体的亚健康信号

便秘作为常见的亚健康信号，也是消化道重大疾病的“吹哨人”，常常影响人们的生活品质，却不受重视。运用肠道修复的五步法，从源头根除病原，重建内环境稳态，便可以从根本上解决问题。在能量整合医学的干预下，我们可以在不用药物，对机体无损伤的情况下治疗便秘。在治愈便秘后，应坚持健康的生活方式。坚持参加适当的体育锻炼，有意培养良好的排便习惯，合理饮食，注意补充膳食纤维。含膳食纤维较多的食物有麦麸、水果、蔬菜、燕麦、玉米、大豆、果胶等。此外，应积极治疗全身性及肛周疾病，防止或避免使用引起便秘的药品，培养良好的心理状态。如此，就能早期预防消化道重大疾病，符合能量整合和医学治未病的核心观点。

三、高胆固醇血症

高脂血症即“三高”之一，早期阶段无任何症状，不易察觉。它的致病是一个非常缓慢的过程，常常从青壮年甚至幼儿时期就开始了，目前诊断率仅25%。大量研究表明，高脂血症是脑卒中、冠心病的独立且重要的危险因素，高脂血症被认为是心脑血管疾病的主要“元凶”之一，直接损害时加速全身动脉粥样硬化。以高血脂中的高胆固醇血症为例，这其实提示了机体的重要健康隐患，是重要的亚健康信号。

（一）为什么会有高胆固醇血症

首先了解一下胆固醇。胆固醇广泛存在于动物体内，尤以脑及神经组织中较为丰富，在肾、脾、皮肤、肝和胆汁中含量也高。胆固醇是动物组织细胞所不可缺少的重要物质，它不仅参与形成细胞膜，而且是合成胆汁酸、维生素D及甾体激素的原料。胆固醇经代谢还能转化为胆汁酸、类固醇激素、7-脱氢胆固醇，并且7-脱氢胆固醇经紫外线照射就会转变为维生素D_3，所以胆固醇对人体是很重要的物质。

那么为什么会有高胆固醇血症？一方面是摄入过多，另一方面是转化障碍。摄入过多可以用饮食控制管理，但更多的患者是胆固醇无法顺利转化合成至下游的胆汁酸、类固醇激素等，这类患者用饮食控制无效。

胆固醇在体内重要的转化途径主要包括：① 胆固醇通过肝脏转化为胆汁酸；② 通过性腺转化成类固醇激素；③ 通过皮肤作用，经过紫外线照射可以转化成维生素D。

胆固醇的第一条转化通路依赖于肝脏线粒体的功能，肝脏的抗氧化平衡被打破时，胆固醇转化成胆汁酸受阻；第二条转化通路则依赖于性腺线粒体的功能，线粒体是胆固醇转化类固醇激素生物合成的重要部位，胆固醇在线粒体中代谢为孕烯醇酮、雌雄激素等各类人体必需的甾体类固醇，维持膜的稳定，并为生物的生长发育提供物质基础，同时线粒体胆固醇水平降低会导致线粒体膜稳定性下降，进一步破坏线粒体功能；第三条转化通路依赖于健康的生活方式，增加日照可以促进其转化成维生素D促进健康。

因此在能量整合医学体系中，高胆固醇血症是重要的亚健康信号，提示线粒体受损，健康已存在潜在风险。

（二）能量整合医学观下的高胆固醇血症纠正及预防

1. 抗氧化、重建健康内环境——促进肝脏转化的关键

能量整合医学抗氧化方法是找出氧化应激的源头并去除，一方面可以补充一些外源性的抗氧化物质，另一方面可以补充重要物质帮助机体内生抗氧化防御物质、系统高效运行并循环再生。可以联合运用辅酶Q_{10}、硫辛酸和维生素C等，辅酶Q_{10}和硫辛酸都可以辅助激活Nrf2通路缓解机体氧化应激，维生素C则协同谷胱甘肽强化Ⅱ相酶的解毒作用，褪黑素是内源性、中枢性抗氧化剂，因此抗氧化组合物的选择既兼顾了机体自身抗氧化防御系统的全面性，也保证了外源性抗氧化的高效补充。同时，去除烟酒、熬夜这些增加肝脏线粒体负担的不良生活方式，更好地促进肝脏的解毒功能，提高肝脏线粒体ATP效能，改善脂肪在肝细胞中的沉积，更好地将胆固醇转化成胆汁酸，协调整体消化。

2. 精准赋能线粒体、跃升ATP——促进类固醇激素合成转化的关键

线粒体作为类固醇激素生物合成的重要部位，其功能的高效性促进了类固醇激素的转化和应用，线粒体功能失衡会导致胆固醇的蓄积及下游类固醇激素的缺乏。精准的线粒体建设兼顾失衡线粒体的多维度需

求，即线粒体电子呼吸链通畅的恢复、线粒体膜流动性的恢复及兼顾线粒体膜上的激素受体，具体方案包括：① 线粒体上有受体的激素补充：孕烯醇酮、DHEA、甲状腺激素、糖皮质激素、褪黑素、雌激素、雄激素、孕激素、多巴胺等在线粒体膜上均有受体，这些激素在氧化应激发生时可迅速反应，降低应激带来的损害。在能量整合医学的策略中，经常补充上述激素上下游的物质，以帮助机体转化合成内生激素。② 帮助维持线粒体膜的流动性：适当补充高剂量的DHA及增加食用多不饱和脂肪酸。③ 保护线粒体电子呼吸链的抗氧化组合方案：常常选择MLT、辅酶Q_{10}、硫辛酸或谷胱甘肽和维生素C，帮助恢复线粒体电子呼吸链通畅性，提高ATP效能。

3. 逆转高胆固醇血症，治疗亚健康，防控重大疾病

目前西医针对高胆固醇血症的治疗主要有通过化学药物来促进胆固醇分解、排出以及运用他汀类药物控制并发症如脑梗死、心肌梗死的发生，这些压制胆固醇达到指标下降的方法，不能疏导胆固醇生理性转化合成，以达到标本兼治的目标，显然不是针对病因的最佳治疗策略。

运用能量整合医学方法，重建健康内环境、赋能受损线粒体、跃升ATP效能是治疗高胆固醇血症的关键。当肝脏线粒体功能提升后，胆固醇转化成胆汁酸的通路就通畅了；当肾上腺和性腺线粒体功能提升后，胆固醇转化为类固醇激素的通道就顺畅了。胆固醇的转化通路顺畅后，胆固醇的临床指标自然就正常了，机体也就开始逆转代谢重编程、逆转机体向脑梗死、心肌梗死的方向发展。当线粒体恢复高效能产能时，胆固醇才能履行其生理功能，人体的细胞膜、胆汁酸、维生素D及甾体激素才能正常，守住机体线粒体网络功能，是防治高胆固醇血症，防控重大疾病的关键。

四、高血糖

中国糖尿病发病率属于亚洲较高的国家之一，发病人数绝对数是全世界最大。根据国际最新临床诊断标准进行诊断的糖尿病估测患病率为11.6%，约1.139亿人。新数据进一步说明了糖尿病已经成为我国重大的公共卫生问题。

高血糖即糖尿病前期，是介于糖尿病和正常血糖之间的一种状态，被认为是糖尿病的必经阶段，是糖尿病的预警信号。具体说就是餐后血糖在7.8 ～ 11.1 mmol/L（即糖耐量减低），或空腹血糖在6.1 ～ 7.0 mmol/L（即空腹血糖受损）的状态。中国成年人群中糖尿病前期糖耐量异常患病率为50.1%。在能量整合医学看来，这是个可以纠正的亚健康信号。

（一）为什么会得高血糖

ATP能量支持人体进行生命活动，维持生命所需ATP浓度是机体代偿的第一优先级。人体细胞线粒体有氧呼吸通过燃烧1个葡萄糖分子，产生38个ATP；而糖酵解燃烧1个葡萄糖分子仅仅产生2个ATP。1923年诺贝尔生理学或医学获得者Warburg发现癌细胞的能量代谢以糖酵解为主，这是著名的Warburg效应。当线粒体功能受损时，线粒体从有氧呼吸的38个ATP逐渐下降甚至下降到2个ATP的糖酵解，在此过程中线粒体有氧呼吸产生ATP的浓度逐渐降低，用糖酵解方式来代偿ATP浓度，随着线粒体的进行性受损，糖酵解的代偿明显增多，于是机体会调动更多的葡萄糖来产能，机体表现为血糖升高，这有别于应激情况下机体的反应性血糖升高。若是胰岛线粒体失衡因素不去除，线粒体失衡演变成失能，胰岛线粒体ATP浓度明显下降，微摩尔级浓度，血糖持续升高最终演变成糖尿病，代谢重编程启动，糖尿病并发症相继出现。

（二）能量整合医学观下的高血糖逆转及预防

1. 去除细胞间充质–细胞–线粒体轴系统致病物质，整合逆转疾病微环境

系统性回顾高血糖患者的病史，不难发现都会存在环境致病因素、慢性炎症、微生态紊乱及长期慢性压力等，这些都会导致细胞间充质–细胞–线粒体轴系统紊乱，破坏线粒体的内环境，滋生疾病微环境。需要个体化、整合病因、精准去除，用抗氧化法逆转线粒体功能失衡所致的乏氧酸化内环境。

2. 精准赋能线粒体，跃升ATP，整合提升线粒体ATP–神经–内分泌–免疫网络群效能

氧气是线粒体有氧呼吸的必要条件，充足的氧气可以促进线粒体更高效产出ATP，我们推荐反复练习增能呼吸法来增加机体携氧量。

线粒体的建设需兼顾失衡线粒体的立体需求：需要恢复线粒体电子呼吸链的通畅、恢复线粒体膜的流动性以及兼顾线粒体膜上的激素受体，例如甲状腺激素受体、糖皮质激素受体、雌孕激素受体、褪黑素受体等，需

要及时足量补充这些物质以便于线粒体快速调集应对环境变化的资源，如果长期缺乏会使受体面积缩小、应答迟钝等。另外，胆固醇转化成系列下游激素的重要场所就是在线粒体，血红蛋白的生物合成也在线粒体中，立体赋能线粒体可以保持线粒体的有氧呼吸，使其高效产出ATP，减少炎症因子。

同时纠正不良生活习惯，调节慢性压力，减少对线粒体网络的应激压力。通过全面的立体化线粒体功能改善，才能逆转Warburg效应，提升其线粒体ATP的浓度和效能，溶解异常沉积的生物大分子，抑制激活的疾病信号通路。机体接收到ATP的高浓度信号后，立即停止糖酵解代偿，反应性的纠正代偿性血糖升高至正常水平。

能量整合医学认为，疾病严重程度与线粒体ATP浓度的下降程度呈正相关，糖尿病患者更易发生肿瘤，这是其代谢重编程的结果。正确理解高血糖这一亚健康信号，及时赋能线粒体网络，跃升ATP效能，借以ATP的累积效应，即能逆转高血糖症状，让机体内生血糖正常，无需用降糖药，迎接高级别健康状况。

目前西医单纯用降糖药和胰岛素降低血糖水平的治疗，不能带来患者内环境的重建和线粒体ATP的跃升，所以在微观不能阻止代谢重编程的进程，在临床上不能阻止并发症的发展。能量整合医学可能会带来不一样的标本兼治、防治结合的新方法。

五、高血压

近年来，全球老龄化的趋势越来越明显，心血管疾病的发生率也日益增高。高血压作为临床上最常见的心血管疾病之一，在我国15岁以上人群中的发生率已超过18%。高血压常合并有冠状动脉粥样硬化性心脏病、脑梗死及慢性肾衰竭等疾病，严重危害患者的身体健康。

（一）为何血管性疾病发病率居高不下

血管性疾病在人群中非常普遍，包括高血压、糖尿病、血管炎、动脉斑块、血管狭窄等。影响血管健康的病因有很多且复杂，目前还没有完全明了。以高血压为例，研究发现神经、肾脏、激素和血管等机制都参与了其发生与发展，但是这些因素中何者为高血压的起始因素却无法追溯。因此，医生们对高血压患者只能通过常规的药物干预，降低心脑血管病的发生率和死亡率。如果想利用现有的药物将高血压彻底根治显得十分困难，因此我们需要寻求更加有效、精准的治疗办法，能量整合医学将为探索明确高血压的分子机制和临床治疗方案提供新的“攻略点”。

心肌和血管中线粒体含量丰富，当各种氧化因素超过呼吸道、消化道黏膜细胞的代偿范围，突破了局部一级线粒体网络，氧化应激产生的炎症因子、ROS入血，级联式放大作用产生的炎症因子和ROS又作用在血管内皮细胞，使线粒体氧化磷酸化的能力遭到破坏，刺激血管内皮细胞的线粒体供能不足、氧化应激亢进、信号转导异常和线粒体基因突变从而影响心肌和血管的功能，诱导高血压的产生。而所有脏器损伤产生的炎症因子、应激分子、代谢分子等都会通过血管到达全身各处，血管是所有脏器三级网络沦陷的必经通道，这也决定了血管性疾病普遍高发的流行病学现状。

（二）线粒体与高血压

1. 线粒体受损情况下，舒张压、收缩压升高的机制

血管内皮细胞线粒体受损后，造成心室和血管平滑肌收缩舒张时所需的能量产生不足，一开始患者仅表现为小血管受损、血管外周阻力增加，尚未出现体循环动脉压升高和相关临床表现。但当缺血、缺氧等病理因素进一步加强时，机体组织或细胞内ROS显著增多超过了机体抗氧化防御能力，此强氧化应激反应会导致交感神经兴奋，血管内皮功能障碍、血管损伤及炎症性反应破坏大动脉和小动脉结构和功能的变化，小动脉受损后优先硬化、阻塞，血管阻力增加。心脏为了保证所有血管的供血，会代偿性升高收缩压，以泵出更多的血液来维持硬化阻塞小血管血供，此时会先表现出收缩压升高；随着持续性心脏代偿，会代偿性出现心肌肥厚，造成血管顺应性降低，左室不能正常舒缓，心脏收缩和舒张功能都受损，最终舒张压也会升高。这也是高血压初期收缩压升高为主，病程越长，舒张压相应升高的原因。

大多数患者初期因为小血管优先受累，可能仅仅表现为单纯性高血压，但是部分患者在后期会出现头晕、视物模糊、多尿等症状。这是因为随着高血压的进展，心肌细胞内线粒体信号转导异常，激活相关信号转导通路，波及位于近端的肾小管上皮细胞、神经元细胞等的线粒体出现功能障碍，导致氧化应激增强，加重损伤机体心脏、肾脏、脑组织等一系列高血压靶器官。机体线粒体三级网络瘫痪由此发生，血管堵塞、血管炎、血管溃疡等疾病相继发生，同时机体多器官的功能也会因供应血管的功能受

损而出现问题，因此高血压是个不容忽视的血管亚健康信号。

更有趣的是，流行病学发现，高血压在许多家系遗传中呈现母系遗传，这其实也是由线粒体决定的。高血压线粒体基因突变也在高血压的发生发展中扮演着非常重要的角色，和细胞核基因相比，唯一存在于核基因外的mtDNA和高血压的联系更为紧密，并且mtDNA严格按照母系遗传方式进行传递，这决定了高血压母系遗传的特点。

当线粒体受损，mtDNA突变后，引起细胞线粒体蛋白质合成缺陷，进一步损伤线粒体呼吸链功能，使ATP合成减少、ROS生成增加，进而破坏细胞核DNA编码酶，介导细胞死亡，进而导致高血压的发生发展。小血管的损伤是局部线粒体网络受损的结果，若是持续性氧化应激不能消除，全身大血管的损伤也只是时间问题。

2. 重建内环境稳态，赋能线粒体，跃升ATP逆转高血压

了解了血压升高的机制后，不难发现解除小血管持续性痉挛的触发因素是降血压的关键之一，钙通道阻滞剂、血管紧张素转换酶抑制剂、利尿剂等各种降压药物并不是从根本上治疗高血压的最佳办法，能量整合医学观下，高血压是可以改善甚至治愈的，通过去除心血管致病因素、赋能受损线粒体、跃升ATP能级，高浓度的ATP将病理性凝集的“生物大分子”溶解，达到降压治疗的效果。具体方法包括：守住机体氧化应激的入口（呼吸道、消化道），治理人体内环境的氧化压力，去除不断刺激小血管痉挛的因素，减少氧化应激因素入血，保证机体的供氧和线粒体网络的养料供应，修复受损线粒，提升线粒体ATP-神经-内分泌-免疫网络能级，守护血管健康，才是遏制疾病、延缓衰老的关键。

3. 逆转高血压，治疗亚健康，防控重大疾病

目前高血压的治疗方法是：用各种降压药，并随着病情加重不断地加大用药剂量、叠加用药种类，来实现血压水平的正常，综上所述，目前西医的治疗方法并不能针对实际的发病原因。同时，高血压是一种全身血管损伤的重要提示，通过药物来抑制机体反馈机制下发出的亚健康预警信号，显然是自欺欺人的治标不治本方法。

只有读懂机体给出的高血压亚健康信号，运用能量整合医学方法，重建健康内环境、赋能受损线粒体、逆转代谢重编程，才能保护好血管、守住机体线粒体网络的关键通道，避免更多线粒体子网络受损，从而防控大病的发生。

六、过敏性疾病

随着工业化进程的发展，城市人群过敏性疾病高发。罹患过敏性疾病的人数已超过世界总人口的1/4。世界卫生组织（WHO）已经把过敏性疾病列入21世纪重点防治的三大疾病之一。过敏性疾病若得不到有效治疗，很可能会进展，危害生命健康。例如季节性过敏性鼻炎如不经治疗，1/3将发展为哮喘，最终发展成为常年哮喘、肺气肿、肺心病。过敏性疾病不仅会迁延不愈、加重其他系统疾病的发生，还可能与恶性肿瘤的发生相关，如可增加罹患前列腺癌和乳腺癌的风险。

（一）认识过敏性疾病

1. 过敏是怎么发生的

过敏性疾病包含过敏性呼吸道疾病（如过敏性鼻炎、哮喘），过敏性皮肤病（如荨麻疹、特应性皮炎、湿疹），消化道过敏反应（如腹痛、腹泻）等，是一种累及单个或多个系统的疾病，除了被大家所熟知的急性IgE过敏，其他多呈慢性病程，临床表现多种多样，严重影响患者和家庭的生活质量。目前西医认为，过敏是当过敏原第一次进入机体时，与肥大细胞或嗜碱性粒细胞结合，产生白三烯、前列腺素、组胺等过敏因子，但并不会立即产生过敏，此特性有的将维持2 ～ 3天，有的数月。当机体第二次接受这种过敏原时，肥大细胞变形释放组胺、5-HT、缓激肽和前列腺素、白三烯等炎性介质，也就产生了一系列的过敏现象，治疗的方案也始终以减少释放出来的炎性介质为目标，最常用的为抗组胺药物和糖皮质激素，这种治标不治本的治疗手段只能暂时缓解部分患者的症状，而激素治疗不良反应明显，也极易出现激素滥用、病情加重、引发严重不良反应（例如肝损伤、肾脏损伤）等，还会影响儿童的生长发育等。因此，重新深刻理解过敏性疾病发病机制，寻找有效治愈的方法迫在眉睫。

2. 过敏背后的机制

在能量整合医学观下，目前西医认识的过敏并未看到其背后的根源，其聚焦于肥大细胞或嗜碱性粒细胞产生的下游炎性因子（5-HT、组胺、前列腺素、白三烯等），并不能实现源头治愈的目标。

外界物质进入机体最主要的两条途径：呼吸道及消化道（也是过敏原入侵机体的最主要途径）。消化道和呼吸道的黏膜表面会经常受到外来的抗原物质的侵袭，如细菌、病毒及其他大分子物质等。该处黏膜表面与淋巴组织共同形成机体的第一道防线——黏膜屏障。消化道黏膜内含丰富的淋巴组织，如弥散淋巴组织、孤立淋巴小结及集合淋巴小结，总称为肠道相关淋巴组织（gut-associated lymphoid tissue，GALT），这些肠道内淋巴组织在诱发肠道黏膜免疫应答中发挥着重要作用。肠道黏膜上皮内有一种特殊类型的细胞——M细胞，M细胞可选择性地黏附并摄取外来抗原物质，并以小囊泡形式转运给上皮内淋巴细胞和GALT，从而诱导黏膜免疫应答。因此，M细胞转运系统是许多细菌和病毒致病以及其他外来致敏原入侵机体的“免疫前哨”，在第一道防线——黏膜屏障中起到了“吹哨人”的作用。

当胃酸不足导致的胃肠道联动pH失衡后，胃、胆囊、胰腺分泌消化液紊乱，肠道菌群进一步失衡；或者摄入高抗原性食物（如海鲜、牛奶等高蛋白食物）、过量饮酒等因素会导致肠道M细胞及肠黏膜细胞受损。这些因素持续刺激，当超出代偿，肠道局部黏膜受损进一步扩展到黏膜屏障受损，肠道内未经完全消化的食物大分子、细菌微生物入血，激活体液免疫产生抗原抗体复合物，并刺激细胞免疫清除入血的微生物致病菌。呼吸道亦是如此，当螨虫、$PM_{2.5}$等异物进入呼吸道，会迅速唤醒呼吸道局部的M细胞和其他黏膜细胞黏附并清除外来物，但是对抗能力有限，如果外来异物持续性入侵，M细胞和局部黏膜细胞失守沦陷，黏膜屏障逐渐被破坏，导致呼吸道黏膜全线受损，外来物（包括致病菌）长驱直入，会激活机体体液免疫产生抗体对抗过敏原，同时激活细胞免疫对抗通过破损黏膜入体的致病菌。

在机体发生过敏早期，体液免疫和细胞免疫都被激活，它们积极应对“入血异物”，并产生大量炎症因子、大量抗体，若是持续性黏膜损伤不能修复，则机体的体液和细胞免疫疲于应对持续性入血的异物，机体免疫细胞大量消耗，炎症水平居高不下，此时血生化会有明显改变：IgE、IgG、组胺、前列腺素、白三烯及炎症因子等普遍升高，症状会从局部过敏进展到全身多发过敏，偶发过敏进展到频发过敏，轻症逐渐进展到重症。这些疾病的重症也是临床治疗所重视的。

然而过敏作为一种重要的亚健康症状，其真正的重要性体现在免疫失衡发生之后，肿瘤和感染悄然发生。肿瘤是机体正常细胞恶变的产物，正常情况下，机体依赖完整的免疫机制来有效地监视和排斥癌变细胞，因此绝大多数个体不出现肿瘤。细胞免疫中T淋巴细胞、K细胞（抗体依赖性细胞毒细胞)、NK细胞和巨噬细胞对肿瘤细胞均具有杀伤作用。肿瘤的体液免疫主要是抗肿瘤抗体对肿瘤细胞的杀伤效应。当机体的体液和细胞免疫都在持续应对血液中的抗原异物时,机体总的ATP供能被持续消耗在过敏原引起的免疫战场,再无精力应对肿瘤和外来病毒的入侵,此时就出现了免疫监视的漏洞。

因此,过敏性疾病的源头是消化道和呼吸道进入太多的氧化物质和高抗原性物质,这些物质破坏了黏膜屏障中的M细胞,从而引起机体第一道防线——黏膜屏障的失守。

3. 过敏性疾病的隐性推手——线粒体损伤

(1)过敏主战场使线粒体ATP持续消耗

氧化物进入呼吸道、消化道后首先攻击的是黏膜细胞的线粒体,线粒体即发生氧化应激,产生大量ROS,大量ROS影响肥大细胞或嗜碱性粒细胞,引起第一次脱颗粒反应;如果氧化压力与机体抗氧化防御体系的平衡继续被打破,毒性ROS则会氧化细胞的蛋白、脂质、核苷酸而导致线粒体DNA损伤、诱发细胞功能的紊乱,这时影响肥大细胞或嗜碱性粒细胞,引起第二次脱颗粒反应,发生过敏反应;随着受累线粒体的范围增大,产生更多的毒性ROS,形成“ROS-氧化损伤”的级联放大现象,毒性线粒体受损ATP合成减少,超出局部呼吸道或消化道黏膜组织线粒体代偿范围,引起严重的过敏反应。

线粒体的网络分为器官-系统-机体三级线粒体网络,在一级网络沦陷后,机体血液集中对呼吸道或消化道黏膜屏障中的线粒体输送燃料,促进呼吸道或消化道网络线粒体的融合协作,共同加速合成ATP、清除ROS,抵御外来侵犯。但导致线粒体损伤的因素无法去除、氧化抗氧化平衡无法实现,同时机体线粒体网络的燃料无法持续供应,线粒体DNA损伤无法持续修复,黏膜屏障从功能性受损发展到结构性全面受损,进而失去第一道免疫屏障的作用,外来物越过黏膜屏障进入血液,体内免疫战争全面开始,机体血液集中向免疫线粒体输送燃料,促进机体免疫线粒体的全面融合协作,产生大量ATP以激活机体的先天免疫如吞噬细胞、杀伤细胞、树突状细胞以及激活特异性免疫如T细胞、B细胞等,分泌免疫分子如补体、细胞因子、酶类物质等。这些分泌和主动运输的过程都需要大量ATP的直接供能,但存在阻碍线粒体功能的因素:① 血液中氧气和营养物质的供给不足以支持免疫线粒体的大量持续消耗;② 氧化应激ROS

持续破坏线粒体呼吸链，造成线粒体DNA的损伤，线粒体无法及时通过分裂、自噬等方式完全修复；③ 线粒体呼吸链受损，ATP产出受阻。以上三个因素导致线粒体供能无法维持这些高耗能的免疫过程，全身三级线粒体网络也最终被破坏，无法维持机体正常免疫预防、免疫稳定和免疫监视的功能，随之机体的慢性病、肿瘤、病毒感染等悄然发生。

由此可见，在过敏这一敌我交锋中，我方真正的战争能量支撑系统是"人体电厂"——线粒体！各致病因素首先影响的靶标是线粒体，然后线粒体网络ATP能量持续消耗性下降，推动了过敏由轻到重的发展，免疫线粒体的失衡为肿瘤发生和严重感染留下了隐患。

（2）从能量整合医学的角度认识并预防过敏

目前临床所看到的众多炎症因子升高，其实是过敏免疫战争中的末端现象，是疾病的"果"，而不是真正疾病背后的"因"。而能量整合医学具有洞穿事物本质的能力，具有知疾病"从哪里来，到哪里去"的系统思维，能够认识到疾病背后的隐性关键体系。

综上所述，对得病路径的清晰认知，能够引领我们更好地从发病源头预防疾病：① 守住呼吸道、消化道氧化物质的进入，避免引起线粒体失衡失能的源头因素是关键。② 补充赋能受损线粒体、恢复线粒体三级网络ATP是有效方法。这时一方面应补充能给线粒体直接作燃料的物质如B族维生素、镁、肉碱等以及线粒体上有受体的激素合成物质如硒、酪氨酸等，以保证线粒体供能的有效优质燃料；而不宜补充鸡鸭鱼肉等还需消化吸收的间接物质，因消化道一、二级线粒体已被损坏，消化吸收所需要的ATP能量供应会减少对免疫系统的优先供应。另一方面积极补充抗氧化防御物质，以助力线粒体电子呼吸链的修复，以达到跃升线粒体ATP能级，提升机体顶层网络神经-内分泌-免疫网络的能级提升，逆转过敏性疾病、防控大病出现。

七、高尿酸血症

很多人存在一个错误认知，"高尿酸的危害就是导致痛风性关节炎，没有痛风就不可怕"，所以很多患者对于没有痛风的高尿酸血症就不当回事。这其实是一个严重的认识误区，高尿酸血症发病率已经仅次于糖尿病，成为第二大代谢性疾病，并且加入了"四高"的行列（高血糖、高血脂、高血压、高尿酸），其危害非常大。我们所知的痛风或肾脏损害，只是高尿酸血症危害健康的“冰山一角”。高尿酸血症除了导致痛风性关节炎、痛风结石、肾结石、肾脏损害以外，还会引起高血压、糖尿病、心肌梗死，还有很多其他心血管疾病等。因此，需要我们密切关注，积极处理。

（一）为什么会有高尿酸血症

首先来了解一下尿酸：尿酸是血浆中非常重要的内源性抗氧化物质，作为人体自然进化的结果，它参与人体的抗氧化防御体系，可通过清除单线态氧和自由基，抑制超氧化物歧化酶降解，从而减轻ROS增加引发的氧化应激损伤，是机体氧化-抗氧化平衡体系中的重要组成部分。但是高于生理浓度的尿酸会破坏机体内氧化-还原平衡系统，进一步导致氧化应激损伤。

那么尿酸是怎么产生的？大部分尿酸（80%）是内源性尿酸，来自身体的代谢；小部分（20%）是外源性尿酸，来源于食物中的嘌呤。人体每天产生大约750 mg尿酸，这些尿酸会进入尿酸池，尿酸池中大概有1 200 mg尿酸。正常情况中，其中2/3通过肾脏排泄，1/3通过肠道分解，而高尿酸血症中，80%存在排泄减少，20%存在合成增多。

（二）能量整合医学观下高尿酸血症的发生机制及预防

1. 持续的氧化应激引起线粒体功能受损——高尿酸血症的源头

机体氧化应激是高尿酸血症的重要发病机制。肠道与肾脏均是机体内对氧化应激高度敏感的器官，因为这两个都是高需能的器官，氧化应激下线粒体ATP产出浓度降低，表现为器官细胞的生理功能受影响，首先会刺激肾脏和肠道的尿酸排泄减少，这正是高尿酸血症80%是由于排泄减少的首要原因。正常机体处于稳定的氧化还原平衡状态，一旦因某种因素造成反应性氧化物浓度升高，发生局部或全身系统性损伤，通过相关作用因子而造成了氧化应激反应。致炎性细胞因子由局部进一步释放入血，进一步放大氧化应激作用，此时机体的抗氧化会被调动，其中的抗氧化尿酸池通过增加机体尿酸的合成、减少排泄，来积蓄更多的尿酸对抗应激，若体内持续的氧化压力刺激尿酸持续的积累后，尿酸池中高于生理浓度的尿酸又会反过来介导线粒体功能障碍，高尿酸刺激血管紧张素Ⅱ生成，血管紧张素Ⅱ通过激活NADPH氧化酶，促进氧化亚硝酸盐的生成，引起线粒体氧化损伤，线粒体网络受损，导致ATP产出浓度不足，线粒体释放出更多的ROS，级联式破坏机体内氧化-还原平衡系统，导致氧化应激损伤。

由此可见若是机体氧化压力持续存在，则尿酸就会为平衡氧化压力而不断代偿性升高，超出生理浓度、持续恶性循环，最终导致多发脏器损伤。在人群中，有很多人都面临长期、持续的氧化压力。如长期持续的慢性感染人群，幽门螺杆菌感染、慢性胃肠炎、慢性肾炎；机体长期高炎症因子状态人群，肥胖、自身免疫性疾病、长期高压工作等；不断摄入氧化压力高的食物人群，摄入过多化学合成品（快餐、外卖等）、过度加工食品、摄入农药残留食品（蔬菜、茶叶）、不良生活嗜好（吸烟、酗酒）等。这些都是持续性的氧化压力的源头，也是高尿酸血症的源头。所以能量整合医学认为，降低机体氧化压力是控制高尿酸血症的关键因素之一。

2. 抗氧化、重建健康内环境——治疗高尿酸血症的关键

通过上述尿酸在体内所扮演角色的阐述，我们明白无论是饮食控制（外源性尿酸摄入只占20%），还是用药降低尿酸合成或增加尿酸排泄，都不是控制尿酸的关键。能量整合医学认为，高尿酸血症是可以逆转并治愈的，通过源头治理人体内环境的氧化压力，重建内环境的氧化-还原平衡才是治疗高尿酸血症的高明办法，才能帮助机体回到健康状态。

目前的治疗方法是用抗尿酸药并随着病情加重不断加大用药剂量、增加用药种类，来实现尿酸水平的正常，这种治疗方法与现实的发病原因“南辕北辙”，对疾病也是末端的治疗。只有读懂了机体发出的高尿酸亚健康信号，及时去除体内的氧化压力、并堵住氧化压力进入体内的源头，才是恢复尿酸水平的源头治理方案。只有保护体内的氧化-还原系统的平衡，尿酸才能恢复正常作用，生理浓度的尿酸具有诱发免疫应答、免疫调节、抑制肿瘤、维持血压、刺激大脑皮层增强智力等各方面的积极作用。

高尿酸血症是亟需干预的亚健康状态及重大疾病的重要预警，若此时运用能量整合医学方式及时干预，用抗氧化方法来治疗体内增加的氧化应激病因，逆转疾病内环境，就可逆转高尿酸血症。在能量整合医学观下，高尿酸血症是可逆的，可治愈的，可以不依赖抗尿酸药的。在尿酸水平正常后还需要注意坚持健康的生活方式，即切断氧化压力进入机体的源头，这是治愈疾病的最佳出路，再加上赋能受损线粒体，提高线粒体ATP浓度，无需长期用抗尿酸药物，就可达到标本兼治的作用。

当机体发出亚健康信号时，就是运用能量整合医学尽快干预之时，能

量整合医学治欲病、防大病的核心之一就是重建机体健康的内环境，回归体内氧化压力与抗氧化防御系统的平衡，此系统获得平衡，一切外相的表现都会好转，如高尿酸和高血压等；能量整合医学认同中医的阴阳平衡整合理念，其与西医学对疾病的认知和处理方法不同，能量整合医学策略能直击疾病本质，从源头治理并综合平衡致病物质，其更符合人体的进化设置，治疗无不良反应并达到防治结合的作用，是全生命周期健康的有效策略。

八、下肢静脉曲张（血管炎）

下肢静脉曲张是普通人群中的常见病之一，我国发病率高达8%，多以从事长时间站立工作或久坐久蹲导致血管长期处于滞慢状态的工作人员为主，吸烟、糖尿病、高血压、肥胖、静脉炎、长期口服避孕药、经常航空旅行等均是下肢静脉曲张发生的危险因素。除了肉眼可见的美观受到影响，患肢会逐渐出现疼痛、皮肤色素沉着、脱屑、瘙痒，足踝水肿等，病情会进一步恶化并出现静脉溃疡、血栓形成、静脉破裂等威胁到生命。

（一）能量整合医学观中的下肢静脉曲张发病机制

下肢静脉曲张是如何出现的呢？血管疾病多发，静脉疾病相对于动脉又更加普遍，到底是什么因素导致的呢？

目前关于下肢静脉曲张发病机制的西医观点主要认为：这是一种由于下肢静脉瓣膜功能不全、静脉阻塞、泵功能不全导致的下肢静脉血液回流受阻，所致下肢浅静脉曲张、静脉高压、皮肤微循环障碍的综合征。但从能量整合医学观来看，上述的都是结果，并未切中疾病机制的要害、未发现疾病的源头。

能量整合医学的理论核心是线粒体ATP及其网络，线粒体网络分三级，各级子网络都靠血管供给营养物质和氧气，静脉作为代谢产物、二氧化碳浓度最高的通道，不断被氧化应激物质刺激，这也是静脉血管最容易出现问题的重要原因。

（二）血管是线粒体一级到三级网络的滋养通道

1. 氧化应激物质沿血管直接或间接逐级破坏线粒体网络系统

很多基础研究已经发现曲张静脉内脂质过氧化浓度明显升高，即血管内皮由于氧自由基导致的过氧化反应增强。从而产生大量的ROS（通过线粒体电子传递链、NADPH氧化酶、黄嘌呤氧化酶或未偶联的一氧化氮合酶等来源)。ROS通过直接氧化损伤或通过激活导致血管异常收缩、炎症等细胞信号通路来调节血管功能,动脉造成损伤,进一步形成动脉粥样硬化或高血压等心脑血管疾病。而氧化压力对于静脉系统的损伤其实更加明显。一是因为静脉血流相对缓慢,氧化因素容易反复刺激血管内皮;二是静脉血管壁肌肉组织相对较少,收缩力不足,较动脉更易淤积氧化因素反复刺激。

氧化应激因素,如低温、寒冷刺激等,可直接作用于局部血管破坏血管内皮线粒体一级网络;也可通过呼吸道、消化道黏膜,破坏呼吸道、消化道局部一级线粒体网络,刺激产生过量ROS、炎症因子等入血,进入血管间接刺激血管内皮的线粒体二级网络,内膜内皮破坏能导致继发的其他延迟的血管反应,如毛细血管扩张、微血管膨胀或增厚以及血管壁的玻璃变性,静脉痉挛、硬化;同时静脉痉挛、硬化后,会导致血流淤滞和静脉血中供氧不足,又会反过来促进氧化应激,从而形成恶性循环,血流淤积明显,血管内持续性高压,血管和静脉瓣中的弹性蛋白等被破坏,血管滋养的肌肉也因无法保证供血供氧,肌纤维产能不足,肌肉线粒体网络塌陷,肌肉收缩力下降导致血液更加无法被泵出血管,从而进一步损害静脉瓣结构,静脉曲张就逐渐发生了。

可见下肢静脉曲张发病需要深入溯源,各种氧化应激因素直接或间接逐级破坏线粒体网络是其背后的发病机制。

2. 肥胖、寒冷等氧化应激因素加剧静脉曲张的发生

肥胖患者更容易患静脉曲张,肥胖不仅会在血流动力学方面加重静脉曲张的进程,同时高脂高糖饮食引起的营养应激也会促进氧化应激,通过增加脂质过氧化产物,蛋白质羰基化,降低抗氧化系统和谷胱甘肽水平,进而ROS升高循环入血进一步损伤血管线粒体功能,破坏下肢静脉内皮细胞,促进炎症反应,形成恶性循环,不断加重静脉曲张甚至导致溃疡、血管破裂等并发症的发生。

再如,湿冷地区静脉曲张发病率较温暖地区明显升高,其中寒冷是损伤线粒体的直接因素。寒冷会导致线粒体中解偶联蛋白的活性降低甚至丧失,从而降低线粒体的氧化磷酸化,抑制能量代谢影响各种生命活动。低温还会导致多种抗氧化酶如SOD、过氧化氢酶的活性改变,导致大量ROS无法清除在细胞和线粒体内积聚,机体的氧化与抗氧化失衡,从而迅速导致机体血管功能障碍。

3. 运动通过清除血管内氧化应激产物改善血管健康

运动对于血管健康也非常关键。运动一方面会加强机体细胞的携氧储备，肌肉的收缩力对于血管健康也不可或缺。运动可以帮助增加血管收缩力，帮助、支撑血管壁收缩、减少血液在静脉血管中的淤积，从而减少血管内皮的破坏。另一方面，肌肉收缩加强后可以促进血液循环，帮助机体氧化应激产生的ROS和炎性因子等清除，减少ROS瀑布式影响，同时运动产生的生理性ROS可使机体的抗氧化防御体系加强。

（三）联级反应影响线粒体三级网络，低位平衡导致大病发生

静脉健康的重要性不仅体现在血管局部的影响，血管作为线粒体一级到三级网络的共同滋养通道，血管的亚健康提示机体线粒体三级网络受损的高风险。

临床目前的治疗包括建议患者穿弹力袜、抬高患肢，除此以外临床多采用手术治疗，包括传统的大隐静脉高位结扎术结合点式抽剥术，还有结合微创技术的激光腔内闭合术，静脉腔内射频消融术及硬化剂注射等疗法。以上手段可以大大缓解患者的痛苦，可是手术之后出现的复发及疼痛、皮肤血肿损伤、动静脉瘘、周围组织的损伤等，显然提示我们需要寻求更佳的治疗方案。

线粒体一级二级网络失守之后，血液中氧化应激刺激物水平逐渐积累，不断消耗机体三级线粒体能量，逐渐拉低各器官的线粒体能量，最重要的包括机体免疫的线粒体储备。机体线粒体疲于应对氧化–抗氧化失衡，加之未及时补充线粒体呼吸链所需各种物质，使得线粒体ATP–神经–内分泌–免疫网络的低效能，无法进行正常的免疫防御、免疫监视等功能，大病在此刻就变得“有机可乘”。

因此，逆转静脉炎，改善局部氧化应激产物蓄积，避免一级向三级网络扩散的关键在于在平衡机体的氧化–抗氧化体系，保护线粒体ATP网络效能，最大程度发挥线粒体ATP–神经–内分泌–免疫网络的高位调控作用，努力达到防大病这一目标。

九、肺结节

一项前瞻性研究报道，肺结节患病率为73.7%，其中高达5.5%的肺结节会在未来发生癌变，肺CT筛查提高了早期肺癌的检出率，动态观察可以揭示出早期肺癌的影像学进展规律，一些直径小于8 mm的磨玻璃结节(GGO),会逐步进展为原位癌和浸润性腺癌等。如果能有办法阻止高危磨玻璃影进展为肺癌,则可以大大降低肺癌的发病率,但遗憾的是,目前临床上缺乏有效的干预手段。目前对小于8 mm的肺磨玻璃影公认的方法是定期随访,但随访只是被动等待GGO的增大与恶变,无法有效阻止GGO向肺癌的转变。应运时代而生的能量整合医学认为,肺结节是一个非常明确的亚健康信号,有的肺结节会在十几到二十年的时间转变为肺癌。

(一)有些肺部小结节就是肺癌的“雏形”

工业的发展给人类带来了巨大的文明,但对自身的生存环境也产生了较大的破坏;在人类呼吸的空气中,如有化学品(家具或装修的苯、二甲苯,汽车尾气等)充斥其中,呼吸道细胞会遭受巨大的应激损伤。肺是一个开放性器官,易受到有害气体和病原菌的入侵损伤,随着进化,人类的肺部组织结构演化出了高度的特异性。谱系追踪实验结果表明,负责气道黏膜上皮损伤后修复的祖细胞是肺部肿瘤的始发细胞。研究者通过神经内分泌标志物的表达及从小鼠模型获得的数据表明,神经内分泌细胞(分布在气道黏膜中的少量具有分泌功能的细胞群)是小细胞肺癌的起源。在非小细胞肺癌的病例中,Kras基因驱动的腺癌的主要起源细胞位于肺泡,即肺泡Ⅱ型上皮细胞。鳞状细胞癌的起源细胞尚待研究。在临床工作中,我们发现肺部结节患者或者一些有肺部基础疾病的患者,往往伴有异常升高的神经烯醇化酶(NSE),NSE的升高绝对不仅代表神经内分泌肿瘤的病发,在肺部组织炎性损伤修复过程中,NSE也可以升高,因此,NSE有可能可以作为早期肺部损伤修复的生物标志物,有助于临床医生了解癌症初期肺部组织促癌环境的变化。

(二)持续的炎症损害是炎癌转变的关键因素

慢性、持续的炎症与癌症风险的增加,这两者间的正相关性已经被大量的研究所证实。虽然只有大约20%的癌症与慢性炎症有关,但在大多数人类恶性肿瘤中发现了固有免疫细胞和炎症介质,二者参与构成肿瘤炎症微环境。在致癌因素的持续诱导下,炎症环境可以促使癌前细胞向癌性细胞转化,而癌细胞可以诱导巨噬细胞分化产生促炎因子,这意味着炎症可以促进癌症,癌症也可以产生炎症内环境。

肿瘤微环境通过炎症细胞和炎症介质(细胞因子、趋化因子和前列腺素）协调促炎反应，所有这些都能够以自分泌和旁分泌方式发挥作用，影响恶性和非恶性细胞。炎症微环境包括肿瘤浸润性炎症细胞、肿瘤相关成纤维细胞和内皮祖细胞。肿瘤细胞在这个微环境中释放细胞因子和趋化因子，从而产生免疫抑制。其中的关键介质包括肿瘤坏死因子-α（TNF-α），白细胞介素6、1α和8（IL-6、IL-1α、IL-8），炎性趋化因子CCL2及CXCL12-CXCR4信号级联。它们之间有多种作用，如产生炎症相关免疫反应和招募炎症细胞，促进细胞生长、存活、侵袭和血管生成，总之，促进肺部炎症病灶向癌症病灶转变并为癌灶的生存创造有利环境。

（三）线粒体受损——持续性慢性炎症的源头

持续性慢性炎症的源头正是线粒体受损。正常情况下，线粒体通过分裂融合、生物发生、自噬等过程维持机体线粒体网络稳态。在病理条件下，线粒体受损会触发进一步的炎症反应。线粒体受损后，糖酵解增强、VDAC（电压依赖性阴离子通道）活化、mtROS和mtDNA释放，从而促进机体炎症信号转录和炎性小体的直接激活，若此时线粒体未被及时修复，线粒体自噬、线粒体生物发生和线粒体分裂融合等过程就会受阻，炎症瀑布随即发生，从而进入持续性的慢性炎症。因此，能量整合医学认为，及时修复线粒体是阻断慢性炎症的根本方法。

（四）能量整合医学策略——提升线粒体功能、抑制肺磨玻璃影的炎癌转变

在炎癌细胞转变中，癌细胞主要以糖酵解方式进行能量代谢，这种高耗低产的ATP产出模式是癌症的明显特征，称为Warburg效应。能量整合医学可以应用一系列的药物，如褪黑素、硒、硫辛酸、双歧杆菌等，提升不典型增生及原位癌细胞线粒体的功能、跃升有氧呼吸ATP产出浓度，逆转Warburg效应，从而实现炎癌变过程的逆转。范理宏团队的能量中药组方亦能够全面改善癌前病变和原位癌线粒体功能、跃升ATP效能、逆转代谢重编程、抑制炎癌转变。在中药中，存在着广泛的生物活性物质，如皂苷、黄酮、生物碱、多糖、多酚、苯丙烷类和醌类，已经报道这些成分具有明确的线粒体功能改善作用，从而进一步有效地抑制炎症、激活免疫反应和肺癌的发生发展。

综上，在能量整合医学观下，肺结节背后所隐藏的“因”，提示我们线粒体网络的漏洞急需修补，机体内环境炎症因子亟需治理，只有及时精准提升线粒体网络功能才可能有效遏制肺磨玻璃影的恶变。

十、肿瘤标志物升高

患者经常会碰到体检报告中肿瘤标志物异常升高，而影像学检查未提示有肿瘤的情况，这时医生常常会建议患者随访、动态观察，而后复查。但在能量整合医学观下，这是一个十分重要的信号，常常提示机体线粒体ATP–神经–内分泌–免疫网络功能失衡，需要及时干预，不应再等待。

（一）肿瘤标志物升高不一定提示癌症，癌症的肿瘤标志物可能仍正常

肿瘤标志物是辅助诊断癌症的重要指标。例如，甲胎蛋白（alpha-fetal protein，AFP）可以辅助诊断原发性肝细胞癌；癌胚抗原（CEA）可以辅助诊断肺癌、胃肠道癌症、胆胰系统癌症等；NSE可以辅助诊断小细胞肺癌；糖类抗原，例如CA125可以辅助诊断妇科癌症，CA153可以辅助诊断乳腺癌等；前列腺特异抗原（PSA）可以辅助诊断前列腺癌。但肿瘤标志物升高就一定是患有肿瘤吗？答案是否定的，笔者在临床工作中经常碰到合并肺部慢性炎症的患者出现NSE升高，但影像学检查未见任何肿瘤征象；还有肝炎、肝硬化的患者出现AFP升高，前列腺肥大或前列腺炎的患者出现PSA升高，结肠息肉的患者出现糖类抗原升高等。与此相反，癌症确诊患者的肿瘤标志物水平可能是正常的，例如，早期肺癌、早期胃肠道肿瘤，由于肿瘤细胞增殖活性不强，肿瘤细胞尚没有坏死，故此肿瘤标志物——糖蛋白释放入血的量极少，所以检测可能还在正常范围。

换言之，肿瘤标志物异常升高不仅需要排除肿瘤，还需要关注体内是否存在慢性炎症。

（二）控制炎症是预防组织器官癌变的重要途径

那么肿瘤标志物为什么会升高呢？为此，我们需要了解肿瘤标志物的合成和释放过程，我们以AFP为例进行讲解说明。AFP是一种糖蛋白，它属于白蛋白家族，主要由胎儿肝细胞及卵黄囊合成和分泌，并释放入血液中，其他组织细胞也可以少量合成。AFP在胎儿血液循环中具有较高的浓度，出生后则下降，至生后2 ～ 3个月AFP基本被白蛋白替代，血液中较难检出，故在成人血清中含量极低。当细胞有丝分裂增殖时，AFP合成途径会被激活，例如，妊娠时期新生儿胚胎形成过程、恶性肿瘤增殖过程、组织器官炎症损伤修复过程都可以导致肿瘤标志物的升高，但当新生儿分娩后、癌症病灶被切除后、组织器官炎症损伤恢复后，肿瘤标志物可

下降至正常。不难看出，肿瘤标志物的临床意义除了提示肿瘤组织细胞形成外，更多的是告诉我们人体的组织或器官实质细胞发生了增殖、组织开始重塑，而增殖和重塑的程度是不同炎症因子影响的结果，相对短暂的、可控的炎症损伤导致的增殖往往是良性的修复；而持续的、非可控的炎症损害则可能导致组织细胞基因突变、原癌基因激活、形成恶性增殖、重塑导致癌症发生。

（三）控制慢性炎症的关键是提升线粒体功能

因此，及早去除人体组织器官损害因素、清理机体内环境、控制炎症源头、提升线粒体功能才是预防癌症发生的根本。研究表明，早期肺癌患者术前炎症指标越高，预示着术后5年复发的风险就越大。另有研究发现，早期肺癌患者术前的CEA和C-反应蛋白（CRP）指标与术后长期预后有显著相关性。这充分说明人体的炎症环境是重要的促癌因素，改善炎症内环境是降低癌症发病的关键环节。正如本书不断强调的，线粒体功能下降与慢性炎症是互为因果、彼此影响的，只有治理好线粒体才能掐断内环境中炎症因子的源头，反过来治理好内环境能为提升线粒体功能创造良好的条件，所以增强线粒体功能、净化慢性炎症内环境，是降低肿瘤标志物异常的有效方法。

（四）健康生活方式可以提升线粒体功能，助力大病防控

强氧化因素刺激（环境毒素、食品添加成分、慢性感染、吸烟）持续作用下，线粒体网络无法修复，人体处在持续性损伤——炎症模式，进而炎症反应持续进行，发展成为非可控性炎症反应，导致内环境紊乱。免疫细胞产生的促炎因子、细胞内产生过多的ROS和活性氮均可造成组织细胞DNA破坏、激活致癌通路、下调组织细胞和免疫细胞内线粒体的有氧呼吸，致使ATP能量产能减少，细胞供能下降进而出现免疫功能下降和组织炎症损伤、增生重塑形成结节灶，如线粒体ATP浓度进一步下降则开启癌变通路，机体可进一步出现癌灶。长期摄入垃圾食品、吸烟、吸入甲醛、熬夜等均可破坏线粒体能量网络，引发机体持续的炎症反应造成组织细胞损伤、组织炎性增生进而开始癌变。因此，健康的生活方式是抗炎防癌的重要途径。

（五）能量整合医学是抑制炎症、预防癌变的高效方法

因此，肿瘤标志物异常升高，若未检查出明确的肿瘤，常常提示机体内环境亟需净化、受损的线粒体功能急需重建、ATP浓度急需提升。能量整合医学集西医精准观和中医整合观，多维度修护线粒体网络，跃升 ATP 效能改善机体的炎症内环境，逆转滋生疾病的土壤，抑制人体慢性炎症向癌症的转变、逆转代谢重编程，是健康中国之路的有效实践。

（夏　青　范理宏）

第五节　如何从针灸中获能

针灸是中华民族的一项重大发明，同时也是全人类文明的瑰宝。广义而言，针灸是指一切在经络、腧穴理论指导下，在人体体表施行刺激而达到治疗疾病目的的治疗方法，这些方法包括针刺、艾灸、穴位贴敷、穴位埋线等。狭义而言，针灸仅指针刺，如现在大多数人所理解和应用的，即刺法。针灸通过经络、腧穴的传导作用以及应用一定的操作法，来治疗全身疾病。进行针灸治疗时，首先在临床上按中医的诊疗方法诊断出病因，找出关键，辨别性质，明确病变所属经脉脏腑，辨明它是属于表里、寒热、虚实中的哪一类型，做出诊断，然后进行相应的配穴处方进行针灸治疗，通经脉，调气血，使阴阳归于相对平衡，脏腑功能趋于调和，从而达到治疗疾病的目的。自古以来，我国劳动人民和医学家在长期与各种疾病作斗争的过程中，逐步地创立和发展了针灸治病的理论与操作方法，并且总结了针灸治疗各种疾病的经验，从此便形成了现代的针灸医学。

一、针灸医学的起源

针灸的起源要早于药物。早在新石器时代，医学还处于“医巫不分家”的阶段，草药治病尚处于雏形，针灸便已经成为人们治疗身体病痛的主要手段。古人在生产和生活中，发现身体的某部位偶然被石块碰伤后，其肉体内的疼痛和疾患便会减轻或者消失，于是人们开始利用锐利的石片即“砭石”，刺激人体的某些特定的部位或者用砭石刺破脓疡使脓液排出，以解除病痛。《山海经·东山经》中记载：“高氏之山……其下多针石。”由此可见，当时的砭石不仅是原始的外科医疗工具，同时也是我国针具的雏形。

古人初步地掌握了“砭石”治病的同时，又随着火的发现与应用，观察到当人体的某些部位受到温热的刺激之时，不但感到舒适，而且还能减轻病痛，从而又发明了以“灸”治病的新方法。故此，古人通过了长期的摸索与观察，最终找到了易于点燃，并且火势缓和而有温通血脉作用的艾作为施灸的原料，从此成为“灸术”。《左传·成公十年》记载秦国医缓诊晋景公之病，提到“疾不可为也，在肓之上，膏之下，攻之不可，达之不及，药不至焉”。所说的攻之，指用火，即艾灸；达之，指用针。这里提到了三种疗法，针灸占其二。比《左传》稍晚的《孟子·离娄上》在劝导君王治国方略时，用了“七年之病，求三年之艾”的比喻，说明当时采用艾灸治病已经是十分普遍的事情。这就是我们现在所说的针灸，即“砭石”与“灸术”的结合。

通过长期实践，古代医者逐步地发现在一些固定的“压痛点”上深刺，可以产生明显的针感传导现象和显著的治疗效果。随着医疗经验和针灸技术的不断提高与积累，其针灸的部位也就由“以痛为腧”而逐步固定下来，并且发现了许多能够治疗远端部位病痛确定的位点，这就是穴位。随着针灸学的理论体系不断深入发展，古代的医学家们按照穴位的主治作用，再结合针刺的感应情况及人体解剖知识，将那些具有相同的或者类似作用的穴位，由点到线地联系起来，加以归类成若干条经线，从而就形成了独特的针灸学的基础——经络学说，指导着临床针灸实践。

二、针灸医学的理论基础

（一）经络学说

经络是运行全身气血，联络脏腑肢节，沟通表里上下内外，调节体内各部分功能活动的通路，是人体特有的组织结构和联络系统。经，有路径的意思，是经络系统的纵行干线；络，365络，有网络之意，是经脉的大小分支，纵横交错，网络全身，无处不至，并像网络一样相互联络。经脉大多循行于深部；络脉则循行于较浅的部位，有的络脉还显现于体表。正如《灵枢·经脉》所说：“经脉十二者，伏行分肉之间，深而不见……诸脉之浮而常见者，皆络脉也。”长沙马王堆汉墓出土的医学书籍中，已有《阴阳十一脉灸经》和《足臂十一脉灸经》，是现在所能看到的最早的经脉学专著。《黄帝内经》对于经络的名称、起止、交会、循行部位、经气流注次序以及各经病理学等，都做了详细的论述。同时还指出了经络内属于脏腑，外络于肢节，具有运行气血、沟通表里的作用。正是由于经络的相互连接，在周身内外构成了网络周身的经络系统，从而使机体的脏腑组织器官在经络系统的联系中形成为统一的有机整体。《黄帝内经》为经络学说的形成和完整化奠定了理论基础，并成为以后历代医学研究和探讨经络学说的源泉。

经络是气血运行的主要通道，同内在的脏腑有着直接的络属关系。经络可分为正经和奇经两类。正经有十二，即手足三阴经和手足三阳经，合称“十二经脉”，十二经脉指手太阴肺经、手厥阴心包经、手少阴心经、手阳明大肠经、手少阳三焦经、手太阳小肠经、足太阴脾经，足厥阴肝经、足少阴肾经、足阳明胃经、足少阳胆经、足太阳膀胱经。十二经脉有一定的起止、一定的循行部位和交接顺序，在肢体的分布和走向有一定的规律，与体内脏腑有直接的联络关系。

经络与疾病的发生发展有密切的关系。经络不仅是外邪由表入里的传变途径，而且也是内脏之间、内脏与体表组织间病变相互影响的途径。当某一经络功能异常，就易遭受外邪的侵袭，外邪致病后，如果人体正气不足，又可沿着经络进一步内传脏腑，导致内部脏腑的疾病。

（二）腧穴

腧穴是人体脏腑经络之气输注和通过体表的部位，也是某些疾病在体表的反应点和针灸治疗的刺激点。穴位之所以具有这样的作用，是因为穴位是人体经络脏腑之气输注出入的部位。如前所述，由于经络有一定的循行部位和脏腑络属，可以反映所属脏腑的病证。因而在临床上，可以疾病所出现的症状，结合经络循行的部位及所联系的脏腑，作为临床诊断的依据。如胁痛，多病在肝胆，胁部是肝经和胆经的循行之处。进一步发现，当内脏发生病变时，在这些与之相关的经络上还可以出现结节、条索状等特定的反应物或压痛点。例如发生胃病时，可以在足三里等处出现压痛，如肺脏有病，肺经的中府穴可有压痛。同样的，在这些反应物或反应点上进行刺激，可以起到治疗病痛的作用。这些反应点往往是穴位所在之处。

1. 腧穴的功能

腧穴是脏腑经络之气在体表输注之处，是脏腑功能在体表的反应点和治疗点，因此有协调脏腑之间、机体各部分之间以及机体与外界平衡的作用。同时，腧穴还可以将经络、脏腑病变在体表反映出来，使体表某处感觉、形态和物理性质出现异常现象。腧穴可以反映内脏病变，在体表相应部位出现异常现象，通过按压、触摸腧穴可以发现某些感觉异常和形态异常的现象，通过望诊和仪器测量可发现某些物理性质如色、电阻、电位、知热感、温度和形态的异常改变，从而可以客观地判断相应脏腑、经络、组织、器官的病变。

2. 腧穴的作用与效应

从作用部位来看，一般腧穴都有近治作用、远治作用和特殊作用。

近治作用是指凡是腧穴均能治疗该穴所在部位及邻近组织、器官的疾病。一是施治处及周围体表组织的疾病，例如鼻翼两侧的迎香穴，是治疗鼻部疾病的重要穴位；二是邻近内脏及器官的疾病，这些穴位多在躯干和头顶部，其近治作用除体表组织外，还有邻近的脏腑器官。

远治作用是十四经腧穴主治作用的基本规律。在十四经腧穴中，尤其是十二经脉在四肢肘膝关节以下的腧穴，不仅能治疗局部病证，而且能治疗本经循行所涉及的远隔部位的组织、器官、脏腑病证，甚至具有治疗全身疾患的作用。例如足三里可以治疗胃病，阳陵泉可以治疗胆病。

特殊作用是指某些腧穴对脏腑、器官功能所具有的特殊调整作用。如内关穴可以调节心率，大椎穴可以退热，至阴穴可以矫正胎位等。

从作用效应来讲，腧穴具有双向性和相对特异性。所谓腧穴的双向性作用，是指刺激同样的腧穴，在机体处于不同的状态可以产生相反的效应。如刺激内关穴，当心率过快时可使之减慢，当心率过慢时可使之增加；刺激足三里，当血压过低时可使之升高，当血压过高时可使之降低，既可以补虚，又可以泻实。所谓腧穴作用的相对特异性，指腧穴在形态结构、空间分布、体表征象、病理反应及刺激效应等方面，与其周围的非穴位比较，或与其他腧穴比较，具有的相对的特异性质。在诊断方面，腧穴病理反应的相对特异性，表现在结构或功能上密切联系的脏腑器官常可在一些共同的腧穴出现病理反应。如胃病、肝病和肠道疾病均可在足三里穴出现病理反应。同一内脏的病变也常在不同的腧穴出现病理反应。如肺病可在孔最、中府同时出现病理反应。此外，同一脏腑疾病的病变性质不同，疾病阶段不同，出现病理反应的穴位数量和表现形式可有差别。如肾小球肾炎患者，主要在肾俞、太溪有病理反应，而肾结石患者的反应点主要在肾俞和足临泣。

在治疗方面，一个腧穴有时可对多个脏腑发生作用，而多个不同的腧穴对某一脏腑也可产生相同的作用。对某一个腧穴而言，既可产生特异作用，又会产生普遍或全身性的作用。如内关穴归属心包经，对心脏功能有特异影响，但还表现出较好的止呕、和胃作用；足三里穴归属胃经，对胃肠功能有特异性调整作用，但有时对血沉、白细胞计数和血压等也可产生显著的影响。动物实验提示，针刺不同经脉上的穴位，例如膀胱俞、次髎、曲骨、中极、三阴交、阴陵泉、阴谷、足三里、合谷、列缺等，均能引起猫的膀胱收缩效应，但是其中以足太阳膀胱经的膀胱俞、次髎的作用最明显，任脉经穴曲骨、中极次之，四肢经穴作用效果不明显。

三、针灸治疗的主要方式和调节作用

（一）针刺疗法

针刺疗法是以毫针等针具为针刺工具，通过在人体十四经络上的腧穴施行一定的操作方法，以通调营卫气血，调整经络、脏腑功能而治疗相关疾病的一种方法。毫针疗法是我国传统针刺医学中最主要、最常用的一种疗法，是针刺疗法的主体。由于针体细小，刺入后痛苦少，而且可以提插捻转，久留调气或导气，又无药物及砭石剧痛的不良反应，故而为历代针灸医家所重视。除了毫针外，根据针具的不同形制、用途、刺激方式等，针刺疗法还包括皮肤针疗法、皮内针疗法、火针疗法、水针疗法、电针疗法等。

（二）艾灸疗法

艾灸疗法简称“灸法”，是运用艾绒或其他药物在体表的穴位上烧灼、温熨，借灸火的热力及药物的作用，通过经络的传导，以起到温通气血、扶正祛邪，达到防治疾病的一种治法。

艾灸疗法的机制首先与局部火的温热刺激有关。正是这种温热刺激，使局部皮肤充血，毛细血管扩张，促进胃肠血液循环，促进营养物质生成、转运、分布与利用，改善造血功能，调节神经内分泌，提高免疫力等，从而达到培补元气，调整脏腑，促进机体新陈代谢，提高机体免疫功能等的作用。

（三）针灸的调节作用

经临床实践证明，针灸治疗有效的病种包括神经、内分泌、免疫、循环、消化、呼吸、泌尿、生殖、血液等机体各个系统的疾病300余种，并随着临床应用的扩展，针灸治疗的有效病证在不断增加。

应用现代科学技术和研究方法，对针灸治病、防病的疗效及其机制进行了系统的临床观察和实验研究，基本明确了针灸对免疫系统及机体各系统多方位、多环节、多靶点的调整作用及部分机制。大量的临床和实验研究证明，针灸对人体各系统均具有调整作用，这些作用在很大程度上是通过对神经-内分泌-免疫网络的调制而实现的。机体内存在着一系列维持内环境生理生化参量相对稳定的复杂调节系统，主要是神经-内分泌-免疫调节系统，能对各种影响内环境稳定的因素做出主动的调节反应。针灸正是通过在不同程度上激发或诱导体内的这些调节系统，调动体内固有的调节潜力，提高其调节品质，使异常功能趋向正常化。针灸治疗在调节功能这一重要环节上发挥着比药物更符合生理学规律的作用。

1. 针灸对神经系统的调节

神经调节是人体内最主要的调节方式，故神经调节是实现针灸调整机体功能的主要作用途径。针灸对大脑皮层条件反射活动、大脑皮层生物电活动、大脑皮层局部血流量等神经系统功能具有明显的调节作用。而下丘脑是机体“神经-内分泌-免疫”网络系统的枢纽，有中枢整合作用。神经肽是由神经纤维产生、储存和释放的调节因子，是“神经-内分泌-免疫”网络系统重要的共同介质之一，也是免疫调节的关键因素之一。

2. 针灸对内分泌系统的调节

用针灸刺激人体后，可以引起内分泌系统功能及相应的生物活性物质（激素）在一定时间内引发机体产生一系列生理、病理改变的效应。大量的研究证实，针灸对机体内分泌系统有着广泛的调节作用，针灸对机体的多种效应，往往与调节内分泌系统的功能有关。针灸影响内分泌腺或内分泌细胞分泌激素及激素从产生到发挥作用的每一个环节，从而协调了激素对机体的调节功能。针灸对内分泌系统中各内分泌腺的功能有不同的调节作用。

针刺对糖尿病患者的胰腺功能有调节作用，它通过改善B细胞的分泌功能来增加胰岛素的含量，从而改善糖尿病患者的高血糖状况。针刺对甲状腺功能的调节作用，可以使血中偏低的T_3、T_4含量增加，偏高的T_3、T_4含量降低。针刺对促甲状腺激素（TSH）也有调节作用，其结果使血中T_3、T_4含量能受TSH的正常调控，改善了T_3、T_4对TSH的负反馈调节作用，同时也通过调节TSH受体，使垂体—甲状腺轴异常的功能恢复正常。

针灸对体内的性腺激素有双向调节作用，针灸可通过兴奋下丘脑-垂体系统而使性腺激素分泌增加，在此过程中可能有某些神经递质参与，调节促性腺激素释放激素（nGRH）而影响性腺激素的分泌。针灸对肾上腺皮质功能的作用主要表现在血中激素浓度、尿中激素代谢产物的含量及血中嗜酸性粒细胞计数。

3. 针灸对免疫系统功能的调节

（1）针灸对固有免疫的调控作用

固有免疫是免疫系统的重要组成，研究证实针灸对固有免疫系统的免疫细胞（肥大细胞、巨噬细胞等）、免疫分子等具有整体和双向调控作用。例如，针灸选择性调控巨噬细胞的吞噬功能。生理状态下，针灸对巨噬细胞的吞噬功能影响不大；病理状态下，增强吞噬能力，但当吞噬过于活跃时，则降低其吞噬指数。针灸通过兴奋迷走神经、调控细胞极化（M1/M2型），促进固有免疫和适应性免疫调节清道夫受体的表达等调控巨噬细胞吞噬能力。

针灸刺激还可明显增加肥大细胞的循经聚集和脱颗粒效应，肥大细胞脱颗粒产生的组胺作用于血管，可引发经络传感。针灸双向调控肥大细胞的功能，即在病理状态下可缓解肥大细胞的异常脱颗粒。针灸缓解肥大细胞脱颗粒及促进“类突触”的功能，是治疗过敏性疾病（哮喘等）和炎症性疾病（炎性痛等）的重要免疫机制。

NK细胞是缺乏抗原特异性细胞表面受体的一类淋巴细胞，针灸对NK细胞具有双向调控作用，在免疫低下时（如慢性应激、疲劳综合征等），针灸可增加NK细胞数量和增强NK细胞活性，促进NK细胞分泌免疫因子（如干扰素γ、白细胞介素-10、粒细胞巨噬细胞刺激因子等）。

（2）针灸对适应性免疫的调整作用

针灸可提高局部皮肤、外周血、淋巴器官、病变部位T淋巴细胞的数量，增加T淋巴细胞的转化率。B细胞增殖分化成熟分泌抗体是体液免疫的基本过程，针灸对B细胞生成抗体有双向调控作用。当机体发生免疫不耐受时，血清中常常出现抗体的过度表达，针灸可降低变应性疾病（如类风湿关节炎）以及非炎性疾病（如肥胖）血清中的免疫球蛋白（IgG、IgA、IgM）的含量。但针灸也可增加体液免疫应答不足时抗体（IgG、IgM）的生成。此外，针灸还通过影响抗原提呈细胞、免疫因子的释放及补体的生成等对体液免疫产生间接的调控作用。

四、针灸与线粒体能量代谢

线粒体网络作为人体细胞内重要的细胞器网络，与不同的药物之间发生广泛而复杂的反应。各种针灸临床和实验研究证实，针刺治疗对老年痴呆、帕金森病、脑老化等神经退行性疾病的治疗优势明显。艾灸则对防治胃黏膜损伤、心肌缺血-再灌注损伤有明显的保护作用，这些治疗作用主要是通过线粒体途径，也就是影响线粒体的形态与功能实现的。

（一）针刺对线粒体能量代谢的作用

能量代谢在老年痴呆等神经退行性疾病的病理变化过程中起到重要的作用。线粒体作为糖类、脂肪及氨基酸最终氧化释放能量的部位，是真核生物进行氧化代谢的重要场所。针灸治疗对不完全性截瘫家兔损伤脊髓神经元内线粒体影响的动态研究说明：模型复制成功后6 h针灸即可对线粒体的肿胀有一定的缓解作用，来对抗继发性的损伤；在损伤7天后针灸组中线粒体的各项指标优于模型组；15天后针灸组线粒体的形态恢复至正常。表明针灸可以减轻损伤脊髓神经元内线粒体的肿胀变性，维持线粒体的有效功能面积和有效数目，促进线粒体内的能量代谢和神经元的恢复，对抗继发性损伤，缩短修复时间。

一项对阿尔茨海默病模型大鼠进行针灸治疗的研究中发现，经过针灸治疗后Wistar大鼠海马神经元线粒体中的Aβ-结合性乙醇脱氢酶蛋白（Aβ-AD）和细胞色素氢化酶（COX Ⅳ）进行检测，发现针灸疗法能够使Aβ-AD水平有效下调，COX Ⅳ活性升高，表明针灸疗法可通过提高COX Ⅳ活性和抑制Aβ-AD的过度表达来调节线粒体的能量代谢，进一步防治阿尔茨海默病模型。

针刺可以有效地保护线粒体能量代谢，减少氧化应激损伤，对能量代谢相关酶的活性具有一定的调节作用，而组蛋白去乙酰化酶SIRT3在线粒体抗氧化应激、调控能量代谢中作用重大。寻找SIRT3的作用底物和SIRT3作用激动剂，将有利于我们深入理解在神经退行性疾病和人类长寿中SIRT3的重要作用。

（二）艾灸对线粒体能量代谢的作用

艾灸对胃黏膜损伤具有保护作用。周志刚等观察了隔药灸对急性胃黏膜损伤家兔胃黏膜损伤指数、穴区局部线粒体结构、Ⅰ型胶原蛋白表达的影响，从胃黏膜修复及腧穴局部能量代谢角度探讨隔药灸对急性胃黏膜损伤的起效机制。发现隔药灸能够改善急性胃黏膜损伤家兔“后三里”穴穴区线粒体形态、提高急性胃黏膜损伤家兔后三里穴局部组织的Ⅰ型胶原蛋白的表达，这可能是其修复胃黏膜损伤的起效途径之一。

艾灸足三里、梁门穴预处理可以通过上调大鼠胃黏膜细胞HSP70表达，抑制了细胞凋亡线粒体信号转导途径中相关因子cyt c、Apaf-1、caspase-9、caspase-3的表达，使细胞免于进入细胞凋亡的不可逆程序，从而抑制损伤胃黏膜细胞凋亡。艾灸可能正是通过上调胃黏膜HSP70表达，干预了细胞凋亡线粒体信号转导途径不同靶点，达到抑制胃黏膜细胞凋亡、保护胃黏膜损伤的作用，而且这种作用的发挥与艾灸及经络腧穴的“综合作用”是分不开的。

艾灸防治心肌缺血-再灌注损伤主要是通过线粒体途径。热敏灸足三里穴具有明显的抗运动性疲劳作用，其机制与热敏灸降低过度运动大鼠心肌和骨骼肌细胞线粒体过氧化损伤有关。

针刺可以改善线粒体功能，减少线粒体ROS产生过量引起氧化应激，防止细胞内Ca^{2+}超载和阻止线粒体膜通透性转换孔（mPTP）的开放。而microRNA是基因网络、蛋白网络、代谢网络等上游网络的调控环节。研究发现艾灸主要从调节心肌细胞内分泌功能，清除自由基，抗氧化损伤，影响心肌细胞血液流变性几个方面发挥对力竭运动心肌细胞的保护作用，在此基础上，从分子水平提出艾灸对力竭运动心肌细胞保护的可能新机制——端粒酶调控机制。

脾阳虚证一方面与线粒体C28、C43甲状腺素受体有关，另一方面与小肠上皮细胞线粒体结构改变有关。脾阳虚证的线粒体C28、C43甲状腺激素受体可能存在缺陷对甲状腺激素发生抵抗或不敏感，线粒体C28、C43甲状腺激素受体的缺陷可能是导致脾阳虚证的机制之一。近期的一项研究证实了脾阳虚证与线粒体甲状腺激素受体的相关性。发现艾灸治疗对于大鼠体重、最长悬吊时间、最大牵拉力等体能都有不同程度的改善。模型组的线粒体C28、C43甲状腺激素受体表达明显下降，经过艾灸治疗后，治疗组C28和C43的含量与模型对照组相比，有了极显著提高。易受乡等在观察艾灸温补脾胃改善脾虚证的作用机制时发现，艾灸足三里等穴可温补脾胃，改善大鼠脾虚症状，其机制与促进脾虚大鼠小肠上皮细胞线粒体结构恢复，增加呼吸链酶含量及其亚基蛋白的表达有关，提示艾灸可通过促进线粒体结构和功能的恢复，改善能量代谢。

（孙文善）

第六节　关注线粒体功能的人生节点

一、婴幼儿

“生命早期1 000天”被世界卫生组织定义为一个人生长发育的“机遇窗口期”，不仅能影响婴幼儿时期的体格发育和脑发育，也关系到婴幼儿成人后的健康。此关键人生节点的正确养护对于婴幼儿的一生都意义重大。

婴幼儿阶段是儿童身体发育和机能发展极为迅速的时期，也是形成安全感和乐观态度的重要阶段。发育良好的身体、愉快的情绪、强健的体质、协调的动作、良好的生活习惯和基本生活能力是幼儿身心健康的重要标志。身体、心理和社会适应方面的全面良好状态对于婴幼儿意义重大。

婴幼儿时期是先天线粒体与后天环境磨合的时期，只有好的磨合才能引导出理想的线粒体ATP–神经–内分泌–免疫网络模式，因此，此阶段的养护更需精准引导。

（一）肠道线粒体ATP–免疫网络建立最佳时期

6岁以下的幼儿，均属于医学上所说的“生理性免疫功能低下状态”，此阶段身体里绝大部分的免疫系统都在肠道里（大约占了80%），而肠道细胞线粒体的环境好——菌群平衡，肠道免疫功能才会正常，这也意味着6岁以内的幼儿营养补充十分重要。

婴儿出生时，胃肠道是无菌的。但在24 h内细菌就通过口腔和肛门侵入其中。在新生儿肠菌群形成过程中，开始增殖的是需氧菌与兼性厌氧菌，主要是大肠杆菌、肠球菌与葡萄球菌等。这些菌生长后，消耗了生活环境内的氧气，降低了pH值与氧化还原电势（Eh），从而为厌氧菌生长创造了条件。3 ～ 4天后，乳杆菌、双歧杆菌开始繁殖增加，数量占据优势，在出生后的第8天，双歧杆菌的数量已占绝对优势。在新生儿出生8天后，肠道菌群又开始了新的演化，即大肠杆菌、肠球菌逐步下降，双歧杆菌继续增高。到婴儿离乳期，肠道菌群又进入第二次变动，即双歧杆菌数下降，而拟杆菌、优杆菌与消化链球菌等细菌占绝对优势。离乳期后，婴儿的肠道菌群逐渐与成人接近。青少年、成年、壮年期，这段漫长的时期肠道菌群是相当稳定的。因此，人一生中肠道菌群模式的正常与否，与婴儿时期的建立有着密切的关系。

正常量的肠道细菌，能合成B族维生素、叶酸、维生素H，1 ～ 2岁的幼儿还能合成维生素K，为人体提供营养。由肠道细菌产生的许多化学物质（如乙酸、丙酸和丁酸）可以刺激神经细胞，并产生电子信号被传送至大脑。肠道菌群肠——脑轴来影响机体的大脑结构，为婴幼儿终身情绪、行为模式奠定基础。

胃肠道正常的免疫防御是由肠黏膜M细胞及固有层浆细胞产生的免疫球蛋白提供的。M细胞在生命早期暴露在肠黏膜表面，最早进入胃肠道的细菌对其成熟发育起到调控作用，有害菌占优势时，优势有害菌特异性表面蛋白（如ssal和Als3）会借助F-肌动蛋白依赖性胞吞作用转移到M细胞中影响其成熟及功能；胃肠道浆细胞产生的免疫球蛋白A非常丰富，也是细菌侵入的主要屏障之一。新生儿靠母乳的分泌性IgA抗体和自身血清中的IgG抗体提供免疫保护作用。婴儿出生后3 ～ 4周开始制造分泌性IgA，6周左右便可达到正常成人量。若是在出生后的3 ～ 4周内不维护好肠道黏膜细胞，则肠黏膜分泌功能受损，IgA峰值降低，影响肠道黏膜抵御功能。

肠道作为人体最大的免疫器官，其重要的功能包括：① 清除病原微生物；② 对食物抗原和肠腔内正常菌群产生免疫耐受。作为线粒体产生ATP最重要的燃料来源，其正确的免疫应答模式是全生命周期机体健康的基础。

这需要几个部分共同参与完成，包括肠道黏膜屏障、调节性T细胞的正常功能及免疫球蛋白的生成等。其中肠道黏膜屏障包括机械、生物、化学及免疫屏障。进入机体的物质一旦破坏肠黏膜线粒体一级网络，则黏膜机械屏障破坏势如破竹，势必导致肠壁通透性的增加，最终导致肠腔内有害物质如致病微生物、抗原、促炎因子等进入血液循环，出现食物过敏等症状。生理状态下机体的肠道内存在大量的共生菌群，组成生物屏障，保持菌群间的合适比例，对于保护肠黏膜屏障至关重要。

黏膜线粒体网络破损还会导致黏膜免疫系统功能的发育受阻，肠黏膜细胞必须物质若是缺乏或不充分则会导致肠道免疫应答降低，膜分泌型IgA（secretory IgA，SIgA）生成下降或口服耐受不能正常建立等缺陷（口服耐受是指机体免疫系统对摄入的食物抗原维持不应答状态）。势必导致机体的易过敏模式，并在日后难以纠正影响终身健康。

因此，提倡母乳喂养、奶粉严格筛选、辅食添加不宜过早过急等，本质都是呵护婴幼儿肠道黏膜线粒体，在其空白阶段给予最纯粹的食物、最佳菌群配比、激发其最佳免疫模式，为生命奠定稳固的健康基础。

（二）线粒体过早暴露的终身影响

1. 食物过敏——线粒体一级网络受损

生命早期肠道菌群通过调节机体免疫功能而诱导免疫耐受的产生。肠道菌群通过改变肠黏膜细胞线粒体的生存环境，诱导其分泌、成熟等功能。成熟的肠黏膜免疫系统能够诱导机体对食物抗原、肠道共生菌群的耐受和对致病菌的迅速应答。婴儿期食物过敏发生率较高是胃肠屏障及其免疫系统不成熟降低了黏膜屏障功能的有效性导致的。正常情况下，机体已获得口服耐受，不会对食物抗原致敏。有遗传倾向的人群产生食物过敏的原因之一，是口服耐受不能正常建立或遭到破坏导致的。优质的肠道菌群是肠道黏膜细胞线粒体的重要环境刺激因素，可以激发肠道黏膜免疫发展。

以最常见的婴幼儿牛乳蛋白过敏为例。牛乳蛋白过敏是由牛乳中蛋白质引起的异常免疫反应。母乳与牛乳中蛋白质的成分存在一些差异，在各种营养素日趋完善的同时，建立在牛乳蛋白基础上的婴儿配方奶粉虽能够在营养成分和微量成分上与母乳相同，但从理论而言，牛乳对于婴幼儿的胃肠道来说属于新的外来物质，其中任何一种区别于母乳的蛋白质都有可能成为过敏原，目前普遍认为乳清蛋白（主要是β-乳球蛋白和α-乳白蛋白）及酪蛋白（主要是αS1-酪蛋白）是主要的过敏原，这两种蛋白共占牛乳蛋白的40%以上。母乳中没有β-乳球蛋白和αS1-酪蛋白，且两者在婴儿胃肠道内不易被蛋白酶分解，造成婴儿过敏。酪蛋白在牛乳中含量最高，约占牛乳总蛋白的80%，在对牛乳过敏的人群中有约65%是由酪蛋白过敏引起的。正常情况下膳食中的蛋白质被酶降解为游离的氨基酸和小肽后再被吸收，婴儿摄入牛乳蛋白后，胃肠道黏膜细胞线粒体直接暴露在陌生的抗原之中，迅速刺激其产生毒性ROS，影响其产能活化相应的蛋白消化酶，导致牛乳中一些差异蛋白未经消化酶水解而不易被消化；当这些异源蛋白进入肠道后，持续性刺激婴儿肠黏膜细胞，影响M

细胞的成熟和免疫屏障功能的成熟，胃肠道和黏膜表面主要免疫效应分子——SIgA 的分泌量少，因而不能准确阻止抗原进入体内或控制机体对侵入抗原的免疫反应；另一方面，肠道黏膜上皮细胞及细胞间的紧密连接构成了机械屏障，不仅可以防止一些抗原物质进入肠黏膜，而且也能进一步降解致敏蛋白，然而婴儿肠黏膜系统的发育尚未成熟，黏液层薄，肠壁通透性高，抗原便更易进入肠黏膜，激发人体产生抗体，导致过敏。

同时，当这些致敏蛋白质进入人体后，又不仅引起过敏反应，还会影响机体的免疫调控模式。$CD4^+$T 淋巴细胞是过敏性疾病发生的重要免疫调控者。$CD4^+$T 淋巴细胞接受抗原刺激后，可以分化成不同亚型的 T 细胞，其主要类型有 Th1 型、Th2 型、Th17 型及 Treg 型，不同亚型的 T 细胞彼此间也能通过分泌不同的细胞因子相互影响制约，形成复杂的免疫调节体系以维持机体的免疫平衡，一旦失衡就可能导致免疫耐受功能异常，致使各种自身免疫性疾病发生。

因此婴幼儿时期的过敏对胃肠道黏膜细胞一级线粒体网络是不可逆的损伤，对机体终身的免疫模式都有着深远影响。

2. 抗生素——改变线粒体二级网络环境

肠道黏膜细胞线粒体的微生态环境对于肠道免疫意义重大。影响婴幼儿肠道菌群的因素主要包括：基因、喂养方式、药物的使用（尤其是抗生素的使用）、断奶时辅食的添加、饮食结构及周围环境等。抗生素的使用、滥用和残留，对人类健康造成了多方面的危害，出生早期的抗生素暴露将导致一系列肠黏膜细胞线粒体微生态环境失衡，主要表现为有益的乳酸菌、双歧杆菌等丰度减少，一部分致病菌丰度增加，同时能够筛选耐药菌群，对生命体产生长期深远的影响。

治疗量抗生素会引起肠道需氧菌（如克雷伯杆菌）的过度繁殖，厌氧菌组成黏膜防御体系。奶制品中兽用抗生素的残留对婴幼儿肠道菌群影响也不容乐观。婴儿时期是人体肠道菌群模式建立的关键时期和重要时期，人体肠道菌群模式建立的正常与否直接关系到其将来的健康问题，会直接破坏肠黏膜细胞 mtDNA，影响基因表达。

伴随着婴幼儿肠道菌群的定植，其肠道黏膜屏障和免疫系统也在发育成熟。肠道正常微生态能够促进肠道黏膜细胞线粒体 ATP 支持，推进树突状细胞的成熟、保证 TLR 的正常表达、维持 Th1/Th2 的平衡，从而产生TGFβ和IL-10等细胞因子，促进调节性T细胞的分化，抑制免疫细胞对自身细胞的杀伤作用，从而避免自身免疫性疾病的发生并减少过敏性疾病的发生，如湿疹、哮喘等。因此抗生素的使用会影响早期肠道微生物定植，对机体远期免疫系统构成长远不利影响。

各种方式进入婴幼儿机体的抗生素还会影响肠道微生物群落的基因多样性，从而影响宿主不具备的酶和生化代谢途径，影响营养物质的利用，阻碍宿主获得更多ATP能量与利用底物。另外，肠道菌群的代谢产物——短链脂肪酸可作为信号分子，影响肠蠕动及营养素的吸收，从而显著增加儿童超重和肥胖的风险。

因此长远来看，抗生素进入婴幼儿机体，直接破坏肠道细胞线粒体的微生态环境，进而引起肠道信号转导异常，导致机体内环境紊乱及代谢紊乱，密切影响机体远期免疫系统及机体的代谢性模式。

3. 密切接触化学品——损伤线粒体能量三级网络

在婴儿奶粉中、各类包装食品、个人卫生和清洁的日用化学用品及玩具中，广泛存在防腐剂、化学品添加剂、化学合成原料、重金属，这些化学品通过婴幼儿的呼吸道、消化道、皮肤进入机体，直接损伤机体线粒体三级网络。

这些有毒有害物质还会以内分泌干扰物的形式不断损害婴幼儿的健康。内分泌干扰物是一类具有雌激素及类雌激素样效应的化合物，婴幼儿接触环境内分泌干扰物的途径多种多样，包括母乳、饮食、呼吸，甚至日常生活中所接触的塑料用品。以最常见的婴幼儿奶瓶为例，聚碳酸酯（Pc）制奶瓶含有双酚A成分，并且婴儿尿液中均检出双酚A，双酚A浓度与月龄呈正相关。双酚A能通过减弱下丘脑-垂体-性腺轴的抑制功能，使GnRH分泌增加而诱发卵泡刺激素和黄体生成素分泌，进一步引发GnRH脉冲释放，并且低浓度的双酚A能提前青春期和更改发情期，而高浓度的双酚A能够使下丘脑-垂体-性腺轴发生不可逆的改变，直接破坏机体线粒体三级网络能量。

有毒有害物质以各种方式进入机体，持续性刺激婴幼儿呼吸道、消化道等的线粒体，刺激过度氧化应激，影响线粒体功能，无法很好维持婴幼儿的各项生长发育；同时直接干扰婴幼儿线粒体ATP-神经-内分泌-免疫网络，在生命早期阶段就无法支持线粒体支撑机体进入高位平衡，并持续陷于不断被消耗有序性的低位平衡之中。

（三）最佳引导的关键时刻

综上所述，婴幼儿时期作为机体微生态建立、线粒体ATP–神经–内分泌–免疫网络终身模式基础建立的时期，影响着婴幼儿终身情绪、行为方式、下丘脑–垂体–靶器官各轴的基础模式、免疫模式等重要支撑系统。

此阶段作为线粒体与外界物质的磨合期，奠定了线粒体三级网络的能量级基础。此阶段需注意婴幼儿的保暖，保护线粒体酶的最佳产能温度；还要注意进入婴幼儿机体物质的纯净性，此关乎线粒体产能利用的高效性，密切关注潜在有毒有害物质的伤害；此外，针对性补充微量元素、维生素等，以保证线粒体电子呼吸链的完整高效，以全面产能供应关键生长发育；针对机体无法自行合成但又有重要生理意义的物质如Ω–3脂肪酸、锌、硒、维生素C等，适当补充改善机体微生态的益生菌，针对性地帮助机体氧化–抗氧化平衡，为机体全新线粒体磨合提供最佳环境，引导线粒体三级网络更高级别效能的稳定。

二、青春期

青春期是身体成长的定型阶段，也是学识奠基、性格定型、心理健全的关键时期。对这一至关重要的人生阶段，历年来教育、心理、医学、社会等各方面的专家均给予了极大的关注。

青春期是人体生长发育的“巨变期”。从青春期发育一开始，我们全身的器官便迅猛生长，经过十几年的时间，发育成熟，机体在此阶段定型。成熟后的器官与出生时相比，发生了惊人的变化：我们全身的肌肉增长了30～40倍，子宫增长了25～30倍，骨、呼吸器官增长了20～25倍，心、肝、淋巴组织、卵巢增长了15～20倍，甲状腺、肾脏和睾丸增长了10～15倍，脑垂体增长了5～10倍，肾上腺增长了近5倍。随着这些器官的发育，身体的机能也逐渐完善。以人体的“总指挥”——大脑来说，尽管童年时，大脑细胞的数目就已经接近成年人，但是其结构和机能还不健全，因而抗病能力低，遇有细菌、病毒入侵，常易发生疾病。进入青春期以后，大脑的神经结构逐渐完善，不仅对环境变化的反应力及抗病的免疫力有了明显的提高，而且思维能力、推理分析能力和记忆力等也都大大地加强了。

（一）激素

性机能逐渐发育成熟是青春期最突出的变化。在这一时期，第二性征开始发育，青春期发育是一个受下丘脑–垂体–性腺轴调控的复杂而又短暂的过程，受到营养、能量代谢、环境等多种因素影响。

此时期的各能量物质供需平衡是关键，缺少固然无法适应生长需求，但过剩也会导致肥胖、性早熟等问题。此阶段作为线粒体ATP–神经–内分泌–免疫网络高速发展的阶段，体现在以下方面。

线粒体和各种激素的磨合：青春期的激素变化是该阶段最重要的特点。此阶段机体线粒体上激素受体在高水平激素的刺激下，开始迅速被激活，此阶段线粒体若是能较好适应激素的刺激，则线粒体的功能得以全面发挥；反之，若是线粒体激素受体未能较好适应，则影响线粒体膜上分布着的多种呼吸链酶复合物的活性，如酶促反应中类固醇激素合成快速调节蛋白和胆固醇侧链裂解酶等，进一步影响激素的合成和功能。

甲状腺激素、生长激素、肾上腺素和性激素都在青春期达到了高峰，这些激素在线粒体膜上都有作用靶点，与线粒体相互依赖、相互促进，只有激素和线粒体激素受体达到良好“磨合”，才会开启后续的激素转化并持续性发挥作用。

胆固醇作为激素的源头物质，过多过少都会破坏生长需求的平衡。胆固醇补充不够则会导致甲状腺激素、生长激素、肾上腺素、性激素等合成原料不足，无法支持生长需求，过早进入发育瓶颈；胆固醇补充太多则容易导致肥胖，过量脂肪无法转化则会破坏脑垂体线粒体电子呼吸链，影响线粒体的产能，阻碍促性腺激素和生长激素生成，从而严重危害青少年儿童的生长发育、生殖发育和性发育成熟。因此，把握好机体的正氮平衡，时刻关注青春期儿童的营养动态平衡，从而帮助线粒体激素受体与激素达到最佳的“磨合”效果。

此阶段的特殊性还体现在处于学习的重要阶段，用眼用脑需求大，若不及时针对性补充营养物质，则血液营养无法供应（如Ω–3脂肪酸、维生素A、B族维生素等），从而影响视力和脑力的最佳发育。

由此可见，此阶段的重点是支持线粒体与激素的最佳“磨合”。

（二）神经递质

这一时期儿童的多巴胺和血清素大幅度波动，因此更加情绪化，对压力更加敏感，更可能采取冒险行为。因此神经递质的支持也不容忽视。让人快乐的3种：多巴胺、血清素、内啡肽，这些主宰个体的学习能力、创造力及情绪，对于精神健康不可或缺。

血清素（5-羟色氨）是由色氨酸在维生素C、维生素B_6、叶酸、钙和铁的协同作用下形成的，90%的血清素是在肠道中由肠嗜铬细胞生成的。肠道的维护及补充色氨酸的合成原料对于血清素的产出缺一不可。

通过观察多巴胺的代谢途径：苯丙氨酸转移酶+四氢生物蝶呤→酪氨酸转移酶+四氢生物蝶呤→多巴胺→去甲肾上腺素→肾上腺素，显而易见，苯丙氨酸转移酶和酪氨酸转移酶的缺失，也会导致多巴胺分泌减少。所以如果因为相应代谢物缺乏导致我们感受到不快乐时，我们或许可以补充一些富含酪氨酸的食物，如奶酪、酸奶等动物蛋白及酪氨酸转移酶的前体物质维生素B_6（动物内脏、肉、大多数蔬菜都天然含有）。

更重要的是，过度氧化应激会破坏多巴胺能神经元分泌的神经递质向线粒体受体运输的功能，导致多巴胺氧化而无法被利用。因此，补充神经递质的原料、重建健康内环境才能保护神经递质与线粒体受体结合，才能推动神经递质帮助建设机体的创造力、学习力及精神健康。

（三）免疫

淋巴系统在青春期前达到高峰，免疫系统在青春期发育最快，25岁左右达到顶峰，30岁以后，人体免疫功能开始走下坡路。胸腺在青春期发育至最大，是T细胞分化、成熟的场所，对外周免疫器官和免疫细胞具有调节作用，是自身免疫耐受建立与维持的关键器官后逐渐萎缩。激素与胸腺发育平行，刺激增加胸腺激素、抗体形成及增强NK细胞等活化。此阶段免疫系统发育的源头动力来自免疫系统中免疫细胞线粒体ATP产能对其系统的支持，充足的线粒体的营养原料支持在此阶段更有利于实现免疫系统的高位平衡，这也是很多疾病如哮喘、过敏性疾病等可能在此阶段得以自愈的原因，该阶段是自身免疫模式的良好校正时机。

综上，青春期是机体积蓄大量能量最关键的时期，是推进机体线粒体ATP网络高位稳态的最佳时机，此阶段食欲上升，好奇心上升，尝试心态上升……如何在各种诱惑、多种充满化学品的问题食品中辨明健康方向，选择以“线粒体优活”为中心的健康生活方式，适应激素与线粒体的最佳“磨合”，适应线粒体ATP-神经-内分泌-免疫网络进入高效能，迎接体力、精神、免疫高峰的到来，是此阶段的重要目标。

注意力不集中、学习能力差、情绪障碍等都是未维护好青春期线粒体健康产能的后果，是线粒体ATP-神经-内分泌-免疫网络建设不佳的外在体现；只有深刻理解了此阶段线粒体与激素、神经递质、免疫各子系统磨合适应的需求，为线粒体提供足够的原料、最佳运作环境，才能实现身心的全面健康。

三、生育期

据世界卫生组织的统计，随着环境污染日益严重，生活节奏变快，人类生育能力明显下降。1995年至今，我国的不孕不育率迅速增长，据不完全统计，每八对夫妇中就有一对面临着不孕，而中国约有5 000万家庭受此困扰。帮助不孕夫妇受孕面临着许多问题，如不明原因的不孕，做了试管胚胎后仍是不孕，生出的孩子有健康问题，等等。随着生殖领域的发展，医学界已经意识到了怀孕不仅是生殖的问题，还与怀孕之前的生理内环境紊乱有关。

不孕不育与各种疾病相关，通常我们会遇到一些不明原因的不孕患者，在不孕诊断中占比约为30%，目前已逐渐意识到生育力是机体健康的重要体现之一，不孕不育是全身的问题，而不只是生殖系统。

生育作为一个传承过程，怀孕也只是实现了一个初级目标，如何将更完善的线粒体ATP–神经–内分泌–免疫网络全面的精气神传递给下一代，孕育出身心都健康的孩子是更需要关注的目标。

（一）线粒体ATP–神经–内分泌–免疫网络精气神传代的过程

父母亚健康对子女的影响深远，母亲的线粒体ATP–神经–内分泌–免疫网络线粒体会传递给子代，并作为子代线粒体ATP–神经–内分泌–免疫网络的基础，父亲的线粒体在精子奔向卵子的过程中耗竭。

1. 环境毒素如何对激素产生影响

邻苯二甲酸酯（塑料的主要成分之一）会降低肝脏以及睾丸和卵巢线粒体关键抗氧化酶的活性，导致氧化应激。体内邻苯二甲酸酯含量高于平均水平女性的生育可能性降低20%，并伴随子宫内膜异位症风险增加。除了增加怀孕的难度外，也更容易出现早期流产，也就是所谓的“生化妊娠”。双酚A（存在于塑料中）可直接封闭线粒体膜上的激素受体，抑制卵子成熟，同时降低雌激素水平，进而大大降低受精率。

2. 母体使用抗生素对子代的影响

母体怀孕时使用抗生素影响母体菌群，调控母体血液和胚胎大脑的代谢组。TMAO和咪唑丙酸等菌群相关代谢物能在体外促进胚胎丘脑轴突生长，所以补充这些代谢物也能防止胚胎的轴突生长缺陷和之后的触觉行为异常。孕期感染和炎症诱导的母体免疫激活，增加后代的神经发育异常的风险。在怀孕早-中期，母体肠道菌群能通过特定的代谢产物，对胚胎大脑发育起调控作用，影响胚胎丘脑皮层的轴突生长和后代的某些触觉感官灵敏度。由此可见，孕期的机体微生态对于子代有着深远影响。

（1）父母重金属暴露对于子代的影响：父母体内的铅水平与子女的呈正相关，父亲接触铅与儿童健康影响更为密切，并且高浓度的铅会显著降低血红蛋白含量、红细胞数、子代身高、性激素水平等指标，从而对儿童健康造成威胁。更为深远的影响是重金属破坏父母线粒体酶活性、线粒体 DNA 的影响也会传给子代，使得子代出生线粒体功能就低于正常水平。

（2）各种环境因素加之生活压力严重影响了现代人的生育力。各种氧化应激压力逐渐损坏体内各种腺体，肾上腺作为人体生命轴，当身体面对持续慢性压力时，会优先牺牲性腺的生殖功能。孕酮与皮质醇共同的原料是胆固醇，人体在压力特别大时优先支持生命轴——皮质醇，存在于睾丸和肾上腺线粒体中的17-羟化酶特别活跃，这条代谢通路使孕烯醇酮转化为更多的皮质醇，这就提示妇产科医生和备孕者，在补充外源性黄体酮的同时更需要重视胆固醇在线粒体内的转化，产生内生的黄体酮。线粒体是激素转化的重要枢纽，胆固醇在线粒体中转化成孕烯醇酮、脱氢表雄酮（DHEA）、雌雄激素、孕激素、皮质醇等，线粒体对于生育系统激素产生的重要性不言而喻，对激素与线粒体的全面理解将有助于生育力的支持治疗。

综上，生育作为线粒体 ATP-神经-内分泌-免疫网络传代的过程，离不开线粒体的保驾护航，线粒体是健康背后强大的隐形推手，母体线粒体的保护对其子代全生命周期的健康有着深远的影响。

（二）母体线粒体能量的重要性

卵子是人体内最大的细胞，卵子本身不能摄取营养，需靠外部支持系统——周围的颗粒细胞供应营养，颗粒细胞的生长非常重要，同时卵子的生长需要大量的能量，一个卵子大约含有30万个线粒体，线粒体也就是细胞产能的发动机，把营养转换成ATP能量。细胞中90%的氧自由基由线粒体产生，生理性ROS可以调控卵母细胞的成熟。但过量的ROS就会从多方面对卵母细胞产生破坏作用，导致卵母细胞受精率下降，启动凋亡程序，卵裂球溶解。因此，卵细胞线粒体对胚胎的发育非常重要。从卵泡到胚胎发育这段时间，其线粒体的数量不变，如果线粒体数量不够就会导致染色体倍数发生变化，很多大龄女性21三体综合征就与线粒体功能下降有关。与细胞核DNA不同，mtDNA完全由母亲的生殖细胞传给下一代，换言之，每个人机体内的mtDNA全部来自母亲，母体线粒体健康程度决定了子代的线粒体健康程度。

mtDNA由于裸露于线粒体基质中，既没有组蛋白的结合保护，又缺少DNA损伤的修复系统，所以极易发生突变，且突变结果容易保存下来，因此mtDNA的突变率为核DNA的10倍以上，此外，mtDNA受损后会导致氧化磷酸化（OXPHOS）过程明显受损，无法产生足够的ATP，并且无法逆转。由此可见，高效能的线粒体功能对健康意义重大，对于母亲尤其重大。

近年来越来越多的研究证实很多肿瘤性疾病（尤其是内分泌相关的肿瘤）、精神疾病等更呈现母系遗传的趋势，母亲的线粒体健康与子代的先天性线粒体疾病息息相关，其机制都是通过mtDNA遗传。由此呼吁更多的重视母体线粒体的健康建设工程。

（三）辅助生殖的潜在风险

随着现代辅助生殖技术的发展，有些不能自然怀孕的女性还可以求助于试管婴儿技术。近30年内，约有850万试管婴儿出生。女性在接受控制性促排卵的过程中，卵巢发生过度刺激综合征的概率可达10%，中重度卵巢过度刺激综合征发生率可达2%～3%。自然受孕和辅助生殖的差异在于自然受孕是一个优胜劣汰的选择过程，而试管婴儿就失去了这一过程，这对于婴儿可能存在潜在的风险，试管婴儿（IVF）应当是不得已而为之的选择，自然选择力不容小觑。

IVF需获得更多优质的胚胎，卵子和精子的质量是关键，但说到卵子和精子的质量，真可谓是“台上一分钟，台下十年功”。

（四）父母线粒体ATP的高能状态对子代的重要意义

人体健康就是线粒体ATP-神经-内分泌-免疫网络效能的健康，父母机体能量的高效能才能传承出优秀的子代。生育是一个身心健康的传递过程，不应仅将关注点放在孕期或者备孕期，生育力只是检验机体线粒体健康的一个窗口，在发现生育力有问题之后，就开始建设线粒体也为时不晚，这时需将中低效能的线粒体功能推向高效能稳态。始终关注线粒体建设，保持父母机体线粒体ATP-神经-内分泌-免疫网络的高效能稳态，才能将此精气神传递给子代。

四、青壮年

40 ～ 50岁青壮年被称为“夹心一代”，处于事业、家庭高需求的状态，不少人的生活、工作压力，可能已经积累得非常大了。压力是青壮年阶段面对的最突出的问题。

压力对于我们的一生非常重要，适时的压力，也是我们进步的动力。但是，压力也是疾病的基础之一，甚至被称为现代人健康的第一杀手。什么是压力呢？美国克利夫兰医学中心对于压力的诠释是：压力是身体发生变化时的正常反应，可以在身体上、心理上或情感上对这些变化做出反应。首先压力出现在身体发生变化的时候，身体的变化有两种情况，一是身体的内在变化，二是身体的外在变化。同时压力可以是身体、心理及最重要的情感的反应。这一点很关键，很多人觉得压力是纯心理的概念，并且认为压力是只有弱者才会有的反应，其实并不是这样的。每个人都会有压力，压力无处不在，差别就在于每个人身体对机体、对压力的阈值不同。真正对人体产生巨大杀伤力的是慢性压力，尤其是长期的、轻中度的压力，容易让人们忽视。短期的、高强度的压力很容易唤起斗志去战胜它。长期严重的压力难以忍受，那就要想办法去改变它。美国的流行病学调查显示，医院就诊的患者当中，75% ～ 90%患者具有压力相关的症状，77%的人体验到有压力引发的各种身体症状，如头晕、头痛、失眠、恶心等。2017年哈佛大学的一项研究显示，压力对心肌梗死、脑梗死的重要性等同于吸烟、饮酒或高血压。吸烟、饮酒、高血压的三项对于心肌梗死、脑梗死的危险已经得到了大数据的证实。压力与它们的重要性相同，无形的压力对身体的影响是方方面面的。

除了精神压力，还有持续存在的氧化应激压力。现代文明带来的各种化学品污染、环境污染、空气污染、食品污染、核磁辐射、噪声等使许多有形无形的致病因素积聚在体内，威胁健康。例如食品污染，食品中的激素样物质、化学品添加剂和填充剂过多，人们食用后相当于口服了激素或化学品，致使人体肾上腺不分泌激素或分泌的少了，时间长了，导致肾上腺废用，甚至萎缩。生活无节制的吸烟和醉酒、作息不规律，过度劳累等，都是增加机体氧化应激压力的行为。

线粒体ATP–神经–内分泌–免疫网络失衡正是压力对人体的最主要影响。研究表明长期的心理压力会干扰思维、造成注意力集中障碍；无论是急性压力还是慢性压力都与炎症有关。急性压力可以激活周围炎症的通路而慢性压力与全身的持续性炎症有关，慢性压力还会提高2型糖尿病的发生风险。急性压力转换为慢性压力的关键点是机体缺乏恢复力，这就涉及线粒体ATP网络的效能，能量整合医学能够赋能线粒体，跃升线粒体ATP–神经–内分泌–免疫网络的能级，使之达到高效能的稳态。

一般将压力分三个阶段：① 急性期：是人体对压力的本能反应，线粒体需应对的氧化压力升高，其储备被不断的耗竭，逐渐出现失眠、内分泌紊乱、免疫力低下等情况。② 慢性应激期：在慢性压力持续作用下，线粒体逐渐失衡并趋向失能，ATP浓度明显下降，神经递质代谢障碍，下丘脑垂体产生促肾上腺皮质激素（ACTH）刺激肾上腺皮质。释放糖皮质激素引起水钠潴留、血压升高、免疫系统抑制等情况，机会性感染以及胰岛素抵抗等逐渐出现。③ 衰竭期：慢性、长期的压力得不到解决，导致线粒体失能、功能衰竭，最明显的体现在肾上腺，肾上腺皮质线粒体功能耗竭后，皮质激素等产出明显不足，出现疲劳、抑郁、免疫功能下降、性欲下降等，再次面临急性应激时会发生猝死等现象。

皮质醇在代谢、免疫系统和心血管系统中扮演着非常重要的角色。DHEA参与发育成长、免疫调节和心血管功能，而皮质醇的合成和DHEA的转化都在线粒体中进行，接受线粒体的调控。皮质醇/DHEA的比值十分重要，关系到人体的物质代谢、神经运动、内分泌、消化和生殖等各个方面。皮质醇/DHEA比值保持在正常水平的时候，肾上腺功能状态最佳。如皮质醇水平上升，DHEA过低则机体处于慢性应激反应状态，会干扰人体第一道免疫屏障与黏膜表面的完整性。人处于慢性应激状态的时间越长，一线免疫防御系统受损越严重，最终导致癌症、心血管疾病、抑郁症、自身免疫疾病及各种退行性病变，并且加速老化。

青壮年阶段烟酒过量，过度的氧化压力都会直接破坏线粒体功能，在体内引起炎症反应；青壮年阶段睡眠呼吸暂停综合征高发，这会导致长期的夜间慢性缺氧，破坏线粒体电子呼吸链，乳酸堆积进一步加剧能量产生不足，加重疲劳感。

因此，青壮年阶段是对线粒体网络能级考试最多的阶段，疲惫感是能量整合医学中十分重视的亚健康信号，青壮年阶段更需要立体赋能线粒体，始终保持线粒体ATP-神经-内分泌-免疫网络的高能级。

五、更年期

更年期作为连接青壮年和老年之间的过渡阶段，是衰老加速来临的阶段。男性、女性都有更年期，而女性更加明显，此阶段的女性更需关注。

女性体内的激素是一把“双刃剑”，目前人们过多地强调了雌激素的“有害”的一面，其实它更多的一面却是对机体的保护作用，作为线粒体产能的重要助手，其稳定及对线粒体膜激素受体恰到好处的刺激可以使线粒体发挥最佳功能。女性生命中年轻阶段很少罹患各种慢性病，女性激素就像一把保护伞，维护着身体的健康，而45岁以后，随着女性激素分泌减少，生命渐渐进入更年期，这把“保护伞”也逐渐收起，衰老和慢性疾病会“隆重”登场，严重影响女性的生活质量。

女性激素除了主要分布在子宫、阴道、乳房外，皮肤、膀胱、尿道、骨骼和大脑等女性体内有400多个部位含雌激素的受体，这些器官中的线粒体对于雌激素的需求更大，更年期的激素减少使得这些器官的线粒体失去了重要助手，从而严重影响线粒体产能。雌性激素缺乏可能导致盆腔内脏器下垂、乳房萎缩、骨质疏松、皮肤变化、牙齿脱落、冠心病、精神相关性疾病等。

（一）线粒体ATP-神经-内分泌-免疫网络效能下降的加速期

卵巢功能减退，雌激素下降，保护性激素如黄体酮减少更甚，女性身体的衰老和以上这么多症状及疾病的出现，都是由雌性激素减少引起，那么人们为什么还在反复强调：要警惕女性体内的“雌激素过多”呢？这是由于近年来乳腺癌、卵巢癌、子宫肌瘤、乳腺纤维瘤等疾病越来越多，人们看到的表象而已。这些疾病发生的真正原因是女性体内的激素水平不平衡——雌激素相对优势。

雌激素和黄体酮是卵巢分泌的两个主要雌性激素，相互配合维持女性月经周期和生育能力，并随着月经周期动态变化，维持身体最佳状态。雌激素和黄体酮在体内共同作用，两者间相互牵制与协调，保持体内雌性激素处于一个和谐平衡状态。所谓雌激素相对优势是指：雌激素水平相对于黄体酮水平呈过剩的一种状态。雌激素占优势并不是指雌激素过剩，而是雌激素的相对过多和黄体酮相对不足。雌激素和黄体酮随着年龄逐渐下降，而更年期和绝经期女性的这两种激素则会快速流失。从35～50岁，女性体内黄体酮分泌会减少75%。但在同一时期，雌激素只减少35%左右。进入绝经期后，黄体酮的含量极低，而雌激素的含量仍然有绝经前的50%。随着雌激素逐渐下降，黄体酮急剧下降，没有足够的黄体酮来抵消体内雌激素的数量。这种状态被称为雌激素相对优势（estrogen dominance）。部分30多岁的女性，大多数更年期妇女（45岁左右）以及几乎所有的妇女在绝经期（50岁以后）都有雌激素相对过多和黄体酮不足的情况，这段时期她们经历了激素下降的巨大生理变化。最终的结果相对于黄体酮，雌激素过多，这种情况我们称为雌激素优势。

（二）线粒体的激素需求无法满足

进入更年期后，激素的减退又会影响线粒体酶的活性（如17-羟化酶等）导致胆固醇无法正常代谢转化，从而进一步影响激素的生成水平，如此激素降低-线粒体功能障碍-激素产出减少的恶性循环。若不及时支持线粒体功能，则线粒体能量网络进入加速拉低阶段，衰老及各种健康问题都加速发生。

（三）更年期症状明显提示亚健康，建设线粒体延缓衰老

不同人的更年期表现差异很大，其也有内在逻辑。长期暴露于应激状态下的个体炎症因子水平高、氧化压力大，无论是代偿期的肾上腺压力激素（皮质醇）升高，还是失代偿期的DHEA下降，都会导致黄体酮含量下降，雌激素相对于黄体酮的比例明显升高。过多的雌激素，又会导致失眠、焦虑，从而进一步加剧肾上腺的疲劳。而这又导致了黄体酮水平的进一步减少，雌激素更加占优势。经过这种长期的恶性循环，高雌激素水平会抑制T_4向活性的T_3转化，并可能引发甲状腺功能减退症，进一步无法满足线粒体上受体对于甲状腺激素的需求，加速破坏线粒体功能。

（四）导致更年期明显亚健康的因素包括：

1. 环境激素超标

随着工业化的发展，石化产品越来越多应用于生活中，包括：清洁剂、防腐剂、杀虫剂、塑料制品等，这些存在于环境中的雌激素化合物被称为环境雌激素（xenoestrogens）或环境激素（xenohormones）。它们类雌激素作用，可以作用于雌激素受体，干扰我们体内正常雌激素功能。

2. 肠道菌群失调

雌激素代谢产物在肝脏中以结合的形式进入胆汁，然后通过胆汁进入肠道。如果肠道菌群失衡，部分有害菌群会将结合形式的雌激素代谢产物分解，变成游离形式，这些游离雌激素通过肝肠循环，再次进入体内，增加了雌激素强度优势。

3. 肥胖

脂肪细胞会增加雌激素的产生。芳香酶是一种帮助雌酮（E_1）在脂肪细胞内产生的酶。雌酮误导脑垂体通过正常的负反馈机制产生大量的雌激素。因此，卵巢细胞线粒体接到不合成激素的指示。孕激素分泌量也因此减少，进而建立起一个雌激素占优势的环境。肥胖还与女性体内睾丸酮含量较高有关，这会导致肝脏产生更多的性激素结合球蛋白（sex hormone binding globulin，SHBG）。SHBG 越多，不可被细胞线粒体所利用的激素也就越多。

（五）守住疾病高发的关口，保持能量网络的高中位效能

由此可见，更年期是女性衰老、肿瘤等重大疾病加速到来的关键年龄阶段，把握线粒体建设在激素下降过程中的关键作用，对于保卫机体最高网络效能是重中之重的手段。该阶段可适当补充黄体酮，实现激素平衡，同时赋能线粒体，实现线粒体 ATP-神经-内分泌-免疫网络的中高效能，达到脑力不下降，容颜不透露年龄，保持愉悦心情和良好免疫力，从而延缓衰老的来临，预防肿瘤等重大疾病的发生。

六、老年

老年阶段是健康自由度的分水岭，60岁以后，随着年龄的增长，人们的健康状况和认知能力都会下降，加上退休、身边亲友去世，人生的意义在所剩的岁月里会再度调整。此处需要提到一个成功老龄化的概念，是指老年人达到生理、心理的最佳状态，具有较高的人生满意度。老年期是健康问题从量变到质变的集中阶段，衰老的机体背后，蕴藏了衰老的线粒体-衰老的靶器官-衰老的免疫系统的底层逻辑，线粒体是整个机体生态的原动力，保持生命力年轻的唯一方法是线粒体建设。

（一）老年期——低位平衡加速来临

1. 慢性炎症、慢性病

慢性胃肠炎，HPV、EB病毒等长期感染，是老年人群中的普遍问题，为控制炎症，人体免疫细胞会使用一种名为NLRP3的炎性小体。NLRP3在健康细胞中无活性，但当细胞中线粒体因应激或暴露于细菌毒素而受

损时，NLRP3会被“启动”，在感染后的组织修复中发挥作用。若是线粒体过度应激而未被及时修复，则NLRP3炎性小体无法被及时沉默，就会引发许多慢性炎症性疾病，如痛风、骨关节炎、阿尔茨海默病、帕金森病等。如果在NLRP3炎性小体被激活之前，先采取办法消除受损线粒体或者修复线粒体，则可以缓解慢性炎症，该路径也已被反复验证，这些持续存在的慢性炎症持续刺激线粒体，拉低线粒体网络的功能，一方面引发线粒体下游各通路的异常传导和反馈，另一方面又严重影响线粒体ATP产能，线粒体ATP–神经–内分泌–免疫网络的低效能加速来临。

2. 认知能力下降

老年人的学习和认知能力下降是普遍存在的问题，一方面线粒体营养不足、影响呼吸链的致病因素持续存在，线粒体失衡后激素转化和神经递质的分泌下降，同时作为负反馈，线粒体ATP的产出进一步下降，线粒体ATP–神经–内分泌–免疫网络加速进入低位稳态。给老年人补充外源性的激素和神经递质越来越普遍，但都未认识到需帮助源头动力——线粒体恢复功能，线粒体ATP能级是衰老的本质问题。线粒体老化后外源性补充的激素无法转化运用，成为游离激素，如同环境雌激素，持续性刺激靶器官反而增加肿瘤风险。因此核心手段还是线粒体建设，保持线粒体的年轻态能够内生激素和神经递质。

（二）低位平衡的潜在风险

老年期作为线粒体致病因素从量变到质变的重要阶段，也是线粒体能量网络低位平衡的加速来临期，线粒体能量网络一旦陷入持续低位平衡，高需能的靶器官会迅速发生问题，如心、脑、血管、传导束、眼底、骨髓等，心脑血管疾病发生率明显上升；同时免疫系统供能不足，免疫活力下降，肿瘤悄然发生。老年阶段作为心脑血管疾病及肿瘤高发的阶段，其背后的原因就是线粒体能量网络的持续低效能，所以原动力线粒体低效能的出现与迅速衰老和重大疾病出现呈正相关。

（三）实现线粒体中效能、延缓衰老有方法

从能量整合医学的角度延缓衰老是有方法的，即实现线粒体网络群的中位平衡，线粒体的全方位维护，立体建设线粒体功能主要包括：物理保护、供氧和供养的支持、电子呼吸链的流畅、膜的流动性及控制摄入食物的线粒体高利用率等。

老年人线粒体供能不足更容易怕湿冷，注意保暖、保持最佳湿度，减

少电磁场的暴露对于线粒体的最佳物理条件建设必不可少。

此外治疗贫血和缺氧相关性疾病，全面补充线粒体所需的各种能量物质以及补充线粒体工作所需的各种激素和神经递质（如甲状腺激素、多巴胺等）也必不可少，同时去除持续破坏电子呼吸链的化学品等有毒有害物质接触，加用抗氧化帮助呼吸链恢复通畅，从而帮助阻止线粒体老化，其中的细节可以参考本书第五篇第一章。

只有年轻态的线粒体才能内生激素，实现心血管等高需能靶器官的年轻化，外源性补充无法替代内源性。补充线粒体燃料，反哺线粒体功能抵御氧化应激。

线粒体年轻态-靶器官年轻态-免疫年轻态-生命的年轻态，请参透生命的奥秘。能量整合医学可以保持线粒体的年轻态，跃升ATP能级，让年龄与衰老分离，未来会出现生理年龄、血管年龄和线粒体年龄，看了此书后每一个人都可以说好自身“不老”的故事，让线粒体ATP能量照亮“不衰老”之路。

（范理宏　夏　青）

参考文献

[1] Gohil V M, Greenberg M L. Mitochondrial membrane biogenesis: phospholipids and proteins go hand in hand[J]. the Journal of Cell Biology, 2009, 184(4): 469–472.

[2] Gao S, Hu J. Mitochondrial fusion: the machineries in and out[J]. Trends in Cell Biology, 2021, 31(1): 62–74.

[3] Giacomello M, Pyakurel A, Glytsou C, et al. The cell biology of mitochondrial membrane dynamics[J]. Molecular Cell Biology, 2020, 21(4): 204–224.

[4] Jin J Y, Wei X X, Zhi X L, et al. Drp1-dependent mitochondrial fission in cardiovascular disease[J]. Acta Pharmacologica Sinica, 2021, 42(5): 655–664.

[5] Haileselassie B, Mukherjee R, Joshi A U, et al. Drp1/Fis1 interaction mediates mitochondrial dysfunction in septic cardiomyopathy[J]. Journal of Molecular and Cellular Cardiology, 2019, 130: 160–169.

[6] Zong W X, Rabinowitz J D, White E. Mitochondria and cancer[J]. Molecular Cell, 2016, 61(5): 667–676.

[7] Sorrentino V, Menzies K J, Auwerx J. Repairing mitochondrial dysfunction in disease[J]. Annual Review of Pharmacology and Toxicology, 2018, 58: 353–389.

[8] 何裕民，刘文龙. 新编中医基础理论[M]. 北京：北京医科大学、中国协和医科大学联合出版社，1996.

[9] Guan W J, Zheng X Y, Chung K F, et al. Impact of air pollution on the burden of chronic respiratory diseases in China: time for urgent action[J]. Lancet, 2016, 388(10054): 1939–1951.
[10] Falcon-Rodriguez C I, Osornio-Vargas A R, Sada-Ovalle I, et al. Aeroparticles, composition, and lung diseases[J]. Frontiers in Immunology, 2016, 7: 3.
[11] Yaggi H K, Concato J, Kernan W N, et al. Obstructive sleep apnea as a risk factor for stroke and death[J]. The New England Journal of Medicine, 2005, 353(19): 2034–2041.
[12] Bargiela D, Burr S P, Chinnery P F. Mitochondria and hypoxia: metabolic crosstalk in cell-fate decisions[J].Trends in Endocrinology and Metabolism, 2018, 29(4): 249–259.
[13] Bonora M, Wieckowski M R, Sinclair D A, et al.Targeting mitochondria for cardiovascular disorders: therapeutic potential and obstacles[J]. Nature Reviews. Cardiology, 2019, 16(1): 33–55.
[14] Rich P R, Maréchal A. The mitochondrial respiratory chain[J]. Essays in Biochemistry, 2010, 47: 1–23.
[15] Lord C J, Ashworth A. The DNA damage response and cancer therapy[J]. Nature, 2012, 481(7381): 287–294.
[16] Chen T, Tan J, Wan Z, et al. Effects of commonly used pesticides in China on the mitochondria and ubiquitin-proteasome system in parkinson's disease[J]. International Journal of Molecular Sciences, 2017, 18(12): 2507.
[17] Dona A, Arvanitoyannis I S. Health risks of genetically modified foods[J]. Critical Reviews in Food Science and Nutrition, 2009, 49(2): 164–175.
[18] Heinze J E. Adverse health effects of bisphenol A in early life[J]. Environmental Health Perspectives 2003, 111(7): A382–A383.
[19] Hoek J B, Cahill A, Pastorino J G. Alcohol and mitochondria: a dysfunctional relationship[J]. Gastroenterology, 2002, 122(7): 2049–2063.
[20] Pandian A M–K, Rajamehala M, Singh M V P, et al. Potential risks and approaches to reduce the toxicity of disinfection by-product: a review[J]. The Science of the Total Environment, 2022, 822: 153323.
[21] Sierra-Vargas M P, Teran L M. Air pollution: impact and prevention[J]. Respirology, 2012, 17(7): 1031–1038.
[22] Münzel T, Gori T, Al-Kindi S, et al. Effects of gaseous and solid constituents of air pollution on endothelial function[J]. European Heart Journal, 2018, 39(38): 3543–3550.
[23] Santini S J, Cordone V, Falone S, et al. Role of mitochondria in the oxidative stress induced by electromagnetic fields: focus on reproductive systems[J]. Oxidative Medicine and Cellular longevity, 2018, 2018: 5076271.
[24] Vanetten S L, Bonner M R, Ren X, et al. Effect of exposure to 2,3,7,8–tetrachlorodibenzo-p-dioxin (TCDD) and polychlorinated biphenyls (PCBs) on mitochondrial DNA (mtDNA) copy number in rats[J]. Toxicology, 2021, 454: 152744.

[25] Song S, Gong S, Singh P, et al. The interaction between mitochondria and oncoviruses[J]. Biochimica et Biophysica Acta. Molecular Basis of Disease, 2018, 1864(2): 481–487.

[26] Li X, Hou P, Ma W, et al. SARS–CoV–2 ORF10 suppresses the antiviral innate immune response by degrading MAVS through mitophagy[J]. Cellular & Molecular Immunology, 2022, 19(1): 67–78.

[27] Vorobjeva N V, Sud'ina G F, Chernyak B V .Mitochondria are potential targets for the development of new drugs against neutrophilic inflammation in severe pneumonia including COVID–19[J]. Frontiers in Pharmacology, 2021, 12: 609508.

[28] Díaz-Resendiz K J G, Benitez-Trinidad A B, Covantes-Rosales C E, et al. Loss of mitochondrial membrane potential ($\Delta\Psi_m$) in leucocytes as post–COVID–19 sequelae[J]. Journal of Leukocyte Biology, 2022, 112(1): 23–29.

[29] Ramachandran K, Maity S, Muthukumar A R, et al. SARS–CoV–2 infection enhances mitochondrial PTP complex activity to perturb cardiac energetics[J]. iScience, 2022, 25(1): 103722.

[30] Codo A C, Davanzo G G, Monteiro L B, et al. Elevated glucose levels favor SARS–CoV–2 infection and monocyte response through a HIF–1α/Glycolysis-Dependent Axis[J]. Cell Metabolism, 2020, 32(3): 437–446.e5.

[31] Shang C, Liu Z, Zhu Y, et al. SARS–CoV–2 causes mitochondrial dysfunction and mitophagy impairment[J]. Frontiers in Microbiology, 2021, 12: 780768.

[32] Ueland T, Holter J C, Holten A R, et al. Distinct and early increase in circulating MMP–9 in COVID–19 patients with respiratory failure[J]. The Journal of Infection, 2020, 81(3): e41–e43.

[33] Crinier A, Narni-Mancinelli E, Ugolini S, et al. SnapShot: natural killer cells[J]. Cell, 2020, 180(6): 1280–1280.e1.

[34] Sette A, Crotty S. Adaptive immunity to SARS–CoV–2 and COVID–19[J]. Cell, 2021, 184(4): 861–880.

[35] Madden M Z , Rathmell J C.The complex integration of T-cell metabolism and immunotherapy[J]. Cancer Discovery, 2021, 11(7): 1636–1643.

[36] Gomez-Bougie P, Bataille R, Amiot M. Endogenous association of Bim BH3–only protein with Mcl–1, BCL-xL and BCL–2 on mitochondria in human B cells[J]. European Journal of Immunology, 2005, 35(3): 971–976.

[37] Faas M M, De Vos P. Mitochondrial function in immune cells in health and disease[J]. Molecular Basis of Disease, 2020, 1866(10): 165845.

[38] Snijder J, Schuller J M, Wiegard A, et al. Structures of the cyanobacterial circadian oscillator frozen in a fully assembled state[J]. Science, 2017, 355(6330): 1181–1184.

[39] Stefano G B, Büttiker P, Weissenberger S, et al. Biomedical perspectives of acute and chronic neurological and neuropsychiatric sequelae of COVID–19[J]. Current Neuropharmacology, 2022, 20(6): 1229–1240.

[40] Manji H, Kato T, Di Prospero N A, et al. Impaired mitochondrial function in psychiatric disorders[J]. Nature Reviews. Neuroscience,2012, 13(5): 293–307.

[41] Mao J J, Pillai G G, Andrade C J, et al. Integrative oncology: addressing the global challenges of cancer prevention and treatment[J]. CA: A Cancer Journal for Clinicians, 2022, 72(2): 144–164.
[42] Gerber A, Saini C, Curie T, et al. The systemic control of circadian gene expression[J]. Diabetes, Obesity & Metabolism, 2015, 17 Suppl 1: 23–32.
[43] Levine D C, Hong H, Weidemann BJ, et al. NAD (+) controls circadian reprogramming through PER2 nuclear translocation to counter aging[J]. Molecular Cell , 2020, 78(5): 835–849.
[44] Huang W, Ramsey K M, Marcheva B, et al.Circadian rhythms, sleep, and metabolism[J]. The Journal of Clinical Investigation, 2011, 121(6): 2133–2141.
[45] Golombek D A, Rosenstein R E. Physiology of circadian entrainment[J]. Physiological Reviews, 2010, 90(3): 1063–1102.
[46] Polyn S M, Sederberg P B. Brain rhythms in mental time travel[J]. Neuroimage, 2014, 85 Pt 2: 678–684.
[47] Brown G M, Pandi-Perumal S R, Trakht I, et al. Melatonin and its relevance to jet lag[J]. Travel Medicine and Infectious Disease, 2009, 7(2): 69–81.
[48] Haspel J A , Anafi R, Brown M K, et al. Perfect timing: circadian rhythms, sleep, and immunity: an NIH workshop summary[J]. JCI Insight, 2020, 5(1): 69–76.
[49] Dimitrov S, Lange T, Gouttefangeas C, et al. Gα (s)–coupled receptor signaling and sleep regulate integrin activation of human antigen-specific T cells[J]. The Journal of Experimental Medicine, 2019, 216(3): 517–526.
[50] Pribila J T, Quale A C, Mueller K L, et al. Integrins and T cell-mediated immunity[J]. Annual Review of Immunology, 2004, 22: 157–180.
[51] Prather A A, Janicki-Deverts D, Hall M H, et al. Behaviorally assessed sleep and susceptibility to the common cold[J]. Sleep, 2015, 38(9): 1353–1359.
[52] Scrima R, Cela O, Agriesti F, et al. Mitochondrial calcium drives clock gene-dependent activation of pyruvate dehydrogenase and of oxidative phosphorylation[J]. Biochimica et Biophysica Acta. Molecular Cell Research, 2020, 1867(11): 118815.
[53] Aguilar-López B A, Moreno-Altamirano M M B, Dockrell H M, et al. Mitochondria: an integrative hub coordinating circadian rhythms, metabolism, the microbiome, and immunity[J]. Frontiers in Cell and Developmental Biology, 2020, 8: 51.
[54] Fuhrmann D C, Brüne B. Mitochondrial composition and function under the control of hypoxia[J]. Redox Biology, 2017, 12: 208–215.
[55] Cunnington D, Junge M F, Fernando A T. Insomnia: prevalence, consequences and effective treatment[J]. The Medical Journal of Australia, 2013, 199(8): S36–S40.
[56] Javaheri S, Redline S. Insomnia and risk of cardiovascular disease[J]. Chest, 2017, 152(2): 435–444.
[57] Lv G, Zhao D, Xie Z, et al. Psychosocial resources moderate the association between stress and insomnia among patients with digestive system cancers[J]. Psychology, Health & Medicine, 2022: 1–8.

[58] Bellini M, Tonarelli S, Barracca F, et al. Chronic constipation: is a nutritional approach reasonable?[J]. Nutrients, 2021, 13(10): 3386.
[59] Shafik A. Constipation. Pathogenesis and management[J]. Drugs,1993, 45(4): 528−540.
[60] Bottacini F, Ventura M, Van Sinderen D, et al. Diversity, ecology and intestinal function of bifidobacteria[J]. Microbial Cell Factories, 2014, 13 Suppl 1(Suppl 1): S4.
[61] Beverly J K, Budoff M J. Atherosclerosis: pathophysiology of insulin resistance, hyperglycemia, hyperlipidemia, and inflammation[J]. Journal of Diabetes, 2020, 12(2): 102−104.
[62] Levonen A L, Vähäkangas E, Koponen J K, et al. Antioxidant gene therapy for cardiovascular disease: current status and future perspectives[J]. Circulation, 2008, 117(16): 2142−2150.
[63] Garcia-Ruiz C, Conde De La Rosa L, Ribas V, et al. Mitovhondrial cholesterol and cancer[J]. Journal of Hepatology, 2021, 73: 76−85.
[64] Lykkesfeldt J, Michels A J, Frei B. Vitamin C[J]. Advances in Nutrition, 2014, 5(1): 16−18.
[65] Shen X, Vaidya A, Wu S, et al. The diabetes epidemic in China: an integrated review of national surveys[J]. Endocrine Practice: Official Journal of the American College of Endocrinology and the American Association of Clinical Endocrinologists, 2016, 22(9): 1119−1129.
[66] Belosludtsev K N, Belosludtseva N V, Dubinin M V. Diabetes mellitus, mitochondrial dysfunction and Ca^{2+}−dependent permeability transition pore[J]. International Journal of Molecular Sciences, 2020, 21(18): 1−10.
[67] Van Der Bliek A M, Sedensky M M, Morgan P G. Cell biology of the mitochondrion[J]. Genetics, 2017, 207(3): 843−871.
[68] Nishikawa T, Edelstein D, Du X L, et al. Normalizing mitochondrial superoxide production blocks three pathways of hyperglycaemic damage[J]. Nature, 2000, 404(6779): 787−790.
[69] Wang Z, Chen Z, Zhang L, et al. Status of hypertension in China: results from the China hypertension survey, 2012−2015[J]. Circulation, 2018, 137(22): 2344−2356.
[70] Eirin A, Lerman A, Lerman LO. Mitochondrial injury and dysfunction in hypertension-induced cardiac damage[J]. European Heart Journal, 2014, 35(46): 3258−3266.
[71] Manucha W, Ritchie B, Ferder L. Hypertension and insulin resistance: implications of mitochondrial dysfunction[J]. Current Hypertension Reports, 2015, 17(1): 504.
[72] Griendling K K, Camargo L L, Rios F J, et al. Oxidative stress and hypertension[J]. Circulation Research, 2021, 128(7): 993−1020.
[73] Wang S, Li R, Fettermann A, et al. Maternally inherited essential hypertension is associated with the novel 4263A > G mutation in the mitochondrial tRNAIle gene in a large Han Chinese family[J]. Circulation Research, 2011, 108(7): 862−870.
[74] Chen H, Li J, Cheng L, et al. China consensus document on allergy diagnostics[J]. Allergy, Asthma & Immunology Research, 2021, 13(2): 177−205.
[75] Holgate S T. The epidemic of allergy and asthma. Nature. 1999;402(6760 Suppl):

B2-B4.
[76] Schatz M, Sicherer S H, Khan D A, et al.The journal of allergy and clinical immunology: in practice 2019 highlights[J]. The Journal of Allergy and Clinical Immunology, 2020, 8(3): 912-936.
[77] Takahashi D, Kimura S, Hase K. Intestinal immunity: to be, or not to be, induced? That is the question[J]. International Immunology, 2021, 33(12): 755-759.
[78] Neutra M R, Frey A, Kraehenbuhl J P. Epithelial M cells: gateways for mucosal infection and immunization[J]. Cell, 1996, 86(3): 345-348.
[79] Wang Q, Wen X, Kong J. Recent progress on uric acid detection: a review[J]. Critical Reviews in Analytical Chemistry, 2020, 50(4): 359-375.
[80] So A, Thorens B. Uric acid transport and disease[J]. The Journal of Clinical Investigation, 2010, 120(6): 1791-1799.
[81] Lim C S, Davies A H. Pathogenesis of primary varicose veins[J]. The British Journal of Surgery, 2009, 96(11): 1231-1242.
[82] Kobayashi Y, Fukui T, Ito S, et al. How long should small lung lesions of ground-glass opacity be followed?[J]. Journal of Thoracic Oncology: Official Publication of the International Association for the Study of Lung Cancer, 2013, 8(3): 309-314.
[83] Andrieux P, Chevillard C, Cunha-Neto E, et al. Mitochondria as a cellular hub in infection and Inflammation[J]. International Journal of Molecular Sciences, 2021, 22(21): 301-309.
[84] Ohtsuka T. Relation between elevated high-sensitivity C-reactive protein and anti-mitochondria antibody in patients with systemic sclerosis[J]. The Journal of Dermatology, 2008, 35(2): 70-75.
[85] 齐丽珍，黄琴峰，黄颖. 从现代中医期刊透视针灸疾病谱[J]. 上海针灸杂志，2006(11): 10.
[86] 王振国，余楠楠，陈泽林，等. 穴性与腧穴功能的本质——影响腧穴功能与作用的因素探讨[J]. 上海针灸杂志，2014，33(8): 3.
[87] 陈汉平. 关于针灸调节作用规律与机制的思考[J]. 上海针灸杂志，1992(1): 39-40.
[88] 詹婷瑜，蔡昭莲. 针灸调节慢性疲劳综合征神经内分泌功能研究进展[J]. 江西中医药，2022，53(1): 68-72.
[89] 王之莹，秦雅雯，雷佳妮，等. 糖尿病的针灸治疗概要[J]. 光明中医，2021，36(14): 2460-2464.
[90] 陈扬，苏同生. 针灸治疗甲状腺功能减退症的研究进展[J]. 中医药学报，2020，48(4): 63-67.
[91] 李婧婷，关翰宇，马佳佳，等. 艾灸对应激性胃溃疡大鼠血清及脑中促肾上腺皮质激素释放激素及促肾上腺皮质激素含量的影响[J]. 针刺研究，2019，44(5): 347-351.
[92] Li N, Guo Y, Gong Y, et al.The anti-inflammatory actions and mechanisms of acupuncture from acupoint to target organs via neuro-immune regulation[J]. Journal of Inflammation Research, 2021, 14: 7191-7224.
[93] 黄锦，李姗姗，王斌，等. 针灸调节肿瘤免疫抑制的作用机制研究进展[J]. 针刺研究，2020，45(9): 767-770.

[94] 周志刚，罗薇絮，张学强，等. 隔药灸对急性胃黏膜损伤家兔穴区线粒体及Ⅰ型胶原蛋白的影响[J]. 世界中医药，2015，10(11)：1764-1767.

[95] 易受乡，郁洁，常小荣，等. 艾灸促进胃黏膜细胞HSP70表达上调对细胞凋亡线粒体信号转导途径的影响[J]. 世界华人消化杂志，2008，16(24)：6.

[96] 柯维旺，朱梅菊，朱洪竹，等. 热敏灸对运动大鼠运动能力和心肌、骨骼肌细胞线粒体过氧化损伤的影响[J]. 井冈山大学学报：自然科学版，2016，37(2)：5.

[97] 樊海龙，赵凌，任玉兰，等. 针灸防治心肌缺血再灌注损伤的线粒体通路研究进展[J]. 世界中医药，2015(4)：5.

[98] Bundy D A P, De Silva N, Horton S, et al. Investment in child and adolescent health and development: key messages from Disease Control Priorities, 3rd Edition[J]. Lancet, 2018, 391(10121): 687-699.

[99] Fasano A. Zonulin and its regulation of intestinal barrier function: the biological door to inflammation, autoimmunity, and cancer[J]. Physiological Reviews, 2011, 91(1): 151-175.

[100] Milani C, Duranti S, Bottacini F, et al. The first microbial colonizers of the human gut: composition, activities, and health implications of the infant gut microbiota[J]. Microbiology and Molecular Biology Reviews: MMBR, 2017, 81(4): 15.

[101] Morais L H, Schreiber H L T, Mazmanian S K.The gut microbiota-brain axis in behaviour and brain disorders[J]. Nature Reviews. Microbiology, 2021, 19(4): 241-255.

[102] Fujiwara H, Seike K, Brooks M D, et al. Mitochondrial complex Ⅱ in intestinal epithelial cells regulates T cell-mediated immunopathology[J]. Nature Immunology, 2021, 22(11): 1440-1451.

[103] Mohseni-Shahri F S, Moeinpour F, Malaekeh-Nikouei B, et al. Combined multispectroscopic and molecular dynamics simulation investigation on the interaction between cyclosporine A and β-lactoglobulin[J]. International Journal of Biological Macromolecules, 2017, 95: 1-7.

[104] Lyons E, Ryan C A, Dempsey E M, et al. Breast milk, a source of beneficial microbes and associated benefits for infant health[J]. Nutrients, 2020, 12(4): 1039.

[105] Clemente J C, Manasson J, Scher J U. The role of the gut microbiome in systemic inflammatory disease[J]. BMJ, 2018, 360: j5145.

[106] Chen J, Ying G G, Deng W J. Antibiotic residues in food: extraction, analysis, and human health concerns[J]. Journal of Agricultural and Food Chemistry, 2019, 67(27): 7569-7586.

[107] Kim H, Sitarik A R, Woodcroft K, et al. Birth mode, breastfeeding, pet exposure, and antibiotic use: associations with the gut microbiome and sensitization in children[J]. Current allergy and asthma reports, 2019, 19(4): 22.

[108] Sanna S, Van Zuydam N R, Mahajan A, et al. Causal relationships among the gut microbiome, short-chain fatty acids and metabolic diseases[J]. Nature Genetics,

2019, 51(4): 600–605.

[109] Sartain C V, Hunt P A. An old culprit but a new story: bisphenol A and "NextGen" bisphenols[J]. Fertility and Sterility, 2016, 106(4): 820–826.

[110] Li C, Zhang L, Ma T, et al. Bisphenol A attenuates testosterone production in leydig cells via the inhibition of NR1D1 signaling[J]. Chemosphere, 2021, 263: 128020.

[111] Ommati M M, Heidari R, Zamiri M J, et al. The footprints of oxidative stress and mitochondrial impairment in arsenic trioxide-induced testosterone release suppression in pubertal and mature F1–Male Balb/c mice via the downregulation of 3β–HSD, 17β–HSD, and CYP11a expression[J]. Biological Trace Element research, 2020, 195(1): 125–134.

[112] Yano J M, Yu K, Donaldson G P, et al. Indigenous bacteria from the gut microbiota regulate host serotonin biosynthesis[J]. Cell, 2015, 161(2): 264–276.

[113] Ray D, Yung R. Immune senescence, epigenetics and autoimmunity[J]. Clinical Immunology, 2018, 196: 59–63.

[114] 中国人口协会. 中国不孕不育现状调研报告[R]2019.

[115] Prossnitz E R, Barton M.The G-protein-coupled estrogen receptor GPER in health and disease[J]. Nature Reviews. Endocrinology, 2011, 7(12): 715–726.

[116] Kramer P, Bressan P. Our (mother's) mitochondria and our mind[J]. Perspectives on Psychological Science, 2018, 13(1): 88–100.

[117] Surwit R S, Schneider M S, Feinglos M N.Stress and diabetes mellitus[J]. Diabetes Care, 1992, 15(10): 1413–1422.

[118] Dabravolski S A, Orekhova V A, Baig M S, et al. The role of mitochondrial mutations and chronic inflammation in diabetes[J]. International Journal of Molecular Sciences, 2021, 22(13): 6733.

[119] Van Dammen L, De Rooij S R, Behnsen P M, et al. Sex-specific associations between person and environment-related childhood adverse events and levels of cortisol and DHEA in adolescence[J]. PLoS One, 2020, 15(6): e0233718.

[120] Lacedonia D, Carpagnano G E, Crisetti E, et al. Mitochondrial DNA alteration in obstructive sleep apnea[J]. Respiratory Research, 2015, 16(1): 47.

[121] Cutler W B, Genovese-Stone E. Wellness in women after 40 years of age: the role of sex hormones and pheromones[J]. Disease-a-Month: DM, 1998, 44(9): 421–546.

[122] Samaras N, Papadopoulou M A, Samaras D, et al. Off-label use of hormones as an antiaging strategy: a review[J]. Clinical Interventions in Aging, 2014, 9: 1175–1186.

[123] Quan J, Bode A M, Luo X. ACSL family: the regulatory mechanisms and therapeutic implications in cancer[J]. European Journal of Pharmacology, 2021, 909: 174397.

[124] Liang Z, Currais A, Soriano-Castell D, et al. Natural products targeting mitochondria: emerging therapeutics for age-associated neurological disorders[J]. Pharmacology & Therapeutics, 2021, 221: 107749.

第七篇

能量整合医学之中西医辩证统一观

第一章
揭秘中医重要临床术语与西医微观世界的内在联系

第二章
整合观与用药模式

第三章
自然观与用药来源

第四章
能量中医药的临床及基础研究

第五章
能量整合医学是新医学体系

第一章
揭秘中医重要临床术语与西医微观世界的内在联系

第一节　肺朝百脉与线粒体网络的氧料

中医认为，心为君主之官，心主血脉；肺为相傅之官，肺朝百脉。“肺朝百脉”是指全身的血液都通过百脉汇聚于肺，经肺的呼吸，进行体内外清浊之气的交换，然后再通过肺气宣降作用，将富有清气的血液通过百脉输送到全身。全身的血脉均统属于心，心气是血液循环运行的基本动力，而血液的运行又赖于肺气的推动和调节，即肺气具有助心行血的作用。肺通过呼吸运动，宣发肃降，调节全身气机，促进血液运行，肺吸入的自然界清气与脾胃运化而来的水谷之精微所化生的谷气相结合，生成宗气，而宗气具有“贯心脉、司呼吸、行气血”的作用，以此推动气血正常运行，履行肺朝百脉的生理功能。

“肺朝百脉”的作用本质上是“心与肺”“气与血”关系的重要体现。肺主气、肺朝百脉，“脉为血之府”“气为血之帅”，脏腑功能正常，则百脉流通，气血循环不息；宗气积于胸中，由肺吸入的自然界清气与水谷精气相合而成，上出喉咙司呼吸，下贯心肺行气血。气乃生命之源，血乃生命之根，气血乃人之根本。在人的生命活动中，气是血生成和运行的动力，血是气化生的基础和载体，它们相互依赖，相互辅助。气有推动、温煦、防御、固摄、气化的作用，血有濡润脏腑组织器官、提供机体精神及运动感觉物质基础等的功能。“肺朝百脉”所运行的气血是人体线粒体产能ATP的燃料。

人体细胞线粒体是机体能量代谢的主要场所，线粒体利用气血来产生ATP能量，血液中红细胞携带的氧气和消化吸收后的水谷精微物质，通过细胞间质-细胞-线粒体轴，给线粒体输送“能量转换”产出ATP的燃料，气血中的各种要素在线粒体电子呼吸链中通过氧化磷酸化产生ATP，为各脏腑细胞的生理活动提供能量，以维持人体的正常生命活动和能量代谢。

“肺朝百脉”的作用：一方面“百脉”的低氧静脉血汇入肺脏进行气体交换，另一方面经肺气体交换后的富氧动脉血给全身脏腑的细胞提供氧气。在宏观脏腑层面，肺完成将血氧含量提升的传送；在细胞和亚细胞层面，细胞器-线粒体完成将血液氧生成ATP能量的转换；在分子层面，正常浓度的ATP可以使“生物大分子”保持稳态而不发生病理性凝集，已有研究证明癌症与“生物大分子”的病理性沉淀密切相关。

“肺朝百脉”实现其生理功能的核心是肺的通气与交换功能正常，肺细胞生理功能正常的关键点是其线粒体的功能正常，所以肺细胞线粒体的功能直接影响着全身脏腑的生理功能发挥。“肺朝百脉”的血流动力保障看似是心脏，其实质亦是心脏细胞中的线粒体ATP供能。心脏细胞线粒体功能正常，汇入肺脏的血液就充分，就不会发生瘀血阻滞；肺脏线粒体的功能正常，气体交换就充分，就不会发生气滞血瘀。古人宏观的“肺朝百脉”现象，其微观意义在于为细胞线粒体提供氧料，通过线粒体“能量转换器”作用将血中的氧气和营养物质转换成ATP能量。ATP是人体能量的“通用货币”，它以光子态形式传输，进行高效的能量传递，所以肺是保障全身各脏腑细胞线粒体网络原料供应的前提，是机体各细胞获得正常浓度ATP能量供应的前提。“肺朝百脉”功能正常能使周身气血畅行脉道，循环不已，生生不息。

简而言之，线粒体是产生ATP能量的“炉子”，血中的氧气是线粒体的燃料之一，氧气在线粒体工厂中助燃、高效产生ATP能量，同时提供热能，保持机体体温。线粒体产生的能量通用货币——ATP主宰着整个生命活动，补养五脏六腑，推动人体的生长发育。古人所说“肺朝百脉，输布水谷精微于全身”的宏观现象，其微观本质是为遍布周身的细胞线粒体网络供氧，产生的ATP能量即可“如雾露之溉濡养周身”。肺是线粒体所需的“氧气传送器”，线粒体是氧的“能量转换器”，制造出的高效ATP以光子形式传递能量，以维持机体的一切生命活动。

综上所述，“肺朝百脉”是台前的宏观现象，其幕后微观层面的线粒体“能量转化”才是人体所依赖的重要环节，随着生物技术、光学、物理学等研究工具的发展，古人描述的宏观现象，其内在的微观机制正在被渐渐地揭开。

（陈英群　范理宏　王　菲）

第二节　气血充盈与线粒体燃料

一、气血充盈对人的身体健康起到关键作用

气血是中医理论独有的概念，如《黄帝内经·素问》所言“人之所有者，血与气耳”，气为血之帅，血为气之母，气能生血，血能载气。《景岳全书》言：“人有阴阳，即为血气。阳主气，故气全则神旺；阴主血，故血盛而形强。人生所赖，惟斯而已。”所以中医认为气乃生命之源，血乃生命之根，气血乃人之根本。在人的生命活动中，气是血生成和运行的动力，血是气化生的基础和载体，它们相互依赖，相互辅助（图 7-1-1）。

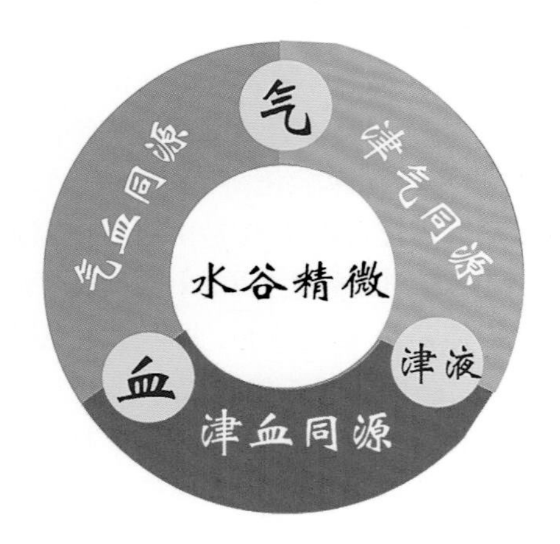

图 7-1-1　气血津液同源

我们知道身体每一个脏腑、组织、器官都需要足够血氧来维持正常生理活动，只有气血充盈，在人体内川流不息，形成现代物理学的耗散结构，才能濡养脏腑发挥正常生理功能而防病祛病。如果是静止的气血，死水一潭，内不能养五脏六腑，外无以滋四肢百骸，形不成生命。当气血亏虚时，气血下降必然会影响身体机能。为了适应不断下降的气血水平，身体会重新分配各脏腑器官的供血供氧能力，以求达到新的体内平衡，所以当

感到不舒服时，忍一段时间好像又好了，这是身体自动调节的结果。但如果一直不注意保养，气血持续下降，体内无法调节平衡，脏腑、组织、器官长期得不到充足的血氧供给，逐渐衰弱会演变成为功能障碍，就会产生一些病症。如果气血亏虚突破下限到达枯竭程度，将影响到重要脏腑器官的供血能力，导致五脏六腑的功能衰败进而百病丛生乃至死亡，可见气血充盈对人的身体健康起到了关键作用。

二、线粒体与中医气血密切相关

气血如何在体内发挥作用？其在微观层面的机制是中医和西医医生一直关注的话题。近百年来，随着生物技术、显微镜技术的发展，西医发现人体由30万亿左右细胞组成，细胞是生命活动的基本结构和功能单位，细胞的健康程度直接影响着人体健康。细胞的生理活动需要能量维持，而生命体的能量主要以ATP为载体，细胞器线粒体就是动物细胞合成ATP的主要场所。

线粒体存在于除成熟红细胞外的所有细胞之中，是动物细胞中唯一有DNA的细胞器，是真核生物进行氧化代谢的部位，是糖类、脂肪和氨基酸最终氧化释放能量的场所。它能合成ATP，在有氧呼吸过程中，1分子葡萄糖经过三羧酸循环和氧化磷酸化将能量释放后，可产生30 ～ 32分子ATP。细胞生命活动所需能量的95%是由线粒体通过氧化各种物质而产生的，同时线粒体调控着细胞的生长和凋亡，因此线粒体有“生命的发动机”之称。可见线粒体是生命的核心，共生学说认为生命体形成最初细菌被真核生物吞噬后，在长期的共生过程中，通过演变，形成了人体细胞内的重要细胞器线粒体。线粒体的功能正常能保证机体各项生命活动正常进行，人体各项指标正常，从而实现人体健康。

线粒体与中医气血密切相关（图7-1-2），具体表现在线粒体利用气血来产生能量，气血是线粒体有氧呼吸电子传递链生产能量产品ATP的燃料。血液中有食物经消化道吸收运化后的水谷精微物质，包括酶和维生素、微量元素、氨基酸等，血液中的红细胞携带氧气，气血中的各种要素在线粒体这个能量工厂中通过氧化磷酸化等反应，产生ATP为各种细胞的生理活动提供能量，同时提供热能保持机体体温，线粒体产生的能量通用货币——ATP主宰着整个生命活动，补养五脏六腑，推动人体的生长发育。

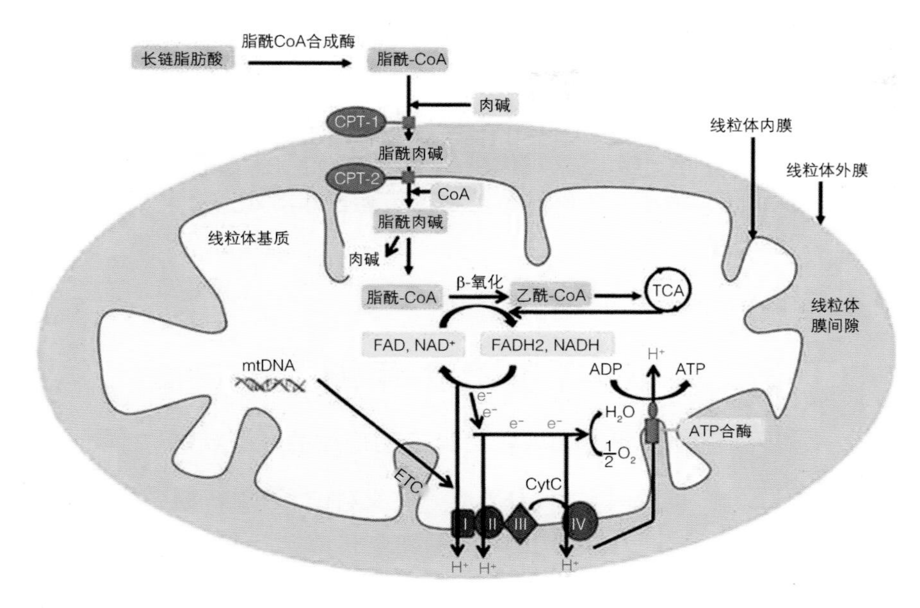

图 7-1-2　人体气血与线粒体赋能相辅相成

三、“气血”决定细胞命运

由上可知，现代生命科学研究的能量转化亚细胞器及其分子机制与中医“气血”息息相关，中医气血理论给出的是一个宏观的表述，现代生命科学正在探索与宏观中医概念相对应的微观终极问题，“气血”如何决定细胞命运？

线粒体利用氧气、血（内含精微物质，如糖类、氨基酸、脂肪酸、微量元素、维生素、矿物质等）生成细胞通用的能量货币ATP，供人体各种生理活动的需要。线粒体另一方面促进气、血、精液的合成与传输，如参与氨基酸、脂类、核苷酸和血红蛋白的合成，糖类、脂类和蛋白质在线粒体中进行着三羧酸循环代谢，经过一系列脱氢反应和脱羧反应，线粒体中三羧酸循环代谢的中间产物可以为许多物质的生物合成提供前体。线粒体平衡稳定的工作状态不但是各脏腑器官组织正常新陈代谢的前提，对能量代谢、磷脂合成转运、钙信号调控及细胞凋亡均有着极为重要的作用，是保证机体各脏器细胞功能正常的基础。

人体健康的基石是有足够的能量货币ATP，在能量的生产中，线粒体是生产能量的炉子，气血是线粒体的燃料，气血燃料在线粒体工厂通过有氧呼吸高效生产ATP。中医“气血充盈百病不生”看到的是宏观现象，西医研究的单一、单途径分子机制不能解释其丰富而复杂的机制。能量整合医学聚焦于生命核心细胞器融合了中医的整合观和西医的精准观，链接了中西医，为古代中医寻求现代机制，为古老中医的宏观理论延续了新时代的具象体系，并为使中医被更多现代人理解和遵从赋予了新的内涵。

（韩天雄　范理宏）

第三节　阴阳平衡与线粒体氧化-还原平衡

一、“阴阳平衡”是万事万物自身运动形成的最佳状态

阴阳学说来源于中国古代朴素唯物主义哲学，可以解释宇宙万物发生、发展和变化，说明人体的组织结构、生理机能、疾病发生和发展的规律，指导中医的临床诊断和治疗，是中医学理论的基础和核心。

阴阳描述事物和现象对立属性的两个方面，两者自始至终进行着对立制约、互根互用、消长平衡、相互转化等运动变化，最终在一定限度、一定时间内达到相对稳定的协调状态，即为“阴阳平衡”。以组成人体的基本物质而言，气和血分别属于阳和阴，气能生血、行血，血能舍气、养气，气和血之间存在阴阳互根互用关系。阴阳平衡，则气血津液调和，脏腑生理功能正常，气机通畅，疾病不生；阴阳失衡，则气血运行不畅，脏腑组织损伤，机能发生障碍，疾病蜂起，即《素问·生气通天论》所言“阴平阳秘，精神乃治；阴阳离决，精气乃绝”。

阴阳平衡是万事万物自身运动形成的最佳状态，人体各种生理及病理的变化过程都包含在阴阳的无限运动中，阴阳运动的根本在于平衡，用以实现各种功能的和谐统一。中医阴阳平衡的含义是气血平衡、脏腑平衡及寒热平衡，其总原则是阴阳协调，实质是阳气与阴精（精、血、津、液）的平衡，也就是人体各种功能与物质的协调，具体表现就是能吃、能睡、气色好，心情愉快，精神饱满，应急能力强，对不良情况适应能力好，耐受疲劳强，抵抗一般疾病能力好。

二、“阴阳平衡”属性在机体内的微观世界表现

阴阳平衡属性不但存在于宏观世界，也存在于微观世界，后者尤为重

要，因为是微观世界组成了宏观世界。从微观看，生物体在进化过程中，在与我们生命最相关的居核心作用的细胞线粒体内，存在着一对重要的平衡系统：即以ROS为代表的氧化系统与以抗氧化酶为代表的抗氧化系统，它们在不断的动态调节中实现健康的平衡。细胞变化过程见图7-1-3。线粒体的六大功能之一是实现人体细胞内的氧化还原平衡，维护机体的正常氧化还原状态或微环境，细胞有非常完善的调节系统，借以维持正常的生理功能。

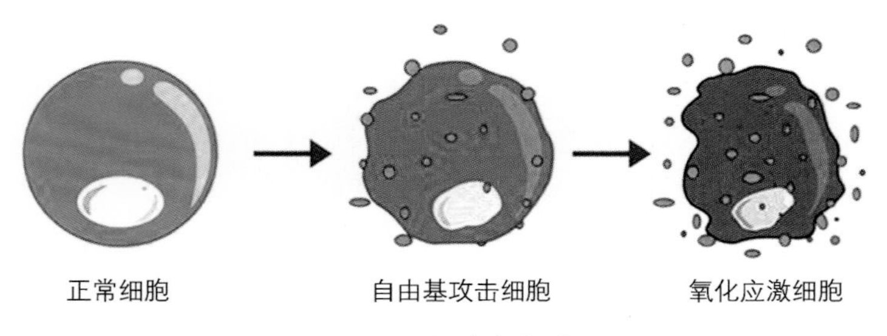

图7-1-3　细胞变化过程

真核细胞中的大部分ROS来源于线粒体呼吸，都是线粒体的副产品，其在生理浓度时被认为是信号分子，广泛参与细胞的信号转导和生命过程，最终在一系列水溶性和脂溶性的自由基清除剂及抗氧化剂的作用下得到及时的清除，从而维持细胞的正常运转。但是如果氧化系统和抗氧化系统之间的动态平衡被打破，机体内的ROS没有得到及时的清除，机体就会处于氧化应激状态，过剩的病理性ROS则通过氧化细胞的蛋白、脂质、核苷酸而使线粒体、内质网和溶酶体等细胞器的功能障碍，导致细胞功能紊乱或死亡，最终引发疾病或癌症。

病理学研究表明：包括肿瘤在内的恶性疾病常呈现出病理性ROS的产生与抗氧化剂防御之间平衡被打破的现象。多年来研究者们普遍认为肿瘤细胞中过多ROS生成的增加引发了抗氧化系统的缺陷，造成了线粒体和细胞质的氧化损伤，导致了肿瘤的发生发展，与此同时线粒体呼吸链的氧化损伤又进一步加重了ROS的累积，形成了一个“ROS-氧化损伤”的恶性循环。

生理性的ROS是人体的细胞信号，如适当的运动可以增加生理性的ROS，同时抗氧化体系也得到相应的平衡增长，促进线粒体ATP的产出。

线粒体的ROS与抗氧化体系是一对平衡，当线粒体的ROS超出抗氧化体系的代偿能力时，平衡被打破，对机体细胞、组织、器官也会造成损伤，出现病症。过度氧化损伤，过度抗氧化都影响正常的信号转导，因此如何保持细胞内的氧化与抗氧化平衡是一个关键的问题，只有增强线粒体功能，维持细胞的稳态，氧化、抗氧化功能平衡，机体才能健康。

三、线粒体"氧化–抗氧化"平衡是机体第一"阴阳平衡"

以往古人从宏观认知阴阳平衡，治病强调"谨察阴阳之所在而调之""阳病治阴，阴病治阳"，就是着眼于调整阴阳平衡这个根本，通过调节机体的整体机能来达到阴阳平衡。这种平衡是细胞进化20亿年来本身就具有的，以往认为中医在宏观方面进行了认知，如今的能量整合医学通过现代生命科学技术的发展，认识到微观的阴阳。

微观阴阳助力宏观阴阳，细胞通过调节细胞内的线粒体网络的氧化和抗氧化平衡，来保障能量货币ATP的产出，只有充足的能量供应才能外显宏观的阴阳平衡现象，宏观阴阳是微观阴阳物质基础的外在反映。当微观阴阳失衡，线粒体产出ATP下降时，细胞内的蛋白质就会出现病理性凝集，机体就会出现疾病；同时线粒体正常的细胞凋亡通路会受影响，引起机体多种疾病，如癌症等。近年来发展起来的"液–液相分离"技术，可以在秒尺度上观察到这一现象。本世纪以来，对线粒体ATP作用的新认识帮助人们解开ATP的浓度之谜。

因此宏观微观都有阴阳平衡，而生命最关键的能量工厂——线粒体的"氧化还原"平衡，是人体内的第一阴阳平衡，是支撑中医宏观阴阳平衡的基础。微观线粒体的"氧化还原"平衡是现代生物科技对古人"阴阳平衡"理论的科学解释，人体宏观存在的阴阳对立统一，微观线粒体氧化还原是其基础。疾病的防治应以阴阳为立足点，中医宏观调节机体的整体机能，其分子机制可能会在微观线粒体中找到，一切"以平为期"。

（韩天雄　范理宏）

第四节　阳气与线粒体ATP

阳气是人体物质代谢和生理功能的原动力（图7–1–4），是人体生殖、

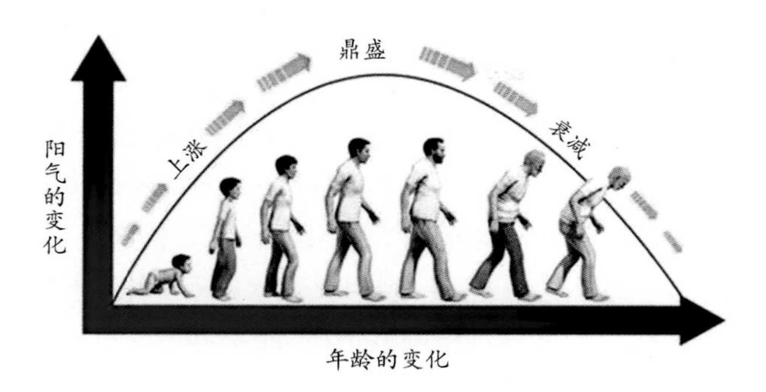

图7-1-4 阳气——人体原动力

生长、发育、衰老和死亡的决定因素。《素问·阴阳应象大论》云"阳化气，阴成形"，可见在两千年的中医文化中，阴是指人的身体，阳就是指人体具有的能量。人正常的机体运转、工作、运动、性生活、情绪波动、适应气温变化、修复创伤等各项活动都需要消耗阳气，其实人的一生就是一个阳气衰减的过程，常说的元气大伤，即是伤了阳气，如果身体没有了阳气，就成了一幅空的躯壳，等于死亡。

（一）"阳气"与线粒体ATP

古代中医说的"阳气"，到底是什么呢？现在我们知道，线粒体是细胞中制造能量的结构，是细胞进行有氧呼吸的主要场所，线粒体的功能最重要的就是产生ATP和合成代谢中间产物，人体生命活动所需的能量95%来自线粒体，故其被称为"细胞动力工厂"，是生命的核心。线粒体在细胞增殖、代谢和凋亡等多种细胞过程中起着至关重要的作用。线粒体是真核生物进行氧化代谢的部位，是糖类、脂肪和氨基酸最终氧化释放能量的场所。线粒体产能有两种方式：有氧呼吸和糖酵解。在有氧呼吸过程中，1分子葡萄糖经过糖酵解、三羧酸循环和氧化磷酸化将能量释放后，可产生38分子ATP，ATP以光子的形式推动新陈代谢、保护免疫防御等能力。ATP还会转化为热能维持人体体温，这与阳气的"气化"作用不谋而合。

因此，中医的阳气来源于线粒体有氧呼吸，阳气是线粒体ATP在古代的宏观表达。本世纪对ATP以光子形式传递能量的发现为古老的中医赋予了现代化的科学链接。线粒体有氧呼吸高产能，则阳气充沛；线粒体功能失衡，氧化呼吸链异常，逐步衰败成"无氧酵解"，从产出38个ATP逐步衰减到产出2个ATP时，人体也就从高能量的高级别健康逐渐向中能量的中级别健康滑行，如果不及时地干预会滑向低能量的低级别健康，甚至发生猝死。

（二）人体处于不同的能量状态会有不同的表现

当处于高能量的高级别状态，即阳气充足时，身体健康，没有任何疾病，心理愉悦，处于一种正能量的状态，积极奋进，自信且充满活力。中能量的中级别状态会使人心理波动，趋向亚健康状态，会逐渐患上慢性病。低能量的低级别状态则五脏六腑阳气不足，能量低下，则各种身心健康问题层出不穷；情绪精神能量低下则会产生负面心理，随之而来的可能是抑郁症、焦虑症，长期处于低能量状态甚至慢慢可能得癌症，到疾病末期会出现晕厥、四肢厥冷等表现。

临床治疗晕厥、四肢厥冷等寒凝诸证时需要通过加强线粒体功能，尽力恢复线粒体有氧呼吸的高效产能，进而补充阳气，驱除阴邪，提高五脏六腑的运化功能、促进身心健康，促使身体素质全面恢复。因此，要保持充足的阳气，就要保证线粒体功能正常，保证有充足的线粒体 ATP 产出。

（三）得阳者生，失阳者亡

人的正常生存需要阳气支持，所谓得阳者生，失阳者亡。阳气越充足，人体越强壮。阳气不足，人就会生病。阳气完全耗尽，人就会死亡。阳气主温煦、推动、兴奋、升发，具有温养全身组织、维护脏腑功能的作用。阳气虚就会出现生理活动减弱和衰退，导致身体御寒能力下降。随着年龄的增长，人的阳气会逐渐亏耗，保养阳气是中医养生康复学的一条重要原则。万物之生由乎阳，万物之死亦由乎阳。人之生长壮老，皆由阳气为之主，精血津液之生成，皆由阳气为之化。所以，阳强则寿，阳衰则夭，养生必须养阳。

现代人由于工作及生活的严重压力，或其自身的不良嗜好，常常会出现浑身乏力，精神疲乏，失眠健忘，脾气暴躁等亚健康症状，甚至有的女性不到四十岁就提前进入更年期，这些情况都是由于阳气消耗过度所致。那么阳气是怎么被消耗掉的呢？因为运动、思考、劳累、精神损耗等因素，都在不知不觉中一点点地消耗阳气，当阳气透支的时候，生命也就画上了句号。阳气不足的原因即在于人体消耗的阳气超过了补充的阳气量，致使人体阳气总量低于维持正常运转所需。

阳气不足最直接的表现为身体不能维持恒温，常态下表现为基础体温下降（图 7–1–5），致使气血运行速度变慢，机体物质代谢和生理功能下降，一些病理产物（如痰饮、瘀血等）及外来物质（如风、寒、湿气等）不能及时排出而瘀积成疾。如果阳气略有不足，人体功能基本尚能维持，但人会有肥胖、手脚冰凉、腰酸背痛等各种不适症状。如果阳气不足程度加剧，人体基础体温就会进一步下降，一些原有旧疾、旧伤或先天缺陷处的郁积堵塞现象更为严重，致使这些部位生理功能明显失常，因其堵塞部位与程度的不一样而外在突出表现为某一部位的病变，如冠心病、肺栓塞、肝癌患者，脉象上均显示气机堵塞，只是堵塞程度逐次加深。

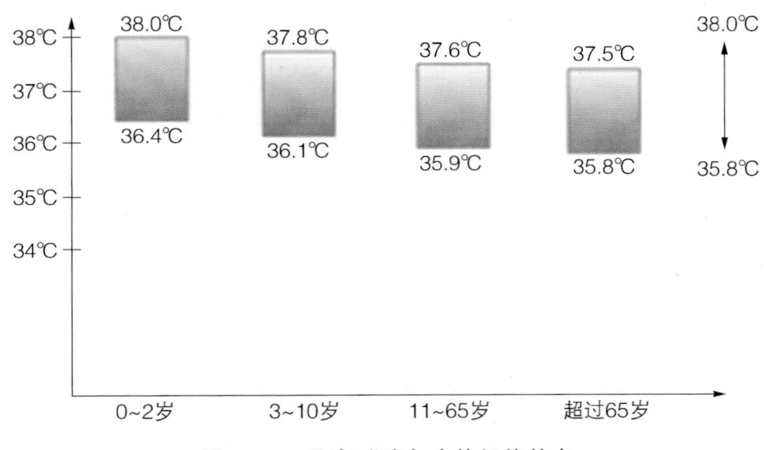

图 7-1-5　阳气盛衰与人体机能状态

可见，阳气在微观世界中的表现就是根源于线粒体高产出的ATP。阳气对人体起到温煦脏腑、温通筋骨的作用，就如阳光普照万物，植物才能进行光合作用，茁壮成长。而几乎所有细胞器维持工作最基本的动能都需要ATP支持，没有ATP，细胞无法正常工作。故线粒体功能正常，ATP充足则阳气足、身体健；线粒体功能失常，ATP低下则阳气弱、身体衰；线粒体功能丧失，ATP匮乏则失去阳气，生命便会停止。《黄帝内经・素问》所言“阳气者，若天与日，失其所，则折寿而不彰”，说的就是这个道理。

（颜琼枝　范理宏）

第五节　水火交济与线粒体电子呼吸链

中医五行中，心属于火，肾属于水。心居于上焦，为“五脏六腑之大主”，又叫“火脏”。肾居于下焦，藏精主水，因而叫“水脏”。水火既济是指心气当下通于肾，即心火下交于肾水，以资助肾阳温煦肾阴，使肾水不寒，维持肾阴肾阳平衡协调；肾水当上济于心火，使心火不亢，即心火与肾水上下交通，从而维持心、肾两脏正常生理活动及功能，称“水火既济”，其反映的是水、火、阴、阳之间的平衡关系。

心火与肾水功能正常，水火交济，则人体生理活动正常。中医解释了这种宏观的平衡功能及现象，那么其在微观层面的工作机制是什么呢？

“水火既济”本质是指肾与心，即“水”与“火”动态平衡。线粒体是高度动态变化的细胞器，对肾脏、心脏功能的维持起着至关重要的作用，其本质是通过线粒体电子传递链有氧呼吸的能量代谢，维持机体内环境稳态。线粒体作为能量产生的场所，其电子传递链的有氧呼吸不但参与心、肾细胞ATP的生成，而且在调控细胞内离子稳态、产生ROS、细胞凋亡和自噬及细胞信号转导等重要的功能中作用显著。复合物Ⅰ、Ⅲ和Ⅳ可以将H^+泵到线粒体内外膜之间的膜间隙，形成跨膜质子梯度。在辅酶的帮助下，H^+在复合物Ⅳ中以质子形式脱下，电子则沿呼吸链转移到分子氧，形成离子型氧，再与H^+结合生成H_2O，放出的能量使ADP和磷酸在复合物Ⅴ中生成ATP（如图7-1-6）。因此，线粒体中的“H”与“O_2”结合，产生H_2O与ATP，为“水火既济”的微观本质。心脏作为人体的发动机，是人体线粒体含量最多、产生ATP最多的器官，也是线粒体电子呼吸链“水火既济”是否完好的第一表达器官；而肾脏是人体生长发育生殖的原动力，代表其功能的线粒体，不仅参与肾上腺素、去甲肾上腺素的生理活动，而且有很多重要的内分泌激素在肾上腺皮质的线粒体中进行转化、合成，如雌雄激素、孕激素、皮质醇等，这些激素可以使心跳加快或减慢，调节心血的输出量，确保人在各种生理状态下，都有相应的能量供应。宏观的肾脏、心脏在古人眼里是先天之本和“五脏六腑之大主”，其微观的细胞线粒体电子呼吸链在复合物Ⅳ中生成H_2O，在复合物Ⅴ中产生ATP，此微观的“水火既济”是否完美，最容易和最快被观察到的就是在先天和后天大主这两个重要脏器上，这也是微观与宏观“水火既济”的巧妙相应之处。

心脏及肾脏的线粒体功能相互依赖相互影响，病理状况下，心肾不交、水火不济，与呼吸链与线粒体功能失常密切相关。电子传递链产生ATP的要点：氧气要充足（贫血、高原低氧、呼吸道疾病都会受到影响），

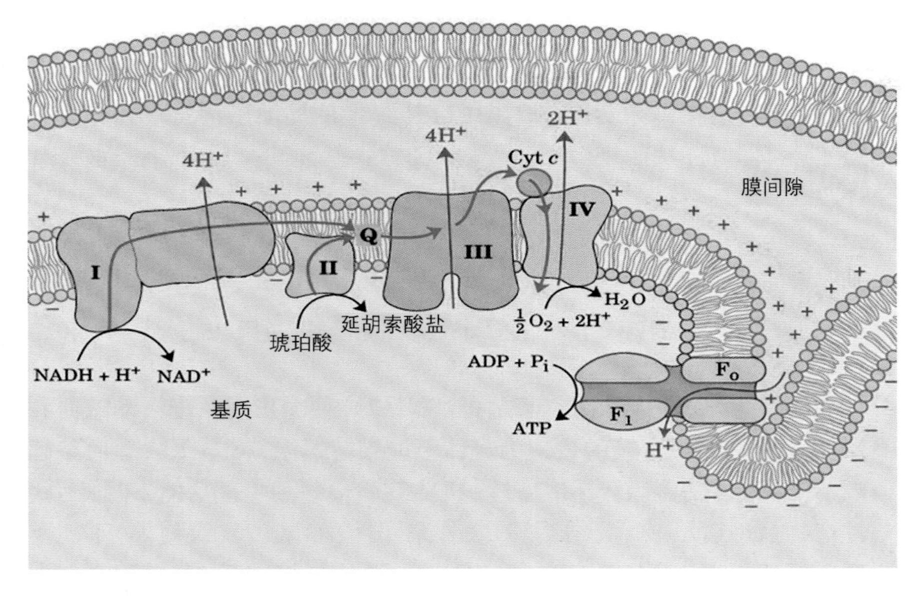

图7-1-6 ATP生成过程

电子链要通畅，内外膜不能短路。如果电子传输不协调，电子传递链泵H^+的能力不足，在线粒体内膜两侧形成不了电势差，导致线粒体膜电位低下，电能减少，ATP产生低下，影响心脏及肾脏细胞的正常功能，导致肾阴不足或心火扰动，两者失去协调关系，从而出现心烦、惊悸、失眠、潮热、盗汗、咽干口燥，五心烦热、遗精、早泄等神经官能症及慢性虚弱。慢性肾病可导致贫血，人体吸入氧气后氧合不足，导致血液中氧分压下降、血氧含量和血氧饱和度降低，线粒体呼吸链供氧不足，不能正常产出ATP及H_2O，从而造成中枢、周围神经系统及心肌的损害。此外，肾上腺素异常分泌，会造成心跳加速。另有研究表明，交通心肾类中药能够调节大鼠性激素和神经内分泌网络，恢复下丘脑–垂体–卵巢生殖轴的线粒体–内质网偶联稳态，从而缓解大鼠模型的应激损伤。可见，线粒体功能正常，则心肾"水火既济"，产能正常。若线粒体失能，则心肾水火不济，机体功能异常。

中医根据五行脏腑属性及相生相克的相互关系，提出心肾相交的理论。其微观机制与线粒体、电子呼吸链密切相关。在线粒体电子呼吸链复合物IV中生成水分子，复合物V中产生ATP，就是微观世界中的"水水既济"。

当微观的“水火既济”正常时，足量的ATP推动并协调宏观的心肾器官，使这两大重要脏器正常运作，从而迸发出旺盛的生命力。现代微观视角下的电子传递链的“水火既济”为中医传统理论提供了物质基础和科学语境。

（范理宏　刘　珺）

第六节　温阳与线粒体赋能

中医认为，每当人体阳气不足（图7-1-7），便会出现生理活动减弱和衰退的“寒”象，最直接的表现为身体不能维持恒温，常态下表现为基础体温下降，致使气血运行速度变慢，机体物质代谢和生理功能下降，一些病理产物（如痰饮、瘀血、结石等）及外来邪气（如风、寒、湿气等）不能及时排出而郁积成疾。随着年龄的增长，人的阳气会逐渐亏耗，若阳气完全耗尽，人就会死亡，正所谓“有一分阳气，便有一分生机”。

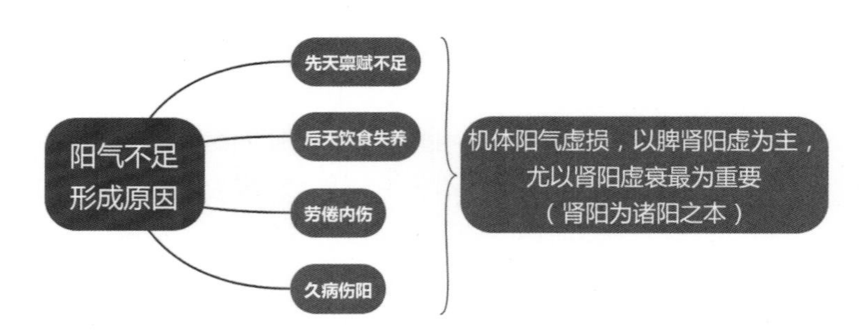

图7-1-7　阳气不足的形成原因

阳气充足与否与人体强弱有密切关系，许多疾病发展到慢性或后期阶段都会呈现出阳气虚衰的征象，证见精神萎靡、面色苍白、畏寒肢冷、短气乏力、肢体浮肿、大便溏薄、小便不利、舌淡胖嫩、脉迟或弱等。治疗上若能着眼于温补阳气，使阳气旺盛，运行通畅，不仅能激发脏腑恢复正常的生理功能，而且阳气一旦振奋，即可迅速动员全身的抗病能力与病邪相争，促使病邪消散，经络骤通，诸窍豁然，疾病得以改善。同时对于一些久治不愈的疑难杂症，通过温阳的手段，使阳气充盛，往往能获取意外的效果。可见，温阳法在中医治法中有着十分重要的作用和地位，在各个系统的疾病，尤其是各类危重症及疑难杂症中都扮演着至关重要的角色。那么，温阳的微观物质基础究竟是什么？如何理解温阳在人体中发生的作用？

线粒体失衡后的重建，逆转线粒体功能，跃升ATP能级即是温阳（图7-1-8），温度作为影响人体体能与舒适度的关键因素，其改变对人体的生理心理均会产生影响。在适宜温度下，人体血液流动顺畅，呼吸均匀有度，推动温煦了各个器官有条不紊地发挥各自功能，人体焕发出健康良好的精神面貌。由于人体温度基本恒定，而人体内的细胞及亚细胞结构也被想当然认为是恒定体温。细胞内线粒体呈现为一个整体复杂的线粒体网络，发生生物化学反应，释放能量与热量，从而保证细胞各种信号转导与生理活动。由此，线粒体是维持生命温度的重要细胞器，保证其温度适宜十分重要。

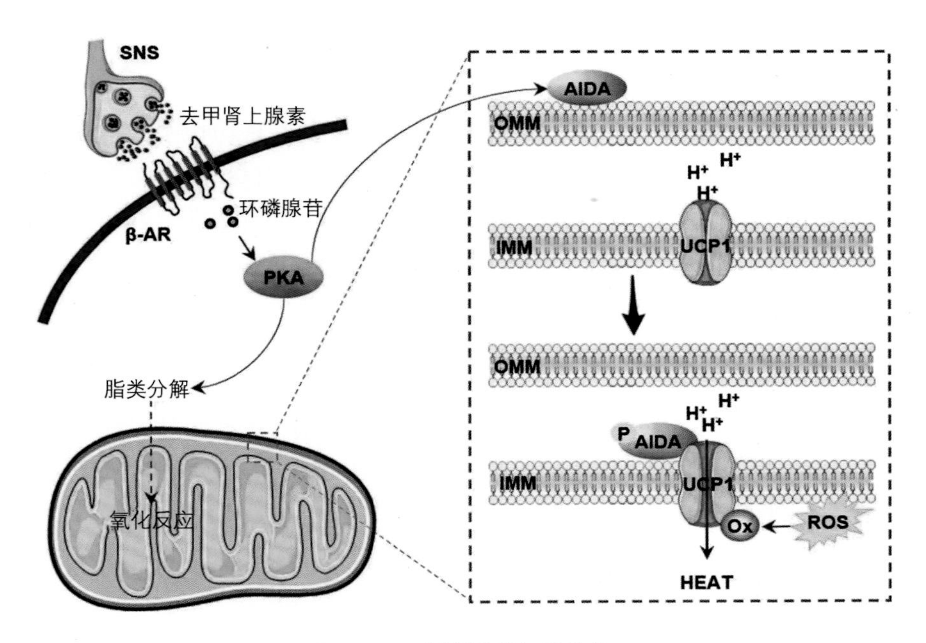

图7-1-8　温阳增能与线粒体

此外，解偶联蛋白（uncoupling protein，UCP）可以通过解偶联线粒体的氧化磷酸化，调节能量代谢与体温。解偶联蛋白是一种哺乳动物特有的、存在于细胞线粒体内膜上的蛋白质，又被称为增温素、产热蛋白等。

它可以将H^+从线粒体膜间隙渗漏到线粒体基质中，产生热能，减少ATP的合成。哺乳动物身体中褐色脂肪组织的功能就是据此来产热。褐色脂肪组织富含线粒体，但是这些线粒体只产生很少的ATP，而是通过一些解偶联蛋白（主要是UCP–1）来消耗葡萄糖产生热量。这种产热机制可以使动物能够应对体温流失，从而在寒冷的环境中得以生存。因此，线粒体是机体抵御寒冷维持生命温度十分关键的细胞器。

中医之阳气不足本质在于线粒体功能低下，线粒体解偶联，细胞所在环境缺氧，则会转而进行无氧呼吸，此时糖酵解产生的丙酮酸便不再进入线粒体内的三羧酸循环，而是继续在细胞质基质中反应（被NADH还原成乙醇或乳酸等发酵产物），但不产生ATP。所以在无氧呼吸过程中，1分子葡萄糖只能在第一阶段产生2分子ATP。线粒体产能减少，则表现一派“虚寒”之象。阳气不足导致的寒凝诸症治疗之本则在于“温补阳气，驱除阴邪”，提升五脏六腑的运化功能，增强机体的自愈能力，待到阳气充足，六脉平和，自然诸病向愈，身体素质全面恢复，其本质正是在于恢复线粒体的高产能。

中医常使用附子、干姜、肉桂、人参等药物（表7–1–1）以及四逆汤、金匮肾气丸、桂附地黄丸、右归丸等方剂，均着眼于温阳益气、温经通络，旨在恢复线粒体高产能，从而达到治疗寒证的目的。研究表明，金匮肾气丸治疗肾阳虚证的现代生物学基础在于改善肝线粒体能量代谢；人参四逆汤通过抗氧化机制，通过调节Na^+–K^+–ATP酶、Ca^{2+}–ATP酶活性及PGC–1α mRNA的表达改善线粒体能量代谢，以及通过调节Bax和caspase–3 mRNA的表达抑制线粒体凋亡途径的细胞凋亡；右归丸能通过修复线粒体供能量改善阳虚体质，这些均有效佐证了温补阳气即线粒体赋能，线粒

表7–1–1　常用的三种温里药

温里药	性　味	归　经	功　　效
附子	辛、甘，大热	心、肾、脾经	温里助阳，回阳救逆，祛寒止痛
干姜	辛，热	肾、脾、胃、心、肺经	温里散寒，回阳通脉
肉桂	辛、甘，大热	脾、肾、心、肝经	补火助阳，散寒止痛，温经通脉，引火归原

体能量代谢正常才能保持恒定体温，人体才能阳气充足。

（颜琼枝　范理宏）

第七节　气滞血瘀百病丛生的中西医辩证观

一、气血失衡与疾病发生

中医认为，气血是构成人体的最基本物质，是脏腑经络等组织器官进行生理活动的物质基础，气血以流畅和平衡为贵。例如，气在经络中运行，血液在血管中流淌，就像一条大河，经络和血管是河床，气血是河中的水，疾病就像河床上的杂草和泥沙。气血充盈时，滔滔河水不断向前流去，遇到杂物不仅毫不停歇，而且能冲走障碍奔腾而过，始终保持河床顺畅。但如果气血不足，流通不畅，就像流量减少流速缓慢的河流，不能及时清除障碍，致使杂物越积越多，最终河道堵塞，成为一潭死水，人自然就百病缠身了。从中医理论而言是“气血不足元神灭，五脏受损百病生”。中医相关研究表明，男人过了40岁，女人过了35岁以后，人体内的气血就已经不像以前那么旺盛了。

除了生理上的原因外，现代社会人类生存环境的持续恶化也是造成人体气血不和的另外一个重要原因。我们每天所接触的物品，都可能潜藏着导致气血不和的“杀手”。空气的污染、水源的污染、化学食品添加剂、各种辐射紫外线及重金属污染、肉品中的激素，食物中的细菌，农作物中的农药残留、香烟、酒精、药物，此外还有不良的生活习惯导致的睡眠不足或睡眠质量不高等，均严重干扰人体气血正常运行，导致气血失衡，引起一系列连锁的脏腑寒热虚实病变，出现浑身无力、容易疲倦、头脑不清爽、思想涣散、手足发凉、手足麻木感、容易晕车、坐立不安、心烦意乱、舌质紫暗或瘀斑等气血不足表现，进而引起各脏腑组织疾患，导致疾病丛生。那这些现象如何从微观解释呢？

二、气血失衡与能量代谢障碍

气血不足则百病丛生，这在细胞层面上的机制又是什么呢？气血的最终利用是产生能量，线粒体是细胞内主要产生能量的细胞器，线粒体利用血中的营养物质和氧气作为燃料来产生人体活动所需的通用能量货币——ATP，线粒体对气血中营养物质和氧气的供应非常敏感（图 7-1-9），当细胞处在气虚血瘀或气滞血瘀引起的缺血缺氧条件下时，线粒体缺少糖原、脂肪酸和微量元素等营养物质和氧气，导致线粒体燃料缺乏，无法产生足够的 ATP，线粒体功能下降，产生大量的 ROS 引起蛋白质和脂质过氧化，氧自由基的清除系统功能降低，就会导致能量代谢障碍，氧化应激增加，线粒体结构完整性丧失。失能线粒体中 ETC 的解耦连，导致 ROS 生成增强、细胞 ATP 池耗尽、最终导致细胞广泛受损和死亡，导致相应器官疾病丛生，产生复杂的临床症状。

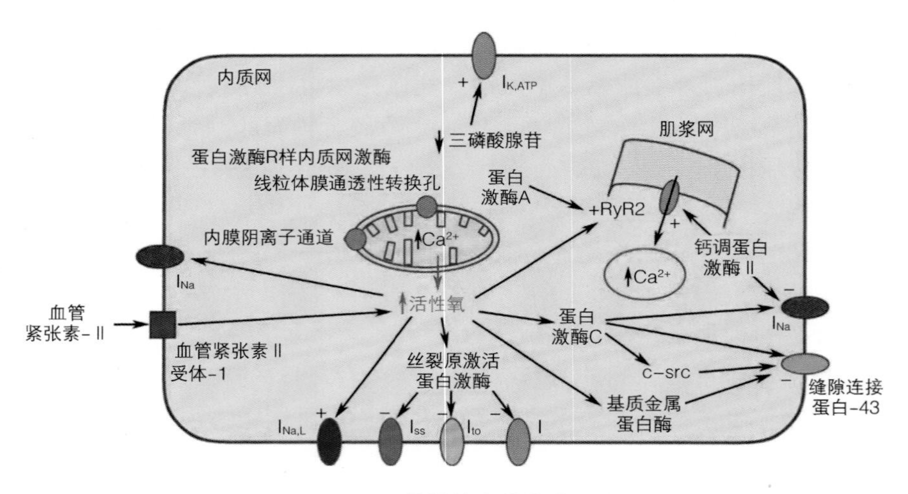

图 7-1-9　线粒体中的化学反应

如心肌细胞内有大量线粒体，为维持正常心功能提供足够的能量。当线粒体损伤或功能缺陷时，细胞内线粒体稳态平衡被打破，大量 ROS 释放，引起 ATP 合成减少，使一些 ATP 依赖酶类如 Na^+-K^+-ATP 酶功能障碍；同时细胞内 pH 值下降、H^+ 增多，导致 Na^+-H^+ 交换增多，细胞内 Na^+ 异常增多，激活 Na^+/ Ca^{2+} 交换蛋白的反向模式，使胞内 Ca^{2+} 超载，磷酸盐浓度增加，线粒体膜通透性转换孔（mPTP）开放与激活导致线粒体外膜破裂发生不可逆损伤，引起 cyt c 释放，通过 caspase 等凋亡因子依赖机制，细胞进入不可逆的凋亡过程，加重心肌损伤。受损的心肌细胞可以通过启动线粒体自噬来清除受损的线粒体，最终起到保护缺血心肌的作用。线粒体自噬的主要作用是通过细胞自噬机制选择性地清除受损或功能失调的线粒体，从而控制线粒体的质量，保持线粒体功能的完整性。

三、线粒体赋能与中医益气活血

线粒体的赋能与中医益气活血所具有的功能极其相似。中医运用益气活血药治疗缺血性心脏病，在心肌细胞内的关键作用靶点与线粒体关系密切。已有学者开展了关于益气活血类中药单体调节线粒体功能的研究，发现人参皂苷 Rb1 能抑制心肌缺氧细胞的过度自噬，且提高心肌细胞的耐缺氧能力，进而减少心肌细胞因缺氧而导致的死亡。黄芪的活性成分之一黄芪多糖能够减轻钙超载，减少 ROS 的产生，使线粒体膜电位降低并且抑制 mPTP 的过度开放，进而减少缺血-再灌注损伤对线粒体膜结构的破坏程度，最终起到保护线粒体正常功能的作用，以确保线粒体能合成 ATP，为维持心脏功能提供足够的能量，从而让心脏更好地发挥舒缩功能。气虚不能升清，气滞可致血瘀，由此引起的气血失衡导致线粒体燃料缺乏，出现功能障碍，能量代谢减少，均可引发疾病。

线粒体可产生能量正是气化功能的体现，线粒体融合、分裂、自噬的过程是清除受损线粒体、增强线粒体功能，以维持细胞的稳态，与中医的益气活血法相符合。益气和活血即为线粒体提供燃料，调节线粒体功能和清除受损线粒体。

所以，气血不足时，细胞线粒体功能障碍，全身线粒体网络能量下降，机体线粒体 ATP-神经-内分泌-免疫网络稳态打破，细胞的新陈代谢受损，这就是“气血不足百病丛生”的现代微观机制。

（韩天雄　范理宏）

第八节　虚证、实证的中西医辩证观

一、中医的虚证、实证

虚证、实证是中医理论下的独有概念，是中医辨证的基本纲领之一，它们反映病变过程中的正气与邪气之间交争的势力盛衰。《黄帝内经·素问》所言“邪气盛则实，精气夺则虚”。实证是指人体感受风、寒、湿、热等外邪，或疾病过程中气血阴阳失调导致体内气滞、血瘀、痰饮、虫积、食滞等病理产物蓄积（内邪），而出现以阳、热、滞、闭等为主要特征的各种临床证候。实证反映了疾病所处阶段中邪气较为亢盛而机体正气并未衰弱，正邪激烈相争的核心病机。发生实证的患者往往平素身体强壮，正气充盛，因此治疗法则以祛邪为度。虚证是指由于先天禀赋不足，或平素身体虚弱，或大病、久病和外伤，或手术和药物毒副作用等治疗损伤所导致的机体气血阴阳亏损，正气不足，以虚弱性症状为主要特征的各种临床证候。由于虚证患者正气虚弱，治疗法则以补虚为要。而实证与虚证之间也可互相转化。当实证患者所感受的邪气过于亢盛，或在治疗过程中邪气未得到及时祛除而长期损害机体，导致正气受损，便可转为虚证或虚实夹杂的证候。虚证患者往往脏腑功能失调，如未能得到有效调复，也易出现精血津液蓄积败精、瘀血和湿浊等有形实邪，形成虚中夹实的证候。在疾病演变过程中，实证、虚证既可单独存在，也可互相转化，其背后的机理则是邪气与正气之间的盛衰变化。实证和虚证的对比见表 7–1–2。

表 7–1–2　实证和虚证的对比

	实　证	虚　证
面色	实证多面色深红或黯滞	虚证多面色苍白、萎黄或娇红
寒热	恶寒重为实寒，壮热、潮热为实热	形寒肢冷为阳虚，五心烦热为阴虚
汗出	无汗、大汗多为实证	自汗、盗汗多为虚证
疼痛	疼痛剧烈、痛无休止、痛处拒按为实	绵绵而痛、痛有休止、痛处喜按为虚
口渴	大渴引饮、喜欢冷水为实	饮少且喜热饮为阳虚，口干饮少为阴虚
神志	声高气粗、烦躁、发狂、谵语为实	声低气怯、精神萎靡为虚
二便	腹胀便秘、小便不利为实	便溏溲清、二便失禁为虚
舌象	舌质坚敛苍老，舌苔厚为实	舌体胖嫩或瘦薄，舌上少苔、无苔为虚
脉象	脉实有力为实	脉虚无力为虚

二、虚证、实证与线粒体功能相关性

实证、虚证解释了人体正气强弱与邪气盛衰的宏观现象，其微观本质是什么呢？随着生命科学的进一步发展，线粒体在人体中能量生成、信号转导的核心地位被广泛揭示，线粒体正在成为阐释中医正气的重要生物学基础。线粒体是一种将物质代谢、能量代谢和遗传变异三大基本生命活动形式融于一体的细胞器，是细胞内进行呼吸和能量转换的场所，是细胞的“动力工厂”，线粒体是整个细胞乃至生命体进行各项生命功能活动的枢纽和核心。线粒体合成ATP——“能量货币”以光子的形式推动各个细胞进行代谢，并最终实现器官、系统乃至整个机体的生命活动。人体的生长发育、思维活动、运动、免疫修复等均是细胞获得线粒体高效供能、正常履行各自生理功能的结果，中医的正气能推动脏腑、经络、气血的有序运行，因此线粒体是正气及其虚实的物质基础。

微观世界主宰着宏观世界，微观世界有序才能形成宏观世界的正气充盈，线粒体功能正常则机体表现为正气存内，线粒体失衡则机体表现为邪气外干，机体的邪正虚实与线粒体功能息息相关。线粒体功能的正常与否，决定了正气的充盛或衰弱，进一步决定了细胞所在的器官、系统（五脏六腑）甚至机体的健康与否。线粒体作为氧化还原调节的枢纽，其功能的平衡稳定是保证机体抵御外邪的关键。粒体数量及功能正常，ATP生成充足，抗氧化防御体系的缓冲能力强，能有效减少由致病微生物带来的毒性ROS，从而减少机体损伤，维持机体的功能正常。线粒体功能正常，可保证机体脏腑气血平和，正气充盈，机体免疫力足以抵御外邪，并可有效减少痰浊、水饮、瘀血等实邪病理产物的产生，而线粒体的功能失衡则导致正虚邪实的病理状态。此外，正常人体的免疫细胞依赖于线粒体高效产出ATP，如果正邪交争时间较长导致线粒体失衡，免疫细胞中的ATP能量下降，机体清除病邪的能力减弱，则可由实证转为虚证。可见机体实证与虚证演变和线粒体功能密切相关。

三、虚证、实证与线粒体功能失衡相关性

线粒体是细胞的能量工厂，可将营养物质分解转化为ATP能量，以维持人体最高指挥网络神经–内分泌–免疫网络的高效协同运行。研究发现，实证与虚证的线粒体在各形态参数及代谢状态上具有显著差异。虚

证时线粒体肿胀，基质变浅，部分嵴稀疏，糖原含量减少，提示细胞在耗能增加后处于缺氧状态，之后代偿性短暂地依靠糖酵解供能，继而细胞进入低效供能状态。实证时线粒体个数增多，线粒体固缩，提示细胞能量代谢处于亢奋状态。此外，从现代医学角度看，组织器官代谢相关酶的活性变化及线粒体质和量的下降均是虚证发生的病理机制。因此，线粒体 ATP 是机体正气之源，线粒体的功能决定了机体虚实的能量变化。

中医证候中实证与虚证的演变是邪气与正气对抗的结果，其背后的生物学机制主要是致病微生物与机体免疫力之间的博弈，而机体免疫力是否强大与线粒体息息相关。线粒体功能正常，则人体气血生化有源，正气充盈，即使面对致病微生物的入侵，也能进行有力防御，做到祛邪外出，机体快速康复，这即是实证的病机演化进程。线粒体功能失衡则无法为免疫细胞提供充足能量，甚至引起神经–内分泌–免疫网络群的能量级别下滑，导致机体免疫力下降或免疫活动紊乱，机体正气不足，无法抵御致病微生物等病邪侵犯，无法清除机体毒性物质和变异细胞，最终演变成慢性感染或器官功能退化等虚证疾病。

健康线粒体是机体气血阴阳平衡的基础、是脏腑功能正常的节拍器，只有线粒体高效产出 ATP，才能推动机体最高指挥网络神经–内分泌–免疫网络的高效协调运作。中医的“邪正虚实”，其内核是病原微生物的毒力与人体神经–内分泌–免疫网络中线粒体的效能博弈。

（韦梦铃　陈英群　范理宏）

第九节　湿证的中西医辩证观

一、中医的湿证

湿证是中医理论中的独有概念，在中国传统医学中，代表着人体内水液代谢失衡的一系列病态表现，如湿性重浊。感受湿邪常可见头重如裹、周身困重、四肢酸楚等症状（图 7–1–10）。《黄帝内经》将湿邪视为阻碍气机、损伤阳气的外来因素，它在体内停留，影响脏腑功能，导致水液代谢异常。这一观点，不仅深刻揭示了湿证的病理本质，也强调了“脾主运化”在调节水液代谢中的中心作用。

从现代医学角度而言，线粒体作为细胞能量代谢的核心，其功能的

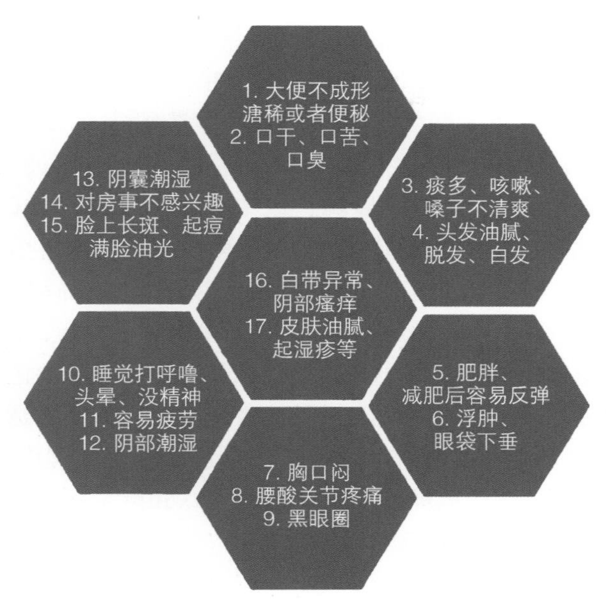

图 7-1-10 湿证的临床表现

健康状态直接影响着细胞及整个机体的水液代谢平衡。线粒体通过氧化磷酸化过程产生ATP，支持细胞的正常生理活动，包括水、电解质及蛋白质等大分子的运输与平衡。线粒体受损不仅会降低其对氧气和营养物质的能量转化效率，还会触发炎症因子的联级反应，导致细胞内外渗透压变化，进而影响到体液的正常分布和排泄，形成类似于中医所述的“湿证”表现。受损线粒体是炎症因子的源头，线粒体受损是“湿证”起病的关键因子。

二、湿证与线粒体功能的相关性

中医学认为湿证是由于人体内水液代谢失调造成的，这种失调不仅体现为临床上的多种病理表现，如身体沉重、浮肿、关节疼痛等，其背后的微观机制同样值得探讨。现代医学认为水液代谢的失衡与细胞能量代谢的异常息息相关，线粒体作为细胞能量的主要来源，在这一过程中扮演了关键角色。

线粒体不仅是细胞的能量工厂，为细胞活动提供动力，还是调控细胞内炎症反应和免疫反应的关键枢纽，它保证了细胞乃至整个机体的能量供应和水液代谢的平衡。然而，当线粒体受到外界不良因素如问题食品、病原微生物和电磁场等影响时，机体内环境稳态失衡，进而发生细胞外液中pH值、渗透压改变，发生组织缺氧及各种毒素沉积，这些将损害线粒体的结构与功能，导致ATP产量下降，使机体免疫功能和神经递质产生不足，调节氧化应激与能量代谢功能减弱。此外还会激发反应性ROS的过量产生，进而激活细胞内的炎症通路，释放炎症因子，导致局部甚至全身的炎症级联反应。炎症因子导致细胞内部环境变化，如pH值下降和细胞内Na^+浓度升高，这些变化可以影响细胞内外的离子平衡和水分分布，进而影响机体的水液代谢，临床表现为周身困重、胸脘痞闷、关节肿痛等湿证表现。

在细胞水平上，线粒体功能障碍将激活细胞内的凋亡通路，如通过释放cyt c触发caspase激酶的级联反应，导致细胞进入程序性死亡。在组织水平上，线粒体功能障碍导致的细胞死亡和能量代谢障碍，会进一步影响组织的功能和结构完整性，从而导致器官损伤，这些病理变化在临床上表现为湿证的各种症状。这一点与湿证在中医学中的理解不谋而合。

从现代生物医学角度看来，湿证的病理变化可被视为是线粒体功能障碍引发的炎症因子过量释放及其带来的组织损伤结果。这种理解不仅为湿证提供了一种新的病理生理解析，也强调了在湿证的治疗中，保护线粒体、减轻细胞应激和维持组织完整性的重要性。

三、湿证与线粒体功能失衡的相关性

如上所述，中医的湿证可以理解为由于体液代谢失衡引起，而这种失衡在细胞层面上可以视为线粒体功能障碍的结果。线粒体受损时，其内部发生的一系列复杂反应，如电子传递链的解偶联、ATP合成的减少以及细胞内Ca^{2+}超载等，均可激发细胞内的炎症途径，促使炎症因子如白细胞介素和肿瘤坏死因子等的释放。这些炎症因子不仅在局部加剧炎症反应，还可能通过血液循环传播到全身，引发广泛的水液代谢异常，表现为中医所述的湿证。总之，线粒体功能受损会引发炎症因子的过量产生，炎症因子正是湿证中“湿邪”在科学语境中的物质基础。

中医通过健脾益气化湿方法调治湿证，实质上是在减少炎症因子的产生和释放，保护线粒体免受进一步损伤，从而维持细胞和整个机体的水液代谢平衡。这种治疗方法与现代医学中通过抗氧化、运用保护线粒体

功能药物以减少炎症因子的策略有着异曲同工之妙，进一步体现了中西医理论和治疗方法的互补性。

综上所述，线粒体功能障碍引发的炎症因子是湿证的物质基础，这一发现也促进了“湿证”的中医现代化，促进了中医宏观理念与现代医学微观世界的辩证统一。

（翟　红　陈英群　范理宏）

第十节　线粒体网络与异病同治观

辨证论治，包括辨证和论治两大方面，是中医认识疾病和治疗疾病的基本原则，是中医学对疾病的一种特殊研究和处理方法，也是中医学的基本特点之一。辨证，就是将四诊（望、闻、问、切）所收集到的信息资料，运用中医学理论进行综合分析和提炼归纳，明确原因、病位、病性、邪正关系等，最后判断为某种性质的证候（证型）。论治，就是根据辨证的结果，决定治则和治法，实施治疗。中医学将“人”置于自然、社会整体的核心，既注重人的群体共性，又注意区分个体差异。在对待健康与疾病的问题上，始终注意区别整体状态下的具体“人”，进而形成中医学“辨证论治”的个体化诊疗特点。所以中医治病的法则，不是着眼于病的异同，而是着眼于病机的区别。不同的病可以同治，关键在于辨识不同疾病有无共同的病机，病机相同，就可采用相同的治法。例如久泄脱肛、崩漏、子宫脱垂、胃下垂等几种截然不同的疾病，如果辨证均符合中气下陷这一证型，就都可以用升提中气的方法治疗，常用代表方剂是补中益气汤。

《简明中医辞典》解释“异病同治”是指“不同的疾病，若促使发病的病机相同，可用同一方法治疗”。张仲景《金匮要略》以方类证，就是异病同治的典范，如《金匮要略·痰饮咳嗽病脉证并治第十二》中记载“假令瘦人，脐下有悸，吐涎沫而癫眩，此水也，五苓散主之”；而在《金匮要略·消渴小便不利淋病脉证并治第十三》中又提到“脉浮，小便不利，微热消渴者，宜利小便发汗，五苓散主之”。痰饮和消渴本是两种不同的疾病，其临床表现也各异，但上述这两种病证都是水饮为患，膀胱气化功能失司所致，所以均用通阳化气行水之法，五苓散主之。所以异病同治正是在不同的疾病中，抽丝剥茧，辨识共性，从而采取同一种治疗原则和方法。

从宏观角度来看，异病同治的运用，体现了生物-心理-社会-环境医学模式的思想，符合现代治疗学的需求。那么，异病同治的微观物质机制又是什么呢？

目前传统西医专科细化导致人的整体向脏器细分，在个体化治疗中缺乏全局观。例如重视了运用抗生素杀灭致病菌，而忽略了抗生素使用后的机体菌群紊乱；重视了用质子泵抑制剂对抗胃酸，而忽略了胃肠道的最佳酸碱环境；重视了用糖皮质激素对抗炎症反应，而忽略了机体免疫失衡并发感染……疾病并没有被治愈，反而越来越复杂。能量整合医学是集中医的整合观和西医的精准观为一体，从人体进化构造本源出发，更接近源头，更全面地看待疾病的发生发展。

根据能量整合医学的治疗原则，其整体观体现在去除内环境中有害影响物质、重建人体内环境、重新赋能线粒体，这也与中医扶正祛邪的治疗思想不谋而合。我们知道，各个系统器官都由细胞组成，每个细胞（红细胞除外）中都有核心元件能量器——线粒体，线粒体产生的能量通用货币 ATP 是生命活动之源，就像中医所说的“气”，如果没有了能量供应，生命马上停止，心脏是最需要能量的器官，如果心脏细胞的线粒体产能不足，立刻会发生猝死。

从能量整合医学的角度来说，中医学中的上焦疾病，其影响线粒体的环境因素和微生物都来源于呼吸道，所以在赋能线粒体、去除致病因素时有很大的相同之处，如咽炎、扁桃体炎、过敏性鼻炎、哮喘、慢性阻塞性肺疾病、心肌炎、瓣膜病等，其致病菌或致病因素都来源于呼吸道，多为肺炎链球菌、金黄色葡萄球菌等，可以同治；同样，中焦疾病，如胃炎、炎症性肠病、肠易激综合征等，其致病微生物来源是消化道，多为厌氧菌、幽门螺杆菌等，可以同治；下焦疾病，如阴道炎、泌尿道感染，其致病物来源为生殖道或泌尿道，如支原体、霉菌、厌氧菌等，可以同治（图 7-1-11）。

所以，当我们使用异病同治的中医宏观认识来探索其微观物质机制时，可以发现各系统致病微生物所要去除的环境毒素相似，致病微生物的来源相同，所需补充的有益微生物亦相似。那么，通过整体评估机体的致病因素，在去除致病因素重建内环境稳态的同时，精准细胞器，赋能线粒体，通过线粒体 ATP-神经-内分泌-免疫网络便可起到逆转已病、防止大病的目的，这就是扶正祛邪、异病同治宏观思想的微观体现。

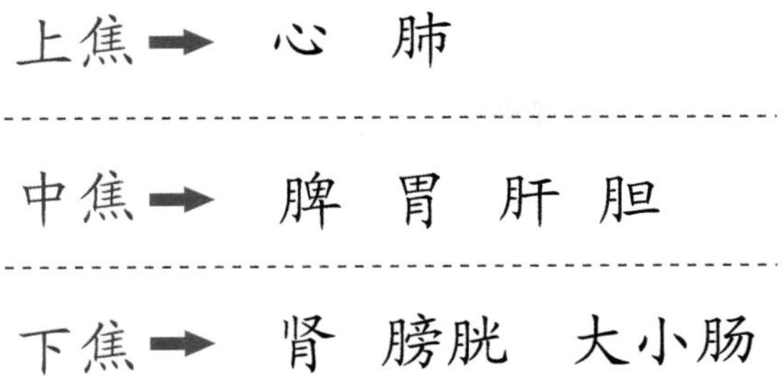

上焦 ➡ 心　肺

中焦 ➡ 脾　胃　肝　胆

下焦 ➡ 肾　膀胱　大小肠

图 7-1-11　上中下三焦脏腑归属图

此外，一些疾病如脑病、心病、神经源性肌萎缩等，以大脑，心脏和肌肉等虚劳及能量代谢下调为主，临床可见发育迟滞、生长缓慢、肌肉无力、视觉和（或）听觉障碍、胃肠功能紊乱等症状。从中医角度来看，这些疾病多表现虚劳症状，以病程较长、病程进展缓慢、疲乏无力等为主要特征，其临床表征涉及中医各系统疾病多个病证，其病机与生命动力“气”的失调密切相关，表现为整体气机失调。因此，基于中医学整体观念及异病同治理论，借助于病证结合诊疗模式，将有助于疾病的辨证论治、遣方用药，也为探析中医药治疗疾病的线粒体机制提供研究思路。

综上所述，将中医异病同治理论与能量整合医学互相渗透，是中西医两种医学体系交叉融合的良好切入点，体现了中医学整体思维、意象思维、辨证思维与现代医学科学唯物论的结合以及中医学宏观整体与现代能量整合医学微观局部的结合，有利于揭示先前不为人知的新理论策略及临床效用。

（颜琼枝　范理宏）

参考文献

[1] 杨晔，刘悦，张帆，等. 基于线粒体研究论脾虚与脏腑疾病的相关性［J］. 中医杂志，2018，59（20）：1742-1746.

[2] 宋雅芳，刘友章，姬爱冬，等. 脾主运化与细胞线粒体相关再探析［J］. 辽宁中医杂志，2007（1）：23-24.

[3] 史有阳，杨瑞，韩向晖，等. 基于“阴阳平衡”理论探讨中医药对相关疾病线粒体融合-分裂的影响［J］. 中国医药导报，2020，17（3）：132-134+158.

[4] 戎志斌，罗安明，姚乃礼. “脾虚—线粒体—有氧糖酵解—肿瘤关联”病因病机新假说［J］. 医学争鸣，2016，7（1）：19-22.

[5] 郭晛，任艳玲. 中医药基于阴阳理论干预能量代谢防治绝经后骨质疏松症的机制研究[J]. 世界科学技术-中医药现代化，2022，24(4)：1701-1706.
[6] 蔡静，侯丽辉. 痰浊与现代物质基础的关系[J]. 辽宁中医杂志，2007(6)：742-743.
[7] 韩雁鹏，王希，姚敏，等. 基于“阳化气，阴成形”探讨水肿病的中医证治[J]. 北京中医药，2022，41(2)：171-172.
[8] 王铭钧，庞立健，吕晓东，等. 从“阳化气，阴成形”论肺结节[J]. 辽宁中医药大学学报，2022，24(5)：209-212.
[9] 宋征福，周晓玲，陈峭，等. 从“阳化气，阴成形”探讨扶阳化阴法在肝癌临证中的运用[J]. 亚太传统医药，2021，17(10)：174-177.
[10] 徐天成. 生化反应的五行归属[J]. 国际中医中药杂志，2015，37(3)：197-200.
[11] 王华楠. 五行衍义——功能运动循环[J]. 中华中医药学刊，2011，29(5)：1138-1139.
[12] 毕一航，张艳. 浅析“大气下陷”理论与线粒体在心力衰竭中的关联[J]. 中国民间疗法，2022，30(12)：4-8.
[13] 谭精培，苏畅，张秋雁，等. 中医药干预心肌缺血线粒体能量代谢研究进展[J]. 辽宁中医药大学学报，2022，24(1)：49-53.
[14] 万星，张子文，黄雲菲，等. 心肌线粒体能量代谢与心阳的关联性[J]. 中医研究，2021，34(2)：1-4.
[15] 肖雪，谭从娥. 线粒体质量控制与肾阳虚证的相关性[J]. 中医学报，2022，37(4)：751-756.
[16] 安冬，梁永林，李璐，等. 右归丸及其拆方对肾阳虚大鼠肝线粒体能量代谢变化的影响[J]. 中成药，2022，44(3)：948-951.
[17] 王铁枫. 应激与绝经综合征相关性及交通心肾法对更年期大鼠干预效应的研究[D]. 北京中医药大学，2018.
[18] 黄飞波，徐俊龙，王法明，等. 益气温阳通腑法治疗多器官功能障碍综合征伴胃肠功能障碍的临床研究[J]. 中华中医药学刊，2018，36(5)：1238-1241.
[19] 尚鹏鑫，贺千里，杨仕年. 温阳益气法在危急重症治疗中的应用[J]. 中医杂志，2017，58(12)：1013-1016.
[20] 吕会平. 中药复脉强心汤治疗老年重症心力衰竭的临床体会[J]. 中国中医药科技，2017，24(3)：363-364.
[21] 郭蓉娟. 论抑郁症“虚气流滞”病机[J]. 北京中医药大学学报，2023，46(1)：5-11.
[22] 朱潇旭，邹小娟，杨芙蓉，等. 线粒体功能障碍与抑郁症发病关系的研究进展[J]. 中华中医药杂志，2021，36(6)：3453-3456.
[23] Chouchani E T, Kazak L, Spiegelman B M. Mitochondrial reactive oxygen species and adipose tissue thermogenesis: bridging physiology and mechanisms[J]. The Journal of Biological Chemistry, 2017, 292(41): 16810-16816.
[24] 齐敏瑞，陈娜，谭从娥. 肾阳虚证与线粒体能量代谢功能失调的相关性研究[J]. 辽宁中医杂志，2018，45(12)：2531-2533.
[25] 雷娓娓，叶其馨，吴玲霓，等. 温肾助阳药对甲低阳虚模型兔肝组织超微结构的影响[J]. 中药新药与临床药理，1993(2)：30-31+62-63.

[26] 唐农,毛德文,李晏杰,等. 四逆汤对肾、脾、心阳虚大鼠线粒体MDA/GSH-px的影响[J]. 广西中医药,2013,36(3): 64-66.
[27] 高洁,宋厚盼,杨觐玮. 拆方肾气丸对肾阳虚大鼠肾上腺皮质超微结构的影响[J]. 时珍国医国药,2011,22(8): 1810-1812.
[28] 卢德赵,沃兴德,施孟如,等. 肾上腺切除的肾阳虚大鼠肝线粒体蛋白质组的研究[J]. 中国中医基础医学杂志,2008(5): 350-353.
[29] 赵誉,张凤,赵筱萍,等. 参麦注射液保护氧化损伤心肌细胞线粒体的机制研究[J]. 浙江大学学报(医学版),2018,47(5): 507-513.
[30] 李奇峰,曾斌,姚政,等. 附子对大鼠肝细胞线粒体呼吸功能影响的研究[J]. 时珍国医国药,2018,29(9): 2130-2132.
[31] 孔德志,李云杉,张赛航,等. 基于突触体蛋白质组学揭示人参对线粒体呼吸的抑制作用[J]. 中国药理学与毒理学杂志,2018,32(9): 685.
[32] 梁宇峰,杨镒宇,李木胜,等. 四逆汤对脓毒症大鼠心肌细胞线粒体损伤的影响[J]. 中药材,2012,35(5): 776-779.
[33] 管燕平,王枫,李欣怡,等. 肾气丸对庆大霉素致聋豚鼠线粒体凋亡通路cyt c的影响[J]. 时珍国医国药,2015,26(1): 245-247.
[34] 李硕,苏萍,张广平,等. 人参四逆汤及其有效成分对戊巴比妥钠所致心肌细胞损伤模型的保护作用[J]. 中国实验方剂学杂志,2019,25(01): 90-95.
[35] 李娜,姚魁武. 从"气虚血瘀"病机探析线粒体动力学治疗缺血性心脏病的病理机制[J]. 中华中医药学刊,2023,41(2): 119-123.
[36] 胡小勤,蒙丹,付蓉,等. 高血压病气虚血瘀证患者血清对CRL-1730线粒体细胞色素C凋亡途径的影响[J]. 西部中医药,2022,35(2): 21-26.
[37] 张秀娟. 中药通过线粒体途径治疗胃癌前病变大鼠的实验研究[D]. 辽宁中医药大学,2010.
[38] 薛岩. 基于沉默信息调节因子1探究人参皂苷Rc改善心肌缺血再灌注损伤的作用及机制[D]. 吉林大学,2022.
[39] 马艳苗,李艳彦,王永辉,等. 风湿宁胶囊对胶原诱导性关节炎大鼠滑膜细胞凋亡线粒体途径的影响[J]. 中华中医药杂志,2013,28(7): 1985-1988.
[40] 荣光莉,郑裕华,陈颂,等. 岭南湿热证中肠道组织自噬、线粒体DNA含量和MAVS通路介导炎症的研究[J]. 中华中医药学刊,2019,37(12): 2884-2887+3092.
[41] 王亮,邢菁,郭睿婧,等."三焦针法"对痴呆小鼠线粒体膜通道孔活性的调控及神经细胞凋亡的影响[J]. 针灸临床杂志,2018,34(1): 59-62+81.
[42] 宋飞飞,范英丽,刘彬,等. 四君子汤对脾气虚证模型大鼠股四头肌线粒体分裂蛋白表达的影响[J]. 时珍国医国药,2022,33(3): 546-548.
[43] 陈巍,齐越,于晓会,等. 基于"脾主升清"理论的线粒体功能障碍与妊娠母体亚临床甲减后代脑发育损伤的探讨[J]. 时珍国医国药,2021,32(9): 2220-2222.
[44] 宋飞飞,范英丽,刘慧慧,等. 脾气虚大鼠股四头肌细胞线粒体动力学和自噬相关蛋白表达的研究[J]. 时珍国医国药,2021,32(8): 2046-2048.
[45] 胡渊龙,成晓萌,邱占军,等. 基于免疫代谢的脓毒症免疫抑制中"大气下陷-线粒体功能障碍"理论内涵的探讨[J]. 时珍国医国药,2021,32(5): 1194-1196.

第二章
整合观与用药模式

中医学的整体观念从人体以五脏为中心的全局出发认识疾病，通过药物之间君臣佐使配伍、相辅相成的作用模式，调动全身脏腑气血参与疾病的治疗，与现代能量整合医学认为的本质为线粒体赋能极其吻合。中西医整合医学，可取长补短，发挥两者优势，是中西方医学文化未来发展方向。

一、整合观与中医学整体观念

整合观是在人体整体论指导下，将各领域最先进的知识理论和临床各专科最有效的实践经验分别加以有机整合，并根据社会、环境、心理的现实进行修整、调整，使之成为更加符合、更加适合人体健康和疾病治疗的新医学体系。整合观本质上是一种生命观、一种整体观、一种治疗观，即主张“以人为本”的医学本质、注重复杂系统思维的“整体观念”，对生命与健康给予从局部到整体的全面系统把握；采用“有机整合”的治疗方法，对患者采用更适宜的诊疗手段和方式，达到更“个性化”的最佳临床效果和更小代价。整合观是立足于当下医疗现状和健康挑战而给出的一种理念策略。

中医学的整体观念是中国古代唯物论和辩证思想在医学的体现，它贯穿于中医学的生理、病理、诊法、辨证和治疗等各个方面。中医学将人体看成一个统一完整的有机体，认为构成人体的各个组成部分之间在结构上不可分割，在功能上相互协调、互为补充，在病理上则相互影响；人是生理病理及心理的统一体，人与自然环境和社会环境统一。中医学两大基本特点为整体观念和辨证论治，现代整合观与中医学整体观念具有异曲同工之处。

二、中医气血是整体观念、整合观的生动体现

（一）气血互根互用，是维持人体生命活动的基本物质

中医理论的起源和基础是我国传统的阴阳五行学说，注重对人体功能状态阴平阳秘的"动态平衡观"认识。其中，气血理论是中医学理论体系的重要组成部分，是中医学整体观和辨证论治的生动体现，有极高的临床指导意义和研究价值，成为中医学在生命科学中理论特色和优势之一。

古人认为气是构成客观世界的基本物质，在这种认识的基础上，《黄帝内经·素问》曰"人之所有者，血与气耳"，认为气血是维持人体正常生命活动的物质基础。历代医家十分重视对气血的研究，并提出许多重要的学术观点。如明代龚廷贤《寿世保元》中写道："人生之初，具此阴阳，则亦具此气血，所以得全性命者，气与血也；血气者，乃人生之根本也。"气血相互依存并且互动而共同发挥生理功能的重要规律，脏腑经络无不受气血变化的影响（图7-2-1），因此气血失调便成为各种疾病发生的病理基础，临床各科病证也无不涉及气血。因此《黄帝内经·素问》将"疏其血气，令其调达，而致和平"作为疾病防治的大法，清代王清任《医林改错》宗此经论，明确指出："治病之要诀，在明白气血，无论外感、内伤。要知初病伤人何物，不论伤脏腑，不论伤筋骨，不论伤皮肉，所伤者无非气血。"中医学历来倡导"十三科一理贯之"，在长期的理论实践中逐渐积累了运用气血理论同病异治、异病同治的丰富经验。

（二）气血平衡与线粒体融合分裂平衡的相关性

气血理论解释了人体生理病理的宏观现象，其微观本质是什么呢？气是线粒体产生的ATP，产能中的调节方式有线粒体的融合分裂；血是五谷通过消化系统的消化吸收，进入血液，转化为精微，是产能的原料，为线粒体供能。人体气血充足，消化系统线粒体才能协调运作，完成生理功能，将吸收的丰富精微物质通过血流滋养其他系统脏器，包括心血管系统、运动系统等，让这些系统线粒体产能，各系统细胞完成生理功能，即五脏六腑线粒体网络正常运行。如各种出血、慢性病消耗等原因导致血虚，则燃料不足，ATP产能即不足，人体会表现出倦怠乏力，头晕，心慌，面色苍白等虚弱症状。此外，人体的气血处于动态平衡，一旦气血平衡被打破，就会引发各种病理变化。气血平衡的微观与线粒体不断地融合与分

裂维持其动态平衡相关，参与人体生理、病理功能调节。线粒体融合与分裂主要受融合、分裂相关蛋白调控，虽属于现代医学理论体系，却是一组具有气血属性的调控蛋白，与中医气血理论有着相似的内涵，调节线粒体融合、分裂的平衡已被用来阐释相关中医机制。

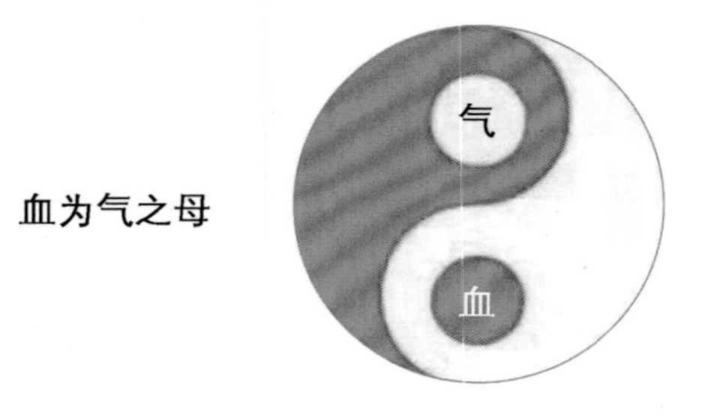

图 7-2-1　气血互根互用

（三）气血失衡与线粒体融合、分裂失衡的相关性

气血失衡会引起机体阴阳失衡，线粒体融合、分裂的平衡破坏，从而导致疾病的发生。实验表明，抑制或敲除融合相关蛋白基因会降低线粒体融合功能，使得线粒体过度分裂，从而产生大量线粒体碎片并减少线粒体组分蛋白的运输，最终导致细胞功能病变和死亡，正如阴血不足，不能濡养，无法维护自身正常功能。相反，抑制分裂蛋白的活性进而减少线粒体分裂，促进线粒体过度融合则会引起细胞线粒体发生自噬，最终导致细胞凋亡，即正气不足以奋起抗邪。再如气血双方具有相互资生、促进和助长的关系。线粒体在融合的过程中帮助细胞在遭受不良刺激后及时修复损伤而分裂过程可产生新的线粒体，代谢受损或老化的线粒体，维护线粒体网络的健康。大部分线粒体融合与分裂蛋白都定位于线粒体上，正所谓“气畅血和，则百病不生”。同时，一些线粒体蛋白都可以通过内质网途径导致细胞发生凋亡。因此，线粒体融合与分裂之间又是互根互用的关系，任何一方的缺失，都会导致严重的线粒体功能障碍。综上所述，人体的疾病与线粒体融合、分裂平衡失调有关，恢复线粒体融合、分裂之间的“平衡”，这正是中医药调畅气血的本质体现。气血盛衰之人体表现见图 7-2-2。

（四）“脾为后天之本”“脾统五脏”与整合观

藏象学说之“以五脏为中心”是体现中医学整体观念的另一重要理

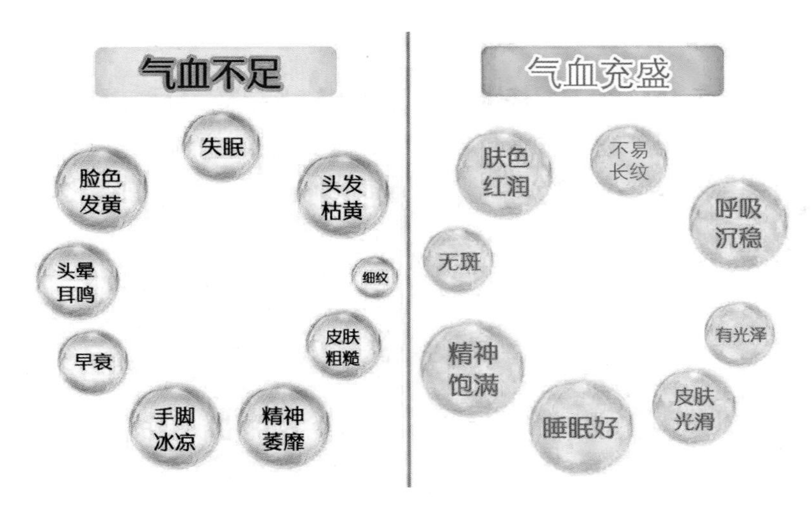

图 7-2-2 气血盛衰之人体表现

论(图 7-2-3)。五脏之中,脾主运化、主统血、主肌肉四肢,为“气血生化之源”“后天之本”,故后世有“脾统四脏”之说。

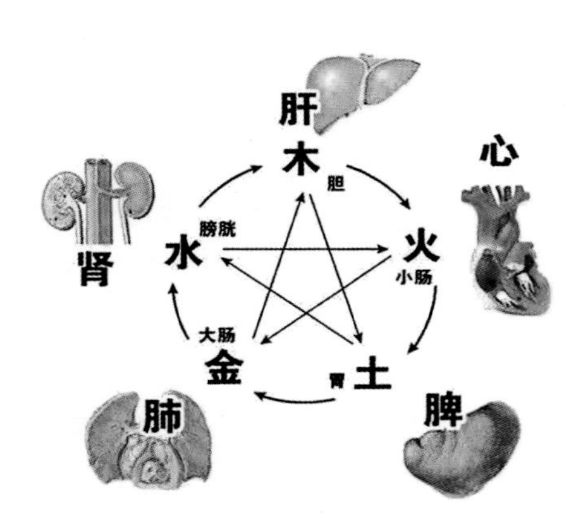

图 7-2-3 人体五行应五脏

脾主运化,为“气血生化之源”“后天之本”(图 7-2-4),其微观生物学基础是什么呢?中医之“脾”应该理解为以消化系统为主的多系统器官功能综合单位,脾主运化更重要的是指食物在线粒体内的生物氧化过程,故其功能正常与否与细胞线粒体结构与功能的完整有着极密切的关系。从现代医学角度来认识,胃肠道消化液的分泌,小肠对营养物质的吸

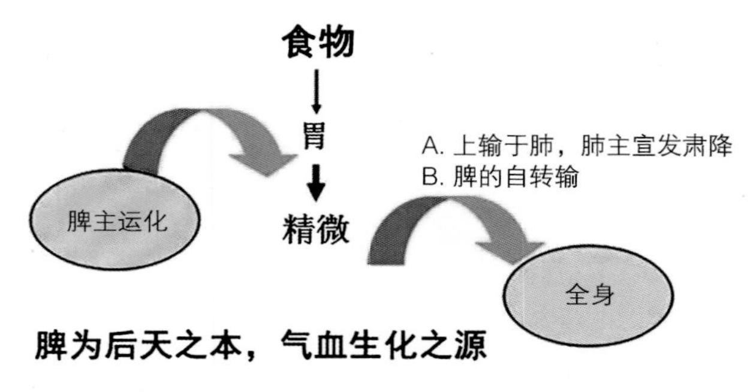

图 7-2-4　脾是气血生化之源——线粒体燃料之源

收及胃肠平滑肌的运动均需耗能即ATP，其所需能量主要来源于线粒体的产能，线粒体产能需要以血液中的食物精微为原料进行氧化，好比一家发电厂需要燃料一样。线粒体几乎存在于人体全身的组织细胞之中，是细胞对食物进行生物氧化产能的细胞器，有“ATP 的生产基地”“细胞的动力站”之称。

线粒体是一种将物质代谢、能量代谢和遗传变异三大基本生命活动形式融于一体的半自主性细胞器，也是细胞内进行呼吸和能量转换的场所。所以，线粒体是整个细胞乃至生命体进行各项生命功能活动的枢纽和核心，脾是“后天之本”，脾的线粒体是产能中心。人体三羧酸循环是糖类、脂肪、氨基酸三大营养物质代谢的最终通路和相互转化的渠道。三羧酸循环的中间产物，为细胞合成生命活动所需的各种活性物质提供了前提。线粒体的电子呼吸链通过三羧酸循环和氧化磷酸化，氧化三大营养物质“水谷精微”生成ATP“气”，并且线粒体利用琥珀酰CoA 与甘氨酸合成血红蛋白“血”，血红蛋白不但发挥携氧的作用，它也是体内铁代谢的主要场所，因此，“脾为气血生化之源”这句话更深层次的意思应是：“气血生化之源的源头是脾中的线粒体网络”。

脾与生命科学中许多基本问题密切相关，其功能不仅涵盖现代医学概念中的整个消化系统，而且与神经、内分泌、血液、循环、免疫、运动等系统生理功能密切相关。研究表明，脾虚模型大鼠心肌、肝、胃黏膜和骨骼肌细胞线粒体含量明显减少，线粒体形状异常（肿胀，缩小），结构紊乱（嵴断裂，嵴突消失，膜破裂），基质改变（变淡）或呈空泡样变。脾脏线粒体通过氧化磷酸化产生的ATP充足，脾的运化功能才充分、吸收的五谷精微才丰富；只有脾富有活力，其供应其他系统脏器的资源才会充足，那些高需能的器官和生命活动才会富有活力。脾通过提供线粒体所需的五谷精微推动了各系统线粒体的产能，从而推动各系统脏器完成各自的生理功能和生命运动，人体五脏六腑的协同核心是线粒体网络的协同。

健脾类中药及其复方可通过改善线粒体形态及功能发挥“补气”功效。健脾复方四君子汤具有提高细胞线粒体数量，修复线粒体损伤作用。四君子颗粒能升高食醋致脾虚大鼠的胃肠中性黏液，促进肠上皮细胞更新，提高胃肠细胞线粒体琥珀酸脱氢酶和胃肠细胞膜Na^+-K^+-ATP酶活性，提示健脾与改善细胞线粒体结构与功能密切相关。补中益气汤可补益中气，研究发现其能够更高效率转化ATP，保护骨骼肌氧化磷酸化，能够有效地增强线粒体ATP合成酶的活性，增强线粒体能量储备；其还能通过升高呼吸链复合物Ⅰ、Ⅱ、Ⅳ活性改善线粒体的代谢功能；通过抑制氧化应激保护念珠菌感染小鼠肝脏线粒体功能，促进肝细胞线粒体生成。黄芪甲苷可能通过调节线粒体形态动态，稳定维持线粒体正常功能，并能通过促进HPMCs线粒体外膜OPA1、TOM70蛋白的表达，降低DRP1、FIS1蛋白表达水平，减少线粒体膜电位去极化，同时有效增加膜电位及降低线粒体膜通透性，进而改善线粒体氧化应激损伤，保护其结构功能的稳定。白术多糖可通过调节线粒体通路关键基因及蛋白的表达缓解环磷酰胺诱导的雏鸡肝细胞凋亡，其对肠上皮细胞的微绒毛、线粒体、内质网等具有保护作用。

（五）中药复方“君臣佐使”用药模式与整合观

中医治疗的整合观主要体现在复方君臣佐使合理配伍的用药模式。方剂配伍的核心原则是按君臣佐使排成“自制之师”，再经过整合，使复方成为一个整体，达到针对病证整体综合调节治疗的目的。中药方剂配伍之君臣佐使见图7-2-5。复方药物通过配伍，能增效、减毒、扩大治疗范围，适应复杂病情及预防药物中毒。

正如《医门法律》所言：“药之治病，各有所主；主治者，君也；辅治者，臣也；与君相反而相助者，佐也；引经及引治病之药至于病所者，使也。”中药复方（方剂）通过君臣佐使配伍，来控制各味药物的地位和作用，形成特定的整体效应。中药通过整合形成的方剂，具备了系统的基本特性，方剂配伍理论也充分体现了系统科学的思想。任何一个系统都是由相互依赖的若干部分组成的，各部分之间通过有机的联系，构成一个综

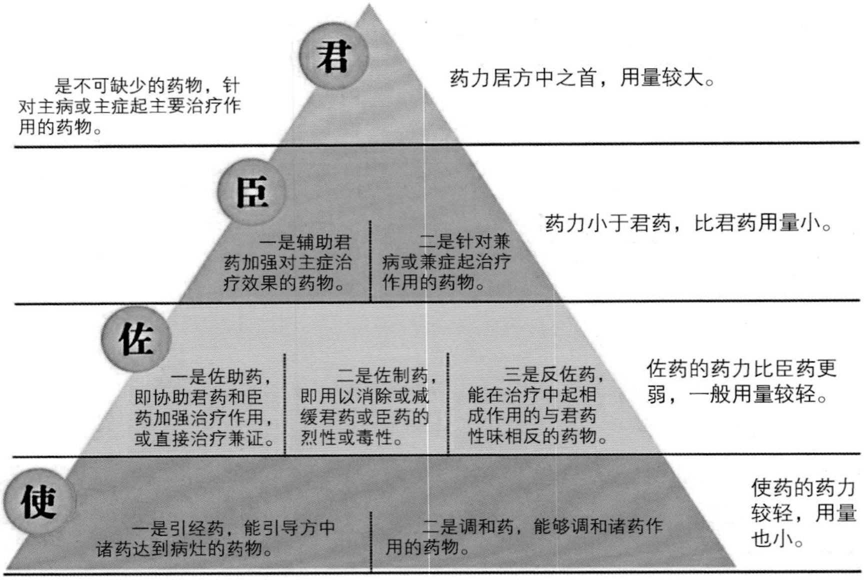

君

是不可缺少的药物，针对主病或主症起主要治疗作用的药物。

药力居方中之首，用量较大。

臣

一是辅助君药加强对主症治疗效果的药物。

二是针对兼病或兼症起治疗作用的药物。

药力小于君药，比君药用量小。

佐

一是佐助药，即协助君药和臣药加强治疗作用，或直接治疗兼证。

二是佐制药，即用以消除或减缓君药或臣药的烈性或毒性。

三是反佐药，能在治疗中起相成作用的与君药性味相反的药物。

佐药的药力比臣药更弱，一般用量较轻。

使

一是引经药，能引导方中诸药达到病灶的药物。

二是调和药，能够调和诸药作用的药物。

使药的药力较轻，用量也小。

图 7-2-5　中医方剂配伍之君臣佐使

合的整体。构成系统的各个部分具有不同的功能，经过系统组合后，就形成了整体的功能。因此，系统不是部分简单随意的组合，而是各组成部分或各层次按一定的规律有序组合，从而才能体现出系统的统一性和整体性。方剂配伍的目的也是力求方剂整体功能能够适应证候的复杂性，达到治疗的最优化程度，其整体效应通过君臣佐使各个部分的系统整合，显示出各单味中药所不具备的综合作用。其核心是调节线粒体网络的修复和协调其高效运行，脾胃学说以丰富血液中五谷精微为切入点，气血学说以线粒体网络动态平稳为切入点，其共同目的是维持机体细胞线粒体健康和内环境的健康稳态。

“药有个性之特长，方有合群之妙用”，这正是现代系统科学最著名的“整体不等于部分之和”的理论观点在中医方剂学的体现。越来越多的现代实验研究已经证实，单味药的药性只存在于药的整体水平，不能分解归结为其有效成分的性能或有效成分性能的累加和。同样，方剂的性能也只存在于复方的整体水平，不能归结为方内各药的性能或各药性能的累加和。因此，临证用方不在于分散的使用方内之药，而在于形成一个整体发挥集成效应。近年来通过拆方的实验研究发现，有的方剂全方有效，而方中各组成的单味药并不表现效果。例如，实验表明四逆汤有明显的强心和升压作用，其中附子虽有一定的强心升压作用，但较其全方为差，未发现干姜对心血管系统任何有意义的药理效应，甘草有升压作用，可使脉压增大但亦无强心作用，而四逆汤全方的强心作用不仅明显优于各单味药，还降低了毒副作用。因此方剂是各具特性的药物组成的一个新有机整体，是方中各药相互联系与相互作用的优化结果。可见，作为具有系统特性的方剂，其功能不是方中药物的简单集合，方剂中药物之间的关系最终决定方剂的整体性能。

（六）"中医治未病"治疗模式与整合观

中医治病的整体观还体现在"治未病"。扁鹊将疾病分为"未病""欲病""已病"三个层次，认为"上医医未病之病，中医医欲病之病，下医医已病之病"，现代通俗说法即未病先防、既病防变、瘥后防复。实践证明，当前人类的疾病，并没有因为科技进步和医疗的发展而减少，相反，疾病问题却越来越严峻，单纯依靠西医不能适应社会健康的需要。对于危害人类健康的心脑血管病、糖尿病、癌症等常见病，养生预防极为重要。"中医治未病"立足于"整体观念""预防思想"，把人看成一个内外、全程的整体，倡导以中医养生预防为主，治疗用药为辅，或者即使用药也充分考虑对未病之病的扶正增能，旨在通过综合方法调动自身内在的生命因素，增强人体自身的内在能量去适应自然，达到健康与长寿的目的。"中医治未病"可以让我们从消极被动地治疗疾病，转变为积极主动地掌握健康，其意义重大，影响深远。

综上所述，中医诊治疾病倾向于"定性"分析，西医诊治疾病倾向于"定量"分析。中医学从人体"以五脏为中心""脾为后天之本、气血生化之源""方剂君臣佐使配伍""中医治未病全程照护"等整体思维出发，全局认识疾病，通过药物之间相辅相成的作用模式，调动全身脏腑气血的功能，与能量整合医学的线粒体赋能为本相符，共同维持机体细胞线粒体健康和内环境的健康稳态。现代医学研究可兼顾西医的"定量"与中医的"定性"，把两者有机整合，通过中西医整合的共同努力，并用现代科学原理解读中医，从而达到整合医学的新境界，为推动医学发展和进步，维护人类健康做出更大的贡献。

（陈英群　刘　珺）

参考文献

[1] 杨志平，刘运芳，樊代明．整合医学的理论与实践[J]．中华内科杂志，2016，55(6)：480–482.

[2] 袁尚华．中医整体观念对疾病整体预防的指导作用[J]．中华中医药杂志，2015，30(7)：2313–2315.

[3] 符仲华，吴凤芝，甘秀伦．气血是中医的主要指标[J]．现代中医临床，2021，28(3)：34–38.

[4] Atkins K, Dasgupta A, Chen K H, et al. The role of Drp1 adaptor proteins MiD49 and MiD51 in mitochondrial fission：implications for human disease[J]. Clinical Science, 2016, 130(21): 1861–1874.

[5] Ramírez S, Gómez-Valadés A G, Schneeberger M, et al. Mitochondrial dynamics mediated by mitofusin 1 is required for POMC neuron glucose-sensing and insulin release control[J]. Cell Metabolism. 2017, 25(6): 1390–1399.

[6] Martinez J H, Alaimo A, Gorojod R M, et al. Drp-1 dependent mitochondrial fragmentation and protective autophagy in dopaminergic SH-SY5Y cells overexpressing alpha-synuclein[J]. Molecular and Cellular Neurosciences, 2018, 88: 107–117.

[7] Mishra P, Chan D C. Mitochondrial dynamics and inheritance during cell division, development and disease[J]. Nature Reviews. Molecular Cell Biology, 2014, 15(10): 634–646.

[8] 王培屹，李菁，李跃军．“以脾为本，五脏相关”的李东垣“阴火理论”[J]．辽宁中医杂志，2021，48(4)：74–77.

[9] 吴四智，陈佳，陈孝银．从不同角度谈“脾为后天之本”的理论依据[J]．新中医，2016，48(10)：6–7.

[10] 李颖，李桃桃，颜新．颜德馨教授脾胃学说思想探析[J]．浙江中医药大学学报，2015，39(8)：598–601.

[11] 王钰，武玉，王琪格，等．探讨脾与线粒体科学内涵的中医文献评析[J]．时珍国医国药，2019，30(6)：1535–1538.

[12] 刘友章，王昌俊，周俊亮，等．长期脾虚模型大鼠细胞线粒体的研究[J]．中医药学刊，2006(3)：391–394.

[13] 彭成，曹小玉，周智科，等．四君子颗粒对脾虚动物胃肠细胞保护作用的机理研究[J]．成都中医药大学学报，2001(1)：32–34.

[14] 张雨璇，胡金鸿，陈谦峰．补中益气汤对荷 MFC 胃癌小鼠骨骼肌 ATP 生成、线粒体氧耗量及 ATP 合成酶表达的影响[J]．江西中医药，2021，52(8)：65–68.

[15] 李腾辉，董一昕，闫凤娜，等．补中益气汤对 PC12 细胞线粒体 DNA 部分缺失模型的保护作用[J]．湖南中医药大学学报，2020，40(12)：1473–1478.

[16] 林通，张玉奇，李小悦．补中益气汤对念珠菌感染小鼠肝脏线粒体功能的保护作用[J]．中国当代医药，2018，25(3)：117–119.

[17] 刘啊敏，牟幼灵，徐紫薇，等．黄芪甲苷通过调节线粒体稳态减轻大鼠心肌细胞缺氧复氧损伤[J]．药学学报，2020，55(10)：2398–2404.

[18] 李正红，史俊，赵君谊，等．黄芪甲苷对高糖腹透液诱导的腹膜间皮细胞线粒体

损伤的干预机制研究［J］. 南京中医药大学学报，2019，35（4）：436-441.
［19］付晶，赵丹，林桐，等. 白术多糖对环磷酰胺致雏鸡肝脏细胞凋亡中线粒体通路的影响［J］. 东北农业大学学报，2019，50（4）：63-70.
［20］丁环宇，洪勇良，齐凤军，等. “君臣佐使”于临床的创新应用［J］. 时珍国医国药，2022，33（5）：1178-1179.
［21］张林落，周学平. 从七情和君臣佐使配伍理论探讨“异类相制”［J］. 中华中医药杂志，2022，37（2）：655-658.
［22］李斌，纪立金，闵寅，等. 从《黄帝内经》的思维方法探讨“气”和能量的相关性［J］. 中华中医药杂志，2019，34（11）：5033-5036.
［23］郑敏麟. 中医藏象实质细胞生物学假说之一——“脾”与线粒体［J］. 中国中医基础医学杂志，2002（5）：10-12.
［24］陈炬，庞尧斌，郭静. 基于源流探析君臣佐使配伍法［J］. 湖南中医杂志，2022，38（3）：91-93.
［25］程丽飞，王华林，李敏. 四逆汤及其拆方水煎液对缺血心肌细胞的保护作用［J］. 西部中医药，2019，32（5）：9-12.
［26］杨海润，孙建宁，张广平，等. 四逆汤组方不同配伍毒效关系研究［J］. 中国实验方剂学杂志，2013，19（23）：266-269.
［27］周勇. 从中西医结合角度探讨整合医学［J］. 医学争鸣，2016，7（6）：1-4.
［28］姚渊，马晓北. 调节脾胃阳气在“治未病”中的核心作用及其具体应用探讨［J］. 中国中医基础医学杂志，2022，28（3）：343-346.
［29］陈震霖，张硕，张景明，等. 论中医整体观的基本特性［J］. 中国中医基础医学杂志，2021，27（9）：1348-1351.
［30］陈新海，李世梅. 论中国特色的整合医学［J］. 医学争鸣，2021，12（2）：32-35.
［31］别玉龙. 整合医学对中西医结合未来发展的启示［J］. 医学争鸣，2020，11（6）：10-12+17.
［32］杨丽. 中西医身体观的研究［D］. 湖南中医药大学，2020.

第三章
自然观与用药来源

纵观数亿年进化史，人类衣食所需均取自自然界，人类几乎没有接触过化学品。从20亿年前线粒体进入人类起源的祖细胞（一个原核细胞）开始，线粒体作为细胞的能量工厂，掌控着细胞的生老病死。人体是个古老的机体，几十亿年来的进化，细胞在大自然中都是与自然物质为伍。在进入工业化时代前，细胞及线粒体从未接触过化学品。近几十年来，随着文明飞速发展，化学品开始广泛进入生活，在提供便利的同时也给人类健康带来巨大挑战。化学合成的现代药物，在治疗疾病的同时也会对机体造成负担和伤害。化学品的出现及进入人体对线粒体是一大挑战，可导致以线粒体为主的化学品相关损伤。而基于“自然观”，来源于天然产物的中药，往往表现出对线粒体的保护作用。

一、化学品及化学药物与线粒体损害

（一）未被化学品侵扰的线粒体

线粒体是细胞的能量工厂，同时还参与细胞分化、维持细胞内环境平衡、细胞信息传递和调节细胞凋亡等过程。线粒体受到核DNA和线粒体DNA的双重调控，线粒体膜较核膜薄很多，使得线粒体对于各种外源及内源性毒性物质更加敏感，并先于细胞核产生反应。细胞在制造能量的同时会产生自由基，机体具有平衡自由基或者清除多余自由基的能力，即抗氧化防御体系。在可控范围内机体内的氧化与抗氧化体系是一个平衡系统，互生互长，相互促进与平衡。

（二）化学品对线粒体的损害

近几十年来，随着化学品广泛进入生活，人类的健康受到前所未有的挑战。塑料制品的泛滥、化学品食品添加剂的大量使用、蔬菜上的农药残留、汽车尾气和工业废气的增加、电磁场的污染……人类文明活动在不断破坏着人类的生存环境，制造着更多的自由基。这些人类进化中前所未遇的化学品（包括化学药品），会使机体骤然增加大量的自由基，大量的自由基如果超过了抗氧化防御体系的缓冲能力，即成为毒性ROS，将严重损害线粒体，线粒体功能受损、内环境充满炎症因子，人体细胞开始代谢重编程、组织开始重塑，所以近几十年来出现慢性病呈喷井式上升、癌症高发等的现象。

例如我们生活中已经离不开的塑料制品，其在生产、储存和应用过程中，受到挤压、摇晃、刺穿、摩擦等机械外力作用，可以形成大量微/纳塑料（microplastics，MPs/nanoplastics，NPs）粒子，这些粒子可通过经口暴露、呼吸暴露和皮肤渗透等途径进入人体，对人类健康构成潜在威胁（图7-3-1）。聚丙烯是一类重要的日用塑料材质，广泛用于生产餐饮容器（餐盒、水杯、奶瓶等）和医疗用品（一次性注射器、输液用包材、透析膜等），具有很高的人体暴露风险。有研究表明，聚丙烯产生的MPs/NPs在细胞内积累，

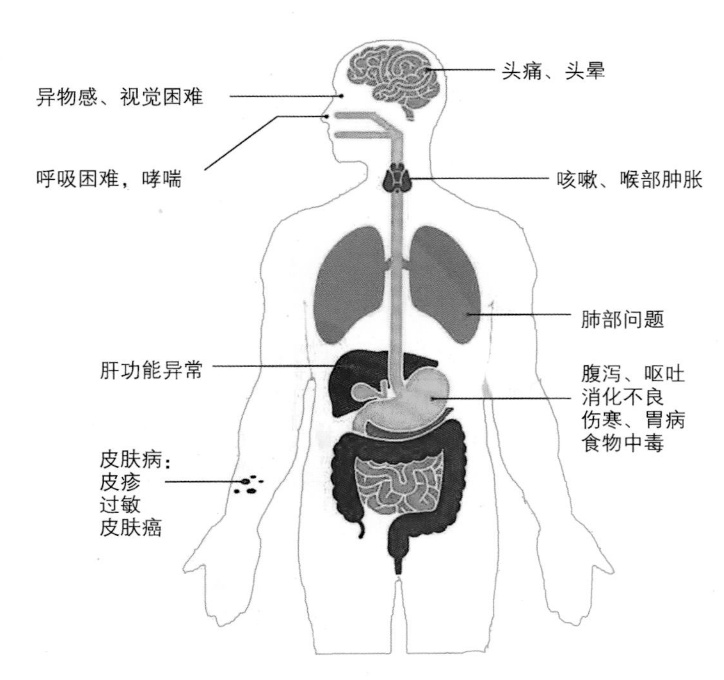

图7-3-1 塑料对人类健康的不良影响

会诱发氧化应激反应，进而导致线粒体损伤、引起细胞凋亡。由于微塑料粒子广泛存在于空气、水体、食物中，我们每人每周摄入的塑料量相当于一张信用卡（约5 g），长此以往，机体和线粒体受到的损伤不堪设想。尤其是婴儿时期乳胶奶头的使用，更是使线粒体过早暴露于化学品的伤害之下，对婴幼儿生长发育造成深远的影响。

（三）化学药物对线粒体的损害

除了日用化学品对线粒体造成的损害，化学药物造成的伤害也不可忽视，越来越多的实验和临床研究表明，许多药物毒性的靶点都是线粒体，严重不良反应可能是药物或代谢中间体直接或间接破坏线粒体结构与功能造成的。扰乱线粒体的药物通常是通过抑制ETC的呼吸复合物，抑制或解偶联氧化磷酸化，诱导线粒体氧化应激，降低线粒体膜电位，扰乱细胞内钙离子稳态，或抑制DNA复制、转录或翻译等过程产生的。

非甾体抗炎药（NSAIDs）是我们日常生活中的常用药物，具有抗炎、抗风湿、止痛、退热和抗凝血等的作用。此类药物的酸基团具有脂溶性，会与细胞线粒体内膜磷脂相互作用，破坏线粒体膜电位，致使正常的膜稳态失衡，损伤线粒体功能。吲哚美辛、双氯芬酸和其他 NSAIDs，包括选择性COX-2抑制剂，在离体大鼠心脏制剂中显示出可解除呼吸偶合并减少ATP产生。对乙酰氨基酚和阿司匹林也具有明显的肝细胞线粒体毒性，对乙酰氨基酚可以被代谢激活，其代谢物与线粒体蛋白结合并诱导氧化应激，导致线粒体膜通透性转变，而阿司匹林的主要代谢产物水杨酸酯可提高对开放mPTP的敏感性。

抗菌药对线粒体也有损伤作用，喹诺酮类、氨基糖苷类和β-内酰胺类被证明可通过抑制线粒体ETC导致线粒体功能受损，从而导致哺乳动物细胞中ROS 的生成增加，进而导致氧化性组织损伤。体外研究表明氨基糖苷类可以靶向线粒体核糖体，干扰蛋白质合成，β-内酰胺类抑制线粒体肉碱/酰基肉碱转运蛋白而抑制脂肪酸β氧化，严重时导致肾毒性。用于严重耐药革兰阳性菌感染的利奈唑胺，可抑制线粒体蛋白质的合成，特别是抑制呼吸链复合物Ⅳ。

抗癌药物依据作用机制不同一般分为抑制DNA 合成、直接破坏DNA结构或与DNA 结合、抑制蛋白质合成、抑制有丝分裂四大类。研究显示，醌类抗肿瘤药物如丝裂霉素C、阿霉素等具有显著线粒体毒性。正常情况下，丝裂霉素C的对苯二酚结构可与基因组DNA及单/二烷基化

DNA形成交联，防止肿瘤细胞增殖，但在有氧条件下，线粒体还原酶代谢产生的丝裂霉素半醌自由基中间体可与氧反应形成氧化还原循环，从而形成ROS，引起线粒体功能障碍。阿霉素介导的线粒体功能障碍则是由线粒体外膜NADH：b5还原酶和内膜复合物Ⅰ还原而形成的半醌自由基间接引起的，它通过使电子从呼吸链转移而损害氧化磷酸化。随后，半醌中间体与氧气反应形成过氧化氢。顺铂是另一种用于实体瘤的抗癌药物，能诱导线粒体毒性涉及ROS的形成、ATP降低、抗氧化剂防御和线粒体呼吸过程。

他汀类药物是HMG–CoA还原酶抑制药，是目前最有效的降脂药物之一。长期使用他汀类药物可导致肝毒性和肌毒性，研究显示这些不良反应与线粒体功能紊乱有关。西伐他汀、洛伐他汀、辛伐他汀可以显著降低线粒体膜电位，改变线粒体膜转换孔，降低线粒体氧化磷酸化从而破坏肝细胞线粒体功能。而他汀类药物骨骼肌线粒体毒性则主要与消耗线粒体DNA（mtDNA）关联。另一类降脂药如非诺贝特、氯贝丁酯也有一定的线粒体毒性，它们则主要通过抑制线粒体呼吸链复合物Ⅰ活性而导致线粒体功能障碍。

俗话说是药三分毒，说的就是西药、化学合成药。化学品及化学药物通过损伤线粒体，严重影响人类的健康。因此，我们急需寻求更自然的生活方式、建立新的用药观念来保护线粒体，使其充分发挥能量工厂的作用。常用药物的毒性机制见表7–3–1。

表7–3–1 常用药物的线粒体毒性机制

药物类别	药物名称	线粒体毒性机制
非甾体类抗炎药	吲哚美辛，双氯芬酸，甲苯磺酸，甲芬那酸，吲哚美辛，萘普生，非诺洛芬，水杨酸，氟芬那酸，双氟尼醛	氧化磷酸化解偶联，减少ATP生成
	对乙酰氨基酚	代谢激活，氧化应激，mPTP改变
	阿司匹林	代谢产物水杨酸酯可提高对开放mPTP的敏感性

（续 表）

药物类别	药 物 名 称	线粒体毒性机制
非甾体类抗炎药	尼美舒利	氧化磷酸化解偶联，诱导 mPTP 开放，破坏线粒体 ATP 的产生
抗菌药	利奈唑胺	抑制线粒体蛋白质的合成
抗逆转录病毒药	齐多夫定，司他夫定，扎西他滨，地达松，拉米夫定，阿巴卡韦	抑制线粒体 DNA 合成
抗癌药	丝裂霉素	促进 ROS 的形成
	阿霉素	损害氧化磷酸化
	顺铂	促进ROS的形成，降低ATP水平，抑制抗氧化防御和线粒体呼吸
麻醉药	异丙酚	抑制呼吸链上电子传递，破坏脂肪酸氧化，及抑制细胞色素C氧化酶活性
	氯胺酮	抑制线粒体ETC
	布比卡因，依替卡因，罗哌卡因，利多卡因	氧化磷酸化解偶联
降脂药	西伐他汀，洛伐他汀，辛伐他汀	降低线粒体膜电位，改变线粒体膜转换孔，降低线粒体氧化磷酸化
	非诺贝特	抑制线粒体呼吸链复合物 I 活性
	氯贝丁酯	抑制线粒体呼吸链复合物 I 活性
降糖药	二甲双胍，苯乙双胍，丁福明	抑制线粒体呼吸链复合物 I 活性
	曲格列酮	抑制线粒体呼吸链复合物 I 活性；降低线粒体膜电位，抑制 ATP 生成
	罗格列酮，吡格列酮	抑制线粒体复合物 I 活性

（续 表）

药物类别	药 物 名 称	线粒体毒性机制
抗癫痫药	丙戊酸	代谢激活，抑制线粒体呼吸链复合物Ⅱ活性，产生ROS
	苯妥英钠，卡马西平，苯巴比妥	代谢激活，促进ROS生成，抑制ATP生成
抗精神病药	氯丙嗪	诱导mPTP开放和细胞色素C释放
	氯普噻吨，氟哌啶醇	抑制线粒体呼吸链复合物Ⅰ活性
	氯氮平	破坏线粒体形态、降低线粒体膜电位及耗竭线粒体ATP
抗抑郁药	阿米替林	线粒体蛋白表达降低，线粒体含量、ATP水平降低，ROS生成增加，线粒体膜通透性转变
	氟西汀	抑制线粒体呼吸
	噻奈普汀	抑制线粒体呼吸
	氯米帕明，地昔帕明，去甲氟西汀	降低线粒体膜电位和抑制线粒体复合物活性
	舍曲林	ATP 耗竭，mPTP诱导和抑制ETC
	奈法唑酮	抑制膜电位和线粒体呼吸链复合物Ⅰ和Ⅳ活性

二、自然观与中医中药

（一）中医的自然观

广义的自然观是人对自然的认知，大体包括人关于自然界本源、结构、演化规律及人与自然关系等方面的根本看法，属于哲学范畴。放诸眼下，如今人们对“天然”“无公害”“养生”的追求，便是一种最直白、最朴素的“自然观”。“天人合一”作为中国古代文化的一个重要特征，是指人与自然是合一的，其中心是顺从自然，深受古代自然观影响的中医理论在实践过程中也逐渐形成了对自然和生命的总体性认识。中医认为生命“本于自然”“法于自然”“类于自然”，天地自然是万物之母，也是人类生命存续的物质来源。作为人体内最核心的细胞器，演化的20亿年来线粒体所需的能量均取自自然界，因此也应顺应自然、回归自然，否则疾病丛生。

（二）以天然药物为主的中药可为线粒体赋能

现代西药是非自然的化学合成产物，而中药则多由自然界的植物、动物和一些矿物经过炮制和其他工艺加工而形成的活性物质群构成，这也是大家常说的化学药物与天然药物的区别，天然药物大都具有抗氧化作用，能加强人体内抗氧化防御体系的作用，应对氧化应激。研究表明，中药的功效与其抗氧化作用有密切的关系，大量中药提取物或从中分离得到的单体化合物可通过调节和增强机体特异性及非特异性免疫功能，抑制自由基的产生，或直接对抗自由基对细胞及组织的损伤作用，如中药的酚类、黄酮、生物碱、多糖、皂苷等有效成分均具有较好的抗氧化活性。有研究证实丹参可以增加机体能量供应，其具体机制主要为提高线粒体膜的完整性，降低其通透性，抑制大量钙离子涌入线粒体，保护参与代谢的酶类，在缺血缺氧时促进三羧酸循环以及维护呼吸链负荷的功能，增加线粒体 ATP 酶活性。附子为温阳要药，能够提高线粒体膜电位，使ATP含量增加，同时可以通过调控代谢相关基因的表达，影响能量代谢过程，这可能是附子发挥温热效应的主要分子机制。

中医坚持在传统理论指导下以使用天然药物为主，该类药物可使线粒体赋能，从而抗氧化、抗衰老，维持内环境健康稳态，具有天然的优越性，从中开发天然的抗氧化资源，不仅能够推动食品及天然药品等抗氧化剂的发展，且对实现中药现代化也具有重大意义。目前的农药和土壤污染是个需要突破的瓶颈问题，也是新时代对中药保护、升级的重点所在。

三、保护中药，促进线粒体赋能

在化学品或化学药物难以避免的现代环境下，为了人类可持续发展的健康未来，保护以中药为代表的天然物品、提高药物质量、促进线粒体保护和赋能，已成为现代有责任担当的中西医学工作者的使命。应对上述问题，我们认为要想在未来充分发挥中药的线粒体保护作用，需从以下几个方面展入手：① 加大保护野生药材，减少滥采滥伐，保证现存珍稀药材的可持续发展；② 保护道地药材产区的气候、土壤等自然条件，产地是影响药材质量的重要因素，保护原产地是保证道地药材栽培的重要前提；③ 科学栽培，严格执行种植程序，减少土壤污染，避免化学药物如农药、促生长药物等的使用，以保证中药材的自然生长；④ 充分利用现代科学技术，发展中药新剂型，这对于提高药物浓度、纯度及推进中药标准化具有重大意义；⑤ 深入挖掘中药的线粒体保护机制，探索并形成具有针对性的线粒体保护方剂，为临床使用和推广提供支持。

古往今来，数亿年人类进化史上原本的绿色自然也许曾经逐渐远去，食品、药品、生活用品等不再那么天然，取而代之的化学品或化学药物等占据半壁江山，当下国家及众多健康相关领域工作者已经认识到这个现象，并主动担负起保护自然、顺应自然的责任，重视气候土壤保护，开展天然食品药品等研发及科学种植，提高天然药食的质量，促进人类长远健康。

（臧赢君　陈英群）

参考文献

[1] McCully K S. Environmental pollution, oxidative stress and thioretinaco ozonide: effects of glyphosate, fluoride and electromagnetic fields on mitochondrial dysfunction in carcinogenesis, atherogenesis and aging[J]. Annals of Clinical and laboratory Science, 2020, 50(3): 408–411.

[2] Wang Y, Yu L, Ding J, et al. Iron metabolism in cancer[J]. International Journal of Molecular Sciences. 2018, 20(1): 95.

[3] Singh T. Generation of microplastics from the opening and closing of disposable plastic water bottles[J]. Journal of Water and Health. 2021,19(3): 488–498.

[4] 余东烨，罗豫钦，王祥辉，等.微塑料暴露途径及其毒性效应研究进展[J].中国职业医学，2021，48(1)：98–102.

[5] Toussaint B, Raffael B, Angers-Loustau A, et al. Review of micro- and nanoplastic contamination in the food chain[J]. Food Additives & Contaminants. Part A, Chemistry, Analysis, Control, Exposure & Risk Assessment, 2019, 36(5): 639–673.

[6] Mortensen N P, Fennell T R, Johnson L M. Unintended human ingestion of nanoplastics and small microplastics through drinking water, beverages, and food sources[J]. NanoImpact, 2021, 21: 100302.

[7] Kato L S, Conte-Junior C A. Safety of plastic food packaging: the challenges about non-intentionally added substances (NIAS) discovery, identification and risk assessment[J]. Polymers, 2021, 13(13): 2077.
[8] 孙倩，刘万卉，纪云霞，等. 聚丙烯微/纳塑料的细胞毒性[J]. 烟台大学学报(自然科学与工程版)，2022，35(4)：405–412.
[9] Moreno-Sánchez R, Bravo C, Vásquez C,et al. Inhibition and uncoupling of oxidative phosphorylation by nonsteroidal anti-inflammatory drugs: study in mitochondria, submitochondrial particles, cells, and whole heart[J]. Biochemical Pharmacology. 1999, 57(7): 743–752.
[10] O'Connor N, Dargan P I, Jones A L. Hepatocellular damage from non-steroidal anti-inflammatory drugs[J]. QJM: Monthly Journal of the Association of Physicians, 2003, 96(11): 787–791.
[11] Kalghatgi S, Spina C S, Costello J C, et al. Bactericidal antibiotics induce mitochondrial dysfunction and oxidative damage in mammalian cells[J]. Science Translational Medicine, 2013, 5(192): 192ra85.
[12] Pochini L, Galluccio M, Scumaci D, et al. Interaction of beta-lactam antibiotics with the mitochondrial carnitine/acylcarnitine transporter[J]. Chemico-Biological Interactions, 2008, 173(3): 187–194.
[13] Soriano A, Miró O, Mensa J. Mitochondrial toxicity associated with linezolid[J]. The New England Journal of Medicine, 2005, 353(21): 2305–2306.
[14] Simůnek T, Stérba M, Popelová O, et al. Anthracycline-induced cardiotoxicity: overview of studies examining the roles of oxidative stress and free cellular iron[J]. Pharmacological Reports: PR, 2009, 61(1): 154–171.
[15] Volarevic V, Djokovic B, Jankovic M G, et al. Molecular mechanisms of cisplatin-induced nephrotoxicity: a balance on the knife edge between renoprotection and tumor toxicity[J]. Journal of Biomedical Science, 2019, 26(1): 25.
[16] Tolosa L, Carmona A, Castell J V, et al. High-content screening of drug-induced mitochondrial impairment in hepatic cells: effects of statins[J]. Archives of Toxicology, 2015, 89(10): 1847–1860.
[17] Stringer H A, Sohi G K, Maguire J A, et al. Decreased skeletal muscle mitochondrial DNA in patients with statin-induced myopathy[J]. Journal of the Neurological Sciences, 2013, 325(1–2): 142–147.
[18] Zungu M, Felix R, Essop M F. Wy–14,643 and fenofibrate inhibit mitochondrial respiration in isolated rat cardiac mitochondria[J]. Mitochondrion, 2006, 6(6): 315–322.
[19] 魏桂林，何青青，金强，等.线粒体损伤介导的药源性脏器损伤评价模型研究进展[J].世界中医药，2020，15(23)：3523–3535.
[20] 黄建波，张光霁.中医整体观念的源流和创新发展[J].中华中医药杂志，2020，35(1)：35–38.
[21] 张玉辉，张敏，刘理想，等.宋明理学对中医养生学的影响探析[J].中国中医基础医学杂志，2022，28(12)：1986–1988.

[22] 宋雅梦，侯江红，李欢.浅议中医养生之“道”的哲学内涵[J].中华中医药杂志，2020，35(9)：4689-4691.
[23] 程丹秋，李敏，罗益远.中药及其复方的水提取物抗氧化作用研究[J].人参研究，2018，30(1)：34-35.
[24] 杨倩，吴艳霞，段俊国.中药抗氧化应激诱导视网膜神经节细胞凋亡的研究进展[J].中华中医药杂志，2021，36(4)：2196-2199.
[25] 孟祥云，汪永锋，杨丽霞，等.中药多糖抗氧化作用及其机制研究进展[J].中华中医药杂志，2018，33(8)：3504-3509.
[26] 吴茂兰，翁家俊，崔粲，等.中药基于肠道菌群实现免疫调节的研究进展[J].中药材，2022，45(8)：2012-2018.
[27] 李梦妮，董文斌.丹参在缺血/再灌注损伤中的保护机制[J].中国急救医学，2005(5)：351-353.
[28] 曾斌.附子对大鼠肝脏线粒体能量代谢影响的实验研究[D].云南中医学院，2016.
[29] 杨世培，刘永琦，修明慧，等.中药皂苷抗衰老机制的研究进展[J].中国老年学杂志，2022，42(13)：3327-3335.
[30] 王赛，谢逸轩，田硕，等.中药组分—药性—药效关系探讨[J].中药药理与临床，2023，39(4)：125-128+28.
[31] 康传志，吕朝耕，王升，等.中药材生态产品价值核算及实现的策略分析[J].中国中药杂志，2022，47(19)：5389-5396.

第四章
能量中医药的临床及基础研究

第一节　黄芩素靶向阻断线粒体DNA释放及cGAS共同介导的原发性肺癌的发生

一、摘要

肺癌是当今发病率、死亡率最高的癌症，新型预防和治疗方法的开发迫在眉睫。基因突变是肿瘤发生的重要原因，Kras/p53基因双突变是肺癌常见的突变形式之一，但其驱动肺癌发生的机制有待深入阐明。线粒体功能障碍在肺癌发病机制中起着关键作用，线粒体DNA（mtDNA）的释放程度及基因特征也因肺癌亚型和分期而异。环GMP-AMP合酶（cGAS）在mtDNA识别并激活Ⅰ型干扰素免疫应答过程中发挥关键作用。研究发现，Kras/p53双突变会增加mtDNA的释放，进而激活cGAS通路并促进肺炎癌转变发生。同时表明，黄芩素既可在源头上抑制mtDNA的释放又可特异性地与cGAS蛋白结合，并阻断cGAS相分离及下游通路的活化，进而抑制了炎癌转变过程。结果表明cGAS是黄芩素新的作用靶点，首次在分子水平上阐明了黄芩素抑制肺癌发生的机制，为肺癌的早期干预提供了新靶点和新手段。

二、引言

肿瘤的发生有多种机制，其中促癌基因和抑癌基因的突变常常发挥着关键作用。在已知的癌症相关基因中，p53和Kras是肿瘤特别是肺癌发生最常见的两种突变基因。肺癌是恶性肿瘤中发病率和死亡率最高的疾病，占所有癌症相关死亡的30%，而p53特别是Kras突变是肺癌绝大多数的非小细胞肺癌发生中常见的突变。

慢性炎症可以促进肿瘤发生，除环境因素外，Kras、p53、myc等基因的突变亦可引发慢性炎症。其中Kras和p53异常可导致线粒体功能障碍、ROS产生和下游信号转导（例如NFκB、Stat3等），最终促进炎癌转变。有研究表明，线粒体代谢和ROS产生是Kras诱导肿瘤发生所必经的。线粒体通过提供能量、钙缓冲和调节细胞凋亡，在细胞存活中发挥着重要作用，它的损伤与肿瘤发生有着千丝万缕的关系。肺癌的发展也和mtDNA突变有关，mtDNA的基因特征因肺癌亚型、分期和严重程度而异。特别值得注意的是，线粒体损伤过程中会释放DNA，然而Kras和p53是否通过调控mtDNA释放进而影响肺癌发生并不清楚。

cGAS是识别mtDNA的重要受体，其活化受到精细调控。生物大分子的相分离作为细胞内生化反应的聚集分割机制，参与细胞生命活动的各个阶段和过程。近期研究发现，cGAS介导的固有免疫激活同样受到相分离的调节。cGAS的N端带有正电荷且无序，这能够促进其与带负电的DNA结合，导致cGAS-DNA复合物的液-液相分离。这种cGAS-DNA复合物的相分离创造了一个相对独立的环境，能够避免cGAS被负调节因子如核酸外切酶TREX1、BAF等所抑制。因此，cGAS的相分离能够进一步促进Cyclic GMP-AMP（cGAMP）的产生，并诱导Ⅰ型干扰素与下游炎症性细胞因子的表达。越来越多的研究表明，cGAS在肿瘤发生与进展中发挥双向调控作用。cGAS-STING信号通路慢性激活可通过Ⅰ型干扰素下游的Stat等通路活化可驱动肿瘤发生和转移。cGAS还可以通过抑制DNA同源重组修复，引起基因组不稳定增强，导致肿瘤发生。cGAS已经成为癌症预防和治疗的重要靶标，使用针对cGAS的小分子药物对肿瘤发生进行干预是一种重要策略。Kras及p53突变是否通过增加mtDNA释放驱动cGAS通路，进而驱动肺癌发生亟待明确。

研究发现，在人为诱导的Kras/p53双突变小鼠肺癌模型中mtDNA释放显著增加，并激活了cGAS通路进而促进炎癌转变。此外黄芩素可保护Kras/p53双突变小鼠肺部线粒体功能的完整性，并抑制了mtDNA的异常释放。同时，黄芩素也直接与cGAS结合，有效抑制了cGAS的相分离和mtDNA对cGAS蛋白的慢性激活，并最终抑制炎癌转变的发生。本研究从临床与动物实验数据出发，阐明了在临床常见的Kras/p53双突变的情况下，mtDNA释放与cGAS在癌症发生中扮演的角色。同时研究结果揭示了同时抑制这两个过程的小分子——黄芩素（Baicalein），首次在分子水平上阐明了黄芩素的抗癌作用机制。

三、结果

（一）在原发性肺癌模型小鼠肺组织中发现：黄芩素抑制肺癌的发生发展

为了研究口服黄芩素对肺癌是否具有抑制作用，主编团队首先通过对p53/Kras双突变小鼠鼻滴带有Cre的腺病毒，以构建肺癌模型。肺癌模型小鼠又分为两组，一组正常饮食（以下简称为Cre组），另一组在正常饲料中混入黄芩素（以下简称为黄芩素组）。通过组织切片研究，发现在小鼠造模40天后，Cre组小鼠的肺癌肿瘤病灶明显，而黄芩素组小鼠基本未发现有肿瘤病灶（图7-4-1A）。通过对组织切片上的肿瘤个数进行统计，我们发现Cre组小鼠的平均肿瘤数远高于黄芩素组（图7-4-1B）。这从组织形态学上表明黄芩素对肺癌的恶化有良好的抑制效果。

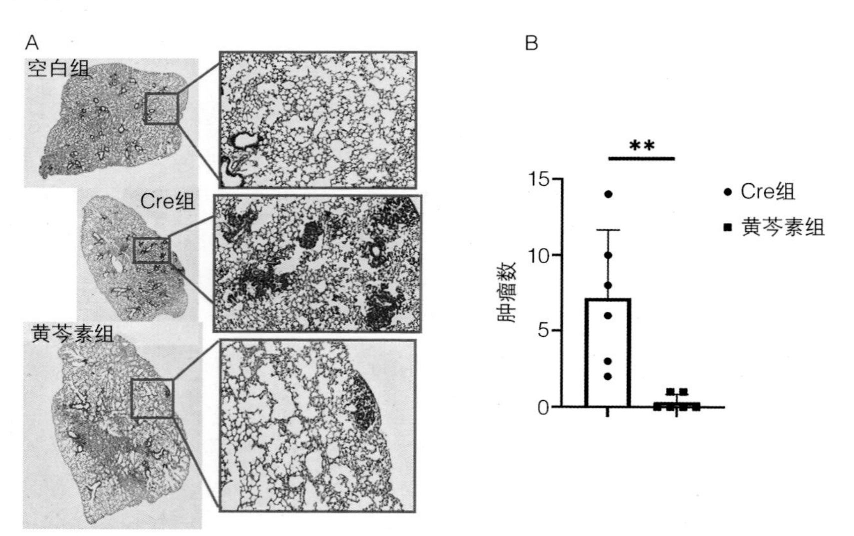

注：A. p53、Kras双突变小鼠HE染色肺组织切片，从上到下：空白组、Cre组、黄芩素组。图片为吸入带Cre腺病毒40天后，提取的各组肺组织切片，可见Cre组有大量原发肿瘤病灶，黄芩素组几乎没有发现肿瘤病灶。B. 肺组织肿瘤计数结果。Cre组肿瘤平均个数远高于黄芩素组。

图7-4-1　黄芩素抑制肺癌的发生与恶化

（二）原发性肺癌小鼠肺组织的蛋白与转录组学发现：黄芩素保护线粒体功能并抑制胞内DNA识别通路

为了进一步研究黄芩素抑制肺癌发生的具体机制，主编团队对空白组、Cre组和黄芩素组小鼠的肺组织进行组学检测和分析。维持线粒体功能正常在癌症治疗中具有关键意义。研究发现，蛋白质组学（图7-4-2A）和转录组学（图7-4-2B）分析结果一致表明，黄芩素组小鼠的氧化磷酸化能力大大高于Cre组，与正常小鼠接近，表明黄芩素在肿瘤发生的整个过程中，保护了肺组织细胞的线粒体有氧呼吸功能。这证明了保护线粒体是黄芩素抗癌作用的一个重要方面。与此同时，我们发现黄芩素抑制了cGAS-STING通路诱发的炎症反应以及此通路的多种下游因子（如IRF3，IRF7，TBK1和CXCL10等）（图7-4-2C）。结果表明，黄芩素对此通路的抑制有重要抑癌意义。

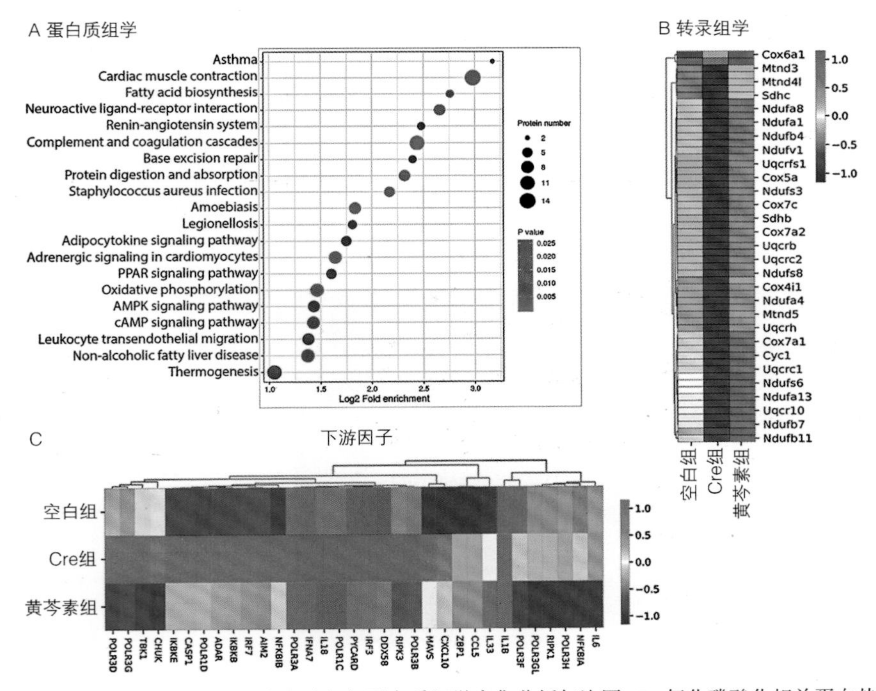

注：A. 黄芩素组对比Cre组小鼠肺组织蛋白质组学富集分析气泡图；B. 氧化磷酸化相关蛋白热图，黄芩素维持氧化磷酸化相关蛋白表达不受病毒影响；C. cGAS-Sting通路相关蛋白热图，在Cre组中大量表达，在黄芩素治疗下与对照组无异。

图7-4-2　黄芩素保护肺组织线粒体功能、调节免疫并抑制cGAS-STING通路

（三）P53/Kras缺失导致线粒体mtDNA释放并激活cGAS-STING通路

为了研究肺癌发展过程中mtDNA的变化，我们利用带Cre的腺病毒构建癌症细胞模型。首先，我们发现经过带Cre腺病毒24 h诱导，MEF细胞质中线粒体mtDNA mt-Dloop1与mt-16S的水平显著高于空白组和空载组的MEF细胞质（图7-4-3A）。这证明了Cre基因引起的p53缺失可以诱导mtDNA释放。使用Picogreen对MEF细胞进行荧光拍照，进一步证明了带Cre腺病毒可在细胞和个体层面上促进mtDNA的释放（图7-4-3B）。Seahorse实验结果表明，空载病毒并不影响MEF细胞的线粒体功能，而Cre组MEF细胞的线粒体功能被显著提升（图7-4-3C）。同时，

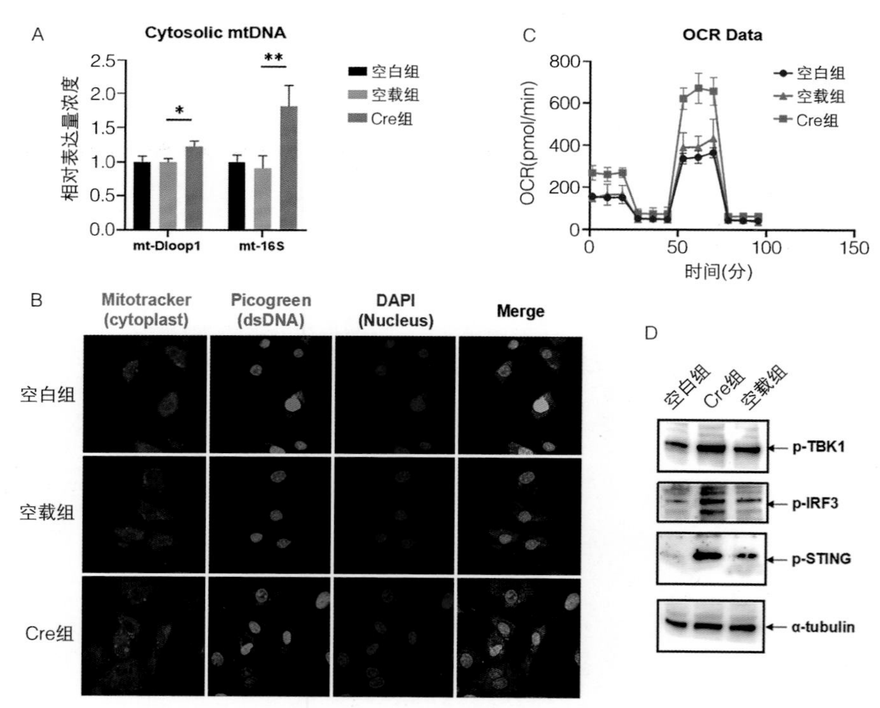

注：A. qPCR实验：对比空白组与空载组，Cre组MEF细胞质中mtDNA的浓度升高；B. Picogreen染色荧光照片分别显示空载组、Cre组MEF细胞质中双链DNA的含量；C. Cre 组中MEF细胞线粒体呼吸最大耗氧率增加；D. Western印迹实验证明，Cre组MEF细胞中p-STING蛋白、p-IRF3蛋白及p-TBK1蛋白的表达增加。

图7-4-3　MEF细胞p53/Kras双突变导致mtDNA释放的量比较

Western印迹实验表明同属cGAS-STING通路相关蛋白的磷酸化水平，如p-TBK1、p-IRF3及p-STING在Cre组中的表达显著上升（图7-4-3D）。这从蛋白层面上进一步证明，与正常细胞相比，癌变细胞中cGAS-STING通路被高度激活。

（四）黄芩素抑制mtDNA释放

之前的研究发现黄芩素对线粒体具有保护作用，我们进一步研究了被Cre腺病毒诱导6和12 h后，MEF细胞质中线粒体在“有”和“无”黄芩素的情况下mtDNA的分别释放情况（图7-4-4A）。数据表明，黄芩素确实大大阻断了mtDNA的释放。我们同时使用Seahorse，对各组MEF细胞的线粒体功能进行检测。结果表明，Cre组MEF细胞的线粒体最大耗氧率OCR被大大提升了，而黄芩素可以有效降低OCR的上升（图7-4-4C）。接下来，我们使用Picogreen对MEF细胞进行荧光拍照，结果进一步证明了Cre腺病毒诱导的MEF细胞质内mtDNA被黄芩素大大抑制了（图7-4-4B）。

（五）黄芩素抑制cGAS-STING通路的激活

为了进一步阐明黄芩素对cGAS-STING通路功能的影响，主编团队检测了不同浓度黄芩素在ISD处理的MPF细胞中对通路下游因子产生的抑制作用。Ifnb1和CXCL10是cGAS通路的重要下游因子。实验表明，30 μmol/L以上的黄芩素对Ifnb1和CXCL10有显著抑制作用（图7-4-5A、B）。Western印迹实验表明，同属cGAS-STING通路相关蛋白的磷酸化水平，如p-TBK1、p-IRF3及p-STING，在黄芩素的干预下表达显著下降（图7-4-5C）。同时免疫组化实验也显示，相比于Cre组小鼠，黄芩素组的小鼠肺组织中，cGAS-STING通路下游因子p-TBK1的表达显著降低（图7-4-5D）。上述结果证明，由Kras与p53突变激活的cGAS-STING信号通路被黄芩素大幅抑制。

（六）黄芩素通过结合cGAS，抑制cGAS与mtDNA结合能力及其酶活性

为了研究黄芩素和cGAS蛋白之间是否存在直接的相互作用，主编团队进行了一系列生物化学实验。首先，进行了SPR实验，通过对不同浓度黄芩素情况下SPR反应的测定，我们确定了黄芩素-cGAS的解离常数K_d为3.02 μmol/L（图7-4-6A）。通过与GST结合的cGAS蛋白和与生物素结合的ISD的pull-down实验，发现加入25、50或者100 μmol/L黄芩

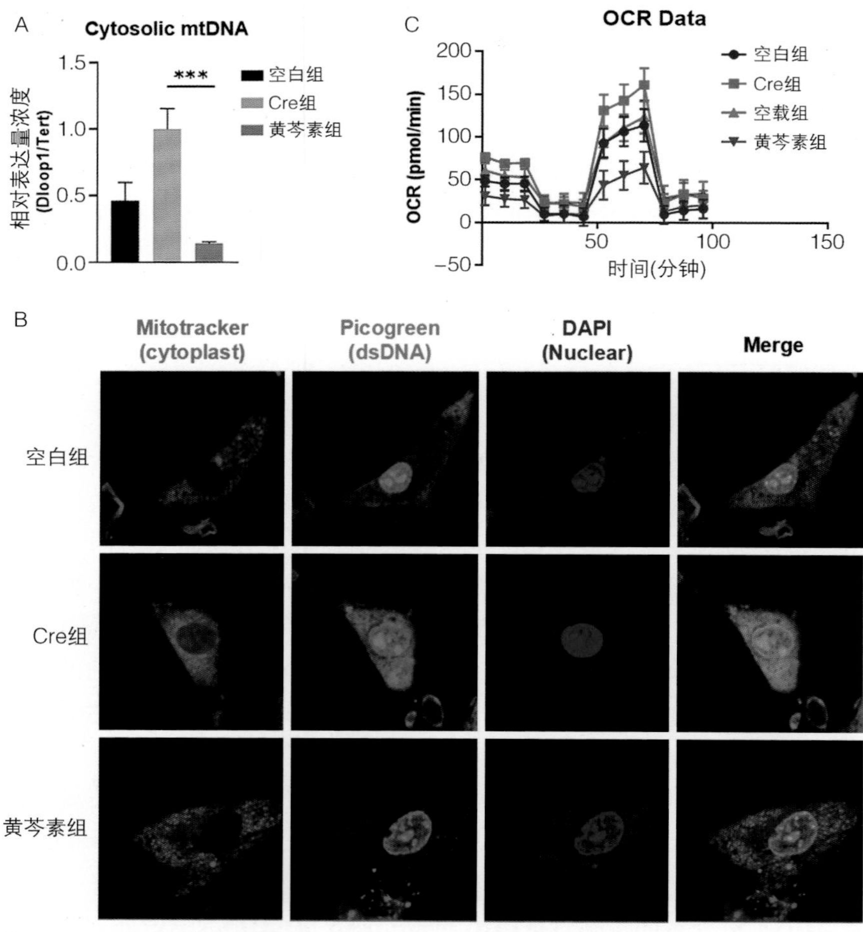

注：A. qPCR实验测定黄芩素抑制了带Cre腺病毒引起的MEF细胞质中mtDNA浓度的上升；B. 胞质双链DNA荧光显像表明，黄芩素抑制了带Cre腺病毒引起的MEF细胞质中双链DNA浓度的上升；C. 黄芩素对Cre组MEF细胞的线粒体呼吸最大耗氧率的影响。

图7-4-4　黄芩素抑制mtDNA释放

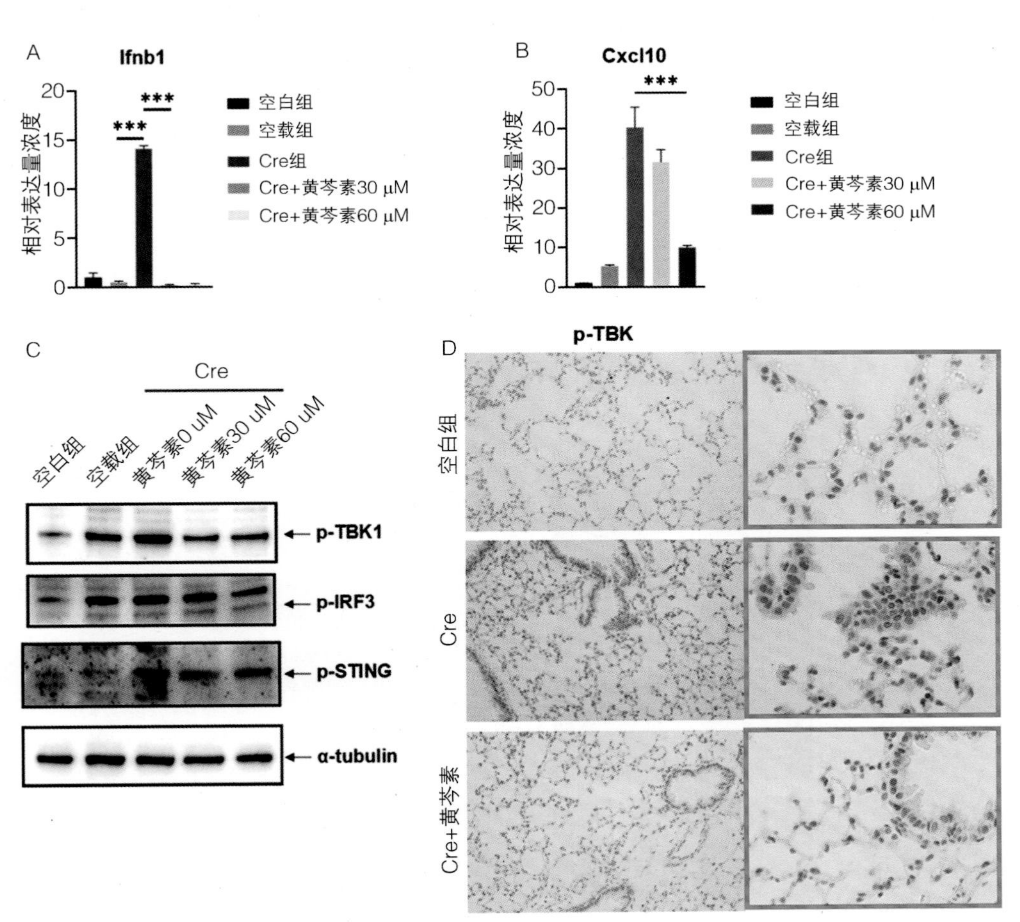

注：A、B. qPCR实验测定带Cre腺病毒诱导下，MEF细胞中黄芩素可有效抑制Ifnb1和Cxcl-10的表达；C. Western印迹检测黄芩素干预后p-TBK1、p-IRF3及p-STING的表达下调；D.小鼠组织p-TBK1组化。

图7-4-5　黄芩素抑制cGAS-STING通路激活并保护线粒体功能

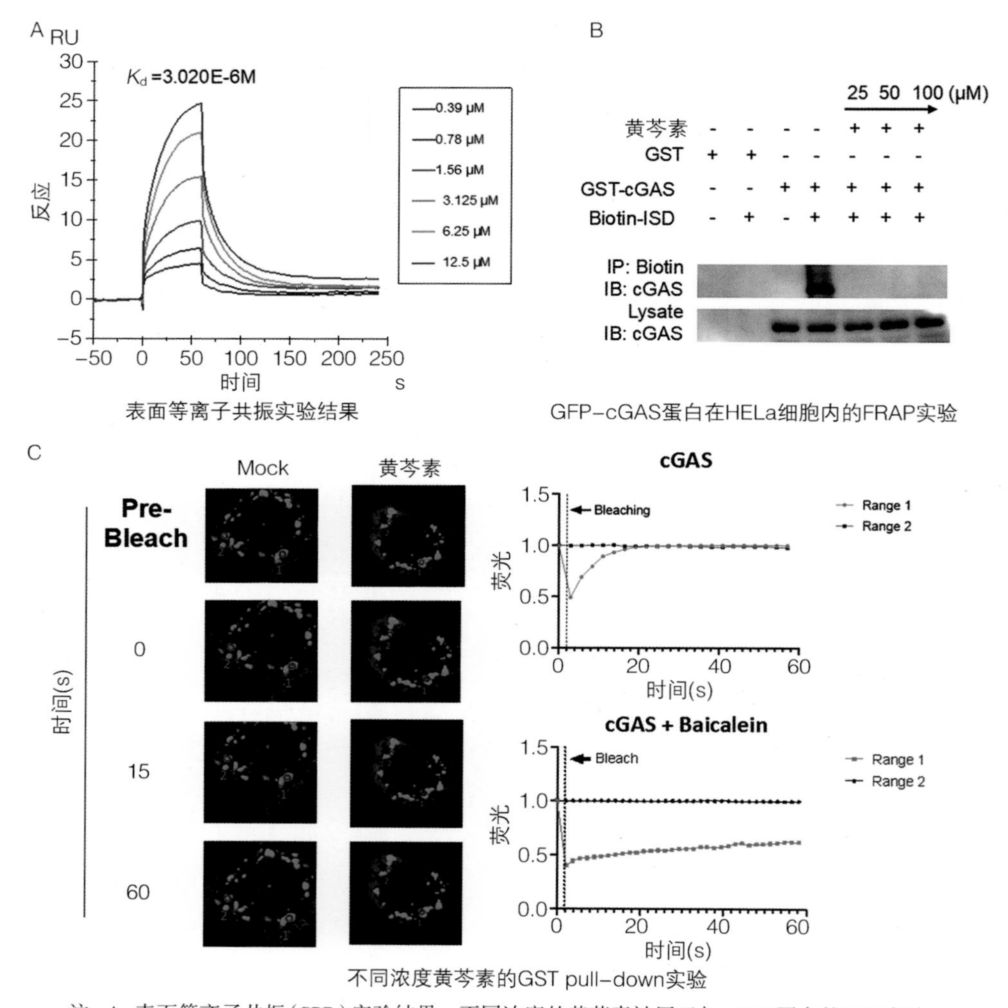

注：A. 表面等离子共振（SPR）实验结果。不同浓度的黄芩素被用于与cGAS蛋白的SPR实验，实验证明黄芩素可与cGAS结合，解离常数K_d为3.02 μmol/L。B. 在不同浓度黄芩素存在的情况下，cGAS蛋白和DNA结合能力的GST pull-down实验。无黄芩素情况下，GST-cGAS融合蛋白可与生物素修饰的ISD结合，在25、50和100 μmol/L黄芩素存在的情况下，cGAS蛋白都无法与ISD结合。C. GFP-cGAS蛋白在HeLa细胞内的FRAP实验。在100 μmol/L黄芩素的干预下，cGAS蛋白的相分离活性被显著抑制。

图7-4-6 黄芩素靶向结合cGAS并抑制其DNA结合能力和酶活性

素可以完全抑制cGAS和ISD的结合（图7-4-6B）。将GFP-cGAS蛋白在Hela细胞中表达，利用共聚焦显微镜63倍下观察相分离现象。结果在未加黄芩素的混合物中，cGAS蛋白发生明显相分离，FRAP实验显示20 s后，淬灭的荧光迅速恢复；加入100 μmol/L黄芩素后，FRAP实验显示60 s后，淬灭的荧光依旧无法恢复至淬灭前水平，说明形成的液滴已不具备相分离的特性（图7-4-6C）。

（七）黄芩素与cGAS结合位点研究

通过docking实验，我们预测黄芩素在cGAS蛋白上的结合位点为Y248、R376、L377、S378、F379、E383、Y436、N482、I485与F486（图7-4-7A）。在使这一系列位点的氨基酸残基发生突变后，我们进行了生物素-黄芩素复合物的酶活性实验（图7-4-7B）。实验证明，376 ～ 379号氨基酸残基的突变，使黄芩素失去了与cGAS蛋白的结合能力及对cGAS蛋白酶活性的抑制，这预示着cGAS上376-379号氨基酸为黄芩素的直接结合位点，是黄芩素抑制cGAS-STING信号通路与酶活性的关键位点。

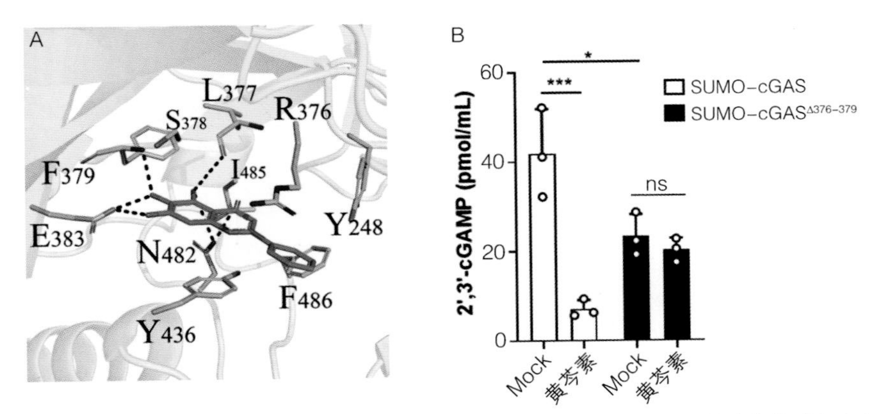

注：A. 黄芩素与cGAS蛋白的docking实验结果，图示为黄芩素结合位点。黄芩素分子与多个cGAS蛋白上F379等多个氨基酸结合。B. cGAS蛋白Δ376-379突变使cGAS蛋白失去黄芩素结合能力，其DNA结合能力和酶活性不再受黄芩素影响。

图7-4-7　黄芩素与cGAS结合位点研究

四、讨论

低剂量螺旋CT技术的不断普及，大大提升了临床上早期肺癌合并多发结节的诊断和发现，然而对于早期肺癌合并多发结节，除手术之外的

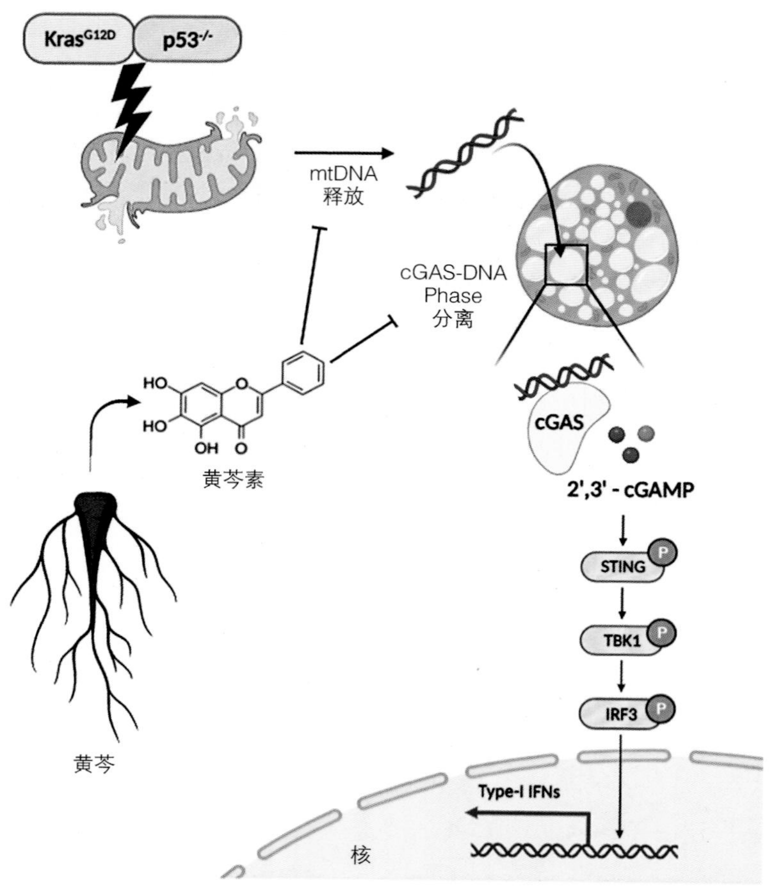

注：黄芩素通过保护线粒体抑制mtDNA释放，结合cGAS抑制cGAS的相分离能力与酶活性的途径，抑制cGAS-STING信号通路的激活，从而发挥抑癌作用。

图7-4-8　黄芩素抑癌机制

干预手段非常有限。基于肺癌发生和演进的机制，开发新型的药物干预手段是早期肺癌合并多发结节治疗的重要方向。我们运用原发性肺癌小鼠模型，发现Kras/p53双突变会造成mtDNA的释放，激活cGAS介导的炎症应答，进而驱动肺癌发生。特别重要的是，我们首次证实了重要单体黄芩素对肿瘤发生的阻断作用，其可能的机制包括阻断mtDNA的释放及直接靶向cGAS并抑制其活性（图7-4-8）。本研究为早期肺癌的临床干预奠定了理论基础，提供了分子靶标，有望应用于临床评估的小分子药物。

Kras/p53基因突变是肺癌常见的基因突变形式，但其驱动肺癌发生的机制仍不十分明确。线粒体损伤及功能障碍在肺癌发病机制中起着关键的作用，mtDNA的释放程度及基因特征也因肺癌亚型和分期而异。已有研究表明，Kras、p53等基因的突变可通过慢性炎症驱动肿瘤发生。然而，Kras和p53突变是否促进mtDNA释放诱导炎症反应，进而驱动肺癌发生并不清楚。我们的研究发现，Kras突变与p53基因敲除会引起小鼠成纤维细胞中mtDNA的释放。同时，在Cre腺病毒诱导p53缺失细胞中，我们看到最大耗氧量显著上升。已有研究报道，p53可调控氧化磷酸化复合物的组装，mtDNA的修复、复制和转录及维持线粒体自噬等。线粒体被广泛认为是ROS的主要内源性来源，过量的ROS会损害线粒体内的蛋白质和DNA等重要分子。因此，Kras/p53基因敲除诱导线粒体损伤或者ROS产生可能是mtDNA释放的重要原因。而黄芩素作为一种多酚类化合物，具有抗氧化清除自由基的功能。在p53/Kras缺失的情况下，黄芩素可能通过清除自由基等机制有效保护线粒体，并抑制mtDNA的释放，进而阻断胞内监视途径的活化。

我们的研究明确了cGAS在识别Kras/p53基因突变诱导的mtDNA中的关键作用。Kras/p53基因突变引起细胞质中游离的mtDNA含量的增加。并且可直接激活cGAS-STING通路，包括TBK1和IRF3的磷酸化及下游Ⅰ型干扰素和CXCL10的表达，从而诱发炎症。本研究提示，在Kras/p53诱导肿瘤发生过程中，mtDNA-cGAS-STING通路发挥重要作用，cGAS通路是早期肺癌干预的重要分子靶点。特别值得注意的是，在细胞水平上，我们证明了黄芩素可有效抑制mtDNA释放、抑制cGAS-STING通路下游因子的产生。在动物实验中，相比于Cre组，黄芩素组小鼠肺组织中，cGAS-STING通路表达水平显著降低，特别是Ⅰ型干扰素下游的STAT1磷酸化水平可被黄芩素显著抑制，这些现象显示出黄芩素强大的抗炎作用，提示黄芩素可能通过阻断cGAS-STING-IFN Ⅰ-STAT1信号通路抑制炎癌转变过程。

值得注意的是，转录组学与蛋白质组学数据发现，黄芩素在原发性肺癌模型小鼠的肺组织中，维持了肿瘤发生早期肺组织的中性粒细胞数量，在肿瘤发生期抑制了Th17细胞数量，并维持了B细胞和NK细胞的数量。越来越多的证据表明，cGAS-STING通路的长期激活，可通过招募更多Treg细胞等方式，最终诱导出免疫抑制性的肿瘤微环境，使得肿瘤细胞逃逸宿主免疫。因此，黄芩素可能通过抑制cGAS活化，避免因cGAS慢性激活造成的肿瘤微环境免疫抑制的发生及肿瘤细胞的免疫逃逸，维持肺组织中免疫系统的功能。此外，黄芩素抑制血管生成相关蛋白的表达，这是一个肿瘤恶性程度的重要指标，提示黄芩素可能通过抑制血管形成阻断肺癌的发生。转录组和蛋白质组学数据提示，黄芩素除抑制cGAS驱动的炎癌转变外，还可能同时通过多种免疫效应机制抑制肺癌的发生，然而这些过程是否依赖于cGAS还有待深入研究。

黄芩素作为中药单体的研究备受关注，前期研究已经发现多个作用靶标，包括黄芩素作为TLR4结合配体及PI3K γ 的结合配体。我们的该项研究进一步明确了cGAS是黄芩素新的作用靶标。SPR实验表明，黄芩素可以直接结合cGAS，解离常数仅为3.02 μmol/L。通过分子docking理论计算和蛋白质突变实验，我们预测并证明第376 ～ 379号氨基酸残基为cGAS蛋白与黄芩素的结合位点。黄芩素结合cGAS后可以直接导致cGAS完全失去了与双链DNA结合的能力及其合成cGAMP的酶活性。且黄芩素通过这个位点与cGAS的结合对其抑制作用的发挥十分关键。近期研究发现，cGAS介导的固有免疫激活同样受到相分离的调节。cGAS的N端带有正电荷且无序，这能够促进其与带负电的DNA结合，导致cGAS-DNA复合物产生液-液相分离，并产生了一个相对独立的环境，能够避免cGAS被负调节因子如核酸外切酶TREX1、BAF等抑制，促进其合成cGAMP的能力。相分离在细胞中普遍存在，参与调控多种生物学过程，其功能紊乱与肿瘤等多种疾病的发生密切相关。因此，通过筛选小分子化合物来调节细胞异常相分离，已经成为药物开发的重要方向。通过阻止cGAS的异常相分离，促使cGAS-DNA复合物的聚集沉淀，从而降低产生cGAMP的效率。发现黄芩素可直接抑制cGAS的相分离，进而阻断其活化过程，阻止肺癌的发生。这也是目前报道的首个可以直接抑制cGAS相分离的小分子，为肺癌的早期干预提供了重要的候选药物。GAS-STING信号通路的过度活化与自身免疫性疾病的发病密切相关，因而，黄芩素作为cGAS抑制剂的这一重要发现，也为cGAS-STING通路活化相关的免疫性疾病提供了新的治疗手段。

总之，我们发现了mtDNA-cGAS驱动的慢性炎症在肺癌发生过程中的关键作用，并且发现黄芩素可实现对mtDNA释放及cGAS活化的双重调控。我们的研究为早期肺癌的干预提供了分子靶标和候选药物，相关发现也为cGAS过度活化相关的疾病提供了重要的干预手段。

（郑天盛　刘海鹏　范理宏）

第二节　黄精调控M2巨噬细胞能量代谢和巨噬细胞极化的研究

一、前言

巨噬细胞是免疫系统的重要细胞，具有抗感染、抗肿瘤及调节免疫的作用。M1巨噬细胞可直接杀伤肿瘤细胞，被认为是抗肿瘤表型；M2巨噬细胞和肿瘤相关巨噬细胞（TAMs）可抑制抗肿瘤免疫，促进血管生成和促进转移而显示出促癌作用。不同的微环境，决定了巨噬细胞M1、M2的不同极化状态，如果微环境受到干扰，它们可以从一种类型转换为另一种类型。因此，抑制M2巨噬细胞极化或将M2巨噬细胞重新极化为M1表型的方式，可能具有增强抗肿瘤免疫和改善治疗效果的潜力。

黄精在我国药用历史悠久。现代的药理研究提示，黄精有降血脂、抗炎、抗肿瘤、增强免疫力等作用，尤其是黄精的免疫调节作用，被认为是最重要的。据报道，黄精中的黄精多糖能促进环磷酰胺诱导的小鼠T、B淋巴细胞增殖和巨噬细胞吞噬；黄精粗多糖可增强小鼠脾脏淋巴细胞及巨噬细胞的免疫活性；黄精多糖还可促进巨噬细胞分泌NO的能力；黄精水提物和多糖可通过提高淋巴细胞、巨噬细胞、白细胞等免疫细胞的活性等。黄精多糖抑制TLR4/NF-κB信号通路的激活在胃癌荷瘤小鼠体内发挥抑瘤及免疫调节作用。黄精皂苷通过抑制NF-κB/MAPKs信号通路在炎症RAW264.7细胞模型发挥抗炎作用。

黄精提高免疫作用及黄精的主要成分皂苷抑制巨噬细胞极化为M1型的作用均有报道。因此，本研究以诱导极化的M2巨噬细胞为研究对象，旨在阐明黄精对M2巨噬细胞的作用及其机制。

二、结果

（一）IL-4可诱导M0巨噬细胞向M2巨噬细胞极化

我们用IL-4处理RAW264.7巨噬细胞和THP-1细胞，构建M2巨噬细胞模型。经PMA刺激后THP-1 细胞分化为贴壁生长的圆形或类圆形，边缘光滑整齐的M0型巨噬细胞，再经IL-4诱导后极化为形态多变、生出伪足呈现为多边形、相互交织的M2 型巨噬细胞，如图 7-4-9A所示；诱导前后的RAW264.7细胞形态上变化不大。在用IL-4作用后，RAW264.7细胞和THP-1细胞比未经处理的细胞表达更高水平的Arg-1、CD206基因及蛋白，表明IL-4作用后可成功地诱导RAW264.7细胞和THP-1细胞向M2巨噬细胞极化，如图7-4-9B、7-4-9C所示。

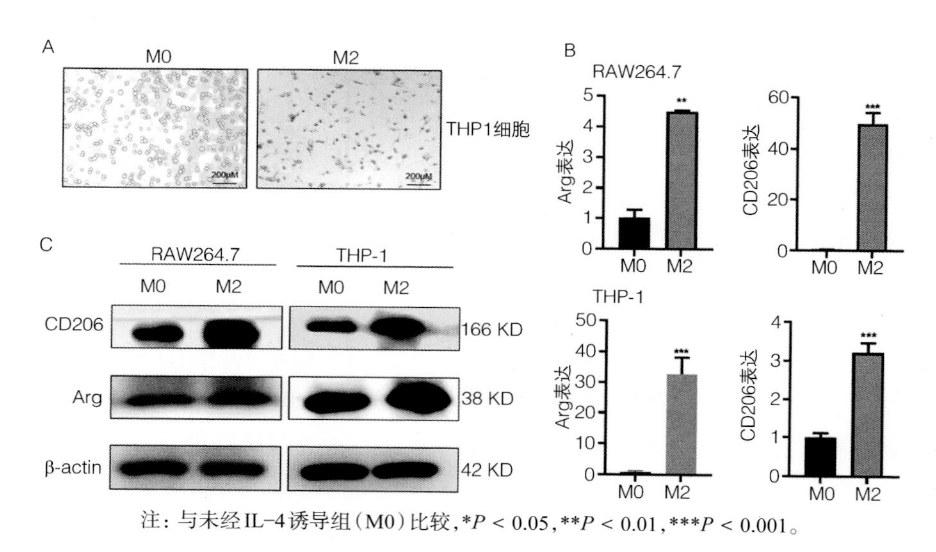

注：与未经IL-4诱导组（M0）比较，*P < 0.05，**P < 0.01，***P < 0.001。

图7-4-9　IL-4成功诱导巨噬细胞极化为M2表型

（二）低浓度黄精对RAW264.7细胞及THP-1细胞活性无影响

为了研究黄精对RAW264.7细胞及THP-1细胞活力的影响，进行CCK8试验。结果显示，随着黄精药物浓度的增加，细胞活力逐渐降低。如图7-4-10所示，当黄精药物浓度 < 2.5 mg/ml，作用时间为48 h时，对RAW264.7及THP-1细胞存活率无抑制作用，说明浓度 < 2.5 mg/ml对巨噬细胞无明显细胞毒作用。因此，我们选取黄精1 mg/ml和2 mg/ml的浓度用于后续对M2巨噬细胞作用的研究。

（三）黄精抑制M0巨噬细胞向M2极化

先前的研究表明，M0巨噬细极化为M2表型后，CD206和ARG1基

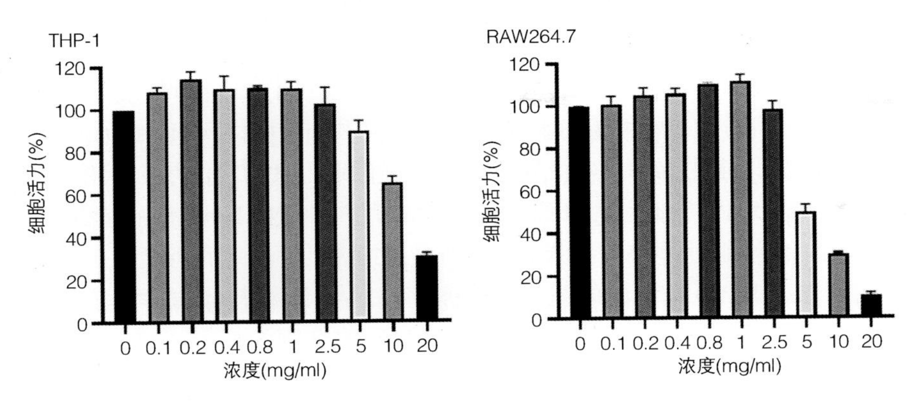

图7-4-10　黄精水提物对RAW264.7及THP-1巨噬细胞系活力的影响

因和蛋白表达显著上调。因此，我们研究了黄精作用于M2巨噬细胞后，CD206和ARG1 mRNA和蛋白的表达。如图7-4-11A所示，将M2巨噬细胞分为3组，一组给予IL-4诱导但是不做任何处理（对照组），另外两组用IL-4诱导后分别给予黄精1 mg/ml和2 mg/ml干预48 h，Western印迹结果显示，黄精给药组CD206、Arg1蛋白的表达水平与对照组相比均下降。qPCR实验结果也显示，黄精给药组CD206、Arg1 mRNA表达水平与对照组相比均下降且随黄精浓度增加而逐渐下调（图7-4-11B）。

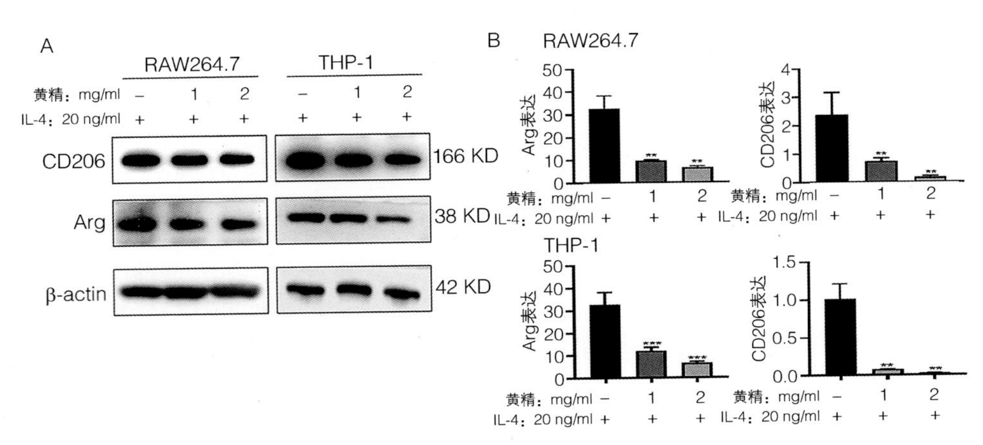

注：与对照组相比，$^{*}P < 0.05$，$^{**}P < 0.01$，$^{***}P < 0.001$。

图7-4-11　黄精水提物抑制M2巨噬细胞CD206、Arg1蛋白、mRNA的表达

（四）黄精调控M2巨噬细胞能量代谢

考虑到M0巨噬细胞极化后两种表型能量代谢方式不同，主编团队探索了黄精对M2型巨噬细胞能量代谢的作用。如图7-4-12A所示，与M0巨噬细胞相比，经IL-4刺激后的M2巨噬细胞ATP产量明显上调。黄精作用于M2巨噬细胞后，可显著降低M2巨噬细胞ATP产能。Seahorse实验中，糖酵解速率测定结果显示，与对照组相比，黄精给药组（1、2 mg/ml）可提升M2巨噬细胞的胞外酸化速率（ECAR）；线粒体压力测定结果显示，与对照组相比，黄精能显著降低M2巨噬细胞的耗氧率（OCR）、基础耗氧率（OCR）、最大呼吸能力（MRC）和 OXPHOS诱导的 ATP 产生，如图7-4-12B、7-4-12C所示，说明黄精干预可降低M2巨噬细胞氧化磷酸化水平，影响其能量代谢。

（五）黄精抑制M2巨噬细胞AMPK/PDH信号通路的活化（磷酸化）

AMPK作为细胞内的能量传感器，影响丙酮酸脱氢酶复合物（PDH）的活性，参与细胞氧化磷酸化过程。本实验中我们检测到，与对照组相比，黄精干预后细胞pAMPK和pPDH（S295）蛋白表达水平均下调，同时PDK蛋白表达水平上调，M2巨噬细胞能量代谢方式向糖酵解倾斜。与Seahorse实验结果相吻合，黄精影响M2型巨噬细胞能量代谢，抑制其OXPHOS水平，并调控其能量代谢方式向糖酵解方式转变（如图7-4-13A）。在使用了AMPK抑制剂Compound C（CC）后，pAMPK及pPDH蛋白表达均下调，且黄精与Compound C联合用药组，pAMPK及pPDH表达水平较单用黄精组更低（如图7-4-13B）。上述结果提示黄精可通过抑制AMPK信号通路激活调节M2巨噬细胞能量代谢，从而抑制其极化。

三、讨论

本研究中，通过细胞增殖实验、Western印迹、qPCR和Seahorse等实验证明黄精体外可以调控M2巨噬细胞能量代谢，导致抑制M2巨噬细胞的氧化磷酸化，下调抑制抗肿瘤免疫的M2巨噬细胞的能量供应异常，从而影响M0巨噬细胞向M2的极化，同时还发现黄精调控M2巨噬细胞能量代谢方式的具体机制与抑制AMPK信号通路的磷酸化相关。

维持M1与M2型巨噬细胞的动态平衡对于人体稳态十分重要。在癌症治疗中，可提高具有抗肿瘤作用的M1型巨噬细胞数量，或者降低与

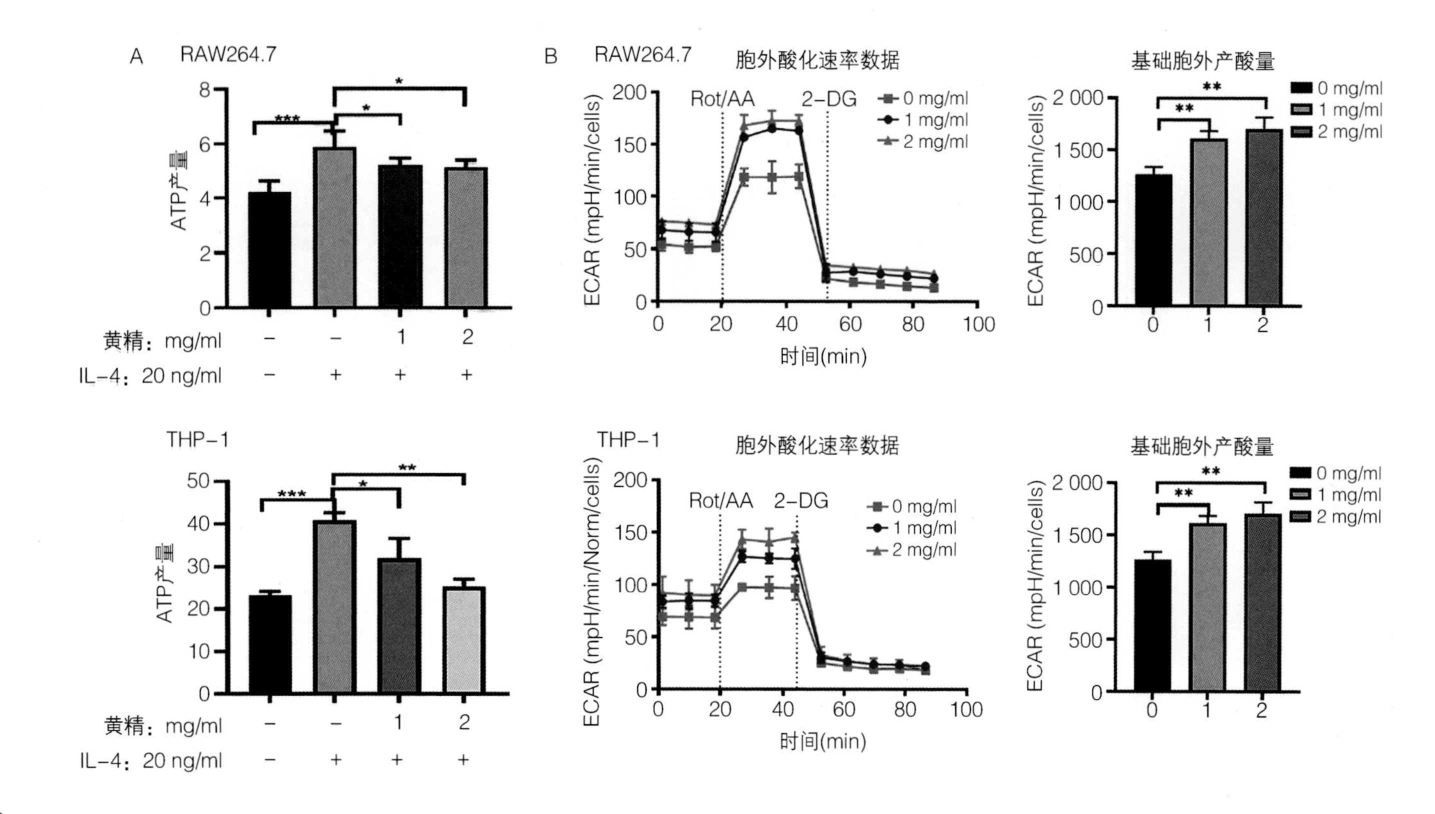

A
RAW264.7
ATP产量
8
6
4
2
0
***
*
*
黄精：mg/ml – – 1 2
IL-4：20 ng/ml – + + +
THP-1
ATP产量
50
40
30
20
10
0
***
*
**
黄精：mg/ml – – 1 2
IL-4：20 ng/ml – + + +
B
RAW264.7
胞外酸化速率数据
Rot/AA
2-DG
0 mg/ml
1 mg/ml
2 mg/ml
ECAR (mpH/min/cells)
200
150
100
50
0
0
20
40
60
80
100
时间(min)
THP-1
胞外酸化速率数据
Rot/AA
2-DG
0 mg/ml
1 mg/ml
2 mg/ml
ECAR (mpH/min/Norm/cells)
时间(min)
基础胞外产酸量
ECAR (mpH/min/cells)
2 000
1 500
1 000
500
0
**
**
0 mg/ml
1 mg/ml
2 mg/ml
基础胞外产酸量
ECAR (mpH/min/cells)
**
**
0 mg/ml
1 mg/ml
2 mg/ml

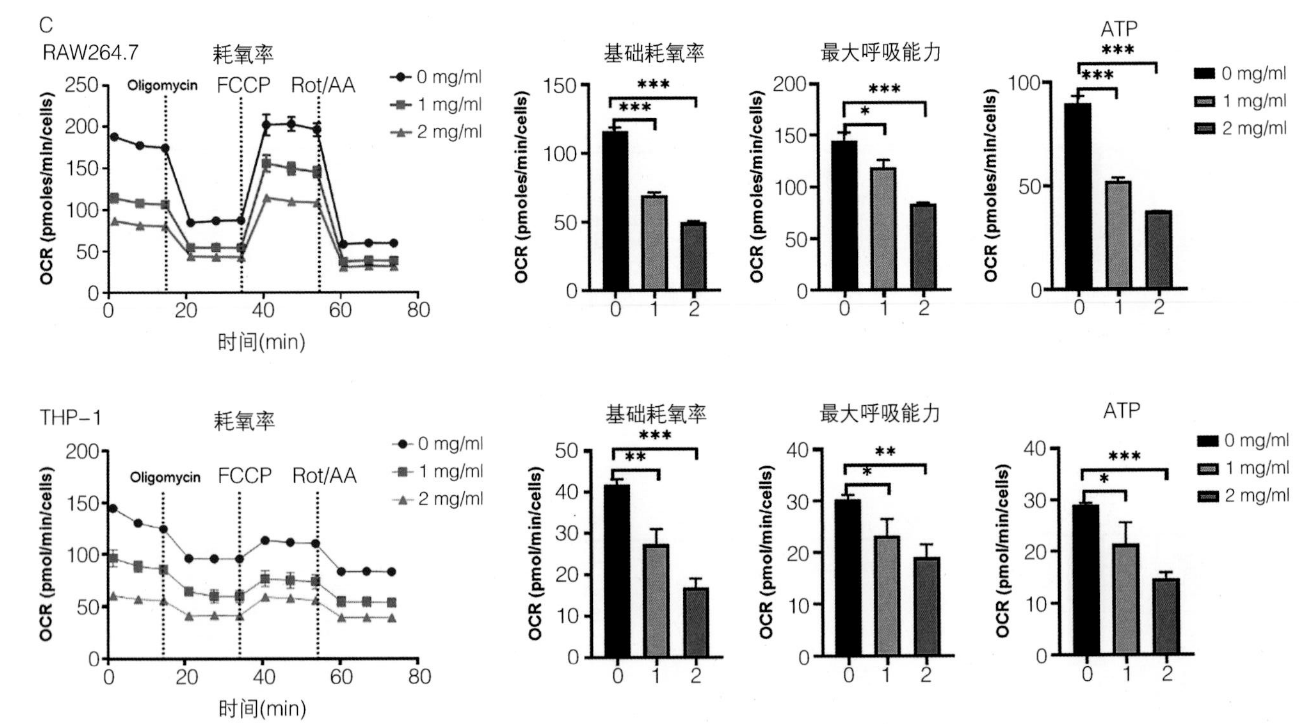

注：A. 黄精干预后的M2巨噬细胞的ATP产量；B. Seahorse实验检测黄精干预后M2巨噬细胞胞外酸化速率（ECAR）及量化后的基础胞外产酸量（Basal ECAR）；C. Seahorse实验检测黄精干预后的耗氧率（OCR），及定量后基础耗氧率（Basal OCR）、最大呼吸能力（MRC）及ATP产量。与对照组（0 mg/ml）相比，$^{*}P < 0.05$，$^{**}P < 0.01$，$^{***}P < 0.001$。

图7-4-12　黄精抑制M2型巨噬细胞的氧化磷酸化

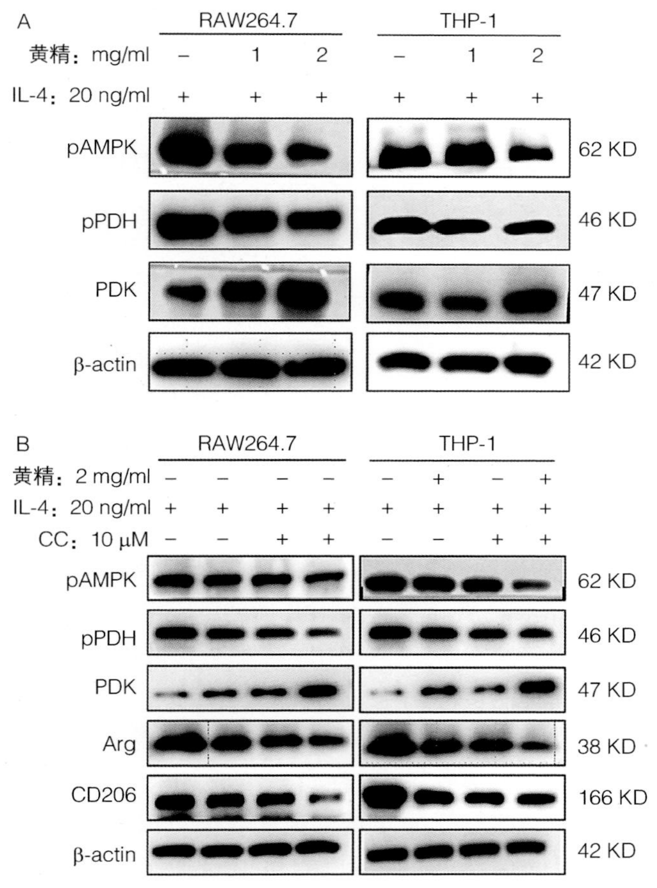

注：A. 黄精干预后Western印迹方法检测pAMPK、pPDH、PDK蛋白的表达；B. 黄精2 mg/ml和AMPK抑制剂Compound C（CC）（10 μmol/L）及联用后pAMPK、pPDH、PDK、Arg、CD206蛋白的表达。

图7-4-13　黄精抑制AMPK/PDH信号通路的磷酸化

预后不良有关的M2型巨噬细胞浸润来改善癌症症状。既往的研究中，我们发现我国传统中药对巨噬细胞的极化有一定的作用。例如，白头翁皂苷A3抑制巨噬细胞M2型极化，扶正抗癌方可通过M2型巨噬细胞来源的外泌体途径抑制细胞上皮-间质转化，牡荆素抑制巨噬细胞向M2极化，大黄素、6-姜辣素可通过调节相关靶点促进巨噬细胞从M2型向M1型极化，从而发挥抗肿瘤效应，人参黄芪水提物（WEGA）可促进巨噬细胞M1型极化，抑制肿瘤相关巨噬细胞（M2型）的形成。而黄精作为药用历史悠久的传统中药，对其在线粒体能量代谢与提升抗肿瘤免疫方面的机制几乎是空白。M2巨噬细胞作用机制的研究较少，我们的研究正好发现揭示了黄精能调控M2巨噬细胞的能量代谢从而影响M2巨噬细胞的极化。

巨噬细胞不同表型显示出不同的糖代谢类型，M1巨噬细胞主要以糖酵解为主，而M2巨噬细胞以氧化磷酸化为主。不同的代谢特征，受PI3K-AKT、HIF、c-Myc、腺苷5′-单磷酸活化蛋白激酶（AMPK）和PPARs等因子和信号通路的调节，这些因素和途径在代谢调节和在巨噬细胞极化中都起着关键作用。AMPK作为生物能量代谢的内源性感受器，是脂代谢和糖代谢的调节器，也是调节氧化磷酸化的关键因子。而AMPK参与TCA循环的限速酶PDH的活性，从而有利于丙酮酸向TCA循环的代谢。M2巨噬细胞中，AMPK被腺苷及其底物和一些抗炎因子激活，使巨噬细胞处于免疫抑制状态，PDH活性增强从而代谢模式转化为氧化磷酸化，使其更具有抗肿瘤免疫的作用。既往的研究发现，中药单体桦木酸通过激活AMPK通路，促进巨噬细胞向M2型极化，发挥抑制神经炎症性疾病的作用；菝葜苷A可以通过刺激AMPK-PPAR γ 信号通路抑制巨噬细胞向M1型极化，促进其向M2型极化，从而发挥抗急性肺损伤作用。研究结果发现黄精作用于M2巨噬细胞后，pAMPK、pPDH蛋白的表达下调，而黄精与AMPK抑制剂联合使用后，pAMPK、pPDH蛋白表达水平更低。因此我们可以推断，黄精对M2巨噬细胞能量代谢的调控，其作用机制可能与抑制AMPK及PDH的磷酸化，降低了M2巨噬细胞线粒体能量的产生，从而抑制其抗肿瘤免疫特性。

综上所述，本研究结果表明黄精能够抑制IL-4诱导巨噬细胞M2极化，为黄精能更好地被开发和应用于抗肿瘤和代谢相关疾病提供一定的理论依据。但是黄精作为中药，结构、成分多样，其活性成分往往为多靶点、多途径的互作发挥作用，研究结果对药物成分、药代动力学上的信息较为缺乏，相对而言，研究结果具有一定的局限性，加上生物体内环境复杂，因此还需进一步深入研究黄精能否在生物体内调节巨噬细胞表型或其发挥作用的具体机制。

（侯亚琴　范理宏）

第三节　苦杏仁苷通过调控NF-κB1信号通路诱导线粒体介导的肺癌细胞凋亡

一、摘要

苦杏仁苷是蔷薇科植物中常见的一种天然化合物，其具有抗癌作用、不良反应小、来源广泛和价格相对低廉的特点。尽管细胞凋亡在苦杏仁苷杀伤肿瘤细胞过程中起重要作用，但苦杏仁苷诱导肺癌细胞凋亡的分子机制仍不清楚。

本研究通过CCK8实验发现苦杏仁苷能够抑制肺癌A549和PC9细胞的增殖。通过流式细胞术检测发现苦杏仁苷对Annexin V-FITC/PI染色的肺癌A549和PC9细胞凋亡具有促进作用。流式细胞分析仪检测发现苦杏仁苷呈剂量依赖性地降低JC-1染色的线粒体膜电位（MMP）。为探索苦杏仁苷诱导线粒体介导的肿瘤细胞凋亡的分子机制，我们通过cDNA芯片分析获得了倍数变化 > 2.0和P < 0.05的差异表达基因。实时荧光定量PCR（qRT-PCR）结果进一步证实苦杏仁苷处理后的肺癌细胞中NF-κB1基因差异表达水平增加最显著。免疫荧光染色、Western 印迹和siRNA敲除实验结果表明苦杏仁苷通过增强NF-κB1的表达和失活NF-κB信号级联作用进而改变细胞凋亡相关蛋白（Bax、BCL-2、cyt c、caspase-9、caspase-3和PARP）的表达，最终诱导了内源性线粒体介导的肺癌细胞凋亡；我们又进一步通过免疫组织化学染色和TUNEL染色方法在肺癌细胞移植小鼠模型中验证了该结论。

本研究结果表明，苦杏仁苷可能是NF-κB1的潜在激活因子，这为苦杏仁苷抗肿瘤作用的分子机制研究提供了新的线索。我们的结果表明苦杏仁苷是一种潜在的抗肿瘤化合物，为其今后开发成为肺癌治疗候选药物提供了可能。

二、引言

恶性肿瘤严重威胁人类健康，它已被世界卫生组织列为首要疾病。肺癌是世界上最常见的癌症，同时也是癌症死亡的主要原因。据统计，在全球范围内只有16%的早期肺癌患者被确诊，肺癌患者的总体5年生存率仅为15%。据统计，2015年中国肺癌新增病例为733 300例，肺癌死亡病例为610 200例。肺癌的发病率和死亡率均居中国所有癌症之首，这也给患者、家庭和公共卫生系统带来沉重的负担。苦杏仁苷又名“维生素B_{17}”，是一种广泛分布于蔷薇科植物（如苹果、桃子、杨梅、枇杷、李子和杏子）中的天然化合物，其中杏子和杏仁的种子和核中苦杏仁苷含量最多。如图7-4-14A所示，苦杏仁苷（$C_{20}H_{27}NO_{11}$，分子量457.43）的结构为芳香氨基糖苷，它是由1个单位的氢氰酸、1个单位的苯甲醛和2个单位的葡萄糖组成。苦杏仁苷在亚洲和欧洲等地区被广泛用于治疗咳嗽、恶心、哮喘、白癜风、麻风等多种症状或疾病。近年来，苦杏仁苷的抗癌作用越来越受到人们的关注。已发表的文献数据表明，苦杏仁苷有助于多种肿瘤的治疗。大多数已发表的研究性文章表明苦杏仁苷能够通过降低BCL-2的表达、增加Bax的表达、促进caspase-3的激活，进而诱导内源性线粒体介导的人前列腺癌细胞系、宫颈癌细胞系、肾癌细胞系、乳腺癌细胞系、胃癌细胞系、肝癌细胞系、白血病细胞系、口腔癌细胞系、胰腺癌细胞系和体内Ehrlich 实体瘤的凋亡。

本研究采用CCK8和流式细胞分析方法检测不同浓度的苦杏仁苷对于肺癌细胞凋亡的影响。为揭示苦杏仁苷抗肿瘤作用的分子机制，我们采用cDNA芯片比较苦杏仁苷处理组和DMSO对照组中肺癌细胞的基因表达谱变化，通过生物信息学分析寻找与苦杏仁苷诱导肺癌细胞凋亡相关的生物信号通路。最终获得了与凋亡和NF-κB信号通路相关的差异表达基因，并通过qRT-PCR和Western印迹技术进一步验证差异表达的基因。采用siRNA敲除和Western印迹方法研究苦杏仁苷通过调控NF-κB信号通路诱导内源性线粒体介导的肺癌细胞凋亡的过程，应用免疫组织化学染色和TUNEL染色方法在肺癌细胞移植小鼠模型中进一步验证了该结论。

三、实验结果

（一）苦杏仁苷诱导线粒体介导的肺癌细胞凋亡

为了研究苦杏仁苷对于肺癌细胞增殖的影响，选取不同浓度的苦杏仁苷分别处理A549和PC9细胞24、48和72 h，然后进行CCK8测定分析。如图7-4-14B所示，与对照组比较，苦杏仁苷显著减少肺癌细胞之间的接触，降低肺癌细胞的数目。如图7-4-14C和图7-4-14D所示，与对照组比较，CCK-8分析结果表明苦杏仁苷呈剂量依赖性和时间依赖性抑制肺癌细胞的增殖。苦杏仁苷作用于A549细胞24、

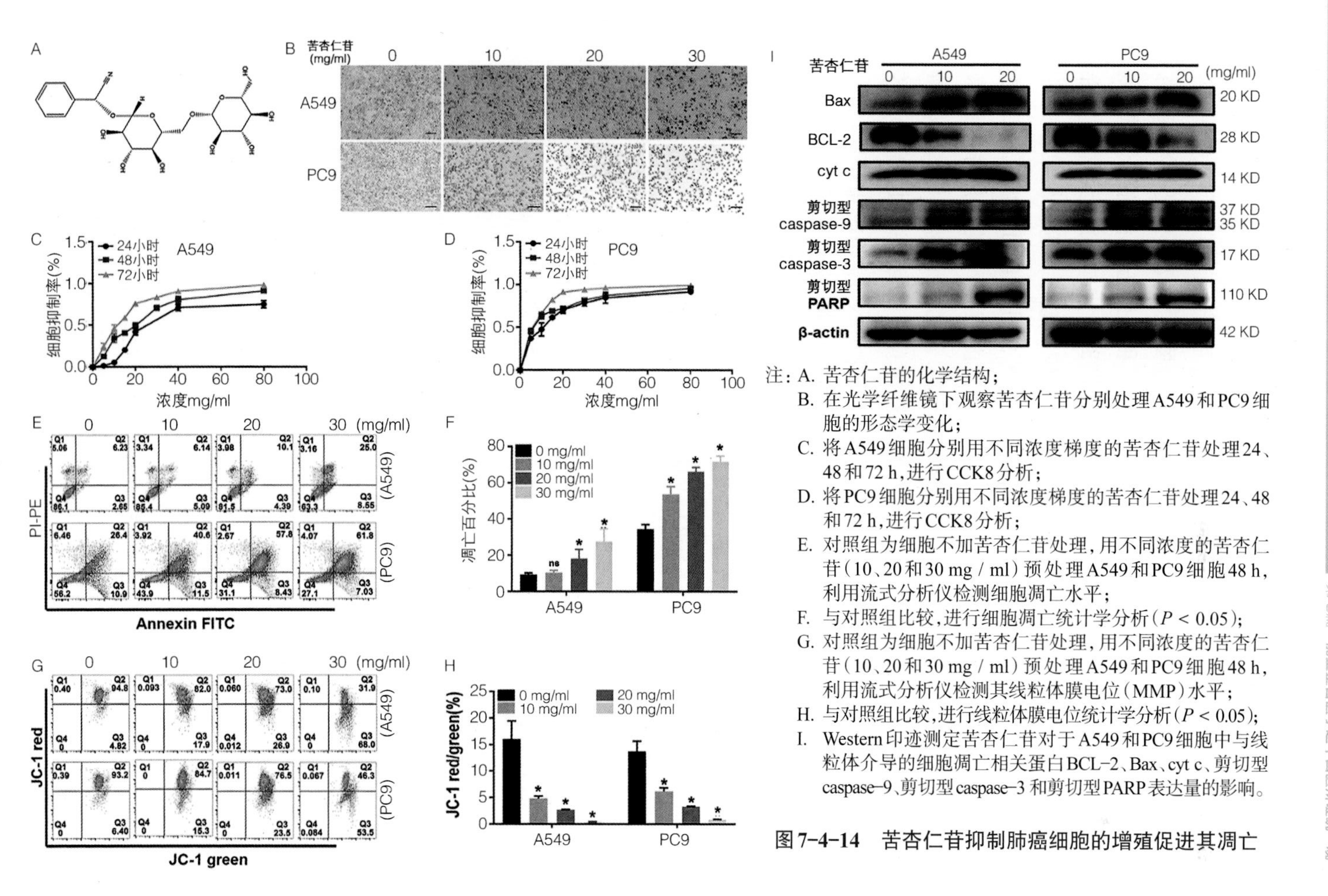

注：A. 苦杏仁苷的化学结构；

B. 在光学纤维镜下观察苦杏仁苷分别处理A549和PC9细胞的形态学变化；

C. 将A549细胞分别用不同浓度梯度的苦杏仁苷处理24、48和72 h，进行CCK8分析；

D. 将PC9细胞分别用不同浓度梯度的苦杏仁苷处理24、48和72 h，进行CCK8分析；

E. 对照组为细胞不加苦杏仁苷处理，用不同浓度的苦杏仁苷（10、20和30 mg / ml）预处理A549和PC9细胞48 h，利用流式分析仪检测细胞凋亡水平；

F. 与对照组比较，进行细胞凋亡统计学分析（$P < 0.05$）；

G. 对照组为细胞不加苦杏仁苷处理，用不同浓度的苦杏仁苷（10、20和30 mg / ml）预处理A549和PC9细胞48 h，利用流式分析仪检测其线粒体膜电位（MMP）水平；

H. 与对照组比较，进行线粒体膜电位统计学分析（$P < 0.05$）；

I. Western印迹测定苦杏仁苷对于A549和PC9细胞中与线粒体介导的细胞凋亡相关蛋白BCL-2、Bax、cyt c、剪切型caspase-9、剪切型caspase-3和剪切型PARP表达量的影响。

图7-4-14 苦杏仁苷抑制肺癌细胞的增殖促进其凋亡

48和72 h的最大半数抑制浓度（IC_{50}）分别为(21.63 ± 2.68) mg/ml、(18.7 ± 3.19) mg/ml和(8.01 ± 0.43) mg/ml。苦杏仁苷作用于PC9细胞24、48和72 h的最大半数抑制浓度（IC_{50}）分别为（12.15 ± 1.85）mg/ml、（7.74 ± 1.19）mg/ml和（6.83 ± 0.83）mg/ml。利用流式分析仪检测Annexin V-FITC/PI标记的苦杏仁苷作用的肺癌细胞的凋亡百分比，如图7-4-14E和图7-4-14F所示，与对照组比较，流式细胞分析结果表明苦杏仁苷呈剂量依赖性促进肺癌A549 和 PC9细胞的凋亡。JC-1染色标记的MMP分析进一步证实了苦杏仁苷与内源性线粒体介导的凋亡途径有关，如图7-4-14G和图7-4-14H所示，苦杏仁苷能够呈剂量依赖性降低肺癌A549 和 PC9细胞的线粒体膜电位。如图7-4-14I所示，苦杏仁苷能够显著增加肺癌A549和PC9 细胞中Bax、细胞色素C、剪切型caspase-9、剪切型caspase-3、剪切型PARP蛋白的表达及降低其BCL-2蛋白的表达，这些结果表明苦杏仁苷诱导内源性线粒体介导的肺癌细胞凋亡。

（二）苦杏仁苷增强NF-κB1基因在肺癌细胞中的表达

如图7-4-15A所示，与对照组比较，利用cDNA芯片比较和鉴定20 mg/ml苦杏仁苷作用于肺癌A549细胞48 h后的基因表达谱的变化。如图7-4-15B所示，火山图显示苦杏仁苷作用于肺癌A549细胞中基因的*P*值和表达差异值之间的关系（红色代表基因高表达，蓝色代表基因低表达），在本研究中共检测到3 000个基因。如图7-4-15C所示，分层聚类分析表明苦杏仁苷作用的差异表达的基因位于NF-κB通路、凋亡通路等。进一步利用KEGG数据库进行苦杏仁苷影响的差异基因的途径分析，同时对每条途径中富集的差异基因进行统计学分析，如图7-4-15D所示，苦杏仁苷作用的差异基因位于靠前10条信号通路分别为：PI3K-Akt、Phospholipase D、FoxO、Rap1、TGF-β、Neurotrophin、TNF、Jak-STAT、Sphingolipid和NF-κB。我们从上述10条信号通路中选取倍数 > 2.0和$P < 0.05$的苦杏仁苷影响的差异表达的基因进行qRT-PCR验证，如图7-4-15E所示，与BCL2L11 和 MET（Methoprene-tolerant）基因表达量变化比较，20 mg/ml 苦杏仁苷影响的NF-κB1基因表达量变化最显著，因此选择NF-κB1作为后续深入探索苦杏仁苷诱导肺癌细胞凋亡分子机制的研究对象。

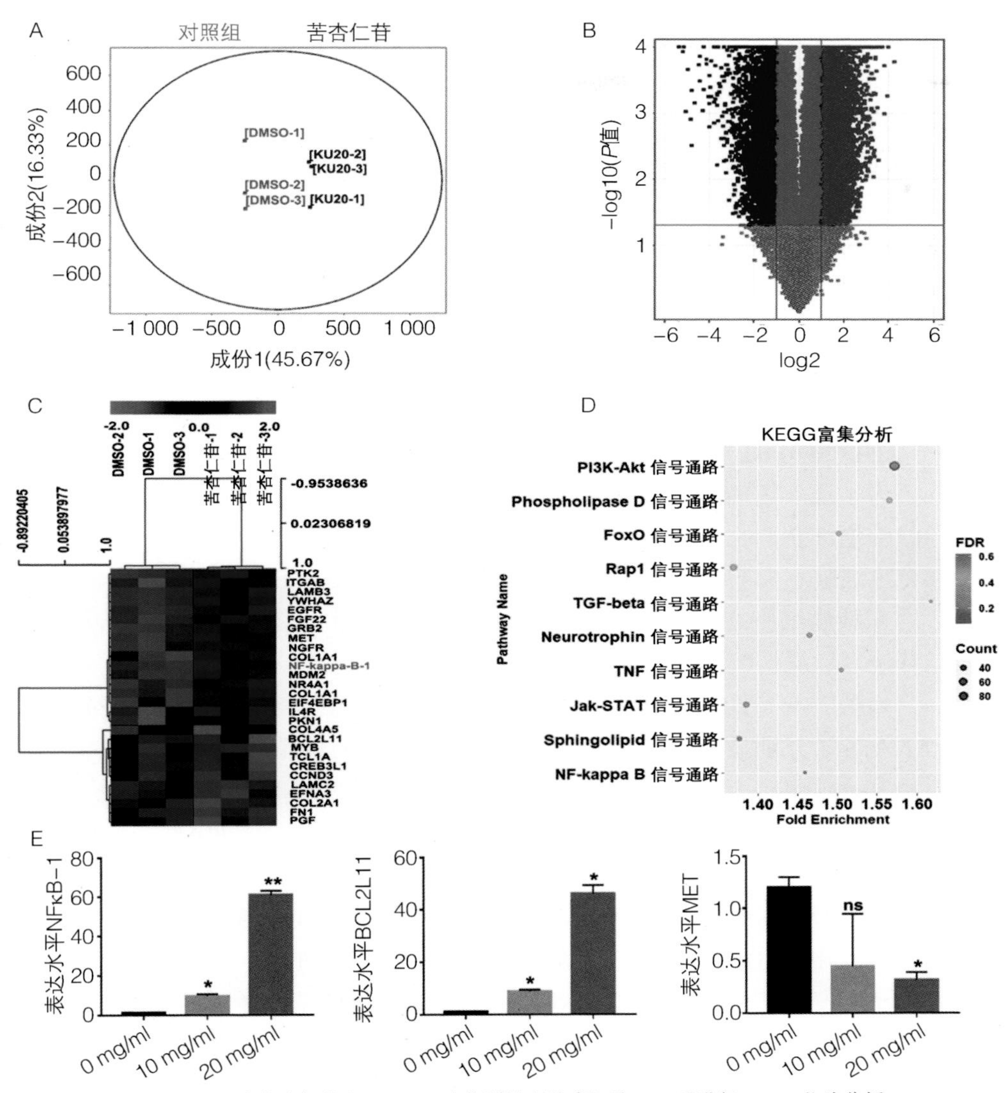

注：A. 用DMSO或苦杏仁苷（20 mg / ml）分别处理肺癌细胞48 h后进行cDNA芯片分析；

B. 火山图显示每个样品的P值和表达差异值之间的关系，红色为高表达基因，蓝色为低表达基因；

C. 聚类可以将相同种类的样本显示在同一聚类中，并且聚在同一聚类中的基因可能具有相似的生物学功能；

D. 使用KEGG数据库进行差异基因的途径分析，对每条信号通路中富集的差异基因进行统计学分析；

E. 对照组为DMSO处理细胞，qRT-PCR分析证实了苦杏仁苷提高NF-κB1表达水平，*与对照组比较，具有统计学意义，$P < 0.05$。

图7-4-15　苦杏仁苷增加肺癌细胞中NF-κB1基因的表达

（三）苦杏仁苷调控肺癌细胞中NF-κB信号通路蛋白的表达

如图7-4-16A所示，Western印迹分析结果表明，苦杏仁苷呈剂量依赖性增加肺癌A549和PC9细胞细胞质中NF-κB1蛋白的表达及降低细胞质中p-p50、p-p65和p-IκBα的表达。进一步采用免疫荧光染色标记方法检测苦杏仁苷是否能够降低细胞质中p50 和 p65的核移位，如图7-4-16B所示，与对照组比较，苦杏仁苷（10、20 mg/ml）分别显著降低肺癌A549 和 PC9细胞中p50和p65从细胞质向细胞核的移位，而苦杏仁苷并不影响肺癌A549和 PC9细胞细胞核中的DNA。这些研究结果表明，苦杏仁苷能够抑制肺癌细胞中NF-κB信号的级联作用。

（四）NF-κB1参与苦杏仁苷诱导的由线粒体介导的肺癌细胞凋亡过程

为了证实苦杏仁苷通过调控NF-κB信号通路诱导内源性线粒体介导的肺癌细胞凋亡，本研究分别构建了NF-κB1 siRNA敲除的肺癌A549和PC9细胞。如图7-4-17A所示，与对照组比较，NF-κB1 siRNA敲除显著增加肺癌细胞之间的接触，增加肺癌细胞的数目，而经20 mg/ml苦杏仁苷处理后能拮抗这种效果。

如图7-4-17B所示，与对照组比较，流式细胞分析结果表明NF-κB1 siRNA敲除分别显著增加肺癌A549 和 PC9细胞的增殖及抑制其凋亡，而经20 mg/ml苦杏仁苷处理后能拮抗这种效果，相关的细胞凋亡量化统计学结果如图7-4-17C所示。如图7-4-17D所示，与对照组相比，流式细胞分析结果表明NF-κB1 siRNA敲除分别显著增加肺癌A549 和 PC9细胞的MMP，而经20 mg/ml苦杏仁苷处理后能拮抗这种效果，相关的线粒体膜电位量化统计学结果如图7-4-17E所示。如图7-4-17F所示，Western印迹分析结果表明NF-κB1 siRNA敲除分别显著降低肺癌A549和 PC9细胞中NF-κB1蛋白的表达，而经20 mg/ml苦杏仁苷处理后能拮抗这种效果。NF-κB1 siRNA敲除和20 mg/ml苦杏仁苷共同作用能够改变NF-κB信号通路蛋白p-p50、p-p65、p-IκBα、Bax和 BCL-2的表达量。这些结果进一步表明苦杏仁苷通过调控NF-κB1/NF-κB信号通路诱导内源性线粒体介导的肺癌细胞凋亡。

（五）苦杏仁苷通过调控NF-κB1/NF-κB信号通路抑制肺癌细胞移植瘤小鼠体内肿瘤的生长促进细胞凋亡

为了进一步研究苦杏仁苷对于肺癌细胞移植瘤小鼠体内肿瘤生长的

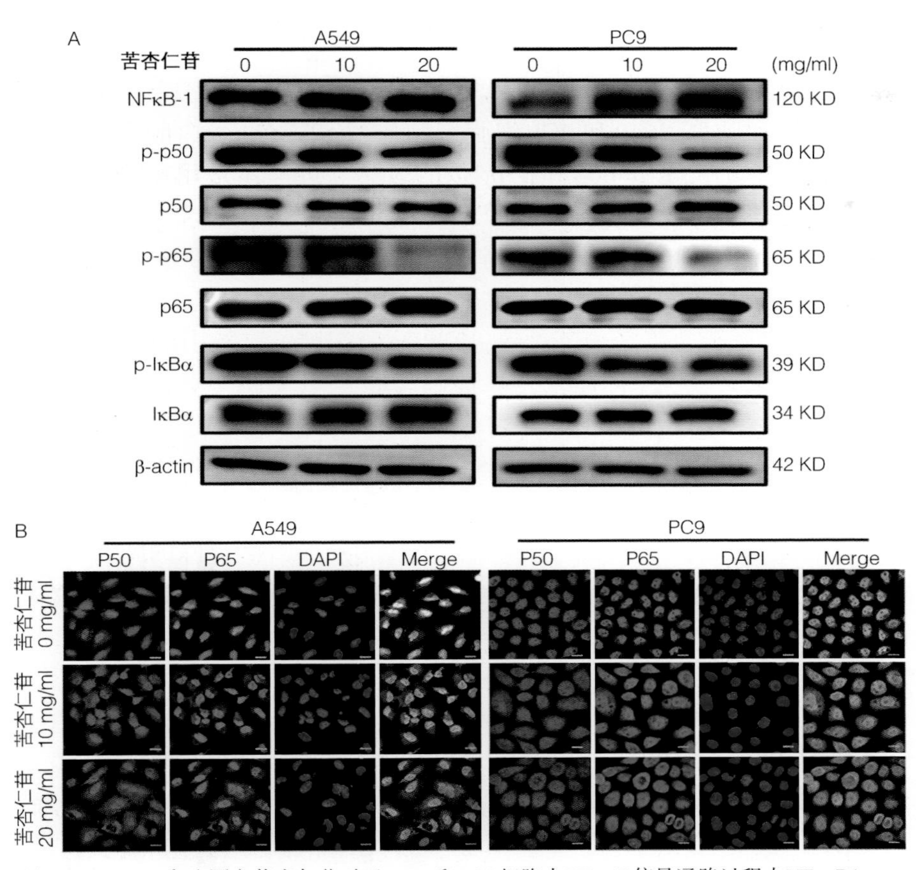

注：A. Western印迹测定苦杏仁苷对于A549和PC9细胞中NF-κB信号通路过程中NF-κB1，p-p50、p50、p-IκBα，IκBα，p-p65、p65表达量的影响。

B. 免疫化学荧光实验分析苦杏仁苷对于A549和PC9细胞中p50 和p65在细胞质和细胞核中定位的影响。

图7-4-16　苦杏仁苷调控肺癌细胞中NF-κB信号通路蛋白的表达

影响，主编团队将A549细胞皮下注射至BALB/c裸鼠的腹侧，然后分别采用生理盐水或者40 mg/（kg·d）苦杏仁苷灌胃15天，进一步验证苦杏仁苷在体内的抗肿瘤作用。如图7-4-18A所示，与生理盐水治疗组比较，苦杏仁苷治疗组的肿瘤体积显著减小。如图7-4-18B所示，与生理盐水治疗组比较，苦杏仁苷组中的小鼠体重没有显著改变。如图7-4-18C所示，与生理盐水治疗组比较，苦杏仁苷组肿瘤重量显著降低，具有统计学差异。如图7-4-18D所示，与生理盐水治疗组比较，苦杏仁苷组中肿瘤重

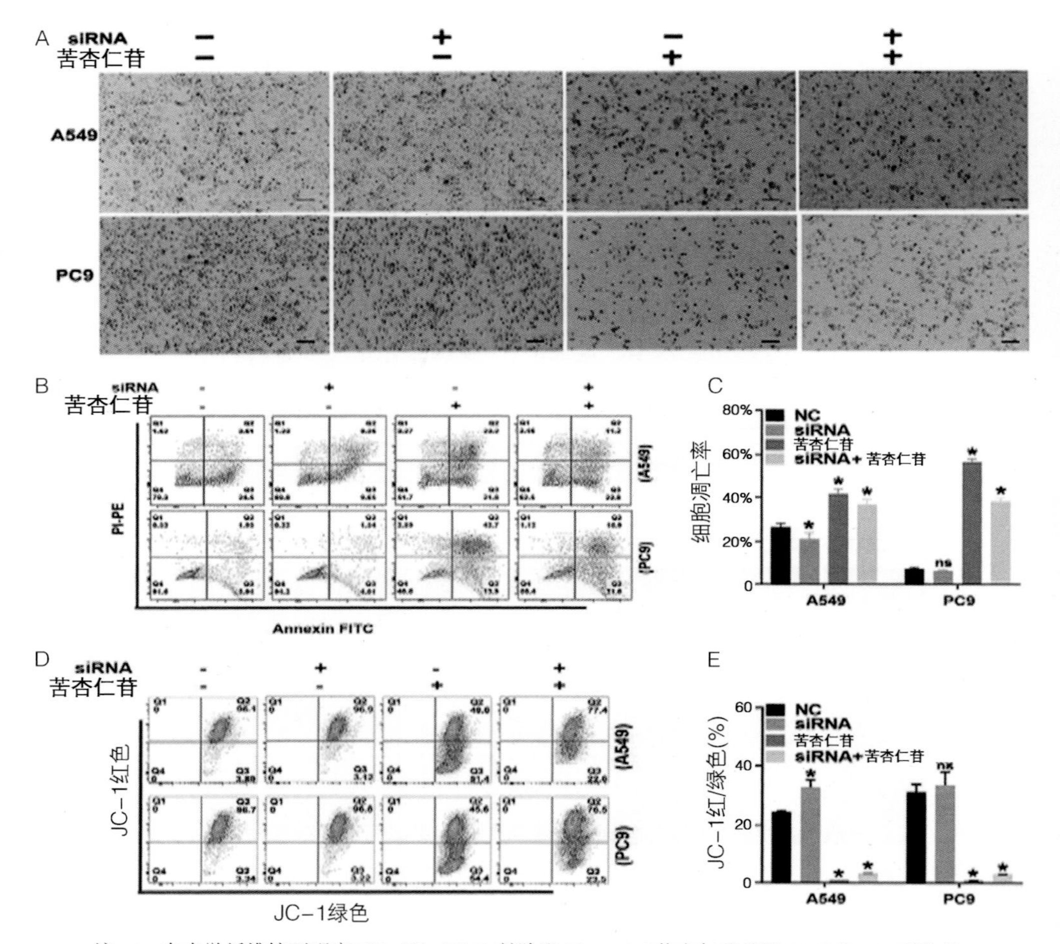

注：A. 在光学纤维镜下观察NF-κB1 siRNA敲除和20 mg /ml苦杏仁苷处理A549和PC9细胞的形态学变化；

B. 对照组为细胞不加NF-κB1 siRNA敲除和20 mg /ml苦杏仁苷处理，用NF-κB1 siRNA敲除和20 mg /ml苦杏仁苷分别预处理A549和PC9细胞48 h，流式细胞术分析细胞凋亡水平；

C. 与对照组比较，进行细胞凋亡统计学分析（$P < 0.05$）；

D. 对照组为细胞不加NF-κB1 siRNA敲除和20 mg /ml苦杏仁苷处理，用NF-κB1 siRNA敲除和20 mg /ml苦杏仁苷分别预处理A549和PC9细胞48 h，流式细胞术检测其线粒体膜电位（MMP）水平；

E. 与对照组比较，进行线粒体膜电位统计学分析（$P < 0.05$）；

F. Western印迹测定NF-κB1 siRNA敲除和20 mg /ml苦杏仁苷对于A549和PC9细胞中NF-κB1、p-IκBα、IκBα、p-p50、p50、p-p65、p65、Bax和BCL-2表达量的影响。

图7-4-17　NF-κB1参与苦杏仁苷诱导的内源性线粒体介导的肺癌细胞凋亡过程

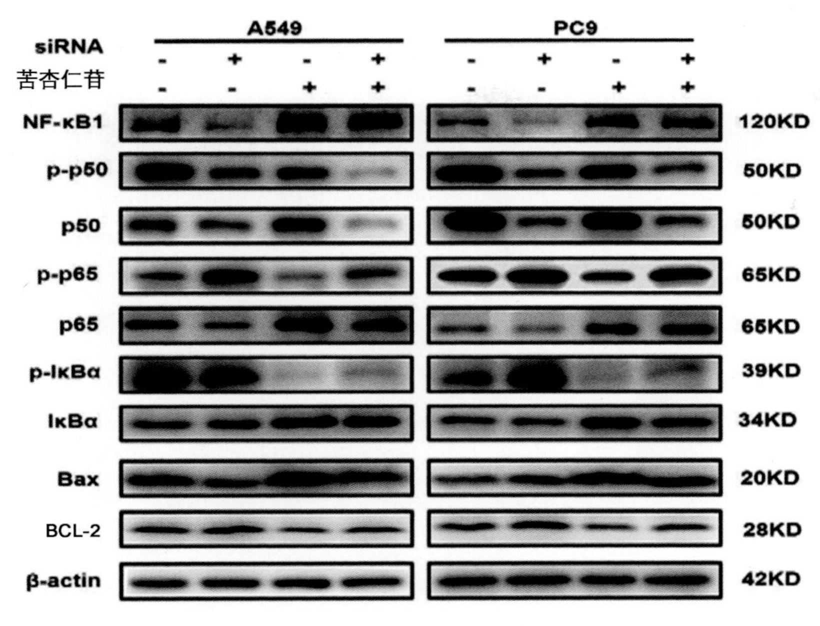

图 7-4-17（F）

量与小鼠体重的比值显著降低，具有统计学差异。如图 7-4-18E 所示，免疫组织化学结果表明，与生理盐水治疗组比较，苦杏仁苷显著增加肺癌细胞移植瘤小鼠体内肿瘤组织中的NF-κB1、Bax和caspase-3的表达，降低BCL-2的表达，免疫组织化学的统计学结果如图 7-4-18F 所示。TUNEL染色结果也表明，与生理盐水治疗组比较，苦杏仁苷显著增加肺癌细胞移植瘤小鼠体内肿瘤细胞的凋亡。这些研究结果表明苦杏仁苷通过增加NF-κB1的表达抑制肺癌细胞移植瘤小鼠体内肿瘤的生长，促进其凋亡。

四、讨论

恶性肿瘤是当今世界上危害人类健康的主要疾病。近年来，抗肿瘤药物的发展逐渐由细胞毒性药物向提高药物选择性、克服多药耐药、开发新的靶向药物和低毒高特异性药物转化。苦杏仁苷是一种不良反应小、来源广泛、价格相对低廉的治疗候选化合物。已发表的文献表明苦杏仁苷具有抗癌、抗炎、免疫调节、镇痛、抗动脉粥样硬化、抗纤维化、改善生殖系统和消化系统、改善心肌肥大和神经退行性变、降低血糖等药理活

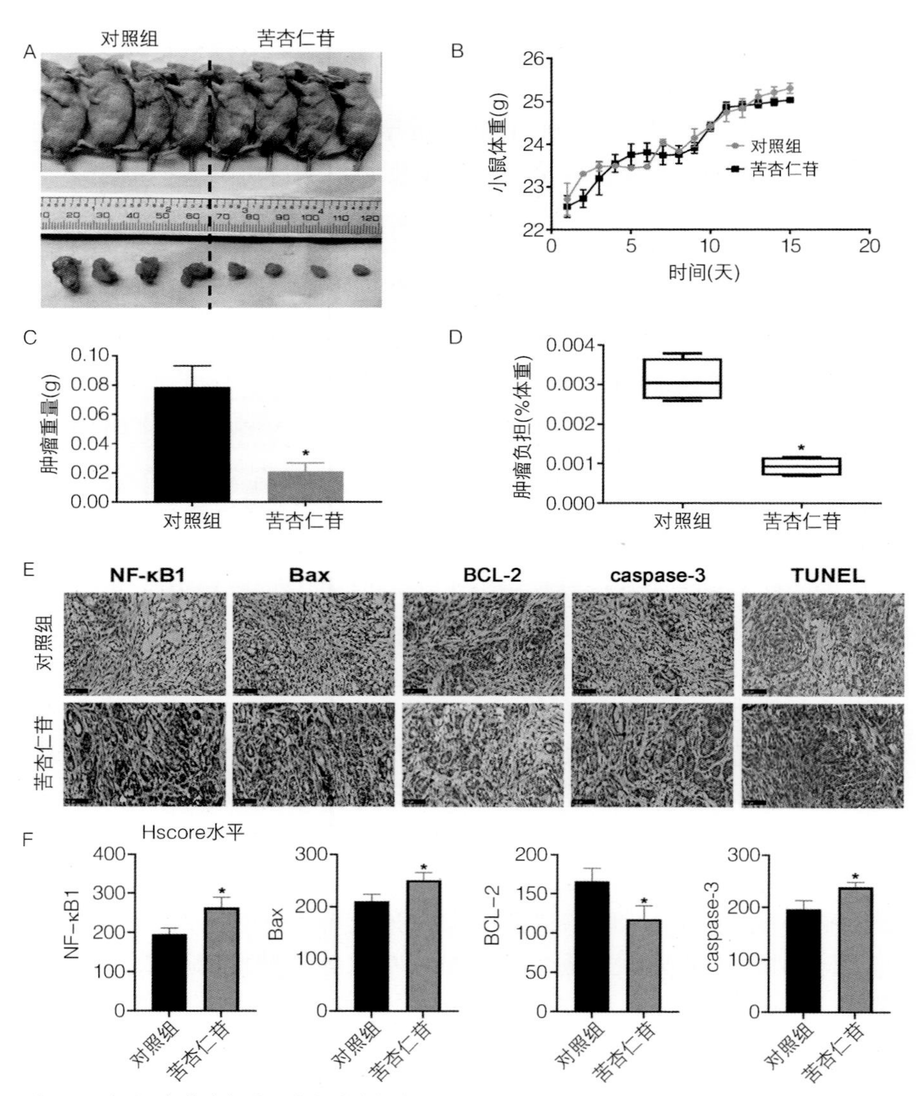

注：A. 对照组与苦杏仁苷组中的肿瘤标本对比；

B. 与对照组比较，苦杏仁苷组中的小鼠体重没有显著改变；

C. 与对照组比较，苦杏仁苷组肿瘤重量显著降低，具有统计学差异，$P < 0.05$；

D. 与对照组比较，苦杏仁苷组中肿瘤重量与小鼠体重的比值显著降低，具有统计学差异，$P < 0.05$；

E. 免疫组织化学实验表明与对照组比较，苦杏仁苷组肿瘤中NF-κB1、Bax、BCL-2 和 caspase-3的表达发生明显改变；

F. 与对照组比较，进行免疫组织化学实验统计学分析（$P < 0.05$）。

图 7-4-18 苦杏仁苷抑制肺癌细胞移植瘤小鼠体内肿瘤的生长促进其凋亡

性。除了少数已发表的关于苦杏仁苷影响肿瘤细胞周期、抑制肿瘤细胞黏附、抑制特定肿瘤细胞迁移、侵袭和转移的研究性文章外，大部分已发表的文献集中表明苦杏仁苷通过诱导多种肿瘤细胞凋亡发挥其抗肿瘤作用。然而，苦杏仁苷诱导肿瘤细胞凋亡的具体分子机制仍不清楚。在本研究中，CCK8实验结果显示苦杏仁苷对于肺癌A549和PC9细胞增殖的抑制作用呈现浓度依赖性和时间依赖性。流式细胞分析仪检测Annexin V-FITC/PI标记的细胞凋亡结果也显示苦杏仁苷能够显著地促进肺癌A549和PC9细胞的凋亡，且呈现剂量依赖性。此外，流式细胞分析仪检测JC-1染色的MMP结果显示苦杏仁苷呈剂量依赖性降低肺癌细胞的线粒体膜电位。我们又通过Western印迹检测了苦杏仁苷处理的肺癌细胞中与线粒体介导的凋亡通路相关蛋白的表达，这些结果表明苦杏仁苷能够诱导肺癌细胞内源性线粒体介导的凋亡通路。

为了探索苦杏仁苷诱导肺癌细胞凋亡的分子机制，研究采用cDNA芯片技术对于苦杏仁苷处理的肺癌细胞进行基因表达谱分析。在本研究中共检测到3 000个基因，我们从利用KEGG数据库进行差异基因的通路分析获得的靠前10条信号通路中选取倍数 > 2.0和$P < 0.05$的差异表达的基因进行qRT-PCR验证。qRT-PCR结果表明，与BCL2L11和 MET基因表达量变化比较，20 mg/ml 苦杏仁苷影响的NF-κB1基因表达量变化最显著。已发表的文献表明NF-κB1在癌症、炎症和衰老进程中发挥抑制作用。NF-κB1（又称p105 NF-κB）缺乏内在的转录反转录功能，且需要蛋白水解过程进而生成成熟的p50蛋白。缺乏NF-κB1（编码p50 NF-kB亚基）的小鼠对于包括肺在内的多个器官的损伤表现出过多的中性粒细胞炎症反应。Wilson等发现NF-κB1是一种中性粒细胞驱动的肝细胞癌抑制因子。O'Reilly等的研究揭示了NF-κB1的缺失激活异常的STAT1信号通路和无菌性炎症进而诱发胃癌的发生。基于此，在接下来的研究工作中，我们选择了研究苦杏仁苷对于NF-κB1的影响，进一步探索苦杏仁苷诱导肺癌细胞凋亡的分子机制。

NF-κB是肿瘤细胞和肿瘤微环境中炎症反应的主要介质，其诱发生长因子和血管生成因子的表达，最终导致肿瘤的发生。此外，NF-κB家族能够激活多种抗凋亡基因，进而促进肿瘤的恶性进展。NF-κB信号通路能够促进大量恶性肿瘤的进展，已在包括肺癌、乳腺癌、结肠癌和卵巢癌在内的上皮来源的肿瘤中发现了NF-κB信号通路。在哺乳动物细胞中，NF-κB转录因子家族由NF-κB1（p50/p105）、NF-κB2（p52/p100）、RelA（p65）、RelB和c-Rel 5个亚基组成，它们组合成不同NF-κB复合物的多种同源二聚体和异源二聚体。同源二聚体或异源二聚体形成活性的NF-κB转录因子复合物通过NF-κB抑制剂（IκBs）保留在细胞质中，IκBs在上游刺激下被IκB激酶（IKKs）磷酸化后，转录因子被释放。p50：p50同源二聚体和p50：p65异源二聚体是大多数细胞类型中最常见的NF-κB亚基组合。NF-κB1/p50通常与肿瘤抑制相关，而p65的过表达和磷酸化已成为侵袭性癌症和炎症的标志性特征。p50是NF-κB1的成熟产物，由其前体p105产生。NF-κB1（p50/p50）同源二聚体缺乏内在的转录反式激活能力，其作为同源二聚体可以充当非活性或抑制性复合物，除非通过与其他能够共激活因子招募的因子相结合进而赋予NF-κB1（p50/p50）同源二聚体作为转录因子的能力。一些参与IκB激酶复合物的炎症刺激NF-κB二聚体（如p65/p50异源二聚体）易位到细胞核并启动靶基因的转录。在当前的研究中，Western印迹结果显示，苦杏仁苷呈浓度依赖性上调肺癌细胞A549和PC9细胞质中NF-κB1的表达，降低细胞质中p-p50、p-p65和p-IκB α 的表达。免疫荧光染色结果显示，与DMSO对照细胞比较，苦杏仁苷显著减少肺癌A549和PC9细胞中p50和p65从细胞质向细胞核的移位。

为了证实苦杏仁苷通过调控NF-κB1/NF-κB信号通路诱导内源性线粒体介导的肺癌细胞凋亡，在本研究中我们分别构建了NF-κB1 siRNA敲除的肺癌A549和PC9细胞。我们发现NF-κB1 siRNA敲除分别显著增加肺癌细胞A549 和 PC9的增殖及抑制其凋亡，而经20 mg/ml苦杏仁苷处理后能拮抗这种效果。与对照组比较，流式细胞分析结果表明NF-κB1 siRNA敲除分别显著增加肺癌细胞A549和PC9的MMP，而经20 mg/ml苦杏仁苷处理后能拮抗这种效果。Western印迹分析结果表明NF-κB1 siRNA敲除分别显著降低肺癌细胞A549和PC9细胞中NF-κB1蛋白的表达，而经20 mg/ml苦杏仁苷处理后能拮抗这种效果。NFκB-1 siRNA敲除和20 mg/ml苦杏仁苷共同作用能够改变NF-κB信号通路蛋白p-p50、p-p65、p-IκBα、Bax和 BCL-2的表达量。在当前的研究中，我们又将A549细胞皮下注射至BALB/c裸鼠的腹侧，然后分别采用生理盐水或者40 mg/（kg · d）

苦杏仁苷灌胃15天，进一步验证苦杏仁苷在体内的抗肿瘤作用。我们发现，与生理盐水治疗组比较，苦杏仁苷治疗组的肿瘤体积和重量显著减小。而与生理盐水治疗组比较，苦杏仁苷组中的小鼠体重没有显著改变。免疫组织化学结果表明，与生理盐水治疗组比较，苦杏仁苷显著增加肺癌细胞移植瘤小鼠体内肿瘤组织中的NF-κB1、Bax和caspase-3的表达和降低BCL-2的表达。TUNEL染色结果也表明，与生理盐水治疗组比较，苦杏仁苷显著增加肺癌细胞移植瘤小鼠体内肿瘤细胞的凋亡。

五、结论

据我们所知，本研究是关于苦杏仁苷通过调控NF-κB1/NF-κB信号通路诱导内源性线粒体介导的肺癌细胞凋亡的首次报道。如图7-4-19所示，在本研究工作中，主编团队探索了苦杏仁苷在体内外通过增强NF-κB1和失活NFκB信号级联作用进而改变细胞凋亡相关蛋白（Bax、BCL-2、cyt c、caspase-9、caspase-3和PARP）的表达，最终抑制肺癌细胞增殖及诱导其凋亡的分子机制。本研究结果表明苦杏仁苷可能是

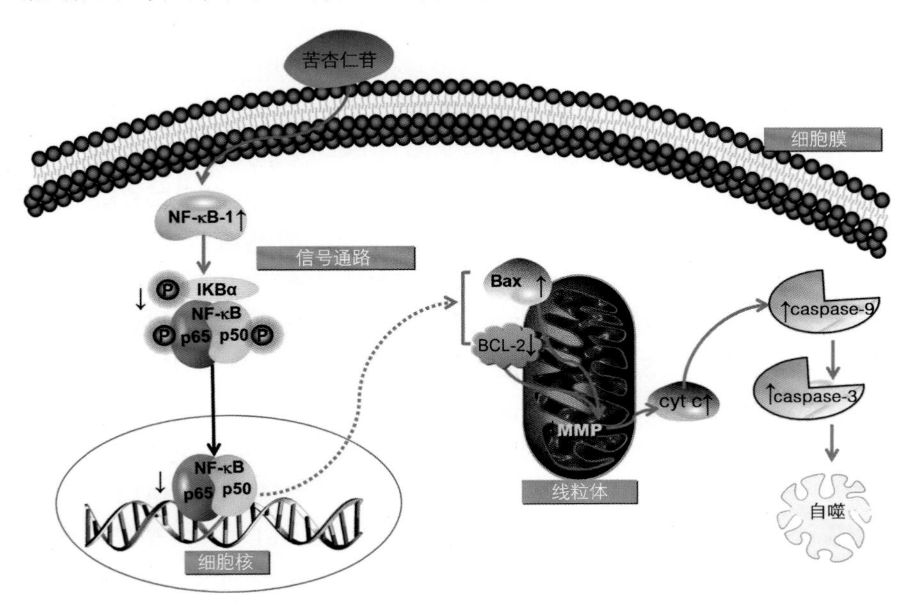

图7-4-19 NF-κB1/NF-κB信号通路在苦杏仁苷诱导的线粒体介导的肺癌细胞凋亡中发挥作用的示意图

NF-κB1的潜在激活因子，这为苦杏仁苷抗肿瘤作用的分子机制研究提供了新的线索。研究结果表明苦杏仁苷是一种潜在的抗肿瘤化合物，为其今后成为肺癌治疗候选药物提供了可能。

（林舒梦　任燕北　范理宏）

第四节　阿胶抑制NLRP3炎性小体和线粒体损伤改善肺细胞炎症损伤

一、摘要

急性肺损伤（acute lung injury，ALI）及其相关的严重形式急性呼吸窘迫综合征（ARDS）是与败血性休克、肺炎和胰腺炎引起的死亡相关的常见临床问题，ALI不仅与严重的低氧血症、肺部炎症和肺水肿有关，而且还会导致全身炎症。

两千多年以来，阿胶在中国作为一种保健食品和传统中药，被广泛地应用于养生和临床治疗。阿胶的抗炎作用虽见少量报道，但其具体作用的分子机制仍不清楚。临床上阿胶用于缓解ALI的研究未见报道，阿胶改善NF-κB信号通路及下游与炎症细胞焦亡相关的NLRP3、ASC、caspase-1和IL-1β蛋白的表达未见报道。

在本研究中，我们首先采用脂多糖（LPS）诱导人正常肺上皮细胞Beas 2B细胞成为炎症的人肺上皮细胞Beas 2B细胞模型，CCK8实验结果表明，阿胶对于LPS诱导的炎症人肺上皮细胞Beas 2B细胞具有保护作用。然后采用NF-κB抑制剂BAY11-7082和ROS清除剂NAC（N-acetyl cysteine），结合qRT-PCR、Western印迹、荧光标记实验证实，阿胶能够显著降低LPS诱导的炎症人肺上皮细胞Beas 2B细胞模型中NF-κB信号通路及下游与炎症细胞焦亡相关的NLRP3、ASC、caspase-1和IL-1β蛋白的表达，减少炎症细胞线粒体ROS的产生和逆转线粒体膜电位的变化。通过给C57BL/6小鼠气管注射LPS诱导成小鼠ALI动物模型，通过HE染色证实，阿胶对于LPS诱导的小鼠ALI动物模型具有很好的保护作用。最后通过免疫组织化学方法证实，阿胶能够显著降低LPS诱导的小鼠ALI动物模型中NF-κB信号通路及下游与炎症细胞焦亡相关的NLRP3、ASC、caspase-1和IL-1β蛋白的表达，采用荧光标记方法证实了阿胶明显减少LPS诱导的小鼠ALI动物模型中肺组织中线粒体ROS的产生。

以上实验结果提供了NF-κB-NLRP3炎性小体通路在阿胶抗炎治疗中的科学作用，本研究将有助于今后临床上应用阿胶预防和缓解ALI的发生。

二、引言

ALI是各种直接和间接致伤因素导致的上皮细胞及毛细血管内皮细胞损伤，造成弥漫性肺间质及肺泡水肿，导致的急性低氧性呼吸功能不全。ALI以肺容量减少、肺顺应性降低、通气/血流比例失调为病理生理特征，临床上表现为进行性低氧血症和呼吸窘迫，肺部影像学上表现为非均一性的渗出性病变，其发展至严重阶段（氧合指数 < 200）被称为AROS。AROS是由肺内原因和（或）肺外原因引起的，以顽固性低氧血症为显著特征的临床综合征，因高病死率而倍受关注。

细胞焦亡（pyroptosis）又称细胞炎性坏死，是一种程序性细胞死亡，表现为细胞不断胀大直至细胞膜破裂，导致细胞内容物的释放进而激活强烈的炎症反应。细胞焦亡的生化特征主要标志有炎性小体的形成，依赖于炎性半胱天冬酶（主要是caspase-1），并伴有大量促炎症因子的释放。细胞焦亡经典通路：caspase-1通路通过炎性小体感知危险，招募并活化caspase-1，caspase-1切割并激活IL-18、IL-1β 等炎症因子，导致细胞焦亡。细胞焦亡是机体一种重要的天然免疫反应，研究表明，细胞焦亡广泛参与炎症、感染性疾病、神经系统相关疾病和动脉粥样硬化性疾病等的发生发展。NF-κB信号通路及其下游细胞焦亡相关蛋白的表达已有相关报道，NF-κB信号通路是NLRP3炎性小体启动阶段的主要信号通路，NF-κB介导的NLRP3炎性小体的激活是炎症过程的重要调控机制。

阿胶，为马科驴属动物驴*Equus asinus L.*的皮，经漂泡去毛后熬制而成的凝胶块状制品。阿胶多由骨胶原组成，经水解后得到多种氨基酸，如赖氨酸、精氨酸、组氨酸、胱氨酸、色氨酸、羟脯氨酸、天门冬氨酸、苏氨酸、丝氨酸、谷氨酸、脯氨酸、甘氨酸、丙氨酸等。阿胶具有补血、滋阴、润肺、止血的功效。《神农本草经》最早记载阿胶："主心腹内崩，劳极洒洒如疟状，腰腹痛，四肢酸疼，女子下血，安胎。"在中国，两千多年来阿胶作为一种保健食品和传统中药，被广泛地应用于养生和临床治疗。阿胶的抗炎作用虽见少量报道，但其具体作用的分子机制仍不清楚。临床上阿胶用于缓解ALI的研究未见报道，阿胶改善NF-κB信号通路及下游与炎症细胞焦亡相关的NLRP3、ASC、caspase-1和IL-1β蛋白的表达未见报道。

三、实验结果

（一）阿胶中主要化学成分分析

表7-4-1　阿胶中各种氨基酸的含量测定

氨　基　酸	含量（g/100 g）
苯丙氨酸	1.84
丙氨酸	8.55
甲硫氨酸	0.45
脯氨酸	14.0
甘氨酸	20.0
谷氨酸	8.91
精氨酸	6.11
赖氨酸	3.38
酪氨酸	0.68
亮氨酸	2.98
丝氨酸	2.86
苏氨酸	1.75
天冬氨酸	5.63
缬氨酸	2.49
异亮氨酸	1.52
组氨酸	1.06
色氨酸	0.36
半胱氨酸	0.21

（二）阿胶对于LPS诱导的炎症人肺上皮细胞Beas 2B细胞的保护作用

CCK8实验分析不同浓度的阿胶分别对于正常人肺上皮细胞Beas 2B细胞和LPS诱导的炎症人肺上皮细胞Beas 2B细胞增殖的影响，结果发现不同浓度的阿胶对于正常人肺上皮细胞Beas 2B细胞增殖无影响，而与LPS诱导的炎症人肺上皮细胞Beas 2B细胞组相比较，100 μg/ml阿胶处理组、200 μg/ml阿胶处理组、400 μg/ml阿胶处理组和800 μg/ml阿胶处理组分别对于LPS诱导的炎症人肺上皮细胞Beas 2B细胞增殖具有促进作用（与LPS组相比，$*P < 0.05$，$**P < 0.01$，具有统计学意义），因此本研究选取100 μg/ml阿胶和200 μg/ml阿胶作为细胞学相关实验的阿胶剂量，如图7–4–20A所示。

qRT–PCR实验分析100 μg/ml和200 μg/ml阿胶分别对于LPS诱导的炎症人肺上皮细胞Beas 2B细胞中与炎症细胞焦亡相关的NLRP3、ASC、caspase–1和IL–1β基因表达的影响，结果表明阿胶能够分别降低LPS诱导的炎症人肺上皮细胞Beas 2B细胞中与炎症细胞焦亡相关的NLRP3、ASC、caspase–1和IL–1β基因的表达，且呈现剂量依赖效应（与正常对照相比，$*P < 0.05$，$**P < 0.01$，$***P < 0.001$，具有统计学意义；与LPS组相比，$\#P < 0.05$，$\#\#P < 0.01$，$\#\#\#P < 0.001$，具有统计学意义）。如图7–4–20B所示。

（三）阿胶调控LPS诱导的炎症人肺上皮细胞Beas 2B细胞中NF–κB信号通路及其下游细胞焦亡相关蛋白的表达

免疫荧光染色标记方法检测阿胶是否能够降低细胞质中p65的核移位，如图7–4–21A所示，与LPS组比较，阿胶（100 μg/ml，200 μg/ml）分别显著降低LPS诱导的炎症人肺上皮细胞Beas 2B细胞中p65从细胞质向细胞核的移位，而阿胶并不影响LPS诱导的炎症人肺上皮细胞Beas 2B细胞细胞核中的DNA。这些研究结果表明阿胶能够抑制LPS诱导的炎症人肺上皮细胞Beas 2B细胞中NF–κB信号的级联作用。

进一步采用Western印迹分析结果表明阿胶呈剂量依赖性降低LPS诱导的炎症人肺上皮细胞Beas 2B细胞细胞质中NF–κB经典信号通路相关蛋白（p–IKKα/β、p–p65、p–Iκ$B\alpha$）及其下游细胞焦亡相关蛋白（NLRP3、ASC、caspase–1和IL–1β）的表达，如图7–4–21B和图7–4–21C所示。

采用NF–κB抑制剂BAY11–7082干预LPS诱导的炎症人肺上皮细

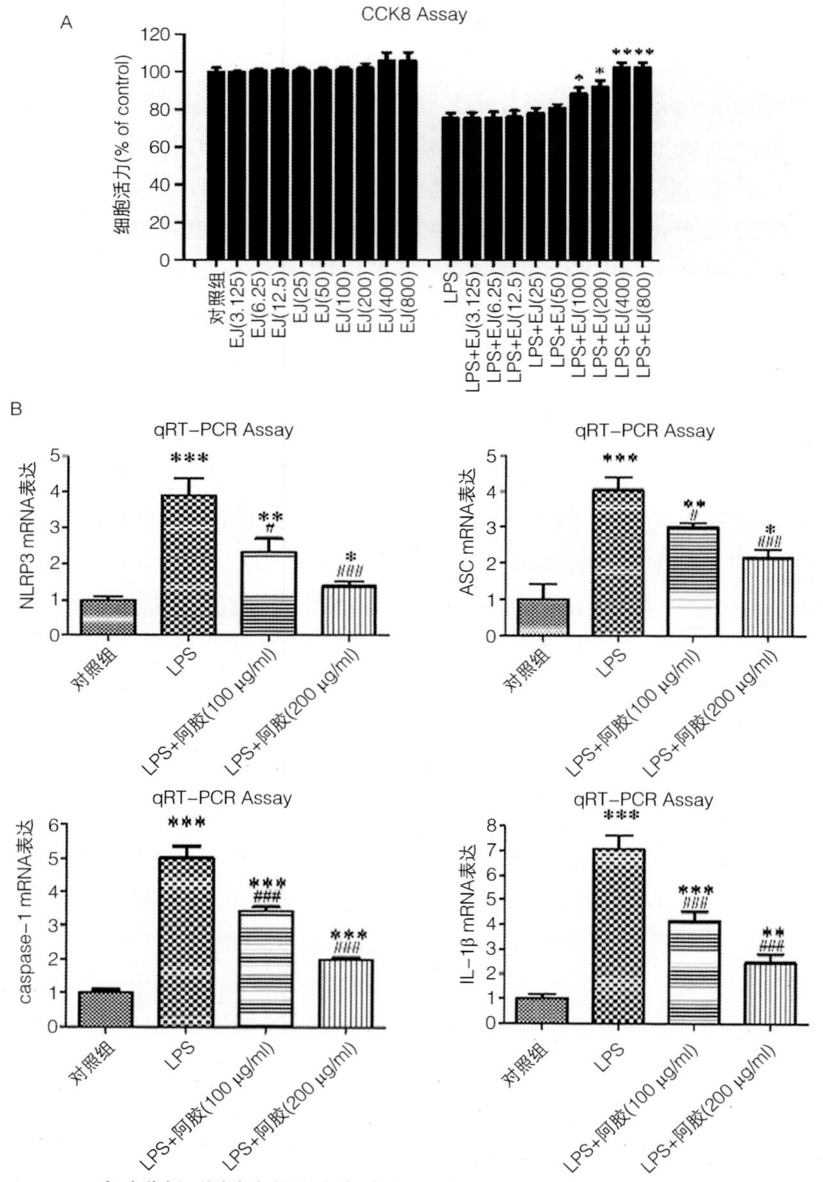

注：A. CCK8实验分析不同浓度的阿胶分别对于正常人肺上皮细胞Beas 2B细胞和LPS诱导的炎症人肺上皮细胞Beas 2B细胞增殖的影响；

B. qRT-PCR实验分析100 μg/ml和200 μg/ml阿胶分别对于LPS诱导的炎症人肺上皮细胞Beas 2B细胞中与炎症细胞焦亡相关的NLRP3、ASC、caspase-1和IL-1β 基因表达的影响。

图7-4-20 阿胶对于LPS诱导的炎症人肺上皮细胞Beas 2B细胞的保护作用

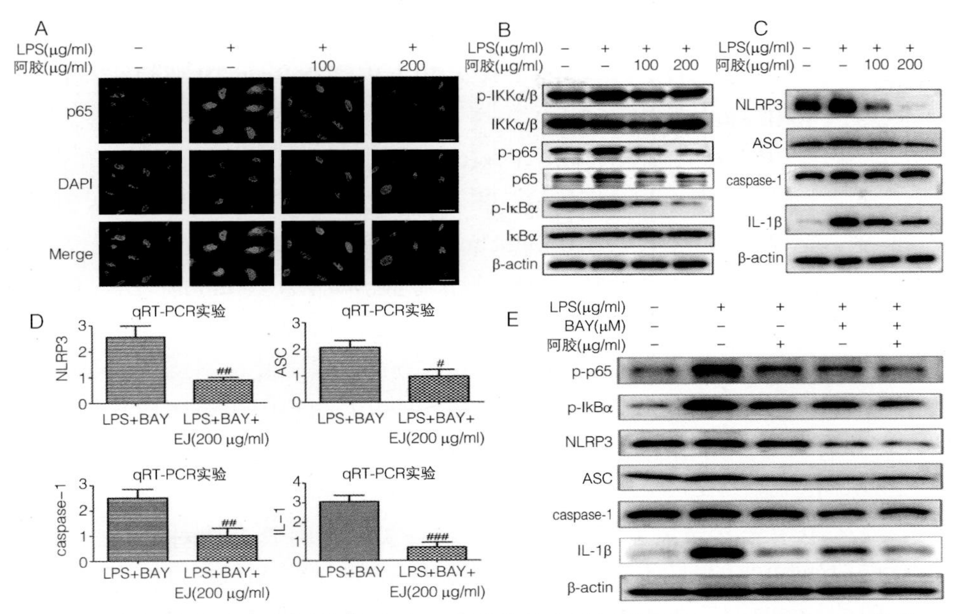

注：A. 免疫化学荧光实验分析阿胶对于LPS诱导的炎症人肺上皮细胞Beas 2B细胞p65在细胞质和细胞核中定位的影响；

B. Western印迹测定阿胶对于LPS诱导的炎症人肺上皮细胞Beas 2B细胞细胞质中NF-κB经典信号通路相关蛋白（p-IKKα/β，p-p65，p-IκBα）表达的影响；

C. Western印迹测定阿胶对于LPS诱导的炎症人肺上皮细胞Beas 2B细胞细胞质中NF-κB经典信号通路下游细胞焦亡相关蛋白（NLRP3、ASC、caspase-1和IL-1β）表达的影响；

D. qRT-PCR实验检测10 μmol/L BAY11-7082和200 μg/ml阿胶合用对于细胞焦亡相关蛋白（NLRP3、ASC、caspase-1和IL-1β）基因表达的影响；

E. Western印迹实验检测10 μmol/L BAY11-7082和200 μg/ml阿胶合用对于LPS诱导的炎症人肺上皮细胞Beas 2B细胞细胞质中NF-κB经典信号通路相关蛋白（p-p65、p-IκBα）及其下游细胞焦亡相关蛋白（NLRP3、ASC、caspase-1和IL-1β）表达的影响。

图7-4-21　阿胶调控LPS诱导的炎症人肺上皮细胞Beas 2B细胞中NF-κB信号通路及其下游细胞焦亡相关蛋白的表达

胞Beas 2B细胞，如图7-4-21D所示，qRT-PCR实验结果表明10 μmol/L BAY11-7082和200 μg/ml阿胶合用分别降低细胞焦亡相关蛋白（NLRP3、ASC、caspase-1和IL-1β）基因的表达（与LPS+BAY11-7082组相比，#$P<0.05$，##$P<0.01$，###$P<0.001$，具有统计学意义）。

采用NF-κB抑制剂BAY11-7082干预LPS诱导的炎症人肺上皮细胞Beas 2B细胞，如图7-4-21E所示。Western印迹分析结果表明，10 μmol/L BAY11-7082和200 μg/ml阿胶合用分别降低LPS诱导的炎症人肺上皮细胞Beas 2B细胞细胞质中NF-κB经典信号通路相关蛋白（p-p65、p-IκBα）

及其下游细胞焦亡相关蛋白（NLRP3、ASC、caspase-1 和 IL-1β）的表达。

（四）阿胶影响 LPS 诱导的炎症人肺上皮细胞 Beas 2B 细胞线粒体 ROS 产生和线粒体膜电位变化

采用 ROS 清除剂 NAC 和 NF-κB 抑制剂 BAY11-7082 分别干预人正常肺上皮细胞 Beas 2B 细胞和 LPS 诱导的炎症人肺上皮细胞 Beas 2B 细胞，运用 MitoSOX™ Red mitochondrial superoxide indicator 标记检测 10 mM ROS 清除剂 NAC+200 μg/ml 阿胶合用及 10 μmol/L BAY11-7082+200 μg/ml 阿胶合用对于相关细胞中线粒体 ROS 产生的影响，如图 7-4-22A 所示，10 mM ROS 清除剂 NAC+200 μg/ml 阿胶合用及 10 μmol/L BAY11-7082+200 μg/ml 阿胶合用显著降低相关细胞中线粒体 ROS 的产生（与各自对照组相比较，$^{*}P < 0.05$，$^{**}P < 0.01$，$^{***}P < 0.001$，具有统计学意义）。

运用激光共聚焦显微镜观察 BAY11-7082 和阿胶合用对于 JC-1 染色标记的 LPS 诱导的炎症人肺上皮细胞 Beas 2B 细胞 MMP 变化的影响，如图 7-4-22B 和图 7-4-22C 所示，阿胶能够呈剂量依赖性逆转 LPS 诱导的炎症人肺上皮细胞 Beas 2B 细胞线粒体膜电位，而 10 μmol/L BAY11-7082+200 μg/ml 阿胶合用进一步逆转 LPS 诱导的炎症人肺上皮细胞 Beas 2B 细胞线粒体膜电位的变化。

（五）阿胶对于 LPS 诱导的小鼠急性肺损伤动物模型的保护作用

动物实验分组，分为 4 组（对照组、LPS 组、LPS+1.25 g/kg 阿胶组和 LPS+2.5 g/kg 阿胶组），每组 5 只小鼠，如图 7-44-23A 所示，LPS+1.25 g/kg 阿胶组和 LPS+2.5 g/kg 阿胶组的小鼠分别每天给予 1.25 g/kg 阿胶和 2.5 g/kg 阿胶，连续给药 10 天后，分别向 LPS 组、LPS+1.25 g/kg 阿胶组和 LPS+2.5 g/kg 阿胶组的小鼠通过气管注射 1 mg/kg LPS（制造 LPS 诱导的小鼠急性肺损伤动物模型），LPS 处理 24 h 后麻醉脱臼处死 4 组小鼠，取出相关的肺组织，如图 7-4-23B 所示。如图 7-4-23C 所示，采用 HE 染色发现阿胶能呈剂量依赖性保护 LPS 诱导的小鼠急性肺损伤，统计学结果如图 7-4-23D 所示。

（六）阿胶对于 LPS 诱导的小鼠急性肺损伤动物模型中 NF-κB 信号通路及其下游细胞焦亡相关蛋白的表达和肺组织中线粒体 ROS 产生的影响

通过免疫组织化学方法检测阿胶对于 LPS 诱导的小鼠急性肺损伤动

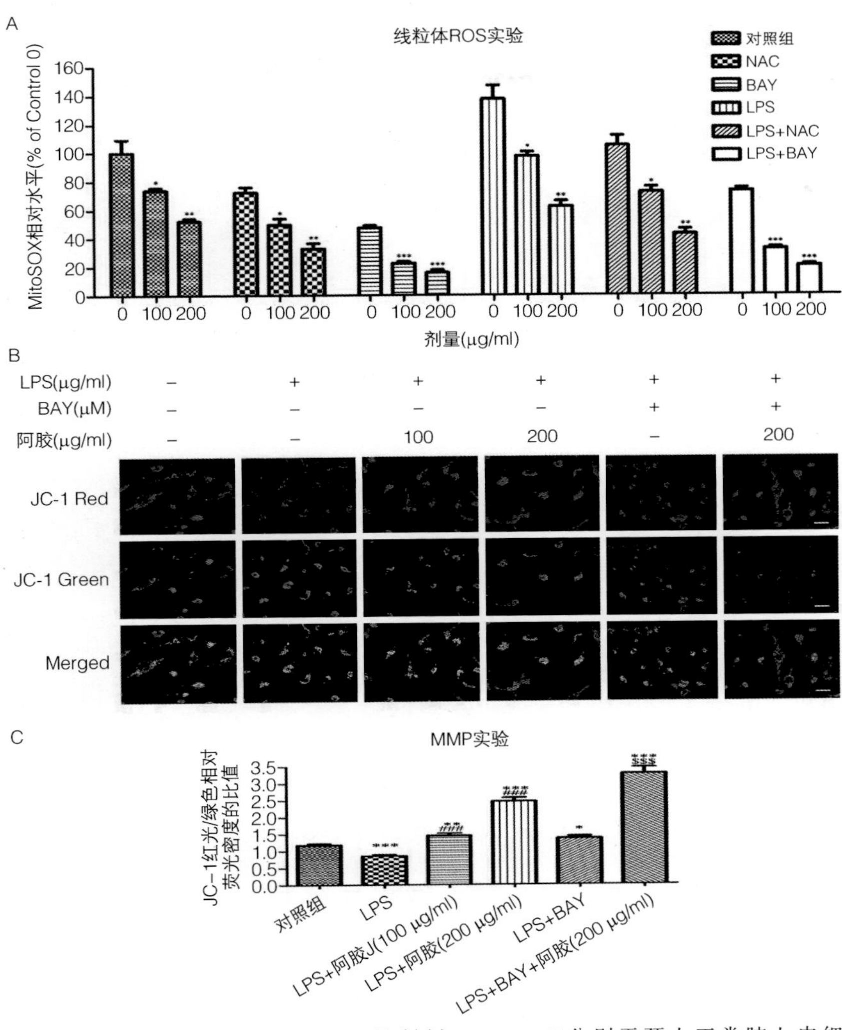

注：A. 采用ROS清除剂NAC和NF-κB抑制剂BAY11-7082分别干预人正常肺上皮细胞Beas 2B细胞和LPS诱导的炎症人肺上皮细胞Beas 2B细胞，运用MitoSOX™ Red mitochondrial superoxide indicator标记检测ROS清除剂NAC+阿胶合用及BAY11-7082+阿胶合用对于相关细胞中线粒体ROS产生的影响；

B. 运用激光共聚焦显微镜观察BAY11-7082+阿胶合用对于JC-1染色标记的LPS诱导的炎症人肺上皮细胞Beas 2B细胞线粒体膜电位（MMP）变化的影响；

C. 与对照组比较，进行线粒体膜电位统计学分析（与正常对照相比，$*P < 0.05$，$**P < 0.01$，$***P < 0.001$，具有统计学意义；与LPS组相比，$\#P < 0.05$，$\#\#P < 0.01$，$\#\#\#P < 0.001$，具有统计学意义；与LPS+BAY组相比，$\$P < 0.05$，$\$\$P < 0.01$，$\$\$\$P < 0.001$，具有统计学意义）。

图7-4-22　阿胶影响LPS诱导的炎症人肺上皮细胞Beas 2B细胞线粒体ROS产生和线粒体膜电位变化

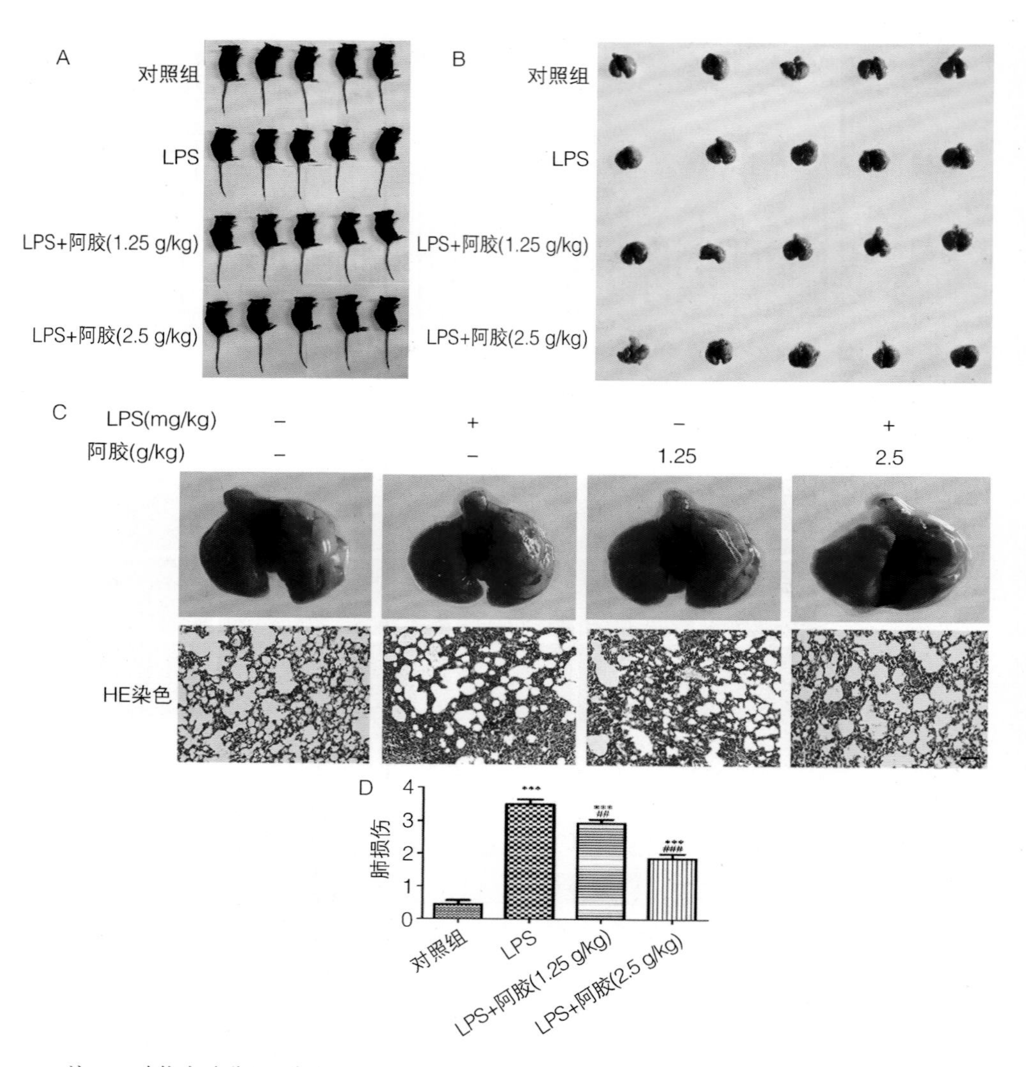

注：A. 动物实验分组，分为4组（对照组、LPS组、LPS+1.25 g/kg 阿胶组和LPS+2.5 g/kg 阿胶组），每组5只小鼠；

B. 4组（对照组、LPS组、LPS+1.25 g/kg 阿胶组和LPS+2.5 g/kg 阿胶组）小鼠的肺解剖整体图；

C. 4组（对照组、LPS组、LPS+1.25 g/kg 阿胶组和LPS+2.5 g/kg 阿胶组）小鼠肺代表性解剖图及HE染色图；

D. 4组（对照组、LPS组、LPS+1.25 g/kg 阿胶组和LPS+2.5 g/kg 阿胶组）小鼠肺部炎症HE染色统计结果。

图7-4-23 阿胶对于LPS诱导的小鼠急性肺损伤动物模型的保护作用

物模型中NF-κB信号通路及下游与炎症细胞焦亡相关的NLRP3、ASC、caspase-1和IL-1β蛋白表达的影响，如图7-4-24A所示，阿胶能够呈剂量依赖性降低LPS诱导的小鼠急性肺损伤动物模型NF-κB经典信号通路相关蛋白（p-p65、p-IκBα）及其下游细胞焦亡相关蛋白（NLRP3、ASC、caspase-1和IL-1β）的表达，

免疫组织化学的统计学结果如图7-4-24B所示。采用荧光标记方法检测阿胶对于LPS诱导的小鼠急性肺损伤动物模型中动物肺组织中线粒

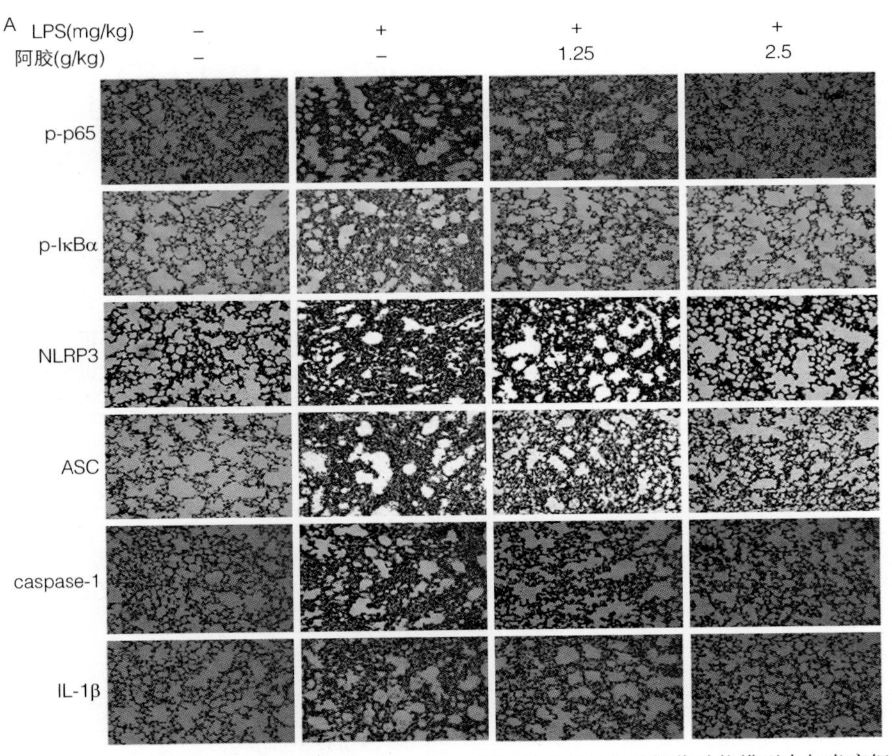

注：A. 通过免疫组织化学方法检测阿胶对于LPS诱导的小鼠急性肺损伤动物模型中与炎症细胞焦亡相关的NLRP3、ASC、caspase-1和IL-1β蛋白表达的影响；

B. 进行免疫组织化学实验统计学分析（与正常对照相比，$*P < 0.05$，$**P < 0.01$，$***P < 0.001$；与LPS组相比，$\#P < 0.05$，$\#\#P < 0.01$，$\#\#\#P < 0.001$）；

C. 采用荧光标记方法检测阿胶对于LPS诱导的小鼠急性肺损伤动物模型中动物肺组织中线粒体ROS产生的影响。

图7-4-24　阿胶对于LPS诱导的小鼠急性肺损伤动物模型中NF-κB信号通路及其下游细胞焦亡相关蛋白的表达和肺组织中线粒体ROS产生的影响

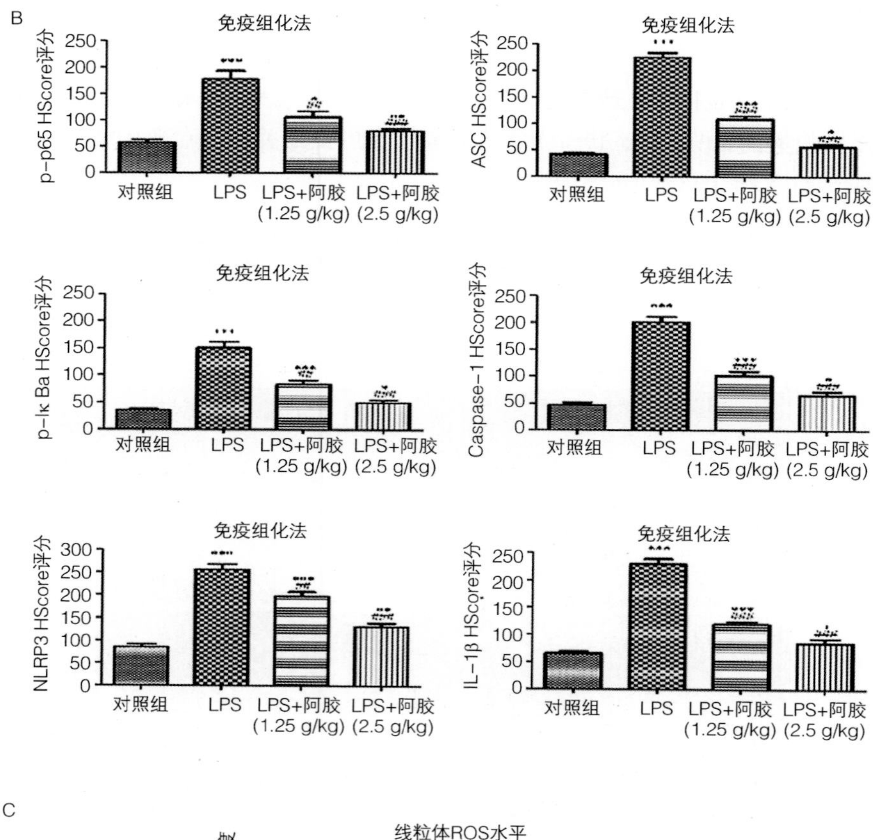

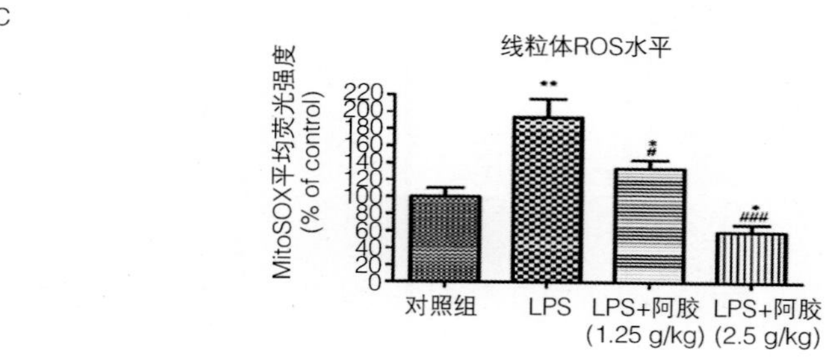

图 7-4-24B、C

体ROS产生的影响，如图7-4-24C所示，阿胶呈剂量依赖性降低LPS诱导的小鼠急性肺损伤动物模型中动物肺组织中线粒体ROS的产生（与正常对照相比，$*P < 0.05$，$**P < 0.01$，$***P < 0.001$，具有统计学意义；与LPS组相比，$\#P < 0.05$，$\#\#P < 0.01$，$\#\#\#P < 0.001$，具有统计学意义）。

四、讨论

ALI及其相关的严重ARDS是与败血性休克、肺炎和胰腺炎引起的死亡相关的常见临床问题，ALI不仅与严重的低氧血症、肺部炎症和肺水肿有关，而且还会导致全身炎症，目前还缺乏有效的治疗方法来提高成人ARDS患者的生存率。

传统中药阿胶是通过蒸煮和浓缩方式从驴皮中提取的一种凝胶类似物，它作为传统中药已经被使用了两千多年。阿胶含有明胶、蛋白质（赖氨酸、组氨酸、精氨酸、苏氨酸）、微量元素等多种有效成分，具有抗炎、抗辐射、抗肿瘤、抗疲劳、抗休克、耐缺氧、耐寒冷、增加体内钙摄入量、增强免疫、增强记忆、促进造血功能、促进骨愈合等作用。炎症是十分常见而又重要的基本病理过程，体表的外伤感染和各器官的大部分常见病和多发病（如疖、痈、肺炎、肝炎、肾炎等）都属于炎症性疾病。

阿胶具有抑制哮喘Th2细胞优势反应的作用，而调节Th1/Th2型细胞因子平衡时，减轻哮喘大鼠肺组织嗜酸性细胞炎症反应。李洪梅等研究发现复方阿胶颗粒对成年大鼠血清卵泡刺激素和雌二醇水平具有降低作用；复方阿胶颗粒高剂量组可明显提高小鼠网状内皮系统吞噬功能，提高廓清指数K值和校正廓清指数 α 值，与模型对照组相比具有显著性差异；复方阿胶颗粒对巴豆油致小鼠耳肿胀具有一定的抑制作用，具有调节激素水平、调节免疫和抗炎作用。

在本研究中，我们首先采用LPS诱导人正常肺上皮细胞Beas 2B细胞成炎症的人肺上皮细胞Beas 2B细胞模型，CCK8实验结果表明阿胶对于LPS诱导的炎症人肺上皮细胞Beas 2B细胞具有保护作用。qRT-PCR实验结果表明阿胶能够分别降低LPS诱导的炎症人肺上皮细胞Beas 2B细胞中与炎症细胞焦亡相关的NLRP3、ASC、caspase-1和IL-1β 基因的表达，且呈现剂量依赖效应。

NF-κB是炎症反应的主要介质，在哺乳动物细胞中，NF-κB转录因子家族由RelA（p65）、NF-κB1（p50/p105）、NF-κB2（p52/p100）、RelB和c-Rel 5个亚基组成，它们组合成不同NF-κB复合物的多种同源二聚体和异源二聚体。同源二聚体或异源二聚体形成活性的NF-κB转录因子复合物通过NF-κB 抑制剂保留在细胞质中，IBs在上游刺激下被IB激酶（IKKs）磷酸化后，转录因子被释放。p65：p50异源二聚体是大多数细胞类型中最常见的NF-κB亚基组合，而p65的过表达和磷酸化已成为炎症的标志性特征。一些参与IκB激酶复合物的炎症刺激NF-κB二聚体（如p65/p50异源二聚体）易位到细胞核并启动靶基因的转录。在当前的研究中，免疫荧光染色结果显示，与LPS组细胞比较，阿胶（100 μg/ml，200 μg/ml）分别显著降低LPS诱导的炎症人肺上皮细胞Beas 2B细胞中p65从细胞质向细胞核的移位，进一步采用Western印迹分析结果表明阿胶呈剂量依赖性降低LPS诱导的炎症人肺上皮细胞Beas 2B细胞细胞质中NF-κB经典信号通路相关蛋白（p-IKKα/β、p-p65、p-IκBα）及其下游细胞焦亡相关蛋白（NLRP3、ASC、caspase-1和IL-1β）的表达。此外，采用NF-κB抑制剂BAY11-7082干预LPS诱导的炎症人肺上皮细胞Beas 2B细胞，qRT-PCR实验结果表明10 μmol/L BAY11-7082和200 μg/ml阿胶合用分别降低细胞焦亡相关蛋白（NLRP3、ASC、caspase-1和IL-1β）基因的表达。又采用NF-κB抑制剂BAY11-7082干预LPS诱导的炎症人肺上皮细胞Beas 2B细胞，通过Western印迹分析结果表明10 μmol/L BAY11-7082和200 μg/ml阿胶合用分别降低LPS诱导的炎症人肺上皮细胞Beas 2B细胞细胞质中NF-κB经典信号通路相关蛋白（p-p65、p-IκBα）及其下游细胞焦亡相关蛋白的表达。接着采用ROS清除剂NAC（N-acetyl cysteine）和NF-κB抑制剂BAY11-7082分别干预人正常肺上皮细胞Beas 2B细胞和LPS诱导的炎症人肺上皮细胞Beas 2B细胞，运用MitoSOX^{TM} Red mitochondrial superoxide indicator标记检测10 mM ROS清除剂NAC+200 μg/ml阿胶合用及10 μmol/L BAY11-7082和200 μg/ml阿胶合用对于相关细胞中线粒体ROS产生的影响，结果发现10 mM ROS清除剂NAC+200 μg/ml阿胶合用及10 μmol/L BAY11-7082+200 μg/ml阿胶合用显著降低相关细胞中线粒体ROS的产生。最后，运用激光共聚焦显微镜观察BAY11-7082和阿胶合用对于JC-1染色标记的LPS诱导的炎症人肺上皮细胞Beas 2B细胞MMP变化的影响，结果发现阿胶能够呈剂量依赖性逆转LPS诱导的炎症人肺上皮细胞Beas 2B细胞线粒体膜电位，而10 μmol/L BAY11-7082+200 μg/ml阿胶合用进一步逆转LPS诱导的炎症人肺上皮细胞Beas 2B细胞线粒体膜电位的变化。

本研究通过给C57BL/6小鼠气管注射LPS（1 mg/kg LPS，24 h）诱导成小鼠急性肺损伤动物模型，通过HE染色证实了阿胶对于LPS诱导的小鼠急性肺损伤动物模型具有很好的保护作用。运用免疫组织化学方法证实了阿胶能够呈剂量依赖性降低LPS诱导的小鼠急性肺损伤动物模型NF-κB经典信号通路相关蛋白（p-p65、p-IκBα）及其下游细胞焦亡相关蛋白的表达，采用荧光标记方法证实了阿胶呈剂量依赖性降低LPS诱导的小鼠急性肺损伤动物模型中动物肺组织中线粒体ROS的产生。

五、结论

通过CCK8实验证实了阿胶对于LPS诱导的炎症人肺上皮细胞Beas 2B细胞模型具有很好的保护作用。采用相关抑制剂结合qRT-PCR、Western印迹、荧光标记实验证实了阿胶能够显著降低LPS诱导的炎症人肺上皮细胞Beas 2B细胞模型中NF-κB信号通路及下游与炎症细胞焦亡相关的NF-κB、NLRP3、ASC、caspase-1和IL-1β蛋白的表达，减少炎症细胞线粒体ROS的产生和逆转线粒体膜电位的变化。通过HE染色证实了阿胶对于LPS诱导的小鼠ALI动物模型具有很好的保护作用。通过免疫组织化学方法，证实了阿胶能够显著降低LPS诱导的小鼠急性肺损伤动物模型中NF-κB信号通路及下游与炎症细胞焦亡相关的NF-κB、NLRP3、ASC、caspase-1和IL-1β蛋白的表达，采用荧光标记方法证实了阿胶明显减少LPS诱导的小鼠ALI动物模型中肺组织中线粒体ROS的产生。

基于上述研究结论，我们在国际上首次验证了阿胶对于LPS诱导的炎症人肺上皮细胞Beas 2B细胞模型和LPS诱导的小鼠ALI动物模型的保护作用，也首次阐明了阿胶对于ALI保护的分子机制：阿胶通过降低NF-κB通路及其下游炎症细胞焦亡相关的NLRP3、ASC、caspase-1和IL-1β蛋白的表达和减少炎症细胞中线粒体ROS的产生，进而发挥其抗炎效果。

根据已发表的文献，LPS引起NF-κB信号通路激活，进一步导致下游NLRP3炎性小体的激活产生具有活性的caspase-1，活性的caspase-1催化pro-IL-1β转化成具有活性的IL-1β，大量的IL-1β产生会导致对于机体具有损伤作用的细胞焦亡；同时LPS引起NF-κB信号通路激活，导致线粒体ROS水平升高和线粒体膜电位的改变，进而引起机体线粒体功能障碍，而本研究的结果表明阿胶能够缓解或修复上述过程。

我们的实验结果也提供了NF-κB-NLRP3炎性小体通路在阿胶抗炎治疗中的科学作用，本研究将有助于今后临床上应用阿胶预防和缓解ALI的发生。

（张　雯　岳庆喜　范理宏）

参考文献

[1] Lee J W, Zhang Y, Eoh K J, et al. The combination of MEK inhibitor with immunomodulatory antibodies targeting programmed death 1 and programmed death ligand 1 results in prolonged survival in Kras/p53–driven lung cancer[J]. Journal of Thoracic Cncology: Official Publication of the International Association for the Study of Lung Cancer, 2019, 14(6): 1046–1060.

[2] Chuang C H, Dorsch M, Dujardin P, et al. Altered mitochondria functionality defines a metastatic cell state in lung cancer and creates an exploitable vulnerability[J]. Cancer Research, 2021, 81(3): 567–579.

[3] Liu H, Zhang H, Wu X, et al. Nuclear cGAS suppresses DNA repair and promotes tumorigenesis[J]. Nature, 2018, 563(7729): 131–136.

[4] Godwin I, Anto N P, Bava S V, et al. Targeting K–Ras and apoptosis-driven cellular transformation in cancer[J]. Cell Death Discovery, 2021, 7(1): 80.

[5] Thai A A, Solomon B J, Sequist L V, et al. Lung cancer[J]. Lancet, 2021, 398(10299): 535–554.

[6] Mao Y, Yang D, He J, et al. Epidemiology of lung cancer[J]. Surgical Oncology Clinics of North America, 2016, 25(3): 439–445.

[7] Sears C R, Mazzone P J. Biomarkers in lung cancer[J]. Clinics in Chest Medicine, 2020, 41(1): 115–127.

[8] Kitajima S, Thummalapalli R, Barbie D A. Inflammation as a driver and vulnerability of KRAS mediated oncogenesis[J]. Seminars in Cell & Developmental Biology, 2016, 58: 127–135.

[9] Hoesel B, Schmid J A. The complexity of NF–κB signaling in inflammation and cancer[J]. Molecular Cancer, 2013, 12: 86.

[10] Vallée A, Lecarpentier Y. Crosstalk between peroxisome proliferator-activated receptor gamma and the canonical WNT/ β –Catenin pathway in chronic inflammation and oxidative stress during carcinogenesis[J]. Frontiers in Immunology, 2018, 9: 745.

[11] Chen J, Wang A, Chen Q. SirT3 and p53 deacetylation in aging and cancer[J]. Journal of Cellular Physiology, 2017, 232(9): 2308–2311.

[12] Guo J Y, White E. Autophagy is required for mitochondrial function, lipid metabolism, growth, and fate of KRAS (G12D)–driven lung tumors[J]. Autophagy, 2013, 9(10): 1636–1638.

[13] Moldogazieva N T, Mokhosoev I M, Terentiev A A. Metabolic heterogeneity of cancer cells: an interplay between HIF–1, GLUTs, and AMPK[J]. Cancers (Basel), 2020, 12(4): 862.

[14] Lu J, Tan M, Cai Q. The Warburg effect in tumor progression: mitochondrial oxidative metabolism as an anti-metastasis mechanism[J]. Cancer Letters, 2015, 356(2 Pt A): 156–164.

[15] D'Amico S, Shi J, Martin B L, et al. STAT3 is a master regulator of epithelial identity and KRAS–driven tumorigenesis[J]. Genes & development, 2018, 32(17–

18): 1175–1187.
[16] Kerk S A, Papagiannakopoulos T, Shah Y M, et al. Metabolic networks in mutant KRAS–driven tumours: tissue specificities and the microenvironment[J]. Nature Reviews. Cancer, 2021, 21(8): 510–525.
[17] Kawada K, Toda K, Sakai Y. Targeting metabolic reprogramming in KRAS–driven cancers[J]. International Journal of Clinical Oncology, 2017, 22(4): 651–659.
[18] Vyas S, Zaganjor E, Haigis M C, et al. Mitochondria and cancer[J]. Cell, 2016, 166(3): 555–566.
[19] Liu F, Sanin D E, Wang X. Mitochondrial DNA in lung cancer[J]. Advances in Experimental Medicine and Biology, 2017, 1038: 9–22.
[20] Chen J, Zhang L, Yu X, et al. Clinical application of plasma mitochondrial DNA content in patients with lung cancer[J]. Oncology Letters, 2018, 16(6): 7074–7081.
[21] Schuliga M, Read J, Blokland K E C, et al. Self DNA perpetuates IPF lung fibroblast senescence in a cGAS–dependent manner[J]. Clinical Science, 2020, 134(7): 889–905.
[22] Zhou W, Mohr L, Maciejowski J, et al. cGAS phase separation inhibits TREX1–mediated DNA degradation and enhances cytosolic DNA sensing[J]. Molecular Cell, 2021, 81(4): 739–755.e7.
[23] Zierhut C, Yamaguchi N, Paredes M, et al. The cytoplasmic DNA sensor cGAS promotes mitotic cell death[J]. Cell, 2019, 178(2): 302–315.e23.
[24] Jiang M, Jia K, Wang L, et al. Alterations of DNA damage response pathway: Biomarker and therapeutic strategy for cancer immunotherapy[J]. Acta Pharmaceutica Sinica. B, 2021, 11(10): 2983–2994.
[25] Zhang M, Yang W, Wang P, et al. CCL7 recruits cDC1 to promote antitumor immunity and facilitate checkpoint immunotherapy to non-small cell lung cancer[J]. Nature communications, 2020, 11(1): 6119.
[26] Rankin N M, McWilliams A, Marshall H M. Lung cancer screening implementation: Complexities and priorities[J]. Respirology, 2020, 25 (Suppl 2): 5–23.
[27] Gudkov A V, Komarova E A. p53 and the carcinogenicity of chronic inflammation[J]. Cold Spring Harbor Perspectives in Medicine, 2016, 6(11): a026161.
[28] Kim J, Yu L, Chen W, et al. Wild-Type p53 promotes cancer metabolic switch by inducing PUMA–dependent suppression of oxidative phosphorylation[J]. Cancer Cell, 2019, 35(2): 191–203.e8.
[29] Zorov D B, Juhaszova M, Sollott S J. Mitochondrial reactive oxygen species (ROS) and ROS-induced ROS release[J]. Physiological Reviews, 2014, 94(3): 909–950.
[30] Bouchez C, Devin A. Mitochondrial biogenesis and mitochondrial reactive oxygen species (ROS): a complex relationship regulated by the cAMP/PKA signaling pathway[J]. Cells, 2019, 8(4): 287.
[31] Chen M, Zhong K, Tan J, et al. Baicalein is a novel TLR4–targeting therapeutics

agent that inhibits TLR4/HIF−1 α /VEGF signaling pathway in colorectal cancer[J]. Clinical and Translational Medicine, 2021, 11(11): e564.
[32] Guey B, Wischnewski M, Decout A, et al. BAF restricts cGAS on nuclear DNA to prevent innate immune activation[J]. Science, 2020, 369(6505): 823−828.
[33] Nader G P F, Agüera-Gonzalez S, Routet F, et al. Compromised nuclear envelope integrity drives TREX1−dependent DNA damage and tumor cell invasion[J]. Cell, 2021, 184(20): 5230−5246.e22
[34] Ong J Y, Torres J Z, et al. Phase Separation in Cell Division[J]. Molecular Cell, 2020, 80(1): 9−20.
[35] Taniue K, Akimitsu N. Aberrant phase separation and cancer[J]. The FEBS Journal, 2022, 289(1): 17−39.
[36] Wynn T A, Vannella K M. Macrophages in tissue repair, regeneration, and fibrosis[J]. Immunity, 2016, 44(3): 450−462.
[37] Davies L C, Jenkins S J, Allen J E, et al. Tissue-resident macrophages[J]. Nature Immunology, 2013, 14(10): 986−995.
[38] Komohara Y, Fujiwara Y, Ohnishi K, et al. Tumor-associated macrophages: potential therapeutic targets for anti-cancer therapy[J]. Advanced Drug Delivery Reviews, 2016, 99(Pt B): 180−185.
[39] Locati M, Curtale G, Mantovani A. Diversity, mechanisms, and significance of macrophage plasticity[J]. Annual Review of Pathology, 2020, 15: 123−147.
[40] Sica A, Mantovani A. Macrophage plasticity and polarization: *in vivo* veritas[J]. The Journal of Clinical Investigation, 2012, 122(3): 787−795.
[41] 许慧，代磊，邓鹏飞，等. 基于网络药理学黄精抗炎活性成分及作用机制研究[J]. 安徽农业大学学报，2022，49（1）：144−149.
[42] 杨迎，侯婷婷，王威，等. 黄精多糖的药理作用研究进展[J]. 现代药物与临床，2022，37（3）：659−665.
[43] Zhao P, Zhao C, Li X, et al. The genus Polygonatum: a review of ethnopharmacology, phytochemistry and pharmacology[J]. Journal of Ethnopharmacology, 2018, 214: 274−291.
[44] 林辰，徐文秀，李欣，等. 黄精多糖抑制宫颈癌C−33A细胞增殖作用的研究[J]. 中医临床研究，2021，13（31）：56−58.
[45] 万晓莹，刘振丽，宋志前，等. 黄精炮制前后多糖的相对分子质量分布和免疫活性比较[J]. 中国实验方剂学杂志，2021，27（15）：83−90.
[46] 吕品田，段昕波. 黄精多糖对MFC胃癌荷瘤小鼠抑瘤及免疫调节作用[J]. 中成药，2020，42（8）：2169−2172.
[47] 孔瑕，刘娇娇，李慧，等. 黄精多糖对高脂血症小鼠脂代谢相关基因mRNA及蛋白表达的影响[J]. 中国中药杂志，2018，43（18）：3740−3747.
[48] 叶红翠，张小平，余红，等. 多花黄精粗多糖抗肿瘤活性研究[J]. 中国实验方剂学杂志，2008（6）：34−36.
[49] 叶绍凡. 黄精多糖对力竭运动小鼠胸腺胸腺指数、脾脏指数、T淋巴细胞亚群、巨噬细胞吞噬功能的影响[J]. 基因组学与应用生物学，2015，34（1）：60−65.

[50] 于思文，张妍，田海玲，等. 黄精粗多糖对体外培养小鼠脾淋巴细胞及巨噬细胞免疫活性的影响［J］. 延边大学医学学报，2019，42（2）：107–110.

[51] Yelithao K, Surayot U, Lee JH, et al. RAW264.7 cell activating glucomannans extracted from rhizome of polygonatum sibiricum[J]. Preventive Nutrition and Food Science, 2016, 21(3): 245–254.

[52] Long T, Liu Z, Shang J, et al. Polygonatum sibiricum polysaccharides play anti-cancer effect through TLR4–MAPK/NF–κB signaling pathways[J]. International Journal of Biological Macromolecules, 2018, 111: 813–821.

[53] 李思媛，崔玉顺，李新星，等. 黄精皂苷对脂多糖诱导RAW264.7细胞炎症模型的抗炎作用及其机制［J］. 中成药，2021，43（10）：2659–2665.

[54] 李九九. 黄精水提物抑制巨噬细胞M1极化对四氯化碳所致急性肝损伤的保护作用［D］. 安徽医科大学，2022.

[55] Herzig S, Shaw R J. AMPK: guardian of metabolism and mitochondrial homeostasis[J]. Molecular cell biology, 2018, 19(2): 121–135.

[56] Lee H, Zandkarimi F, Zhang Y, et al. Energy-stress-mediated AMPK activation inhibits ferroptosis[J]. Nature Cell Biology, 2020, 22(2): 225–234.

[57] Sedighzadeh S S, Khoshbin A P, Razi S, et al. A narrative review of tumor-associated macrophages in lung cancer: regulation of macrophage polarization and therapeutic implications[J]. Translational Lung Cancer Research, 2021, 10(4): 1889–1916.

[58] 范泽萍，陈兰英，刘鹏，等. 白头翁皂苷A3通过调控STAT6信号通路抑制巨噬细胞M2型极化从而增强人结肠癌SW480细胞对5–FU的化疗敏感性. 中国医院药学杂志，2022，42（18）：1868–1875.

[59] 李龙妹，廖桂雅，吴万垠. 扶正抗癌方通过M2型巨噬细胞来源的外泌体途径抑制95D细胞转移的作用机制研究［J］. 中国中医药信息杂志，2021，28（12）：50–55.

[60] 赵蓓，殷亦男，王程燕，等. 牡荆素调控M1/M2型巨噬细胞极化抗肺腺癌转移的作用研究［J］. 中国免疫学杂志，2020，36（20）：2456–2461.

[61] 包丽丽，张迪，宋利华，等. 大黄素对LPS诱导小鼠巨噬细胞极化的影响［J］. 基因组学与应用生物学，2020，39（11）：5304–5309.

[62] 姚静静. 6–姜辣素调控巨噬细胞防治肺癌的作用机制研究［D］. 河南大学，2019.

[63] Li C, Zhang C, Zhou H, et al. Inhibitory effects of betulinic acid on LPS-induced neuroinflammation involve M2 microglial polarization via CaMKK β –dependent AMPK activation[J]. Frontiers in Molecular Neuroscience, 2018, 11: 98.

[64] 张亚龙，邱涛，周江桥. 巨噬细胞物质代谢对自身极化的调控作用研究进展［J］. 山东医药，2021，61（24）：112–115.

[65] Terešak P, Lapao A, Subic N, et al. Regulation of PRKN-independent mitophagy[J]. Autophagy, 2022, 18(1): 24–39.

[66] Viola A, Munari F, Sánchez-Rodríguez R, et al. The Metabolic Signature of Macrophage Responses[J]. Frontiers in Immunology, 2019, 10: 1462.

[67] Wang Y, Xu Y, Zhang P, et al. Smiglaside A ameliorates LPS-induced acute lung injury by modulating macrophage polarization via AMPK-PPAR γ pathway[J]. Biochemical Pharmacology, 2018, 156: 385-395.

[68] 伍玉南. 苦杏仁苷通过JAK2/STAT3通路促进T细胞活性抑制HBV相关性肝癌进展的机制研究[D]. 湖南中医药大学, 2019.

[69] Shi J, Chen Q, Xu M, et al. Recent updates and future perspectives about amygdalin as a potential anticancer agent: A review[J]. Cancer Medicine, 2019, 8(6): 3004-3011.

[70] 吕建珍, 邓家刚. 苦杏仁苷的药理作用研究进展[J]. 现代药物与临床, 2012, 27(5): 530-535.

[71] Zhang X C, Wang J, Shao G G, et al. Comprehensive genomic and immunological characterization of Chinese non-small cell lung cancer patients[J]. Nature Communications, 2019, 10(1): 1772.

[72] Oeckinghaus A, Hayden MS, Ghosh S. Crosstalk in NF-κB signaling pathways[J]. Nature Immunology, 2011, 12(8): 695-708.

[73] Wang W J, Sun A N, Guo F. Noncanonical NF-κB pathway and hematological malignancies[J]. Zhongguo Shi Yan Xue Ye Xue Za Zhi, 2010, 18(4): 1069-1073.

[74] Wilson G K, Tennant D A, McKeating J A, et al. Hypoxia inducible factors in liver disease and hepatocellular carcinoma: current understanding and future directions[J]. Journal of Hepatology, 2014, 61(6): 1397-1406.

[75] O'Reilly L A, Putoczki T L, Mielke L A, et al. Loss of NF-κB1 causes gastric cancer with aberrant inflammation and expression of immune checkpoint regulators in a STAT-1-dependent manner[J]. Immunity, 2018, 48(3): 570-583.

[76] Taniguchi K, Karin M. NF-κB, inflammation, immunity and cancer: coming of age[J]. Nature Reviews. Immunology, 2018, 18(5): 309-324.

[77] Li F, Zhang J, Arfuso F, et al. NF-κB in cancer therapy[J]. T Archives of Toxicology, 2015, 89(5): 711-731.

[78] Viatour P, Merville M P, Bours V, et al. Phosphorylation of NF-kappaB and IkappaB proteins: implications in cancer and inflammation[J]. Trends in Biochemical Sciences, 2005, 30(1): 43-52.

[79] Cao S, Zhang X, Edwards J P, et al. NF-kappaB1(p50) homodimers differentially regulate pro- and anti-inflammatory cytokines in macrophages[J]. The Journal of Biological Chemistry, 2006, 281(36): 26041-26050.

[80] Günther A, Walmrath D, Grimminger F, et al. Pathophysiology of acute lung injury[J]. Seminars in Respiratory and Critical Care Medicine, 2001, 22(3): 247-258.

[81] Yu P, Zhang X, Liu N, et al. Pyroptosis: mechanisms and diseases[J]. Signal Transduction and Targeted Therapy, 2021, 6(1): 128.

[82] 张国伟, 马俊华, 梁玉景, 等. 阿胶化学成分及保健作用研究进展[J]. 食品科技, 2021, 46(3): 39-43.

[83] Wang D, Ru W, Xu Y, et al. Chemical constituents and bioactivities of Colla corii

asini[J]. Drug Discoveries & Therapeutics, 2014, 8(5): 201–207.
[84] 李晓凡,付颖,魏庆钢,等. 复方阿胶粉对小鼠免疫功能的研究[J]. 预防医学论坛,2021,27(11): 876–879.
[85] 廖峰,樊雨梅,帖航,等. 阿胶蛋白质组学研究[J]. 食品工业科技,2021,42(10): 122–129.
[86] 赵福东,董竞成,崔焱,等. 阿胶对哮喘大鼠气道炎症及外周血Ⅰ型/Ⅱ型T辅助细胞因子的影响[J]. 中国实验方剂学杂志,2006(6): 59–61.
[87] 李洪梅,孙建辉,赵婷婷,等. 复方阿胶颗粒调节激素水平及抗炎、免疫作用研究[J]. 中国药物评价,2016,33(1): 16–19.
[88] Kelley N, Jeltema D, Duan Y, et al. The NLRP3 inflammasome: an overview of mechanisms of activation and regulation[J]. International Journal of Molecular Sciences, 2019, 20(13): 3328.

第五章 能量整合医学是新医学体系

能量整合医学是对医学的一种探索，从人类演化史和生命取向来理解线粒体ATP能量的极其重要地位，霍金曾说过整个宇宙是个频率的大合唱，频率即是能量，能量以波的形式存在，能量即是频率。人类的发展是朝着高效利用能量的方向进行的，人体的精神、思想和心情所需要的能量明显高于五脏六腑对ATP能量的需求。目前的医学无论是在教科书还是临床指南中对慢性病的治疗都是控制症状、延缓其终极事件出现的时间，治疗只是在横向维持患者的能量水平，或者是延缓下跌至下一个能量层级的时间。目前缺乏将患者能量逆势提升、逆转疾病的新方法，现代医学急需一门能带来颠覆性变革的新医学体系。

目前西医对早期癌症的治疗方法是手术切除，但手术切除早期癌灶是一劳永逸的解决方案吗？在这中间显然存在着欠缺，因为手术只是局部治疗，它不能解决机体系统性的癌症内环境和代谢重编程问题；另外，化疗在杀死癌细胞的同时机体线粒体三级网络的功能都将受到不同程度的损伤，机体ATP的供能将会明显下降，这必将导致癌症向越来越糟糕的耐药和转移方向发展。这就是目前西医在治疗肿瘤方面所面临的挑战，需要医学人的反思和突破。同样，传统中医在当今工业化时代也遇到了瓶颈，随着化学品越来越多的进入人体，随着土壤污染越来越严重（如农药毒性越来越大、重金属污染的累积等），人类的疾病谱已经发生了很大的变化，恶性病越来越多，这是创造中医药古方的先人们所没有遇到过的现代问题，所以治疗现代恶性病单用中医药显然疗效也是不够的。在新形势下需要我们造就一门新医学体系，一门能纵向贯通古今、横向驾驭中西的新医学体系，能量整合医学就是一种符合人类发展方向的新医学体系。能量整合医学创立了赋能线粒体、跃升线粒体ATP能级，从而推升人体最高网络神经-内分泌-免疫网络效能、逆转疾病的新理论，研发了“局部消灭+系统重建”的新技术，创新了临床诊疗新策略。

能量整合医学的核心是运用中西医整合的方法去除一切影响线粒体功能的致病因素，提升线粒体ATP产出效能，跃升神经-内分泌-免疫网络能级，将患者能量维度跃升、实现逆转疾病、恢复健康的效果，疾病的逆转包括对重塑组织病灶的消除及对机体代谢重编程的逆转、对疾病内环境的重建。在临床上跃升线粒体ATP效能的级别与疾病好转的程度息息相关，主编团队在前期的临床和基础研究中创立了“线粒体重激活联合消融”（AMT）新技术治疗早期肺癌，并防止再发，在系统赋能线粒体的基础上用消融代替常规的手术切除，临床研究显示：与手术对照相比，AMT新技术将患者的两年无病生存率提高23.5%，住院日明显缩短，住院费用显著降低，患者治疗后无严重并发症、肺功能无明显下降，而手术切除的并发症发生率较高，手术切除后肺功能有显著性下降。基础研究显示此新技术能通过降低溶酶体质子泵的泌氢作用以及激活p53等抑癌通路和抑制一系列恶性基因和肿瘤干性的表达，达到逆转肿瘤酸化乏氧微环境和肿瘤代谢重编程，同时通过修复线粒体，促进NK细胞抗肿瘤免疫，从而抑制第二原发肿瘤的生成生长。主编团队研发的线粒体重激活新技术，赋能失衡线粒体网络，逆向提升其效能，防止肿瘤周围失衡线粒体细胞变为癌细胞，研发的AMT新技术通过消融癌灶——祛邪，通过对失衡线粒体三级网络的赋能——扶正，创新“局部消灭+系统重建”帮助机体系统化地提升线粒体网络ATP能级，逆转生命的无序性、恢复其有序性，达到防治结合、标本兼治的效果，获得了绿色无创、防治一体化的系列突破。这是一种以能量为核心运用中医思想驾驭西医技术的典范。

中医药抑制癌症的机制至今没有被完全阐明的原因是目前生物技术的落后，随着前沿的相分离技术在生物领域的应用，给我们带来了一项可以“秒尺度”动态捕捉微观生命变化瞬间的伟大技术，让我们可以观察到以前没有办法研究的领域，如“生物大分子”形成无膜细胞器的“液-液相分离”等。人体细胞在执行特殊任务时，细胞就会浓缩所有相关要素形成“凝聚物液滴”发生“液-液相分离”，这些相关要素包括转录因子、分子簇和增强子等，当这些要素具足后蛋白的“弱相互作用”将达到临界浓度，形成无膜细胞器液滴，执行特殊细胞任务，任务完成后随即消失，细胞内的相分离需要严格精确的调控，以确保相变在正确的时间及正确的地点发生，在这秒尺度的过程中任何一个环节出问题都会引起疾病，相分离技术为捕捉这一过程给人类提供了可视化的关键技术，填补了现代生物学技术领域的空白。主编团队在临床上研发了益气散结方，此方中的黄芩有很好的肺癌防治作用，但国际上一直没有其分子机制的有影响力报道，主编团队运用相分离技术在分子水平阐明了黄芩素能保护肺癌小鼠肺部线粒体功能的完整性，抑制线粒体DNA（mtDNA）的异常释放，同时黄芩素能有效抑制cGAS的“液-液相分离”，抑制炎癌转变的发生。此原创性文章发表在影响因子39分的杂志上，这是国际上对“肺经”中重要药物——黄芩素在肺癌中阻止炎癌转化机制的首次报道！相分离技术可谓是对人类认知有跨越式进步的新技术，相信运用此技术将会揭示出能量整合医学逆转疾病的生物全过程及关键靶标，为药物原创发现先导物质。

最新物理学研究发现人体细胞质内的ATP浓度高达毫摩尔级，但微摩尔级浓度的ATP即可驱动细胞的酶促反应，高浓度的ATP一直是个未解之谜。近年有文章揭示了ATP一种前所未知的功能，毫摩尔级的ATP可能调动细胞内的“暗物质”浓集，以达到临界浓度从而启动生理性的相分离。已有相关的研究提示，相分离异常是一些疾病发生的主要原因，相分离不仅能形成液滴状的结构，还能转变为胶状物的形式，凝胶状态的相分离经常不可逆转，这也可能是阿尔茨海默病等体内淀粉样蛋白病理性聚集形成的原因。另外，毫摩尔级的ATP能够防止大分子的聚集或将凝集的大分子溶解，以维持蛋白的溶解度，也就是说细胞利用ATP维持蛋白稳态，毫摩尔级ATP及其双亲性特质有助于蛋白的溶解，从而阻止蛋白发生病理性集聚，使细胞保持在有效的动态状态。毫摩尔级ATP可能是维持正常相分离的前提条件，这一观点也为我们认识疾病打开了新的视野。主编团队创新的线粒体重激活技术使线粒体ATP浓度跃升、重新回到毫摩尔级，高浓度ATP可以溶解细胞质中处于凝胶状态而迁移受限的蛋白分子，将代谢不活跃的凝胶样细胞重新变成代谢活跃的动态状态，这就是能量整合医学的“ATP依赖细胞重激活技术”，能量整合医学跃升线粒体ATP能级逆转疾病启动子理论的底层逻辑及研究结论与最前沿的物理学发现是如此的吻合。疾病与相分离的关系在全球范围内方兴未艾，显然这个领域的新高度和热点趋势已经悄然形成。

最新的光学研究成果发现，ATP是细胞内存在的量子能量源，ATP的水解可释放特定频率的生物光子，并共振驱动生化反应、生物过程。也就是说人体细胞能量传递方式是以光子的形式。光子态的效能可以超过80%。ATP光子数目越多带来的共振累积效应越强。这些光学中对ATP的最新认知与能量整合医学的赋能受损线粒体、跃升ATP能级的理念是如此的吻合。ATP与细胞结合形成细胞量子态，细胞量子态的形成可能是ATP通过与细胞膜结构共振域的共振，膜的双层多不饱和脂肪酸结构可能是光量子化学合成的合适的限域空间，能有效延长光量子激发态的寿命；以高效ATP为驱动源，通过累积效应，形成多个细胞量子态，多量子态细胞能带来高效率多光子驱动的高效能。这些最前沿的物理理论再次确认了能量整合医学立体建设线粒体，保护细胞膜和线粒体膜流动完整性的关键所在。跃升后需持续维持高浓度线粒体ATP，整合提升线粒体ATP-神经-内分泌-免疫网络效能的物理学基础。维持高浓度ATP使之成为持续高效的能量驱动源，并与最高网络群中的神经细胞、内分泌细胞和免疫细胞形成多量子态细胞，从而使最高指挥网络持续高效发挥作用，协调下游器官高效完成各自的生命程序，从而达到逆转疾病内环境和代谢重编程的功效。完成生命健康的纵向提升。

能量整合医学运用上述最前沿科技来揭示线粒体网络受损、ATP产出下降，机体会发生一系列的亚健康，甚至炎癌转化。前期主编团队做了大量的临床与基础研究揭示疾病的严重程度与线粒体ATP浓度下降呈正相关，检测正常体检人群、低危结节人群、原位癌患者及浸润性癌患者外周血单核粒细胞线粒体ATP的浓度，发现伴随着疾病的进展，ATP浓度呈进行性的下降。前期的研究还发现在肺癌中线粒体ATP浓度的下降与肿瘤恶性程度的上升呈正相关。随着机体的衰老，线粒体ATP浓度下降限制了细胞质中蛋白分子的迁移，形成被称为ATP依赖机器的活性丧失。主编团队多年来运用最新科技创建了新理论、新技术和新策略，创立了全新的人类逆转疾病重回健康的重要成果。2015年笔者在德国接触了能量医学，回国后经过临床观察和不断研究，在能量医学的基础上发展创立了中国的能量整合医学，经过多年的临床研究、叙事医学及基础研究（详见第四篇），发表了一系列高水平原创性的文章、申请和授权了多项发明专利、获得了省部级的奖项，多年的攀登验证了这一体系的科学性。

总结能量整合医学的创新理论，临床上，疾病是线粒体受损、ATP浓度下降，机体产生一系列的炎症，并逐步恶化甚至出现炎癌转化，而且疾病的严重程度与ATP的下降程度成正比；重建受损线粒体、纵向跃升线粒体ATP浓度，高浓度线粒体ATP能量推动神经-内分泌-免疫网络的运行效率，经过持续赋能，机体累积ATP光子，形成更多的量子态细胞，带来更强的多光子驱动效应，使机体最高网络整体跃升到高一级别的稳态，进一步逆转疾病代谢重编程和疾病内环境，机体能量维度的跃升实现了从无序到有序的逆转，以达到逆转疾病恢复健康的效果；在逆转过程中运用中西医多元方法达到最大疗效和最低器官损伤；在微观层面，线粒体ATP浓度决定了生物大分子相分离的正常与否以及是否会出现凝胶状态或病理性沉淀。此新医学在临床与微观秒尺度间转换并得到系列研究结果的验证，在国内外尚属首创。可以说，本团队开创了能量整合医学的新体系。

一个新医学的诞生关键在于生命意识的领先，生命意识是生命医学重要的组成部分，能量整合医学赋能线粒体需兼顾人体内环境和外部自然环境，具有自然观；能量整合医学跃升线粒体ATP能级，推升线粒体ATP-神经-内分泌-免疫网络至高一级别的稳态，具有标本兼治的系统整合观；能量整合医学持续维持高线粒体ATP效能，用中西医整合方法逆转疾病代谢重编程和疾病内环境，治欲病、防大病，具有防治结合观。

本著作中的人体线粒体ATP能量属于宇宙的初级能量，高级能量来自宇宙能量，就像人类建造的电厂永远敌不过太阳的能量一样。随着科学的进步，相信能量整合医学将发现初级能量与高级能量的通道，走出疾病的困境，达到天下无病的圆满境地。能量整合医学兼容并蓄了中医、西医及其他可以提升人体能量的方法，“细胞线粒体重激活”新技术是一种创新的绿色治疗方法，能够打破因线粒体衰老而健康下降的自然规律。能量流过机体，使机体的有序性得以增加，这就是生命的奥秘。人类的发展是向着高效利用能量的方向进行的，相信能量整合医学是人类最终寻找的医学，也是最终能防控人类重大疾病的新医学，这是一个新时代的开始，能量整合医学在健康中国的道路上将越走越好。

此著作中所提及的新观点在全球范围内还刚刚起步，有关提升ATP浓度在调控异常相分离中的机制，有关中医药疗效与调动线粒体能量的机制以及围绕提升线粒体能量来开展中医药组方的新理论，这些都是此新医学体系今后发展所需要解答的命题。能量整合医学不仅是门新兴的、综合性体系，更是一个深受期待，亟待丰富和拓展的领域，本著作只是抛砖引玉，希望能呼唤出更多的临床合作者和更多的对能量整合医学感兴趣的研究者来一起携手和丰富完善它。

（范理宏）

参考文献

[1] Liu S J, Zhang Y P , et al. Mitochondria in human diseases and animal evolution[J]. Current Molecular Medicine. 2014, 14(10): 1245–1246.

[2] Dodonov V V, Dodonov A V. Energy-time and frequency-time uncertainty relations: exact inequalities[J]. Physica Scripta, 2015, 90(7): 074049.

[3] Du J, Zhu M, Bao H, et al. The role of nutrients in protecting mitochondrial function and neurotransmitter signaling: implications for the treatment of depression, PTSD, and suicidal behaviors[J]. Critical Reviews in Food Science and Nutrition, 2016, 56(15): 2560–2578.

[4] Martins I, Tesniere A, Kepp O, et al. Chemotherapy induces ATP release from tumor cells[J]. Cell Cycle, 2009; 8(22): 3723–3728.

[5] Zhao C N, Xu Z, Wu G C, et al. Emerging role of air pollution in autoimmune diseases[J]. Autoimmunity Reviews, 2019, 18(6): 607–614.

[6] Järup L. Hazards of heavy metal contamination[J]. British medical bulletin , 2003, 68: 167–182.

[7] Mostafalou S, Abdollahi M. Pesticides and human chronic diseases: evidences, mechanisms, and perspectives[J]. Toxicology and Applied Pharmacology, 2013, 268(2): 157–177.

[8] Li M, Hao B, Zhang M, et al. Melatonin enhances radiofrequency-induced NK antitumor immunity, causing cancer metabolism reprogramming and inhibition of multiple pulmonary tumor development[J]. Signal Transduction and Targeted Therapy, 2021, 6(1): 330.

[9] Zhang L, Zhang W, Li Z, et al. Mitochondria dysfunction in $CD8^{+}$T cells as an important contributing factor for cancer development and a potential target for cancer treatment: a review[J]. Journal Of Experimental & Clinical Cancer Research, 2022, 41(1): 227.

[10] 史景云，孙奋勇，刘海鹏，等. 肺部多发磨玻璃结节中西医结合防治一体化专家共识[J]. 肿瘤，2022，42(7)：451–465.

[11] 费鸿翔，王菲，申长兴，等. 扶正运化方联合消融治疗肺部多发磨玻璃结节的前瞻性随机对照研究[J]. 肿瘤，2022，42(7)：481–488.

[12] Jiang S H, Zhang X X, Hu L P, et al. Systemic regulation of cancer development by neuro-endocrine-immune signaling network at multiple levels[J]. Frontiers in Cell

and Developmental Biology, 2020, 8: 586757.
[13] Wegmann S, Eftekharzadeh B, Tepper K, et al. Tau protein liquid-liquid phase separation can initiate tau aggregation[J]. EMBO, Journal 2018, 37(7): 357.
[14] Narlikar G J, Myong S, Larson D, et al. Is transcriptional regulation just going through a phase?[J]. Molecular Cell, 2021, 81(8): 1579–1585.
[15] Hondele M, Sachdev R, Heinrich S, et al. DEAD-box ATPases are global regulators of phase-separated organelles[J]. Nature, 2019, 573(7772): 144–148.
[16] Zheng T, Liu H, Hong Y, et al. Promotion of liquid-to-solid phase transition of C–Gas by baicalein suppresses lung tumorigenesis[J]. Signal Transduction and Targeted Therapy, 2023, 8(1): 133.
[17] Franzmann T M, Jahnel M, Pozniakovsky A, et al. Phase separation of a yeast prion protein promotes cellular fitness[J]. Science, 2018, 359(6371).
[18] Patel A, Malinovska L, Saha S, et al. ATP as a biological hydrotrope[J]. Science, 2017, 356(6339): 753–756.
[19] Khmelinskii I, Makarov V I. Photo-activation of mitochondrial ATP synthesis[J]. Journal of Photochemistry and Photobiology B–Biology, 2022, 228: 112376.
[20] Garin M, Heinonen J, Werner L, et al. Black-silicon ultraviolet photodiodes achieve external quantum efficiency above 130[J]. Physical Review Letters, 2020, 125(11): 117702.
[21] Grigorenko B L, Rogov A V, Topol I A, et al. Mechanism of the myosin catalyzed hydrolysis of ATP as rationalized by molecular modeling[J]. Proceedings of the National Academy of Sciences of the United States of America, 2007, 104(17): 7057–7061.
[22] Liu X, Qiao Z, Chai Y, et al. Nonthermal and reversible control of neuronal signaling and behavior by midinfrared stimulation[J]. Proceedings of the National Academy of Sciences of the United States of America, 2021, 118(10).
[23] Igamberdiev A U, Shklovskiy-Kordi N E. The quantum basis of spatiotemporality in perception and consciousness[J]. Progress In Biophysics & Molecular Biology, 2017, 130(Pt A): 15–25.
[24] Weinberg S E, Sena L A, Chandel N S. Mitochondria in the regulation of innate and adaptive immunity[J]. Immunity, 2015, 42(3): 406–417.
[25] West A P, Shadel G S, Ghosh S. Mitochondria in innate immune responses[J]. Nature Reviews Immunology, 2011, 11(6): 389–402.
[26] Sharma A, Ahmad S, Ahmad T, et al. Mitochondrial dynamics and mitophagy in lung disorders[J]. Life Sciences, 2021, 284: 119876.
[27] Ng Kee Kwong F, Nicholson A G, Harrison C L, et al. Is mitochondrial dysfunction a driving mechanism linking COPD to nonsmall cell lung carcinoma?[J]. European Respiratory Review, 2017, 26(146).
[28] Chen X, Hao B, Li D, et al. Melatonin inhibits lung cancer development by reversing the Warburg effect via stimulating the SIRT3/PDH axis[J]. Journal of Pineal Research, 2021, 71(2): e12755.

[29] 范理宏，张毅. 一种从组织中快速提取高浓度线粒体的方法：202210594900 [P].2022-05-29.

[30] 范理宏. 双歧杆菌提升铂类化疗药物敏感性的药物新用途：202111302625 [P].2021-11-05.

[31] 范理宏. 一种用于防治肺磨玻璃结节的线粒体靶向药物组合物：202210009717.7 [P].2022-01-06.

[32] 范理宏，曹传武. 一种可以作为铁死亡诱导剂的药物组合物：202210807158.4 [P].2022-07-11.

[33] 范理宏. 靶向线粒体预防癌症发生的药物组合物及其应用：202010085643 [P].2020-02-11.

[34] Alan L, Scorrano L. Shaping fuel utilization by mitochondria[J]. Current Biology, 2022, 32(12): R618-R623.

[35] Burke P J. Mitochondria, bioenergetics and apoptosis in cancer[J]. Trends Cancer, 2017, 3(12): 857-870.

[36] Matyushov D V. Reorganization energy of electron transfer[J]. Physical Chemistry Chemical Physics, 2023, 25(11): 7589-7610.

展望
Prospect

宇宙中人类的可见光只有5%，95%是不可见的暗物质和暗能量，这些暗物质和暗能量在左右着整个世界的未知领域。近年来随着科学科技的进步与发展，学科交叉给我们带来了越来越多的惊喜和发现，这些转折正在改变一些医生对临床疾病的认知。

能量整合医学是未来的方向，她可以整合一切要素来完成人类追求健康和战胜疾病的探索，能量整合医学还刚刚开始起步，本书用线粒体ATP网络能量来整合调动人体系统的各种要素，用中西医整合的方法来推动医疗理念的进步，让治疗更少地摧毁人体的结构和功能，并更有利于机体自身的修复和提升、回归健康。能量整合医学开始已进入第二个五年，我们在肺原位癌或高危结节的基础研究上探索了新的机制、并在临床研究中得到了验证和积累。目前正在努力与更多的学科合作，希望更多的学科能够与能量整合医学携手、一起探索各自领域的疑难杂症，希望在不久的将来，能量整合医学将各种疑难变坦途的奇迹能被更多的看到。

中医几千年来为中华民族的繁衍做出了巨大的贡献，中医是高维的，其真正的价值用西方的一基因一蛋白的“锁钥学说”很难被揭示，近年来在生物界刚兴起的相分离技术可能会成为未来证明中药作用的一个突破口。液-液相分离在细胞中的发生十分迅速，在秒尺度间变化，相分离技术的出现使捕捉这一瞬间成为了可能，诺奖得主Phillip A Sharp评价此技术道：“这是一种全新的方式，可以看到更丰富、更有意义的生物系统，这是细胞生物学领域非常令人兴奋的转折。”

在细胞生命活动中高浓度ATP调动大分子蛋白的松散结构区域形成无膜细胞器暗物质，这种集聚的液态凝聚体在完成任务后，随即消失。最新研究显示相分离广泛存在于细胞内，这些生命体内丰富的变化为何迟迟不被人们所了解？显然是因为受限于滞后的技术。近几年来相分离技术在生物领域的出现和应用，使我们窥视到在细胞需要时高浓度ATP可以调集无形的“暗物质”变成有形的液态凝聚体，在完成任务后，高浓度ATP又可以使有形的凝聚体溶解为无形。这里我们窥探到一个秘密，维持细胞的酶促反应所需的ATP浓度，微摩尔级即可，而细胞质内的ATP浓度高达毫摩尔级，这高一千倍的浓度是为何而存在？直到相分离技术的出现才解开了这个谜，是细胞内的相变发生需要高达毫摩尔级ATP浓度的支持。窥一斑而知全豹，举个例子，生活中的冰、水、蒸气，其本质都是水，只是固态、液态、气态的不同，相变就是在这三个相之间的变化，从固态到液态和气态的变化都需要提供热能，这种热能是低效能的，利用率只有30%；在人体细胞内同样存在着蛋白、基因的相变，同样需要能量的提供，但机体利用ATP的效率是以高效的光子形式，利用率大于80%。

这种在高能量下的相变景象在细胞中的发生广泛而又频繁，但能够观察体内细胞相变的技术只出现了短短的几年，这种物理技术在生物领域的运用才刚刚起步，运用这种技术的生物学家目前还很有限，能看到此现象在临床中的价值的医学家更是寥寥无几。在临床上创新性利用赋能线粒体、跃升ATP浓度溶解病理性沉淀、逆转疾病理论的实践团队更是令传统思维者怀疑，运用此技术来揭示中医药在人体中调动“暗物质”并能临床验证的跨学科专家估计在未来会逐渐被重视。未来医学需要生物学、生物能量学、生物物理学、材料学和光学等等的要素加入和集聚，要素集聚才能使医学进入一个新纪元。

线粒体功能、ATP浓度与疾病的发生发展是个还未有人涉足的新领域，ATP浓度与疾病大分子物质的异常相分离这个领域的研究刚刚开始，中医药在治疗疾病中调动“暗物质”的关键点研究尚未开始，值得我们用最大的热情去投入和繁荣，特别是不同中药调动不同经络能量、并调节“相变”逆转疾病的机制，可能将成为本世纪的重要研究内容。

无论是国内标准的建立还是产品的出现，能量整合医学线粒体靶向治疗剂都还有一段探索之路，需要生物能量学家、药学家、医学界以及政府共同努力和开创。对能量整合医学的设备的研发还需要医学界、工程界、信息界的力量以及政策等要素聚集去推动。

影响人体线粒体健康的关键要素还包括食品与作息，能量整合医学体系赋予食品安全以新的内涵，人类的健康需要整个食物链的健康，对食品中化学品的控制以及食品链中对饲料安全性的控制又是需要整个社会的关注和检测方法的提升。千禧年后的新生代，他们对健康作息的理解与对工作压力的平衡的需求又构成了时代的挑战，更赋予了智能健康穿戴式设备研发的新空间。

中医文化的传承与创新性永续发展是我们每个中国生命工作者的责任。线粒体ATP能量是中西医整合的立足点，发展好此新医学是利在当代、功在千秋的大事，需要我们为之不懈奋斗！

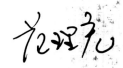